PRAKTISCHE ORTHOPÄDIE

VON

Dr. A. SCHANZ
DOZENT FÜR ORTHOPÄDIE AN DER AKADEMIE
FÜR ÄRZTLICHE FORTBILDUNG IN DRESDEN

MIT 504 ABBILDUNGEN

Springer-Verlag Berlin Heidelberg GmbH
1928

ISBN 978-3-662-38707-8   ISBN 978-3-662-39586-8 (eBook)
DOI 10.1007/978-3-662-39586-8

DER

DEUTSCHEN

ORTHOPÄDISCHEN GESELLSCHAFT

WIDME ICH DIESES BUCH ALS DANK FÜR DIE

ANREGUNGEN, WELCHE ICH AUS IHREM

KREISE EMPFANGEN HABE.

Vorwort.

„Was du nicht willst, das man dir tu,
Das füg' auch keinem Kranken zu."

Als ich das Manuskript dieses Buches abschloß, war ich gerade 30 Jahre als Arzt für Orthopädie in der Praxis. Alte Praktiker sind im allgemeinen nicht sehr für Bücher, schon nicht dafür, solche zu lesen, noch viel weniger dafür, solche zu schreiben. Wie bin ich dazu gekommen, eine Ausnahme zu machen?

In erster Linie habe ich das Buch für mich selbst geschrieben. Praktische Arbeit birgt die Gefahr, daß man sich von den wissenschaftlichen Grundlagen entfernt und daß man einseitig wird. Ich wollte mich durch eine Überarbeitung des ganzen Gebietes der Orthopädie kontrollieren, wollte sehen, wo ich stehe, wollte Lücken aufsuchen und ausfüllen.

Zum zweiten wollte ich einen Wunsch erfüllen, der von meinen Assistenten und von den Hörern der Kurse, welche ich an der Dresdener Akademie für ärztliche Fortbildung halte, mir häufig geäußert worden ist und der dahin geht, daß ich in zusammenhängender Darstellung ihnen bieten möchte, was ich zeige und vortrage.

Drittens möchte ich eine Lücke ausfüllen, welche nach meiner Meinung in unserer orthopädischen Literatur besteht. Wir besitzen ausgezeichnete Lehr- und Nachschlagebücher. Diese sind alle kompilatorisch geschrieben. Sie geben je nach ihrem Umfang einen mehr oder weniger konzentrierten Extrakt der orthopädischen Literatur. Solche Bücher sind notwendig für den, welcher sich zum Orthopäden ausbilden will, und sie sind auch notwendig für den fertigen Orthopäden. Sie genügten, solange sich das Interesse an der Orthopädie auf den engen Kreis der Fachorthopäden mehr oder weniger beschränkte. Heute müssen sich aber sehr viele Ärzte mit Orthopädie beschäftigen, welche weder Orthopäden werden wollen noch sind. Schulärzte, Fürsorgeärzte müssen orthopädische Erkrankungen diagnostizieren und nach ihrer praktischen Bedeutung beurteilen. In der Praxis des Chirurgen spielen orthopädische Fälle eine große Rolle, ja schon jeder Arzt, der Allgemein-Praxis treibt, stößt täglich auf orthopädische Erkrankungen, wenn er sie nur erst einmal sehen gelernt hat. Für alle diese sind unsere Lehr- und Handbücher weniger geeignet. Es steht zu vielerlei darin und für die Praxis besonders wichtige Fragen treten zu wenig hervor.

Um den Bedürfnissen gerade dieses Kreises zu genügen, habe ich dieses Buch unter besonderer Berücksichtigung der Praxis als „Praktische Orthopädie" geschrieben.

Wenn ich den Aufgaben, die ich mir gestellt hatte, gerecht werden wollte, mußte ein Buch entstehen, welches die wissenschaftlichen Grundlagen der Orthopädie wiedergibt, so wie ich sie für richtig und wichtig halte, welches auf die Bedeutung orthopädischer Erkrankungen für die einzelnen Patienten wie für die Gesamtheit des Volkes hinweist, und welches die von mir geübten Behandlungsverfahren nach Indikation, Ausführung und Resultat auch für den Nicht-Spezialisten verständlich darstellt.

Das Buch mußte eine ausgesprochen persönliche Färbung erhalten. Ich bitte diese persönliche Färbung nicht als Ausdruck von Überhebung anderen Forschern und Autoren gegenüber zu betrachten.

Bei der technischen Herstellung des Buches ergab sich eine Schwierigkeit betreffs des Abbildungsmaterials. Meinen Krankengeschichten füge ich von jeher Photographien als Gedächtnishilfe bei. Diese Photos sind natürlich ungleichmäßig, sie sind im Laufe der Jahre vielfach verblaßt oder sonst aus irgendeinem Grunde für Reproduktion in Halbton ungeeignet. Auf Vorschlag des Verlages wurden sie bis auf wenige Ausnahmen umgezeichnet. Der Zeichner hat seine Aufgabe hervorragend gut erfüllt. Er hat mit peinlicher Genauigkeit nach den ihm vorgelegten Photographien gearbeitet; jede sachliche Retusche ist vermieden worden. Um das Abbildungsmaterial gleichmäßig zu gestalten, sind die Bilder, die von anderen Autoren oder aus meinen früheren Publikationen übernommen worden sind, fast alle in derselben Manier umgezeichnet worden.

Dem Verlage danke ich für die Sorgfalt, welche er der Herstellung und Ausstattung des Buches gewidmet hat.

Herzlichen Dank spreche ich auch allen Kollegen aus, die mir Material geliefert haben, und besonderen Dank entrichte ich den sonstigen Mitarbeitern, die mir ihre Hilfe geboten haben.

Dresden, im Januar 1928.

A. SCHANZ.

Inhaltsverzeichnis.

Inhaltsverzeichnis. IX

I. Allgemeine Orthopädie.

1. Was ist Orthopädie?

Das Wort Orthopädie stammt von ANDRY, der — Professor der Arzeney-Wissenschaft in Paris — 1741 ein Buch schrieb, das von „Philopädion" 1744 ins Deutsche übersetzt wurde, und das da heißt: *Orthopädie, oder die Kunst bey den Kindern die Ungestaltheit des Leibes zu verhüten und zu verbessern.* ANDRY behandelt in diesem Buch neben den Deformitäten des Rumpfes und der Glieder auch die Formveränderungen des Kopfes und ein Sammelsurium von allerlei Schönheitsfehlern.

Das Wort „Orthopädie" hat sich seit jener Zeit erhalten, seine Bedeutung hat sich aber stark verschoben. Abgestoßen hat zunächst die Orthopädie die kosmetischen Veränderungen der Haut und ihrer Adnexe, abgestoßen hat sie aber auch — wenigstens die deutsche Orthopädie — die Verunstaltungen des Kopfes wie Hasenscharte und Nasendeformitäten. Dafür hat sie ihren Tätigkeitsbereich ausgedehnt, zunächst über das Kindheitsalter hinaus. Der Orthopäd von heute behandelt Erwachsene und auch Greise ebenso wie Kinder und jugendliche Personen. Weiter beschränkt die Orthopädie von heute ihre Tätigkeit nicht auf die *Deformitäten.* Mit der Deformität verbunden sind fast immer *Funktionsstörungen.* Sie zu beseitigen, ist häufig wichtiger, als die Beseitigung der Deformität, und die Beseitigung einer Funktionsstörung ist häufig auch vollkommener möglich, als die Beseitigung einer Deformität.

Die Funktionsstörung macht sich oftmals geltend, *ehe* die Deformität in Erscheinung tritt. *Sie schon in diesem Stadium zu behandeln, ist eine Aufgabe, die dem Orthopäden zufallen mußte,* sowie er in der Deformitätenbehandlung lernte, ätiologische und prophylaktische Therapie zu treiben, und daraus ergab sich wieder in natürlicher Folge eine *Erweiterung des Tätigkeitsfeldes für die Orthopädie auf Funktionsstörungen, die überhaupt nicht oder nur unter besonderen Umständen mit Deformitätenbildung verknüpft sind, oder bei denen die Deformität eine ganz nebensächliche Bedeutung besitzt.*

So hat sich mit der Zeit für die Orthopädie das heutige Tätigkeitsfeld umrissen, und dieses Feld begreift die Deformitäten des Rumpf- und des Extremitätenskelettes, die mit diesen Deformitäten verbundenen Funktionsstörungen, sowie die Funktionsstörungen des zu diesen Skeletteilen gehörigen Bewegungsapparates.

Will man eine kurze Definition geben, so kann man sagen: *Orthopädie ist derjenige Teil der ärztlichen Wissenschaft und Kunst, der sich mit der Erforschung, der Verhütung und Behandlung der Verunstaltungen des Rumpf- und des Extremitätenskelettes und mit der Erforschung, der Verhütung und Behandlung der Funktionsstörungen des Bewegungsapparates befaßt.*

Auf dem Arbeitsgebiet, auf welches sich die Tätigkeit der Orthopädie erstreckt, herrscht dieselbe jedoch nicht so wie etwa die Ophthalmologie oder die Gynäkologie auf ihren Gebieten. Sie trifft sich viel mehr als diese Organspezialitäten mit anderen Spezialfächern der Medizin, insonderheit mit der Pädiatrie und der Neurologie, ganz besonders aber mit der *Chirurgie*.

Findet im allgemeinen bei diesem Zusammentreffen mit Pädiatrie und Neurologie eine reinliche Scheidung statt, indem der Fall dem Orthopäden zugesprochen wird, wenn eine Behandlung mit den Mitteln in Frage kommt, die als spezifisch orthopädische gelten, so ist es nicht möglich, ebenso zwischen Orthopädie und Chirurgie zu scheiden. Die Mittel, welche der Orthopäd bei seinen Kuren verwendet, sind dem Chirurgen im allgemeinen auch zur Hand und vielfach recht gut geläufig. Es besteht, zumal seit in der Orthopädie die blutige Operation zu hohem Ansehen gekommen ist, tatsächlich zwischen *Orthopädie und Chirurgie ein Kompetenzkonflikt*, in dem von Seite der Chirurgie immer wieder betont wird, daß die Orthopädie nichts anderes als ein Teil der Chirurgie sei, daß der Versuch, die Orthopädie als ein selbständiges Fach zu behandeln, falsch sei und zum Schaden der ärztlichen Wissenschaft und zum Schaden der Patienten geschehe, während von seiten der Orthopädie das Gegenteil behauptet wird.

Dieser Streit hat zunächst seine praktische Erledigung dadurch gefunden, daß wir eine stattliche Anzahl blühender Pflegestätten der Orthopädie erhalten haben, deren Leistungs- und Lebensfähigkeit über jeden Zweifel erhaben ist. Diese Stätten stehen eine wie die andere auf eigenen Füßen, d. h. sie stehen *nicht* in Verbindung mit chirurgischen Kliniken. Die orthopädischen Abteilungen, die heute fast an allen großen chirurgischen Kliniken bestehen, bleiben dagegen in ihren Leistungen sowohl in der Behandlung der Kranken wie in ihren Leistungen als Lehrstätten der Orthopädie hinter jenen auf eigenen Füßen stehenden orthopädischen Anstalten zurück.

Die Erklärung für diese auffällige Erscheinung liegt darin, daß eben *Chirurgie und Orthopädie*, wenn sie auch in vielen Fällen dieselben Krankheiten mit denselben Mitteln behandeln, doch *nicht dasselbe sind*. Der Unterschied ist der: Die Chirurgie ist angewandte pathologische *Anatomie*. Normale oder wenigstens der Norm möglichst nahe anatomische Verhältnisse herzustellen, ist stets die erste und höchste Aufgabe, die dem Chirurgen gestellt wird.

Anders die Aufgabe des Orthopäden! Wohl waren es anatomische Veränderungen, die zuerst den Orthopäden ins Feld riefen, und wohl bildet die Lösung anatomischer Aufgaben — Skoliosen-, Klumpfußkorrektur und ähnliches — auch heute noch einen großen Teil der Tagesarbeit des Orthopäden, aber wie ich oben gesagt habe, daneben und vielfach darüber steht ihm die Aufgabe, *Funktionsstörungen* zu beseitigen — Störungen bei normaler Anatomie, oder Störungen, bei denen die anatomische Veränderung mit ihrer Bedeutung im Gesamtbild der Krankheit weit zurücktritt, oder Störungen bei irreparablen anatomischen Veränderungen.

Solche Aufgaben zu lösen, ist nur möglich, wenn man *pathologisch-physiologisch* denkt. Diese Denkweise muß sich der Orthopäd zu eigen machen, wenn er Orthopäd werden will. Es ist eine Denkweise, die schwer zu erwerben ist, weil unsere medizinische Ausbildung ganz einseitig auf der pathologischen Anatomie fußt, und es ist eine *Denkweise, welche den Orthopäden von dem Chirurgen scheidet*.

Wohl deckt sich das Arbeitsfeld des Orthopäden fast ganz mit einem Teil des Arbeitsgebietes des Chirurgen, wohl sind dem Chirurgen die therapeutischen Mittel des Orthopäden bekannt, oft auch ebenso geläufig — aber grundverschieden ist es, wie ein Chirurg und wie ein Orthopäd sich auf diesem gemeinsamen Arbeitsfeld bewegt. Mit pathologisch-*anatomisch* geschulten Augen und mit pathologisch-anatomischem Denken sucht der Chirurg seinen Weg, mit pathologisch-*physiologisch* geschulten Augen und mit pathologisch-*physiologischem* Denken sucht ihn der Orthopäd. Anders ist die Wegspur des einen, anders die des anderen.

Existenzberechtigung hat der, und Existenzberechtigung hat jener.

Die Konkurrenz der Orthopädie und der Chirurgie wird dauernd bestehen, zum Vorteil beider, ganz besonders aber zum Vorteil der Kranken.

2. Die soziale Bedeutung der Orthopädie.

Es gab eine Zeit, da man die *Orthopädie* als eine Art *Luxussache* ansah, und diese Zeit liegt nicht weit zurück. Solche Anschauung hatte ihre Gründe. Der erste war gegeben durch die allgemeine Unkenntnis über die Bedeutung der Deformitäten. Wer sich nicht eingehend mit dem Kranken beschäftigt, der kann wohl zu der Meinung kommen, daß eine Skoliose, ein Klumpfuß und ähnliches Schönheitsfehler sind, mit denen sich der Betroffene abfinden kann und muß. Will er es nicht, so mag er sehen, wie er sich hilft. Die Allgemeinheit hat keine Veranlassung, sich darum zu kümmern, denn sie wird durch das Bestehen jener Schönheitsfehler nicht geschädigt. Dieser recht verbreitete Gedanke ist grundfalsch. Es gibt gewiss manche Deformitäten, die nichts anderes sind als harmlose Schönheitsfehler. Aber dagegen stehen zahlreiche Deformitäten, zahlreiche andere orthopädische Erkrankungen, welche die wirtschaftliche Leistungsfähigkeit des Kranken in schwerster Weise schädigen, deren Verhütung und Behandlung der Volkswirtschaft große Werte erhält und zurückgewinnt. Wer mit volkswirtschaftlich geschultem Auge durch eine moderne orthopädische Klinik geht, dem springt die Bedeutung, welche die Orthopädie für die Erhaltung bedrohter und für die Wiedergewinnung verlorener Arbeitskräfte besitzt, sofort in die Augen. Er erkennt, daß eine solche Klinik nicht eine Luxussache ist, deren Benutzung und Unterhaltung man den Reichen als Privatvergnügen überlassen kann, sondern daß in der orthopädischen Klinik ein ganz bedeutender Teil sozialer Medizin geleistet wird, und daß die Allgemeinheit das höchste Interesse an der Existenz solcher Anstalten hat, speziell wegen ihrer Leistungen für die *minderbemittelten* Klassen, für diejenigen Volksgenossen, welche direkt von ihrer körperlichen Arbeitsfähigkeit leben.

Diese Erkenntnis begann weiten Kreisen aufzugehen, als die *Orthopädie* sich in *den Dienst der Krüppelfürsorge* stellte. Die Krüppelfürsorge war angefangen worden ohne Beteiligung der Orthopädie. Diese existierte noch nicht, oder ihre Leistungen waren noch zu gering. Sie konnte als Krüppelheilkunde noch nicht angerufen werden. Der Aufschwung, den die Orthopädie in den letzten Jahrzehnten genommen hat, öffnete ihr die Tore der Krüppelanstalten. In den Krüppelheimen hat die Orthopädie eine so große Ausdehnung gewonnen, daß man sogar die Meinung vertreten hört, die Krüppelheime seien zu sehr orthopädische Kliniken geworden und die wichtigsten ihrer Aufgaben, nämlich Unterricht und Berufsvorbildung, würden dadurch in den Hintergrund gedrückt.

Hat die Orthopädie in der Krüppelfürsorge ihre allgemeine Wertschätzung gefunden, so kann man das von einem anderen Teil der sozialen Medizin — der *Unfallheilkunde* — noch nicht sagen.

Die Einführung unserer Unfallgesetzgebung zeigte, daß Verletzungen, wenn sie im althergebrachten Sinne geheilt sind, von ihrer wirklichen Heilung meist noch weit entfernt stehen. Es ist der große Unterschied zwischen anatomischer Heilung und funktioneller Wiederherstellung. *Geheilt* ist ein Unterschenkelbruch, wenn feste Konsolidation eingetreten ist, *wiederhergestellt* aber ist der Verletzte

erst, wenn er das verletzte Bein wieder ungestört im täglichen Leben und in
der Arbeit gebrauchen kann. Als die Versicherungsträger Umschau hielten nach
Behandlungsgelegenheiten für ihre anatomisch geheilten, aber noch nicht wieder
arbeitsfähigen Versicherten, da war die Orthopädie nicht auf dem Plan. Man
schaffte eine eigene Unfallheilkunde und ließ sich dabei von Vertretern der
Gymnastik und Massage beraten und leiten. Die inzwischen aufgeblühte Orthopädie und die Unfallheilkunde haben sich noch nicht so zusammengefunden, wie
es im Interesse der Sache zu wünschen ist.

Eine ungeahnte soziale Bedeutung hat die *Orthopädie* durch den *Krieg*
erhalten. Ein Riesenheer von Krüppeln ist den Völkern nach der Demobilisierung
geblieben. Die Not dieser Kriegsopfer zu lindern, den wirtschaftlichen Schaden,
den die Völker durch Einbuße an Arbeitskraft seitens der Kriegsverletzten
erlitten haben, auf ein denkbar geringes Maß zurückzuführen, das sind soziale
Aufgaben von höchster Bedeutung und zu ihrer Lösung ist neben anderen in
allererster Linie auch die Orthopädie berufen.

3. Systematik der orthopädischen Erkrankungen.

Die Erkrankungen, in deren Erforschung und Behandlung die Orthopädie
ihre Tätigkeit sucht, lassen sich nach verschiedenen Gesichtspunkten ordnen
und einteilen. Zuerst nach der Lebensperiode, in der sie entstehen. Dementsprechend unterscheiden wir

angeborene

und im postfetalen Leben

erworbene Erkrankungen.

Die *angeborenen* teilen wir wieder in solche, die aus Störungen der Keimanlage hervorgehen, die

primär-angeborenen,

und solche, die aus einer Erkrankung des von Haus
aus gesunden Keimes während des Fetallebens entstehen:

sekundär-angeborene Erkrankungen.

Die *erworbenen orthopädischen Erkrankungen*

teilen wir ein in solche, die

in der Geburt,

solche die

im Kindesalter,
im Jünglingsalter,
im Mannesalter,
im Greisenalter

erworben werden.

Eine andere Einteilung unserer Erkrankungen ist die nach den Körper-
gebilden, in welchen die Ursache ihrer Entstehung liegt. Wir beginnen eine
Übersicht nach diesen Gesichtspunkten gewöhnlich mit der *Haut* und sprechen von

dermatogenen Erkrankungen,

wenn die Deformität oder die Funktionsstörung in
Veränderungen der Haut ihre Ursache hat.

Wir sprechen ceteris paribus von

desmogenen,
neurogenen,
muskulären,
osteogenen,
arthrogenen Erkrankungen.

Für eine weitere Einteilung sind die Körperabschnitte, in deren Bereich die Erkrankung fällt, maßgebend.

Wir unterscheiden da zuerst die Erkrankungen des ganzen Körpers, soweit er für orthopädische Erkrankungen in Frage kommt, die

orthopädischen Allgemeinerkrankungen

von den auf einzelne Körperteile beschränkten, den

lokalisierten Erkrankungen.

Wir trennen die letzteren in Erkrankungen des

Halses, des

Rumpfes, der

oberen, der

unteren Extremitäten,

und wir trennen die Extremitätenerkrankungen wieder nach den einzelnen Extremitätenabschnitten.

Endlich haben wir eine Einteilung nach den

Krankheitsursachen.

Auch bei einer solchen Einteilung pflegen wir als erste Gruppe die

angeborenen Störungen

zu nennen. Wir tun dies um zu sagen, daß in der vor der Geburt liegenden Zeit gewisse Krankheitsursachen tätig sind, welche mit dem Abschluß des Fetallebens unmöglich werden.

Nach ihrer Ätiologie teilen wir die angeborenen Störungen wieder in die Untergruppen

Anlagestörungen und

Entwicklungsstörungen,

deren Ursachen im Embryo selbst liegen.

Wir können diese Störungen als *endogene* zusammenfassen, und den *exogenen* gegenüberstellen, als denen, bei welchen die störende Ursache außerhalb des Fetus in den Eihüllen usw. liegt. Die wichtigsten davon sind die, welche durch intrauterine Raumbeschränkung hervorgerufen werden und die wir als

intrauterine Belastungsdeformitäten

bezeichnen.

Auch bei der ätiologischen Einteilung pflegen wir die *intra partum entstehenden Erkrankungen* besonders zu nennen. Das geschieht, um zu bezeichnen, daß gewisse der Geburt eigentümliche Vorgänge als Krankheitsursachen wirksam sind.

Dasselbe gilt, wenn wir im ätiologischen System von den im *postfetalen Leben erworbenen* Erkrankungen sprechen. Der Unterschied in der Bedeutung gegenüber der gleichen Bezeichnung bei der Einteilung nach Lebensperioden wird deutlich bei der Unterteilung. Während wir dort nach den verschiedenen Lebensaltern einteilen, teilen wir hier in Erkrankungen aus

Wachstums- und *Entwicklungsstörungen,*

Belastungsschädigungen,

Verbrauchserkrankungen,

Traumatische,

Infektiöse,

Funktionelle — aus Neurosen hervorgehende — und

Symptomatische Deformitäten und Funktionsstörungen, d. h. solche, die an sich nichts anderes sind, als Symptome irgendeiner Krankheit, bei der aber dieses Symptom ganz besondere Bedeutung gewinnt.

Keines der hier aufgestellten Systeme findet in der Praxis eine strenge Anwendung und Durchführung. Im großen ganzen halten wir uns hergebrachtermaßen in unserer Nomenklatur und in der Anordnung unserer Bücher an die ätiologische Einteilung. In gewissen Bezeichnungen und an gewissen Stellen tauchen aber auch immer wieder Krankheitsbezeichnungen und Stoffanordnungen nach den anderen Systemen auf. Es könnte da wohl wertlos erscheinen, überhaupt eine Systematik, so wie im vorstehenden geschehen, vorzuführen. *Und doch hat die Systematik ihre große Bedeutung,* nicht nur für die Stoffanordnung in einem Lehrbuch, sondern deshalb, weil die Möglichkeit der Verständigung nur durch die vorherige Einigung auf ein bestimmtes System möglich ist. Das gilt ganz besonders für die Orthopädie, wo wir bei den Deformitäten so häufig Bilder zu sehen bekommen, die sich außerordentlich ähneln, während wir hinter diesen Bildern Krankheitszustände von grundsätzlicher Verschiedenheit stehen haben. Hier gibt nur eine klare und feste Systematik die Möglichkeit, uns vor Verwechslungen zu schützen und bei wesensverschiedenen Krankheiten der äußeren Ähnlichkeit halber Schlußfolgerungen zu ziehen, die sofort unmöglich werden, wenn wir über die verschiedene Stellung im System klar sind. Fehler in dieser Beziehung sind in der Orthopädie außerordentlich häufig gemacht worden, und haben die Entwicklung unserer Wissenschaft in schwerster Weise behindert.

4. Ursachen und Entstehung orthopädischer Erkrankungen.

a) Vererbung.

Krankheiten, deren Behandlung den Orthopäden beschäftigt, sind selten ererbt und vererben sich ebenso selten. Erblichkeit läßt sich nur bei gewissen Deformitäten feststellen, und auch in diesen Fällen zeigt sich die Erblichkeit meist nur dadurch, daß diese Deformitäten, z. B. die angeborne Hüftverrenkung, in manchen Familien häufiger vorkommen als sonst in der Bevölkerung. Bei den im postfetalen Leben entstehenden Deformitäten sieht man wohl öfter dasselbe Leiden bei Blutsverwandten. Erblichkeit kann aber dabei kaum anders als in der Erblichkeit der Vorbedingungen zur Entstehung der Deformitäten eine Rolle spielen.

Wenn z. B. statische Belastungsdeformitäten in einer Familie besonders häufig auftreten, so kann man wohl annehmen, daß eine statische Minderwertigkeit des Skelettes eine Eigentümlichkeit der fraglichen Familie ist. Dagegen ist freilich wieder zu halten, daß statische Belastungsdeformitäten *überhaupt* ungeheuer häufig sind, und daß Minderwertigkeit des Skelettes in einer Familie auch aus anderen Ursachen als aus Erblichkeit häufig sein kann.

Auf die häufig an uns gerichtete Frage, ob die Gefahr der Vererbung einer Deformität vorliegt, können wir schon bei angebornen Deformitäten antworten, daß die Vererbung eine Seltenheit ist, bei erworbenen Deformitäten können wir die Frage glatt verneinen.

b) Störungen der Keimanlage.

Durch Störungen der Keimanlage können *Bildungsdefekte, überzählige Bildungen* und *Fehlbildungen* entstehen. Äußerst wechselreiche Deformitätenbilder kommen dadurch zustande.

Ihre praktische Bedeutung ist nicht besonders groß.

c) Intrauterine Schädigungen.

Eine nicht häufige, aber typische Form, der Entstehung von Deformitäten im intrauterinen Leben ist die durch Schädigungen von seiten des Amnion.

Diese Schädigungen zeigen sich in 2 Formen, erstens durch *Verwachsung* des Amnion mit der Körperoberfläche des Fetus, zweitens durch *Abschnürung* von Extremitäten durch amniotische Stränge.

Eine zweite, wesentlich häufigere Art der Schädigung des Fetus geschieht durch *intrauterine Raumbeengung*. Gibt die Fruchtblase dem Fet nicht die Möglichkeit, die Glieder normal zu bewegen, so leidet deren Ausbildung. Sie werden in fehlerhafte Stellung gedrückt, Gelenke werden luxiert, erhalten nicht die normale Exkursionsweite. Die Muskulatur bildet sich im letzten Falle nur soweit aus, als sie für den Rest der Gelenkbeweglichkeit Verwendung findet. Außerordentlich schwere Störungen dieser Art entstehen, wenn in frühen Monaten der

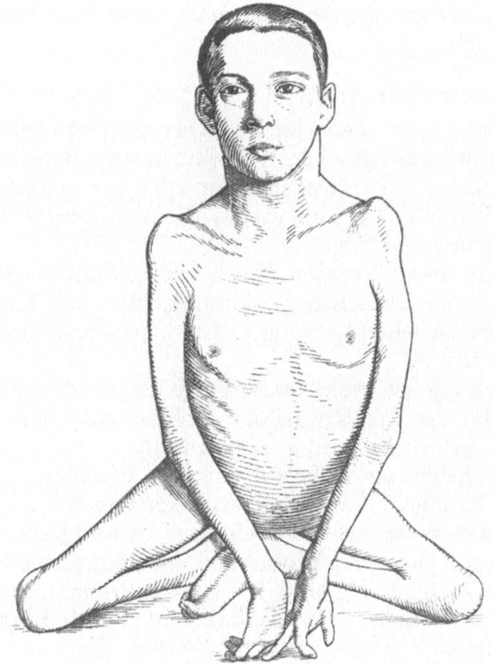

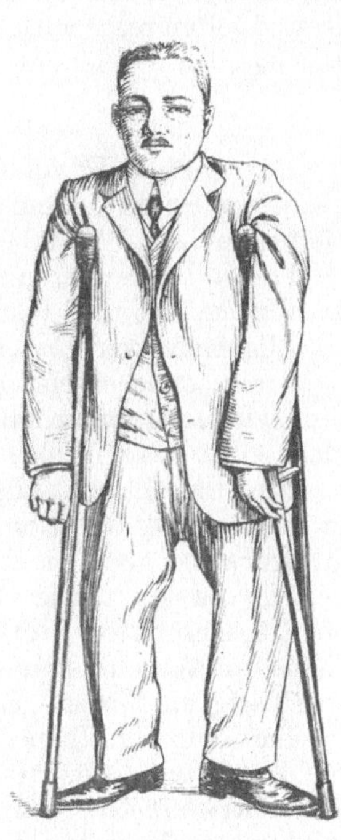

Abb. 1. Multiple angeborene Gelenkcontracturen und Muskeldefekte, verursacht durch intrauterine Raumbeschränkung.

Abb. 2. Durch Resektion beider Knie und durch Etappenredressement der Hüft- und Fußdeformation wurde Gehfähigkeit auf Krücken erreicht.

Schwangerschaft durch einen Blasensprung Fruchtwasserverlust eintritt und die Schwangerschaft ihren Fortgang nimmt. Der Arzt tut besser, in solchem Fall dem Abort seinen Lauf zu lassen!

d) Geburtsschädigungen.

Eine vorzeitig einsetzende Geburt unterbricht die Entwicklung des Kindes nicht selten auf einem Stand, auf dem das Zentralnervensystem noch nicht die volle Herrschaft über die Bewegungsorgane gewonnen hat. Bei Siebenmonatskindern wird die *Littlesche Krankheit* häufig die Ursache für orthopädische Kuren.

Findet die Geburt am normalen Ende der Schwangerschaft statt, so können orthopädische Erkrankungen aus *Verletzungen* des Kindes im *Geburtsakt* entstehen. Sie entstehen besonders als ungewollte Wirkung der die Geburtshilfe leistenden Hand. Sie kommen vor als Schädelverletzungen, durch die eine

Gehirnschädigung und wieder als Folge dieser eine Störung des Bewegungsapparates ausgelöst wird. Sie kommen weiter vor als Quetschung von Weichteilen (Quetschung des Kopfnickers, des Plexus brachialis), sie kommen endlich vor als Brüche von Armen und Beinen. Fehlende, ungenügende und ungeeignete Behandlung dieser Verletzungen führt zu Deformitäten und Funktionsstörungen, die später den Orthopäden beschäftigen.

e) Säuglingsperiode.

Eine typische Erkrankung des Säuglings hat Wichtigkeit für die Entstehungen orthopädischer Krankheiten: die *Gelenkeiterung der Säuglinge*. Wahrscheinlich gonorrhoischen Ursprungs, befällt diese Gelenkeiterung besonders gern Hüften. Sie wird selten rechtzeitig erkannt und noch weniger behandelt. Schwere dauernde Störungen des Gelenkes sind die Folgen.

f) Wachstumsperiode.

Die großen Veränderungen, welche der menschliche Körper durch das Wachstum erfährt, können leicht und in mannigfacher Weise in falsche Bahnen geleitet werden. Wir haben die Möglichkeit der *Verminderung* und der *Vermehrung der Wachstumsenergie*, und wir haben in beiden Fällen wieder die Möglichkeiten der allgemeinen und lokalisierten Störung.

Allgemein verminderte Wachstumsenergie ergibt *Zwergwuchs*, der, meist angeboren, anscheinend aus verschiedenen Ursachen vorkommt, und bei dem man meist auch unnormale Proportionen zu sehen bekommt. Erworbenen Zwergwuchs sieht man infolge schwerer Rachitis.

Riesenwuchs als Allgemeinerkrankung ist wohl stets Folge einer Störung der Hypophysenfunktion. Die Ursache des lokalen Riesenwuchses, der merkwürdigerweise auch ererbt vorkommt, ist nicht genügend erkannt.

Für die praktische Orthopädie wichtiger sind die auf einzelne Wachstumszonen beschränkten Störungen. Schädigungen der Epiphysenlinie, von der das Wachstum ausgeht, können zu einer Herabsetzung wie auch zu einer Steigerung ihrer Tätigkeit führen. Es kann dabei die ganze Epiphysenlinie, es können auch einzelne Teile derselben gestört werden. Die Folge sind *Wachstumsverkürzungen* und *Wachstumsverlängerungen* — je nach dem — und damit in Verbindung *Seitenabweichungen*, wenn die Störung sich nicht gleichmäßig auf die ganze Epiphyse ausbreitete. Es können also recht wechselreiche Deformitätenbilder entstehen.

Als Störungsmomente kommen in Betracht die Epiphyse treffende Traumen und ganz besonders chronische Entzündungen in und an der Epiphysenlinie. Je frühzeitiger in der Wachstumsperiode die Störung erfolgt, um so größer wird der Deformierungsausschlag, der bis zum Abschluß des Wachstums ansteigt.

Eine indirekte Bedeutung besitzt die Wachstumsperiode für die Entstehung von Deformitäten deshalb, weil wachsender Knochen weich ist. Es gibt deshalb die *Wachstumsperiode eine Prädisposition für die Entstehung von Belastungsdeformitäten*. *Direkt* ist aber das Wachstum an der Entstehung dieser Deformitäten nicht beteiligt. Es gibt keine Belastungsdeformitäten, die *nur* im Wachstumsalter entstehen könnten. Sie entstehen besonders häufig im Wachstumsalter, sie entstehen aber ebenso beim Erwachsenen und bei Greisen, wenn die entsprechenden Bedingungen gegeben sind.

Wie das Wachstum direkt und indirekt zur Entstehung von Deformitäten führen kann, so haben wir in ihm auch eine *reparative* Kraft, mit der der Orthopäd zu rechnen hat. Der lebende Organismus hat das Bestreben, seinen Aufbau in normalen Formen zu vollziehen, und so hat er auch das Bestreben, falsche Formen zu korrigieren. Er erreicht mit diesen Bestrebungen auch sichtlich Erfolge in den Zeiten raschen Wachstums. Rachitische Beinverkrümmungen sehen wir so verschwinden oder wenigstens sich vermindern. Wie der Körper dabei im einzelnen arbeitet, ist noch nicht erforscht. Korrektionsbestrebungen kann man nach Abschluß der Wachstumsperiode auch noch auffinden, ihre Leistungsfähigkeit geht jedoch nie so weit, daß Deformitäten in ihren großen Formen verändert würden.

g) Das Greisenalter

mit seinen physiologischen Veränderungen der physikalischen Eigenschaften des Knochens gibt nicht nur zur Entstehung von Belastungsdeformitäten wieder besonders günstige Verhältnisse, auch die *Brüchigkeit* des senilen Knochens und die verminderte Neigung zur Heilung von Knochenbrüchen wird im Greisenalter die Ursache von orthopädischen Erkrankungen.

h) Ernährungsstörungen

bahnen die Wege zu orthopädischen Erkrankungen, wenn sie die Festigkeit des Knochens schädigen. Sie geben dann eine Prädisposition für Entstehung von statischen Insuffizienzerkrankungen und von Belastungsdeformitäten, Prädisposition für Frakturen und für verzögerte Frakturheilung. Es ist nicht ganz richtig, wenn wir in solchen Fällen die Deformitäten nach der Ernährungsstörung bezeichnen, die die Prädisposition gegeben hat, wenn wir also z. B. von rachitischen Beinverkrümmungen reden. Die Rachitis *selber* verändert die Form der Knochen nicht. *Belastungsdruck* ist es, der dies tut. Die Rachitis hat nur für dessen Wirkung die Gelegenheit geschaffen. Was wir gemeinhin rachitische Deformitäten nennen, sind also *Belastungs*deformitäten, auf Basis einer *Rachitis* entstanden. Genau dasselbe gilt von den Deformitäten, die sich an eine *Osteomalacie*, an eine Osteopsathyrosis oder eine andere in diese Gruppe gehörige Knochenerkrankung anschließen.

Hervorheben müssen wir, daß die Ernährungsverschlechterung, welche der Krieg dem deutschen Volke gebracht hat, eine Verschlechterung der Leistungsfähigkeit des Knochensystems herbeiführte, die, als *Hungerosteopathie* bezeichnet, Anlaß wurde zu statischen Insuffizienzerkrankungen und statischen Belastungsdeformitäten an Patienten und in Formen, an denen und in denen wir solche Erkrankungen früher fast niemals sahen.

i) Systemerkrankungen.

Recht groß und vielgestaltig ist die Gruppe von orthopädischen Erkrankungen, welche als Folge von Systemerkrankungen entstehen.

In der ursächlichen Systemerkrankung ist das, was wir Orthopäden als orthopädisches Leiden ansehen, nur eine Teilerscheinung — ein *Symptom. Selbständige Bedeutung als orthopädisches Leiden gewinnt das Symptom dadurch, daß es eine Formveränderung des Körpers bedingt oder die Gebrauchsfähigkeit des Stütz- und Bewegungsapparates schädigt, und daß zur Beseitigung dieser Formveränderung und dieser Funktionsstörung orthopädische Behandlungsmittel geeignet und angezeigt sind.*

Um Beispiele anzuführen, sei zuerst auf die Contracturen verwiesen, die durch Hautschrumpfungen (Narben) hervorgerufen werden. Ebensolches wird von schrumpfenden Bindegewebe, von schrumpfenden Muskeln erzeugt.

Sehr zahlreich sind die Folgeerscheinungen von *Nervenkrankheiten*, die die Bedeutung orthopädischer Leiden gewinnen. Da haben wir die schweren Bewegungsstörungen bei der Littleschen Krankheit. Wir haben nach *Hirnschädi-*

gungen außerordentlich komplizierte Lähmungsbilder und Deformitäten. Wir erhalten nach *spinaler Kinderlähmung* die mannigfaltigsten Ausfälle und Deformitäten, ebenso nach *Polyneuritis.* Wir haben die Störungen, die nach *Verletzungen* von Nerven eintreten usw. usw.

Der Weg, auf dem schließlich das orthopädische Krankheitsbild erzeugt wird, ist fast so wechselreich wie die Systemerkrankung, von der es seinen Ausgang hat. Hier macht das orthopädische Krankheitsbild die Einschränkung eines Bewegungsfeldes, die gleichmäßig oder ungleichmäßig erfolgen kann. Dort ist es der Ausfall einer Bewegungskraft, dort die Steigerung von Reflexerregung; hier erhalten wir Deformitäten durch Verkürzung, dort solche durch Verlängerung von Weichteilen, dort durch Einwirkung von Belastung auf falschstehende oder in ihrer Tragkraft geschädigte Körperabschnitte usw.

Will man in diesen Fällen das für eine erfolgreiche Behandlung immer notwendige Verständnis für ihre Entstehung gewinnen, dann muß man sie ätiologisch auflösen, bis man die fortlaufende Linie von der Systemerkrankung bis zu der den Orthopäden beschäftigenden Störung übersieht.

Sehr oft werden Deformhaltungen und Störungen der aktiven Bewegungen als Folge und Teilerscheinung von *Neurosen* angesehen. Häufig genügt zu dieser Diagnose der Umstand, daß der die Diagnose stellende Arzt nicht imstande ist, eine Erklärung für den Befund zu geben, und daß er dem Bekenntnis dieses Unvermögens die Allerweltsverlegenheitsdiagnose der Hysterie vorzieht. In anderen Fällen steht die Diagnose auf der Beobachtung, daß neben der Deformhaltung und der Bewegungsstörung andere, und zwar für Neurose charakteristische Krankheitserscheinungen vorhanden sind.

Ich will nicht sagen, daß die Produktion orthopädischer Krankheitsbilder durch Neurosen ausgeschlossen ist. *Ganz gewiß aber gehört das zu den größten Seltenheiten.* Jeder Fortschritt der Diagnostik, ob ihn die ganze Wissenschaft, ob ihn der einzelne Arzt macht, bringt die Erklärung für Fälle, die vorher unerklärlich schienen, und die nach der Regel „Was man nicht definieren kann, sieht man als Hysteria an" ihre Einreihung gefunden hatten. Und zweitens *gibt es orthopädische Erkrankungen (Insuff. vertebrae), die sekundär zu allgemein nervösen Störungen führen.* Das wildwuchernde Gerank der Neurose überdeckt dann häufig den Ausgangspunkt der Erkrankung so, daß dieser nur noch für den Kundigen zu sehen und zu finden ist. Wer durch das Gewirr der neurotischen Symptome durchzuschauen und durchzugreifen versteht, der macht bald die Erfahrung, daß so gut wie immer, wo wir eine orthopädische Erkrankung in Verbindung mit einer Neurose haben, die *Neurose das Sekundäre* ist.

Natürlich ist es auch möglich, daß orthopädische und neurotische Erkrankungen rein zufällig zusammentreffen und daß dann die Neurose irgendein Symptom in den Vordergrund drängt.

k) Trauma.

Die Einwirkung äußerer Gewalten auf den menschlichen Körper führt auf den verschiedensten Wegen und häufig zur Entstehung orthopädischer Leiden, auch wenn nicht traumatische Pandemien in Form von Weltkriegen über die Erde ziehen.

Eine Gruppierung der traumatischen orthopädischen Erkrankungen läßt sich gewinnen durch die Scheidung der *direkt* vom Trauma gesetzten Schädigungen und der *indirekt* erzeugten.

Unter den *direkten* sind die auffälligsten die Verluste, welche durch Abtrennung von Körperteilen, besonders an Extremitäten entstehen: *Amputationsverluste.* Sehr auffällig sind auch Deformitäten, welche nach *Knochenbrüchen* zurückbleiben. Bedeutende Störungen entstehen, wenn Frakturheilung nicht eintritt und sich eine *Pseudarthrose* bildet. *Luxationen* von Gelenken führen direkt zu orthopädischen Leiden, wenn die Reposition nicht vorgenommen wurde, wenn große Kapselzerreißungen das Gelenk hindern, seine Festigkeit wiederzugewinnen, wenn mit der Luxation Absprengungen an den Gelenkkörpern stattgefunden haben. Zerreißungen von Muskeln, Sehnen und Bändern geben Ausfälle in der aktiven Beweglichkeit, nehmen Gelenken Festigkeit und Führung.

Fast noch zahlreicher sind die Möglichkeiten, wie Traumen *indirekt* zu orthopädischen Erkrankungen führen können. Traumatische *Hautverluste* können durch *Narbenschrumpfung* zu Deformitäten und Bewegungsstörungen, *Muskelverletzungen* können ebenfalls zu Schrumpfung und zu dadurch bedingten Störungen führen. Verletzungen von Nerven führen zu denselben Schädigungen wie Nervenschädigungen aus anderer Ursache.

Durch Traumen erzeugte *Blutergüsse* können zu chronischen Gelenkergüssen, zu Sehnenscheidenentzündungen Anlaß geben, *Sehnendehnungen* zu chronischen Sehnenentzündungen. Ganz besonders wirken in dieser Richtung sich wiederholende Traumen.

Von größter praktischer Bedeutung und sehr häufig sind die Fälle, wo ein Trauma dadurch Anlaß zu einer orthopädischen Krankheit gibt, daß es die *Tragfähigkeit* eines auf Belastung in Anspruch genommenes Skelettabschnittes *schädigt*. Entsteht dadurch eine Störung des Belastungsgleichgewichtes, so ergibt sich als Folge davon eine statische *Insuffizienzerkrankung*. Diese Fälle bieten diagnostische Schwierigkeiten, weil der Übergang von den durch das Trauma direkt gesetzten Störungen zu der indirekt durch das Trauma ausgelösten Insuffizienzerkrankung fließend ist, und weil auf beiden Seiten sich ganz gleich aussehende Störungen finden können. Die Erkenntnis der primären und der sekundären Störungen und ihr Auseinanderhalten ist aber außerordentlich wichtig, weil nur daraus sich die in beiden Fällen sehr verschiedene Behandlungsführung ergibt.

In welcher Weise die Schädigung der Tragfähigkeit geschieht, darüber gibt in *manchen* Fällen die Röntgenuntersuchung Auskunft, die das typische Bild der *Sudeckschen Knochenatrophie* zeigt. Diese Knochenatrophien finden sich viel häufiger, als man heute noch allgemein annimmt. Seitdem die Bucky-Blende uns Bilder mit so wunderbarer Schärfe gibt, stößt man allerorten darauf.

Eine außerordentlich wichtige, hier einschlägliche Beobachtung hat der Däne Christen Lange gemacht, der bei Untersuchung der Druckfestigkeit an einem durch ein Trauma getroffenen Wirbelkörper eine ganz überraschend große Mindertragfähigkeit fand, ohne daß er an den Knochen eine sichtbare Änderung nachweisen konnte. Schmorl hat neuestens gezeigt, daß in einem von einem Trauma getroffenen Wirbel große Markstücke losgesprengt und zur Nekrose verurteilt sein können, ohne daß man dem Wirbel äußerlich auch nur das geringste ansieht. Auch auf Beobachtungen, welche zur Verth bekanntgegeben hat, soll hier verwiesen werden. zur Verth machte Versuche zur Klärung der bei Stauchungsfrakturen erfolgenden Vorgänge. Er fand dabei, daß Knochen, welche wiederholten Schlägen ausgesetzt wurden, bei Schlägen brachen, denen sie vorher widerstanden hatten. *Es hatten also Traumen, ohne daß irgendwelche Veränderungen an dem Knochen zu bemerken waren, dessen Widerstandsfähigkeit schwer geschädigt.*

Endlich sei noch erwähnt, daß Traumen auch dadurch zu orthopädischen Erkrankungen führen können, daß sie einen Körperteil längere Zeit zu Funktionsunfähigkeit verurteilen und eine durch Ausschaltung der Funktion entstehende Schädigung erzeugen.

l) Entzündungen

werden als solche zum orthopädischen Leiden, wenn sie Funktionsstörungen im Bewegungsapparat bedingen und wenn diese Funktionsstörungen zur Vorherrschaft im ganzen Krankheitsbild kommen. Sie *führen* zu orthopädischen Krankheiten dadurch, daß sie zur Ursache von Deformitäten oder Funktionsstörungen werden.

Unter den selbst zu orthopädischen Leiden werdenden Entzündungen haben wir als die wichtigsten die *tuberkulösen Knochen- und Gelenkentzündungen* zu nennen.

Mit Vorliebe befällt die Tuberkulose die zur Aufrechthaltung und Fortbewegung des Körpers dienenden Skeletteile. Die Störung des Bewegungsapparates ist im Krankheitsverlauf ein frühzeitig auftretendes und bald situationsbeherrschendes Symptom, zu dem dann noch die Produktion von Deformitäten hinzutritt.

Ebenso wie die tuberkulösen gewinnen *luetische* und *Blutergelenkentzündungen* Bedeutung für die Orthopädie.

Osteomyelitis ist häufig die Ursache für Formveränderungen von Knochen, für Versteifung von Gelenken, für Gelenkverbiegungen, für Wachstumsstörungen.

Chronische *luetische Entzündungen*, die *Ostitis fibrosa* führen zu typischen Verbiegungen an den unteren Extremitäten.

Sehr häufig hinterlassen *akute Gelenkentzündungen* eine *Verengung des Bewegungsfeldes* und *Reizzustände*, welche die Gelenkbewegungen schmerzhaft machen. Ebenso hinterlassen sie Störungen in Sehnenscheiden. Entzündliche Prozesse an Muskeln verlöten den Muskel mit dem Knochen und hindern sein Spiel.

Ebenso wie an traumatische Erkrankungen schließen sich außerordentlich häufig an akute wie an chronische Entzündungen *statische Insuffizienzerkrankungen*. Sie kommen hier ebenso wie dort dadurch zustande, daß die Entzündung die Tragkraft eines auf Belastung in Anspruch genommenen Skeletteils schädigt und daß ein Belastungsmißverhältnis entsteht. Hier wie dort haben wir in solchem Fall einen fließenden Übergang aus der ursprünglichen entzündlichen zu der späteren statischen Insuffizienzerkrankung, hier wie dort die daraus entstehende Möglichkeit des diagnostischen Irrtums.

m) Nichtgebrauch, Gebrauch, Verbrauch.

Zur Entwicklung normaler Form und normaler Leistungsfähigkeit gehört auch am Stütz- und Bewegungsapparat des Körpers normaler Gebrauch. Findet normaler Gebrauch z. B. eines Beines nicht statt, so bleiben die Knochen kleiner, dünner, in ihrer Substanz weniger fest. Die Muskulatur bleibt ebenso zurück, die Formen des Skelettes und der Muskulatur arbeiten sich nicht so differenziert heraus als in der Norm. Die großen Körperformen werden aber nicht verändert.

Wird ein Körperabschnitt längere Zeit der Erfüllung seiner Trag- und Bewegungsarbeit entzogen, so verlieren Knochen und Muskeln an Substanz, Festigkeit und Leistungsfähigkeit: *Inaktivitätsatrophie*. Schädigungen dieser Art sehen wir recht häufig, wenn Glieder wegen irgendwelcher Erkrankung ruhiggestellt und entlastet werden.

Die Schwere dieser Schädigungen ist im allgemeinen gering. Sie verschwinden fast immer, einfach unter dem wiederhergestellten, normalen Gebrauch. Wichtig ist bei Herstellung des normalen Gebrauches, daß man mit seinen Anforderungen nicht zu schnell ansteigt. Man erhält sonst neue Schädigungen. *Wie der Gebrauchsreiz fördernd wirkt, so schädigt Überanstrengung auch auf unserem Gebiet.*

Eine besondere Bedeutung hat *Ruhigstellung für Gelenke*. Sie versteifen durch Schrumpfung des Kapselraumes und durch Verklebung und Verwachsung der sich gegenüberliegenden Gelenkteile. Diese Veränderungen treten in verschiedenen Fällen sehr verschieden schnell und schwer ein. Jugendliche Körper haben eine sehr viel größere Widerstandskraft und Reparationsfähigkeit als ältere. In Mittelstellung fixierte Gelenke leiden weniger, als solche, welche in Zwangsstellung fixiert wurden, gesunde Gelenke weniger als solche, in die sich Blut ergossen hat oder in denen gar eine Entzündung sich etablierte.

Wie Nichtgebrauch *Krankheitsursache* werden kann, so hat diese Fähigkeit auch der *stattfindende Gebrauch*. Die Pflugschar wird durch Gebrauch blank gehalten, aber sie verbraucht sich auch! *So verbraucht sich auch die Bewegungsmaschine des menschlichen Körpers.*

Ihre *typische Verbrauchskrankheit* ist die *Arthritis deformans*. Alle Gelenke erkranken an ihr, wenn ihre Kraft erschöpft wird. Je größer die Ansprüche, die an ein Gelenk gestellt werden, um so früher kommt es zur deformierenden Entzündung. Alle Einflüsse, welche die Kraft eines Gelenkes schädigen (Trauma, Entzündung), alle Einflüsse, die die Arbeitsbeanspruchung des Gelenkes steigern (Fettleibigkeit, Berufsanstrengungen, Achsenverstellung des Gelenkes), beschleunigen den Eintritt der Erkrankung.

Die Krankheitsbilder, welche entstehen, wenn Gelenkerkrankungen zum vorzeitigen Verbrauch und zur Auslösung der Arthritis deformans führen, sind außerordentlich kompliziert. Wir finden die der auslösenden Gelenkerkrankung zugehörigen Veränderungen, die schon eine ungeheuere Möglichkeit des Wechsels haben, und wir finden dazu und darüber gelagert die der Arthritis deformans zugehörigen Veränderungen. Diese wieder setzen sich zusammen aus den direkten Erscheinungen des Verbrauches, aus den entzündlichen Erscheinungen, die mit jeder ernsten Gelenkaffektion einhergehen, und aus den Erscheinungen, die der Körper zur Abwehr und zur Restitution produziert. So ergeben sich ganz außerordentlich zahlreiche Variationsmöglichkeiten des Gesamtbildes. Eine Erklärung desselben ist nur möglich, wenn man aus diesem Bilde die einzelnen Komponenten heraussucht. Bei dem Versuch, das Wesen der Arthritis deformans zu erklären, ist das bisher nicht geschehen, und daraus erklärt sich, daß trotz der großen darauf gerichteten Arbeit über das *Wesen* der Arthritis deformans noch lebhaft diskutiert wird.

n) Statische Belastung.

Gewisse Teile des Körpers haben die Aufgabe, die Lasten des aufgerichteten Körpers und dazukommende akzessorische Lasten (Kleider und ähnliches) zu tragen. Sie besitzen zur Erfüllung dieser Aufgabe eine bestimmte Kraft. *Wir reden von der Aufgabe des Tragens dieser Lasten als von statischer Inanspruchnahme, von der Fähigkeit, die Lasten zu tragen, als von der statischen Leistungsfähigkeit.*

Normalerweise besteht Gleichgewicht zwischen statischer Leistungsfähigkeit und statischer Inanspruchnahme, d. h. unter normalen Verhältnissen besitzen die statisch in Anspruch genommenen Körperteile die zur geforderten Tragarbeit gehörige Leistungsfähigkeit.

Dieses Belastungsgleichgewicht kann nach zwei Seiten gestört werden. Es kann die statische Inanspruchnahme unter die Norm sinken, dann erhalten wir nach Art der Schädigung durch Nichtgebrauch ein Absinken der statischen Leistungsfähigkeit (statische Inaktivitätsatrophie).

Viel wichtiger ist die Störung des Belastungsgleichgewichtes nach der anderen Seite.

Steigt die Belastung über die Norm, oder sinkt die Tragkraft unter die Norm, oder treffen beide Möglichkeiten im gegebenen Falle zusammen, *so erhalten wir,* ganz abgesehen, wie groß der absolute Wert der Belastung und der absolute Wert der Tragfähigkeit sind, *ein Belastungsmißverhältnis*, das ausgezeichnet ist dadurch, daß die statische Inanspruchnahme gegen die statische Leistungsfähigkeit überwiegt. Oder — was dasselbe ist — wir erhalten einen Zustand, der ausgezeichnet ist dadurch, daß die statische Leistungsfähigkeit für die geforderte Tragarbeit ungenügend ist.

Man kann sich das normale Verhältnis zwischen statischer Inanspruchnahme und statischer Leistungsfähigkeit ebenso wie deren Störung am Beispiel einer Balkenwage sehr anschaulich machen (Abb. 3). Ist die Belastung (B) gleich der Tragkraft (T), so steht der Wagebalken horizontal, wir haben Belastungsgleichgewicht. Wird die Belastung erhöht ($B + X$), oder die Tragkraft vermindert ($T - X$), so stellt sich der Wagebalken schief, und in beiden Fällen ist die Schiefstellung dadurch charakterisiert, daß die Schale der Belastung tief steht. Aus der Stellung des Wagebalkens läßt sich aber nicht ablesen, ob die Störung des Gleichgewichtes von B oder von T ausgeht.

Diese hier gekennzeichnete Störung des statischen Belastungsgleichgewichtes bedeutet einen abnormen, einen krankhaften Zustand. Wir bezeichnen ihn als *statische Insuffizienz*.

Einer statischen Insuffizienz können alle Teile unseres Körpers verfallen, die statisch in Anspruch genommen werden, und zu jeder Zeit, zu der statische Inanspruchnahme erfolgt. Da die unteren Extremitäten und die Wirbelsäule spezifische Tragorgane sind, so sind sie zur Erkrankung an statischer Insuffizienz prädestiniert. Aber auch die Arme können analog erkranken, wenn sie wegen Unbrauchbarkeit der Beine als Stütz- und Fortbewegungsorgane benützt werden müssen.

Der *Ursachen*, die statische Insuffizienz auslösen können, gibt es ungeheuer viele. Alles, was geeignet ist, die Tragkraft zu mindern, und alles, was fähig ist, die Tragarbeit zu mehren, *kann* den Wagebalken schief stellen, und *kann* zur Insuffizienzerkrankung führen.

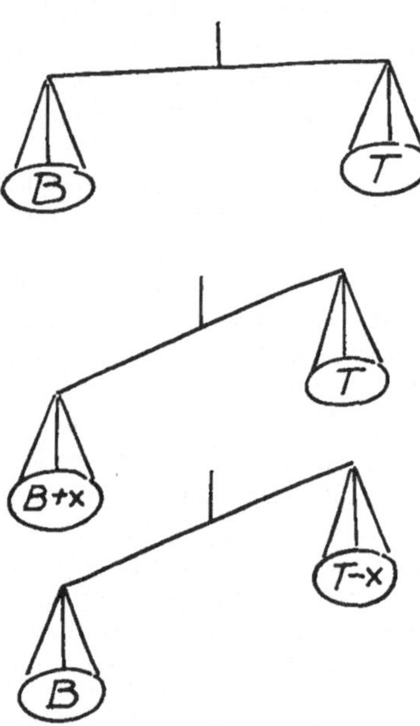

Abb. 3. Das Belastungsgleichgewicht kann durch Erhöhung der Belastung wie durch Minderung der Tragfähigkeit gestört werden. Aus der Stellung des Wagebalkens ist nicht abzusehen, ob die Störung von der einen oder der anderen Wagschale ausgeht.

Dieser Erfolg *muß* aber nicht eintreten. Er tritt erst dann ein, wenn das Gegengewicht, das drüben an der Wage hängt, tatsächlich gehoben oder gesenkt wird, wenn also die auf der Seite der Tragfähigkeit immer vorhandene Kraftreserve erschöpft wird, und wenn der lebende Organismus nicht imstande war, die Tragkraft der gesteigerten Anspruchnahme entsprechend zu erhöhen.

Geht man den Ursachen nach, die zu statischer Insuffizienz führen können, so hat man zuerst und hauptsächlich nach Veränderungen an den *Knochen* zu suchen. Knochen sind die Bausteine des Traggerüstes. Bänder und Muskeln gehören auch dazu, spielen auch bei der Insuffizienzerkrankung eine Rolle, aber sie treten dabei doch gegen die Knochen weit zurück.

An den Knochen haben wir *Perioden statischer Minderwertigkeit* in der Wachstums- und der Pubertätszeit, in der Seneszenz. Alle diese Perioden sind tatsächlich ausgezeichnet durch die Häufigkeit von statischen Insuffizienzkrankheiten. Dann haben wir eine äußerst wichtige Krankheit der Knochen in der

Rachitis, als deren nächste Verwandte auch hier die *Osteomalacie* auftritt. Außerordentlich zahlreich sind Schädlichkeiten, welche den Knochen lokal treffen und seine Tragkraft schädigen können. Hier sind vor allem alle *Verletzungen* und alle *Entzündungen* zu nennen. Dabei muß man freilich wieder nicht zu weit gehen. Wenn z. B. eine Fraktur die Tragfähigkeit eines Oberschenkelknochens aufhebt, so ist das natürlich keine Insuffizienzerkrankung, ebensowenig wenn eine bacilläre Entzündung des Kniegelenks ein Bein tragunfähig macht. Erst wenn nach einem Trauma oder bei oder nach einem entzündlichen Prozeß eine Schädigung der Tragfähigkeit auftritt, und *wenn diese Schädigung ganz im Vordergrund der Krankheitserscheinungen* steht, erst dann können wir und haben wir von einer Insuffizienzerkrankung zu sprechen

Das Tragskelett haltende Bänder können zu Insuffizienz Anlaß geben, wenn sie durch Traumen zerrissen, wenn sie durch Entzündungen gedehnt werden. Muskeln, wenn sie durch Lähmungen getroffen werden, und ähnliches.

Schädlichkeiten, die auf Seite der Belastung einsetzen, sind *Steigerung des Körpergewichtes, akzessorische Belastungen*, welche in Erfüllung von *Berufsarbeit* zu tragen sind, vor allem aber *Verlängerung der Zeit der Tragarbeit*. Der Zwang, ein normales Körpergewicht übernormal lange Zeit zu tragen, den so mancherlei Berufe mit sich bringen, spielt hier eine außerordentlich wichtige Rolle.

Kommt es zu einer Störung des Belastungsgleichgewichtes, so macht sich die damit ausgelöste Insuffizienzerkrankung durch ganz *charakteristische Symptome* bemerkbar.

Es zeigen sich zuerst die *Ermüdungsgefühle*, die wir alle kennen, die sich geltend machen, wenn wir überlange stehen, überlange sitzen, ohne uns stützen zu können, die wir empfinden, wenn wir lange Zeit Lasten tragen, und die uns schließlich zwingen, uns zu setzen, zu legen, die Last abzuwerfen. Diese Ermüdungsgefühle sind nichts anderes als der Ausdruck einer *akuten statischen Insuffizienz*, wenn wir sie auch als solche im allgemeinen nicht bezeichnen.

Als krankhaft empfinden wir aber diese Gefühle, wenn sie *abnorm zeitig* auftreten, und wenn sie nicht in *normaler Zeit unter Ruhe* verschwinden.

Steigern sich die Krankheitserscheinungen, so gehen die Ermüdungsgefühle in ausgesprochene *Schmerzen* über, die sich in den verschiedensten Variationen und Lokalisationen zeigen können.

Waren bis dahin anatomische Veränderungen meist nicht nachweisbar, so bekommen wir von hier ab bei weiterer Steigerung des Krankheitsbildes immer deutlicher *entzündliche* Erscheinungen: lokalisierte Druckempfindlichkeiten, Schwellungen, ganz wie bei infektiösen Entzündungen, und an geeigneter Stelle ebenso wieder wie bei solchen Entzündungen Muskelspasmen (spastisch-fixierter Plattfuß). Solche Fälle gleichen infektiösen Erkrankungen häufig wie ein Ei dem andern.

Die *Differentialdiagnose* ist dadurch zu machen, daß bacilläre und andere in Frage kommende Erkrankungen ausgeschlossen werden, und dadurch, daß sich die Insuffizienzerkrankungen gegen Belastung und Entlastung charakteristisch verhalten. *Entlastung bessert* und beseitigt, *Belastung vermehrt* die Krankheitserscheinungen. Eine häufig zu machende Beobachtung ist dabei, daß ein plötzlicher Übergang von Entlastung zu Belastung besonders starke Beschwerden macht, daß dann ein Stadium verhältnismäßiger Toleranz kommt und daß endlich wieder ein deutlicher Anstieg der Beschwerden unter der fortgesetzten Tragarbeit eintritt.

Spielen Insuffizienzerkrankungen lange genug, so erzeugen sie neben diesen eben genannten physiologischen und physiologisch-anatomischen Krankheitserscheinungen auch reine, anatomische Veränderungen. Sie machen

o) statische Belastungsdeformitäten.

Der Werdegang dieser Deformitäten ist dieser: Knochen ist biegsam und elastisch. Wird er über eine gewisse Höhe belastet, so drückt er sich zusammen. Die so entstehende Verkürzung gleicht sich Dank der Elastizität des Knochens wieder aus, wenn die Belastung nicht über eine gewisse Grenze anstieg und wenn sie rechtzeitig aufgehoben wurde. Geschah dies nicht, so bleibt ein Teil der durch den Druck verursachten Kompression als *Dauerkompression* zurück. Setzt sich auf die erste so entstandene Veränderung eine zweite, und geht das Spiel so weiter und weiter, *so summieren sich die einzelnen kleinen Effekte zu großen Formveränderungen*. Diese erhalten dann aber meist nicht die Form einer einfachen gleichmäßigen Kompression, sondern es entstehen *Verbiegungen*, wie wir eine Säule durch Überlastung nicht gleichmäßig komprimieren und ihre Länge verkürzen, sondern zur Ausbiegung bringen.

Hier stellt sich die Frage, warum können wir experimentell am toten Knochen auf diese Weise große Formveränderungen nicht erzeugen, und warum erhalten wir bei der geschilderten Entstehung der Belastungsdeformitäten am lebenden Körper nicht Kompressionsfrakturen?

Die Erklärung gibt die Tatsache, daß der lebende Organismus die Fähigkeit hat, die Grenze der Frakturgefahr zu verschieben.

Überlasten wir irgendeine aus totem Material bestehende Säule, so biegt sich dieselbe aus, es entstehen in ihrem Material Druck- und Zugspannungen, und es erfolgt Bruch, wenn diese Spannungen eine gewisse Grenze überschreiten. Will man den Bruch vermeiden, so muß man vor Erreichung der Bruchgrenze die Druck- und Zugspannung zum Verschwinden bringen. Das wird z. B. bei Metallen gemacht durch Erhitzen.

Ganz so arbeitet der lebende Organismus. Auch er beseitigt jene Spannungen, und die Entzündungserscheinungen, die wir oben beschrieben haben, haben denselben Zweck wie das Erhitzen der Metalle. So schiebt der lebende Organismus die Bruchgrenze vor der Bruchgefahr her, und so ermöglicht er die Entstehung der schwersten Belastungsdeformität, ohne daß die Bruchgrenze überschritten wird. Nur unter ganz besonderen Verhältnissen versagt einmal dieses Spiel.

Wir können deshalb den Knochen im *lebenden* Körper, *wenn wir den Gesetzen der Entstehung der statischen Belastungsdeformitäten* nachgehen, als *unbegrenzt* biegsam annehmen.

Mit dieser Annahme lassen sich die im Falle einer statischen Überlastung entstehenden Deformierungen theoretisch berechnen. Wir müssen uns dazu die statische Grundform des in Frage stehenden Skeletteiles konstruieren und ebenso die Grundform der Belastungsart. Machen wir dann die Annahme, daß die Belastung die Tragfähigkeit der Tragkonstruktion überschreitet, so können wir berechnen, zu welchen Formen die Tragkonstruktion deformiert werden muß.

Solche Rechnungen anzustellen, hat nicht nur theoretische Bedeutung. Sondern wir können in diesen Rechnungen auch ein Mittel gewinnen, welches uns erlaubt, im gegebenen Falle zu sagen, ob eine Deformität durch statische Überlastung entstanden ist oder nicht. Finden wir an einem auf statische Belastung in Anspruch genommenen Skeletteil eine Deformität, die in ihren wesentlichen Eigenschaften sich mit den Formen deckt, welche uns jene Rechnung ergab, dann können und *müssen* wir diese Deformität als das *Produkt einer statischen Überlastung*, als eine *statische Insuffizienzdeformität* ansprechen.

Wenn man auf diese Weise die Deformitätenbilder der statischen Belastungsdeformitäten untersucht, so erhält man tatsächlich die Erklärung für alle die Erscheinungen, welche man regelmäßig und ausnahmslos bei ihnen findet und die wir von altersher als charakteristisch für sie kennen.

Alle pathologischen Befunde, die wir an solchen Deformitäten finden, erklären sich aber auf diese Weise nicht. Neben den nach mechanischen Gesetzen erfolgenden Veränderungen, die sich stets und unter allen Umständen, und bei gleichen Bedingungen stets in gleicher Höhe einstellen, stehen noch andere, die wir nicht *immer*, und die wir in wechselnder Entwicklungshöhe und in wechselnden Formen beobachten.

Diese Erscheinungen verdanken ihre Entstehung dem Umstand, daß *die statischen Belastungsdeformitäten* nicht in totem Material, sondern *in einem lebenden Organismus* entstehen. Der lebende Organismus aber hat die Fähigkeit, die Entstehung einer Belastungsdeformität mit Lebensäußerungen zu begleiten und auf die durch die Deformität veränderten Verhältnisse mit Lebensäußerungen zu reagieren. Die wichtigsten hier in Frage kommenden Lebensreaktionen sind Bemühungen, dem Deformierungsprozeß Einhalt zu bieten. Zu diesem Zweck baut der Körper Material um. Er verstärkt das Gefüge des Knochens, wo Belastung vermehrt wird, er vermindert das in Knochen steckende tragende Material dort, wo die Belastung vermindert wird. Wir finden deshalb in verbogenen Knochen eine Verdichtung des Materials in der Konkavität und eine Auflockerung auf der Konvexität der Biegung. Und diese Differenz ist größer, als sie durch die einfache mechanische Veränderung bedingt würde.

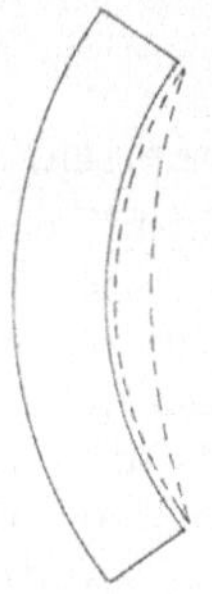

Auffälliger sind die Produkte, welche der lebende Organismus zum Zweck der *Stützung* der *überlasteten* Tragkonstruktion erzeugt in der Form von Stützkonstruktionen, welche er außen an die überlasteten Teile ansetzt.

Wir zeigen sie in 2 Beispielen.

Eine überlastete Säule kann man stützen, indem man in die Konkavität der entstehenden Verbiegung einen Stützbogen einsetzt (Abb. 4). Daß und wie der Körper diese Konstruktion benützt, zeigt Abb. 5: eine rachitisch verbogene Tibia.

Wie sinn- und wechselreich der lebende Organismus bei Herstellung von Stützkonstruktionen arbeitet, das sieht man am schönsten an der *Spondylitis deformans*. Die „Exostosen", die man da an den Wirbeln findet, sind nichts anderes als Produkte, die der Körper zur Abwehr gegen eine aus statischer Überlastung der Wirbelsäule hervorgehende Verbiegung entstehen läßt. Es springt das in die Augen, wenn man, wie bei Besprechung der statischen Insuffizienzerkrankungen der Wirbelsäule S. 191 geschieht, nebeneinanderstellt Stützkonstruktionen für aus einzelnen Teilen bestehende Säulen und Präparate von Spondylitis deformans. Wir erhalten daraus den zwingenden Schluß, daß die *Spondylitis deformans* nicht eine Krankheit sui generis ist, sondern daß sie nichts anderes ist als der *Ausdruck der Bemühungen des lebenden Organismus, eine überlastete Wirbelsäule vor Weiterschreiten der entstehenden Überlastungsverbiegung zu schützen.*

Prüft man diesen Schluß an den Ergebnissen anatomischer Untersuchungen, so findet man denn auch, daß die Spondylitis deformans immer in Verbindung mit statischen Belastungsdeformitäten auftritt, und man findet, daß sie variabel

Abb. 4. Eine Säule, welche sich unter Überlastung verbiegt, kann man durch einen in die Konkavität gesetzten Stützbogen vor Weiterverbiegung schützen.

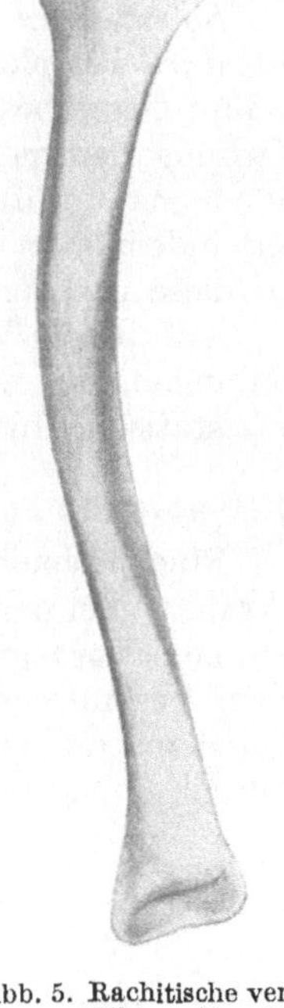

Abb. 5. Rachitische verbogene Tibia. Der lebende Organismus hat in die Konkavität einen Stützbogen eingebaut.

auftritt. Sie kann ganz fehlen, sie kann eben angedeutet, mäßig entwickelt sein, sie kann luxurieren, je nach dem, ob und wie groß die Reaktionsfähigkeit des lebenden Organismus war und ob dem Organismus die Zeit geboten war, die er zur Produktion von Stützkonstruktionen braucht.

Die Produktion von Stützkonstruktionen ist nicht die einzige Möglichkeit, mit der der lebende Organismus auf die Entstehung einer Überlastungsdeformität antworten kann. An rachitischen Deformitäten sehen wir Selbstheilungen, die der Ausfluß von Lebensvorgängen sein müssen. Wie diese ablaufen, wissen wir aber noch nicht.

Die enge Verbindung, die zwischen dem Traggerüst und den übrigen Teilen des Körpers besteht, zwingt letztere, Formveränderungen des Traggerüstes zu folgen und sich mit ihrer Arbeit den veränderten Formen anzupassen, und ähnliches mehr.

So entstehen schließlich unter der Wirkung einer statischen Insuffizienz außerordentlich komplizierte Veränderungen. Sie zu deuten, gelingt nur, wenn man sie in ihre Grundbestandteile auflöst, indem man zunächst errechnet, was sich als Wirkung der mechanischen Kräfte (Tragkraft und Belastung) errechnen läßt, indem man prüft, was als sekundäre mechanische Wirkung sich erklären läßt, und indem man weiter nachgeht den Reaktionen, die der lebende Organismus auf diese und jene mechanisch entstandenen Veränderungen produzieren kann.

Auf diesem Wege und nur auf diesem Wege kommt man zu den klaren Vorstellungen, die wir haben müssen, wenn wir statische Belastungsdeformitäten und statische Insuffizienzerkrankungen behandeln wollen.

p) Statische Insuffizienzbeschwerden und Belastungsdeformitäten.

Eine besondere Quelle für Irrtümer bildet bei den statischen Insuffizienzerkrankungen das eigentümliche Verhältnis zwischen den subjektiven Beschwerden, besser gesagt, den pathologisch-physiologischen Störungen und den anatomischen Veränderungen. Wir beobachten Fälle, in denen die oben beschriebenen Schmerzen und entzündlichen Erscheinungen hochgradigst ausgeprägt sind, ohne daß wir irgendwelche Formveränderungen am Skelett nachweisen können. Wir beobachten zweitens Fälle, wo wir physiologische Störungen und anatomische Veränderungen kombiniert haben, und wir sehen drittens Fälle, wo wir nur die anatomischen Veränderungen sehen, nicht aber die physiologischen Störungen der Insuffizienzerkrankung.

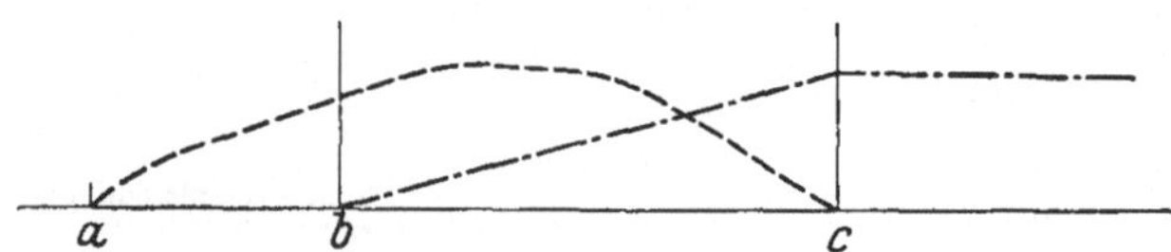

Abb. 6. Schematische Darstellung der Verbindung von statischen Insuffizienzbeschwerden und statischer Belastungsdeformität.

Ich will versuchen, das Verhältnis der statischen Insuffizienzbeschwerden und der statischen Belastungsdeformitäten graphisch anschaulich zu machen. In der Skizze (Abb. 6) soll die horizontale Linie den Gesundheitszustand darstellen. Auf ihr besteht Belastungsgleichgewicht und normale Körperform. Bei *a* wird das Belastungsgleichgewicht gestört. Es werden statische Insuffizienzbeschwerden, dargestellt durch die Linie - - -, ausgelöst, also pathologisch-physiologische Erscheinungen. Es vergeht eine gewisse Zeit (*a—b*) bis durch die Wirkung der Störung des Belastungsgleichgewichtes auch sichtbare Veränderungen der anatomischen Formen erzeugt werden, diese dargestellt durch die Linie — · — · —. Jetzt erhalten wir ein Stadium der Krankheit, in welcher physiologische Insuffizienzsymptome und Formveränderungen vorhanden sind.

Dieses Stadium besteht so lange, bis das statische Belastungsgleichgewicht (bei *c*) wiedergewonnen wird. In diesem Augenblick fallen die Insuffizienzsymptome aus. Die Deformität schreitet nicht weiter fort. Sie verschwindet oder vermindert sich aber auch nicht, es sei denn, daß der Körper durch Selbstheilung oder daß ärztliche Maßnahmen eine Korrektur bewirken.

Mit dem Moment, wo das Belastungsgleichgewicht wiedergewonnen wurde, erlangt die Deformität die Bedeutung eines selbständigen Krankheitsbildes, zu welchem die ausgefallene Insuffizienz die Ätiologie bildet. Die physiologischen Störungen, welche die Deformität von sich aus bedingen kann, sind prinzipiell verschieden von den physiologischen Störungen der Insuffizienz.

Besonders hervorgehoben werden muß, daß zwischen der Höhe der physiologischen Insuffizienzsymptome und der Schwere der entstehenden Deformität durchaus nicht immer Parallelität besteht. Im Gegenteil, man beobachtet häufig direkt eine Dissonanz: Die Erkrankung erzeugt hochgradige Schmerzen und Reizerscheinungen, Formveränderungen werden aber auch bei langer Beobachtung überhaupt nicht, oder nur in geringem Grade sichtbar. Oder auch umgedreht: es entstehen rasch schwere Verbiegungen, die Insuffizienzsymptome aber gewinnen im Gesamtbild gar keine Bedeutung.

Wodurch diese Verschiedenheiten bedingt werden, ist noch nicht genügend geklärt. Wahrscheinlich spielen dabei physikalische Eigentümlichkeiten des Knochens eine ausschlaggebende Rolle.

Für die Praxis ist es zweckmäßig, das physiologische Krankheitsbild der statischen Insuffizienzerkrankung getrennt zu halten von dem anatomischen Krankheitsbild der statischen Belastungsdeformität, und so z. B. zu unterscheiden das Krankheitsbild der Insufficientia statica pedis von dem aus dieser Ätiologie entstandenen Plattfuß, die Insufficientia vertebrae zu unterscheiden von der aus statischer Überlastung entstandenen Skoliosis oder Kyphosis, die Insufficientia coxae von der Coxa vara statica, usw. Die Unterscheidung ist keine leere Sophisterei, sondern sie gibt exakte Richtlinien für die Therapie. Anders sind die Indikationen, die ich zu erfüllen habe, wenn ich ein statisches Belastungsmißverhältnis ausgleichen soll, anders, wenn ich eine aus einem solchen Mißverhältnis entstandene Deformität zu korrigieren habe. Vor falschen Schlüssen von dem einen auf das andere werde ich nur bewahrt, wenn ich reinlich scheide. In der Behandlung der statischen Insuffizienzerkrankung ist das A und O der Behandlung die Aufgabe, das statische Belastungsgleichgewicht herzustellen. Die statische Belastungsdeformität stellt die Indikation der Korrektur, wie jede aus anderer Ätiologie entstandene gleiche Deformität. Die Mittel und Wege zur Erfüllung dieser Indikationen sind für die so oder so entstehenden Deformitäten ganz genau dieselben. Durch die Wiederherstellung des Belastungsgleichgewichtes korrigiert man statische Belastungsdeformitäten nicht.

5. Untersuchungsmethoden der Orthopädie.

Zur Untersuchung orthopädischer Kranker müssen gelegentlich *alle* geläufigen Untersuchungsmethoden herangezogen werden. Untersuchungsmethoden, welche *nur* der Orthopädie zu eigen sind, gibt es nicht. So möchte es scheinen, als ob jeder Arzt ohne weiteres imstande sein müßte, orthopädische Kranke so zu untersuchen, daß er zur richtigen Diagnose und zur richtigen Auffassung des Falles gelangt. Dem ist aber doch nicht so. Wenn der Orthopäd auch nur Untersuchungsmethoden verwendet, die in der allgemeinen Diagnostik enthalten sind, *so erhalten diese Methoden doch in ihrer Anwendung durch den Orthopäden ein eignes Gepräge.*

Formveränderungen und Funktionsstörungen des Stütz- und Bewegungsapparates soll der Orthopäd diagnostizieren und werten. Will er darin mehr leisten als der Durchschnitt, so muß er von Hause aus eine gewisse *Befähigung* dafür besitzen, so wie der Bildhauer für seine Tätigkeit. Diese Befähigung muß aber auch besonders kultiviert werden. *Sehen* und *Fühlen* muß lernen, wer Orthopäd werden will.

Sehen. Der Mensch, dem wir auf der Straße begegnen und der irgendwelche Auffälligkeit in Körperform, in Haltung oder Gang zeigt, ist ein gutes Studienobjekt. Der im Wartezimmer sitzende Patient zeigt dem Kundigen schon sehr häufig ganz ungewollt und unbewußt, was ihm fehlt. Wie der Patient vom Sitz aufsteht, wie er zu uns ins Sprechzimmer kommt, wie er sich wieder hinsetzt, wie er sich beim Ankleiden bewegt, das alles kann uns schon wichtige diagnostische Fingerzeige geben, das alles ist zu beachten. Und dann noch eines — man lasse den Patienten sich *ordentlich ausziehen!* Es ist erstaunlich, wie häufig gegen diese alte Regel auch auf unserem Gebiete gesündigt wird, und wie oft daraus Fehldiagnosen hervorgehen. Man muß den kranken Körperteil *ganz* sehen, man muß ihn mit dem gesunden Gegenstück vergleichen. Wir müssen die mit dem erkrankten Teile in Verbindung stehenden Körperabschnitte der Betrachtung zugängig machen, weil wir bei unseren Erkrankungen sehr häufig Fernwirkungen haben.

Fühlen. Wie wir sehen lernen müssen, so müssen wir Orthopäden auch *fühlen lernen.* Wir müssen im Gefühl unterscheiden können, ob ein Muskel normalen Tonus besitzt. Wir müssen mit einem Griff unterscheiden, ob ein Muskel besonders gut entwickelt oder ob er abnorm gespannt ist, wir müssen den gelähmten, den paretischen fühlend diagnostizieren. Wir müssen mit einem Griff auf ein Gelenk erkennen, ob Kapselverdickungen da sind, ob ein Erguß im Gelenk, wir müssen am bewegten Gelenk fühlen, ob sich glatte Flächen aneinander bewegen, ob Reibegeräusche da sind, welcher Art sie sind, und dergleichen mehr.

Ein ganz vorzügliches Mittel, die Fühlfähigkeit unserer Hand zu entwickeln, ist das *Massieren.* Ärzte, die sich der Orthopädie zuwenden wollen, müssen zum Zwecke dieser Ausbildung der Hand massieren lernen und sehr viel *selber die Massage ausüben.*

Wer als Orthopäd sehen und fühlen kann, für den sind die sogenannten *feinen und exakten Untersuchungsmittel von ziemlich geringer Bedeutung.* Das Bandmaß und die komplizierten Meßapparate, deren für die Orthopädie eine ganze Menge angegeben sind, geben nur sehr selten Aufschlüsse, die nicht durch unser Auge und unsere Hand allein zu gewinnen sind. Viel häufiger geben sie dem Ungeübten Anlaß zu Irrtümern. Wer nicht sehen und fühlen kann, der kann auch nicht messen!

Von Wert sind *Meßinstrumente* eigentlich nur, wenn es sich darum handelt, Untersuchungsresultate für spätere Zeiten festzulegen.

Ein Hilfsmittel, das dafür besonders gute Dienste leistet, ist die *Photographie.* Sie kann der Orthopäd nicht entbehren. Hier ist es wieder das stereoskopische Bild, das besonderen Wert besitzt, weil es uns den Kranken sofort wieder körperlich vor Augen führt.

Ein wichtiges Untersuchungsmittel ist für den Orthopäden natürlich auch die *Röntgenphotographie.* Außerordentlich häufig benutzen wir sie, um die Resultate, die uns Auge und Hand gegeben haben, zu kontrollieren. Oftmals gibt sie uns Aufschlüsse, wo die Hauptuntersuchungsmittel des Orthopäden nicht hinreichen. Dabei aber müssen wir uns hüten, die Leistungsfähigkeit der Röntgenuntersuchung zu überschätzen. Ein *normales Röntgenbild* ist kein Beweis, daß Knochen und Gelenke gesund sind. Und recht häufig zeigen Röntgenphotographien Veränderungen, die *nicht* die Grundlage des Leidens sind, dessenthalben der Patient unsere Hilfe in Anspruch nimmt. Es ist erstaunlich, wie häufig man gerade hier noch Irrschlüssen begegnet auch bei Leuten, bei denen man sie nicht für möglich hält.

Alles zusammen: — Die Untersuchungsmethoden, die der Orthopäd gebraucht, sind äußerst einfach. Aber in aller ihrer Einfachheit muß man sie doch beherrschen lernen. Es ist wie mit dem Schwimmen. Für den, der es kann, ist es eine selbstverständliche Spielerei, und der, der es nicht kann, ertrinkt.

6. Indikationsstellung und Behandlungspläne.

Auch hier einige Selbstverständlichkeiten, die in Fleisch und Blut stecken müssen, aber doch recht häufig nicht darin sind. Weshalb sucht der Kranke mich auf? Was erwartet er von mir? Was kann ich ihm leisten? Das sind Fragen, die wir uns immer wieder vorlegen müssen, wenn wir auf Grund der Angaben des Kranken, auf Grund unserer Untersuchung die Diagnose gestellt haben. Der will eine Deformität beseitigt haben, jener will Schmerzen los sein, ein dritter eine Gelenkversteifung beseitigt haben, ein vierter will seine Krücke los werden usw. usw.

Wodurch läßt die Krankheit, die ich gefunden habe, gerade *diesen* Wunsch im Patienten rege werden? Wie kann ich am Ort der Krankheit, wie kann ich, wenn es da unmöglich ist, an einer anderen Stelle angreifen, um die Krankheitserscheinung, wegen der der Patient meine Hilfe verlangt, zu beseitigen, zu vermindern, oder wirkungslos zu machen? Aus diesen Fragen erhalte ich die *Indikationen*. An der Hand dieser Indikationen suche ich das Arsenal der mir zur Verfügung stehenden Heilmittel durch. Ich habe zu prüfen, wieweit die Mittel, die ich da finde, zur Erfüllung meiner Indikationen reichen, und ich habe zu prüfen, ob der zu erzielende Erfolg den Einsatz, den diese Mittel erfordern, rechtfertigt. So erhalte ich einen *Behandlungsplan*. Ich weiß, was von mir verlangt wird, ich weiß, was ich erreichen kann, ich weiß, welche Mittel ich einsetzen und anwenden muß.

Es ist ganz wichtig, daß wir Orthopäden uns vor Eintritt in eine Kur derartige klare Pläne aufstellen, und daß wir sie unseren Patienten darlegen. Unsere Kuren rechnen meistens mit sehr langer Zeit, die Kosten, die entstehen, die Anforderungen, die in anderer Weise an unsere Patienten gestellt werden müssen, sind vielfach recht bedeutend. Dabei sind die Krankheiten, die wir zu behandeln haben, fast niemals lebensbedrohend. Wir haben also nicht *zwingende* Behandlungsnotwendigkeiten, wie sie auf anderen Gebieten sich so häufig geltend machen.

Wollen wir uns nicht Enttäuschungen und Vorwürfen aussetzen, dann müssen wir so, wie ich gesagt habe, unsere Behandlungspläne aufstellen. Und noch eine Regel für die Durchführung solcher Behandlungspläne. *Den Weg, den man sich abgesteckt hat, gehe man Schritt für Schritt.* Man mache keine Sprünge, man greife Aufgaben, die sich nacheinander lösen lassen, nicht auf einmal an. Wer sein Stück nicht Schuß für Schuß webt, dem verfitzt sich der Faden. Wer springt, der fällt, wer Verschiedenes auf einmal machen will, bringt nichts ordentlich fertig.

7. Die Behandlungsmittel des Orthopäden.

Wenn irgendwo, so gilt in der orthopädischen Therapie der alte Satz: *Das Gute nehmen, wo man es findet!* Der ganze Schatz an Heilmitteln, den die ärztliche Kunst besitzt, muß dem Orthopäden so weit bekannt sein, daß er auch für einen außergewöhnlichen Fall ein außergewöhnliches Mittel daraus zu finden weiß. Es ist deshalb ein unbedingtes Erfordernis, daß der *Orthopäd Arzt* ist. Daran wird nichts geändert durch die Tatsache, daß ein ganz bedeutender Orthopäd — Friedrich Hessing — nicht Arzt gewesen ist. Hessing war kein studierter Mediziner, aber er war ein *geborener Arzt* mit besonderer Begabung auf technischem Gebiet. Solche Leute kommen als Einzelfiguren nicht nur in der Medizin gelegentlich vor. Sie erreichen auf irgendeinem Weg ihre Höhe. Ein Normalweg ist das aber nie, und als Musterweg kann er nie dienen. Hessing konnte Orthopädie treiben, ohne Medizin studiert zu haben. Alle anderen, die es ebenso versuchten, sind traurige Stümper geblieben und werden Stümper auch in Zukunft bleiben.

Wenn der Orthopäd einen Überblick über das ganze Arsenal der Heilmittel haben muß und aus diesem Arsenal die verschiedenen Mittel zu ihrer Zeit verwendet, so gibt es doch *einige Heilmittel, die eine besonders große Bedeutung für unser Fach* haben und von denen man wohl als von *orthopädischen* Heilmitteln sprechen kann.

Es sind:

die *blutige* und
die *unblutige orthopädische Operation,*
die *orthopädischen Verbände,*
die *orthopädischen Apparate* und *Bandagen,*
Heilgymnastik und *Massage.*

Wir fassen die ersten zwei zusammen als

orthopädische Chirurgie,

bezeichnen die Anwendung der orthopädischen Verbände und der orthopädischen Apparate und Bandagen als

technische Orthopädie oder *Apparatotherapie*

und sprechen von Heilgymnastik und Massage als von

Mechanotherapie.

Die *Reihenfolge,* in der ich orthopädische Chirurgie, Apparatotherapie und Mechanotherapie genannt habe, gibt ihre *Bedeutung* in der orthopädischen Therapie wieder.

Weit voran steht

a) die orthopädische Chirurgie.

Seitdem uns Antisepsis und Asepsis die Möglichkeit gegeben haben, auch eine nicht lebensbedrohende Erkrankung mit Messer und Meißel anzugreifen, hat die blutige Operation eine ganz außerordentliche Bedeutung für die Orthopädie gewonnen. Die Erfolge, welche mit diesen scharfen Waffen erzielt werden, verlockten teilweise sogar zu einer Überschreitung der der Operation gesetzten Grenzen. Auch die Orthopädie hat eine Aera der Operations*sucht* gehabt. Es war die Zeit, wo man nicht mehr von „Orthopädie", sondern von „orthopädischer Chirurgie" als dem ganzen Fach sprach.

Das war natürlich falsch. Man kann nicht die ganze Orthopädie mit der blutigen Operation erledigen, und es ist auch keine Leistung des Orthopäden deshalb höher zu bewerten, weil sie auf blutigem Wege erzielt wurde.

Nur dann ist in der Orthopädie die Indikation zur blutigen Operation gegeben, wenn auf unblutigem Wege dieselbe Leistung nicht erzielt werden kann. Und nie darf bei dieser Indikationsberechnung vergessen werden, daß jedem Schnitt durch die Haut ein gewisses Gefahrenmoment anhaftet. Gewiß, dieses Gefahrenmoment ist heute außerordentlich gering, aber da ist es immer noch und macht es sich bei einer *orthopädischen* Operation geltend, dann ist die Enttäuschung ganz besonders groß.

Über die *Art der blutigen Operationen*, die in der Orthopädie auszuführen sind, und über die *Art, wie diese Operationen ausgeführt werden*, ist entweder sehr viel oder sehr wenig zu sagen. Sehr viel, wenn wir die Operationen *alle* aufführen und ihrer aller Ausführung schildern wollen. Sehr wenig, wenn wir uns beschränken auf das, was spezifisch orthopädisch ist. Ich wähle die zweite Möglichkeit, und ich kann mich fast beschränken, zu sagen, daß *alles, was die Chirurgie überhaupt an Operationen* mit Ausnahme der Schädel- und der Eingeweideoperationen *kennt, in der Orthopädie seine Verwendung findet.* Und es genügt, wenn ich dazu setze, daß wir diese Operationen *nach den großen, in der Chirurgie allgemein herrschenden Regeln* auch in der Orthopädie ausführen.

In der *Orthopädischen Operationslehre* von Vulpius und Stoffel besitzen wir ein ganz ausgezeichnetes Nachschlagebuch.

Eine Operation, die in der Orthopädie eine besondere Rolle spielt, ist die

Osteotomie.

Dieser Operation sei eine kurze Besprechung gewidmet.

Wenn wir Orthopäden eine Osteotomie ausführen, so kommt es nicht nur darauf an, daß die Durchtrennung des Knochens lege artis an richtiger Stelle ausgeführt wird, sondern darauf, daß die Bruchstücke des Knochens genau in die berechnete Stellung zueinander gebracht und in ihr erhalten werden. Eine Dislokation, die in der Behandlung einer gewöhnlichen Fraktur durchaus noch als erträglich angesehen werden darf, kann bei einer orthopädischen Osteotomie schon einen vollen Mißerfolg bedeuten.

Ein Hilfsmittel, welches erlaubt, Osteotomien mit der Genauigkeit von Ingenieurarbeit einzustellen, sind die von mir angegebenen *Bohrschrauben* und *Knochennägel* (Abb. 7). Ich habe die Bohrschrauben zuerst bei den tiefen, subtrochanteren Osteotomien zur Behandlung der veralteten Hüftverrenkung benutzt. Die Schrauben (Abb. 8) werden beiderseits der Osteotomielinie in den Knochen eingebohrt, so daß ihre Spitze gerade in die gegenüberliegende Corticaliswand eingreift. Nach Ausführung der Osteotomie wird mit Hilfe der aus der wiedergeschlossenen Wunde herausragenden Schraubenenden der berechnete Knickwinkel eingestellt, und durch Einarbeiten der Schrauben in den Gipsverband festgehalten. Ist die Callusentwicklung so weit fortgeschritten, daß eine Dislokation nicht mehr zu befürchten ist, so werden die Schrauben aus Gipsverband und Wunde herausgedreht.

In hauptsächlich spongiösen Knochengebieten wie im Trochantergebiet oder im Bereich der Kniekondylen verwende ich statt der Bohrschrauben spitze oder stumpfe Nägel, die einfach mit dem Hammer in und durch den Knochen getrieben werden.

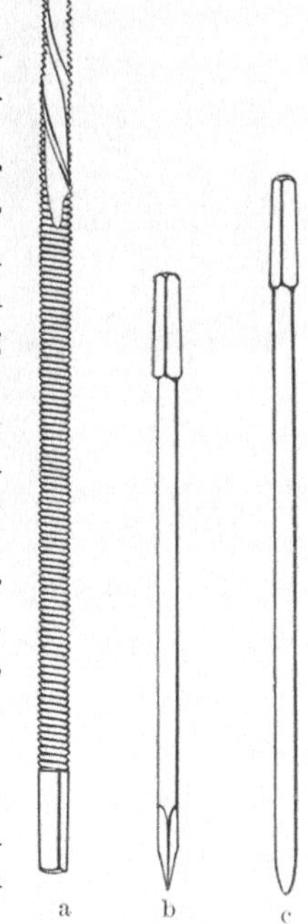

Abb. 7. a Bohrschraube, b spitzer, c stumpfer Nagel nach Schanz.

Meine Nägel haben nicht den gewöhnlichen pilzförmigen Kopf, sondern einen Vierkant wie die Bohrschrauben. Sie können deshalb, wenn sie entfernt werden sollen, mit der Bohrleier aus der Verklemmung mit dem Knochen leicht gelöst werden. Muß ein Nagelende, welches aus der Haut herausragte, durch den Knochen zurückgezogen werden, so wird es mit Jodtinktur intensiv abgerieben.

Bohrschrauben und Nägel bestehen aus rostfreiem Stahl.

Nachdem ich begonnen hatte, diese Hilfsmittel bei subtrochanteren Osteotomien zu verwenden, fanden sich weitere günstige Verwendungsgelegenheiten

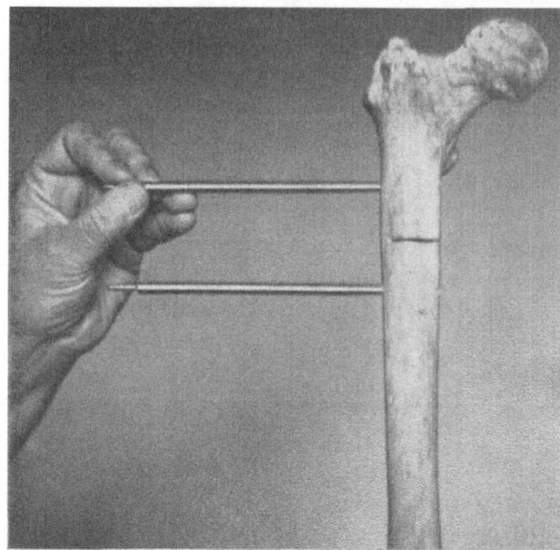

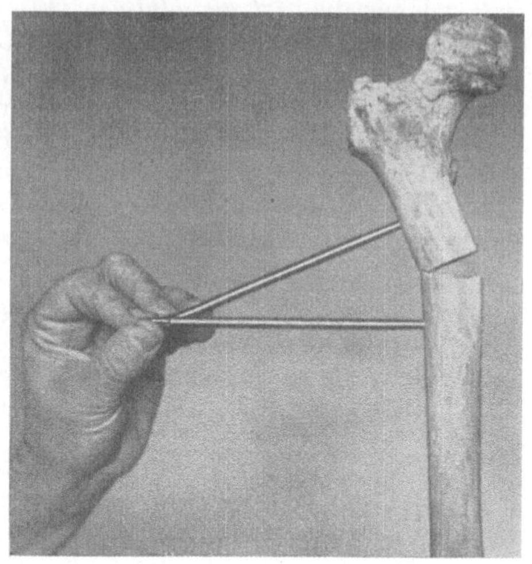

a

b

Abb. 8 a u. b. Verwendung der Bohrschrauben bei einer subtrochanteren Osteotomie. Die Schrauben werden beiderseits der Osteotomielinie eingebohrt. Nach Durchtrennung des Knochens wird mit Hilfe der Schrauben der berechnete Knickwinkel eingestellt. Durch Verbindung der aus der geschlossenen Wunde herausragenden Schraubenenden mit dem Gipsverband wird der Knickwinkel erhalten.

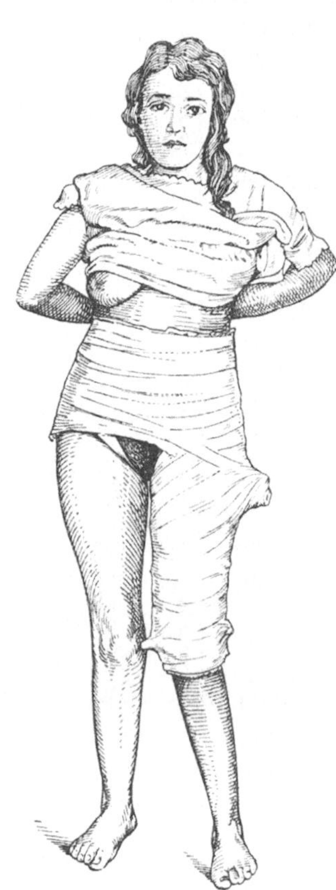

Abb. 9. Patientin nach subtrochanterer Osteotomie im Gehgipsverband. Es liegen an der Osteotomie Bohrschrauben, durch die Kondylen ein Nagel.

bei allen schwierig einzustellenden Osteotomien, aber auch bei schwierigen Knochenbruchbehandlungen. Auch hier bieten Schrauben und Nägel im Verein mit dem Gipsverband die Möglichkeit, Reposition und Retention mit einer bisher ungekannten Exaktheit auszuführen.

Bei Gelenkresektionen bieten ober- und unterhalb der Resektionsstelle quer durchgeschlagene Nägel die Möglichkeit, Verschiebungen der Resektionsflächen gegeneinander auszuschließen und dem Patienten die Nachoperationsschmerzen auf das denkbare Minimum herabzusetzen. Abb. 11 zeigt das Verfahren bei einer Knieresektion.

Weiter kann man durch Verwendung der Schrauben und Nägel die Fixationsversteifung von Gelenken völlig vermeiden, da die Gipsverbände nicht über die Gelenke hinweg geführt werden müssen. Abb. 10 zeigt die Beweglichkeit eines Kniegelenkes 3 Wochen nach einer nahe am Tibiakopf beiderseits ausgeführten Osteotomie der Tibia.

Nicht so summarisch wie die blutigen können wir die *unblutigen Operationen* erledigen. Einige von ihnen sind so spezifisch orthopädisch, daß wir sie besprechen müssen. Ich habe die unblutigen Operationen im Auge, die zur Umformung deformierter Skelettabschnitte dienen.

An erster Stelle ist da die

Manipulation

zu nennen.

Mit diesem Ausdruck bezeichnen wir *Handgriffe,* mit denen wir z. B. einen Klumpfuß in Korrektionsstellung drücken und festhalten. Die dabei mögliche

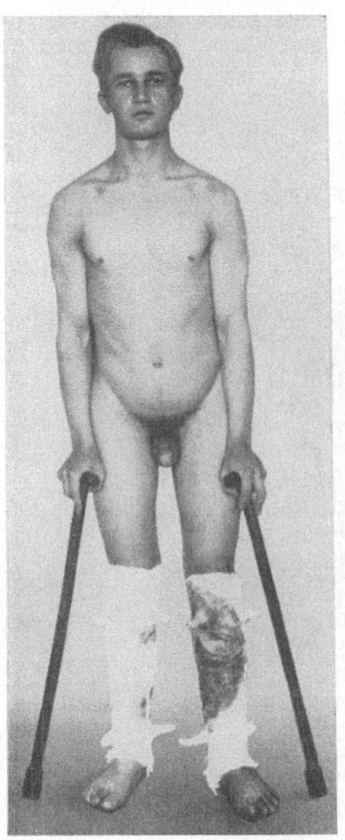
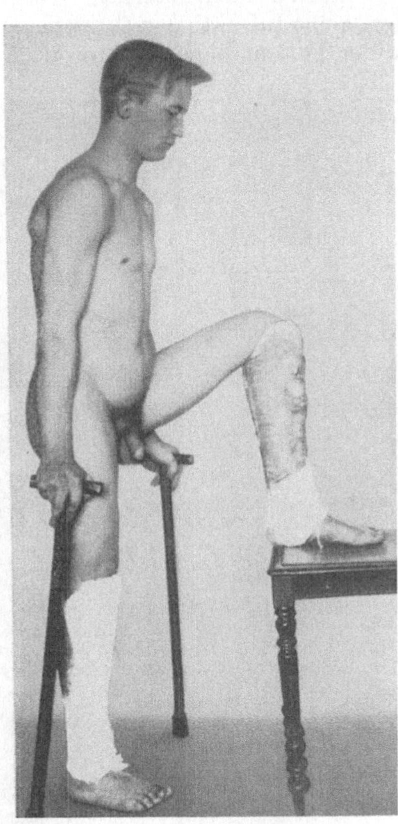

Abb. 10a u. b. Osteotomie der Tibia beiderseits zur Korrektur von Genu varum ausgeführt. Die Verwendung der SCHANZschen Nägel erlaubt das Kniegelenk frühzeitig für Bewegung freizugeben.

Gewalteinwirkung wird begrenzt durch die Schmerztoleranz des Kranken und durch die Ausdauer der ausführenden Hand. Es sind dadurch recht enge Grenzen gesteckt, die nur durch die Möglichkeit der häufigen Wiederholung etwas erweitert werden.

Wirkliche Korrektionserfolge erreicht man mit der Manipulation nur bei leichten angeborenen Contracturen in den ersten Wochen nach der Geburt. Späterhin haben die Manipulationen nur Zweck als Vorbereitung für das

Redressement.

Als Redressement bezeichnen wir unblutige Operationen, bei denen wir deformierte Skelettabschnitte durch Druck und Zug in Korrektionsstellung zwingen und bei denen wir die so erreichte Korrektionsstellung in Fixationsverbänden festhalten, bis der Körper die ihm aufgezwungene Form angenommen hat.

Je nach der Art, wie wir das Redressement ausführen, sprechen wir von *Etappenredressement,* von *forciertem* und *modellierendem* Redressement.

Etappenredressement nennen wir unsere Operation, wenn wir sie in eine größere Zahl von Eingriffen zerlegen und beim einzelnen Eingriff die Korrektur nur immer soviel vorwärts führen, als mit Anwendung mäßiger Gewalt geschehen kann. Es dürfen keine starken Weichteildehnungen, keine subcutanen Zerreißungen, keine Infraktionen entstehen. Wir gehen nicht über Gewalteinwirkungen, die der Patient ohne Narkose noch ertragen kann. Fixiert man das Kor-

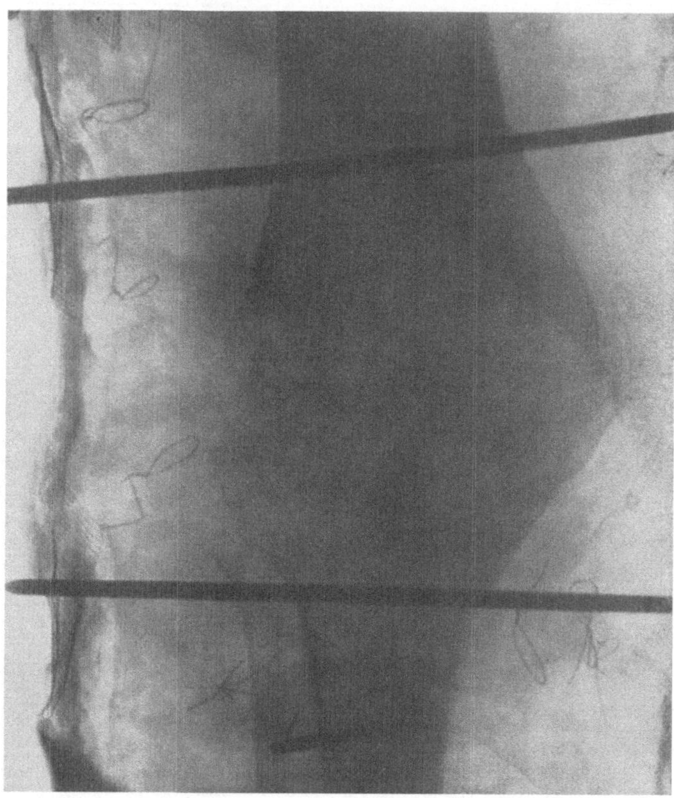

Abb. 11. Anwendung der Knochennägel bei einer Resektion des Kniegelenks. Durch die Nägel, welche durch Femur und Tibia getrieben und mit dem Gipsverband verbunden wurden, ist absolute Fixation und Erhaltung der Stellung gesichert.

rektionsresultat im Gipsverband, so lockern sich in wenig Tagen die Gewebe so weit auf, daß man bei einer Wiederholung des Eingriffes einen bald größeren, bald kleineren Schritt weiter kommen kann.

Die Grenze der Erfolgsmöglichkeit gibt schließlich die Festigkeit der Knochen. Ist die Knochenmasse weich, so kann man schwere Deformitäten bis zur vollen Korrektur, ja bis zur Überkorrektur umformen. Ist die Knochenmasse hart, so kommt man bald an eine Grenze, die nur mit Anwendung starker Gewalt durchbrochen werden kann. Aus dem Etappenredressement wird damit das

Forcierte Redressement. Wir zerreißen und zerbrechen, was sich nicht dehnt und nicht biegt.

Das *modellierende Redressement* unterscheidet sich vom forcierten dadurch, daß wir bei diesem den deformierten Teil durch langes Bearbeiten, ähnlich wie bei den Manipulationen, weich und plastisch machen, während wir beim forcierten Redressement, mags biegen oder brechen, rasch auf unser Ziel losgehen.

Wesentliche Unterschiede bestehen natürlich zwischen forciertem und modellierendem Redressement nicht.

Für die Ausführung beider ist die Anwendung der Narkose notwendig.

Ob man beim Redressement *Hilfsapparate* verwendet und welche man gegebenenfalls wählt, ist Gewohnheits- und Geschmacksache. Ein Paar feste Orthopädenfäuste werden mit einem sehr harten Klumpfuß fertig, wenn ihnen auch nichts anderes als die Tischkante zur Verfügung steht.

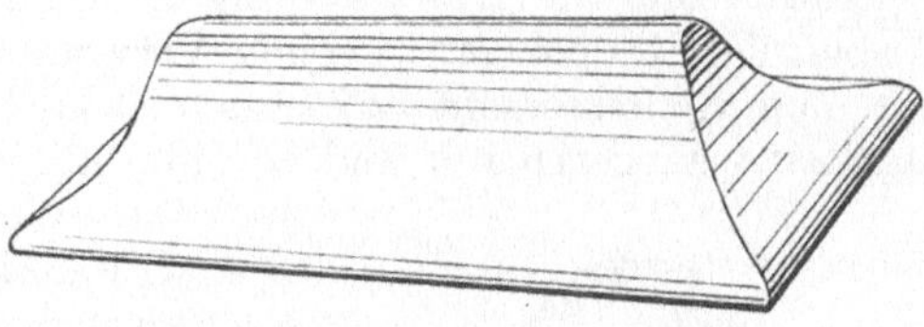

Abb. 12. Scharfer Keil.

Ein Hilfsmittel, das sich durch seine Einfachheit und durch seine vielfache Verwendbarkeit auszeichnet, ist der *scharfe Keil* (Abb. 12). Man kann ihn in zweierlei Art benutzen, erstens indem man seine scharfe Kante als Unterstützungspunkt benutzt, um darüber Skeletteile zu biegen oder zu brechen, zweitens indem man mit dieser Kante Impressionen am Knochen ausführt.

Das Eindrücken über dem Keil ist eine von mir angegebene, aber wenig in Aufnahme gekommene Methode. Ich gebe deshalb Bilder, welche das Verfahren illustrieren (Abb. 13).

Sehr zahlreich sind die Apparate, welche für Ausführung des Redressement konstruiert worden sind, und die meist auch zur Ausführung von Osteoklasien dienen. Sie bestehen aus einem Teil, wel-

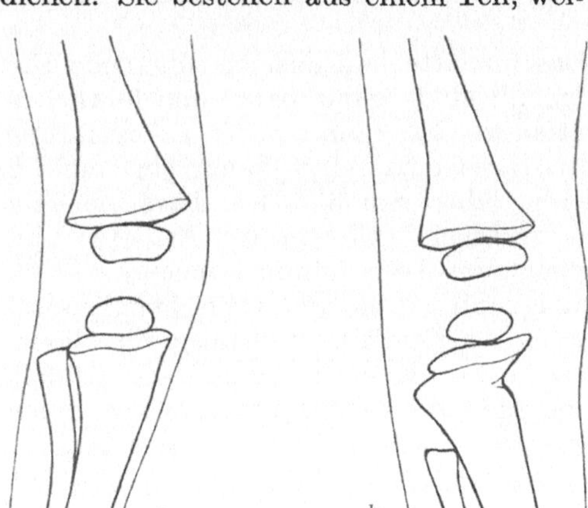

Abb. 13. Rachitische Genu varum (a) durch Eindrücken des Tibiakopfes über dem scharfen Keil korrigiert (b). (Röntgenpause.)

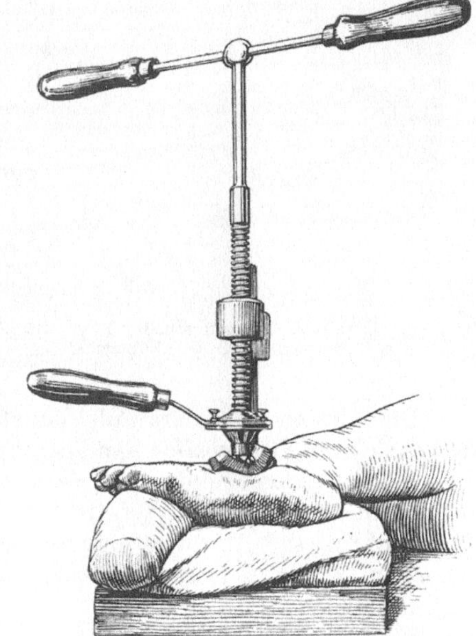

Abb. 14. ALSBERGS Osteoklast-Redresseur.

cher dazu bestimmt ist, den betreffenden Gliedabschnitt fest zu fassen, und aus einem Teil, der bei seiner Bewegung die gewünschte Kraftwirkung entfaltet. Von diesen Apparaten benutze ich nur einen, der aber Ausgezeichnetes leistet, und der dabei den großen Vorzug äußerster Einfachheit besitzt. Es ist der *Alsbergsche Osteoklast* (Abb. 14).

Er besteht in der Hauptsache aus einer Schraubzwinge, wie sie die Tischler benutzen. Diese Schraubzwinge ist auf einem kleinen, derben Brett befestigt.

Auf die Spitze der Schraubspindel werden Stahlpelotten aufgesetzt, die mit einem Handgriff genau geführt werden können. Der zu korrigierende Körperteil, z. B. ein Klumpfuß, wird in einen Sandsack eingebettet, und die Pelotte wird durch Andrehen der Schraubspindel gegen denselben bewegt. Man erhält auf diese Weise genau zu lokalisierende Impressionen und Infraktionen. Das gibt viel ausgiebigere und gegen Rezidive besser gesicherte Korrekturen wie bei den anderen Redresseuren, die alle mit Dehnung arbeiten. Auch der Nachschmerz nach der Operation und die Anschwellung ist viel geringer. Gezeigt in Abb. 14 ist der Alsbergsche Osteoklast in seiner Verwendung zur Korrektur eines Klumpfußes.

Zum Redressement zu rechnen ist auch eine Methode, welche neuerdings von MOMMSEN ausgearbeitet und von ihm als *Quengel*methode bezeichnet worden ist.

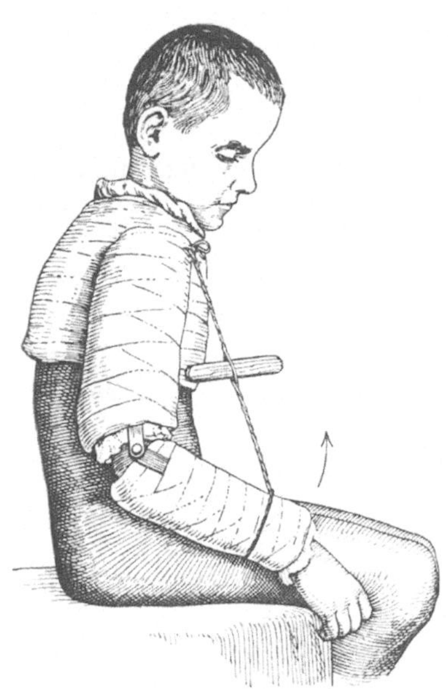

Abb. 15. MOMMSENs Quengelmethode. Beugung einer Streckcontractur des Ellbogens.

Das Wesen derselben ist die Verwendung schwächster, aber dauernd wirkender Kräfte. Ähnlich, wie wir an portativen Apparaten Gummizüge anbringen, verbindet MOMMSEN mit Gipsverbänden Schnüre, in welche ein Holzstab eingedreht wird. Durch Umdrehen dieses Stabes werden die Schnüre, die dabei aber immer ganz lose anstehen, verkürzt. Ohne daß Schmerzen auftreten, können weitgehende Korrekturen erreicht werden. Natürlich entstehen keine Knochenumformungen. Die Anwendungsmöglichkeit des Verfahrens beschränkt sich deshalb auf Deformitäten, welche im wesentlichen auf falschen Gelenkstellungen beruhen. Abb. 15 zeigt das Verfahren in Verwendung bei einer Streckcontractur des Ellbogens.

Das forcierte und das modellierende Redressement sind keine ganz ungefährlichen Operationen. Es kann zwar bei Ausführung des Redressements selbst kaum ein Unglück passieren, aber Stunden bis Tage nachher treten zuweilen *epileptiforme Krämpfe* auf, die sogar zum Tode führen können.

Die Ursache der Krämpfe ist strittig, mir ist es am wahrscheinlichsten, daß es sich um *Fettembolien* handelt. Für eine Anzahl Fälle ist dies sogar bewiesen. Bei dem Redressement wird Fett ausgepreßt. Kommt davon eine größere Menge in den Kreislauf, so treten lebensgefährliche Zustände ein, zu deren Bekämpfung sich die von mir empfohlenen *subcutanen oder intravenösen Injektionen großer Massen physiologischer Kochsalzlösung* bisher am besten bewährt haben.

Besonders leicht kommt es zu diesen Krämpfen, wenn man an Knochen arbeitet, welcher durch langen Nichtgebrauch oder unter lange liegenden Gipsverbänden weich geworden ist.

Eine andere Gefahr, die nach einem Redressement zu beachten ist, entsteht durch die *Anschwellung,* die als Ausdruck einer traumatischen Entzündung an den redressierten Teilen eintritt. Gibt der das Resultat fixierende Verband dieser Schwellung keinen Raum, so entstehen Zirkulationsstörungen, die recht unangenehme Folgen haben können.

Weniger Bedeutung gewinnen einzelne Druckstellen. Kleine Decubitusgeschwüre erlebt auch der vorsichtigste und geschickteste Operateur.

Die *Resultate des Redressements* zeigen oftmals eine große *Rezidivneigung.* Die Eigenschaften des Knochens und der Weichteile — Biegsamkeit, Dehnbarkeit, Elastizität —, die uns die Ausführung des Redressements ermöglichen, sind auch die Feinde unseres Resultates. Wenn wir den redressierten Körperteil aus dem fixierenden Verband oder Apparat freigeben, dann machen sich jene Eigenschaften als Rezidivneigung geltend. Drei Mittel haben wir, dieser Gefährdung unseres Resultates entgegenzuarbeiten.

Das erste ist die *Überkorrektur.* Wir müssen stets beim Redressement über die erwünschte Form hinaus gehen, überkorrigieren. Wie weit? — das zu beurteilen, ist Übungs- und Erfahrungssache.

Das zweite Mittel, mit dem wir uns gegen die Rezidivgefahr wehren, ist *lange Fixationszeit.* Auch hier lassen sich bestimmte Maße nicht geben, auch hier ist die Erfahrung die einzig zuverlässige Lehrerin. Der Unerfahrene strebe nach dem sicheren, nicht nach dem raschen Erfolg.

Ein recht wertvolles Mittel, den Redressementserfolg zu sichern, ist das dritte: *der Gebrauch des redressierten Körperteiles im Fixationsverband.* Bei diesem Gebrauch kommt es hauptsächlich auf die Belastung hinaus. Wenn man z. B. einen Klumpfuß redressiert hat, so soll man den Patienten bei liegendem Verband oder später bei angelegter Schiene ausgiebig gehen und auf den redressierten Fuß auftreten lassen. Der arbeitende Fuß paßt sich der ihm vorgesetzten Zwangsform schneller und vollkommener an als der nicht arbeitende. Die „*funktionelle Anpassung*", mit der eine Zeitlang in der Orthopädie so viel Unfug getrieben worden ist, bringt hier wirklich etwas zustande.

b) Technische Orthopädie oder Apparatotherapie.

Orthopädische Verbände.

Bei der Besprechung der orthopädischen Verbände verzichte ich darauf, zu wiederholen, was wir im Verbandkurs gelernt haben. Ich beschränke mich, ein paar Verbandmethoden zu schildern, welche für die Behandlung orthopädischer Erkrankungen besonders zweckmäßig sind, und die sonst in der Medizin wenig oder nicht in derselben Form und Ausdehnung wie in der Orthopädie angewendet werden.

Wenn ich zuerst den

Extensionsverband

erwähne, so geschieht es, um eine sehr zweckmäßige, aber wenig bekannte Methode zu empfehlen.

Man benutzt im allgemeinen zur Herstellung von Extensionsverbänden *Pflaster.* Das ist unzweckmäßig, weil unter dem Pflaster, wenn es so lange liegt, wie ein Extensionsverband meist erfordert, gewöhnlich Hautstörungen entstehen, und weil das Abnehmen des Pflasterverbandes dem Patienten Schmerz verursacht. Ich benutze deshalb zu allen Extensionsverbänden dünne Harzlösungen, wie sie von HEUSNER und FINCK[1] angegeben sind, oder das ähnlich zusammengesetzte Haftan der Dresdener orthopädischen Werkstätten. Eine dieser Klebflüssigkeiten (ja nicht Mastisol!) wird in dünnster Schicht auf die Haut aufgetragen. Man wartet einen Augenblick, bis man mit dem probierend aufgesetzten Finger Klebrigkeit fühlt, und legt dann einen Barchentstreifen, so wie man es vom Pflasterstreifen gewohnt ist, auf. Durch Idealbinden wird dieser Streifen angewickelt und er haftet sofort so fest, daß er mit keiner Gewalt los-

---

[1] Vorschrift von FINCK: Terebinth venet. 15,0, Mastix 12,0, Colophon. 25,0, Resin. alb. 8,0. Spirit. vin. rect. 96% 180,0. M. filtr!

zuziehen ist. Er kann aber, wenn die Binde wieder abgewickelt ist, ganz leicht von der Haut abgenommen werden. Es entsteht nie eine Abreißung der Epidermis oder auch nur ein Ausreißen von Haaren. Der Barchentstreifen wird natürlich mit der rauhen, wolligen Seite an die Haut gelegt. Damit sich das lose Gewebe unter dem Zug des Gewichtes nicht dehnt, ist er mit einem Schirtingstreifen übernäht.

Ich erwähne weiter den

Heftpflasterverband.

Durch Einwicklung größerer Gliedabschnitte in einen exakt sitzenden Heftpflasterverband läßt sich eine gewisse Stütz- und Fixationswirkung erzielen, ohne daß die Beweglichkeit des betreffenden Abschnittes völlig aufgehoben würde.

Den Typus eines solchen Verbandes findet man in dem Heftpflasterverband für Fuß und Unterschenkel, den ich zur Behandlung frischer Distorsionen des Fußgelenkes und zur Behandlung gewisser entzündlicher Erkrankungen des Fußes außerordentlich gern benutze und der bei Besprechung der Fußerkrankungen zur Abbildung kommt.

Die Zirkeltouren dieser Pflasterverbände werden so hergestellt, daß man jede Tour einzeln auflegt. Man nimmt also entsprechend lange und breite Streifen, legt diese so um, daß die Enden etwas übereinandergreifen und daß die Kanten sich dachziegelförmig decken. So ist es möglich, die einzelnen Touren straff anzuziehen, ohne daß die Gefahr der Schnürung eintritt. Nachdem die Heftpflasterstreifen angelegt sind, faßt man den ganzen Verband durch eine übergewickelte Mull- oder Idealbinde zusammen.

Leimverband.

Etwa ein Mittelding zwischen Pflasterverband und Gipsverband ist der Leimverband. Seine Fixationskraft ist größer wie die des Pflasterverbandes, seine stark federnden Wände halten aber nicht so fest wie die starre harte Wand des Gipsverbandes. Ein im Leimverband gefaßter Gliedabschnitt ist deshalb zwar gut fixiert, aber es ist immer noch ein gewisses Muskelspiel freigegeben und es können auch kleine Gelenkbewegungen noch ausgeführt werden.

Ich verwende den Leimverband ganz besonders gern hinter einem Gipsverband, wenn ich die durch den Gipsverband hergestellte Fixation und Entlastung schrittweise vermindern will, und ich lasse in solchem Fall hinter dem Leimverband dann einen Heftpflasterverband folgen.

Außerdem verwende ich den Leimverband in Verbindung mit entlastenden orthopädischen Apparaten, z. B. bei der Behandlung einer Coxitis im Schienenhülsenapparat (s. Abb. 309) oder zur ambulanten Behandlung eines Beinbruches. Ich fixiere dann das erkrankte Hüftgelenk oder die frakturierte Extremität zunächst im Leimverband und ich lege über diesen Leimverband den Apparat, der die Entlastung des durch den Leimverband fixierten Gliedes beim Stehen und Gehen ermöglicht.

Der Leimverband wird folgendermaßen hergestellt: Ich bereite mir eine Mischung von Unnaschem Zinkleim und Tischlerleim, und zwar gebe ich dabei etwa gleiche Teile Zinkleim und Tischlerleim zusammen. Lege ich Wert darauf, daß der Verband besonders hart wird, so wird das Mischungsverhältnis verschoben zugunsten des Tischlerleims.

Der Tischlerleim wird in üblicher Weise hergestellt. Man nimmt Leimplatten, legt dieselben in Wasser und läßt sie quellen. Sind harte Stellen in der Platte nicht mehr vorhanden, so wird das übrige Wasser abgegossen und der Leim im Wasserbade gekocht. Der völlig verflüssigte Leim wird dann mit dem ebenfalls im Wasserbad flüssig gemachten Zinkleim gemischt und zusammengerührt. Zum Gebrauch muß diese Mischung so weit abgekühlt werden, daß sie beim Aufstreichen auf die Haut nicht übermäßig brennt.

Vor dem Aufstreichen des Leimes auf die Haut des Patienten muß diese gereinigt, entfettet und, wenn nötig, rasiert werden. Der Leim wird mit einem Borstenpinsel dünn aufgetragen. Ähnlich wie beim Pflasterverband werden nun die einzelnen Touren einer Binde auf die unterste Leimschicht gelegt und angestrichen. Auch hier schützt man sich gegen das Entstehen von Schnürtouren dadurch, daß man jede Tour aus einem einzelnen Streifen der Binde herstellt. Die vollständige, geschlossene Bindenlage wird wiederum mit einem Leimstrich überdeckt, es folgt eine zweite, wenn nötig eine dritte Bindenlage. Zwischen die einzelnen Lagen kommen, wenn nötig, Hobelspäne, die sehr wenig auftragen, aber doch im geschlossenen Verband eine außerordentliche Stützkraft besitzen. Dem nach außen aus dem Verband herausschlagenden Leim nimmt man seine Klebekraft durch Aufstreuen von Puder oder durch Auftupfen von Zellstoff oder Watte oder durch Überwickeln einer Papierbinde.

Diese Leimverbände brauchen etwa 24 Stunden zu völliger Erhärtung. Sie besitzen aber dann eine außerordentliche Dauerhaftigkeit und sie können lange Zeit liegen, ohne daß man die Entstehung von Hautreizungen unter ihnen befürchten müßte.

Besonders acht geben muß man allerdings, daß nicht die Ränder sich gegen die Haut einkrempeln; denn in solchem Fall entstehen messerscharfe Einschnitte.

Gipsverband.

Ohne Gips keine Orthopädie! — Nun ja, es hat Orthopäden gegeben, ehe der zirkuläre Gipsverband erfunden war, und ich habe alle Hochachtung vor dem, was die alten Orthopäden geleistet haben. Aber wie eng war doch das Gebiet, auf dem sie mit Erfolg sich betätigen konnten, wie mühselig und wie langsam konnten sie ihre Erfolge nur erzielen, weil ihnen eben der Gipsverband fehlte. Was wir heute in der Orthopädie leisten, das verdanken wir zum großen Teil dem *Gips*, dem *Gipsverband*.

Mit dem Gipsverband halten wir das Korrektionsresultat fest, das wir bei einem *Redressement* erzielt, im Gipsverband fixieren wir die Extremität, an der wir eine *Sehnenoperation* ausgeführt haben, im Gipsverband stellen wir nach einer *Osteotomie* die Korrektionsstellung ein, mit dem Gipsverband halten wir die *Fraktur*stücke der osteotomierten Extremität fest und sicher, bis die Konsolidation in der gewünschten Stellung erzielt ist, im Gipsverband behandeln wir eine floride *Coxitis*, aus Gipsbinden stellen wir uns alle möglichen *Fixations*schienen her und machen dadurch das ganze Arsenal der Schienen, die in der chirurgischen Klinik vorhanden sind, unnötig. In Gipsbetten lassen wir unsere Patienten *schlafen*. Aus Gips formen wir die *Modelle*, auf welche wir die orthopädischen Apparate arbeiten lassen. Kurz, täglich und in den verschiedensten Formen braucht der Orthopäd den Gipsverband, braucht er Gips.

Es ist selbstverständlich, daß der Orthopäd ein Material, welches er so häufig und so notwendig braucht, in allen seinen Eigenschaften kennen und beherrschen muß. Was da alles gelernt werden muß, was zu beachten ist, darüber ließe sich ein Buch schreiben. Nur einiges wenige sei herausgegriffen.

Gipsbinden sind heute im Handel in bester Qualität überall zu haben. Ich benutze nur noch solche. Sie sind auch billiger, als wenn man sie selber herstellt. Als Binden*stoff* kann man Mull oder Stärkegaze verwenden. Mullgipsbinden erstarren rascher. Stärkegipsbinden geben einen elastischeren Verband.

Fertigt man sich seine Gipsbinden selbst, so muß man sich einen Gips suchen, der rasch erhärtet. Das sind im allgemeinen nicht die feinsten Gipssorten. Bei technischer Verwendung werden besonders langsam erhärtende Gipse bevorzugt.

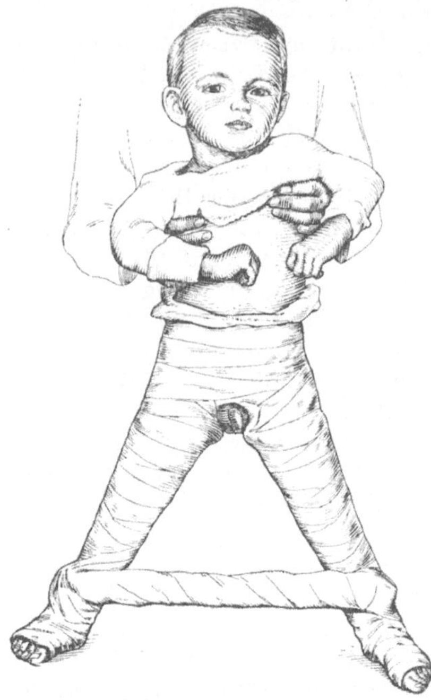

Abb. 16. Das Spreizholz sichert derartige Gipsverbände vor Bruch zwischen Becken- und Beinteil.

Ein paar kurze Bemerkungen über das *Anlegen des Gipsverbandes.*

Im Verbandkurs wurde uns gelehrt, daß man unter einen Gipsverband ein sehr *dickes Polster* legen müsse, daß alle vorspringenden Knochen besonders mit Polsterung versehen werden müssen: — eine große *Irrlehre! Ein gut gepolsterter Gipsverband ist eine Kontradictio in adjecto.* Wenn ich einen Gipsverband anlege, dann will ich *fest* zugreifen. Den festen Zugriff verhindere ich aber, wenn ich zwischen Zange und gefaßtes Objekt ein dickes Polster hineinlege. Die Sorge, daß ein Gipsverband, unter dem nicht ein dickes Wattepolster sich befindet, Decubitus erzeugen müsse, ist ganz unbegründet. Gerade *das Polster macht Decubitus,* einfach dadurch, daß nach kürzerer oder längerer Zeit ein Zusammendrücken des Polsters stattfindet, daß dann der Körper Gelegenheit gewinnt, sich im Gipsverband zu verschieben und daß nun Konvexitäten gegen Konkavitäten geraten. So entsteht der Decubitus. Lege ich aber einen Gipsverband an, welcher so genau liegt, daß ein Verschieben nicht möglich ist, dann erhalte ich auch keinen Decubitus. So wenig wie sich die Auster in der Schale wund liegt, so wenig liegt sich der menschliche Körper wund in einem

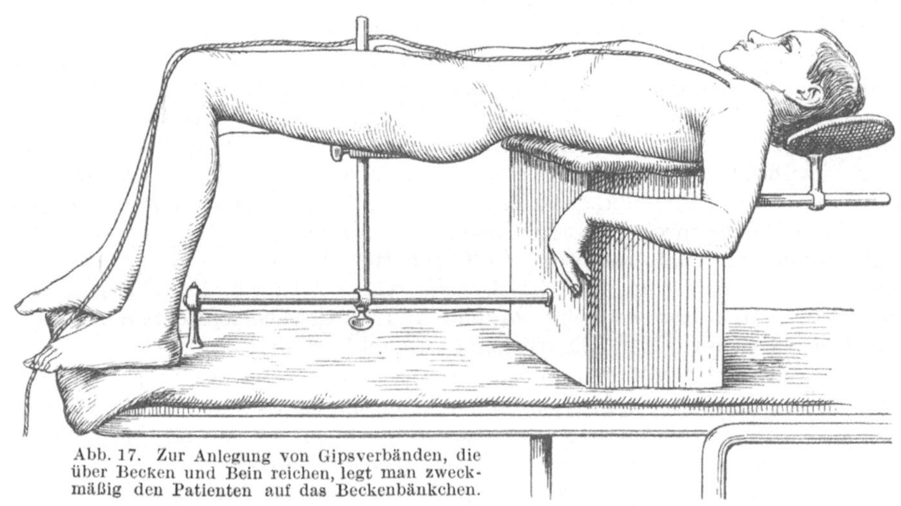

Abb. 17. Zur Anlegung von Gipsverbänden, die über Becken und Bein reichen, legt man zweckmäßig den Patienten auf das Beckenbänkchen.

Gipsverband, wenn dieser nur eben dem Körper so genau angepaßt ist wie die Schale der Auster.

Nun freilich, einen Gipsverband passend auf den Körper zu bringen, das ist

eine Kunst, aber *diese Kunst muß erlernen, wer Orthopädie treiben will.* Ich denke, daß ich sie beherrsche. Ich arbeite so:

Ich lege als Unterlage unter einen Gipsverband nur eine ganz dünne Lage geleimter Watte, sog. Wiener Watte. Diese Wattelage soll kein Polster sein, sondern sie soll nur die direkte Berührung von Gips und Haut verhindern. Über diese Unterlage lege ich den Gipsverband. Ich ziehe die Gipsbinden straff an, so straff, daß alle Knochenvorsprünge, wie Malleolen und Kondylen, sich auf der Oberfläche des Gipsverbandes deutlich abzeichnen. Habe ich nach Anlegung des Gipsverbandes etwa bei einer Osteoklase am Unterschenkel mit einer Anschwellung zu rechnen, so spalte ich den Verband sofort nach seinem Erhärten. Ich lege dazu auf die Watteunterlage einen Faden evtl. mit eingebundener Giglisäge ein, genau so wie wenn ich einen Modellgipsverband herstelle, und schneide Faden und Säge genau so wie bei der Öffnung des Modellgipsverbandes heraus. Auf diese Weise wird ein Ventil geschaffen, welches Überdruck unschädlich ableitet.

Nur bei Rumpfgipsverbänden schaffe ich mir ein Ventil über dem Bauch dadurch, daß ich dort ein dickes Wattepolster hinbringe, welches sich unter der Bewegung des Bauches zusammenpreßt und dadurch den Baucheingeweiden den notwendigen Spielraum gibt.

Zur Verstärkung von Gipsverbänden lege ich Streifen von *Furnierholz* ein, und ich nehme dabei besonders gern *Lindenholz*. Dieses Material eignet sich viel besser wie der sonst verwendete Schusterspan.

Aus diesen Spänen stelle ich auch das Spreizholz her, welches ich zwischen Gipsverbände um beide Beine lege. Dieses Spreizholz sichert die Verbände gegen Bruch zwischen Becken und Beinteil (Abb. 16).

Ein Material, das sich zur Verstärkung von Gipsverbänden auch außerordentlich gut und vielseitig verwenden läßt, ist *Fliegenfenstergaze*. Von diesem weichen, biegsamen Drahtgewebe schneidet man geeignete Stücke ab und wickelt sie in den Verband hinein.

An dieser Stelle möchte ich noch ein paar stumme Diener empfehlen, welche ich bei der Anlegung von Gipsverbänden häufig gebrauche, und die mir sehr gute Dienste erweisen. Der erste ist das *Beckenbänkchen*, auf welches ich Patienten für Gipsverbände lagere, die über Becken und Bein reichen. Beistehende Abb. 17 zeigt das Bänkchen und macht seine Benützungsweise deutlich erkennbar.

Für Rumpfgipsverbände benutze ich den *Beelyschen Stehrahmen*, welchen die Abb. 18 darstellt.

Ein ganz besonderer Helfer ist mir endlich der *Extensionstisch*. Das von mir benutzte und in Abb. 19 gezeigte

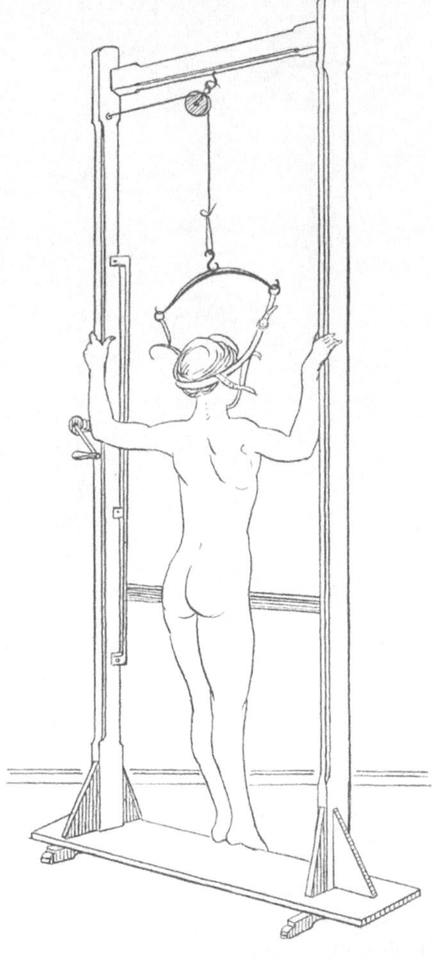

Abb. 18. Rumpfgipsverbände legt man im BEELYschen Rahmen an.

Modell stammt von HEUSNER und ist von mir dadurch modifiziert, daß unnötige Teile entfernt wurden. Auf diesem Tisch ist spielend leicht jede Korrektionsstellung einzustellen, welche mit Hilfe kräftiger Extension an den Beinen zu erzielen ist, und der Tisch erlaubt es, die so erreichte Korrektionsstellung

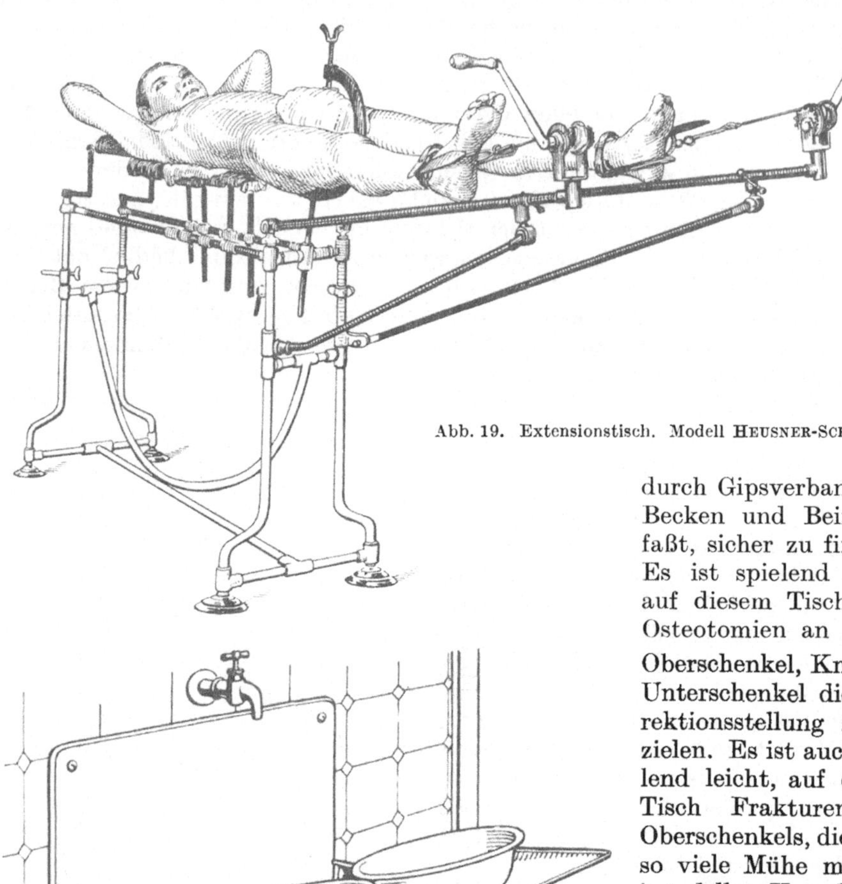

Abb. 19. Extensionstisch. Modell HEUSNER-SCHANZ.

durch Gipsverband, der Becken und Bein umfaßt, sicher zu fixieren. Es ist spielend leicht, auf diesem Tisch nach Osteotomien an Hüfte, Oberschenkel, Knie und Unterschenkel die Korrektionsstellung zu erzielen. Es ist auch spielend leicht, auf diesem Tisch Frakturen des Oberschenkels, die sonst so viele Mühe machen, in tadellose Korrektionsstellung zu bringen und mit dem Gipsverband festzuhalten. Wer einmal mit einem solchen Extensionstisch gearbeitet hat, der wird gewiß niemals Osteotomien am Bein oder Frakturen mit dem Extensionsverband behandeln. Er wird stets und immer wieder den Gipsverband benutzen.

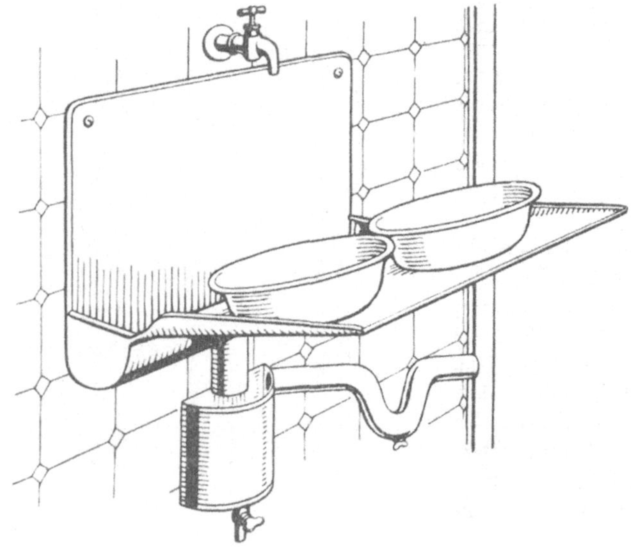

Abb. 20. Waschtisch für orthopädische Operationszimmer.

Ein Crux aller orthopädischen Kliniken ist die Verstopfung der Ablaufröhren durch die von den Händen gewaschenen Gipspartikel. Ich habe diesen Übelstand in meinem Hause beseitigt durch den Waschtisch, den Abb. 20 zeigt. Das aus den freistehenden Waschschüsseln gegossene Wasser fließt in eine Rinne

und aus dieser in den unter der Waschtischplatte sichtbaren Topf. In diesem
setzt sich der mitgeführte Gips ab, er kommt nicht in das Ableitungsrohr.

Orthopädische Apparate.

Wir kommen zu einem Kapitel, über welches man sehr verschiedene Meinun-
gen lesen und hören kann. Auf der einen Seite höchste Wertschätzung, auf der
anderen ebenso geringschätzende Urteile, ja oft genug die Meinung, daß die
orthopädischen Apparate, weil sie nur Schaden verursachen, völlig ausgemerzt
werden müßten: — eines so verkehrt wie das andere. Die orthopädischen Apparate
sind Heilmittel, wie alle anderen. Sie haben günstige und ungünstige Wirkungen.
Wer sie nicht kennt, wer nicht mit ihnen umzugehen versteht, den schneiden
sie in die Finger, wie das Messer den Tolpatsch. Wer mit ihnen vertraut ist,
dem ermöglichen sie, im gegebenen Fall Resultate zu erzielen, die mit keinem
anderen Mittel zu erreichen sind.

Von den *Nachteilen*, welche den orthopädischen Apparaten anhaften, stelle
ich voran die *Atrophie*. Steckt man z. B. ein Bein in einen orthopädischen Apparat,
so sieht man in kurzer Frist, daß der Umfang des Gliedes zurückgeht. Die
Muskulatur fühlt sich schlaffer an, und wenn man mit Röntgenstrahlen die
Knochen zu Gesicht bringt, so findet man, daß auch da deutliche Zeichen von
Atrophie sich entwickelt haben. Macht man die Probe, so sieht man, daß die
Bewegungskraft, daß die Tragkraft des Beines geringer geworden ist.

Natürlich ist das ein Nachteil, aber er ist ungefährlich, wenn man mit ihm
zu rechnen versteht. Zunächst kann man durch Massage und andere Pflege des
unter dem Apparat liegenden Gliedes gegen die Atrophie anarbeiten, und weiter:
es läßt sich verhüten, daß aus dieser Atrophie ein Schaden entsteht, wenn man
den Apparat, nachdem er seine Dienste getan hat, *nicht plötzlich entzieht*. Führt
man das Glied *allmählich* wieder zur Arbeit, dann sieht man, daß die Atrophie
rasch zurückgeht. Man vermeidet dauernden Schaden.

Noch eines sei hier hervorgehoben. Es gibt eine ganze Menge von Knochen-
und Gelenkerkrankungen, die ausgezeichnet sind durch die Eigenschaft, daß die
Tragkraft des betreffenden Körperabschnittes vermindert ist, und *diese Erkrankungen heilen trotz dieser atrophierenden Wirkung des Apparates nur aus unter
dem Apparat*, der dem minder tragfähigen Skeletteil die überschießende Last
abnimmt, der aber trotzdem diesen Teil nicht zu völliger Ruhe verurteilt. Gerade
hier liegt ein ebenso wenig bekanntes wie dankbares Anwendungsgebiet für unsere
orthopädischen Apparate.

Von anderen Vorwürfen, welche man den orthopädischen Apparaten macht,
nenne ich die *Abhängigkeit vom Bandagisten*, in welche das Tragen eines solchen
Apparates den Träger bringt. Gewiß eine äußerst unangenehme Abhängigkeit!
Aber diese Abhängigkeit nimmt jeder gern in Kauf, der dadurch weniger abhängig wird von seiner Krankheit. Und diese Abhängigkeit vom Bandagisten
ist auch anzunehmen, wenn sie eine größere Unabhängigkeit vom *Arzte* bringt.

Oftmals stellt sich die Frage, ob man eine Kur mit orthopädischen Apparaten
oder mit Verbänden führen soll. Beide Möglichkeiten führen schließlich zum
selben Erfolg. Wählt man den Verband, so ist der Patient an den Arzt gebunden.
Er muß viel häufiger zum Arzt, wie mit dem Apparat zum Bandagisten. Er muß
die Kunst des Arztes in Anspruch nehmen, wo ihm der Bandagist dasselbe leisten
kann. Die ärztliche Kunst ist aber, mag sie auch in Polikliniken umsonst geboten
werden, im Grunde doch stets viel *kostbarer* und *teurer* als die Arbeit des Bandagisten, selbst wenn diese anscheinend hoch bezahlt werden muß.

Nun etwas von den *Vorteilen*, welche die orthopädischen Apparate bieten.

Die therapeutischen Wirkungen, welche die Apparate erzielen, lassen sich ja wenigstens theoretisch schließlich alle mit Hilfe von Verbänden ebenfalls erreichen. Aber die Möglichkeit einer sorgfältigen Körperpflege, das geringere Gewicht, die Anschmiegung an die Körperformen und damit das Verschwinden des Apparates vor dem Auge des Fremden, das sind Vorteile, die der Apparat gegenüber dem Verband bietet, und welche der Patient, der beides am eigenen Körper kennengelernt hat, gar nicht genug hervorheben kann.

Genug damit. Mein Schluß ist: *Wer Orthopädie treiben will, der muß sich mit dem Wesen der orthopädischen Apparate und Bandagen innig vertraut machen, der muß ihren Bau kennenlernen, der muß ihre Wirkungsweise studieren.* Versteht er dann das Wesen der Krankheit, die er zu behandeln bekommt, so wird es ihm leicht sein, für den Apparat die richtigen Indikationen zu finden, er wird in den Apparaten für seine Patienten und für sich dankbare Diener gewinnen.

Einteilung der orthopädischen Apparate.

Wir pflegen die orthopädischen Apparate nach ihrer Wirkung einzuteilen in *Fixations-, Entlastungs-, Korrektions-* und *Ersatzapparate.*

Fixationsapparate nennen wir solche, mit deren Hilfe wir einen Körperabschnitt in bestimmter Stellung festhalten.

Entlastungsapparate nennen wir solche, die wir benutzen, um Körperabschnitten, welche beim Gehen und Stehen belastet werden, einen größeren oder geringeren Teil dieser Last abzunehmen.

Korrektionsapparate nennen wir solche, die dazu dienen, Körperteile in eine bestimmte Stellung zu führen.

Ersatzapparate endlich nennen wir die, welche bestimmt sind, einen verlorengegangenen Körperteil zu ersetzen. Wir unterscheiden dabei wiederum solche, die an einem *anatomisch vorhandenen* Körperabschnitt eine *fehlende Funktion* ersetzen, und solche, die für einen *anatomisch verlorenen* Gliedabschnitt Ersatz bieten sollen.

Diese letzteren pflegen wir als *Prothesen* im engeren Sinne zu bezeichnen.

Bau der orthopädischen Apparate.

Über die technische Herstellung der orthopädischen Apparate will ich mich nicht näher verbreiten. Ich verweise auf die ausführliche Darstellung, die ich darüber in meinem *Handbuch der orthopädischen Technik*[1] gegeben habe und verweise auf das kurzgefaßte Buch von GOCHT[2].

Hervorheben möchte ich hier nur, daß die alte Handwerkstechnik, die in der Hauptsache mit Stahl, Leder und Drell arbeitet, den Ersatztechniken, so viel deren angegeben sind, fast in allen Beziehungen überlegen ist. Nur gegenüber der *Celluloidacetontechnik* kann man dieses Urteil etwas einschränken.

Aus gewebten Stoffen, in welche man Celluloidacetonlösungen einreibt und einstreicht, kann man Apparate erhalten, die gut passen, dauerhaft sind, gefällig aussehen und die sich sehr schön rein halten lassen. Zur Herstellung dieser Apparate kann man ziemlich weitgehend weniger gut geschulte Kräfte gebrauchen, wie zur Herstellung von Apparaten aus Leder, Drell und Stahl. Wohl zu bemerken ist aber, daß die aus Leder hergestellten Apparate sich auf der Haut viel angenehmer tragen als das der Haut artfremde Celluloid.

Arzt und Techniker.

Sollen die in den orthopädischen Apparaten liegenden therapeutischen Möglichkeiten voll ausgenutzt werden, so ist ein *Zusammenarbeiten von Arzt und*

---

[1] SCHANZ, Handbuch der orthopädischen Technik. Fischer, Jena 1908 u. 1923. — Tratado de Orthopedia. Gili, Barcelona 1927.
[2] GOCHT, Orthopädische Technik. Stuttgart 1917.

Techniker unbedingt notwendig. Der Arzt muß dem Orthopädiemechaniker und Bandagisten klarmachen, welchen Zweck der herzustellende Apparat erfüllen soll, er muß mit dem Techniker zusammen den Bauplan des Apparates ausarbeiten, er muß kontrollieren, daß der Apparat gut sitzt. Und das muß er nicht nur bei der letzten Vollendung des Apparates, sondern das muß er bei allen wichtigen Zwischenstufen seines Baues tun. Der Arzt muß schließlich, wenn der Apparat während seiner Tragzeit aus irgendeinem Grund Abänderungen erfordert, dem Techniker wiederum angeben, was er abändern soll.

Diese enge Zusammenarbeit erfordert es, daß der Techniker dem Arzt jederzeit zur Verfügung steht und daß der Arzt die Arbeit in der Werkstatt jederzeit kontrollieren kann. Daraus ergibt sich, daß jeder Orthopäd mit einer bestimmten Werkstatt, mit einem bestimmten Bandagisten arbeitet, — arbeiten *muß*. Merkwürdigerweise findet man bei Versorgungsbehörden und Versicherungsträgern hie und da kein Verständnis für diese Selbstverständlichkeit. Man erlebt es, daß solche Stellen die Gewährung von Beihilfen zur Beschaffung orthopädischer Apparate von der Bedingung abhängig machen, daß die Apparate in Werkstätten angefertigt werden, die von ihnen selbst unterhalten oder unterstützt werden. Das ist wider den Geist und geschieht zum Schaden derer, für welche diese Stellen geschaffen sind.

Die *ausführende praktische Arbeit* soll der Arzt durchaus *dem Techniker überlassen*. Gewiß muß zu mindesten der Spezialarzt für Orthopädie auch die technische Arbeit in der Werkstatt kennen, und es ist äußerst empfehlenswert, wenn junge Orthopäden eine gewisse Arbeitszeit in der Werkstatt absolvieren. Der Arzt soll sich aber, selbst wenn er eine solche Lehrzeit durchgemacht hat, hüten, dem Techniker ins Handwerk zu pfuschen. Es wird tatsächlich nichts anderes als Pfuscherei, und es ist eine Verschwendung ärztlicher Kraft und Zeit.

Anpassen, Maßnehmen, Modellemachen.

Praktische technische Arbeit wird vom Arzt aber doch bei der Herstellung orthopädischer Apparate gefordert, und zwar geschieht dies hin und wieder, wenn es sich darum handelt, *Apparatteile an den Körper direkt anzupassen, Maße für Apparate zu nehmen*, und sehr häufig, ja regelmäßig, wenn es darauf ankommt, *Modelle, auf denen orthopädische Apparate gebaut werden sollen, herzustellen*.

Bei der direkten Anpassung von Apparatteilen muß der Arzt auch dem *geschulten* Techniker zuweilen zur Hand gehen, wenn es sich um *ungewohnte anatomische Formen* handelt. Das kommt z. B. ziemlich häufig vor beim Biegen von Hüftbügeln nach Hessing, aber auch natürlich bei anderen Gelegenheiten.

Auch das Nehmen von Maßen muß der Arzt gelegentlich ausführen. Schwierigkeiten entstehen dabei kaum, weil der Techniker, welcher nach dem Maß arbeiten soll, entweder genau die anatomischen Punkte angibt, von denen die Maße zu nehmen sind, oder — und das ist noch einfacher — bestimmte *Maßfiguren* vorlegt, in welche man die gewonnenen Maßzahlen zu verzeichnen hat.

Eine recht brauchbare Arbeitsunterlage kann man dem Techniker recht häufig besonders von Extremitäten durch *Umreißungslinien* liefern.

Man umreißt das auf flacher Unterlage und auf einem Bogen Papier liegende Glied, und man nimmt eine Reihe von Umfangsmaßen, deren Höhe man durch Querlinien festlegt und deren Maße man an diesen Linien anschreibt.

Bei weitem am häufigsten ist in der orthopädischen Technik das *Arbeiten nach Modellen*. Das Modell ist dabei für die Brauchbarkeit des endlichen Produktes von ganz ausschlaggebender Bedeutung. *Nur auf ein gutes Modell kann ein passen-*

der Apparat gearbeitet werden. Gut heißt dabei nicht nur, daß das Modell technisch
sauber ausgeführt ist, daß es die Körperform gut wiedergibt, nein, in das Modell
müssen schon die Pläne hineingelegt sein, welche der darauf zu arbeitende
Apparat einmal erfüllen soll. *Gerade hierin ist die Notwendigkeit begründet, daß
der Arzt an dem Modell entscheidend mitarbeitet,* denn nur der Arzt kann ja wissen,
was er mit dem Apparat bezweckt.

Ich will beschreiben, wie wir in der Orthopädie Modelle herstellen, und will
dann darauf hinweisen, wo sich dabei das Tätigkeitsfeld des Arztes befindet.

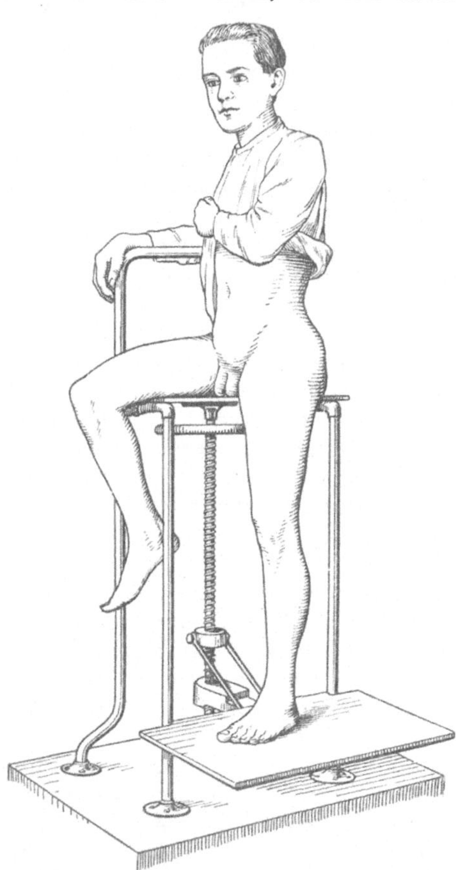

Abb. 21. Gipsmodelle für Beinapparate erhält man
am besten bei Benutzung des Modellierstuhles.

Fast ausnahmslos wird heute nach
Gipsmodellen gearbeitet. Ich will mich
deshalb auch hier begnügen, die Herstellung des Gipsmodelles zu beschreiben.

Das Gipsmodell stellen wir her, indem wir einen *Gipsverband anlegen,*
diesen *Verband aufschneiden, abnehmen,
wieder zusammenschließen* und so das
Negativ des Modelles erhalten. Das
Negativ wird *ausgegossen.* Wir erhalten
nach Befreiung des Gußstückes vom
Negativ das *Rohmodell* und arbeiten
dieses zum *fertigen Modell* aus.

Außerordentlich wichtig ist es bei
diesem Arbeitsgang zunächst, daß wir
den Patienten in die *richtige Stellung*
bringen. Wir müssen den Körperteil,
welchen wir abformen wollen, in *die*
Stellung bringen, welche er im Apparat
haben soll. Wir müssen also z. B. ein
Bein, auf welches wir einen *Gehapparat*
haben wollen, in *Geh*stellung abformen.
Formt man dieses Bein in Liegestellung
ab, wie es gern geschieht, so erhält
man ein Modell, auf das nun und nimmermehr ein gut sitzender *Gehapparat*
gearbeitet werden kann.

Als Hilfsmittel zur Abformung von
Beinen in Gehstellung habe ich mir
einen besonderen *Modellierstuhl,* den
beistehende Abbildung 21 zeigt, konstruiert. Der Gebrauch des Stuhles
ergibt sich aus der Abbildung ohne nähere Beschreibung.

Der richtig eingestellte Körperabschnitt wird mit Fett gut überstrichen
oder mit einer Kreppapierbinde überwickelt. Nun wird ein kräftiger Bindfaden
aufgelegt, der zum Öffnen des Verbandes dienen soll. Der Faden wird in die
spätere Schnittlinie des Verbandes gebracht. Es erfolgt die Anlegung des Modellgipsverbandes. Dabei ist es wichtig, den Verband nicht zu lose umzulegen.
Wenn man einen Körperabschnitt in einem orthopädischen Apparat fassen will,
so muß dies unter einer gewissen Pressung geschehen. Diese Pressung müssen
wir schon beim Anlegen der Binden zum Modellgipsverband berechnen. Selbstverständlich ist es, daß trotz der straffen Anlegung des Verbandes Schnürtouren
nicht entstehen dürfen.

Ist der Verband im Erhärten, so haben wir Gelegenheit, durch Eindrücken der Verbandwandung gewisse wichtige Formen zu gewinnen. Wir arbeiten so z. B. die Fußhöhlung heraus, wir drücken oberhalb der Femurkondylen seitlich herein und erhalten so einen guten Angriffspunkt oberhalb des Knies. Wir drücken unter dem Sitzknorren mit der Hand herein und gewinnen dadurch einen Stuhl, auf den sich der Sitzknorren aufsetzt.

Ist der Verband erstarrt, so fassen wir die Schnur, welche an den Verbandenden herausragt, ziehen sie straff an und heben dadurch den Verband in der Gegend der Schnur ein wenig von der Körperoberfläche ab. So gewinnen wir einen Raum für die Messerspitze, wenn wir nun der aufgezogenen Schnur folgend den Verband aufschneiden.

Hier möchte ich auf einen kleinen Kniff hinweisen, der sich bewährt zur Öffnung der Verbände über Konkavitäten. An der Vorderseite des Fußgelenkes z. B. ist die Öffnung über der einfachen Schnur ziemlich schwierig. Sehr leicht gestaltet sie sich aber, wenn man eine *Gigli*säge in die Schnur einbindet und wenn man den Verband in der Konkavität von innen her mit Hilfe der Giglisäge aufsägt.

Den geöffneten Verband schieben wir vorsichtig von dem Körper ab, wir schließen ihn, indem wir die Schnittränder wieder gut aneinander legen und durch eine übergewickelte Binde zusammenhalten.

Extremitätenmodelle werden nun einfach mit Gipsbrei ausgegossen. Zweckmäßig ist es dabei, in das Modell einen starken Eisendraht einzugießen, der dem Ganzen eine größere Bruchsicherheit verleiht. Rumpfmodelle werden, wenn man sie ganz ausgießt, so schwer, daß sie zur weiteren Verarbeitung zu unbeholfen sind. Man fertigt deshalb Rumpfhohlmodelle, indem man den Gipsbrei in genügender Dicke an die Innenwand des Negatives anstreicht.

Ist der Guß erhärtet, so wird das Negativ abgeschält. Das macht im allgemeinen keine Schwierigkeiten. Fürchtet man eine zu feste Verbindung zwischen Guß und Negativ, so streicht man den Mantel des Negatives vor dem Guß mit Fett oder Seifenwasser aus.

Das *Rohmodell*, wie wir es aus der Form bekommen, muß nun unbedingt *nachgearbeitet* werden. Das Nacharbeiten muß erstens technische Fehler beseitigen, die sich auch bei bester Arbeit immer wieder finden. Sodann aber muß daß Rohmodell auch noch für die Zwecke des Apparates besonders vorgerichtet werden. Wir müssen von dem Rohmodell abtragen dort, wo wir ein besonders enges Anliegen der Apparatwand erzielen wollen. Wir müssen zulegen, wo wir für Muskeln oder für Knochenvorsprünge Bewegungsfreiheit haben müssen. Das ist z. B. notwendig am Malleolus internus bei Gehapparaten. Es ist notwendig über der Wade, es ist notwendig über den Beugesehnen der Kniekehle usw.

Zu dem Nacharbeiten des Rohmodells gehören gute anatomische Kenntnisse und es gehört dazu auch eine gewisse Fertigkeit im Modellieren.

Ist diese Arbeit geschehen, so wird das Modell mit einer Stärkebinde überwickelt. Diese Überwicklung verhütet das Ausbrechen von Gipsstücken aus dem Modell bei der Arbeit. Nun wird das Modell getrocknet und dann endlich kann die Arbeit auf demselben begonnen werden.

Konstruktion der orthopädischen Apparate.

Überblickt man die außerordentlich große Zahl der orthopädischen Apparate, die im Laufe der Zeit angegeben worden sind, und überblickt man, was heute von solchen Apparaten in Gebrauch steht, so erhält man zunächst den Eindruck eines ziemlich regellosen Gemisches. Es lassen sich aus diesem Gemisch aber doch gewisse Gruppen herausnehmen und bei diesen lassen sich gewisse typische Konstruktionseigenschaften feststellen.

Am durchsichtigsten zeigen sich die Konstruktionsprinzipien an den *Extremitätenapparaten.*

An ihnen sehen wir fast immer *2 seitliche Schienen,* die wie die Projektion der Extremitätenknochen an die Außen- und an die Innenfläche der Extremität gelegt sind. Mit den Gelenkachsen zusammenfallend sind in diese Seitenschienen Scharniere eingesetzt. An der unteren Extremität sind die Seitenschienen unter dem Fuß durch eine steigbügelartige Verbindung miteinander vereinigt.

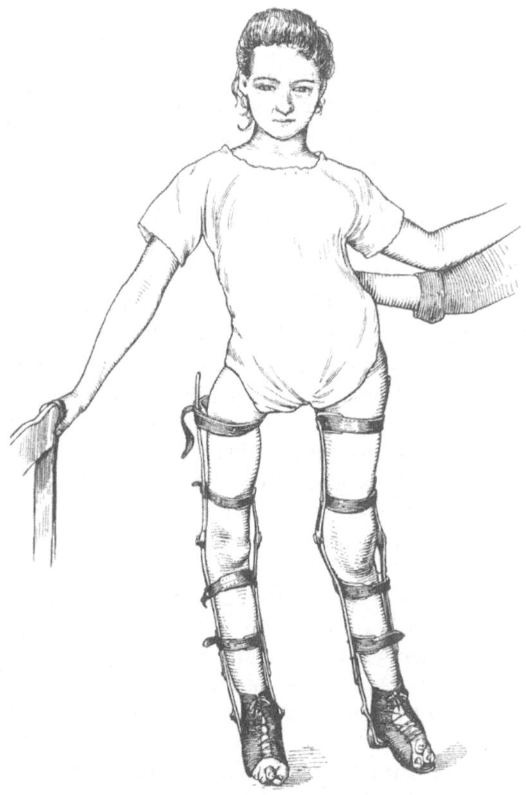

Abb. 22. Typus des Schienenspangenapparates.

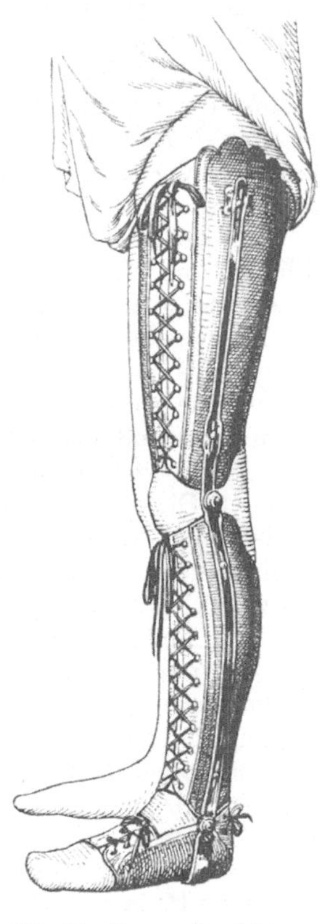

Abb. 23. Typus des Schienen-hülsenapparates.

Untereinander verbunden und am Körper festgehalten werden diese Schienen durch *Spangen* oder *Hülsen.*

Die Spangen sind riemenartige Gebilde, welche gewöhnlich auf der Rückseite der Extremität durch einen Blechstreifen versteift sind.

Die Hülsen sind der Extremität mit breiter Fläche angelegt. Sie sind zum Teil, gewöhnlich auf der Rückseite der Extremität und an den beiden Seitenflächen, aus hartem Leder hergestellt und in diesem Hartlederteil noch durch Stahlschienen verstärkt. Auf der Vorderfläche ist ein weicher Ledereinsatz angebracht, welcher zum Verschluß der Hülse eine Schnürung oder Schnallriemen trägt.

Das ist so das allgemeine Grundgerüst der Extremitätenapparate.

Je nach der Wirkung, welche sie entfalten sollen, sind sie mit verschiedenen besonderen Vorrichtungen ausgestattet. Soll eine *Fixation* bewirkt werden, so sind die Scharniere, die sonst eine Beweglichkeit wie die ihnen zugehörenden Gelenke haben, festgestellt. Soll eine *Entlastung*, was besonders bei der unteren Extremität in Frage kommt, stattfinden, so muß der Apparat an seinem oberen Ende eine besondere Einrichtung haben, welche es ihm erlaubt, die Körperlast zu übernehmen. Diese Übernahme findet in der Hauptsache am Tuber ischii statt; der Entlastungsapparat muß dafür mit einem *Sitzring* ausgestattet sein.

Um die Körperlast, die auf den Sitzring aufgeladen wird, unter Überbrückung der Extremität auf den Fußboden abzugeben, muß der Apparat *länger* sein als das Bein. Es darf also bei einem Entlastungsapparat die Ferse nicht auf der Apparatsohle aufruhen. Es muß weiter dafür gesorgt sein, daß der Patient nicht durch Einknicken des Knies die Lastübertragung unmöglich macht.

Soll der Apparat als *Reduktions-* oder *Korrektionsapparat* dienen, so muß er mit mechanischen Vorrichtungen ausgestattet sein, welche es erlauben, den Apparat Bewegungen ausführen zu lassen im Sinne der beabsichtigten Korrektion, und welche den in Frage kommenden Körperabschnitt zwingen, die von dem Apparat ausgeführte Bewegung mitzumachen.

Bei einem solchen Apparat sprechen wir von einem *passiven Teil*, dem Teil, welcher zum Fassen des Körpers dient, und einem aktiven Teil, dem, welcher die beabsichtigte Bewegung ausführt.

Hier möchte ich etwas hervorheben, was das *Verhältnis des passiven und des aktiven Teiles* zueinander betrifft.

Bei der Konstruktion dieser Apparate wird sehr häufig der Fehler gemacht, daß der *passive* Teil *nicht genügend* ausgearbeitet wird. Die vom aktiven Teil hervorgebrachte Kraftwirkung kann nur dann den beabsichtigten Effekt erzielen, wenn der passive Teil den Körper absolut fest faßt, d. h. so fest faßt, daß ein Verschieben des passiven Teiles auf dem Körper durch das Einsetzen der Korrektionskraft nicht oder doch nur in unwesentlichem Maße stattfinden kann.

Ganz ähnlich liegt die Sache bei *Ersatzapparaten*. Auch bei diesen Apparaten kommt es in erster Linie darauf an, daß die Verbindung des Apparates mit dem Körper so fest wie nur möglich gemacht wird. Erst nach einer guten Ausarbeitung des Fixationsteiles lohnt es sich, über den eigentlichen Ersatzteil nachzudenken, und

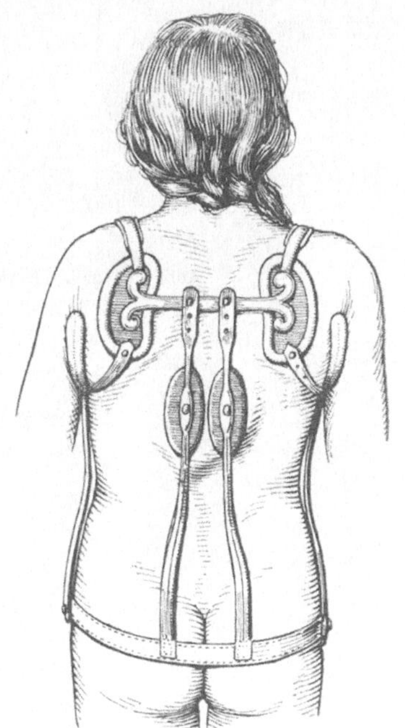

Abb. 24. Typus des einfachen Rumpfstützapparates.

auch dabei ist zu beachten, daß der Ersatzteil eine um so bessere Konstruktion des Fixationsteiles in *progressiver Steigerung* erfordert, je vollkommener er ausgearbeitet wird.

Die *Apparate, welche an den Rumpf angelegt werden*, zeigen ihre Konstruktionsprinzipien im allgemeinen nicht so deutlich wie die Extremitätenapparate.

Wir sehen hier zwar auch wieder (Abb. 24) sehr vielfach Längsschienen, doch sind diese gewöhnlich nicht wie an den Extremitäten in einer Zweizahl angebracht, sondern wir haben deren meist sechs, zwei auf dem Rücken neben der Dornfort-

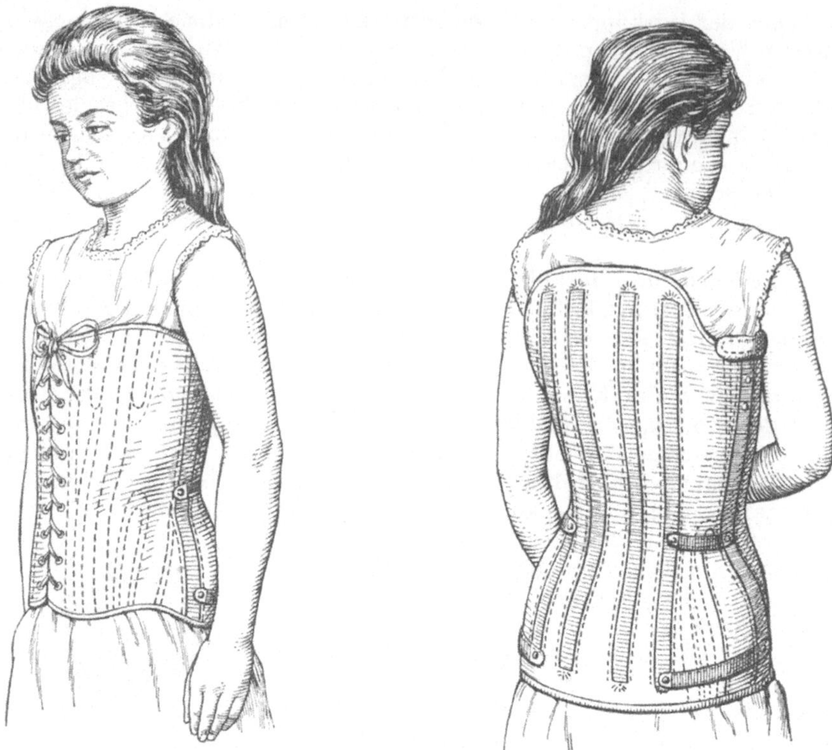

Abb. 25 a u. b. Einfaches orthopädisches Korsett (Zwickelkorsett).

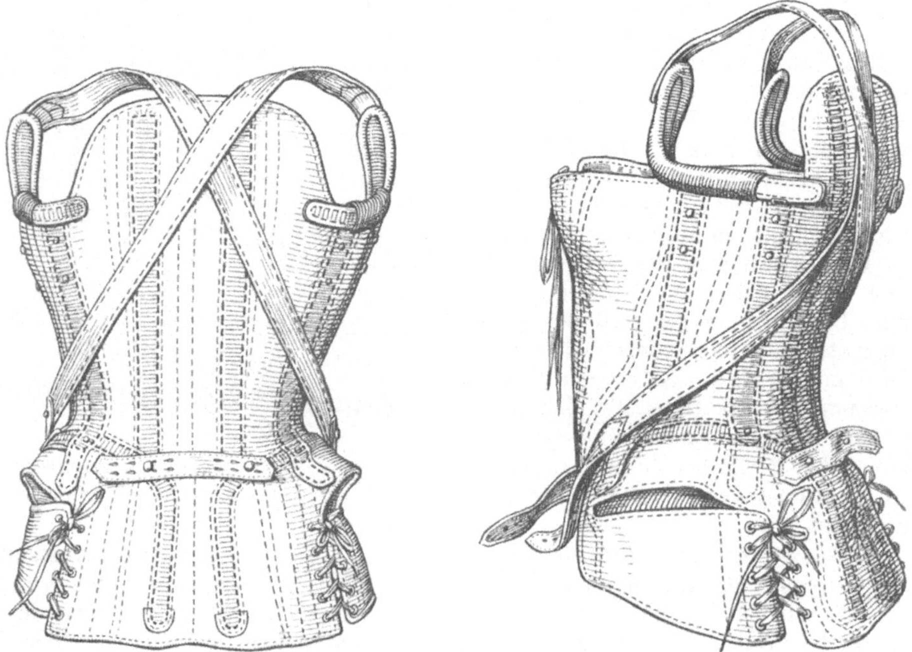

Abb. 26 a u. b. Hüftbügelkorsett (Hessing-Korsett).

satzlinie und je zwei an den Seiten, etwa an der vorderen und hinteren Axillarlinie liegend.

Die Befestigung der Längsschienen am Rumpf wird entweder hergestellt durch besondere an Becken und Achsel angreifende Konstruktionen oder durch Einarbeitung in korsettartige Leibchen (Abb. 25a u. b, Abb. 26a u. b).

Ist die erste Konstruktionsart gewählt, so nennen wir den am Becken anfassenden Teil *Beckenkorb* oder *Beckenring*. Die Befestigung an der Schulter geschieht durch die *Achselkrücke*.

Häufiger als an den Extremitäten sehen wir bei Rumpfapparaten Konstruktionen, die völlig oder bis auf einen schmalen Streifen aus *starrwandigem Material* hergestellt sind. Der Prototyp dieser Konstruktionen ist das Gipskorsett (Abb. 27), das man in der Orthopädie heute allerdings wenig verwendet. Man benutzt gewöhnlich Hartleder (Abb. 28a u. b) oder Celluloid nach der Celluloidacetontechnik. Natürlich müssen auch diese starrwandigen Korsetts so konstruiert sein, daß sie am Becken festen Halt besitzen und daß sie den Thorax von den Schultern aus fest fassen.

Ich möchte hier auf einen weitverbreiteten Irrtum hinweisen.

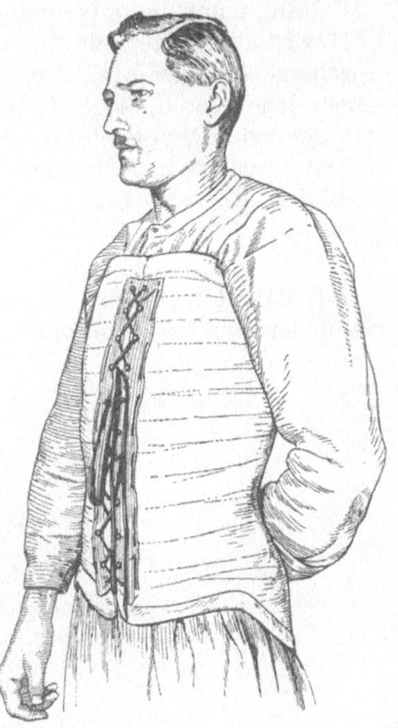

Abb. 27.　Gipskorsett.

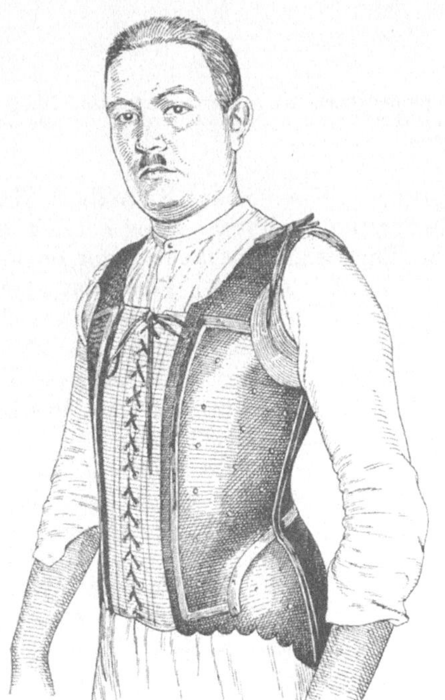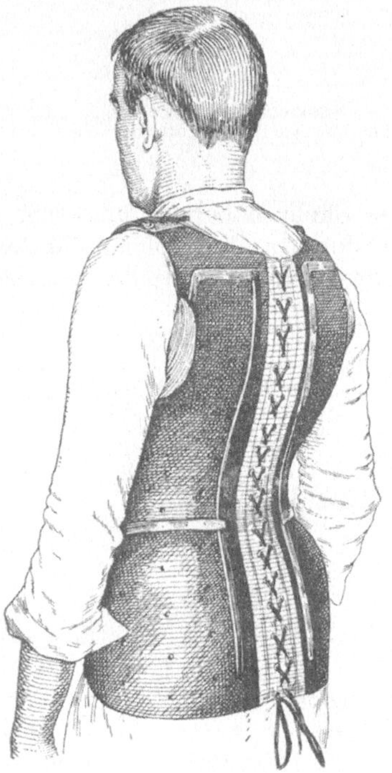

Abb. 28a u. b.　Hartlederdrellkorsett.

Man meint im allgemeinen, daß die starrwandigen Korsetts eine bessere
Stützwirkung hätten als die aus Drell und Stahlschienen hergestellten. Das ist
durchaus nicht der Fall. Der einzige Vorteil, welchen die starrwandigen Korsetts
gegen jene bieten, liegt darin, daß sie technisch leichter herzustellen sind als
gut sitzende Drell-Stahlkorsetts, und daß sie im allgemeinen länger als diese
halten. Aus beiden Gründen sind sie billiger als diese und eignen sich deshalb
besonders für die Praxis, wo es auf den Kostenpunkt ankommt.

Lagerungsapparate.

In der alten Orthopädie spielten die Lagerungsapparate eine viel größere Rolle
als in der neueren. Sie waren in Form der verschiedenen *Streckbetten*, besonders

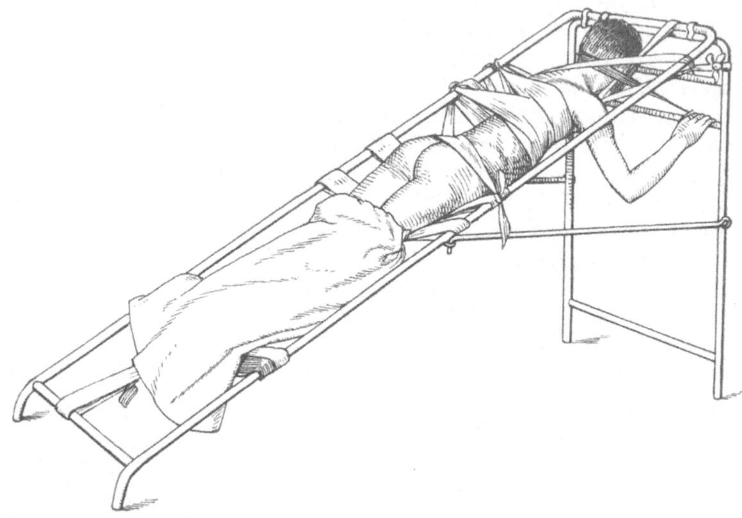

Abb. 29. NEBELscher Rahmen mit einem zur Herstellung des Gipsbettes gelagerten Patienten. Die Seitenzüge sind eingestellt zur Korrektur einer rechtskonvexen Dorsalskoliose mit linkskonvexer lumbaler Gegenkrümmung.

in der Skoliosenbehandlung sehr in Gebrauch. Ein solches Streckbett findet
sich in dem Kapitel, welches die Geschichte der Skoliosenbehandlung betrifft, dargestellt (Abb. 176). Heute benutzen wir als Lagerungsapparat fast nur noch das
Gipsbett. Dieses ist aber so
wichtig und wird in verschiedenen Formen so oft gebraucht, daß ich seine Herstellung hier kurz beschreiben möchte.

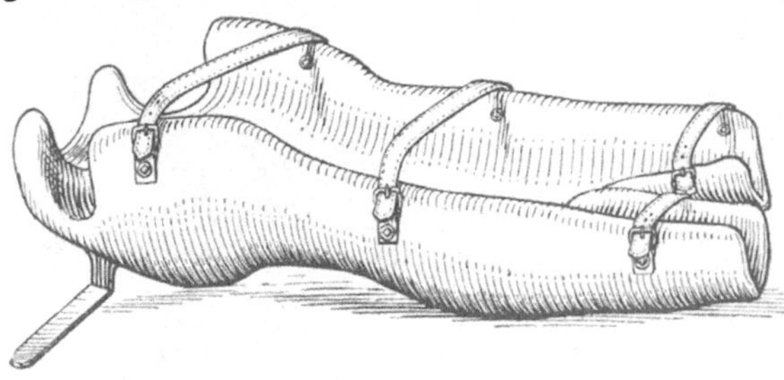

Abb. 30. Fertiges Gipsbett für einen Patienten mit tiefsitzender
Spondylitis. Deshalb mit Oberschenkelteilen.

Das Gipsbett ist eine
Schale, welche wir aus in
Gipsbrei getauchten, losen
Gewebestoffen herstellen.
Der Patient wird auf dem
Operationstisch oder auf
einem besonderen Gestell in Bauchlage gebracht (Abb. 29) und genau so eingestellt, wie er später im Gipsbett in Rückenlage liegen soll. Rücken und Seitenflächen des Rumpfes werden mit einer Lage Trikotgewebe überdeckt. Nun werden in Gipsbrei getauchte Stoffstreifen — am besten eignen sich dafür recht lose

Jutegewebe — in zwei- bis dreifacher Lage auf den Rücken aufgelegt und an die Seiten des Rumpfes eng angeschmiegt. Man geht an den Seiten so weit herum, daß man die erstarrte Schale gerade noch gut abnehmen kann, ohne die Seiten-

ränder aufbiegen zu müssen. Nach Erstarren des Gipses wird die Schale vorsichtig abgehoben. Während man sie auf beide Arme nimmt, läßt man lose eine Mullbinde darum wickeln, welche verhütet, daß

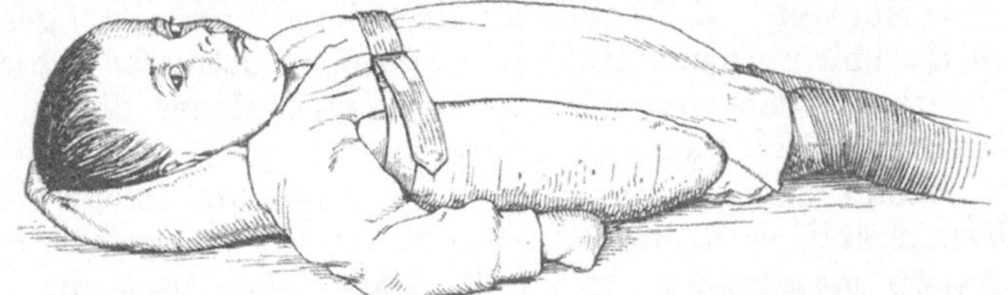

Abb. 31. Gipsbett für einen Patienten mit hochsitzender Spondylitis. Deshalb mit Kopfteil.

die Seitenränder sich beim Trocknen der Schale auseinanderbiegen. Ist die Schale trocken, so glättet man die Außenfläche, schneidet die Ränder zurecht und faßt das ganze Gipsbett mit Trikot ein (Abb. 30).

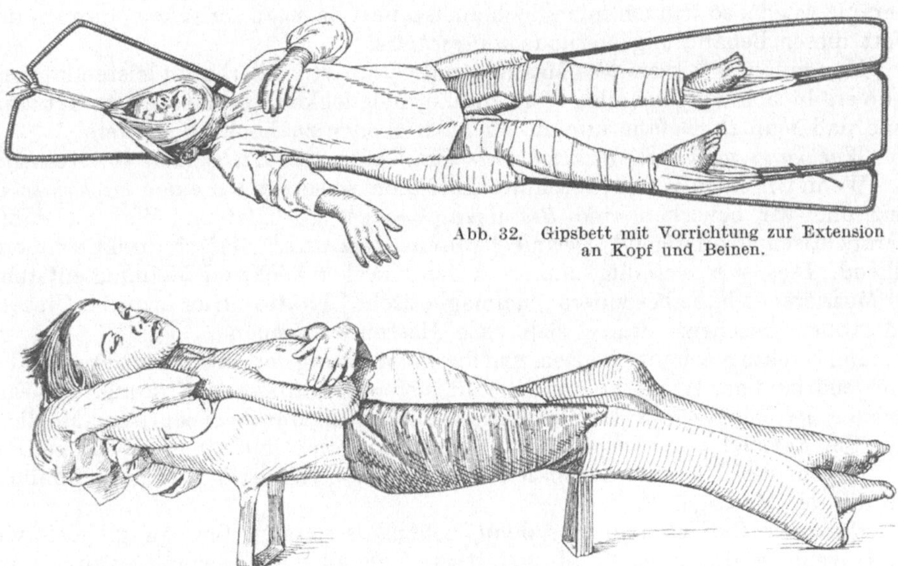

Abb. 32. Gipsbett mit Vorrichtung zur Extension an Kopf und Beinen.

Abb. 33. Gipsbett für einen Patienten mit eiternder tuberkulöser Entzündung des rechten Hüftgelenkes und beider Kniegelenke.

So erhält man eine Schale, in die man den Patienten hineinlegen kann, und in der er genau in der Haltung liegt, in die man ihn bei der Herstellung der Schale eingestellt hatte.

Durch besondere Ausstattung und Ansätze lassen sich die Gipsbetten auch besonderen Zwecken anpassen. Abb. 33 zeigt ein solches für eine besonders schwere, eiternde Coxitis. Abb. 32 ein solches mit Extensionsvorrichtungen zur Korrektur eines spondylitischen Gibbus.

Heilgymnastik und Massage —

c) die Mechanotherapie

— sind in der praktischen Orthopädie heute noch überall viel gebrauchte und hochangesehene Behandlungsmittel. In den Lehrbüchern der Orthopädie wird gewöhnlich die Mechanotherapie an die Spitze aller orthopädischen Heilmethoden gesetzt. Ich stelle sie mit bewußter Absicht an *letzte* Stelle. Gewiß, Massage und Gymnastik sind wertvolle Hilfsmittel der orthopädischen Therapie, aber *ihre therapeutische Leistungsfähigkeit wird durchgehends weit überschätzt.* Würden uns heute Massage und Gymnastik als Behandlungsmittel genommen, so könnten wir mit der chirurgischen und der technischen Orthopädie doch immer noch so schöne Resultate erreichen, daß das Ansehen, welches die Orthopädie genießt, nicht wesentlich beeinträchtigt würde.

Wenn heute noch vielfach Massage und Heilgymnastik mit Orthopädie gleichgesetzt wird, wenn heute sich noch immer Leute, die in Schweden oder sonstwo massieren gelernt haben, als Spezialisten für Massage, Heilgymnastik *und Orthopädie* anpreisen, so ist das nichts anderes als ein grober Unfug, der auf Kosten des Publikums getrieben wird und unter dem das Ansehen der Orthopädie außerordentlich schwer leidet. Es ist allerhöchste Zeit, daß von seiten der legalen Orthopädie gegen diesen Unfug Front gemacht wird: im Interesse der Kranken und im Interesse des Ansehens unseres Faches.

Wenn ich mich so gegen die *Überschätzung* und den *Mißbrauch* der Mechanotherapie wende, so will ich mich doch auch scharf dagegen *verwahren,* daß ich den Wert dieser Behandlungsmethode *unterschätze.*

Man muß nur wissen, was Massage und Gymnastik überhaupt leisten können, dann ergibt sich von allein ihre Verwendungsmöglichkeit und ihre Wertschätzung, ohne daß man in Gefahr kommt zu niedrig oder zu hoch zu greifen.

Was kann man mit Massage, was kann man mit Heilgymnastik erreichen?

Wenn wir einen Körperabschnitt massieren, so setzen wir einen *mechanischen Reiz* und wir bewirken eine *Beschleunigung der Zirkulation.* Was ist damit therapeutisch anzufangen? Der mechanische Reiz wirkt vielfach direkt schmerzstillend. Dies ist so auffällig, daß unter den Kranken leicht die Meinung entsteht, der Massierende habe besondere „heilmagnetische" Kräfte. Hier liegt die Ursache des großen Ansehens, dessen sich viele Masseure erfreuen.

Der direkte mechanische Reiz *und* die Beförderung der Zirkulation ergeben bei genügend häufiger Wiederholung eine *tonisierende, kräftigende* Wirkung. Die Einwirkung der Massage auf die Zirkulation eröffnet ihr die therapeutische Möglichkeit, die *Resorption pathologischer Produkte anzuregen* und zu beschleunigen.

Die für die Therapie nutzbaren Effekte der Gymnastik sind ganz ähnliche wie die der Massage.

Bewegung fördert den *Blutumlauf* schon als passive Bewegung, noch viel mehr, wenn sie durch eigene Muskeltätigkeit als aktive Bewegung erzeugt wird. Eine gesteigerte Zirkulation ergibt aber, wenn sie genügend häufig wiederholt wird, auch wieder eine *Kräftigung.*

Eine zweifellos durch Gymnastik zu erzielende therapeutische Wirkung haben wir noch an Gelenken zu verzeichnen, wo *Verklebungen* und leichte Verwachsungen *durch Bewegung direkt durchgerieben* und durchgeschliffen werden können. Eine solche direkte Einwirkung kann an manchen Stellen auch mit Massage erzielt werden, z. B. über Ausbuchtungen von Gelenkkapseln, über Sehnenscheiden und dergleichen.

Machen wir uns darnach nun klar, was man in der *Orthopädie* mit Massage und Gymnastik erreichen kann, so ist zuerst hervorzuheben, daß wir in gewissen Fällen durch *Massage rein symptomatisch Schmerzen lindern* können. Wir können mit Massage *und* Gymnastik der Entstehung von *Atrophien entgegen wirken,* wir können bestehende *Atrophien heilen* oder doch *bessern,* vorausgesetzt, daß das Grundleiden überhaupt eine Heilung oder Besserung zuläßt, und wir können endlich mit Massage und Gymnastik *Contracturen* lockern und beseitigen, wir können *Schädigungen* des *Muskel-* und *Sehnenspieles* mit diesen Mitteln *bekämpfen.*

Für alle übrigen Aufgaben, die dem Orthopäden gestellt werden, sind Massage und Heilgymnastik untaugliche Mittel, ganz besonders — und das betone ich mit äußerstem Nachdruck — *kann man nun und nimmermehr mit Massage und Gymnastik irgendeinen verbogenen oder sonstwie deformierten Knochen umbiegen oder andersartig in seiner Form ändern.*

Die Anwendungsformen von Massage und Gymnastik.

Spezifische Anwendungsformen für Massage und Gymnastik besitzt die Orthopädie nicht. Man muß als Orthopäd die *allgemeinen* Anwendungsformen beider kennenlernen und muß dann daraus nehmen, was man für sein Fach braucht. Da Massage und Gymnastik aber auch bei der von mir ausgesprochenen, relativ geringen Bewertung noch immer in der täglichen Praxis des Orthopäden eine wichtige Rolle spielen, so möchte ich doch in aller Kürze niederschreiben, welche Anwendungsformen nach meiner Anschauung und Erfahrung für den Orthopäden wertvoll und brauchbar sind.

Die Massage übe ich nach den von HOFFA aufgestellten Grundsätzen aus. HOFFA hat in seinem kleinen neuerdings von GOCHT herausgegebenen Buch „Technik der Massage" die Massage auf eine *anatomisch-physiologische*, also auf eine wissenschaftliche Grundlage zu stellen versucht, — wie ich glaube, mit gutem Erfolg. Sein Buch zeichnet sich vor der ganzen übrigen Massagenliteratur dadurch aus.

Nach den in diesem Buch gegebenen Anweisungen soll der Arzt, soll der Orthopäd massieren.

Wie der *Orthopäd Gymnastik treiben soll?* — Auch wieder nach *anatomisch-physiologischen*, also nach *wissenschaftlichen* Grundsätzen.

Man mache sich die unter normalen, unter pathologischen Verhältnissen gegebenen Bewegungsmöglichkeiten klar, und nutze diese Möglichkeiten in der Richtung der erstrebten therapeutischen Wirkung aus. So ergeben sich die passiven, die aktiven, die Widerstandsbewegungen, die wir therapeutisch nutzen können, ganz von selber.

Auf eines sei noch besonders hingewiesen. Darauf, daß man mit *Massage und Gymnastik* auch sehr wohl *Schaden anrichten* kann. Mit Massage dadurch, daß man Heilungsprozesse, die noch der Ruhe bedürfen, stört, mit beiden dadurch, daß man Entzündungserreger in den Blutkreislauf bringt, mit *Gymnastik endlich dadurch, daß man überanstrengt.*

8. Die praktische Ausübung der Orthopädie.

Die praktische Ausübung der Orthopädie erfordert Kenntnisse, wie sie nur auf der Grundlage des Studiums der Medizin erworben werden können. *Wer orthopädische Krankheiten behandeln will, der muß Arzt sein.* Das haben wir schon oben ausgesprochen und begründet. Aber die Orthopädie hat nicht für jeden Arzt die gleiche Bedeutung und kann nicht von allen Ärzten gleicherweise ausgeübt werden.

Welche Rolle die Orthopädie in der Tätigkeit des Arztes spielt, der *Allgemeinpraxis* treibt, das kommt darauf an, was dieser Arzt von Orthopädie gelernt hat.

Unsere Universitätsausbildung war, was die Orthopädie anbelangt, außerordentlich mangelhaft. Eine Tatsache, über deren Ursache ich mich hier nicht auslassen will. Die Kollegen, die nicht Gelegenheit suchten und fanden, sich über das, was ihnen die Universität gab, hinaus Kenntnisse zu verschaffen, die stoßen sehr selten in der Praxis auf orthopädische Erkrankungen, *weil sie nicht gelernt haben, sie zu sehen.* Niemand fand noch Diamanten, der nicht wußte, daß es

Diamanten gibt! Wer orthopädische Krankheiten diagnostizieren gelernt hat, wer gar die in der Allgemeinpraxis verwendbaren orthopädischen Behandlungsmethoden beherrscht, der sieht orthopädische Fälle auf Schritt und Tritt. Und er macht die Erfahrung, daß es sehr lohnend ist, diesen Fällen nachzugehen. Er findet aus den großen Abfallhaufen der ärztlichen Diagnostik, die als Gicht, als Rheumatismus, als Neurose überall aufgeschüttet werden, eine Unmenge von Fällen heraus, die diagnostischer Klärung zugängig sind und die dankbare Objekte orthopädischer Kuren werden.

Wer die Orthopädie als *Spezialfach* wählen will, der muß dazu eine gewisse Veranlagung auf technischem Gebiet mitbringen, und er muß sich hineinleben in die eigentümliche Denkweise der Orthopädie. Die pathologisch-*anatomische* Schulung des deutschen Arztes steht mit den pathologisch-*physiologischen* Grundsätzen, die in der Orthopädie herrschen, vielfach in starkem Widerspruch. Hier liegt der Grund dafür, daß die so häufige Verbindung von Chirurgie und Orthopädie regelmäßig zu einer unglücklichen Ehe führt. Der Arzt, der als Spezialarzt für Chirurgie und Orthopädie anfängt, endet entweder als ganzer Chirurg oder als ganzer Orthopäd, oder er wird überhaupt nichts Ganzes.

Die großzügige Ausübung der orthopädischen Praxis hat einen Nachteil, der darin besteht, daß sie einen großen Apparat erfordert. Wer in sich das Zeug hat, als Orthopäd etwas zu werden, der kann gewiß eine Praxis klein beginnen. Alle, die sich große Namen gemacht haben, haben klein angefangen. Aber sehr bald machen sich Hilfskräfte und gewisse therapeutische Einrichtungen notwendig. Man braucht Gelegenheit, Patienten klinisch zu behandeln, man braucht Einrichtungen zur Ausführung von Turnkuren, man braucht Werkstätten, die Schienen und Korsetts u. dgl. nach Angabe und unter Kontrolle herstellen. Man muß Hilfskräfte haben, die die einfache mechanische Arbeit bei Massage- und Gymnastikkuren abnehmen usw.

Es wächst meist in sehr kurzer Zeit aus einer orthopädischen Praxis eine *orthopädische Heilanstalt* heraus, in der sich vereinigt finden: die *Klinik* zur Unterbringung von Patienten, die wegen operativer Eingriffe oder aus sonst welchen Gründen klinische Behandlung erfordern, die *Werkstätten*, in denen unter Kontrolle des Arztes die nötigen orthopädischen Apparate hergestellt werden, und schließlich der *Turnsaal* für die gymnastischen Kuren. Röntgeneinrichtung ist dazu eine Selbstverständlichkeit. Die zunehmende Bedeutung, welche die Strahlentherapie gerade auch für orthopädische Erkrankungen gewinnt, bringt auch die dafür notwendigen Einrichtungen in die orthopädischen Heilanstalten.

So findet man heute die orthopädischen Heilanstalten überall. Individuelles Gepräge hat dabei aber eine jede. Eine Anstalt hat alle Teile unter einem Dach vereinigt, die andere nicht. In der einen wird besonderer Nachdruck auf operative Behandlung gelegt, in der anderen treibt man besonders Apparatotherapie, in einer dritten kultiviert man die Gymnastik usw. Ebenso variiert das Patientenmaterial, das man in verschiedenen Anstalten trifft. Hier fast nur Kinder, dort mehr Erwachsene; hier besonders Skoliosen, dort Lähmungen, dort besonders Knochen- und Gelenktuberkulosen usw. Die persönliche Eigenart des Gründers und Leiters gibt jeder Anstalt ihr besonderes Gesicht.

Dann noch etwas, was man wieder überall sieht. Überall besteht ein inniges freundschaftliches Verhältnis zwischen Arzt und Patienten. Die Behandlung orthopädischer Krankheiten bindet in sehr vielen Fällen Arzt und Kranken auf lange Zeit eng zusammen, und dabei muß der Arzt sich intensiv hineindenken in die Leiden und Wünsche und auch in das Seelenleben seiner Kranken. Hier liegt für den Orthopäden die letzte Kunst, und hier liegt das Geheimnis, das den richtigen Orthopäden seine Arbeit so innig lieben läßt.

II. Spezielle Orthopädie.

A. Orthopädische Allgemeinerkrankungen.

1. Rachitis.

Rachitische Deformitäten sind ein so häufiges Behandlungsobjekt und die Behandlung der Deformitäten ist mit der Behandlung der ursächlichen Krankheit so eng verbunden, daß der Orthopäd auch die Allgemeinbehandlung der Rachitis mit übernehmen muß, wenn ihm Rachitiker der Deformität wegen zugeführt werden.

Hier eine eingehende Darstellung der Rachitis zu geben, bin ich weder willens noch imstande. Für die orthopädische Praxis will ich aber ein paar Bauernregeln geben, die ich mir aus der Praxis herausgezogen habe und die sich mir in langen Jahren ausgezeichnet bewährten.

Rachitis ist der Ausdruck des *Aschehungers* eines *wachsenden* Körpers. Krank ist der *ganze* Organismus, weil ihm die Asche — die Mineralien, die er zum Aufbau braucht, — nicht in genügendem Maße zugeführt werden. Dieser Mangel macht sich natürlich zuerst im Knochensystem, das den größten Bedarf an Mineralien hat, geltend. Er beschränkt sich aber nicht auf das Skelett. Dem schlaffen, weichen Fleisch der rachitischen Kinder fehlen ebenso die Aschebestandteile.

Der Aschehunger kann entstehen aus zweierlei Ursachen: Erstens, es kann dem Körper *überhaupt zu wenig Nahrung* und deshalb auch zu wenig mineralische zugeführt werden. Zweitens, es kann auch *in einer genügenden*, ja sogar in einer überreichen Nahrung *zu wenig Asche* enthalten sein.

Repräsentanten der ersten Gruppe sind die rachitischen Hungerkinder: *Kinder aus der hungernden Hefe der Großstadtbevölkerung*, an denen man zuerst die Rachitis studiert hat. Es kommen dazu Kinder, welche infolge von Erkrankungen des Verdauungstraktes die eingeführte Nahrung nicht ausnützen können. Das sind die rachitischen *Kinder, die durch Verdauungsstörungen in einen allgemeinen Hungerzustand gebracht worden sind und erhalten werden.*

Ich möchte diese beiden Gruppen als *primäre* und als *sekundäre gemeine Hungerrachitis* bezeichnen.

Von ihnen scheidet sich die Rachitis, welche entsteht infolge einer zwar sonst genügenden, vielleicht sogar reichlichen, aber *aschearmen* Ernährung. Da bei dieser Ernährungsweise regelmäßig die *Milch* eine ausschlaggebende Rolle spielt, pflege ich diese Fälle als *Milchrachitis* zu bezeichnen.

Die hierhergehörigen Fälle, die ich besonderer Aufmerksamkeit empfehle, werden repräsentiert durch die Kinder, bei welchen sich, ohne daß sie so oder so hungern, der berühmte *„Ansatz zur englischen Krankheit"* entwickelt. Das ist eine ganz wohl charakterisierte Patientengruppe. In der Sprechstunde des Orthopäden erscheinen sie im 2., 3., 4. Lebensjahr, weil sie nicht ordentlich auf die Beine kommen, weil sie schwerfällig laufen, weil sie krumme Beine, eine Skoliose bekommen. Das Bild, das diese Kinder bieten, ist sehr kennzeichnend. Wir finden Pes valgus, Genu valgum, seltener Genu varum, eine Skoliose. Die Kinder haben merkwürdig schlaffes, wässeriges Fleisch. Meist sind sie, besonders die älteren, blaß. Sie sind kau- und verdaufaul. Es sind *Milchgesichter* mit *Milchknochen!* Wenn man sich erzählen läßt, was solche Kinder zu essen und zu trinken erhalten, so erfährt man stets, daß Milch jeweils ein Hauptbestandteil der Nahrung war und noch ist. Eier, Butter und Lebertran sind dann noch die Beilagen zur Milchkost. Diese Kinder stehen unter einem Überfluß von Fett und Eiweiß, sie leiden aber dabei Mangel an Asche, und daher erkranken sie an Rachitis, an einer Rachitis, die durch besondere Sorgfalt von Eltern und Ärzten gelegentlich zu ganz exzessiven Graden hochgezogen wird.

Aus diesen Anschauungen über das Wesen und die Entstehung der Rachitis haben sich mir für die *Behandlung folgende Grundsätze* ergeben:

Die gemeine *Hungerrachitis* fordert eine intensive Ernährung. Da Milch und Lebertran von einem hungernden Organismus ganz besonders leicht und rasch aufgenommen werden, so beginnt die Behandlung mit der Verabreichung von Milch und Lebertran. Ist der Ernährungsdefekt ersetzt, dann wechselt die Kost, und es wird die Kost gegeben, welche ich bei der Milchrachitis von vornherein verordne.

Bei der *Milchrachitis* gebe ich eine Nahrung, welche *arm* ist an Eiweiß, Fett und Wasser. Ich *verbiete Milch und Lebertran*, schränke Fleisch, Butter und Eier tunlichst ein, und lasse eine fast rein vegetabile, wechselreiche, trockene und derbe Kost geben. Ich halte darauf, daß in dieser Kost viel frisches Gemüse und viel Obst enthalten ist. Ich gebe also, wie es heute heißt, eine *vitaminreiche* Kost.

Die Resultate, die ich mit diesen Verordnungen erziele, sind ganz ausgezeichnet.

Zur *Ausbildung von Deformitäten* gibt die Rachitis Anlaß dadurch, daß sie das Skelett erweicht und gegen Druck und Zug minder widerstandsfähig macht. Die „*rachitischen*" Deformitäten sind also tatsächlich *Belastungsdeformitäten*, die nach den allgemeinen Gesetzen entstehen, die für die Ausbildung von Belastungsdeformitäten gültig sind. Es gibt deshalb auch keine spezifischen Formen für die rachitischen Deformitäten. Jeder andere Krankheitsprozeß, der ebenso wie eine Rachitis das Skelett erweicht, führt, wenn dieselben Druck- und Zugkräfte zur Einwirkung kommen, zu genau denselben Deformitäten wie die Rachitis.

Die Kraft, welche am häufigsten zur Deformierung des rachitischen Skelettes führt, ist die *statische Belastung*, also das Eigengewicht des im Sitzen, Gehen und Stehen aufrecht getragenen Körpers.

Die so entstehenden Deformitäten zeigen die charakteristischen Erscheinungen der statischen Belastungsdeformitäten überhaupt. Besonders auffällig ist dabei die gesetzmäßige Folge von Krümmungen und Gegenkrümmungen. Zu jeder Hauptkrümmung gehören eine oder mehrere Gegenkrümmungen, die an Spannung ebensoviel enthalten als die Hauptkrümmung, und für die als Äquivalente differente Gelenkstellungen eintreten können. Ein Beispiel, welches die Gesetzmäßigkeit wunderschön illustriert, bringen wir in den Abbildungen 234ff.

Ist die Erweichung des Skelettes so hochgradig, daß das Kind sich nicht aufrichten kann, so kommen andere Kräfte deformitätenbildend zur Wirkung, z. B. der *Muskelzug*. Wo er wirkt, entstehen große gleichmäßige Verbiegungen, welche auf der Konkavität durch die Muskulatur wie Bogen von ihrer Sehne überspannt werden. Es macht sich dabei regelmäßig das Übergewicht der Beugemuskulatur über die Streckmuskulatur geltend. Die Konvexität der Biegung liegt auf der Streckseite der Extremität, die Konkavität auf der Beugeseite.

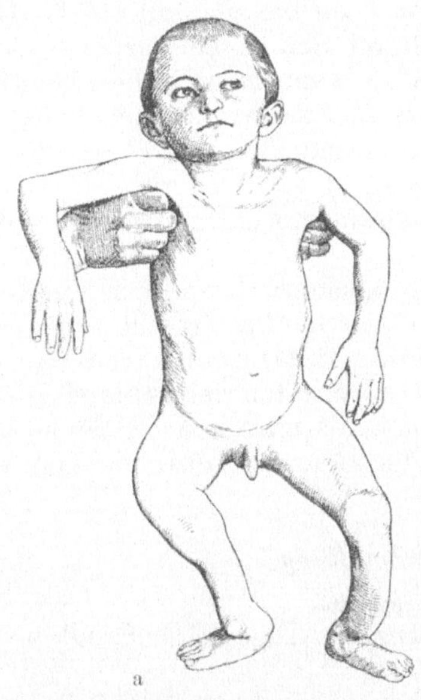

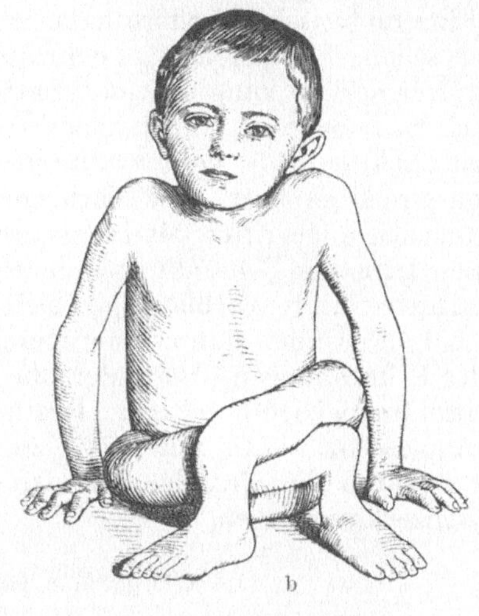

Unregelmäßige Formen werden erzeugt, wenn in ganz schweren Rachitisfällen der Patient die Glieder ineinanderschlingt und die Beine sich unter dem *Eigendruck* deformieren. Beistehende Abbildungen 34 a, b u. c zeigen einen solchen Fall. Der Fall zeigt auch, daß spitzwinklige Abknickungen wie durch Frakturen entstehen können. Es bilden sich an solchen Abknickungsstellen sogar Pseudarthrosen.

Als regelmäßig vorkommende Deformierungskräfte seien noch erwähnt der *Armdruck der Kinderwärterin*, der die charakteristische Kombination von X- und O-Bein verursacht, und der *Luftdruck*, durch den der rachitische Thorax eingebeult wird.

Die *praktische Bedeutung* der rachitischen Deformitäten darf man weder überschätzen noch unterschätzen. Die Zahl der Kinder, die rachitische Deformitäten zeigen, ist wenigstens in gewissen Teilen der Bevölkerung außerordentlich groß. An Erwachsenen sicht man aber ganz unvergleichlich viel weniger solcher Deformitäten, — ein Beweis, daß die Überzahl spontan ausheilt. Es *können* auch sehr schwere rachitische Deformitäten ohne Behandlung verschwinden.

Sie tuen es aber nicht alle.

Abb. 34. a Unregelmäßige, hochgradige Beinverkrümmung bei einem Fall schwerster Rachitis. b Im Sitzen schlingt der Patient die Beine ineinander. Der Druck, welchen die Beine aufeinander ausüben, erzeugt die Verbiegung und bestimmt deren Formen. c Das Korrektionsresultat.

Ein großer Unterschied besteht da zuerst zwischen den Deformitäten der Wirbelsäule und denen der Extremitäten.

Rachitische Kyphosen verschwinden zwar auch noch zuweilen ohne Behandlung. Eine rachitische Skoliose habe ich dagegen noch nie spontan zur Heilung kommen sehen. Sie bleiben vielmehr auf dem Stand, den sie bei der Ausheilung der Allgemeinerkrankung erreicht hatten, und sie sind dann außerordentlich hart und steif, oder sie gehen über in die schweren Formen der sog. konstitutionellen Skoliose, d. h. sie verschlimmern sich fort und fort, und es werden die höchsten Grade skoliostischer Verbiegung erreicht.

Frühzeitig angegriffen, sind rachitische Rückgratsdeformitäten wieder außerordentlich günstige Behandlungsobjekte.

Von Extremitätenverbiegungen bleiben, wenn sie schwer waren, meistens Reste übrig, und sie werden dann im späteren Leben sehr häufig Ursache funktionsstörender Erkrankungen. Besonders die Coxa vara und das Genu varum machen sich derart unangenehm geltend. Reste dieser Deformitäten verschlimmern sich in der Adolescenz, sie führen später zu vorzeitigem Verbrauch der Gelenke und werden dadurch die Ursache von deformierender Gelenkentzündung und von Insuffizienzerkrankungen.

Die Grundsätze für die Behandlung,

die sich aus dem dargelegten ergeben, sind folgende:

Jeder Fall von Rachitis ist einer entsprechenden Allgemeinbehandlung zu unterwerfen.

Jede rachitische Rückgratsverkrümmung ist auch in sofortige *lokale* Behandlung zu nehmen.

Bei rachitischen Extremitätenverkrümmungen hat man eine Auswahl zu treffen. Leichtere Deformitäten sind bei Allgemeinbehandlung exspektativ zu behandeln. Erst wenn bei längerer Beobachtung keine Neigung zu Spontanheilung zu erkennen ist, sind sie der Korrektur zu unterziehen. Schwere Deformitäten, besonders Coxa vara und Genu varum, greife man sofort an.

Die Methoden, die zur Erfüllung dieser Indikationen gegeben sind, sind dieselben, die wir sonst zur Korrektion der entsprechenden Deformitäten benutzen. Sie müssen aber den durch das Alter des Patienten und durch den Verlauf der Allgemeinerkrankung gegebenen Rücksichten Rechnung tragen.

Für die Behandlung der *rachitischen Wirbelsäulenverbiegungen* haben wir im Gipsbett das wichtigste Mittel. Man formt es so, daß ein korrigierender Druck entsteht und läßt das Kind darin liegen solange, als es sich liegend halten läßt. Dann neben dem Gipsbett ein einfaches Korsett.

Zur Korrektur der *rachitischen Beinverkrümmungen* sind Osteoklase und Osteotomie die souveränen Mittel. Verbände und Schienen lassen sich gelegentlich auch einmal verwenden.

Wie man Osteoklase und Osteotomie im gegebenen Falle ausführt, das ist Geschmacksache. Ich führe Osteoklasen nur mit der freien Hand über dem Keil aus, andere benutzen allerlei Osteoklasten. Zur Osteotomie greife ich, wenn die Osteoklase nicht möglich ist, also bei zu harten Knochen, oder in direkter Nähe von Gelenken. Die Osteotomie mache ich immer lineär, also keine Keilosteotomie. Ich lege sie, wenn irgend angängig, von der *Konkavität* her an, weil ich so eine unvollständige, verzahnte Fraktur erhalte. Große Bogen knicke ich an mehreren Stellen ein.

Bei komplizierten Beindeformitäten beginne ich die Korrektur stets an der Hüfte und stelle zuerst die richtige Einstellung des Schenkelhalses zur Hüfte her. Dann gehe ich Schritt für Schritt zum Ende der Extremität. Ich versuche vor allem niemals verschieden gerichtete Krümmungen zur gleichen Zeit zu korrigieren. Näheres darüber findet man unter dem Abschnitt „*Die Beine*". (S. 266 ff.).

Spätrachitis, Hungerosteopathie, Osteomalacie.

Ob die in der Überschrift genannten drei Krankheitsprozesse wesensgleich oder verwandt mit der Rachitis sind, worin etwaige Unterschiede begründet sind u. dgl., das sind Fragen, die wir hier den pathologischen Anatomen überlassen können.

Für den Orthopäden wird die Verwandtschaft mit der Rachitis dadurch gegeben, daß alle drei ebenso wie die Rachitis die *Widerstandsfähigkeit des Skelettes gegen Belastung vermindern*, und daß sie dadurch Gelegenheit geben zum Auftreten von *statischen Insuffizienzerkrankungen* und *statischen Belastungsdeformitäten*. Dabei wächst die Bedeutung der Insuffizienzerkrankungen mit den Jahren. Bei der echten Rachitis spielen Insuffizienzerscheinungen eine auffällig geringe Rolle, so gering, daß wir sie gar nicht erwähnt haben. Nur bei besonderem Suchen kommt man darauf, daß sie nicht ganz fehlen. So gut wie niemals kommen sie zur Beherrschung des Krankheitsbildes. Bei der Spätrachitis treten sie meist auch nicht besonders hervor. Anders bei der *Hungerosteopathie*, die wir in der Kriegszeit kennenlernten als die traurigste Folge des Kampfes, den unsere Feinde für die Humanität geführt haben, und bei der *Osteomalacie*. Bei beiden sind Schmerzen die ersten Erscheinungen der Krankheit, und diese Schmerzen sind in der Hauptsache statische Insuffizienzsymptome. Ein solches Symptom ist auch das bei beiden Erkrankungen so häufig auftretende Frühsymptom der *Gangstörung*, eines eigenartigen Watschelns, das ganz ähnlich aussieht, wie das Watscheln bei Coxa vara und bei angeborener Hüftverrenkung. Wir sehen es, ehe die Coxa vara, die sich bei Weiterverlauf beider Krankheiten ausbildet, nachzuweisen ist.

Die *Deformitäten*, die bei unseren Erkrankungen entstehen, sind *Belastungs*-deformitäten mit allen charakteristischen Erscheinungen. Eine gewisse Nuancierung erhalten sie dadurch, daß bei der Spätrachitis die Deformierung meist an den Gelenken ihren Sitz hat, während bei den anderen beiden Krankheiten auch die Diaphyse häufig verbogen wird. An der Wirbelsäule tritt mit zunehmendem Alter des Patienten eine höhere Betonung der *kyphotischen* Verbiegung gegenüber der skoliotischen hervor.

Bei Osteomalacie und bei der Hungerosteopathie finden sich nicht selten neben den Verbiegungen auch *Spontanfrakturen*, die sich gewisse Lieblingsstellen aussuchen. Gewöhnlich machen sie auffällig geringe Beschwerden. Besonders bei der Hungerosteopathie war dies zu beobachten.

Die *praktische Bedeutung* der Hungerosteopathie ist hoffentlich für alle Zeiten überwunden. Die der Spätrachitis ist auch unter normalen Verhältnissen nicht gering einzuschätzen. Wenigstens im Kreise meiner Wirksamkeit ist die Zahl der jungen Leute, die unter ihrem Einfluß in Zusammenwirkung mit Berufsanstrengung an Deformitäten erkranken, nicht gering, und die Schädigung der Arbeitsfähigkeit, die daraus entsteht, ist recht groß. Ja ich habe jetzt, 8 Jahre nach dem Krieg, den Eindruck, als ob ihre Zahl sich wieder stark vermehre.

Den *osteomalacischen Insuffizienzen* kommt eine viel größere Bedeutung zu, als ihnen heute noch beigelegt wird. Sie sind viel häufiger als man gemeinhin annimmt. Es liegt das einfach daran, daß die Osteomalacie als solche gewöhnlich erst erkannt wird, wenn schwere Störungen und deutliche Deformitäten auftreten. Das geschieht aber nur bei den *schweren* Fällen. Leichte Fälle, die sich eben nur durch das Auftreten von Insuffizienzbeschwerden kenntlich machen, gibt es unvergleichlich viel mehr. Wer Insuffizienzerkrankungen zu behandeln versteht, dem kommen osteomalacische Insuffizienzen recht häufig vor. Hier gibt es noch ein lohnendes, bisher fast brachliegendes Arbeitsfeld für den Orthopäden.

Bei der *Behandlung* spielen Ernährungskuren der Hungerosteopathie gegenüber eine völlig beherrschende Rolle. Reiche, wechselreiche Ernährung und auch reichlich Fette! Dazu Einschränkung der statischen Belastung als Prophylaxe gegen Deformitäten.

Auch bei Spätrachitis und Osteomalacie scheint mir diese Diät angezeigt, wenn sie auch nicht so deutliche Resultate gibt.

Als Medikament kommt dazu der *Phosphor*, der häufig gerade bei der Osteomalacie ganz schlagende Erfolge gibt. In der Rachitisbehandlung schätze ich ihn weniger.

Schwere Insuffizienzsymptome, fortschreitende Deformierungen geben Indikationen zur Anwendung von *Stützapparaten*, ausgebildete Deformitäten die Indikation zu *Korrekturen*, die nach allgemeinen Grundsätzen auszuführen sind. Bei alten Leuten mit osteomalacischen Verbiegungen wird man aus naheliegenden Gründen von einer solchen Korrektur aber meist absehen.

2. Knochen- und Gelenktuberkulose.

Knochen- und Gelenktuberkulosen sind ein altes Betätigungsfeld der Orthopädie. Die Erklärung liegt darin, daß bei diesen Erkrankungen die Fähigkeit des Skelettes, den Körper zu tragen und fortzubewegen, schwer geschädigt wird, daß durch die Erkrankung Deformitäten erzeugt werden, und daß der Heilschatz der Orthopädie die wichtigsten Mittel enthält, die genannten *Funktionsstörungen auszuschalten*, die *Ausbildung der Deformitäten zu verhüten* und die *entstandenen Deformitäten zu beseitigen*. Leisten diese Heilmittel auch nicht in allen Fällen Volles, ist das Resultat, das wir mit ihrer Anwendung erreichen, sogar häufig gering, so bietet alles in allem die übrige Therapie noch weniger. Und daher ist und bleibt die Orthopädie bei diesen Tuberkulosen immer wieder die letzte Zuflucht. Selbstverständlich darf eine mit orthopädischen Hilfsmitteln geführte Kur sich hier ebensowenig wie irgendwo anders auf die Anwendung der spezifisch-orthopädischen Heilmittel beschränken. Alles, was uns der Heilschatz der Medizin gegen unsere Tuberkulosen bietet, ist daneben in sinngemäßer und zweckentsprechender Weise anzuwenden.

Das gilt insonderheit von den klimatischen Kuren und den Strahlenbehandlungen, die wir in neuerer Zeit so außerordentlich schätzen gelernt haben. Das gilt aber auch von den Mitteln einer spezifischen Behandlung, die allerdings leider noch nicht viel über Versuche mit bestrittenem Erfolge hinaus gediehen sind.

Über die Ätiologie und die allgemeine Bedeutung der Knochen- und Gelenktuberkulose, wie über ihre volksgesundheitliche Bekämpfung wollen wir uns hier nicht auslassen. Es sind das Fragen, die anderwärts ihre Behandlung zu finden haben. Es genügt zu sagen, daß das *Krüppeltum* in einem hohen Prozentsatz seine Ursache in diesen Tuberkulosen hat. Hervorheben wollen wir auch, daß die Verbreitung der Knochen- und Gelenktuberkulose in verschiedenen Ländern und in verschiedenen Landesteilen sehr verschieden ist. Deutschland hat im Vergleich zu manchen anderen Ländern ziemlich wenig, und in Deutschland sind Gebietsteile mit vorwiegend städtischer Bevölkerung weniger befallen als solche mit vorwiegend ländlicher Bevölkerung. Sachsen hat, wenn man die hygienisch so ungünstige Wirkung der engen Zusammenpressung seiner Bevölkerung in Betracht zieht, direkt auffällig wenig Knochen- und Gelenktuberkulosen. Natürlich sind es noch völlig genug, um von uns volle Aufmerksamkeit zu fordern.

Die *Funktionsstörungen*, mit deren Auftreten die Knochen- und Gelenktuberkulose zur orthopädischen Erkrankung wird, gehen aus von den *Schmerzen*, welche häufig überhaupt das erste Symptom der Erkrankung sind, und die über die ganze Zeit des Krankheitsverlaufes sich hinziehen, ja die oft noch vorhanden sind, wenn der infektiöse Prozeß schon ausgeheilt ist. Diese Schmerzen treten ganz besonders auf, wenn der erkrankte Teil belastet und bewegt wird. Es wird deshalb der Kranke besonders darin gestört, die aufrechte Körperhaltung einzunehmen und sich frei zu bewegen. Darunter wie unter den andauernden Schmerzen selber leidet der Allgemeinzustand des Kranken, und wir erhalten so wieder ein Moment der indirekten Schädigung des Kranken.

Zur *Deformitätenbildung* führt die Tuberkulose direkt und indirekt.

Direkt dadurch, daß sie (Knochenfraß) Skeletteile zerstört.

Indirekt dadurch, daß sie die dem Herd benachbarten Knochenabschnitte erweicht und deformierenden Einflüssen zugängig macht.

Solche deformierenden Einflüsse gehen zunächst von den Muskelspasmen aus, die frühzeitig und regelmäßig um die Krankheitsherde auftreten und die die erweichten Knochenpartien gegeneinander pressen. Ebenso wirkt sodann die Körperlast, wenn sie auf die erkrankten Partien trifft. Bewegungen kommen weniger in Frage, einfach, weil der Körper sie instinktiv vermeidet.

Der Anteil, der an der endlichen Gesamtdeformität diesen sekundären Einflüssen zukommt, ist sehr groß, meist größer als der Anteil, der der direkten Schädigung durch den Krankheitsherd zuzuschreiben ist. Sehr zu beachten ist auch, daß die Knochenweichheit in der Umgebung des Herdes nach Ausheilung der Infektion noch lange bestehen bleibt, und daß die Deformierungsmöglichkeit deshalb mit der Ausheilung der Infektion durchaus nicht abgeschlossen ist.

Zur Gewinnung von *Richtlinien für die Behandlung* unserer Tuberkulosen ist es wichtig, noch auf einige Eigentümlichkeiten in ihrem Verlauf hinzuweisen.

Der lebende Organismus hat wie anderen Krankheiten gegenüber so auch gegenüber der Tuberkulose Heilbestrebungen und Heilkräfte. Er wird in der großen Mehrzahl der Fälle Herr über die Krankheit, wenn er in seiner Heilarbeit nicht gestört wird und wenn er die nötige Zeit hat. Das gilt wenigstens für Kinder und jugendliche Personen. Diese Selbstheilung geschieht besonders leicht unter günstigen allgemeinhygienischen Bedingungen. Störungen der Heilarbeit werden in erster Linie gesetzt von Traumen, durch deren Einfluß häufig Infektionserreger in die Blutbahn gepreßt werden. Hier liegt die große Gefahr operativer Eingriffe, die den Schutzwall, mit dem der Organismus den Infektionsherd umbaut, zerreißen.

Das erste Ziel der orthopädischen Behandlung ist, dem Körper Zeit zu schaffen für seine Selbstheilungsarbeit, und Einflüsse, welche die Heilarbeit stören könnten, abzuhalten.

Die Mittel, welche uns die Möglichkeit geben, den *erkrankten Körperteil zu entlasten* und *festzustellen*, geben uns die Möglichkeit, dem Patienten Schmerzen, die durch Belastung und Bewegung erzeugt werden, zu nehmen. Können wir dazu noch Mittel fügen, die den Patienten erlauben, *sich frei zu bewegen*, dann bringen wir ihn in einen Zustand, in dem er den natürlichen Verlauf der Krankheit sehr viel leichter abwarten kann, als wenn das alles nicht geschieht. Wir schalten auch die Schädigungen aus, welche durch Schmerzen und Bewegungsbehinderung indirekt über die Schädigung des Allgemeinbefindens sich der direkten Schädigung durch die Infektion hinzugesellen.

Das zweite Ziel ist die *Verhütung der Deformitäten*. Wir erstreben es und erreichen es bald vollkommener, bald weniger vollkommen in erster Linie durch die *Entlastung des durch die Krankheit erweichten Skelettabschnittes*. Zweitens durch die *Fixation*, die das klassische Mittel zur Beseitigung der Muskelspasmen ist, deren deformierende Wirkung gar nicht hoch genug angeschlagen werden kann. Wenn andere — auch sehr namhafte Autoren — immer wieder empfehlen, tuberkulösen Gelenken die Bewegung frei zu geben zur Vermeidung von Versteifung, so kann ich mich denen nicht anschließen. Im Gegenteil, *je besser man fixiert, um so beweglicher ist schließlich das ausgeheilte Gelenk.* Das gilt zum mindesten für die Masse der Fälle, die ohne Sanatoriumsaufenthalt behandelt werden müssen. In einem Sonnensanatorium, in dem die Patienten viele Monate, ja Jahre unter Bettruhe behandelt werden, kann man vielleicht und wird man vielleicht zum Vorteil des Kranken auf fixierende Verbände und Apparate verzichten.

Was ich über die Bedeutung der Knochenerweichung um den Tuberkuloseherd in bezug auf *Deformitätenbildung* gesagt habe, gibt die Lehre, daß man den erkrankten Skelettabschnitt auch über den Zeitpunkt der Heilung der Infektion hinaus entlasten und schützen muß. Hier ist es Sache genauer Beobachtung und feinen Gefühls, ganz allmählich den gesundenden Körper wieder zur Arbeit zurückzuführen. Fixation und Entlastung müssen der wiederkehrenden Tragfähigkeit folgend ganz allmählich abgebaut werden.

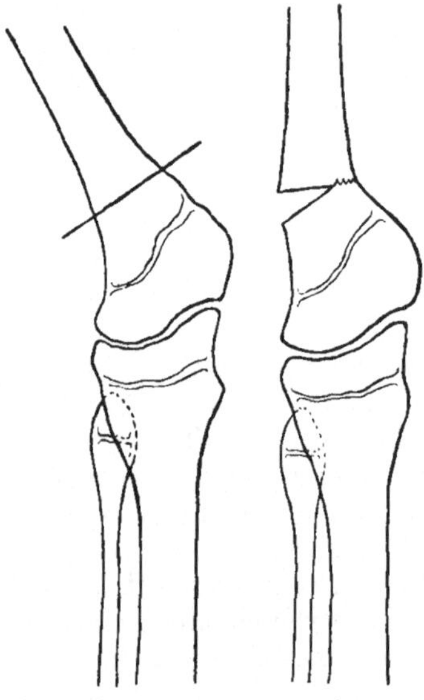

Abb. 35 a u. b. Schematische Darstellung der paraartikulären Korrektur der Beugecontractur eines Kniegelenkes.

Bei der *Korrektur tuberkulöser Deformitäten* sind unserem Können und unserer Arbeit Grenzen gesetzt.

Unserem Können dadurch, daß wir das, was die Tuberkulose weggefressen hat, nicht wieder herbeischaffen können. Unserer Arbeit dadurch, daß wir alles vermeiden müssen, was einen eingeschlossenen tuberkulösen Herd wieder erwecken könnte, und was die lokalisierte Tuberkulose zur Allgemeininfektion machen könnte.

Trotz der dadurch gesetzten Schranken bilden tuberkulöse Deformitäten sehr dankbare Behandlungsobjekte. *Wir greifen entweder direkt am Sitz der Krankheit oder neben demselben an.*

Greifen wir am Herd an, so benutzen wir diejenigen von unsern mechanischen Vorrichtungen, welche durch langdauernde, gleichmäßige Einwirkung schwacher Kräfte Korrektionswirkungen zu erzielen gestatten. Greifen wir neben dem Herd an, so benutzen wir die sog. paraartikulären Korrekturen. Letztere, die in der Neuzeit besonders ausgearbeitet worden sind, lassen den Herd in seiner Deformitätstellung stehen. Sie setzen neben die Herddeformität eine *Ausgleichdeformität*, eine Deformität gerade im umgekehrten Sinne, z. B. über einem gebeugten Knie eine Abknickung der Femurkondylen gegen den Femurschaft mit nach vorn offenem Winkel (s. Abb. 35 a u. b).

Nach dem, was wir Rühmendes über die orthopädische Behandlung von Knochen- und Gelenktuberkulose gesagt haben, ist es Pflicht, auch auf eine *Schattenseite* dieser Behandlung hinzuweisen. Es sind die großen *Kosten*, die die Hilfsmittel der orthopädischen Kuren meistens fordern. Die Apparate, die wir fast in allen Fällen gebrauchen, sind teuer, und unsere soziale Gesetzgebung, die sonst soviel leistet, versagt recht oft, wenn wir versuchen, sie zur Übernahme der Kosten für solche Apparate heranzuziehen. Trotzdem müssen wir uns immer wieder bemühen, gute Apparate für unsere Patienten zu erhalten. Auch hier ist letzten Endes das teure Gute immer noch das Billigste.

Zum Schluß noch eine goldene Regel für Behandlung der Knochen- und Gelenktuberkulose im allgemeinen und ihre orthopädische Behandlung im besonderen:

Wer die meiste Geduld hat, macht die besten Kuren!

Ähnlich wie die Tuberkulose führen auch *andere entzündliche Prozesse*, die Knochen und Gelenke befallen, zur Produktion orthopädischer Krankheitsbilder. Das, was wir über die tuberkulösen Knochen- und Gelenkerkrankungen gesagt haben, kann für solche Fälle weitgehend als Paradigma angesehen werden. Wir können uns deshalb in der Auf-

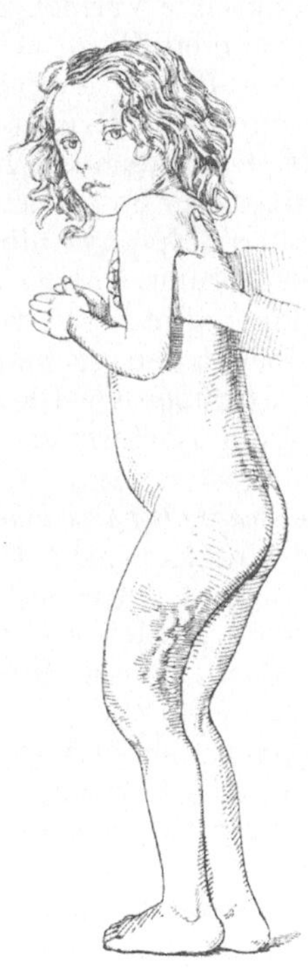

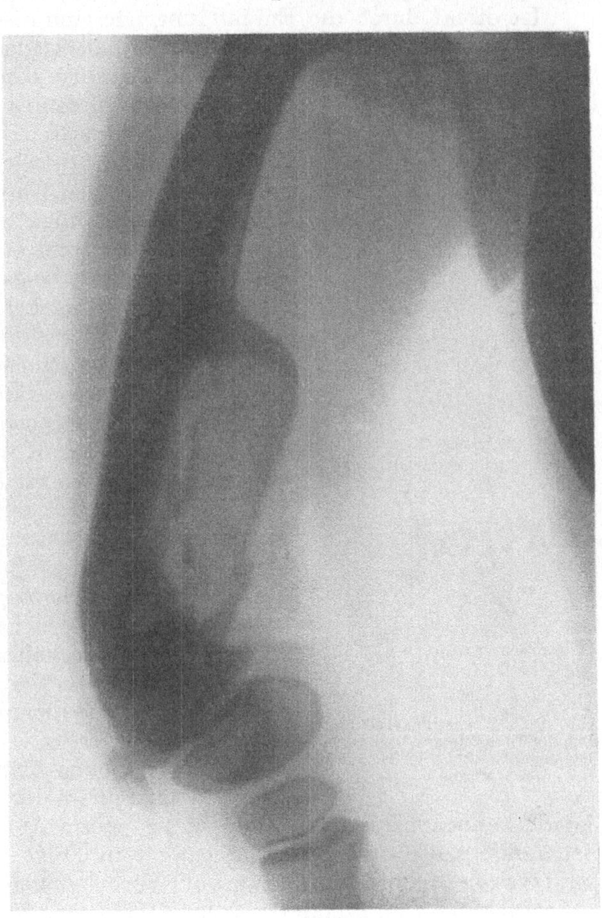

Abb. 36 a. Verbiegung des Oberschenkels durch Druck eines osteomyelitischen Abscesses. Der Absceß, welchen b zeigt, ist entleert.

Abb. 36 b. Verbiegung des Femur durch einen wandständigen, osteomyelitischen Abscess.

führung der in Frage kommenden Erkrankungen ebenso wie in der Besprechung derer, die wir aufführen, mit dem allerwichtigsten und notwendigsten bescheiden.

Wir führen zunächst

die Osteomyelitis

an. Die akute Erkrankung kommt selten in die Hand des Orthopäden. Ihr Bild und ihre Behandlung ist aus der Chirurgie bekannt.

Zur orthopädischen Erkrankung wird die Osteomyelitis durch Erscheinungen, welche sich an das akute Stadium anschließen. Führe ich sie in der Reihe ihrer Wichtigkeit an, so stehen voran die *osteomyelitischen Gelenkerkrankungen.*

Brechen Herde in Gelenke ein, so erhalten wir nach Abheilung der Gelenkeiterung *Versteifungen* — meist knöcherne Ankylosen —, und diese fast immer in *Deformstellung.* Diaphysenherde führen zu *Verbiegungen,* entweder durch direkten Druck eines Herdes (Abb. 36 a u. b) oder dadurch, daß der stark erweichte Knochen dem Muskelzug nachgibt. Seltener kommen statische Belastungsdeformitäten zustande.

Ist direkt durch die Entzündung oder indirekt durch Operation ein Totalverlust gesetzt worden, so kommt es hin und wieder zur Entwicklung von Pseudarthrosen, weil der Körper nicht imstande ist, zur Deckung des Defektes genügend Knochenmaterial wieder zu produzieren.

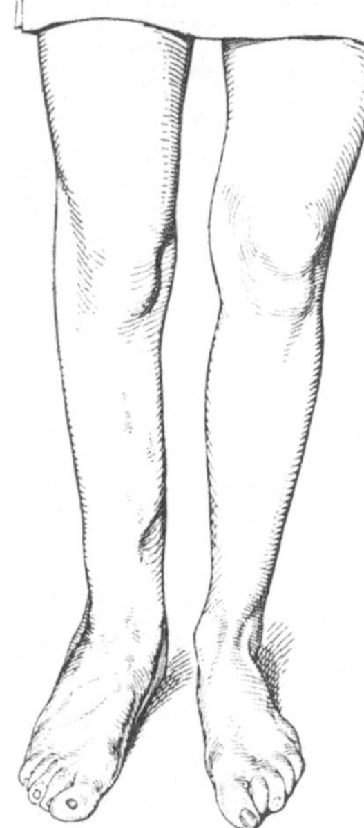

Recht häufig werden von der Osteomyelitis Deformitäten auf dem Umweg über *Wachstumsstörungen* erzeugt. Wir können eine bedeutende Vermehrung des Längenwachstums erhalten, wenn ein Herd, neben der Epiphysenlinie liegend, Reize auf diese ausgehen läßt Abb. 37. Umgekehrt können solche Reize aber auch die Produktionsfähigkeit der Epiphysenlinie herabsetzen und Wachstums*verkürzungen* zur Folge haben. Treffen diese Reize exzentrisch auf die Epiphysenlinie, so lenken sie auch noch die Wachstums*richtung* ab.

Eine besondere Komplikation ergibt sich, wenn von zwei Parallelknochen nur einer in der geschilderten Weise betroffen wird. Die Störung der Gleichmäßigkeit des Wachstums gibt alsdann deformierende Einflüsse.

Die eigentliche *orthopädische Behandlung osteomyelitischer Erkrankungen* kann erst einsetzen nach Herstellung reiner Verhältnisse am Herd. Gründliche Klarlegung der Situation, unbedingte Entfernung von Sequestern und Beseitigung von Buchten und Höhlen ist allemal das erste.

Abb. 37. Wachstumsverlängerung der Tibia infolge chronischer Osteomyelitis, davon bedingt Pes valgus.

Bei der großen Mannigfaltigkeit der orthopädischen Krankheitsbilder, die uns die Osteomyelitis liefert, können nach Erledigung dieser ersten Aufgaben sehr verschiedenartige Behandlungsziele und Behandlungswege in Frage kommen.

Osteotomien zur Korrektur von Verbiegungen, *Knochenverpflanzungen* zur Überbrückung von Pseudarthrosen, *Mobilisationsoperationen* an versteiften Gelenken, *Ausschaltung von Epiphysenlinien* bei ungleichem Wachstum von Parallelknochen, *Narbenexcisionen* sind die hauptsächlich in Frage kommenden Operationen. Selten erhalten wir die Indikation, wie bei der Tuberkulose lange Zeit zu stützen und zu entlasten, da nach einer Osteomyelitis meist der Knochen sehr rasch erhärtet. Öfters können wir aber durch Verlängerungsstiefel Verkürzungen gut ausgleichen und ähnliches.

Im Anschluß an die Osteomyelitis sei erinnert an

die Syphilis,

die gelegentlich in tertiärem Stadium *ähnliche Bilder wie eine alte Osteomyelitis* macht. Angeborene Lues kann Deformierungen erzeugen, die an Ostitis fibrosa erinnern (Abb. 38).

　　Häufiger und für den Orthopäden wichtiger sind aber die *syphilitischen Gelenkerkrankungen.* Die Kniegelenkerkrankung der hereditär-syphilitischen Kinder sieht der Orthopäd immer wieder. Diese Gelenkerkrankungen der Kinder laufen gelegentlich in Bilder aus, die denen der Tuberkulose völlig gleichen. Bei Erwachsenen beobachten wir gelegentlich Gelenkerkrankungen, die wie ein chronischer Gelenkrheumatismus aussehen, auch mit leichtem Fieber verlaufen. Wir geben die Fieberkurve eines erwachsenen Patienten mit luetischer Kniegelenksentzündung (Abb. 39).

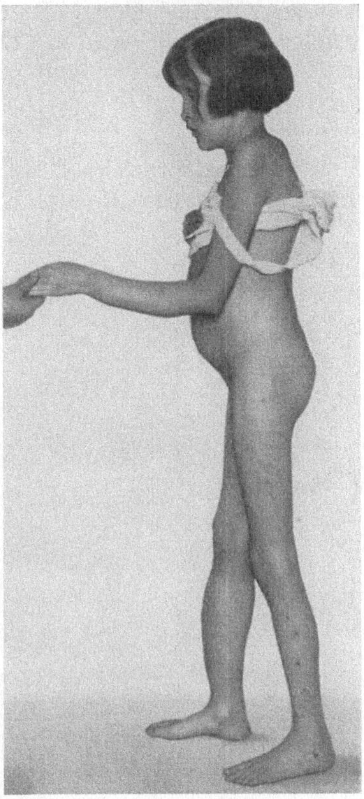

　　Erwähnung finde hier auch

die Gelenkerkrankung der Bluter.

　　Auch hier sieht man Bilder entstehen, die ganz tuberkulösen Erkrankungen gleichen. Es haben schon sehr bedeutende Operateure aus dieser Ähnlichkeit Überraschungen erlebt.

　　In der Behandlung der syphilitischen und der Blutererkrankungen der Gelenke bewähren sich die Hilfsmittel der Orthopädie, die es erlauben, das Gelenk in der Zeit, in welcher es durch die Erkrankung gegen Belastung besonders empfindlich ist, zu stützen. Hier haben wir ein wichtiges Feld für die Anwendung von *Stützapparaten.* Sind Gelenkveränderungen entstanden, so werden sie nach den Regeln der Contracturbehandlung angegriffen.

　　Erwähnung verdient weiter auch

die Ostitis fibrosa.

　　Die ganz exzessiven Fälle, deren Skelette als Kuriositäten die anatomischen Museen zieren, haben für die Orthopädie keine praktische Bedeutung. Anders die Fälle, bei denen nur einzelne Skeletteile, besonders Teile des Unter- und Oberschenkels, befallen werden. Nach meinen Erfahrungen spielt in ihrer Ätiologie oftmals ein Trauma eine Rolle. Meist dauert es lange, bis die Diagnose gemacht wird. Schmerzen und Gehstörungen beherrschen das Bild, bis eine Verbiegung auftritt, die meist

Abb. 38. Lues hereditaria. Deformierung des linken Unterarms durch gesteigertes Längenwachstum der Ulna. Deformierung des rechten Unterschenkels durch gesteigertes Längenwachstum der Tibia.

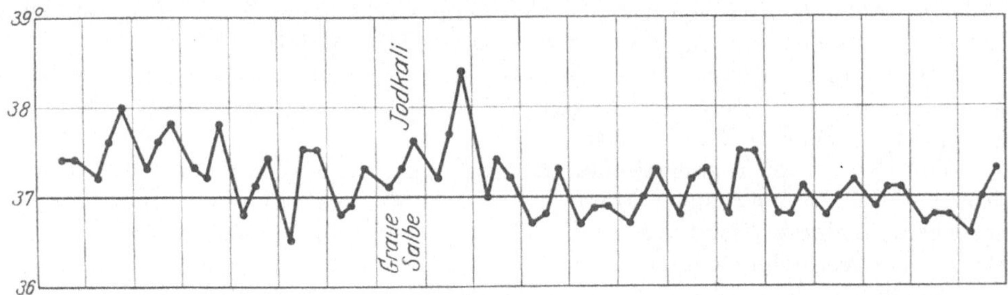

Abb. 39. Fieberkurve einer luetischen Kniegelenkerkrankung, die eine chronisch-rheumatische Erkrankung imitierte.

eine charakteristische Form besitzt und die den Kundigen die Diagnose auf einen Blick machen läßt, s. Abb. 40 a u. b.

Diese Fälle sind dankbar für *Entlastung* durch Stützapparate. Der Prozeß kommt zur Ausheilung. Durch Osteotomien kann man stärkere Verbiegungen erfolgreich korrigieren. Ist Cystenbildung mit der Erkrankung verbunden, so muß man die Cysten breit öffnen und entleeren.

3. Rheumatismus.

Außerordentlich groß ist die Zahl der Patienten, welche zum Orthopäden mit der Diagnose Rheumatismus kommen, und außerordentlich klein ist die Zahl derer, die wirklich an Rheumatismus leiden, selbst wenn man die Folgeerkrankungen des Rheumatismus einbezieht.

Wie wird die Diagnose Rheumatismus so gemacht? Unklare, herumziehende, wechselnde Schmerzen ohne einen in die Augen springenden Befund, das gibt in der Praxis die Faulheits- und Verlegenheitsdiagnose „Rheumatismus". Und die Patienten finden sich mit dieser Diagnose merkwürdig willig ab!

Sucht man solche Fälle ordentlich durch, so kommt man zu dreierlei Resultaten. Für die meisten Fälle findet sich eine klare Diagnose, besonders häufig irgendeine orthopädische Erkrankung. Eine

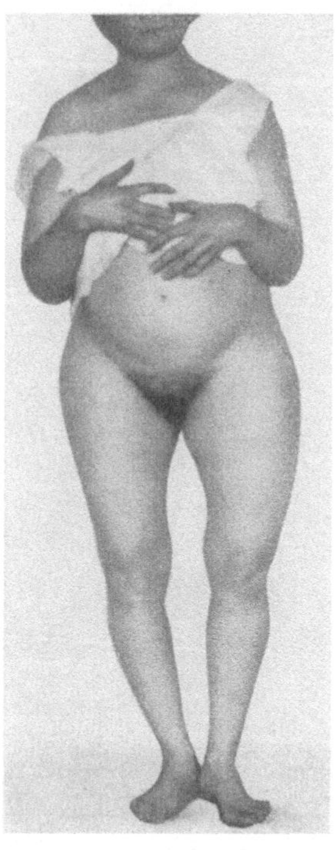
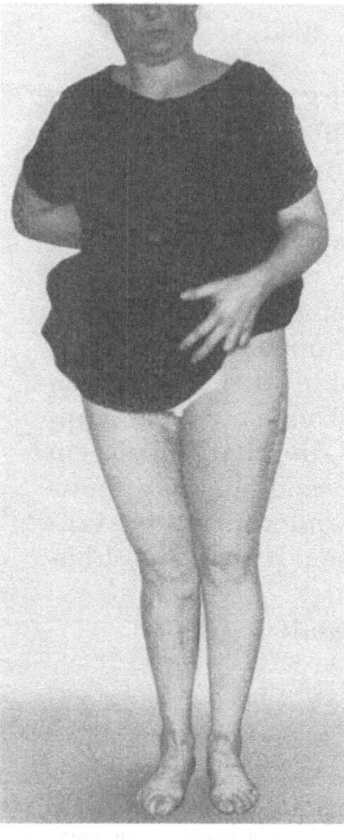

a   b

Abb. 40. a Verbiegung von Ober- und Unterschenkeln infolge Ostitis fibrosa. b Korrektionsresultat zu a. Es sind Osteotomien an Ober- und Unterschenkel ausgeführt. Nachbehandlung mit Schienenhülsenapparat. Siehe auch Abb. 363.

kleine Anzahl entpuppt sich wirklich als rheumatische Erkrankung. Und schließlich gibt es einen Rest, für den man keine Erklärung findet.

Man bleibt vor sich selber ein ehrlicher Mensch, wenn man im letztgenannten Fall auch dem Patienten seine Unkenntnis ausspricht, und es bleibt der Anreiz, weiter zu forschen und zu suchen.

Von den echten rheumatischen Erkrankungen bekommt der Orthopäd den akuten Gelenkrheumatismus kaum zu sehen. Er hat zu dessen Behandlung auch keine anderen Mittel, als sie die allgemeine ärztliche Therapie bietet. Subakute und chronische Rheumatismen kommen öfter in unsere Hände. Sie werden uns zugeführt, wenn Störungen der Beweglichkeit sich aus dem Gesamtsymptomenbild herausheben und die Herrschaft gewinnen. In solchen Fällen kommen wir auf zweierlei Krankheitszustände, die außerordentlich ähnliche Symptome erzeugen, die aber doch wegen der ganz verschiedenen Therapie scharf unterschieden werden müssen. Das eine Mal handelt es sich um die auslaufende rheumatische Entzündung selbst, das andere Mal um Folgezustände der rheumatischen Erkrankung bei ausgeheilter ursächlicher Erkrankung. Die Beschwerden, die der Kranke empfindet, der lokale Befund, die Funktionsstörungen können in beiden Fällen sich außerordentlich ähneln. Die Schwierigkeit, den prinzipiellen Unterschied zu finden, wird noch dadurch gesteigert, daß der zeitliche Übergang von dem einen zum anderen Krankheitszustand fließend ist. Man findet sich am leichtesten zurecht, wenn man sich den Zusammenhang in seiner Zeitfolge klarmacht.

Die rheumatische *Infektion* führt zu einer *Entzündung*. Wir finden am Ort der Erkrankung und im Allgemeinbefinden die charakteristischen Erscheinungen der infektiösen Erkrankung, die hier nicht geschildert zu werden brauchen. Die Entzündung kann abheilen unter restitutio ad integrum. Sehr häufig hinterläßt sie aber lokale Schädigungen, von denen die Gelenkversteifungen allgemein bekannt sind. Fast ganz unbeachtet aber ist, daß die *rheumatischen Erkrankungen sehr häufig zu einer Minderung der statischen*

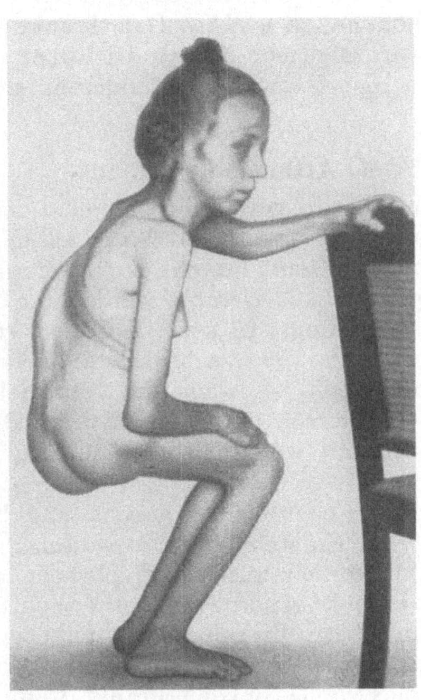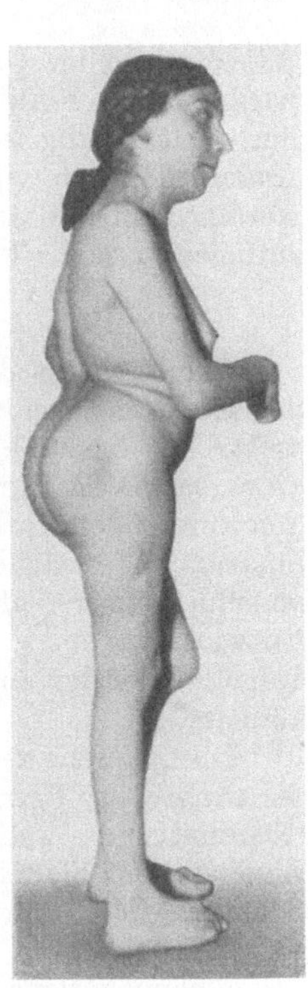

Abb. 41. a Komplizierte rheumatische Deformitäten, im Kindesalter entstanden. b Korrektionsresultat zu a. Es sind paraartikuläre Osteotomien, blutige Gelenkmobilisationen, Muskeltransplantationen ausgeführt.

Leistungsfähigkeit der befallenen Gelenke führen, und *daß sie dadurch Anlaß werden zur Entwicklung statischer Insuffizienzerkrankungen.*

Die Beschwerden, die nach einer rheumatischen Erkrankung oftmals den Kranken so lange fort und so schwer plagen, sind meistens Symptome einer Insuffizienzerkrankung und die Spätdeformierungen von Gelenken, die man so oft nach rheumatischen Entzündungen zu sehen bekommt, sind meistens auch nichts anderes als Insuffizienz- und Verbrauchserkrankungen!

Das sich klarzumachen, ist deshalb so wichtig, weil unsere therapeutischen Maßnahmen ganz verschieden ausfallen müssen, wenn es sich um die rheumatische Erkrankung selbst oder um eine der genannten Folgeerkrankungen handelt.

Zur Behandlung der eigentlichen rheumatischen Erkrankung stehen auch dem Orthopäden nur die allgemein bekannten antirheumatischen Mittel zur Verfügung. Gelenkversteifungen sind nach den für Versteifungen allgemein gültigen Grundsätzen zu behandeln. Rücksicht ist dabei aber zu nehmen auf die durch die Erkrankung gesetzte Minderung der Widerstandsfähigkeit der Gelenkenden und Gelenkflächen. *Alle brüsken Verfahren sind kontraindiziert!* Wers mit Gewalt ermachen will, nützt nie, er schadet aber sehr häufig.

Wo eine deutliche *Insuffizienzerkrankung* als Nachkrankheit nach Rheumatismus sich entwickelt hat, ist diese *mit allen zur Behandlung von Insuffizienzerkrankungen zweckdienlichen Mitteln* anzugreifen. Unsere *Stützapparate* geben hier außerordentlich häufig die Möglichkeit, geradezu Wunderkuren zu machen. Sie werden selbst von Fachorthopäden viel zu wenig verwendet.

Gicht.

Was ich im vorstehenden vom Rheumatismus gesagt habe, das gilt ceteris paribus auch von der Gicht. Obgleich die Gicht in der Gegend, in der ich tätig bin, recht häufig ist, bekomme ich *wirklich* Gichtkranke sehr selten zu Gesicht. Außerordentlich viele aber sehe ich, die als Gichtiker erklärt und behandelt worden sind, die aber an irgend etwas ganz anderem, gewöhnlich an einer Insufficientia pedis leiden.

4. Arthritis deformans.

Die Arthritis deformans wird gewöhnlich als eine dem Rheumatismus und der Gicht verwandte Krankheit angesehen. *Eine solche Verwandtschaft besteht nicht.* Mit Rheumatismus und Gicht besteht nur insofern eine Verbindung, als diese beiden Erkrankungen oftmals *Ursache* werden für die Entwicklung einer deformierenden Gelenkentzündung. In solchen Fällen können wir eine Kombination der ursächlichen und der verursachten Krankheit haben, wenn eben die ursächliche noch nicht ausgeheilt ist, wenn die verursachte aber schon in der Entwicklung steht. Wir bekommen dann komplizierte Bilder, die diagnostisch aufgelöst werden müssen, damit wir Richtlinien für die Behandlung gewinnen können.

Die *Arthritis deformans ist* nach meiner Anschauung *die Verbrauchskrankheit der Gelenke* (s. Ursachen und Entstehung orthopädischer Erkrankungen S. 13). Rheumatismus und Gicht werden auslösende Ursache dadurch, daß sie die Widerstandsfähigkeit der Gelenke schädigen. Der Verschleiß dieser geschädigten Gelenke erfolgt dann vor der Zeit. Wir erhalten so und ebenso im Gefolge anderer Schädigungen von Gelenken die Entwicklung von Arthritis deformans. Ein zusammengehöriger Komplex von Gelenken erkrankt, wenn abnorm hohe Arbeitsforderungen an einen Skelettabschnitt gestellt werden, und wenn deren Erfüllung die Widerstandsfähigkeit der Gelenke aufzehrt. Die Arbeitshände der alten Waschfrau mit den gekrümmten Fingern und den aufgetriebenen Fingergelenken und die aufgetriebenen Fuß- und Kniegelenke des alten Bauern sind typische Repräsentationen so entstehender Arthritis deformans.

Sehen wir ähnliche Bilder vorzeitig entstehen, und ohne daß wir eine lokale Schädigung nachweisen können, so finden wir die Erklärung in *Allgemeinerkrankungen*, z. B. einer Tabes dorsalis — die Arthritis tabitorum ist eine echte Arthritis deformans —, oder wir müssen zu der Annahme einer besonderen *Minderwertigkeit der Gelenke* unsere Zuflucht nehmen.

Exakte Untersuchungen über die Leistungsfähigkeit der Gelenke haben wir nicht. Eine konstitutionelle Minderwertigkeit gibt es bei ihnen aber ganz gewiß, so gut wie schließlich bei allen Organen.

Das Krankheitsbild, das als *Arthritis destruens* bezeichnet wird, scheint mir besonders auf einer konstitutionellen Minderwertigkeit der Gelenke zu beruhen.

Es sind das die Fälle, bei denen wir gewöhnlich zuerst und am schwersten an den Fingern ganz hochgradige Veränderungen entstehen sehen, Veränderungen, die an die Arthritis deformans anklingen, die aber doch wieder manches Eigenartige haben. Die Finger stellen sich gewöhnlich in den Grundgelenken in eine ulnare Abduction, die Mittelgelenke stellen sich in Beugung, die Endgelenke häufig in Überstreckung. Dabei haben wir auffällig harte Crepitation oder knöcherne Versteifung, dicke Auftreibung und starke atrophische Verdünnung der Finger. Das Röntgenbild zeigt außerordentlichen Kalkmangel der Gelenkenden. Der Erkrankung der Fingergelenke folgen gewöhnlich solche der Zehengelenke, schließlich erkranken auch große Gelenke. Die Patienten werden unbewegliche, bedauernswerte Krüppel.

Die gewöhnliche Arthritis deformans schädigt die Betroffenen nicht in so schwerer Weise. Macht sie sich als Verbrauchskrankheit im Greisenalter geltend, so wird sie als unvermeidliche Alterserscheinung hingenommen und getragen. Subjektive Beschwerden bereitet sie dann auch recht wenig.

Tritt sie aus der oder jener Ursache vorzeitig auf, dann ist die Sache anders. Sie macht Beschwerden, oftmals sehr schwere, nach Art der entzündlichen Gelenkerkrankungen, und sie macht Deformitäten, z. B. Coxa vara, Genu varum. Diese Patienten suchen dann unsere Hilfe.

Die *Prinzipien der Behandlung* ergeben sich aus unserer Erklärung der Krankheitsursache: wir haben die Inanspruchnahme des erkrankten Gelenkes zu mindern und wir haben seine Widerstandskraft zu heben. Gelingt es uns, Widerstandskraft und Inanspruchnahme wieder ins Gleichgewicht zu bringen, so können wir erwarten, daß der Prozeß zum Stillstand kommt, daß die Beschwerden verschwinden, und wir können auch hoffen, daß der lebende Organismus mit Reparationsarbeit einsetzt, und daß er damit mehr oder weniger normale Zustände wieder herstellt.

Ins praktische übersetzt ergibt sich daraus als erste Anordnung *Schonung*. Unter keinen Umständen darf man bei Arthritis deformans Bewegungskuren verordnen, auch nicht die beliebten Zander- und Pendelapparate. Auch die Massage der Gelenke *selbst* ist kontraindiziert. Sie bekommt immer schlecht. Prießnitzumschläge um das *ganze* Bein oder den *ganzen* Arm, Massage und Elektrisation ebenso des *ganzen* Gliedes wirken dagegen günstig. Extension, die man die Nacht über anlegt, wirkt regelmäßig schmerzlindernd. Als Schonmittel kommen die entlastenden portativen Apparate in Frage. Sie leisten ganz Vorzügliches. Sie werden viel zu wenig benutzt. Daß man bei Deformitäten für Herstellung richtiger Belastungsrichtung eventuell durch Osteotomie sorgen muß, ist selbstverständlich.

Über den Wert der Proteinkörpertherapie, besonders des Sanarthrit, ist schwer ein Urteil zu fällen. Man stößt auf Fälle, die anscheinend sehr günstig reagieren und man bekommt ganz glatte Versager.

Ich pflege Caseosan und Sanarthrit gemeinsam zu geben. Wir beginnen mit kleinen Dosen und steigen bis *eine* kräftige Reaktion eintritt, dann werden die Dosen wieder herabgesetzt. Im ganzen gebe ich 12 Einspritzungen, zwischen den einzelnen Pausen von 1—3 Tagen.

Alles zusammen ist die Arthritis deformans für die orthopädische Therapie ein recht lohnendes Behandlungsobjekt, weil wir gerade den Patienten, die besonders unter der Erkrankung leiden — Arthritis destruens allerdings ausgenommen — auch besonders Gutes leisten können, besseres jedenfalls als Chirurgie und innere Medizin.

5. Lähmungen.

Zu Lähmungen steht der Orthopäd anders als sonst der Arzt. In der allgemeinen Systematik der Krankheiten werden Lähmungen nur unter der Rubrik der *Symptome* aufgeführt. Wer da Lähmungen unter *ein* Kapitel zusammenbringen wollte, würde unwissenschaftlich handeln, würde Kraut und Rüben zusammenwerfen. Anders ist es in der Orthopädie.

Zum Orthopäden kommt der Kranke dann, wenn die Lähmung situationsbeherrschend geworden ist, wenn die Erkrankung, deren Symptom die Lähmung ist, zum Stillstand gekommen, wenn sie ausgeheilt ist, und wenn sie neben sonst nicht oder weniger störenden Folgeerscheinungen eine Lähmung hinterlassen hat. So bekommt der Orthopäd Lähmungen recht häufig zu Gesicht, — Lähmungen, deren Ursachen außerordentlich verschieden sind, Lähmungen verschiedenster Schwere, verschiedenster Lokalisation. Alles aber wird vereinigt durch die Gleichartigkeit der Wünsche der Kranken und alles wird vereinigt durch die Gleichartigkeit der Mittel, die dem Orthopäden zur Erfüllung dieser Wünsche zur Verfügung stehen.

Der Kranke will den gelähmten Teil wieder in seine Gewalt bekommen. Er will wieder gehen und stehen, will sich wieder aufrecht halten, will wieder fassen und greifen können.

Die Hilfsmittel, die wir Orthopäden haben zur Erfüllung dieser Wünsche, sind alle die *Mittel, mit denen wir geschwächte Muskeln kräftigen,* sind die *portativen Apparate,* mit denen wir haltlose Teile stützen, verlorene Beweglichkeit wieder herstellen, Lähmungsdeformitäten verhüten und korrigieren, sind die *Operationen,* mit denen wir gelähmten Muskeln wieder Nervenimpulse zuführen, mit denen wir die zu überinnervierten Muskeln laufenden Nervenimpulse abschwächen, die Operationen, mit denen wir gelähmte Muskeln durch ungelähmte ersetzen, mit denen wir schlotternde Gelenke versteifen, Deformitäten korrigieren.

Selbstverständlich treibt auch der Orthopäd in der Behandlung von Lähmungen *ätiologische Therapie.* Wo es möglich ist, an den Ausgangspunkt der Lähmung heranzukommen, wo es möglich ist, dort die Ursache der Lähmung zu beseitigen, da greift der Orthopäd natürlich auch dort an. Aber bei den uns Orthopäden zukommenden Fällen ist solches eben meist unmöglich oder aussichtslos. Wenn und wo es möglich ist, da arbeiten wir nach den Regeln der inneren Medizin, nach den Regeln der Chirurgie, die hier zu wiederholen unnötig und zwecklos ist.

Zählen wir die Lähmungen, die uns Orthopäden regelmäßig vor Augen kommen, in einer Art chronologischer Reihenfolge auf, so sind zu nennen: von Lähmungen, die aus der *Fetalzeit* herstammen:

die *Meningocelenlähmung* und

die *angeborene spastische Gliederstarre*, die wir Orthopäden als Littlesche Krankheit zu bezeichnen pflegen.

Von Lähmungen, die *intrapartum* entstanden sind:

die *spastische Halbseitenlähmung,*

die *Geburtslähmung der Schulter.*

Die meist aus *früher Kindheit* stammenden nach Meningitis zurückbleibenden Lähmungen unterscheiden sich kaum von der angeborenen spastischen Gliederstarre. Wir rechnen sie mit zum Littleschen Krankheitsbild. Den späteren Kinderjahren gehört

die *essentielle Kinderlähmung*, das Produkt der infektiösen Poliomyelitis anterior. Es kommen ganz gleichwertige Erkrankungen allerdings auch in späteren Lebensperioden vor.

Ähnlich ist es mit der

progressiven Muskelatrophie, die auch wenigstens in den deutlichen, schweren Fällen in frühen Kinderjahren beginnt.

In der Kindheit entstehen meist auch

die *spondylitischen Lähmungen*, die in der Mehrzahl tuberkulösen Entzündungen ihre Entwicklung verdanken.

Späteren Lebensaltern gehören wieder hauptsächlich Lähmungen an, die in einer *Syringomyelie, multiplen Sklerose, Tabes* oder einer ähnlichen Erkrankung ihre Ursache haben. Sie sieht der Orthopäd seltener. Patienten solcher Gruppen kommen, wenn sie uns aufsuchen, meist wegen Deformitäten.

Die *entzündlichen und die traumatischen peripheren Lähmungen*, die durch traumatische und entzündliche Läsionen in peripheren Nerven entstehen, entstammen meistens den mittleren Lebensjahren. Endlich sind noch zu nennen die *funktionellen Lähmungen*, also die Fälle, bei denen der Patient die Fähigkeit verloren hat, den Willensakt, der zu einer Bewegung gehört, aufzubringen.

Sprechen wir die hier aufgezählten Lähmungszustände unter dem Gesichtspunkt der praktischen Orthopädie durch, so kommen wir zu sehr ungleichmäßigen Kapiteln. Wir haben abzustufen nach der praktischen Wichtigkeit, und wir erfahren dabei, daß die praktisch wichtigsten Lähmungsformen vor allem in der Behandlung wieder Paradigmen für die selteneren Lähmungen abgeben.

a) Die Meningocelenlähmungen

sind, wenn die typische Geschwulst am Rücken vorhanden ist, leicht ihrer Ätiologie nach zu diagnostizieren.

Die Lähmung, die von einer Meningocele gemacht wird, ist eine meist unvollständige Querschnittslähmung. Sie ist eine schlaffe Lähmung, und sie ist

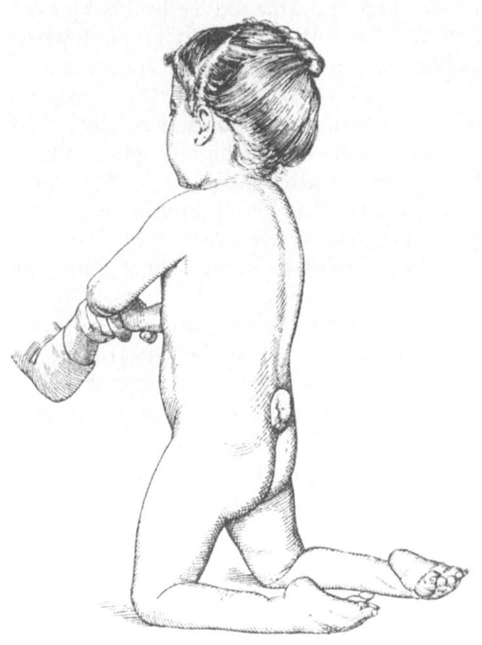

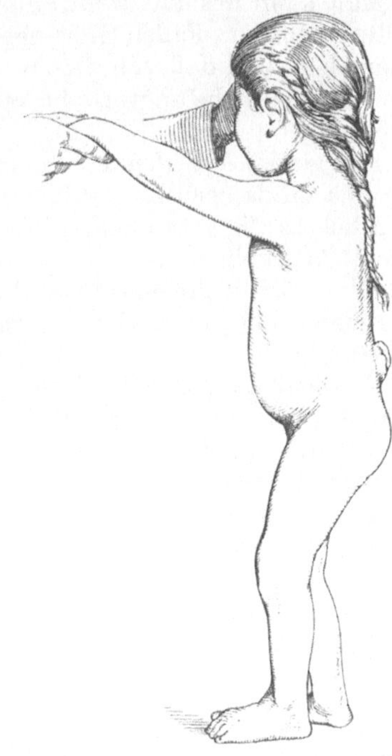

Abb. 42a. Meningocelenlähmung.   Abb. 42b. Behandlungsresultat zu Abb. 42a.

motorische und sensible Lähmung. Im übrigen decken sich die Bilder der Meningocelenlähmung fast ganz mit den Bildern der essentiellen Kinderlähmung. Es entstehen Funktionsstörungen und Deformitäten derselben Art. Und ebenso gleichen sich Ziele und Wege der Behandlung. Wir können deshalb auf die Ausführungen verweisen, die wir dort zu machen haben.

Als ein typisches Beispiel von Meningocelenlähmung gebe ich die Bilder eines Kindes vor und nach der Behandlung (Abb. 42a u. b). Hier waren die Fußstrecker gelähmt, es war ein beiderseitiger hochgradiger Spitzfuß entstanden. Es ist eine Korrektur der Deformität mit Verlängerung der Achillessehnen ausgeführt und es sind außen und innen Zipfel der Achillessehne herumgeführt und in die Fußstrecker eingesetzt. Das erreichte Ziel ist federnde Fixation des Fußes in rechtwinkliger Stellung.

Die anästhetischen Zonen waren hier wenig ausgedehnt. Störungen gingen von ihnen nicht aus. Bei anderen Fällen geschieht das in schwerer Form. Es entstehen trophische Geschwüre, die sogar zur Amputation zwingen können.

Auf das Vorstadium der Meningocelenbildung, auf die *Spina bifida occulta* ist man in der Orthopädie erst richtig aufmerksam geworden, seitdem uns das Röntgenbild die Diagnose dieser Mißbildung der Wirbelsäule mit größerer Sicherheit stellen läßt, als dies früher möglich war. Lähmungen, wie bei einer deutlichen Meningocele, sind unseres Wissens bei Spina bifida occulta nicht beobachtet. Aber es ist aufgefallen, daß man bei *Fußdeformitäten* sehr häufig Spaltöffnungen in den untersten Teilen der Dornfortsatzreihe nachweisen kann, besonders bei Klumpfüßen und bei klumpfußähnlichen Deformitäten. Diese Fußdeformitäten haben oftmals eine gewisse eigene Note; sie fallen irgendwie aus dem gewohnten Rahmen heraus. Die Klumpfüße besonders durch ihre große Neigung zur Rezidivierung.

Man kann deshalb wohl annehmen, daß mit der Bildung der Spina bifida occulta in solchen Fällen Störungen in der Bildung der unteren Teile des Markes einhergehen, und daß von diesen Störungen aus die Fußdeformität erzeugt wird, ohne daß deutliche motorische oder sensible Nervenschädigungen nachweisbar werden.

Ein gewisses Bedenken bleibt freilich bestehen, wenn man beachtet, daß die Spina bifida occulta, seitdem wir sie in vivo nachweisen können, ganz außerordentlich häufig gefunden wird, und daß man sie für alles mögliche — für Bettnässen, für Skoliose usw. — verantwortlich macht. In der Mehrzahl der Fälle handelt es sich wohl um ein rein zufälliges Zusammentreffen der fraglichen Erkrankungen mit einer leichten, ganz unschuldigen Entwicklungsstörung an der Wirbelsäule.

Es gibt Fälle von Spina bifida occulta, bei denen nach einer ganz beschwerdefreien Jugend hochgradige Kreuzschmerzen auftreten. Die Beschwerdebilder erinnern stark an das, was man bei Insufficientia vertebrae zu sehen gewohnt ist. Sie unterscheiden sich aber durch die enge Lokalisation der Kopfschmerzhaftigkeit und durch das Fehlen von Bewegungsstörungen der Wirbelsäule. Ich habe solche Fälle wiederholt operiert. Ich habe den Spalt aufgesucht und erweitert. Das Resultat war prompte Beseitigung der Schmerzen. Unklar ist mir, wodurch sich die gute Wirkung der einfachen Operationen erklärt.

Andere therapeutische Schlußfolgerungen habe ich aus der Diagnose Spina bifida occulta noch nicht gezogen.

Die *Geburtslähmung der Schulter*

besprechen wir unter den orthopädischen Erkrankungen der Schulter.

Die angeborene spastische Gliederstarre, die intra partum und die in früher Kindheit entstehenden spastischen Lähmungen fassen wir trotz der verschiedenen Ätiologie zusammen zu dem Gesamtbild der

b) spastischen Kinderlähmung (LITTLEsche Krankheit).

Unter dem Gesichtswinkel der *praktischen* Orthopädie können wir das, weil das Bild, das diese Fälle zeigen, trotz der Wesensverschiedenheit ihrer letzten pathologischen Grundlage, immer wieder dieselben Farben und Linien zeigt, und weil unser praktisches Handeln in allen Fällen dieselben Richtlinien verfolgt.

Ich will versuchen in das Verständnis der spastischen Kinderlähmung einzuführen, indem ich einen *einfachen Fall von angeborener Gliederstarre* zum Ausgangspunkt nehme.

Ein Siebenmonatskind wird mit aller Mühe aufgepäppelt. Das Kind kommt gegen das Ende des zweiten Jahres so weit, daß es aufsitzt. Man versucht, es auf die Füße zu bringen. Das will nicht gelingen. Man tröstet sich in der Familie damit, daß das Kind noch zu schwach sei. Auch der Hausarzt gibt diese Erklärung. Schließlich fällt aber doch auf, daß das Kind bei Steh- und Gehversuchen immer wieder eine eigentümliche Haltung der Beine einnimmt, besonders wenn das Kind — gewöhnlich im 3. Lebensjahre — nun doch anfängt, selbständig zu gehen. Bei diesen Versuchen, bei denen sich das Kind an der Wand und an den Möbeln hingreift, *tritt es nur mit den Fußspitzen auf.*

Diese Beobachtung führt den Patienten gewöhnlich allerdings erst auf einigen Umwegen ins Sprechzimmer des Orthopäden.

Das Bild, das wir zu sehen bekommen, ist außerordentlich charakteristisch (Abb. 43). Die Diagnose ergibt sich auf einen Blick.

Wir sehen ein in der Gesamtentwicklung zurückhängendes Kind. Lassen wir es uns ausgekleidet auf den Boden stellen, so fällt eine abnorme Stellung der unteren Extremitäten in die Augen.

Die Hüftgelenke sind leicht flektiert, innenrotiert und adduciert. Die Knie sind leicht gebeugt, die Füße stehen in Spitz- und Klumpfußstellung, zuweilen auch in einer Plattfußstellung. Betrachtet man die ganze Figur, so sieht man den Rumpf leicht vorwärts geneigt.

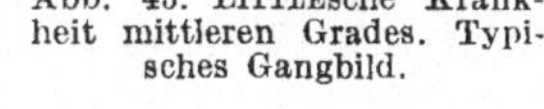

Abb. 43. LITTLEsche Krankheit mittleren Grades. Typisches Gangbild.

Die Oberschenkel sind aneinandergepreßt, die Unterschenkel bilden einen nach unten offenen Winkel und das Kind steht mit den einwärts gedrehten Füßen auf der Fußspitze.

Läßt man das Kind einige Schritte machen, so fällt auf, daß der ganze Körper in Arbeit kommt. Es werden die Beine nicht bei ruhig gehaltenem Oberkörper vorwärts gesetzt, sondern unter lebhaften Hilfsbewegungen des Oberkörpers werden nur ganz kleine Schritte ausgeführt. Die Oberschenkel wetzen aneinander. Der Bewegungsausschlag ist aber so gering, daß nur eben abwechslungsweise ein Knie vor das andere geschoben wird. In der Hauptsache wird der Schritt durch die Drehbewegung des ganzen Körpers erreicht. Die Drehbewegung bringt die übereinandergestellten Füße abwechselnd vorwärts. Der Gang ist stockerig und stoßend. Längere Strecken gehen die Patienten in Absätzen. Sie nehmen einen hastigen Anlauf, sind in Kürze ausgepumpt und müssen innehalten, um wieder Kraft zu einem neuen Stück zu gewinnen.

Legen wir uns den Patienten auf den Untersuchungstisch, so sehen wir, daß von der auffälligen Deformhaltung nicht viel übrig bleibt. Er legt sich lang ausgestreckt hin. Die Knickung zwischen Rumpf und Oberschenkeln verschwindet vollständig. Die Oberschenkel liegen nebeneinander ohne Zusammenpressung. Eine Innenrotation der Oberschenkel ist kaum mehr zu bemerken. Die Knie strecken sich aus, wie bei einem ruhenden gesunden Menschen, nur die Füße behalten einen großen Rest ihrer Spitz-Klumpfußstellung.

Fassen wir die Beine jetzt an, so fällt auf, daß der Tonus der Muskulatur verändert ist. Die Muskeln greifen sich härter als normal an, besonders die Adductoren, die Kniebeuger und die Wadenmuskeln. Dabei sind die Weichteile des ganzen Körpers oftmals schlaff und welk.

Machen wir passive Bewegungen, so können wir, wenn wir langsam und ruhig arbeiten, die Abduction der Hüftgelenke ziemlich weit ausführen, dann spannen sich die kulissenartig herausspringenden Adductoren straff, sie setzen einen Widerstand, den wir auch noch auf eine Strecke überwinden können. Wir erreichen aber nicht die normale Bewegungsgrenze. Machen wir dieselben passiven Bewegungen mit einem raschen Ruck, so ist der Ausschlag, den wir erreichen, wesentlich geringer.

Machen wir am Knie das analoge, so erhalten wir ebenso eine Bewegungsbeschränkung auf Seite der Streckung. Auch bei weicher Führung können wir die Knie nicht in volle Streckung bringen. Es fällt mindestens die normale Überstreckung aus. Bei rascher ruckweiser Führung erhalten wir wesentlich vorher ein scharfes Anspannen der Beugesehnen und ein von der Spannung der Beugemuskeln ausgehendes Hindernis.

Am Fuß ist es schließlich auch dasselbe. Hier gibt die sich spannende Achillessehne die Bewegungsgrenze.

Sehnen- und *Muskelreflexe* finden wir *gesteigert*, je stärker der Tonus ausgebildet, um so mehr.

Die knöchernen Gelenkteile sind normal. In schweren und älteren Fällen finden sich Einengungen der Kapsel auf der Seite des Bewegungsdefektes. Eine bei schweren Fällen zu beobachtende Veränderung am Knie ist das Hochstehen der Patella.

Geht ein solches Kind seinen Lebensweg, ohne daß der Arzt eingreift, so hebt sich allmählich seine Bewegungsfähigkeit. Das Kind lernt frei laufen. Die einen benutzen dabei einen oder auch zwei Stöcke. Andere verzichten auf die Stöcke und nutzen lieber die Hilfe, die freie Armbewegung beim Gehen geben kann, aus. Kommt die Zeit, so gehen sie in irgendeinen Sitzberuf und sie leisten dort Normales. Ja, es gibt unter solchen Patienten Leute, die in geistiger Arbeit sehr Gutes leisten.

Das also ist der Typ der spastischen Kinderlähmung, wie sie der Orthopäd am häufigsten zu sehen bekommt. Abweichungen gibt es in verschiedenen Formen. Zunächst gibt es *leichtere* Fälle.

Die Erscheinungen, die wir beschrieben haben, können soweit abklingen, daß nur bei raschem Laufen eine Einwärtsdrehung der Füße und eine Spitzfußstellung eintritt. Diese Fälle entgehen in der Diagnose auch dem Geübten recht leicht, weil im gewöhnlichen Gang nur eine gewisse Unbeholfenheit zum Vorschein kommt.

Viel häufiger und wichtiger sind die Fälle, bei denen die *Schwere der Erscheinungen über dem geschilderten Durchschnitt* steht.

Es sind dann nicht nur die Spasmen an den unteren Extremitäten schwerer, sondern sie befallen auch höher gelegene Körperabschnitte. Die Spasmen steigen auf in die Rumpfmuskulatur, sie gehen in die oberen Extremitäten, ja sie breiten sich auch über Kopf und Hals aus, so daß also schließlich die ganze willkürliche Muskulatur in Krampf steht.

Diese Patienten sind in Rumpf und Extremitäten zusammengezogen. Die Oberarme sind an den Thorax gepreßt, die Ellenbogen gebeugt, die Vorderarme proniert, die Hände zur Faust geschlossen, gebeugt und ulnar abduciert. Der ganze Körper ist bocksteif, wie aus einem Stück Holz.

Bei diesen ganz schweren Fällen sehen wir meist eine Komplikation mit *Athetosis*. Während die Beine gewöhnlich ziemlich ruhig gehalten werden, sind Arme und Gesicht in ständiger Bewegung. Unkoordiniert, unter mächtiger Krampfspannung werden diese Bewegungen ausgeführt. Sie steigern sich, wenn man den Patienten angreift, wenn man ihn auffordert, eine Bewegung auszuführen, ja schon, wenn man an ihn überhaupt herantritt. Das Gesicht verzerrt sich in Grimassen. Stößt der Kranke dazu noch unartikulierte Laute aus, fließt ihm der Speichel aus dem Mund, so hat man eines der Bilder tiefsten menschlichen Elendes vor sich.

Die geistigen Fähigkeiten solcher schwerster LITTLE-Kranker sind gewöhnlich hochgradig geschädigt. Meist sind die Kranken volle Idioten. Es gibt aber auch solche darunter, deren Geistesleben besser ist, als man nach dem allgemeinen Eindruck annehmen möchte. Sie sind vielleicht noch bedauernswerter.

Abweichungen von dem Bild, das wir bisher gezeichnet haben, erhalten wir, wenn die Spasmen sich *nicht gleichmäßig* verteilen. Während bei den bisher geschilderten Fällen beide Körperhälften gleichmäßig befallen waren, während die Spasmen in ihrer Schwere von Fuß zu Kopf einen Abstieg zeigten, sehen wir bei anderen Spasmen genau der geschilderten Art, aber ungleich verteilt

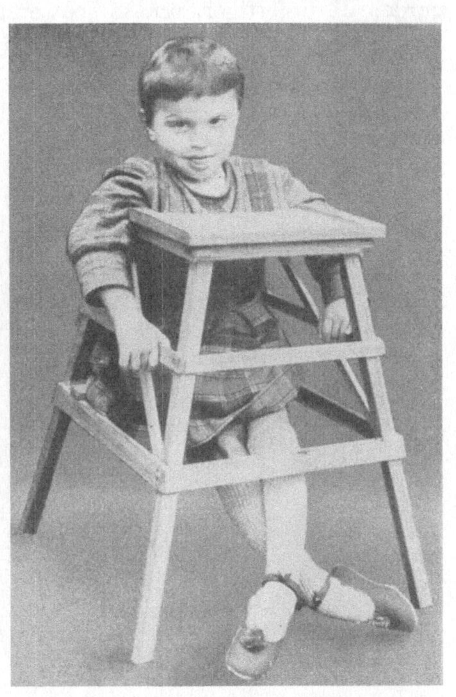

Abb. 44. LITTLEsche Lähmung mit Intelligenzdefekt.

auf die beiden Körperhälften und unregelmäßig lokalisiert in den Körperhöhen.

Kleine Unterschiede in der Schwere der Spasmen auf beiden Körperhälften sehen wir auch bei den Fällen, denen unsere bisherige Schilderung gilt, ziemlich oft. Eine unterscheidbare Gruppe wird durch diese Unterschiede aber erst geschaffen, wenn sie groß werden, oder wenn eine Körperhälfte ganz frei bliebt.

Die Fälle, die wir als

c) spastische Halbseitenparese

zu bezeichnen pflegen, geben auf der Seite der Spasmen das geschilderte Krankheitsbild, während die andere Körperhälfte normalen Befund zeigt.

Eine kleine Eigenart hängt diesen Fällen meist noch insofern an, als das gewöhnliche Verhältnis zwischen dem Grad des Befallenseins von oberer und unterer Extremität oftmals nicht besteht. Bei den spastischen Halbseitenparesen ist die obere Extremität häufig eben so schwer befallen als die untere, ja nicht selten sogar schwerer.

Diese Fälle führen über zu denen, wo nur *eine* Extremität befallen ist.

Ebenso kann wieder eine Extremität *frei* sein, während der ganze übrige Körper unter schweren Spasmen steht.

Die Verschiedenheiten, die wir hier geschildert haben, haben ihre Ursache in den Verschiedenheiten der Ätiologie und den Verschiedenheiten der pathologisch-anatomischen Grundlagen dieser spastischen Lähmungen.

Die einfachen, unkomplizierten Fälle der wirklichen angeborenen Gliederstarre sind das Ergebnis eines *vorzeitigen Abschlusses des intrauterinen Lebens.* Hier ist das Zentralnervensystem noch nicht fertig gewesen, als das Kind geboren wurde. Je unfertiger, um so schwerer das Krankheitsbild, zu dem dann auch

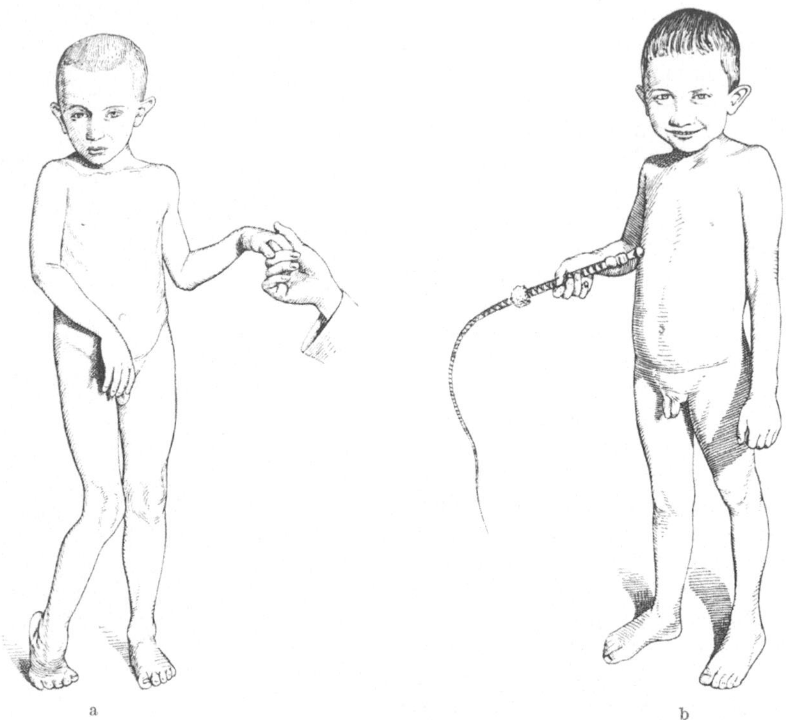

Abb. 45. a Spastische Halbseitenlähmung. b Behandlungsresultat zu a. Es sind die Hüftadductoren und die Kniebeuger durchschnitten, die Achillessehne verlängert, der Peroneus longus luxiert. Am Arm ist der Pronator teres durchschnitten. Die Flexoren des Handgelenkes sind in die entsprechenden Extensoren verpflanzt.

noch das Bild einer allgemeinen Schwäche des Körpers hinzutritt. Die Grenze, die durch die Schwäche für die Lebensfähigkeit des Kindes gesetzt wird, ist auch für die Entwicklung der Krampflähmung eine Grenze.

Bei den Lähmungen aus anderer Ätiologie finden wir solche Regeln und Grenzen nicht.

Schließt sich die Erkrankung an eine *schwere Asphyxie in der Geburt* an, so sind Zerstörungen im Gehirn durch multiple kleine Blutungen ihre Ursache, und hier können nun, wenn die Zerstörungen schwer genug sind, ganz exzessiv hochgradige Lähmungsformen auftreten. Die ganz schweren Fälle mit Affektion der ganzen Rumpf- und Extremitätenmuskulatur und mit Athetose gehören im allgemeinen hierher.

Lokalisierte Geburtstraumen (Löffeldruck), die eine lokalisierte Hirnblutung gemacht haben, erzeugen die spastische Halbseitenlähmung.

Hirnerkrankungen in früher Kindheit, die mit Krämpfen einhergehen, werden auch wieder Ursache besonders schwerer Erkrankungen, die sich häufig unregelmäßig ausbreiten. Bei diesen Fällen bleiben epileptische Krämpfe, die sich bei anderen Formen auch gern als Komplikation einstellen, meistens bis in späte Jahre bestehen, während sie in anderen Fällen gewöhnlich mit der Zeit seltener und schwächer werden und ganz verschwinden.

Die *praktische Bedeutung*

unserer Fälle ergibt sich, was den einzelnen Kranken anbetrifft, aus dem, was wir gesagt haben. Nur die sehr leichten Formen bleiben ohne wesentlichen Einfluß auf den Lebensgang des Patienten. Leichtere Formen lassen die Erfüllung gewisser Berufe noch zu, geben auch sonst noch die Möglichkeit der Funktionen des täglichen Lebens. Sehr bald aber kommt die Grenze, an der der Patient die Möglichkeit verliert, sein Leben ohne fremde Hilfe zu leben. Die schweren Fälle belasten ihre Familie und hinter dieser die Allgemeinheit des Volkes als absolute Pfleglinge. Dazu kommt, daß die Zahl dieser Kranken recht bedeutend ist und daß die Krankheit als solche die Lebensdauer der Kranken nicht wesentlich beschränkt.

Behandlung.

Der Wunsch, für diese Kranken Hilfe zu erhalten und Hilfe zu leisten, ist deshalb lebhaft und alt. Leider ist die Leistungsfähigkeit unserer *Therapie* hier ziemlich beschränkt. Die Besserungen, welche die Natur selbst bringt, und die bei den leichteren Fällen mit den Jahren recht erfreulich sind, dürfen wir nicht auf unser Konto schreiben. Was wir erreichen können, drückt sich am besten in der Gehfähigkeit des Kranken aus. *Einem Kranken, der die Fähigkeit besitzt, frei zu gehen, können wir durch Beseitigung der Deformhaltungen eine Besserung der Bewegungsfähigkeit verschaffen, einen Patienten, der frei sitzen kann, können wir dazu bringen, daß er ungeführt geht.* Dem am ganzen Körper Steifen, dem Idioten, dem schweren Athetotiker können wir die oder jene Erleichterung schaffen, er bleibt aber hilfs- und pflegebedürftig. Frühzeitige Unterbringung in einer geeigneten Pflegeanstalt ist das Beste, was wir ihm, seiner Familie und der Allgemeinheit leisten können.

Von den Mitteln, die für die Behandlung in Frage kommen, hat sich gewöhnlich eines schon als unbrauchbar erwiesen, wenn der Patient uns zugeführt wird: der *portative Apparat*. Mit oder ohne Mitwirkung des Hausarztes haben die Eltern des Kindes einen Bandagisten zu Rate gezogen, und der hat irgendeine Schiene hergestellt, die vielleicht dem Kind in Ruhelage ganz gut angezogen werden konnte, mit der aber die sich zusammenkrampfenden Muskeln sofort in Konflikt kamen, wenn der Patient auf die Beine gestellt wurde.

Man unterlasse es, durch andere Schienenkonstruktionen anderes erreichen zu wollen.

Der einzige Weg, vorwärts zu kommen, wird durch das Messer eröffnet. LORENZ hat ihn zielbewußt eingeschlagen, indem er durch subcutane *Teno- und Myotomien* die sich krampfenden Muskeln verlängerte. Seine Methode wurde rasch das allgemein geübte Normalverfahren. Modifikationen haben sich nur an unwesentlichen Stellen ergeben. Eine davon ist die Ausführung der Operation in offener Wunde, die auch ich übe. Eine andere ist die Ersetzung der einfachen Durchschneidung durch die plastische Verlängerung. Auch diese übe ich an den Kniekehlenmuskeln und an den Achillessehnen. Außerdem führe ich bei ausgesprochener Adductionsstellung des Fußes die Luxation und Kürzung des Peroneus longus aus, wie ich sie bei der Operation des paralytischen Klumpfußes beschreiben werde.

Greift man nach den von LORENZ gegebenen Richtlinien an, so hat man,
je nachdem wie schwer der Fall ist, an den Füßen, an den Kniekehlen und an den
Adductoren zu operieren. Man kann das ganz gut in einer Sitzung tun. Ich führe
aber, wenigstens in schweren Fällen, nur die Adductorendurchschneidung und
die Verlängerung der Kniekehlensehnen in der ersten Sitzung aus und lasse die
größere Operation am Fuß (Achilloplastik und Peroneusluxation) in einer zweiten
Sitzung folgen. Ich fürchte bei diesen empfindlichen und zu Krämpfen neigenden
Kindern einen zu großen Operationsshock. Nach der Operation wird ein großer
Gipsverband angelegt, der die Hüften in starker Abduction, die Knie in voller
Streckung fixiert. Nach etwa 14 Tagen lasse ich die Fußoperation folgen.

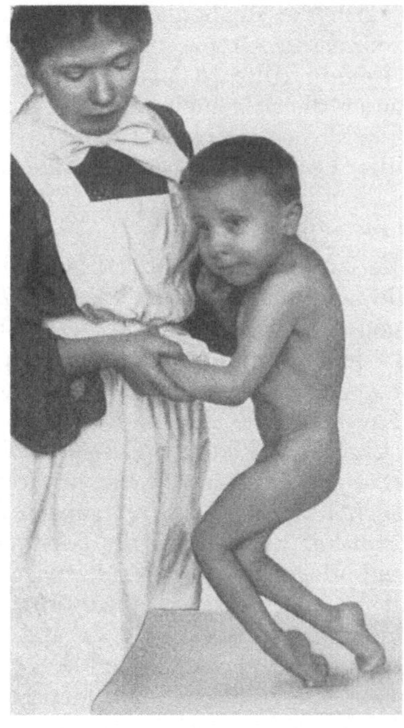 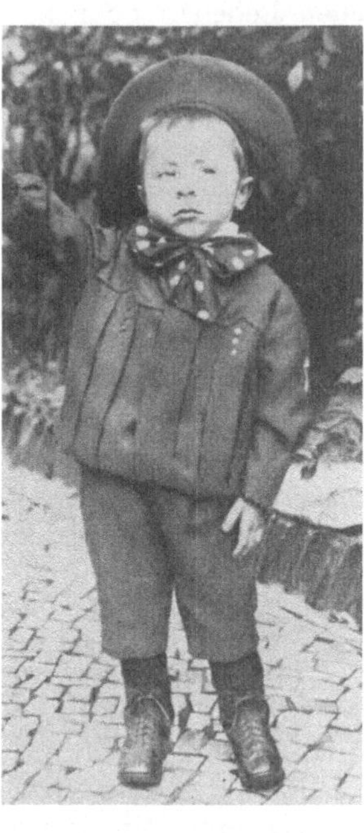

a   b

Abb. 46. a LITTLEsche Krankheit. Hochgradige Gehstörung. Intellegenz nicht vermindert. b Durch Myo-
und Tenotomien freie Gehfähigkeit hergestellt.

Bei der Operation am Fuß ist es nun sehr wichtig, daß man den richtigen
Grad der Korrektur einstellt. Man neigt dazu, eine Überkorrektur herzustellen,
und man erlebt dann, daß die Krampfcontractur umspringt: an die Stelle der
Beugecontractur tritt eine *Streckcontractur*. Aus der Spitzklumpfußstellung wird
ein Hakenfuß: die Ferse stellt sich steil abwärts, sie tritt mit der Hinterfläche
auf, die Sohlenfläche hebt sich vom Boden, die Zehen, besonders die Großzehe,
stellen sich in scharfe Beugung. Mit einem solchen Fuß kann der Patient erst
recht nicht gehen!

Man hüte sich deshalb am Fuß vor der Überkorrektur. Man nähe bei der
Achilloplastik die Sehnenzipfel gut aneinander, und man fixiere den Fuß solange,
bis die Sehnennarbe wirklich fest geworden ist.

Das Umspringen der Contractur kann man auch an Knie und Hüfte erleben.
Man soll deshalb auch da Maß halten mit der Einstellung der Korrektur.

Mit der Ausführung der Operation und mit der Wundheilung in richtiger Stellung ist die Kur aber nicht beendet. Ja, das dicke Ende kommt jetzt erst. Den ängstlichen, ungeschickten Kranken muß nun beigebracht werden, ihre in brauchbare Stellung gebrachten Beine auch zu benutzen. Das ist eine Aufgabe, die nicht nur Verständnis, sondern eine geradezu unendliche Geduld und Ausdauer erfordert. Hier liegt die Erklärung dafür, daß in der Behandlung solcher Krampflähmungen nur befriedigende Erfolge erreicht werden, wenn die Kranken lange Zeit in Anstaltsbehandlung genommen werden, und dafür, daß da auch wieder die eine Anstalt Besseres und die andere weniger Gutes leistet.

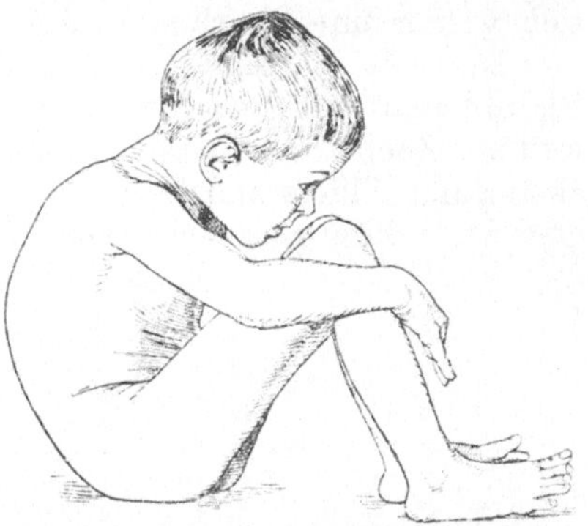

Abb. 47a. LITTLEsche Krankheit. Schwere Lähmung, leichter Intelligenzdefekt.

Die *Einübung des operierten Patienten* muß so geschehen, daß man mit den einfachsten und geringsten Anforderungen beginnt. Man darf nur das von ihm verlangen, was er eben noch leisten kann, und man darf zur höheren Aufgabe nur gehen, wenn die vorhergehende niedrigere sicher beherrscht wird. Man muß die Bewegungsangst des Kranken bekämpfen. Er darf bei seinen Gehversuchen nicht erschrecken, nicht fallen. Er darf auch psychisch nicht rauh angefaßt werden. Man muß seine Bewegungsfreude heben.

Bei der Durchführung dieses allgemeinen Regimes verfahre ich im großen ganzen folgendermaßen: Noch im Spreitzgipsverband wird das Kind zunächst hin und her gehoben, auch gedreht. Dann wird es unter den Armen gehalten und auf die Füße gestellt. Weiterhin wird der Beckenteil des Gipsverbandes und die Verspreitzung zwischen den beiden Beinen abgenommen, und nun beginnen mit dem unter den Armen gehaltenen Kind die ersten Gehübungen, bei denen es die im Gipsverband steckenden Beine als Ganzes bewegt. Die Gipsverbände werden dann durch Schienenhülsenapparate ersetzt, an denen Knie- und Fußscharniere nur leichte Wackelbeweglichkeit haben. Jetzt bekommt das Kind den Laufstuhl, den Abb. 44 zeigt. An diesem Stuhl kann es sich sicher stützen, und er bietet ihm auch Sitzgelegenheit. Nach dem Laufstuhl kommt Gehbänk-

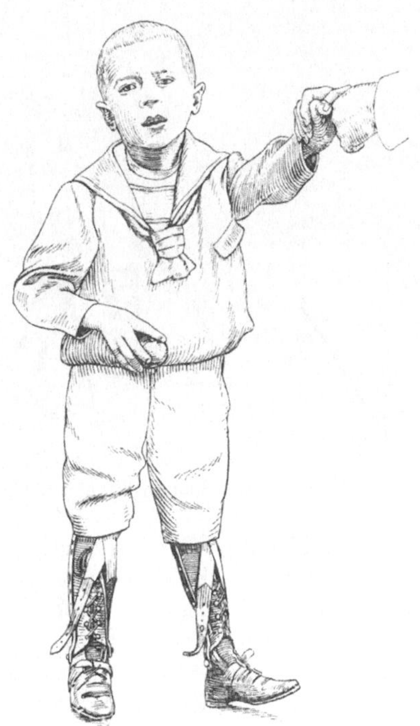

Abb. 47b. Durch Myo- und Tenotomien und Stützapparate Gehfähigkeit hergestellt. Die Apparate konnten später abgelegt werden.

chen und Stock. Schließlich freier Gang. Den Schienen wird allmählich volle Gelenkbeweglichkeit gegeben. Allmählich werden sie entzogen.

Sowie der Gipsverband durch die abnehmbaren Schienen ersetzt wird, beginnt auch die *Massagebehandlung*.

Die Massage hat hier nicht nur den Zweck, die Muskulatur zu kräftigen, sondern noch mehr den Zweck, die Reflexerregbarkeit herabzusetzen. Sie soll den Patienten dazu bringen, daß er nicht auf jede überraschende Berührung, auf jeden kleinen Stoß mit einem Reflexshock antwortet. Man muß deshalb mit der Massageeinwirkung sehr vorsichtig beginnen, man muß aber das Streben haben, zu energischen Manipulationen zu kommen, ohne daß dabei der Patient sich wieder unwillkürlich zusammenkrampft.

In jeder Massagesitzung sind *Bewegungsübungen* auszuführen. Auch hier beginnt man mit dem Einfachsten und geht ganz allmählich Schritt für Schritt weiter. Zuerst nur passive Bewegungen, dann geführte aktive, endlich freie aktive und Widerstandsbewegungen. Zuerst nur die allereinfachsten Bewegungen, erst wenn diese ganz sicher sind, etwas Neues, Schwierigeres dazu, und so fort.

Bei allen diesen Übungen muß der Patient lernen, die Herrschaft über seine Glieder zu erlangen. Er muß lernen, die Bewegung auszuführen, die er ausführen soll und will, genau in dem Takt, in der Schnelligkeit und dem Ausmaß, das vorgeschrieben ist, und er muß lernen, jede Mitbewegung zu unterlassen. Das fällt sehr schwer!

Ein gutes Hilfsmittel ist hier das Kommandieren. Schon die passiven Bewegungen mache man unter lautem Kommando: ,,Eins — zwei, auf — ab, rechts — links.'' Dann lasse man den Patienten mitkommandieren. Er übernimmt das Kommando allein und schließlich muß er sich das Kommando still geben.

Als schwierigste Übung lasse ich zuletzt meine Patienten über die ,,Hindernisbahn''

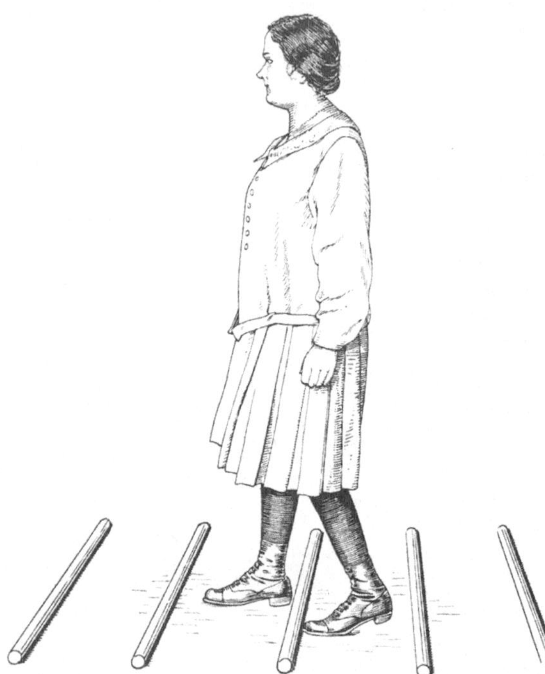

Abb. 48. Gehübungen in der ,,Hindernisbahn''.

gehen (Abb. 48). Hindernisbahn bezeichnen wir im Turnsaal eine Strecke, auf welche eine Anzahl Turnstäbe in Schrittentfernung gelegt sind. Der Patient muß über die Stöcke hinweggehen. Die leiseste Berührung verschiebt den Stock.

Es erfordern diese Fälle eine unendliche Arbeit, auch wenn gutes Pflegepersonal und verständnisvolle Eltern uns unterstützen. Hat man nicht zu hohe Erwartungen gehegt oder erregt, dann wird dieser Arbeit aber schließlich doch ihr Lohn. Was erreicht werden kann, habe ich oben gesagt.

Von zwei Seiten ist versucht worden, die im Vorstehenden geschilderte Behandlung wesentlich zu ändern, beide Male durch Verlegung des Ortes des operativen Eingriffes.

Der erste Vorschlag kam von FÖRSTER, der zweite von STOFFEL.

FÖRSTER kam als Neurologe aus der Lehre von den Reflexbogen zu der Überzeugung, daß man durch Resektion der hinteren Wurzeln von Rückenmarksnerven die Muskelspasmen müsse beseitigen können. Die Operation wurde zuerst von TIETZE, dann von FÖRSTER selbst und von vielen anderen ausgeführt.

Die Fälle, welche Förster auf dem Orthopädenkongreß zeigte, erweckten große Hoffnungen. Diese Hoffnungen sind aber doch nicht völlig erfüllt worden. Man hat erfahren, daß auch nach der Försterschen Operation die jahrelange Übungsbehandlung notwendig ist, die wir oben beschrieben haben, man hat erfahren, daß die allerschwersten Fälle mit hochgradiger Beteiligung der oberen Teile des Körpers auch mit dieser Operation nicht wesentlich gebessert werden, und man hat bestätigt gefunden, daß die Förstersche Operation einen sehr schweren Eingriff bedeutet. Daraus hat sich eine große Einschränkung des Anwendungsgebietes dieser Operation ergeben. Sehr schweres Befallensein der Beine bei einem verhältnismäßig gutem Zustand der oberen Körperabschnitte gilt den meisten Operateuren noch als Anwendungsgebiet der Methode. Man reseziert meistens die hintere Wurzel des 2., des 3., des 5. Lumbal- und des 1. Sakralnerven. Bei der Ausführung der Operation sind so viele Einzelheiten zu beobachten, daß wir uns hier begnügen wollen, auf die von Förster gegebene Vorschrift und auf die sehr gute Darstellung in der *Orthopädischen Operationslehre* von Vulpius und Stoffel hinzuweisen.

Der zweite Vorschlag, den Ort des chirurgischen Eingriffes zu verlegen, stammt von Stoffel. Er ist entsprungen aus Studien, die Stoffel über den Aufbau der peripheren Nerven gemacht hat.

Stoffel hatte gefunden, daß die peripheren Nerven, wenn man sie zentralwärts in ihre Sammelkabel verfolgt, in diesen Kabeln weit hin als unterscheidbare Stränge verlaufen. Er schloß daraus, daß man durch Teilresektion an den Nervensträngen eine Schwächung der Innervation bestimmter Muskelgebiete müsse erreichen können. Er führte entsprechende Operationen bei spastischen Lähmungen aus, und es ergab sich, daß die erstrebte Lösung der Spasmen zu erreichen war. Es ergaben sich sehr elegante Operationen mit ganz momentanen Erfolgen.

Leider haben aber auch hier die erweckten Hoffnungen sich nicht voll erfüllt. Es gibt *Rezidive*, vielleicht nicht immer, aber doch sehr häufig.

Diese Rezidive dürfen nicht überraschen. Bei einer solchen Teilresektion bleibt immer eine Brücke. Diese Brücke benutzt der Nerv, um den zerrissenen Zusammenhang wieder herzustellen. Wir wissen das von den Nervenverletzungen her; wir rechnen da mit einer solchen Überbrückung als mit einem sehr sicheren Faktor. Wir benutzen das Auswachsen des Nerven über solche Brücken bei Nerventransplantationen. Wir dürfen nicht erwarten, daß dieses Auswachsen nun gerade da ausbleibt, wo wir es einmal nicht haben wollen.

So ist auch die Stoffelsche Operation, die mit großer Freude begrüßt wurde, von den meisten Operateuren wieder verlassen worden. Ich führe sie noch in einer Modifikation aus bei Spasmen, die so schwer sind, daß das befallene Glied störend wirkt und keine Aussicht besteht, eine Funktionsfähigkeit desselben zu erreichen. Ich durchsteche dann den Nerv in verschiedenen Richtungen mit einem dünnen Thermokauter. So wird an die Stelle der spastischen eine schlaffe Lähmung gesetzt, ohne daß eine vollständige sensible Lähmung mit entsteht. Die Resultate sind gegen Rezidiv widerstandsfähiger als die durch Operation nach Stoffels Anweisung erzielten.

Eine neuerdings angegebene auch am Nerven angreifende Operation dürfte sich dauernd erhalten. Es ist die intrapelvine Resektion des Nervus obturatorius von Selig. Die Wirkung der Operation beschränkt sich auf die Beseitigung der Adductions- und Innenrotationsspasmen an der Hüfte. Die Operation ist sehr einfach, rasch und deutlich in ihrer Wirkung, und Rezidive sind nicht zu befürchten, da eine mehrere Zentimeter lange Resektion ausgeführt wird.

Silfverskiöld hat neuestens gezeigt, daß bei exzessiven spastischen Monoplegien die *Amputation* des nicht nur unbrauchbaren, sondern schwer störenden Gliedes dem Patienten große Erleichterung verschaffen kann. So radikal das Mittel, so zweckmäßig ist seine Anwendung im geeigneten Fall.

d) Essentielle, spinale, schlaffe Kinderlähmung.

Wenn wir Orthopäden von Kinderlähmung schlechtweg reden, so meinen wir die Lähmung, die sonst als essentielle, spinale oder auch als schlaffe Kinderlähmung bezeichnet wird: die Lähmung, welche nach der *Poliomyelitis anterior* zurückbleibt. Diese Lähmungen sind unter den Lähmungen, die der Orthopäd zu sehen bekommt, die zahlreichsten. Sie stellen uns sehr interessante und vielfach auch recht lohnende Behandlungsaufgaben. Mit diesen Lähmungen sich zu beschäftigen, ist auch deshalb eine angenehmere Aufgabe als die Behandlung der spastischen Kinderlähmungen, weil das geistige Leben der Patienten von der Erkrankung wenigstens direkt niemals geschädigt wird, und weil man deshalb so düsteren Bildern menschlichen Elendes, die uns dort oftmals entgegentreten, nicht begegnet.

Die Poliomyelitis anterior ist eine akute Infektionskrankheit, die sporadisch immer vorkommt, deren Vorkommen sich aber auch gelegentlich bis zur ausgesprochenen Epidemie häuft. Größere solche Epidemien sind in neuerer Zeit gewesen bei uns im Rheinland, in Schweden, in Nordamerika. Um den Beginn des Krieges scheint nach meinen Beobachtungen auch eine Häufung der Fälle in Mitteldeutschland gewesen zu sein, und ich habe den Eindruck, daß hier auch verhältnismäßig viele ältere Personen befallen worden sind. Auch neuestens (1926) haben wir wieder eine Häufung der Fälle in den Monaten des Spätsommers und des Frühherbstes gehabt. Diese Monate scheinen besonders bevorzugt zu sein.

Im allgemeinen ist die Poliomyelitis anterior eine Erkrankung des Kindesalters und junger Jahre, sie kommt aber auch bei Erwachsenen vor, ja sie verschont auch späte Lebensjahre nicht ganz.

Die akute Erkrankung bekommt der Orthopäd nicht oft zu sehen. Der Bericht, der uns darüber später gegeben wird, besagt, daß das Kind plötzlich unter Fieber erkrankt sei. Der Arzt, wenn er überhaupt gleich zugezogen wurde, war nicht imstande, eine sichere Diagnose zu machen. Erst als das Fieber vorbei war, wurde bemerkt, daß eine Lähmung bestand. Das Kind konnte die Beine nicht mehr bewegen, vielleicht auch die Arme nicht. In besonders schweren Fällen bestand auch eine Lähmung der Rumpfmuskulatur. Die Lähmung besserte sich dann, es blieb aber ein Rest zurück, und dieses Restes wegen wird nun Hilfe beim Orthopäden gesucht.

Das ist so die *typische Anamnese.*

Abweichungen gibt es allerlei. Es gibt Fälle, bei denen die akute Erkrankung nicht so plötzlich einsetzte und nicht so kurz ablief. Fälle, bei denen schwere Nervenschmerzen den Blick des Arztes sogleich auf das Nervensystem lenkten, und wo sogleich die Diagnose gestellt wurde, Fälle, bei denen zuerst meningitische Erscheinungen das Bild beherrschten, usw.

Die *Behandlung der frischen Fälle* wird im allgemeinen rein symptomatisch geführt. Man gibt die bei fieberhaften Erkrankungen üblichen Verordnungen und sucht die nach der Abfieberung zurückgebliebene Lähmung durch Massage und Elektrisationen zu bekämpfen.

Ich bin seit einigen Jahren dazu übergegangen, *Lumbalpunktionen* auszuführen. Man findet den Druck hoch gesteigert, bis zu 40 cm. Der Liquor strömt flott aus, und die Patienten fühlen sich nach der Punktion sichtlich erleichtert. Die Punktionen folgen sich zunächst täglich, später werden größere Zwischenräume eingeschaltet.

Über den Erfolg dieser Behandlung für den Rückgang der Lähmung ist ein absolut sicheres Urteil nicht auszusprechen, da sie in einer Zeit ausgeführt wird, in der auch spontan ein Rückgang der Lähmung stattfindet. Ich habe aber trotz scharfer Kritik die Überzeugung gewonnen, daß die Restitution unter der Punktionsbehandlung ein wesentlich rascheres Tempo einschlägt. Die Eltern meiner so behandelten Patienten und das Pflegepersonal sind von der günstigen Wirkung absolut überzeugt. Schließlich würde ein günstiger Einfluß ja auch ganz begreiflich sein, denn die Punktion ergibt eine Entlastung der entzündeten Partien.

Ob der Diathermiebehandlung, die neuerdings auch empfohlen wird, günstige Resultate zugesprochen werden können, kann ich nicht entscheiden. Da man kaum Schaden damit anrichten kann, verwende ich sie ebenfalls.

Es ist selbstverständlich, daß man nach Abklingen des Fiebers die gelähmten Körperpartien massiert, daß man elektrisiert, daß man Hydrotherapie treibt. Wenn sich Neigung zu Contracturbildung zeigt, so arbeitet man dieser Neigung durch passive Bewegungen, durch Lagerung des Gliedes, durch einfache Schienen und ähnliches entgegen. Die Hauptwirkung, die man damit erreicht, ist die Erweckung der Überzeugung bei Patient und Patienteneltern, daß alles getan wird, was getan werden kann.

Schließlich bleibt ein Rest der Lähmung, der mit aller darauf gerichteten Mühe sich nicht mehr weiter mindern läßt.

Als Regel gilt, daß, was nach einem Jahr noch von der Lähmung übrig ist, als dauernd betrachtet werden kann.

Die Reste, die man so erhält, sind ganz außerordentlich verschieden. Es können die verschiedensten Muskeln und Muskelgebiete betroffen sein. Es kann jede Verstreuung der Lähmung über den Körper vorkommen. Es wechseln alle Grade der Lähmung. Und doch sieht man wieder gewisse Lähmungsbilder besonders häufig.

Wohl am häufigsten ist die *Peroneuslähmung*, und da wieder ist die Lähmung häufiger links als rechts. Sehr häufig ist auch die Lähmung eines oder beider Tibialismuskeln. Seltener ist die Lähmung der Wadenmuskeln. Die kurzen Muskeln in der Fußsohle haben wieder eine große Widerstandsfähigkeit. Sie zeigen oftmals noch Reste von Beweglichkeit, auch wenn die langen Fußmuskeln alle gelähmt sind.

Am Knie wird besonders häufig der *Quadriceps* betroffen, während die Beugemuskulatur sich oft gut erhalten zeigt, besonders der *Biceps*. Ein Muskel am Knie, der sich auch häufig gut erhalten findet, und der oftmals für die Behandlung sehr wertvoll wird, ist der *Sartorius*.

An der Hüfte fallen häufiger die Glutäen aus als Tensor und Beuger und Adductoren.

Lähmungen der *Stammuskeln* sind selten. Man sieht aber gelegentlich doch schwere Ausfälle in der Bauch- oder in der Rückenmuskulatur.

An der *oberen Extremität* ist mir eine besondere Vorliebe für einzelne Muskelgebiete nicht aufgefallen. Von der Schulter bis zur Hand lokalisiert sich die Lähmung bald so, bald so.

Im ganzen sind die Lähmungen an der oberen Extremität seltener als an der unteren. Wenn die obere Extremität aber betroffen wird, dann sind die Schädigungen fast immer recht schwer. Selten ist nur die obere Extremität *allein* betroffen; meist in Kombination mit den unteren. An den unteren finden sich die Lähmungen häufig nur auf diese beschränkt.

Kurz nach Eintritt der Lähmung haben wir das unkomplizierte Bild der schlaffen Lähmung. Das gelähmte Glied ist in normalen Grenzen passiv zu bewegen. Diese Bewegungsfähigkeit ändert sich aber bald. Es bildet sich *Überbeweglichkeit* und es bilden sich *Contracturen*.

Die Überbeweglichkeit, die sich z. B. besonders gern an der Hüfte entwickelt, kann so groß werden, daß das gelähmte Glied wie ein nasser Lappen am Körper herum schlappt.

Die Contracturen, die sich durch Schrumpfung ungelähmter Muskeln einleiten und an denen sich dann auch Fascien- und Kapselschrumpfungen beteiligen, erzeugen Deformstellungen: bei einer Lähmung der Glutäen eine Beugecontractur der Hüfte, bei einer Quadricepslähmung eine Beugecontractur des Knies, bei einer Peroneuslähmung eine Spitzklumpfußcontractur, bei einer Tibialislähmung eine Plattfußcontractur. Findet eine Belastung des deformstehenden gelähmten Gliedes statt, so wirkt die noch im Sinne einer Vermehrung der Deformität.

Bei diesen Lähmungsdeformitäten bleibt die Form der *Knochen* lange erhalten; das gibt einen wichtigen Unterschied gegen die Belastungsdeformitäten, die häufig ganz ähnlich aussehen. Wirkt die Belastung mit der Lähmung zusammen, dann verändert *sie* hauptsächlich die Knochengestalt. Wir bekommen dann richtige Belastungsdeformitäten, für die die Lähmung nur das auslösende Moment war, und die in den Bahnen sich entwickeln, die die Lähmungsdeformitäten vorzeichneten. Das zu beachten, ist recht wichtig für die Theorie der Deformitätenbildung, besonders für die Frage der Skoliosenbildung.

Die *praktische Bedeutung*

der Kinderlähmung ist sehr groß. Unter den Krüppeln ist die Zahl derer, die ihr Krüppeltum der Kinderlähmung verdanken, außerordentlich hoch. Das sagt, daß die Kinderlähmung eine recht häufige Erkrankung ist, und daß der, den eine Kinderlähmung trifft, auch sehr oft schweren, dauernden Schaden davon trägt.

Bei weitem in den meisten Fällen findet diese Schädigung in Form der *Schädigung der Gehfähigkeit* statt, und das Streben und der Wunsch der Patienten konzentriert sich darauf, selbständige freie Fortbewegungsmöglichkeit zu gewinnen. Mit überraschendem Erfindungsreichtum sucht der Patient hier Selbsthilfe. Das Kindchen, welches die Beine nicht mehr tragen, rutscht auf dem Gesäß durchs Zimmer. Es lernt Reste der Beinmuskulatur ausnutzen, indem es die Beine ineinander schlingt und gegenseitig stützt. Es faßt die Füße mit den Händen und setzt sie vorwärts. Es greift zu Krücken und Stock, der ältere Patient konstruiert sich Schienen und andere Hilfsmittel. Nur ganz schwer Gelähmte finden sich mit dem Fahrstuhl ab.

Durch die Bank nehmen diese Patienten den Kampf mit dem Schicksal später im Berufsleben mit großer Energie auf, und es ist erstaunlich, wie viele ihn mit gutem Erfolg durchführen. Ihnen dabei durch unsere Kunst zu helfen, ist immer eine besonders schöne, vom Dank der Patienten gelohnte Aufgabe.

Kommen die Patienten zu uns, so macht die *Diagnose* eigentlich niemals Schwierigkeiten. Schon die *Anamnese* gibt sie. Zuweilen allerdings machen uns besonders ältere Patienten über die Entstehung der Lähmung auch direkt falsche Angaben. Sie sagen, daß das Leiden angeboren sei, weil ihnen die Erinnerung an die gesunden Tage der frühen Kindheit entschwunden ist.

In solchem Fall gibt der *Befund* die Diagnose. Das gelähmte Glied ist *atrophisch*, je nachdem wie umfangreich die Lähmung ist. Es zeigt auch eine *Wachstumsverkürzung*. Hand und Fuß sind an schwer gelähmten Gliedern in späteren Jahren meist leicht cyanotisch. Die *Haut fühlt sich kühl an*, die *Muskulatur schlaff*. Die *Knochen sind verdünnt*. Reflexe fehlen. Elektrisch sind die

Muskeln vermindert erregbar, unerregbar, zeigen Entartungsreaktion. Legen wir die Muskeln mit dem Messer frei, so finden wir nicht die normale dunkelrote Farbe, sondern ein blasses Rosa; teilweise gelähmte Muskeln zeigen eine Fiederung. Die Sehnen der gelähmten Muskeln sind dünn, leicht dehnbar und zerreißlich.

Behandlung.

Wirklich gelähmte Muskeln können wir mit keinem Mittel wieder zum Leben bringen. Aber wir können *schlafende wecken, geschwächte kräftigen* mit Massage, Übungen, Elektrisation und hydrotherapeutischen Anwendungen. Können wir dabei gewöhnlich auch nicht normale Leistungsfähigkeit erreichen, so erzielen wir doch oft sehr wertvolle Funktionsverbesserungen, und es spielen deshalb die genannten therapeutischen Maßnahmen in der Behandlung jedes Falles eine große Rolle. Immer und immer wieder müssen sie auch in späteren Jahren herangezogen werden.

Eine sehr große Rolle spielen *portative orthopädische Apparate*. Als Stützapparate können sie haltlosen Gliedern Standfestigkeit verleihen, mit geeigneten Vorrichtungen versehen können sie als Muskelprothesen dienen, als Reduktionsapparate dienen sie zur Korrektur von Deformitäten. Der Ausbau der orthopädischen Technik hat hier viel Wertvolles geschaffen.

Dem Vorteil, den der Apparat bietet, haften aber auch hier die Nachteile an, die alle portativen orthopädischen Apparate haben, und es ist daher ein altes Streben der Orthopädie, auch in der Behandlung der Kinderlähmung die orthopädischen Apparate so viel als möglich entbehrlich zu machen. Eine Reihe von *Operationen* leistet uns in diesem Bestreben große Dienste. Als älteste ist die *subcutane Tenotomie* zu nennen, die zur Korrektur von Lähmungsdeformitäten sogleich herangezogen wurde, als sie erfunden war. Es folgte dann die *Arthrodese*, die es erlaubt, ein haltloses Gelenk zu versteifen. Ihr Anwendungsgebiet liegt dort, wo ein versteiftes Gelenk eine mindere Schädigung der Funktion bedeutet als ein haltloses, und wo durch die Versteifung der orthopädische Apparat, der dasselbe leistet, überflüssig wird.

Einen großen Aufschwung nahm die operative Behandlung der Kinderlähmung durch die Einführung der *Sehnen- und Muskeltransplantationen*. NICOLADIONI, dem wir die ersten derartigen Operationen verdanken, hat sich dadurch ein so großes Verdienst erworben, daß wir seinen Namen auch hier nennen müssen.

Bei den Muskel- und Sehnentransplantationen *ersetzen wir einen funktionswichtigeren gelähmten Muskel durch einen funktionsunwichtigeren ungelähmten.*

Dieser Satz ist die Formel, mit der wir in jedem Fall die Anwendungsmöglichkeit der Operation feststellen können und müssen, und diese Formel gibt uns auch zugleich die maßgebenden Linien für die Ausführung der Operation.

In Frage kommt die Operation, wo ein *funktionswichtigerer gelähmter* Muskel und ein *ungelähmter, funktionsunwichtigerer vorhanden sind. Die Versetzung des funktionsunwichtigen Muskels muß möglich sein, der versetzte Muskel muß an der neuen Stelle die erstrebte Leistung ausüben können.*

Das höchste, was wir erreichen können, ist eine *Verminderung des durch die Lähmung gesetzten Funktionsdefektes durch zweckmäßige Verteilung des Funktionsrestes.*

Wir erhalten also nie *volle* Heilung.

Die transplantierten Muskeln können, wenn sie vorher in Inaktivitätsatrophie standen, diese überwinden und sich zu ihrer Normalstärke kräftigen. Mehr aber nicht. Ein von Natur schwacher Muskel wird nicht zu einem starken dadurch, daß man von ihm die Leistung eines starken fordert. Man kann auch keinen Muskel dazu erziehen, daß er zweierlei verschiedene Arbeit leistet. Man kann also aus einem Beugemuskel wohl einen Streckmuskel machen, man kann aber nicht einen Muskel so teilen, daß der eine Teil Beugemuskel bleibt und der andere Streckmuskel wird. Durch Verteilung eines Muskels auf Beuge- und Streckseite erhält man eine Fixation des zugehörigen Gelenkes. Das bedeutet gegebenenfalls auch einen Gewinn.

Deformitäten, die durch Lähmung eines Muskels erzeugt worden sind, verschwinden nicht dadurch, daß man auf diesen gelähmten Muskel einen lebenskräftigen aufpflanzt. *Die Korrektur der Deformität muß stets außerdem und vordem erfolgen.*

Man vermeide alle Künsteleien. *In der Einfachheit des Operationsplanes liegt auch hier eine der Hauptsicherungen des Erfolges.*

Bei der *Ausführung der Operation* lege man sich zuerst die Situation klar. Große lange Schnitte müssen die als Kraftnehmer und Kraftspender in Frage kommenden Muskeln zu Gesicht bringen. Auch nach der sorgfältigsten Voruntersuchung erleben wir dabei Überraschungen. Jetzt erst wird der definitive Operationsplan festgestellt. Der zur Transplantation gewählte Muskel wird an seinem peripheren Ende abgetrennt und so weit herauf mobilisiert, daß er von seinem Ursprung bis zu seinem neuen Ansatzpunkt ohne winklige Abknickung gezogen werden kann. Ob man das freie Ende in den gelähmten Muskel oder dessen Sehne einpflanzt, oder ob man ihn direkt am Knochen mit einem neu gebildeten Ansatzpunkt anheftet, das ergibt sich aus der Situation und bedeutet keinen Wesensunterschied. Bei Überpflanzung auf Muskel und Sehne ziehe ich das freie Ende durch Schlitze, die ich einsteche, und bilde so eine feste Verflechtung. Als Nahtmaterial benutze ich feine Silberdrähte. Sie liegen ruhiger als jedes andere Nahtmaterial.

Verpflanzung des zentralen Endes eines Muskels erweist sich gelegentlich auch einmal von Vorteil, man verlegt aber dann nur den Ursprungspunkt des Muskels am Skelett.

Sorge ist stets zu tragen, daß der transplantierte Muskel auch Gleitfähigkeit behält. Vor allem darf die Nahtstelle nicht verwachsen. Die Hauptsache ist hier aseptische Heilung, und daß die Nahtstelle nicht auf Wundflächen, vor allem nicht auf solchen des Knochens aufliegt.

Die Anspannung des transplantierten Muskels darf nicht zu groß sein. Daß man sich, wenn die Sehne nicht bis zum gewählten Ansatzpunkt hinreicht, durch Einsetzung von künstlichen — seidenen — Sehnen helfen kann, sei erwähnt.

Gute Blutstillung! — deshalb Operation *ohne* Schlauch. Vollständiger Wundschluß durch Naht. Gipsverband. Den ersten Verband lasse ich drei Wochen liegen. Dann wird einmal revidiert. Nach der dritten Woche kann bei Operationen an der unteren Extremität der Patient im Verband aufstehen. Nach 6 Wochen wird der Gipsverband durch einen portativen Apparat ersetzt, der getragen wird, bis die Transplantation belastungsfähig ist. *Die Sehnen brauchen eine gute Zeit, bis sie genügend fest geworden sind.* Sie weichen zuerst direkt auf. Sowie der Gipsverband durch den Apparat ersetzt ist, natürlich fleißige Massage, vorsichtige Gymnastik, Elektrisation usw.

Die *Erfolge*, die mit der Muskel- und Sehnentransplantation erreicht werden, sind, wenn man sich klar war, was erreicht werden kann, wenn man seinen Operationsplan richtig aufgestellt und ausgeführt hat, recht befriedigende. Sie machen die anderen Mittel, die wir zur Behandlung unserer Lähmungen haben, nicht entbehrlich, aber mit ihnen zusammen geben sie doch die Möglichkeit, Erfolge zu erzielen, die man früher nicht erreichen konnte.

Bilder, welche durch Kinderlähmung entstandene Deformitäten zeigen, und Behandlungsresultate geben wir bei Besprechung der lokalisierten orthopädischen Erkrankungen.

e) Progressive Muskelatrophie.

Die *Gangstörung* ist ein frühzeitig auftretendes Symptom der progressiven Muskelatrophie, und sie ist für lange Zeit das *beherrschende* Symptom. Sie führt den Patienten zum Orthopäden.

Das Bild, das wir sehen, ist nicht zu verkennen. Die *Schwerfälligkeit der Bewegungen* und die *Pseudohypertrophie der Wadenmuskulatur* geben die *Diagnose*. Meist zeigen die Füße eine Spitzklumpfußcontractur.

Es stellt sich die Frage, soll man bei diesen Fällen überhaupt etwas tun, oder soll man von vornherein die Hand davon lassen. Die Kranken sind ihrem Geschick verfallen. Nachdem sie zuerst die Gehfähigkeit verloren haben, werden ihnen auch die Arme matt, der Rumpf sinkt unter Bildung kyphoskoliotischer Verbiegungen zusammen. Schließlich erlöst sie eine interkurrente Krankheit. Wir haben kein Mittel, diesem Gang der Ereignisse Einhalt zu gebieten. Und doch soll man die Hände nicht ganz in den Schoß legen. Durch Muskelpflege (Massage usw.), die man in solchem Fall möglichst von der Mutter ausführen läßt, kann man die Schnelligkeit des Verlaufes doch verzögern. Und dann kann man in der ersten Zeit der Erkrankung oftmals die *Gehfähigkeit* wieder herstellen, bessern und für eine Weile noch erhalten. Die Korrektur des Klumpfußes nach Art der allgemeinen Behandlung des Lähmungsklumpfußes bietet diese Möglichkeit.

Sagt man dem Patienten, daß nur ein vorübergehender Erfolg erzielt werden kann und soll, so ist er uns auch für diesen dankbar.

Von der typischen progressiven Muskelatrophie, die mit Pseudohypertrophie einhergeht, scheiden sich Fälle, bei denen auch eine fortschreitende Atrophie in der Beinmuskulatur beginnt, die aber erst in späteren Lebensjahren einsetzt und bei der man keine Pseudohypertrophie zu sehen bekommt. Diese Fälle verlaufen viel langsamer. Sie bilden einen Spitzhohlfuß, und es macht sich dann besonders die *Quadricepsatrophie* störend geltend. Die Erkrankungen treten meistens familiär auf. Ich will auf sie hinweisen, ohne mich hier auf ihre wissenschaftliche Erklärung einzulassen, weil diese Fälle recht dankbare Behandlungsobjekte sind. Man kann die Gehfähigkeit dieser Patienten durch Korrektur der Fußdeformität, durch Stützschienen, durch Muskelpflege bedeutend heben und nach meinen Erfahrungen mindestens auf Jahrzehnte erhalten.

f) Hirn- und Rückenmarkslähmungen

aus anderen als den schon besprochenen Ursachen werden zu orthopädischen Erkrankungen, wenn die Lähmung durch Behandlung des Herdes nicht zu beseitigen ist.

Wir behandeln sie nach den allgemeinen Grundsätzen, die wir bei der Behandlung spastischer und schlaffer Lähmungen befolgen, so wie wir diese in den Kapiteln Spastische und Essentielle Kinderlähmung dargelegt haben.

Ein paar Worte wollen wir der *Tabes dorsalis* widmen.

Die Gangstörung ist bei vielen Fällen von Tabes für lange Zeit das beherrschende Symptom. Mit einer Übungsbehandlung kann man diese Gangstörung oftmals verringern. GOLDSCHEIDER und vor allem FÖRSTER haben dafür ausgezeichnete Vorschriften gegeben. Geduld auf Seite des Patienten und auf Seite des Arztes ist auch hier wieder einmal die unbedingte Voraussetzung für jeden Erfolg.

Vor ein paar Jahrzehnten versuchte man einmal der Tabes *selber* mit orthopädischen Hilfsmitteln beizukommen. Es wurden die Patienten in besonders konstruierten *Suspensionsstühlen* (Sprimon) unter Wirbelentlastung gesetzt, und man gab ihnen *Stützkorsette*. Besonders FRIEDRICH HESSING übte diese Behandlung, und seine Resultate wurden auch von seiten bekannter innerer Kliniker gerühmt. Ich habe solche Fälle noch in der HOFFASCHEN Klinik gesehen und mitbehandelt. Heute unterliegt es mir keinem Zweifel, daß die Kranken, bei denen Erfolge erzielt wurden, nicht an Tabes litten, sondern daß es sich um Fälle von *Insufficientia vertebrae* handelte, die mit ihren nervösen Erscheinungen tabesartige Bilder machten. Da man die Insufficientia vertebrae nicht kannte, auch sonst die Diagnostik der Tabes noch nicht völlig ausgebaut war, wurden diese Fälle als Tabes angesehen.

Bei einer echten Tabes erreicht man mit Suspensionsstuhl und Korsett nur dann einen Erfolg, wenn infolge der Tabes die Wirbelsäule erkrankt ist, und nur soweit als von deren Erkrankung Störungen ausgehen.

Die von v. BAYER angegebene Bandage für Tabiker hat bisher nicht die Verwendung gefunden, welche sie verdient. Es liegt das daran, daß der Gedanke befremdend wirkt und daß die Anpassung der Bandage viel Verständnis und Übung erfordert. v. BAYER sucht das verlorengegangene Muskelgefühl, dessen Verlust die Ataxie hervorruft, dadurch zu ersetzen, daß er Züge anbringt, die sich beim Gehen spannen. Der Patient fühlt ihren Druck gegen die Haut und verwendet dieses Gefühl zur Regulierung des Ganges.

g) Periphere Lähmungen.

Lähmungen, bei denen die Lähmungsursache im peripheren Nervensystem liegt, kommen zustande durch *Druck*, durch *Entzündungen* und durch *Traumen*.

Druck, gegen den Nerven außerordentlich empfindlich sind, kann durch vielerlei Ursachen ausgelöst werden: schnürende Narben, Geschwülste, Callusmassen, Fremdkörper und ähnliches.

Von *Entzündungen* bleiben besonders nach infektiöser Polyneuritis dauernde Lähmungen zurück.

Die häufigste Ursache peripherer Lähmungen sind aber *Traumen*. Das galt schon vor dem Krieg. Der Krieg aber brachte eine ganz ungeheure Steigerung der Häufigkeit der traumatischen Lähmungen. Wir haben dabei erfahren, daß ein Nerv bis zur Lähmung geschädigt werden kann, ohne daß am Nerven selbst Veränderungen zu sehen sind: Lähmung durch am Nerv vorbeigegangene Geschosse. Den Nerv selbst treffende Einwirkungen können durch Quetschung ihn schädigen, sie können Teile aus ihm herausreißen, sie können ihn scharf zerschneiden, sie können Kontinuitätsdefekte erzeugen.

Die aus den verschiedenen Ursachen entstehenden Lähmungsbilder hängen ab von der Individualität des betroffenen Nerven und von der Größe des Leitungsverlustes. Unterschiede in der Art der Entstehung und des Verlaufes ergeben sich aus der Art der schädigenden Ursache. Bei einem Trauma haben wir plötzlichen Eintritt der Lähmung im Moment der Gewalteinwirkung. Wir beobachten dann Neigung zur Heilung. Bei entzündlichen Schädigungen folgt der Eintritt der Lähmung je nach der Intensität der Entzündung rascher oder langsamer dem Eintritt der Entzündung. Auch hier beobachten wir Neigung zur Heilung nach Abheilung der Entzündung. Drucklähmungen entwickeln sich rascher oder langsamer je nach dem Anwachsen des schädigenden Druckes. Sie zeigen sehr wenig Neigung zur Spontanheilung. Es ist ganz auffällig, wie empfindlich Nerven gegen Druck sind, und wie wenig sie die Fähigkeit besitzen, demselben auszuweichen und sich anzupassen. Häufige Komplikationen peripherer Lähmungen sind sensible Störungen, die als sensible Lähmungen oder als Neuralgien auftreten. Bei sensiblen Lähmungen entwickeln sich trophische Störungen, die in den schwersten Fällen bis zur Entwicklung von trophischen Geschwüren anwachsen.

Im übrigen geben periphere Lähmungen Bilder, die sich von den Bildern der zentralen schlaffen Lähmungen nicht unterscheiden, vorausgesetzt, daß dieselben nervösen Elemente getroffen sind.

Die Prognose peripherer Lähmungen ist insofern günstiger als die der zentralen, als bei den peripheren der Ort der Schädigung leichter zugänglich ist und daher eine ätiologische Therapie öfter getrieben werden kann.

Diesen Unterschied nutzen wir in der Behandlung dadurch aus, daß wir prinzipiell am Sitz der Schädigung, also am Nerven selbst angreifen, und daß man zu anderen Maßnahmen erst dann greift, wenn wir oder soweit wir hier an unüberwindliche Schwierigkeiten kommen. Die Behandlung der peripheren Lähmungen ist in erster Linie *Nervenchirurgie*.

Feststellung und Freilegung der Schädigungsstelle ist der erste Akt jeder Operation. Schon dieser einfache Eingriff zeitigt häufig ein gutes Resultat, selbst dann, wenn wir am Nerven keine sichtbaren Veränderungen finden und selbst gelegentlich bei neurotischen Lähmungen. Führt die Freilegung zur Durchtrennung einer Schnürung, die sich durch Kaliberverdünnung kenntlich macht, so führt sie selbst bei sehr lange bestehender Lähmung zu rascher Wiederherstellung der Leistungsfähigkeit. Finden wir druckauslösende Gebilde, so sind diese zu beseitigen, oder der Nerv ist, wenn die Beseitigung unmöglich ist, aus dem Druckgebiet zu verlagern. Finden wir den Nerv direkt verletzt, so ist je nach dem Befund zu verfahren. Die wichtigsten Befunde sind Narbenknoten *im* Nerv, *am* Nerv und Kontinuitätstrennung.

Bei Narbenknoten *im* Nerv versucht man den Knoten zu entwirren, wenn noch genügend leitungsfähige Fasern zu erkennen sind. Ist das nicht der Fall, so wird die Narbe reseziert und eine Nervennaht ausgeführt.

Findet sich ein *am* Nerv sitzender Narbenknoten, so hat sich mir die Excision des Knotens mit nachfolgendem Schluß der Nervenwunde durch Naht des Perineuriums gut bewährt.

War der Nerv voll durchtrennt, so finden wir an beiden Stümpfen je ein Neurom, am zentralen ein dickeres, am peripheren ein dünneres. Diese beiden Neurome müssen abgetragen werden im gesunden Gewebe. Die erhaltenen Querschnitte werden durch Naht miteinander vereinigt, wenn dies möglich ist. Dabei ist genau darauf zu achten, daß die Schnittflächen zusammengehöriger Nervenbündel auch aneinander kommen.

Ist die Lücke im Nerven für eine direkte Vereinigung zu groß, so kann man an geeigneter Stelle die Berührung durch Verlagerung des Nerven herstellen, oder durch Einstellung differenter Gelenkstellung die Stümpfe aneinander bringen. Ist auch dies nicht möglich, so greift man zur *Nervenplastik*.

Solcher Plastiken sind eine Anzahl angegeben. Die einfachste zur Überbrückung einer Lücke ist die Abspaltung und Umklappung eines Lappens, wie bei den entsprechenden Sehnenplastiken. Eine andere, an manchen Stellen gut anwendbare Überbrückungsoperation ist die Nerventransplantation nach Art der Sehnentransplantation. Es wird von einem funktionsfähigen, in der Nähe liegenden Nerv ein Zipfel abgespalten und dieser in den peripheren Teil des unterbrochenen eingepflanzt. Den zentralen Stumpf pflanzt man zugleich, wenn es möglich ist, höher oben in denselben Nerv ein, von dem man die Abspaltung genommen hat. Der benutzte intakte Nerv soll die Neurotisation des peripheren Stumpfes bewirken, oder er soll als Brücke für die Überleitung der Impulse vom zentralen Stumpf zum peripheren dienen.

Bei allen diesen direkt am Nerven angreifenden Operationen ist es von großer Wichtigkeit, daß man eine Verwachsung der Operationsstellen mit der Umgebung verhütet. Als Mittel dazu verwendet man am besten die *Umscheidung* der Operationsstelle mit einer sterilen Kalbsarterie. Ich ziehe die Kalbsarterie der Umscheidung mit Fett vor, weil eine Verwachsung des Nerven mit der Arterie nicht möglich ist, während eine Verbindung mit dem Fettlappen eintreten kann.

Findet eine *Verwachsung des Nerven* mit der Umgebung statt, so wird sie sehr häufig die Ursache sehr unangenehmer Störungen, von Störungen, die sich natürlich auch einstellen, wenn die Verwachsung direkt nach der primären Verletzung erfolgte. Am häufigsten entstehen schwere neuralgische Schmerzen, oftmals aber werden die Verwachsungen auch die Ursache von Bewegungsstörungen. Bei Bewegung entsteht schmerzender Zug an der Verwachsungsstelle, und der Patient vermeidet instinktiv die betreffende Bewegung. Kann er den Zug nur dadurch vermeiden, daß er irgendeine besondere Haltung einnimmt, so entstehen gelegentlich ganz eigentümliche Deformitätenbilder. Solche Deformhaltungen werden dann häufig die Ursache von Fehldiagnosen, indem sie unter Verkennung ihrer Ursache als *funktionelle* Störungen gedeutet werden oder zur Annahme von Simulation führen.

Die *Resultate,* welche durch die Operationen am Nerven selbst erreicht werden, wechseln in weiten Grenzen. Man erhält volle Erfolge in kurzer Zeit, nach Monaten, nach Jahren. Man erhält Teilresultate mit demselben Wechsel der Zeiten, und man erhält volle Versager. Im ganzen erhält man um so bessere Resultate, je einfacher die ausgeführte Operation war. Aber innerhalb dieses Rahmens sind doch die Resultate ganz außerordentlich verschieden. Bei zwei anscheinend unter ganz gleichen Verhältnissen und ganz gleichmäßig ausgeführten Operationen erhält man das eine Mal einen raschen, vollen Erfolg und das andere Mal einen vollen Versager. Warum? — Das kann bis heute niemand sagen. Offenbar gibt es am Nerven noch irgendein ungelöstes Rätsel. Alles zusammen sind die Resultate der Nervenoperationen noch weit davon entfernt, daß sie als befriedigend angesehen werden können. Trotzdem ist aber der Versuch, durch die Operation die Lähmung an der Quelle zu fassen, in jedem Falle auszuführen. Erst wenn der lokale Befund jede Aussicht auf ein Resultat verschließt, oder wenn nach genügend langer Beobachtungszeit (1 Jahr und mehr) nicht mehr auf einen Erfolg der ausgeführten Operation gerechnet werden kann, kommen die palliativen Lähmungsoperationen in Frage.

Diese *palliativen Operationen* (Arthrodese, Muskel- und Sehnentransplantation) werden nach denselben Grundsätzen ausgeführt wie bei der schlaffen Kinderlähmung.

Ebenso gilt hier, was wir dort über Muskelpflege, Verhütung von Contracturen und über die Anwendung von portativen Apparaten gesagt haben.

h) Funktionelle Lähmungen.

Von funktionellen Lähmungen sprechen wir, wenn ein Kranker bei anatomisch intaktem Nervenapparat die Herrschaft über die Bewegungsorgane verloren hat, *weil er nicht imstande ist, den zur Ausführung einer Bewegung oder zur Unterdrückung einer Bewegung nötigen Willensimpuls aufzubringen.*

Solche Lähmungen können sich zeigen als *schlaffe Lähmung* und als *Krampflähmung.* Letztere wieder in der Form der krampfhaften *Contractur* oder in der Form von *Bewegungskrämpfen.*

Bei den schlaffen Lähmungen und bei den krampfhaften Contracturen sehen wir Bilder wie bei den schlaffen und den spastischen Kinderlähmungen, nur mit dem Unterschied, daß sich bei den funktionellen Lähmungen Atrophie und fixierte Deformität nicht entwickeln.

Tritt die funktionelle Lähmung in Form von Bewegungskrämpfen auf, so können athetotische Bewegungen wie bei gewissen spastischen Kinderlähmungen entstehen, häufiger haben wir aber das Auftreten von raschen krampfhaften Zuckungen, die wieder meist sich zu einer rhythmischen Folge verbinden. Es entsteht dann bei rasch sich folgenden kleinen Ausschlägen ein Tremor, bei groben Ausschlägen entsteht das charakteristische Bild des Schüttelns.

Befallen kann eine funktionelle Lähmung alle Teile des willkürlichen Bewegungsapparates, es können beliebig große zusammenhängende Teile einbezogen werden, und es können auseinanderliegende Körperabschnitte in jeder Kombination in der Lähmung zusammenlaufen. So können also die allerverschiedenartigsten Lähmungsbilder entstehen, die Schwere der Lähmung kann zwischen den weitesten Grenzen wechseln.

Läßt man bei der Untersuchung solcher Kranker den Blick nicht nur an der Lähmung haften, so findet man sehr häufig auch *weitere Zeichen nervöser Erkrankung*: die als typisch geltenden Zeichen der Hysterie, die hier nicht besonders aufgezählt werden sollen, und sehr oft auch Zeichen von psychischer Alteration, gewöhnlich in der Form einer nach depressiver Richtung orientierten Neurasthenie (Kopfschmerz, Schlaflosigkeit, Reizbarkeit, Unfähigkeit zu geistiger Arbeit usw.). Recht viele von diesen Patienten stehen in Rentenstreit. Sie führen ihre Krankheit auf einen Unfall zurück und fordern hohe Entschädigungen. Sie haben mit ihren Ansprüchen aber keinen Erfolg, weil die begutachtenden Ärzte den ursächlichen Zusammenhang zwischen Unfall und Krankheit entweder ganz ablehnen oder wenigstens die Höhe der Ansprüche für unberechtigt erklären. Der sich daraus entspinnende Rentenkampf wirkt äußerst ungünstig auf den Zustand des Kranken. Mit jeder neuen für ihn ungünstigen Entscheidung fühlt er eine Verschlechterung und stellt deshalb höhere Ansprüche.

Wenn man solche Fälle noch weiter untersucht, und wenn man dabei in der Orthopädie geschulte Augen ordentlich aufmacht, so findet man neben den geschilderten nervösen Erscheinungen zuweilen auch Erscheinungen, die uns von Krankheiten, die nicht als funktionell-nervös gelten, her bekannt sind. Wir finden an Knochen oder Gelenken Klopf- oder Druckschmerzen, wir finden Muskelspasmen und ähnliches. Stellen wir uns vor, daß wir diese Erscheinungen ohne die Erscheinungen der funktionellen Lähmung und der neurotischen Erkrankung an einem Fall finden, so würden wir auf ihrer Grundlage zur Diagnose einer nicht funktionellen Erkrankung kommen.

Sollen wir uns jetzt zufrieden geben mit der Erklärung, daß in *diesem* Fall die Neurose, die alle möglichen Erscheinungen machen kann, nun eben auch die Erscheinungen macht, auf Grund deren wir sonst die *andere* Diagnose stellen würden? Oder haben die Symptome einer somatischen Erkrankung, die wir neben und unter den Symptomen der Neurose finden, eine größere Bedeutung?

Ich habe an mir eine eigentümliche Beobachtung gemacht. Als junger Assistent in einem Unfallkrankenhaus habe ich eine Menge „funktioneller", eine Menge „simulierter" Bewegungsstörungen gesehen, ich habe manches Gutachten entworfen, in dem die Schmerzen des Patienten als nervös, als übertrieben, als simuliert bezeichnet wurden, und ich war oft ehrlich entrüstet, wenn eine Spruchinstanz sich nicht entschließen konnte, einem von uns entlarvten Rentenjäger die Rente zu entziehen. Je mehr ich seit jener Zeit zugelernt habe, je größer meine Erfahrung geworden ist, um so seltener habe ich wieder solche Diagnosen gestellt. Für die Neurotiker, für die Simulanten, für die Rentenjäger von damals, deren ich mich teilweise noch sehr lebhaft erinnere, weiß ich heute vielfach andere

Diagnosen. Vielen hätte geholfen werden können, vielen wäre nicht Unrecht getan worden, wenn wir unseren Blick nicht hätten fangen lassen durch die neurotische Komponente der Krankheitsbilder. So wie es mir gegangen ist, so geht es — ich sehe es täglich — den Ärzten allgemein. Je weniger der Doktor versteht, um so mehr diagnostiziert er „funktionelle" Erkrankungen und Neurosen, um so mehr entlarvt er Simulanten.

Ich empfehle jedenfalls den Orthopäden, alles was mit solchem Stempel zu ihnen kommt, mit sehr kritischen Augen zu mustern, zu suchen, ob irgend etwas, das wie eine organische Erkrankung aussieht, zu finden ist, und wenns gefunden wird, *dort anzusetzen.* Es ist ganz erstaunlich, wie häufig dann ein Fall zur Besserung und zur Genesung gebracht wird, an dem vorher wer weiß was vergebens versucht worden ist.

Die Verbindung von organischen und nervösen Erkrankungen ist eben auch bei den Fällen, die Störungen im Bewegungsapparat zeigen, außerordentlich häufig so, daß *von der organischen Störung Reize auf das Zentralnervensystem und auf die Psyche ausgehen und daß gewisse Individuen auf diese Reize mit exzessivem Ausschlag reagieren.*

Daß man in solchen Fällen auch auf der Seite der Psyche anfassen kann, und daß man ganz auffällige Resultate erzielen kann dadurch, daß man z. B. durch eine *Suggestionsbehandlung* den Exzeß der nervösen Reaktion beseitigt, unterliegt keinem Zweifel. Eine radikale Behandlung bedeutet ein solches Vorgehen aber nicht, und ein so erzielter Erfolg ist kein Beweis, daß das ganze Krankheitsbild nicht eine organische Grundlage besitzt.

B. Lokalisierte orthopädische Erkrankungen.

1. Kopf.

Deformitäten des Kopfes und Bewegungsstörungen des Kauapparates gelten heute nicht mehr als zum Arbeitsgebiet der Orthopäden gehörig. Trotzdem können wir den Kopf nicht ganz übergehen.

Der Kopf gibt für die Wirbelsäule einen wichtigen Teil der zu tragenden Belastung, die Wirbelsäule ist das Bewegungsorgan für den Kopf. So ergeben sich Beziehungen zwischen Kopf und Erkrankungen der Wirbelsäule, deren Behandlung Aufgabe der Orthopädie ist. Wir benutzen den Kopf als Angriffspunkt, wenn sich uns in der Behandlung dieser Wirbelsäulenerkrankungen die Aufgabe stellt, die Wirbelsäule zu entlasten, zu fixieren, zu extendieren.

Der Kopf bietet dafür einen sehr guten Angriffspunkt, weil er eine harte feste Masse darstellt, mit nur dünnem Weichteilüberzug, und weil dieser Weichteilüberzug für Druck wenig empfindlich ist. Ungünstig ist aber wieder, daß der Kopf kugelige Gestalt hat, und daß wir die Kieferbewegung niemals auf die Dauer ausschalten können. Am besten fassen wir den Kopf, indem wir ihn von unten her mit einem mehr oder weniger vollkommen becherförmig ausgestaltetem Ring angehen, und indem wir durch Zug oder Druck den Kopf in diesem Becher festlegen.

Wollen wir dabei die Kopfbewegung nicht ganz ausschalten, so begnügen wir uns gewöhnlich mit der Freigabe der Auf- und Niederbeugung des Kopfes. Orthopädische Apparate, die diese Bewegung ermöglichen sollen, müssen eine Achse haben, die ungefähr durch die Spitze der beiden Warzenfortsätze läuft. Will man auch die übrigen Bewegungen des Kopfes freigeben, so kann dies zwar nicht vollkommen, aber doch praktisch genügend weit geschehen dadurch, daß man die Verbindung des Kopfbechers mit dem Fixpunkt, von dem aus die Druck- oder Zugwirkung stattfindet, beweglich macht.

2. Hals.

a) Pterygium colli

nennen wir mit FUNKE eine angeborene dermatogene Deformität des Halses, die charakterisiert ist durch *zwei Hautfalten, welche von den Warzenfortsätzen herunter zur Schulterhöhe ziehen.* Die Falten sehen aus, wie wenn jemand die Haut hüben und drüben unter den Ohren gefaßt und seitlich losgezogen hätte. Im ganzen erhält man den Eindruck, als ob die Halshaut zu kurz sei. Der Hals erscheint auffällig gedrungen, der Kopf steckt zwischen den Schultern.

Die *Bedeutung der Deformität* ist *rein kosmetisch,* funktionelle Störungen sind mit ihr nicht verbunden.

Therapeutisch kommt eine *Exstirpation* der *Hautfalten,* wie sie FUNKE ausgeführt hat, in Frage oder eine *Hautplastik,* die ich vorziehe. Ich führe einen Schnitt von der Gegend der Protuberantia occipitalis externa nach dem unteren Ende der Hautfalte und von dort wieder nach vorn aufwärts bis in die Gegend der Unterkiefermitte. Diesen Lappen präpariere ich weit herauf los, schiebe ihn zurück und vernähe die entstehende Wunde so, daß aus dem V ein Y wird. In der Nachbehandlung verwende ich den Halswatteverband, der bei der Behandlung des muskulären Schiefhalses ausführlich beschrieben werden wird.

Die *Resultate* sind recht günstig, vor allen Dingen wird der Hals schlanker und länger.

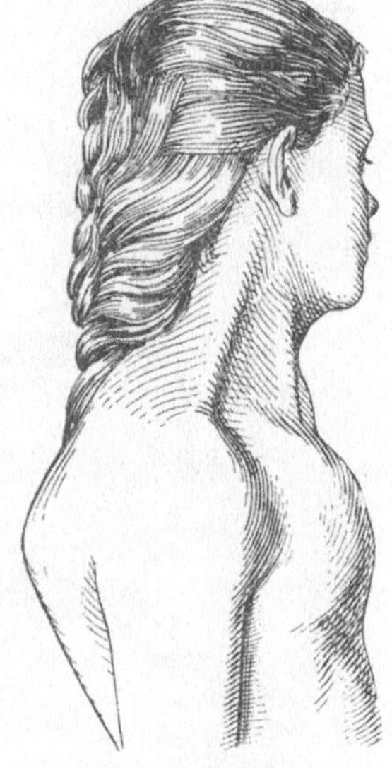

Abb. 49. Pterygium colli.

b) Froschhals.

Entwickelt sich das Bild des Pterygium colli zu hohen Graden, so bekommen wir die Deformität, welche im Volksmund Froschhals genannt wird. Von Frankreich her kommt dafür die Bezeichnung FEIL-KLIPPELsche Krankheit. Die beste Beschreibung gibt ein Bild (s. Abb. 50 a). Man hat bei diesen Fällen häufig auch Veränderungen an den Halswirbeln.

Man kann durch plastische Operation wie beim Pterygium colli das Aussehen der Patienten wesentlich verbessern, man muß nur die Operation, die dort hüben und drüben an den Seiten des Halses ausgeführt wird, ringsherum durchführen.

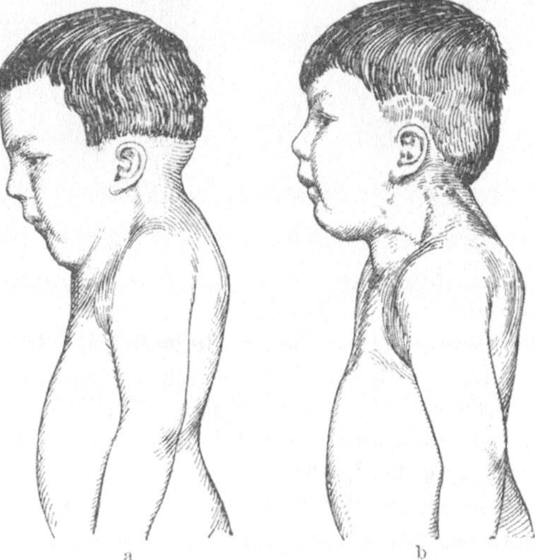

Abb. 50. a Froschhals. b Operationsresultat zu a.

Nach *Verbrennungen,* aus tuberkulösen, syphilitischen und anderen *Geschwüren* entstehen gelegentlich *Schrumpfungsprozesse in der Halshaut und im subcutanen Bindegewebe.* Deformhaltungen des Kopfes, Heraufziehen der Schultern, Störungen der Halsbeweglichkeit sind die Begleiterscheinungen derartiger *erworbener dermogener und desmogener Halscontracturen.* Typische Deformitäten-bilder kommen dabei nicht zur Entwicklung.

Es lassen sich deshalb auch für die Behandlung keine Normen aufstellen. Hautplastiken, Durchschneidungen und Exstirpationen narbiger Bindegewebs-stränge werden immer als Haupteingriff in Frage kommen. Nachbehandlung in den Grundsätzen, nach denen wir sie bei der Operation des muskulären Schief-halses führen.

c) Muskulärer Schiefhals.

Das typischste Deformitätenbild, das wir am Hals haben, ist der *angeborene muskuläre Schiefhals.*

Eigentlich angeboren ist die Deformität nicht. Sie entsteht *in* der Geburt. Fast ausnahmslos sind die Patienten in *Beckenendlage* unter Kunsthilfe geboren.

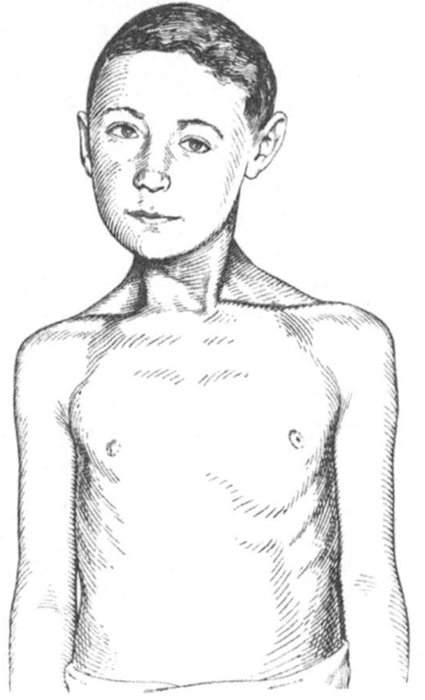

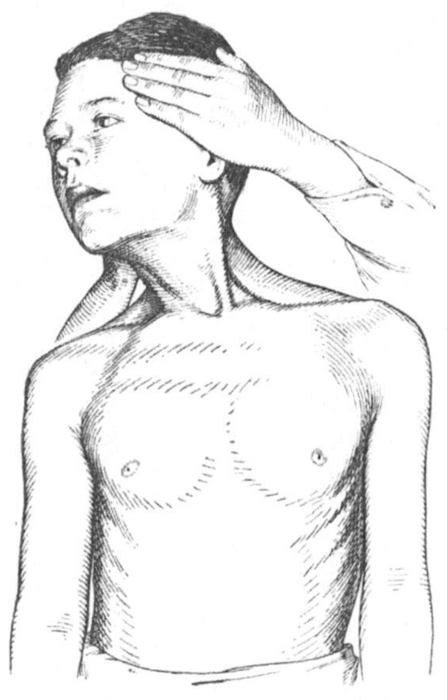

Abb. 51a. Angeborener Schiefhals.

Abb. 51b. Durch Anziehen des Kopfes nach oben wird der verkürzte Kopfnicker zu stärkerem Heraustreten gebracht.

Dabei kommt es zur Läsion eines Kopfnickers, und diese Läsion heilt mit einer Verkürzung des Muskels.

Wie oft bei dieser Gelegenheit ein Kopfnicker lädiert wird, beweist die Häufigkeit des sog. Kopfnickerhämatoms nach solchen Geburten.

Diese Hämatome heilen allerdings in der Regel ohne Hinterlassung eines Schiefhalses aus. Den Übergang vom Hämatom zum Schiefhals habe ich aber oft genug beobachtet.

Der Gang der Ereignisse ist dieser: Das neugeborene Kind hat ein Hämatom, das aber von niemand beachtet wird. Es legt den Kopf so, daß der gequetschte und deshalb schmerzhafte Muskel entspannt wird. Auch das fällt niemand auf, der nicht besonders darauf achtet. Aber der Muskel findet in der Entspannungs-haltung Gelegenheit, seine Läsion unter Bildung einer narbigen Verkürzung auszuheilen.

Diese Verkürzung wird auffällig, wenn das Kind sich aufrichtet, der Kopf sich aus den Schultern hebt und der Hals sich streckt. *Jetzt wird bemerkt, daß das Kind den Kopf schief hält.*

Analysiert man diese Schiefhaltung, so erhält man erstens die Einzelerscheinung, daß das Ohr der kranken Seite nach der Schulter herabgesenkt ist, und zweitens die Einzelerscheinung, daß das Kinn nach der gesunden Seite gedreht wird. Wenn die Verkürzung des Muskels nicht ganz besonders stark ist, tritt bei der dem Patienten gewohnten Schiefhaltung des Kopfes der Muskel nicht besonders scharf hervor. Erst wenn man den Kopf in die Mittelstellung zurückdreht und nach oben zieht (extendiert), spannt sich der Strang und tritt als scharfe, harte Kulisse vor. Gewöhnlich ist der claviculare Teil des Muskels mehr verkürzt als der sternale.

Bei Halswirbelentzündungen hält der Patient den Kopf häufig ebenso schief, wie bei muskulärem Schiefhals. Man findet dann aber beide Kopfnicker gespannt, und die Spannung derselben löst sich unter Extension am Kopf.

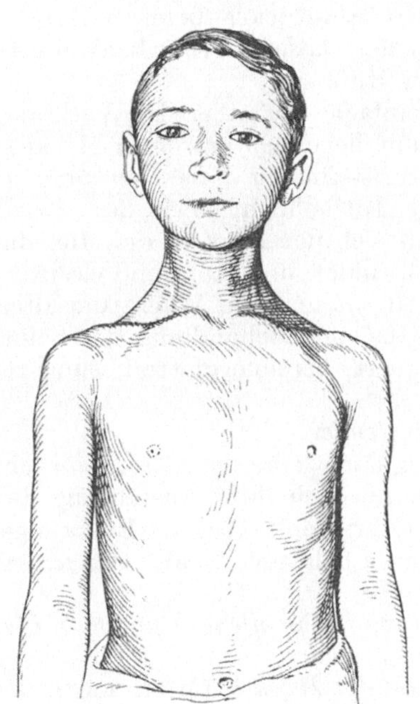

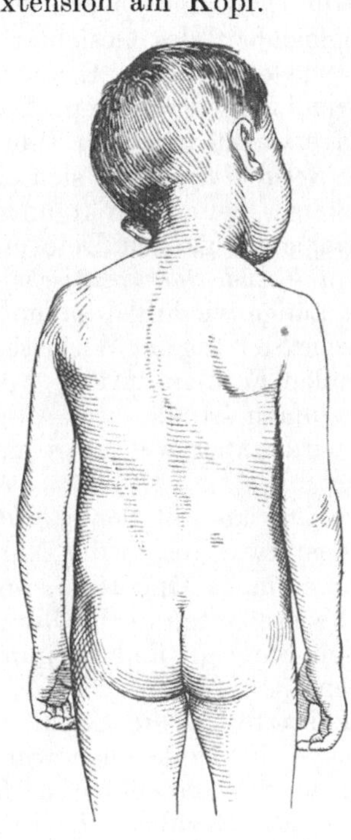

Abb. 51c. Korrektionsresultat des in Abb. 51a und b abgebildeten Falles.

Abb. 52. Veränderung der Rückenform bei schwerem Schiefhals.

Eine sehr zeitig beim Schiefhals sich zeigende Erscheinung ist der *Schiefwuchs des Kopfes*. Der tiefste Punkt der Kopfkugel ist von der Gegend des Hinterhauptes nach dem Warzenfortsatz der kranken Seite zu verschoben, und dadurch verzieht sich die Form des Kopfes, der eben doch keine richtige Kugel ist. Die Verbildung des Kopfes wird besonders auffällig, wenn man die normale Länge des Muskels hergestellt hat. An dem in Mittelstellung gebrachten Kopf erscheinen die beiden Gesichtshälften oftmals ganz überraschend ungleich.

Die Wirbelsäule wird durch die Verkürzung des Muskels natürlich auch aus ihrer normalen Lage gebracht. Stellt man den Kopf so ein, daß sich der Muskel spannt, so macht die Dornfortsatzlinie im Halsteil einen nach der gesunden Seite konvexen Bogen, der sich im Brustteil durch eine bald mehr, bald weniger markierte Gegenkrümmung ausgleicht. Diese Gegenkrümmung schiebt die Schulter hoch, und diese, doch recht weit vom Kernpunkt der Sache abliegende

Erscheinung wird gar nicht selten zuerst beachtet und wird gelegentlich die Ursache einer Fehldiagnose. Man erlebt es, daß Eltern ihr Kind wegen „der hohen Schulter" zum Arzt bringen, daß dieser nur den Rücken untersucht, eine Skoliose diagnostiziert und vergeblich behandelt.

Man mache es sich deshalb zur Regel, bei allen hochsitzenden Skoliosen nach-zusehen, ob nicht ein Schiefhals im Spiel ist.

Die Schiefstellung der Wirbelsäule führt nicht zu knöchernen Veränderungen, — also anders wie beim Kopf. Erkrankt die Wirbelsäule an einer Skoliose, was natürlich auch vorkommt, dann schlägt diese Skoliose die Bahnen ein, welche der Schiefhals vorgezeichnet hat.

Die *Bedeutung des Schiefhalses* für den Patienten liegt hauptsächlich darin, daß ihn die Deformität *psychisch* drückt. Die der Deformität eigene Kopfhaltung und Ungleichheit des Gesichtes geben den *Eindruck der Verlegenheit*, und die ständig wiederkehrende Erweckung dieses Eindruckes bereitet ihrem Träger fortwährend Schwierigkeiten. Das kommt dem Patienten sehr bald zum Bewußt-sein und erweckt früh den Wunsch nach Hilfe.

Der *Behandlung* stellt sich eine sehr einfache Aufgabe. Die Verkürzung des Kopfnickers — eines direkt unter der Haut liegenden einzelnen Muskels — ist die Ursache der ganzen Deformität. *Die Beseitigung dieser Verkürzung ist die einzige zu lösende therapeutische Aufgabe.* Tatsächlich, sowie der Muskel seine normale Länge wiedergewonnen hat, stellt sich der Kopf in die Mittellinie, die skoliotische Stellung der Wirbelsäule verschwindet, und Kopf und Gesicht kehren zu normalen Formen zurück, wenn der Patient noch im Wachstumsalter steht.

So einfach ist also die Aufgabe, die bei der Behandlung des Schiefhalses gestellt wird. Aber wie lange hat es gedauert, bis eine glatte Lösung gefunden wurde.

Man fing an mit der *subcutanen Tenotomie.*

Das ist zwar wegen der Nähe der Jugularis keine ganz ungefährliche, aber eine sehr einfache Operation, und man kann nach ihrer Ausführung den Kopf ohne Schwierigkeiten in die Normalstellung bringen. Aber die Enderfolge ließen zu wünschen übrig. Es kam immer wieder zu bald mehr, bald weniger schweren Rezidiven.

Man setzte an die Stelle der Tenotomie die *offene Durchschneidung* des Muskels, — die Enderfolge wurden nicht besser.

Man schritt schließlich zur *Exstirpation des Muskels* (MICKULICZ), und auch da erlebte man Rezidive. Und diese Rezidive wurden auch durch die schönsten Gipsverbände und durch intensive gymnastische Nachbehandlung nicht ver-hindert.

Warum das? — Darum. Wenn man den Kopfnicker durchtrennt hat, dann setzt sich zwischen die bei der Durchtrennung gebildeten Wundflächen des Muskels eine Narbe ein, die sehr rasch entsteht, und die sich bald zu einem Bindegewebsstrang auswächst, der ebenso hart und straff ist, wie der verkürzte, durchschnittene Muskel war. *Ob man ein Rezidiv erhält, ob eine volle Korrektur, das hängt ab von der Länge der sich bildenden Narbenstränge.* Werden sie kurz, so ist ein Erfolg der Operation kaum sichtbar, sind sie lang genug, so kann der Operierte seinen Kopf in Mittelstellung tragen, kann er ihn in Überkorrektur einstellen.

Alle Rezidive, die bei Tenotomie, offener Durchschneidung, Exstirpation ent-standen sind, haben ihre Ursache darin, daß die Interpositionsnarbe zu kurz wurde.

Warum geschah dies so häufig?

Wie das Kind bei der Entstehung des Schiefhalses den Kopf so stellte, daß sich der gequetschte schmerzhafte Muskel entspannte, genau so macht es der Patient, dem der Kopfnicker operativ durchtrennt wurde. Dieser Neigung kann man mit dem Gipsverband, der nach jenen Operationen allgemein verwendet wurde, nur ungenügend entgegenarbeiten: der bewegliche Thorax, die bewegliche Schulter, der rundliche Kopf mit dem beweglichen Unterkiefer — die machen es unmöglich, die Überkorrektur, in der man den Verband anlegt, auch nur einigermaßen dauernd zu erhalten. Der Patient erhält im Verband sehr schnell einen gewissen Spielraum, und den benutzt er instinktiv zur Herstellung einer Entspannungsstellung für den Muskel, ohne daß man das von außen erkennen kann. Wird der Verband abgenommen, so ist die Überraschung da: die Interpositionsnarbe ist zu kurz, und alle Massage, Gymnastik und gute Ermahnungen machen sie nicht länger.

Abhilfe hat ein sehr einfaches Mittel gebracht: der *Schanzsche Watteverband.*

Dieser Verband besteht aus einem dicken um den Hals gelegten und mit Mullbinden straff zusammengedrückten Watte-
polster. Er drückt mit seinem unteren Ende gegen die Schultern und mit seinem oberen Ende gegen die Unterflächen des Kopfes, er extendiert den Hals und zieht so die Muskelstümpfe auseinander, während er sie mit direktem Druck auch noch auseinanderpreßt. Diesen Verband, der ohne alle Redression nach der Naht der Operationswunde angelegt wird, erneuert man, wenn er sich zusammengedrückt und dadurch gelockert hat — etwa jede halbe Woche —, und man läßt ihn 6 Wochen liegen. In dieser Zeit hat sich die Interpositionsnarbe fertig gebildet, sie hat keine Neigung mehr zu nachträglicher Schrumpfung. Läßt man den Verband fort, so muß der Patient zwar noch lernen, den Kopf gerade zu balancieren, damit ist er aber bei Durchschnittsfällen in sehr kurzer Zeit fertig. Nur bei ganz exzessiven Fällen dauert es einige Zeit. Irgendwelche Nachbehandlung ist nicht nötig.

Dieser Watteverband ist in seinem Erfolg so sicher und in seiner Anwendung so einfach, daß er überall, wo man gelernt hat, ihn richtig auszuführen, alle anderen Verbandmethoden und Nachbehandlungen verdrängt hat. Wir verzichten darauf, anderes zu beschreiben.

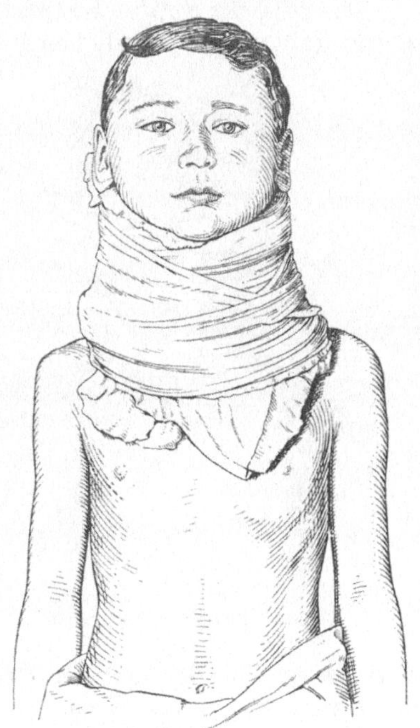

Abb. 53. Halswatteverband zur Nachbehandlung der Kopfnickerdurchschneidung.

Noch ein paar Kleinigkeiten über die *Ausführung der Operation.*

Ich lege den Hautschnitt parallel dem Schlüsselbein nahe an die Ansatzstelle des Muskels. Nach Freilegung der beiden Muskelportionen unterfahre ich dieselben mit einem scharf gebogenen Elevatorium. Dann fasse ich nacheinander die Stränge mit je zwei quer zum Muskel gestellten Klemmen und schneide zwischen diesen durch. Auf diese Weise erhält man eine absolut trockene Wunde, die man völlig übersieht. Ohne diese Klemmen erlebt man, auch ohne daß man die Jugularis oder den Bulbus angeschnitten hat, nicht selten eine starke, störende Venenblutung. Die Klemmen nehme ich erst unmittelbar vor der Naht der Hautwunde ab.

Ich klebe dann auf die Wunde ein Mastisolpflaster, d. h. ich bestreiche die Wunde und ihre Umgebung mit Mastisol und klebe ein Stück Mull oder Köper darüber. Ich verhüte dadurch die Einwirkung des Watteverbandes auf die Naht. Der mächtige Extensionsdruck, den dieser Verband entfaltet, bringt sonst die Naht zum Durchschneiden.

d) Der Kopfnickerkrampf. Spastischer Schiefhals.

Der *Kopfnickerkrampf, spastischer Schiefhals*, ist eine Krankheit, für welche immer wieder einmal beim Orthopäden Hilfe gesucht wird. Eine Krankheit ist es eigentlich nicht, sondern vielmehr ein *Symptom*, das von verschiedenen Krankheiten ausgelöst wird. Wenn wir im ärztlichen Sprachgebrauch von diesem Symptom doch wie von einer Krankheit reden, so kommt es daher, daß dieses Symptom so außerordentlich auffällig ist, und weil wir gewöhnlich nicht wissen, was eigentlich die Erkrankung ist, zu der dieses Symptom gehört.

Das *Bild des Kopfnickerkrampfes* ist ein sehr charakteristisches. Der Patient bewegt mit einem plötzlichen Ruck den Kopf. Er senkt das Ohr der kranken Seite gegen die Schulter und dreht das Kinn nach der gesunden Seite hinüber. Dabei tritt der Kopfnicker kulissenartig scharf hervor. Die Rückbewegung des Kopfes geht etwas ruhiger vonstatten. Der Ausschlag des Krampfes wechselt in seiner Intensität sowohl bei verschiedenen Fällen wie beim einzelnen Patienten. Während man an dem einen Kranken nur leichte, wenig auffällige Zuckungen beobachtet, wird einem anderen der Kopf mit unwiderstehlicher Gewalt herumgerissen. Während bei dem einen nur eben der Kopfnicker in leichte Kontraktion kommt, wird bei dem anderen auch die Schulter nach oben gezogen und das Gesicht fratzenhaft verzerrt.

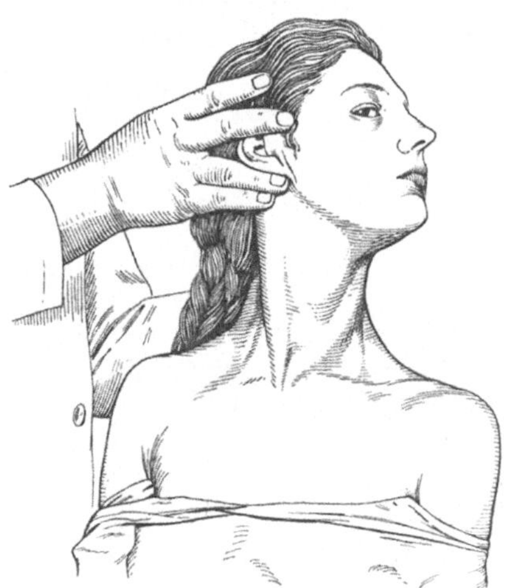

Abb. 54. Spastischer Schiefhals.

Psychische Erregung, das Gefühl, beobachtet zu sein, verursachen bei fast jedem Fall Verstärkung des Krampfes. *Eine Stützung des Kopfes*, die sich der Patient gern selbst mit den Händen gibt, *bringt Linderung, ebenso die Einnahme von Rückenlage*, bei der die Krämpfe sogar meistens ganz verschwinden.

Die *Entwicklung des Krankheitsbildes* kann von verschiedenen Punkten ausgehen. In dem Fall, den ich beistehend abbilde, zeigten sich die Erscheinungen in frühester Jugend nach einer sehr schwierigen Geburt der Patientin. Meist entsteht der Kopfnickerkrampf aber erst im späteren Leben, oftmals ohne daß man imstande ist, auch nur vermutungsweise eine Ursache anzugeben, nicht selten aber auch nach *Traumen*, die wieder häufig mit einem *psychischen Insult* verbunden waren. So war ein von mir beobachteter Patient im Anschluß an einen Blitzschlag, der ihn getroffen hatte, erkrankt.

Das Leiden ist, wenn es nur einigermaßen höhere Grade erreicht, für den Kranken *außerordentlich lästig*. Er ist zwar direkt dadurch weniger gestört, als man glauben möchte, aber er bildet eine ungeheuer auffällige Figur, und er fühlt sich deshalb im Verkehr mit den Mitmenschen stark beeinträchtigt. Der Wunsch nach Hilfe wird besonders aus dieser Empfindung heraus geboren.

Für die *Behandlung* fehlen uns die sicheren Grundlagen, auf die wir eine ätiologische Therapie gründen könnten, weil wir eben nicht sagen können, was eigentlich die Ursache der Erkrankung ist. Wenn man dieselbe, wie es gewöhnlich geschieht, als *funktionell* bezeichnet, so setzt man da nur ein schönes Wort für das offene Eingeständnis der Unkenntnis, und die *Erfolglosigkeit* der üblichen *Neurosenkuren* zeigt noch mehr, daß man mit dieser billigen Erklärung den Patienten nichts nützt.

Der Mißerfolg solcher Behandlungen hat immer wieder den Versuch unternehmen lassen, durch *operative Ausschaltung des Kopfnickers* den Krampf zu beseitigen. Man hat Durchschneidung des Muskels, wie beim muskulären Schiefhals, ausgeführt, und man hat auch den den Kopfnicker innervierenden Nervus accessorius durchschnitten und ausgerissen. Die Erfolge, welche mit diesen Operationen gezeitigt werden, sind jedoch nicht verlockend. Nach einer Zeit der Besserung kommt es wohl regelmäßig zum *Rezidiv*. Ich habe wenigstens *dauernde* Heilung noch nie, Rezidive aber recht viele gesehen.

Die Beobachtung, daß eine Beruhigung des Kopfes eintritt, wenn man denselben stützt, erweckt in den Patienten fast immer die Hoffnung, durch einen *Stützapparat* diese Linderung zu erlangen. Diese Hoffnung erfüllt sich zwar nicht immer vollkommen, meist aber doch bis zu einem gewissen Grade. Ich benutze bei solchen Fällen zuerst wieder den *Watteverband*, den ich bei der Nachbehandlung der Schiefhalsoperation beschrieben habe, und gebe an dessen Stelle später eine *Minerva* oder eine von den *Kopfstützen*, die wir bei der Behandlung von mancherlei Wirbelsäulenerkrankungen benutzen.

Mit diesen Behandlungen habe ich wiederholt Kopfnickerkrämpfe bis nahe an das vollständige Verschwinden gebracht, nachdem vorher erfolglos operiert worden war.

Bei diesen Fällen fand sich an der Wirbelsäule allerdings ein eigentümlicher Befund, den ich bisher noch nicht erwähnt habe. Es fand sich ein schmerzhafter Bezirk in den obersten Teilen der Halswirbelsäule bei Beklopfen der Dornfortsätze. Diese Fälle machten mir den Eindruck, daß es sich um *statische Insuffizienzerkrankungen* dieser Abschnitte handelte, und ich nahm an, daß der von dem schmerzhaften Wirbelsäulenbezirk ausgehende Reiz die Ursache des Kopfnickerkrampfes sei. Trifft diese Annahme zu, so ist natürlich die *Stütz*behandlung nicht nur eine symptomatische, sondern auch eine *ätiologisch* wohlbegründete. *Alle* Fälle von Kopfnickerkrampf sind aber so keinesfalls zu erklären. Das ganze Kapitel ist der weiteren Erforschung noch dringend bedürftig.

e) Okulärer Schiefhals.

Als solchen möchte ich die Schiefhaltung des Kopfes bezeichnen, welche infolge von *Augenmuskelstörungen* hin und wieder beobachtet wird. Es können dabei Bilder entstehen, die sich mit dem Bild des angeborenen Schiefhalses weitgehend decken. Eine unsichere Anamnese, mangelnde Klagen über Augenstörungen können die Diagnose sehr erschweren. Man denke an die Fälle, wenn man bei einem Schiefhals die zugehörige Verkürzung und Verhärtung des Kopfnickers nicht findet. Man führe sie dem Ophthalmologen zu, der durch Beseitigung der Augenmuskelstörung den Kopf in richtige Haltung bringt.

f) Angeborener ossärer Schiefhals.

Als solchen bezeichnet man Mißbildungen der Halswirbelsäule, bei denen ein überzähliger halber Wirbel wie ein Keil von der Seite her in die Wirbelsäule eingeschoben ist.

Wenn diese Schaltwirbel auch nicht so häufig sind, wie Böhm behauptete, als er in ihnen die wichtigste Ursache der Skoliosenbildung zu finden glaubte, so sind sie doch gerade am Hals nicht selten. Man muß ihr Vorkommen kennen

wegen der Gefahr der Verwechslung mit dem muskulären Schiefhals. Die Schiefstellung des Kopfes ist in beiden Fällen vorhanden und ähnelt sich außerordentlich. Die Differentialdiagnose wird durch das Fehlen des verkürzten Muskelstranges beim ossären Schiefhals gegeben. Das Röntgenbild, Abb. 55, zeigt außerdem den Schaltwirbel meist recht deutlich. Sehr häufig finden sich daneben noch
andere Unregelmäßigkeiten der Halswirbel.

Eine Behandlung des ossären Schiefhalses ist natürlich ausgeschlossen.

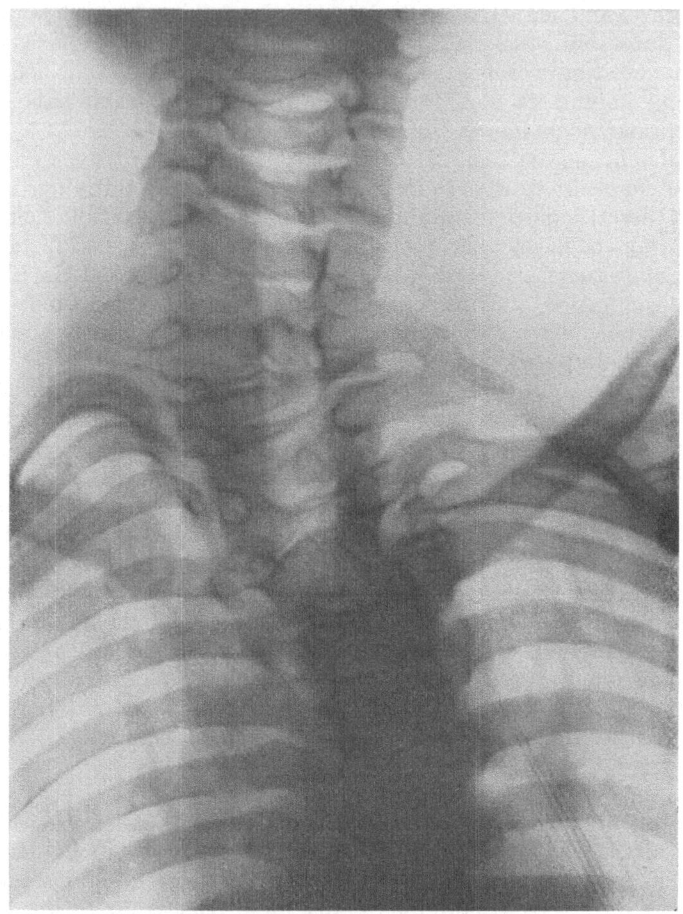

Abb. 55. Röntgenbild eines ossären Schiefhalses.

g) Halsrippe.

Verwandt dem ossären Schiefhals und nicht selten mit ihm verbunden ist die
Halsrippe. Wir finden da *am untersten Halswirbel* einen mehr oder weniger ausgebildeten *Rippenstummel*. Auch an mehreren Wirbeln sind solche Rippenstummel
beobachtet. Meist ist die Rippe nur auf *einer* Seite vorhanden, und dann ist
sie oftmals mit einem Schaltwirbel verbunden.

Dem Orthopäden werden die Fälle gezeigt wegen der besonders bei einseitiger
Halsrippe recht auffälligen *Veränderung der Nackenlinie*. Ähnlich wie ein Rippenbuckel bei einer hochsitzenden Skoliose tritt in der Nackenlinie eine Vorwölbung

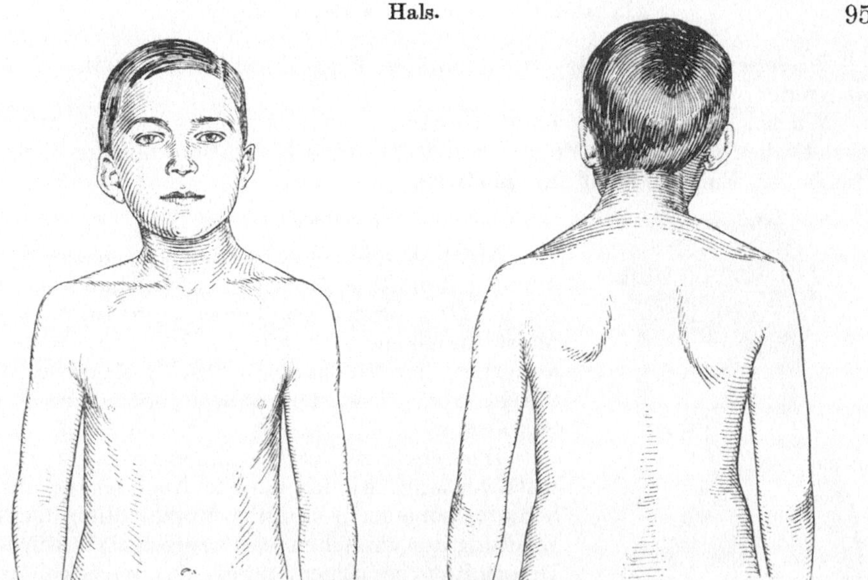

Abb. 56 a u. b. Patient mit linksseitiger Halsrippe.

hervor. Die Ähnlichkeit
mit der Skoliose wird
noch größer dadurch,
daß die Dornfortsatz-
linie beim Vorhanden-
sein eines Schaltwirbels
im Grenzbezirk von
Hals- und Brustteil eine
Ausbiegung nach der
Seite dieser Vorwölbung
zu macht.

Die *Differentialdia-
gnose* ist ganz *sicher* nur
zu machen durch die
Röntgenphotographie,
die aber nur durch sehr
sorgfältige Auflösung
ihre richtige Deutung
findet.

Erwähnt sei, daß
die Halsrippen gelegent-
lich durch Druck auf
den Plexus *nervöse Stö-
rungen*, sogar recht
schwerer Art, verur-
sachen, und eigentüm-
lich ist es, daß diese
Störungen meist erst in
späteren Lebensjahren
auftreten.

Röntgenbild zu Abb. 56.

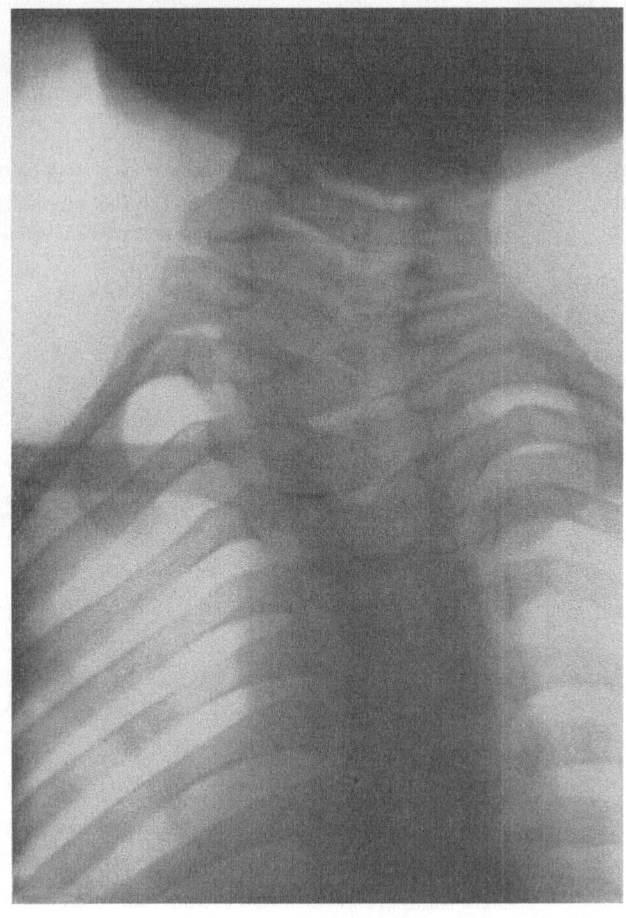

Therapeutisch sind die letztgenannten Fälle durch *Exstirpation der Rippe* anzugreifen.

Wo solche Störungen nicht vorhanden sind, kommt diese Operation aus kosmetischen Gründen in Frage. Ich halte *diese* Indikation für den nicht unerheblichen Eingriff nicht für genügend.

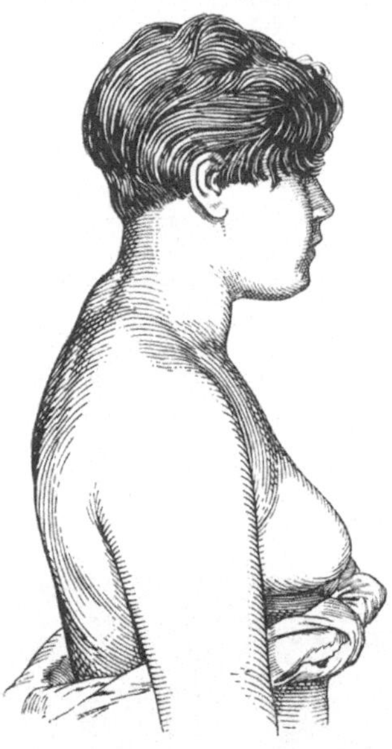

Abb. 57. Nackenbuckel.

h) Nackenbuckel.

Nicht gerade selten kommen in unsere Sprechstunde jugendliche Patientinnen, welche über *abnorm starkes Heraustreten der Vertebra prominens* klagen. Meist finden sie sich nur durch die unschöne Veränderung der Halslinie bedrückt. Manche, z. B. die in Abb. 57 wiedergegebene, klagen auch über Schmerzen.

Die Schmerzen verschwinden unter einem Halswatteverband, wie ich ihn zur Nachbehandlung der Schiefhalsoperation u. dgl. benutze. Eine operative Kürzung des vorstehenden Dornfortsatzes würde die Deformität beseitigen, aber die zurückbleibende Narbe hat mich von der Ausführung des neuerdings von anderer Seite empfohlenen Eingriffes bisher abgehalten.

i) Traumatische Erkrankungen des Halses.

Eine gewisse Bedeutung für den Orthopäden besitzen die

veralteten Luxationen von Halswirbeln.

Einseitige Rotationsluxationen sind nach meiner Erfahrung gar nicht so übermäßig selten. Alle, die

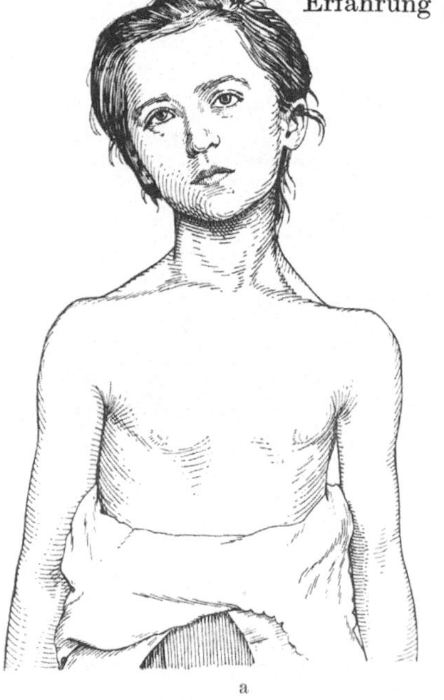

a

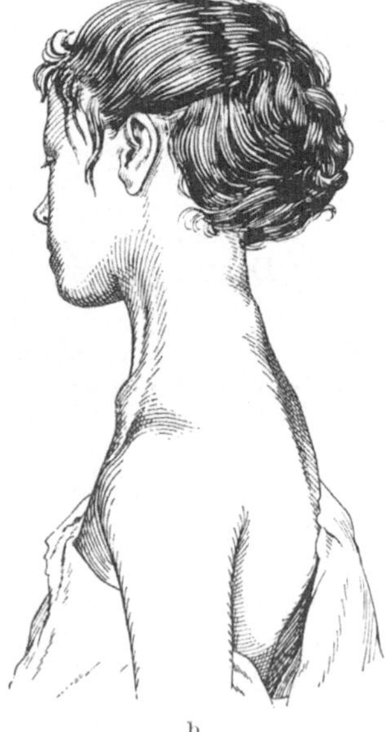

b

Abb. 58a u. b. Veraltete Halswirbelluxation. Linksseitige Rotationsluxation.

ich gesehen habe, waren unter Einwirkung *geringfügiger Traumen* entstanden. Ein Knabe hatte von seinem Lehrer eine Backpfeife erhalten und hielt darnach den Kopf schief, ein Mädchen hatte beim Abspringen vom Reck sich plötzlich umgeguckt, eine Frau war auf der Treppe gestürzt. Sie hatten alle einen Ruck im Hals gespürt, hielten den Kopf schief und konnten ihn nicht frei bewegen.

Das Bild, das die Patienten bieten, Abb. 58 a u. b, ähnelt dem Bild des muskulären Schiefhalses. Wir haben ähnlich wie da eine Deformhaltung des Kopfes, die aber doch ihre vom Schiefhals abweichenden Nuancen besitzt und die man sich an der Hand der Lehre von den Luxationen analysieren muß. Deutlich heben sich die Fälle vom Schiefhals ab durch ihre Anamnese, durch die Schmerzhaftigkeit und durch die Bewegungsstörung. Wir haben im Gegensatz zum Schiefhals bei der Luxation die plötzliche Entstehung, haben Klagen über Schmerzen, und wir haben dort die einfache Bewegungsbeschränkung durch das mechanische Hindernis, während wir hier die Behinderung durch die bei den Bewegungen entstehenden Schmerzen haben.

So macht die *Diagnose* gegen den muskulären Schiefhals keine Schwierigkeiten. Anders gegenüber Spondylitis und Spondylarthritis. Auch da gibt es Schiefhaltungen des Kopfes und Bewegungsstörungen durch *Schmerzen,* und auch hier erhält man zuweilen die Angabe über plötzliches Entstehen. Es können dadurch diagnostische Schwierigkeiten gegeben werden, die nur durch einen in Narkose ausgeführten Repositionsversuch gelöst werden können.

Auf die *Röntgenuntersuchung* kann man sich nicht absolut verlassen; die Veränderungen, welche man auf der Platte sieht, sind meist nur wenig in die Augen springend.

Therapeutisch ist auch bei sehr veralteten Fällen der Versuch einer Reposition auszuführen. Die Rotationsluxationen geben dabei meist ohne Schwierigkeiten ein volles Resultat. Mit den von HOFFA in seinem *Lehrbuch der Frakturen und*

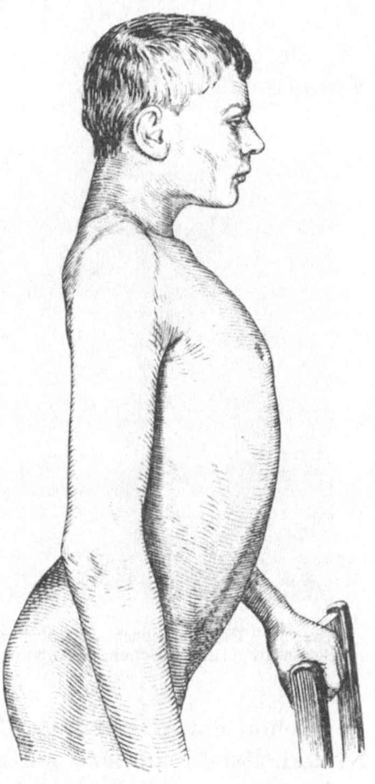

Abb. 59. Veraltete Beugungsluxation zwischen 5. und 6. Halswirbel.

Luxationen gegebenen Vorschriften bin ich in allen Fällen gut zurecht gekommen.

Die *Beugungsluxationen* (Abb. 59) haben sich mir viel schwieriger erwiesen. Die dislozierten Wirbelkörper waren in der Dislokation so fest miteinander verwachsen, daß ich sie mit der mir erlaubt erscheinenden Kraftanwendung nicht trennen konnte.

In diesen Fällen habe ich den Patienten für einige Wochen Halswatteverband und später Stützkrawatte gegeben. Bei den Fällen von Rotationsluxation, wo die Reposition gelang, genügte ein Halswatteverband für ganz kurze Zeit. —

Frische Frakturen gelten im allgemeinen nicht als orthopädische Erkrankungen. Kein Orthopäd wird aber Frakturenbehandlung ablehnen, und in der Hand des Orthopäden gewinnt die Frakturenbehandlung auch eigene Züge, schon deshalb, weil der Orthopäd seine ihm besonders geläufigen Behandlungsmittel zur besonderen Anwendung bringt. So habe ich bei

Halswirbelbrüchen und Schädelbasisbrüchen

mit bestem Erfolg den Halswatteverband angewendet, den ich zur Behandlung des Schiefhalses oben beschrieben habe. Natürlich entfaltet dieser Verband auch hier seine Extensions- und Fixationswirkung. Er zeigt sich auch hier dem Gipsverband und der Extension mit der Kopfschlinge bei Bettruhe überlegen.

Abb. 60 zeigt einen Patienten mit einem frischen Halswirbelbruch. In diesem Fall ist der Verband zur Erhöhung der Fixation bis zum oberen Brustteil heruntergeführt.

Abb. 61 zeigt einen Patienten mit Basisfraktur im Halswatteverband.

k) Entzündliche Erkrankungen des Halses.

Sie geben zu Deformhaltungen und zu Deformitäten desselben nicht selten Veranlassung.

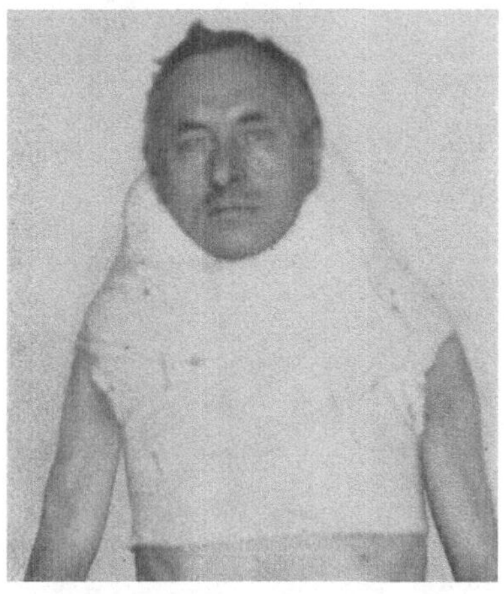

Abb. 60. Halswatteverband, verwendet zur Behandlung eines frischen Halswirbelbruches.

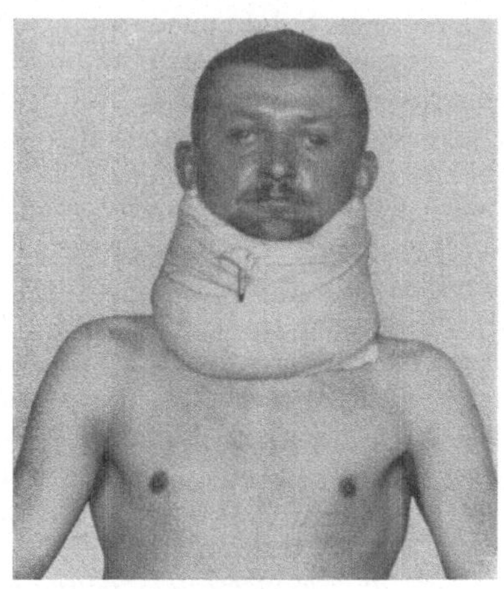

Abb. 61. Halswatteverband, verwendet zur Behandlung eines frischen Schädelbasisbruches.

Schon ein *akuter Muskelrheumatismus* macht einen „steifen Hals". Dieses Krankheitsbild brauche ich nicht zu beschreiben, denn wohl jeder hat es einmal am eigenen Leibe kennengelernt.

Ein tüchtiges Senfpflaster ist das am schnellsten wirkende Mittel.

Akute und chronische rheumatische Erkrankungen an Halswirbelgelenken sind nicht häufig, aber sie sind außerordentlich störend. Die Bilder bei den chronischen Fällen — den einzigen, welche für den Orthopäden praktisches Interesse haben — ähneln sehr den Bildern, welche bei den viel häufigeren tuberkulösen Erkrankungen entstehen. Ihre *Behandlung* ist, abgesehen davon, daß man natürlich die üblichen antirheumatischen Mittel anwendet, dieselbe wie die der tuberkulösen Halswirbelerkrankungen.

Für andere entzündliche Erkrankungen, von denen z. B. *syphilitische* und *osteomyelitische* öfter vorkommen, gilt ceteris paribus dasselbe.

Spondylitis cervicalis tuberculosa.

Die *tuberkulöse Entzündung* erhält an der *Halswirbelsäule* gewisse eigene Züge, welche ihre gesonderte Betrachtung — abgetrennt von der tuberkulösen Erkrankung der Brust- und Lendenteile der Wirbelsäule — zweckmäßig erscheinen lassen.

Diese eigenen Züge ergeben sich aus der *Anatomie*. An der Halswirbelsäule besitzen die Wirbel sehr wenig Spongiosa. Da die Spongiosa hauptsächlich der Ausgangspunkt und der Sitz der tuberkulösen Erkrankungen ist, so bedeutet ihre relative Verminderung eine Verminderung der Disposition der Halswirbel, an Tuberkulose zu erkranken. So erklärt sich die Tatsache, daß die Halswirbelsäule seltener an tuberkulöser Entzündung erkrankt als Brust- und Lendenwirbelsäule.

Eine andere anatomische Eigentümlichkeit liegt in der größeren Entwicklung, welche die Gelenkverbindungen in der Halswirbelsäule gegenüber Brust- und Lendenabschnitt haben. Die an Brust- und Lendenteil so seltene *Spondylarthritis* spielt im Halsteil eine nicht unbeachtliche Rolle.

Endlich muß erwähnt werden, daß die verhältnismäßig oberflächliche Lage der Halswirbelsäule es den Entzündungsprodukten viel leichter macht, an die Oberfläche des Körpers zu kommen. Als *Retropharyngealabsceß* wandern sie und entleeren sie sich nach vorn. Sie treten aber auch als kalte Abscesse an den Seitenflächen des Halses auf.

Der *Verlauf der Erkrankung* wird dadurch nach zwei Richtungen beeinflußt. Erstens: die Spondylitis cervicalis führt leichter zur Fistelbildung und zu den mit der Fistelbildung vergesellschafteten Gefahren als die Spondylitis dorsalis und die Spondylitis lumbalis; andererseits gewinnt der Organismus die Möglichkeit, die Entzündungsprodukte schneller und gründlicher nach außen abzustoßen.

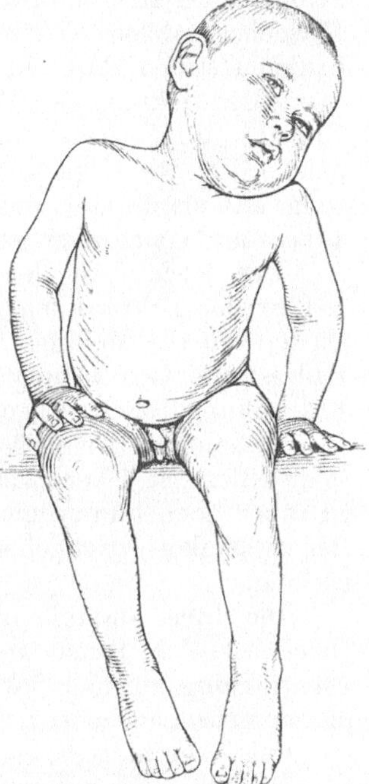

Abb. 62. Spondylitis cervicalis eines Kindes. Stützbedürfnis.

Die hohe, *freie Beweglichkeit* der Halswirbel und die Tatsache, daß die Wirbelsäule im Halsteil *nur* auf die Tragkraft ihrer Knochen angewiesen ist, während im Brustteil der Rippenkorb und im Lendenteil die Bauchblase der Säule eine Unterstützung in ihrer Tragarbeit bieten, — diese beiden Tatsachen machen sich für die *Symptomatologie* der Erkrankung und ihren Verlauf in verschiedener Richtung auffällig geltend. Erstens dadurch, daß viel frühzeitiger als am Brust- und Lendenteil bei Erkrankungen des Halsteiles auffällige *Bewegungsstörungen* sichtbar werden, und zweitens dadurch, daß der *Verlust der Stützkraft* in viel akuterer Weise in Erscheinung tritt als bei Erkrankungen der tieferen Abschnitte.

Der an Spondylitis cervicalis erkrankende Patient bemerkt zunächst eine *Versteifung des Halses*. Der Erwachsene, welcher seine Beschwer-

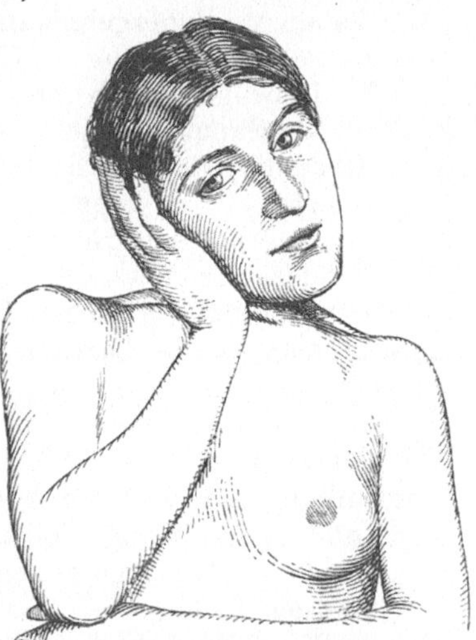

Abb. 63. Spondylitis cervicalis eines Erwachsenen. Stützbedürfnis.

den gut schildern kann, sagt uns, daß er zuerst geglaubt habe, infolge einer Erkältung an einer rheumatischen Erkrankung der Halsmuskeln, also an einem sog. steifen Hals erkrankt zu sein. Erst die lange Dauer der Erkrankung und ihre fortschreitende Verschlechterung macht ihn an dieser Diagnose zweifelhaft. Sehr frühzeitig macht sich dazu das *Bedürfnis* geltend, *den Kopf zu stützen*. Das kurzhalsige kleine Kind hilft sich dadurch, daß es die Schultern in die Höhe zieht und den Kopf auf eine der Schultern auflegt (Abb. 62). Der Erwachsene sucht Stütze mit der Hand, er hält sich den Kopf mit einer, mit beiden Händen (Abb. 63). Diese Patienten finden es oft heraus, daß ihnen eine dicke Umwicklung des Halses mit einem Schal, daß ihnen ein hoher Kragen Erleichterung bietet. Im Liegen machen sie sich aus Kissen ein gutes Stützpolster für den Kopf zurecht. Eine solche Lage bietet ihnen so viel Erleichterung, daß sie dieselbe nur sehr ungern verlassen, und vielfach sind sie bald ganz außerstande, sich überhaupt noch aus der Rückenlage ohne Hilfe aufzurichten.

Der *Verlauf* ist der allgemeine Verlauf der Spondylitis tuberculosa. Die Gefahr der Erkrankung liegt in der Generalisation der Tuberkulose, im Übergreifen auf die Meningen und in der Affektion des Markes. Im letztgenannten Fall ist die Gefährdung des Lebens natürlich wesentlich größer als bei einer Erkrankung tiefer gelegener Wirbelsäulenabschnitte.

Diese ungünstigen Ausgänge sind nicht übermäßig häufig. Meistens kommt es zu einer Art Toleranzstadium, in dem der Patient jahrelang lebt, zwar krank ist, aber doch immerhin ein erträgliches Leben führt und auch einer gewissen Berufstätigkeit nachgehen kann. Schließlich kommt es dann doch zur Ausheilung.

Die dabei entstehenden *Deformitäten* spielen nicht die große Rolle wie im gleichen Fall an Brust- und Lendenteil. Wegen der am Halsteil so viel geringeren Entwicklung der Spongiosa hat die Tuberkulose hier nicht so wie dort die Neigung, immer neue und neue Wirbel in Angriff zu nehmen. Es werden also auch nicht so große Abschnitte eingeschmolzen wie dort. Wir haben deshalb überhaupt eine geringere Neigung zur Deformitätenbildung. Sodann aber ist die Form der entstehenden Deformitäten auch bei weitem nicht so gleichmäßig wie dort, wo immer wieder ein Gibbus in seiner so charakteristischen Erscheinung heraustritt. Wir haben als Endergebnis der Spondylitis cervicalis meistens nur ein *Einsinken des Kopfes zwischen die Schultern und nach vorn*. In anderen Fällen sieht man ein Niederbeugen des Kopfes, wieder in anderen Schiefhaltungen, welche an die Bilder des Caput obstipum anklingen.

Über die *Diagnose* der Spondylitis cervicalis bleibt nach dem ausgeführten nicht mehr viel zu sagen.

Andauernde sog. rheumatische Schmerzen im Nacken, Bewegungsstörungen des Kopfes, der Ausdruck des Stützbedürfnisses, den uns die Patienten in so vielerlei Formen vor Augen führen, endlich aber vor allen Dingen *auch nervöse Beschwerden in den oberen Extremitäten* lenken den Verdacht auf das Bestehen einer Spondylitis cervicalis. Der Nachweis einer schmerzhaften Stelle an der Halswirbelsäule zeigt den Sitz der Erkrankung, und die überragende Häufigkeit der tuberkulösen Entzündung gegenüber allen anderen in Frage kommenden Erkrankungen macht die Annahme der *tuberkulösen* Spondylitis so wahrscheinlich, daß es nur übrig bleibt, die anderen Möglichkeiten auszuschließen, um die Diagnose als sicher zu betrachten.

Bei der *Untersuchung* der Halswirbel auf Schmerzhaftigkeit beklopft man mit mäßiger, aber doch immerhin nicht zu geringer Kraft die Dornfortsätze. Das Abfühlen der Vorderfläche der Wirbel vom Munde her ist schon ein Eingriff, dessen Vornahme man sich überlegen muß. Ist ein Retropharyngealabsceß vorhanden, so markiert sich dieser eigentlich schon zur Genüge, ohne daß wir den Finger einführen, und haben wir beim Beklopfen der Dornfortsatzlinie eine schmerzhafte Stelle gefunden, so ist es auch unnötig, sie noch einmal durch Druck von vorn her nachzuweisen. Wir gewinnen also durch diese Untersuchung im allgemeinen nichts Wesentliches, aber wir machen dem Patienten oftmals außerordentlich große Beschwerden.

Eine *Röntgenuntersuchung* ist selbstverständlich vorzunehmen, aber auch ihr Wert ist nicht übermäßig groß. In Frühstadien finden wir auf der Röntgenplatte so gut wie niemals Veränderungen, in Spätstadien sind sie natürlich vorhanden, aber dann ist die Diagnose längst gestellt, und für Prognose und Therapie besagt uns auch ein solcher Befund kaum Wichtiges.

Die *Behandlung* der Spondylitis cervicalis geschieht natürlich in erster Linie nach den allgemeinen Grundsätzen der Behandlung der chirurgischen Tuberkulose, und sodann nach den Grundsätzen, die für die Behandlung jeder Wirbelsäulenerkrankung maßgebend sind. Wir haben hier nur das zu besprechen, was im besonderen bei der Halswirbeltuberkulose hinzukommt.

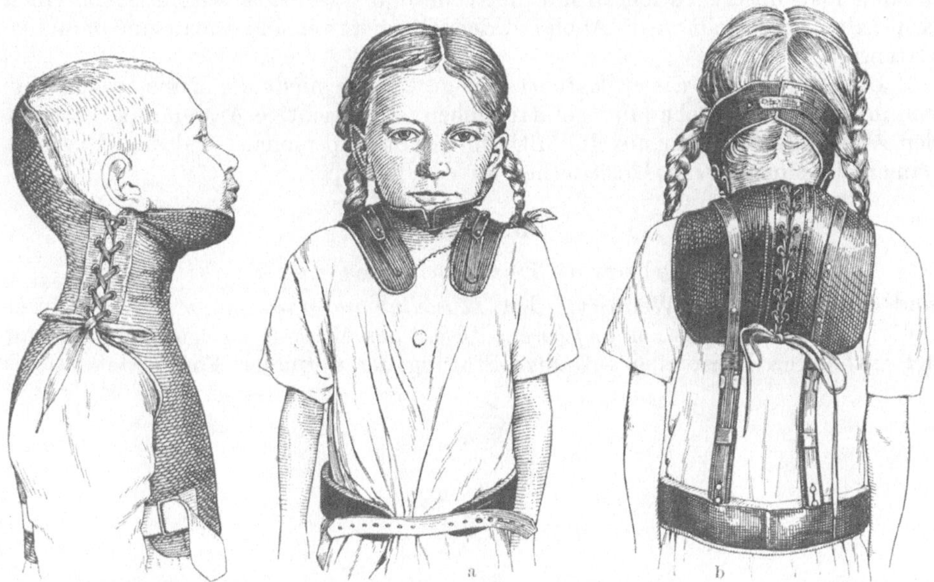

Abb. 64. Minerva mit beweglichem Kinnteil.

Abb. 65 a u. b. Stützapparat für Spondylitis in der Grenze von Hals- und Brustteil.

Da ist zu erwähnen, daß die besonderen anatomischen Verhältnisse uns für die Lösung der Aufgaben der *Fixation* und der *Entlastung* des erkrankten Teiles besondere Wege weisen.

Fixation und Entlastung des erkrankten Teiles erreicht man am schnellsten, am sichersten und am gründlichsten mit dem *Halswatteverband*, den ich bei der Behandlung des muskulären Schiefhalses beschrieben habe. Mit diesem Verband beginne ich die Behandlung jeder Spondylitis cervicalis, und ich benutze diesen Verband, bis die akutesten Erscheinungen abgeklungen sind. Erhalte ich den Eindruck, daß der Patient einen Teil der Tragkraft des Halses wiedergewinnt, dann ersetze ich den Verband durch eine *Minerva*.

Minerva, so nennt man aus einem mir nicht erklärlichen Grund von altersher Vorrichtungen, welche mehr oder weniger an die Halsberge der alten Ritterrüstungen erinnern und die den Zweck haben, die Halswirbelsäule zu entlasten und zu fixieren.

Die von mir verwendete Konstruktion zeigt die beistehende Abbildung 64. Ich mache darauf aufmerksam, daß man mit dem unteren Teil dieser Apparate

weit am Thorax heruntergehen muß, weil man nur so die gesuchte Fixationswirkung erreicht, und ich mache noch weiter darauf aufmerksam, daß an der
von mir gebrauchten Konstruktion der Kinnteil beweglich gemacht ist.

Bei Erkrankungen an der Grenze von Hals- und Brustteil, die übrigens verhältnismäßig recht häufig sind, gebe ich an Stelle der Minerva den Stützapparat,
den Abb. 65a u. b so gut darstellt, daß eine Beschreibung unnötig ist.

Neben Minerva oder Stützapparat, die der Patient im Umhergehen trägt,
braucht er einen *Lagerungsapparat*. Als solchen benutze ich ein *Gipsbett mit
Kopfteil*, wie es die Abb. 31 zeigt, und welches nicht weiter beschrieben zu werden
braucht.

Diese hier von mir geschilderte Therapie ist heute noch nicht allgemein
üblich. Wohl wird vielfach der Halswatteverband verwendet, meist aber behandelt man unsere Patienten mit Bettruhe und Extension, welche durch einen
Kopfhalter hergestellt wird. Auch mit dem Gipsbett verbindet man eine derartige
Extension.

Die Anwendung dieser Extensionen gibt lange nicht die Ruhe, welche die
von mir benutzten Behandlungsmittel geben. Ihre richtige Anwendung verweist
den Arzt außerdem sehr auf die Mithilfe des Pflegepersonals, und damit kommt
immer ein Moment der Unsicherheit in die Therapie.

3. Brust.

a) Angeborene Deformitäten der Brust

sind ziemlich selten. Wenn wir den *Musculus pectoralis major* als zur Brust
gehörig rechnen, so ist der *angeborene Defekt* des Muskels zu erwähnen, der an
der entblößten Brust eine auffällige Störung der normalen Form erzeugt, der

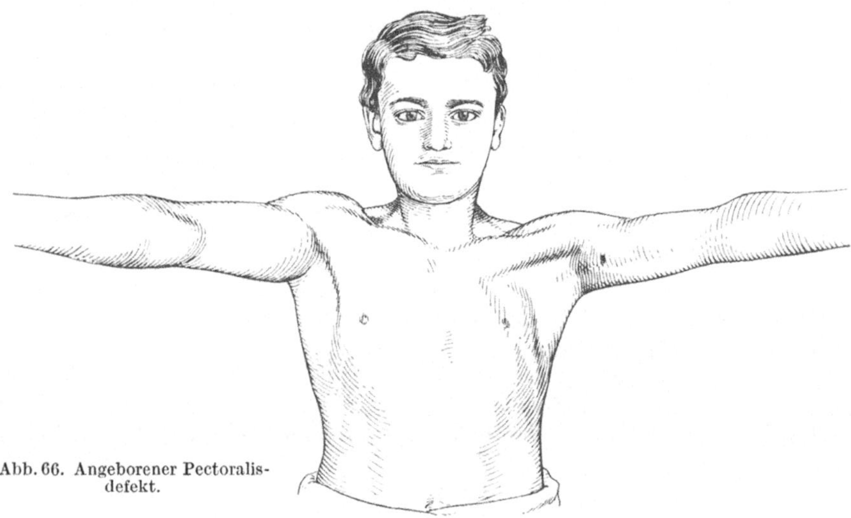

Abb. 66. Angeborener Pectoralis-
defekt.

aber eigentümlicherweise funktionelle Störungen in keiner Weise hervorruft.

Defekte in der festen Wandung der Brust durch *angeborenes Fehlen von
Rippen* kommen hin und wieder vor. Sie sind meist mit angeborenen Verbiegungen
der Wirbelsäule vergesellschaftet und spielen dann im Gesamtbild der Deformität
eine nebensächliche Rolle.

Eine angeborene Verbildung der Brust, wegen der der Orthopäd öfter
befragt wird, ist hauptsächlich charakterisiert durch eine *Aufbiegung des unteren*

Rippenrandes. Es bestehen in diesen Fällen am unteren Teil des Thorax zwei flache, dem unteren Rippenrand parallel laufende Furchen, in welche die Unterarme des Kindes hineinfallen, wenn man die Arme vor der Brust so zusammenlegt, wie sie beim neugeborenen Kind liegen. Diese Deformität, welche ich zuerst beschrieben habe, findet man besonders oft bei Kindern, die an angeborener Hüftverrenkung leiden. Ich glaube, daß sie entsteht durch den Druck der Arme bei intrauterinem Raummangel.

Funktionelle Störungen werden durch die Deformität nicht erzeugt. Zu beseitigen ist sie nicht.

Eine andere bekanntere, angeborene Deformität der Brust ist die

angeborene Trichterbrust.

Dabei ist die vordere *Brustwand trichterförmig eingedrückt.* Es sieht aus, wie wenn auf den unteren Teil des Sternums eine Faust aufgesetzt worden wäre, und wie wenn diese Faust die vordere Thoraxwand gegen die Wirbelsäule gedrückt hätte.

Der Grad der Deformität wechselt. In schweren Fällen ist tatsächlich die vordere Thoraxwand bis an die Wirbelsäule herangedrückt. Natürlich sind dann die Brusteingeweide bedeutend disloziert. Trotzdem sind auch mit solcher Trichterbrust *funktionelle Störungen* nicht verbunden. Über die Ätiologie der angeborenen Fälle ist nichts Sicheres bekannt. Wir nehmen an, daß auch sie intrauterine Belastungsdeformitäten sind. Therapeutisch sind wir ihnen gegenüber machtlos.

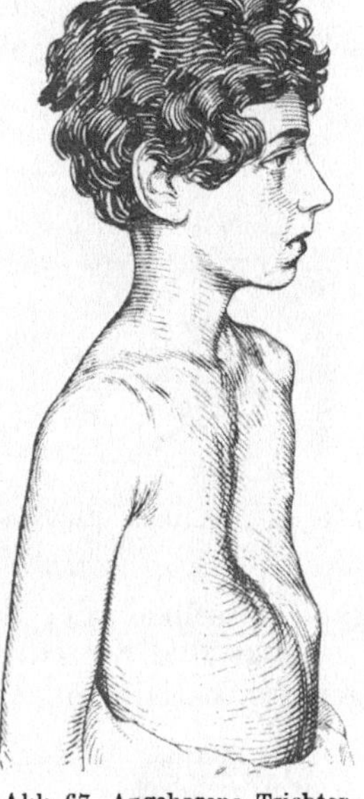

Abb. 67. Angeborene Trichterbrust.

Bilder, welche der angeborenen Trichterbrust sehr ähneln, entstehen unter Einwirkung von *Rachitis* und *Osteomalacie,* und sie entstehen auch als Berufsdeformitäten, wenn *Berufstätigkeit* das häufige Andrücken von Werkstücken an die Brust erfordert (Schusterbrust).

b) Rachitische Deformitäten des Thorax.

Wenn *Rachitis* die Widerstandskraft der Rippen mindert, so kommt es unter der Wirkung des auf der äußeren Thoraxwand lastenden Luftdruckes zur Bildung von Deformitäten. Es entstehen Einbeulungen und Vortreibungen, Furchen und Firste wie an einer Konservenbüchse, die nach der Sterilisation und nach Herstellung des luftdichten Verschlusses erkaltet. Bei der Entstehung der rachitischen Deformitäten der Brust spielt oftmals eine *Behinderung der Luftzufuhr* ins Innere des Thorax eine Rolle. Sind die Atemwege frei, so gleicht sich die Druckdifferenz, welche bei der Einatmung entsteht, rasch und leicht aus. Sind aber

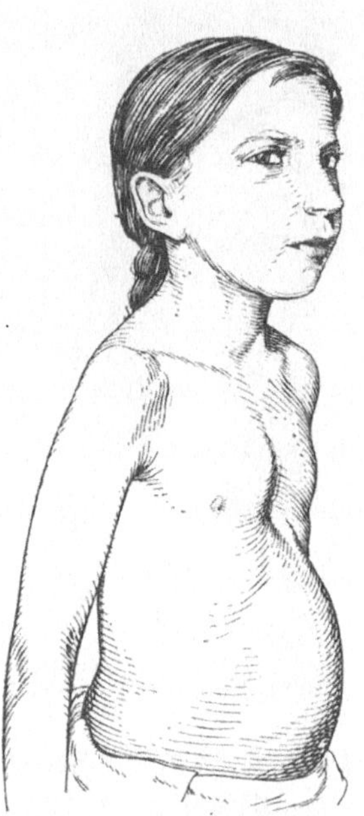

Abb. 68. Rachitische Deformierung des Thorax.

Störungen für das Einströmen der Luft gegeben, dann gewinnt die Last der Außenluft Zeit, ihre deformierende Wirkung auf den erweichten Thorax intensiv auszuüben.

Man findet bei Kindern mit rachitischen Thoraxdeformitäten fast regelmäßig Schwellungen der Nasenschleimhaut, adenoide Wucherungen und Tonsillenvergrößerungen.

Das Aussehen der Deformitäten ist recht wechselreich und doch wieder sehr eintönig. Wie eben an einer Konservenbüchse haben wir nebeneinander Einbuchtungen und Vortreibungen, die nach ihrer Lage, ihrer Tiefe und ihrem Verlauf die wechselreichsten Formen zeigen können. Meistens haben wir aber doch mehr oder weniger scharf ausgeprägt das Bild der

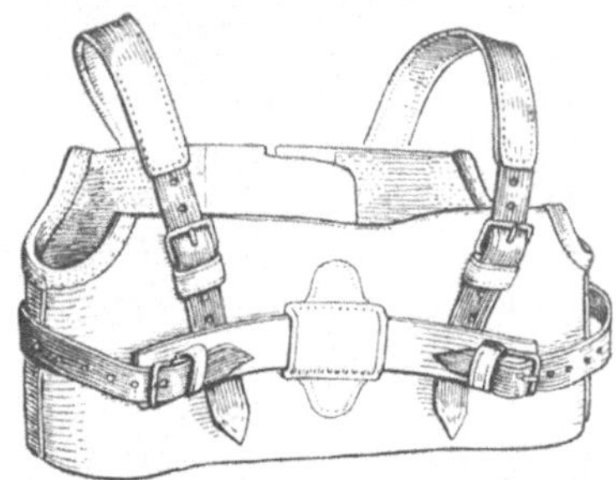

Abb. 69. KÖLLIKERs Bandage für Hühnerbrust.

Hühnerbrust.

Das Sternum ist kielartig vorgetrieben und beiderseits des Sternums ist die Thoraxwand in langen und flachen Furchen eingedrückt. Die Höhe des Firstes, welcher so entsteht, liegt gewöhnlich nicht gerade in der Mitte des Sternums, sondern an einem Seitenrand desselben oder noch etwas seitlicher auf die Brustwand hinausgeschoben.

Das Bild der Hühnerbrust wird auch durch die *Osteomalacie* erzeugt. Eine gewisse Variante in das Deformitätenbild kommt dabei hinein durch das Zusammensinken des Thorax, welches man bei schweren Fällen von Osteomalacie regelmäßig sieht, während diese Erscheinung beim rachitischen Kind nicht zu beobachten ist.

Die *Bedeutung der rachitischen Thoraxdeformitäten* ist nicht hoch anzusetzen.

Sind die Deformitäten hochgradig, dann ist die Gesamterkrankung des Kindes so schwer, daß gegen sie die Tatsache der Thoraxdeformierung ziemlich weit zurücktritt. Diese Fälle werden dem Orthopäden, wenigstens der Brustveränderungen halber, kaum vorgestellt. Uns bringt man fast immer nur die *leichteren* Fälle. Bei ihnen haben die Veränderungen der Brustform nur *kosmetische* Bedeutung.

Für die *Therapie* gewinnt man die Richtlinien aus der Beobachtung, daß mit dem Ausheilen der Rachitis auch die Verunstaltung des Thorax verschwindet. Wenigstens geschieht das in der übergroßen Mehrzahl der Fälle. Es ist deshalb die gegebene Behandlung der rachitischen Brustdeformitäten die *Allgemeinbehandlung der Rachitis.* Nach dem, was ich oben über die Bedeutung der Verengerung der Atemwege gesagt habe, kommt dazu noch die Sorge für eine *freie, unbehinderte Passage* in den oberen Luftwegen.

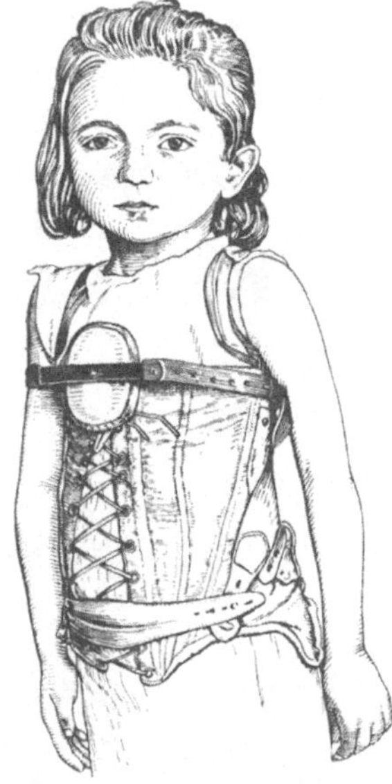

Abb. 70. Hühnerbrustpelotte mit Hüftbügel-Korsett verbunden.

Ist das Bild der Hühnerbrust schärfer ausgebildet, so empfiehlt es sich, neben dieser Allgemeinbehandlung noch eine Vorrichtung anzuwenden, welche gestattet, einen Druck auf den vorragenden First auszuüben. Von den zu diesem Zweck angegebenen Konstruktionen ist die einfachste und handlichste die von KÖLLIKER, welche ich beistehend abbilde (Abb. 69). Es wird da um die Brust herum ein breites Band, wie eine Weste auf dem Rücken schnürbar, gelegt und durch ein Paar Achselbänder festgehalten. Unter diesem Band ist auf den First der Hühnerbrust eine Pelotte gelegt, welche durch das Band hindurch mit einer Feder verbunden ist. Die Feder wird an ihren nach den Seiten stehenden Enden mit je einem Riemchen, welches von der Seite des Bandes herkommt, verbunden. Zieht man diese Riemchen an, so drückt die Pelotte auf den First der Deformität.

Hat man Ursache, bei dem Patienten etwa ein Korsett oder ein Gipsbett anzuwenden, so verbindet man die Pelotte natürlich mit diesen Apparaten (Abb. 70).

c) Pleuritische Deformierungen des Thorax.

Von den *erworbenen Deformitäten der Brust* haben wir noch zu erwähnen diejenigen, welche nach *pleuritischen Erkrankungen* zurückbleiben.

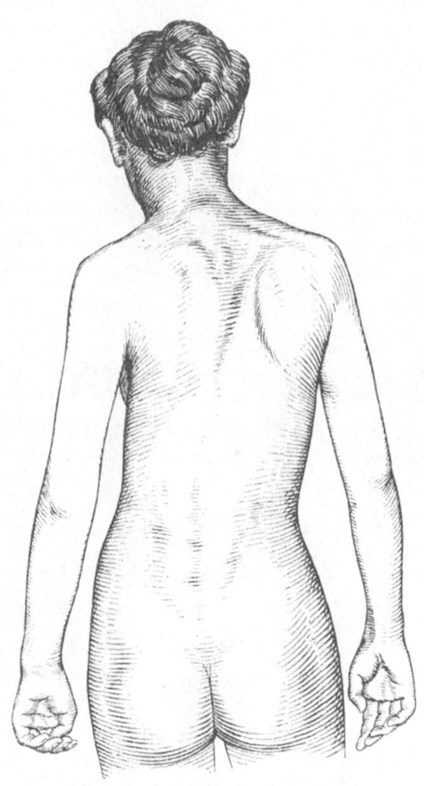

Dehnt sich die durch einen pleuritischen Erguß zusammengedrückte Lunge nach der Beseitigung dieses Ergusses nicht wieder zu voller Größe aus, so kann sich natürlich auch die Thoraxwand nicht wieder voll entfalten. Wir erhalten eine Differenz des Rauminhaltes in beiden Thoraxhälften, die noch dadurch besonders markiert wird, daß die gesunde Seite unter der ihr zufallenden größeren Atmungsarbeit sich dehnt und weitet.

Wir erhalten also einen Unterschied in der Wölbung der beiden Thoraxhälften. Die gesunde ist übernormal tief, die Zwischenrippenrinnen sind breit. An der kranken Hälfte haben wir dagegen Verminderung des Tiefendurchmessers und eine Verschmälerung der Zwischenrippenräume. Diese Verminderung der Tiefe ist gewöhnlich am stärksten nach dem unteren Rippenrand zu. Dort bildet sich vorn auf der Brust sehr häufig eine flache Delle, die fast so aussieht, als habe eine Hand von der Seite her die Brustwand gefaßt und habe unter festem Griff mit den Fingerspitzen die Thoraxwand in die Tiefe gedrückt. Mit dem Meßband läßt sich die Volumenverringerung leicht nachweisen. Man erhält Differenzen des Umfangsmaßes der beiden Brusthälften von mehreren Zentimetern.

Abb. 71. Pleuritische Deformierung des Thorax. Schrumpfung der linken Thoraxhälfte.

Die gewöhnlich zuerst bemerkte Formveränderung ist eine *Ausbiegung der Wirbelsäule*.

Bei der Entstehung der Deformität stellt sich die Wirbelsäule regelmäßig in einen nach der gesunden Seite zu konvexen Bogen ein. Diese Stellung ist mechanisch einfach bedingt durch die Zusammenschrumpfung der erkrankten Thoraxhälfte. Bleibt die Schrumpfung dauernd bestehen, dann wird aus dieser Verlagerung der Wirbelsäule eine ganz echte Skoliose. Diese Skoliose behält aber nicht immer die ursprüngliche Ausschlagsrichtung, sondern sie nimmt, und das scheint sogar das häufigere zu sein, auch ihre Ausschlagsrichtung nach der *kranken* Seite hinüber. Die bei dieser Umlagerung der Ausschlagsrichtung wirkende Kraft ist wohl das Bestreben, für die arbeitende gesunde Thoraxhälfte Raum zu gewinnen.

Die *praktische Bedeutung* unserer Fälle ist insofern nicht sehr groß, als die bei weitem meisten pleuritischen Erkrankungen ausheilen, *ohne* Verengerungen des Thorax zu hinterlassen. Die Andeutungen davon, die man regelmäßig nach Ablauf der entzündlichen Erkrankungen hat, verschwinden in der Überzahl der Fälle ohne irgendwelche besondere Behandlung.

Bleibt aber doch eine dauernde Störung, so wird als deren bemerkenswertestes Symptom gewöhnlich die seitliche Abweichung der Wirbelsäule bewertet. Die Kinder werden dem Arzt gebracht mit der Angabe, sie seien schief geworden. Entwickelt sich eine richtige Skoliose, dann tritt die *Wirbelsäulen*deformität gegenüber der Brustdeformität in den Vordergrund. Bei diesen Skoliosen ist

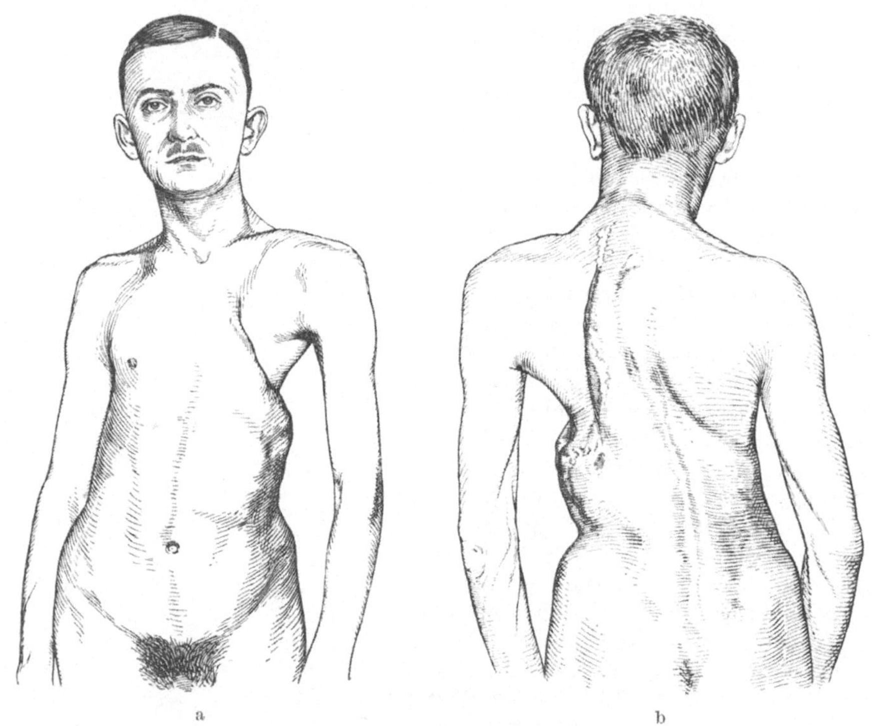

a   b

Abb. 72 a u. b.   Deformierung des Thorax durch ausgiebige Rippenresektion wegen Empyem.

zu beachten, daß dieselben die Neigung haben, recht schwere Grade zu erreichen, und daß mit ihrer Entwicklung meistens hohe Beschwerden — statische Insuffizienzbeschwerden — verbunden sind.

Die *Diagnose* der pleuritischen Thoraxdeformitäten macht keine Schwierigkeiten, wenn man nur an dieselben denkt. Vergißt man das, so gibt es leicht Fehldiagnosen. Deshalb: Bei jeder Thoraxdeformität eine Frage nach einer vorausgegangenen Pleuritis und diese Frage auch bei der Untersuchung von Skoliosen! Wird die Frage bejaht, stets eine Untersuchung mit Meßband, Perkussion und Auscultation, ob Reste der Erkrankung zurückgeblieben sind.

Behandlung: Ziel der Behandlung muß sein, *die geschrumpfte Lunge zu dehnen und zu entfalten.* Davon, ob dies und wieweit dies gelingt, hängt der Erfolg unserer Bemühungen ab. *Atemgymnastik* ist dabei das wichtigste, freilich nicht übermäßig leistungsfähige Mittel. Hat sich eine echte *Skoliose* entwickelt, dann muß die Behandlung nach den Grundsätzen geführt werden, welche die *Skoliosen-therapie* vorschreibt.

Einer besonderen Erwähnung wert sind die Fälle, bei denen ein pleuritisches Empyem zu einer *ausgedehnten Resektion der Brustwand* geführt hat. Mächtige Defekte sieht man so an der knöchernen Wand des Thorax entstanden.

So groß die therapeutische Leistung, die den Kranken am Leben erhalten hat, bei diesen Fällen ist, — so schwer sind die Störungen, welche der Patient nach vollendeter Wundheilung dauernd zu tragen hat. Ich habe bei solchen Fällen meist den Eindruck gehabt, daß man besser getan hätte, wenn man *beim Gebrauch der Rippenschere weniger an einen raschen Erfolg als an die Zukunft des Kranken gedacht hätte.*

Die Störungen, die man bei diesen Fällen sieht, werden erstens bedingt durch die Empfindlichkeit der innerhalb des Resektionsdefektes liegenden, *nur von einer dünnen Weichteildecke* überdeckten Brusteingeweide, und sie werden dann zweitens bedingt durch die außerordentliche *Verminderung*, welche die *Trag-fähigkeit der Brustwirbelsäule* durch den Thoraxdefekt erleidet. Das Thorax-skelett ist für die Brustwirbelsäule ein sehr wichtiges Stützorgan; wie wichtig, das kann man gerade an diesen Fällen beobachten, wenn man sieht, wie der Kranke durch Aufstützen der Hand auf die Hüfte der Wirbelsäule Stützhilfe zu bringen sucht, und wenn man von dem Kranken hört, wie schwer er unter den *statischen Insuffizienzbeschwerden*, die sich regelmäßig entwickeln, leidet.

Die so nach zwei Richtungen liegenden Beschwerden geben uns die *Richt-linien für die Therapie.*

Wir müssen zuerst einen *Schutzdeckel* über den Defekt im Skelett des Thorax legen, und wir müssen zweitens der Wirbelsäule *Ersatz* schaffen *für die Ver-minderung der Stützkraft* des Thoraxskelettes.

Diese beiden Aufgaben lassen sich mit einem Mittel lösen: mit einem *Korsett*, welches über der *erkrankten Thoraxhälfte starrwandig gebaut ist*. Ich bin bei diesen Fällen immer am weitesten gekommen mit Hartlederdrellkorsetts. Ich habe wiederholt versucht, in diese Korsetts auf der gesunden Seite nur eine aus Spangen bestehende Konstruktion einzusetzen und dadurch der gesunden Seite möglichste Atemfreiheit zu geben. Der dabei erzielte Vorteil wurde aufgewogen durch den aus einer solchen Konstruktion hervorgehenden Verlust an Stützkraft des ganzen Korsetts.

Obere Extremität.

4. Schlüsselbein.

Fangen wir mit der Verbindung von Rumpf und oberer Extremität an, so haben wir da zuerst zu erwähnen

a) die veraltete Luxation des Sterno-clavicular-Gelenks.

Diese Luxation ist nicht sehr häufig. Immerhin sind mir ein paar Fälle vorgestellt worden. Die Patienten wollten die unschöne Vorwölbung, welche durch das Austreten des Schlüsselbeins aus dem Sterno-clavicular-Gelenk vorn am Halse entsteht, beseitigt haben. Über nennenswerte funktionelle Störungen hatten sie nicht zu klagen.

Ich habe versucht, ihrem Wunsch durch *blutige Reposition* der Luxation Genüge zu leisten.

Die Operationen gelangen ohne Schwierigkeit, aber es kam in jedem Fall zum *Rezidiv.*

Der Zug des an der Clavicula ansetzenden Kopfnickermuskels erweist sich stärker als die bei der Operation zu erzielende Fixation des Gelenkendes in der Gelenkverbindung. Offenbar ist dieser selbe Muskelzug auch die Ursache, weshalb die primäre Luxation sich nicht dauernd reponieren läßt. Wenn man diesen Muskelzug durch Muskeldurchschneidung wie bei der Kopfnickeroperation ausschalten würde und zur Nachbehandlung den Watteverband wie bei der Schiefhalsoperation benutzte, so dürfte man wohl erwarten, daß die blutige Reposition zu dauerndem Erfolg führt. Ich habe jedoch diesen Operationsplan noch nicht erproben können.

Auch veraltete Luxationen des distalen Schlüsselbeinendes sieht man gelegentlich. Sie sind auf blutigem Wege leicht zu reponieren und durch eine Drahtnaht reponiert zu halten.

Von den orthopädischen Erkrankungen der Clavicula selber sei erwähnt, daß verschiedene Fälle von

b) angeborenem Defekt der Clavicula

beschrieben worden sind. Sind mit diesen Defekten des Schlüsselbeines größere Defekte der ganzen Extremität verbunden, wie das meist der Fall ist, so hat der Schlüsselbeindefekt natürlich keinerlei wesentliche Bedeutung. Etwas anderes ist es, wenn nur das Schlüsselbein bei wohlgebildeter Extremität fehlt. Dann erhält man eine abnorm große Verschieblichkeit der Schulter am Thorax, aber

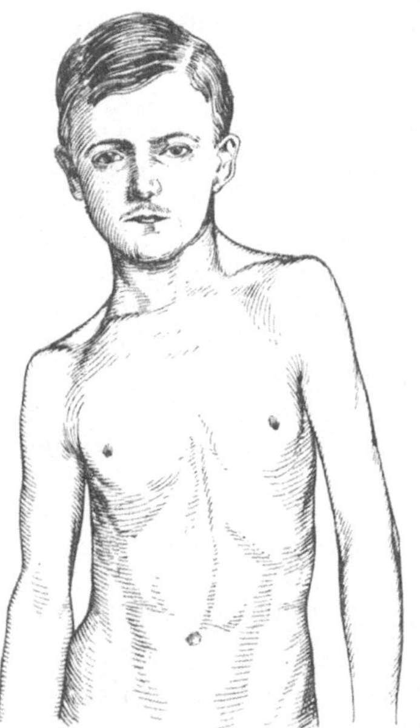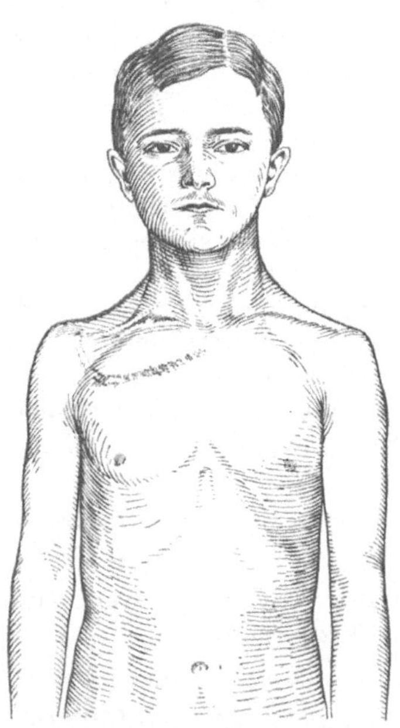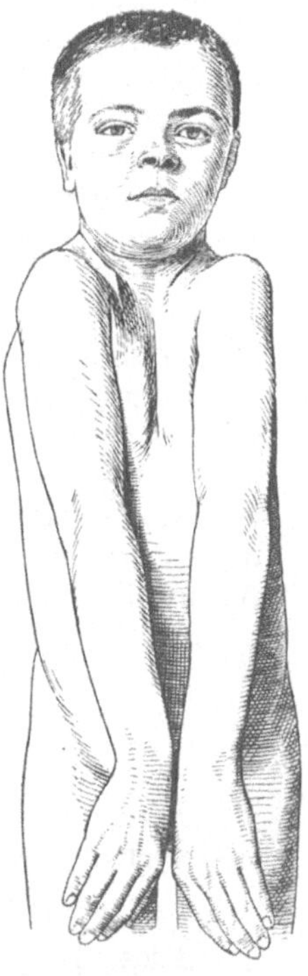

Abb. 73a. Angeborener Defekt der distalen Hälfte der rechten Clavicula.

Abb. 73b. Operationsresultat zu Abb. 73a. Der Defekt ist durch Einpflanzung eines Spans zwischen Clavicula und Processus coracoideus beseitigt.

Abb. 74. Angeborener Defekt beider Schlüsselbeine. Familiäres Vorkommen, beobachtet von VALENTIN.

ohne daß dadurch schwere Funktionsstörungen bedingt würden. Wenigstens wird darauf in den beschriebenen Fällen allgemein aufmerksam gemacht.

In einem von mir beobachteten Fall, bei welchem etwa die distale Hälfte der Clavicula fehlte, traten im 15. Lebensjahre starke Schmerzen im Nacken und Rücken auf. Der Patient ließ die Schulter tief herunterhängen (Abb. 73a). Die Schmerzen wurden offensichtlich durch Druck auf den Plexus brachialis ausgelöst. Ich habe in diesem Fall zunächst die Scapula durch eine Fascienbandschlinge,

welche ich zwischen dem oberen Winkel der Scapula und dem 7. Halswirbel einsetzte, aufgehängt, und habe dann durch einen frei transplantierten Knochen-
periostspan eine Verbindung zwischen dem Stumpf der Clavicula und dem Processus coracoideus hergestellt. Das Akromion ließ sich mit dem Span nicht recht
erreichen. Das Resultat war Beseitigung der Beschwerden und Herstellung normaler Schulterformen.

Eine solche Spantransplantation ist auch das gegebene Verfahren, wenn
man eine

c) Pseudarthrose im Schlüsselbein

mit Defektbildung erhält. Unter dem Kriegsmaterial sind solche Fälle als Folgen
von Schußverletzungen gelegentlich zu sehen. Die gut zugängige Lage des
Schlüsselbeins macht die Operation einfach.

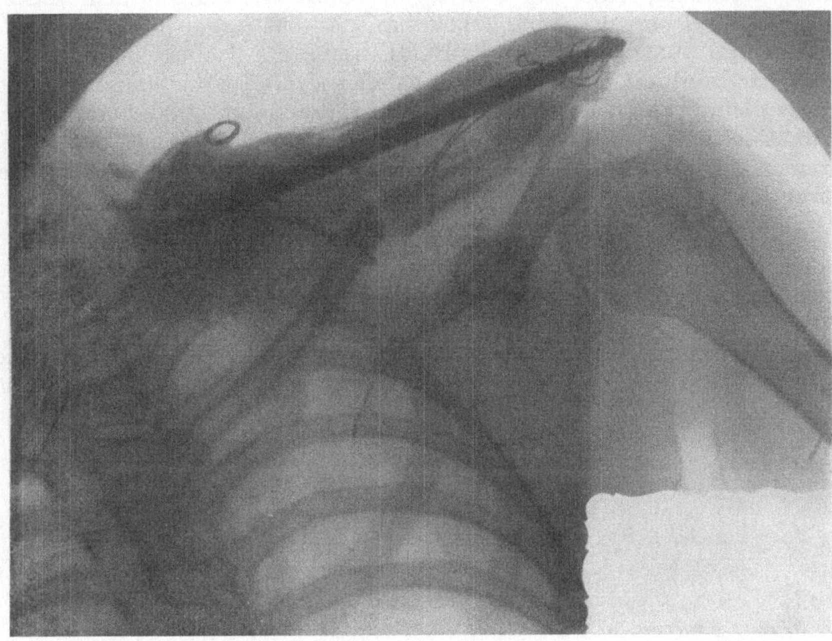

Abb. 75. Frakturdeformität des Schlüsselbeines, korrigiert durch Osteotomie. Die Distraktion ist erreicht durch Drahtschlingen, welche an einer Bohrschraube festgedreht wurden.

Pseudarthrosen nach einfachen Frakturen sind durch Anfrischung, Reposition
und Naht zur Heilung zu bringen.

d) Frakturdeformitäten des Schlüsselbeins.

Diese sind ziemlich häufig. Aber sie verursachen selten Beschwerden. Falls sie
das tun, so geschieht es meist dadurch, daß die spitz gegen den Plexus stehende
Stelle Druckschmerz verursacht. Der Patient sucht diesem durch Hochziehen
der Schulter auszuweichen. Stellen sich die Frakturenden nach Osteotomie nicht
in gewünschter Weise zurecht, so kann man sie mit Drahtschlingen fassen, diese
aus der Wunde herausleiten und unter Zug an einen Metallstab festlegen. Abb. 75
zeigt eine solche Korrektur, bei welcher die Drahtschlingen an eine meiner Bohrschrauben angedreht wurden.

Fälle, wie sie hier beschrieben sind, geben einen Hinweis darauf, daß neuralgische Schmerzen im Arm auch durch Druck der Clavicula auf den Plexus

erzeugt werden können, ohne daß gerade eine in die Augen springende Form-veränderung der Clavicula vorliegen muß.

Ein Mann, welcher beruflich auf den Schultern schwere Lasten zu tragen hatte, erkrankte mit Schmerzen und Paresen in den Armen. Er hatte *auffällig lange Schlüsselbeine*, die bei der Belastung der Schulter auf den Plexus drückten. Ich verkürzte die Schlüsselbeine durch eine mehrere Zentimeter lange Resektion in der Gegend der proximalen Biegung des Schlüsselbeins und verminderte diese Biegung. Der Patient war seine Beschwerden mit der Operation los, und er konnte, wie ich zufällig zu kontrollieren Gelegenheit hatte, während des Krieges seinen Tornister ausdauernd beschwerdefrei tragen.

Ich verweise auch auf das, was über Neuralgie in Oberarmstümpfen im Kapitel Amputationen gesagt ist.

Die Verbindung des *distalen Endes des Schlüsselbeins* mit dem Akromion bildet nicht selten eine unschöne Erhöhung. Man hat fast den Eindruck, als ob es sich um eine Luxation mit einem Heraustreten des Schlüsselbeins nach oben aus der Gelenkverbindung handelt. Es handelt sich aber nur um eine unschöne Bildungsvarietät, vielleicht auch um Überbleibsel rachitischer Erkrankungen.

Funktionelle Störungen sind damit nicht verbunden, und zu therapeutischem Eingreifen, wobei nur eine Abmeißelung in Frage käme, ist der Schönheitsfehler zu gering.

5. Schulterblatt.

Auch an ihm kennt die Orthopädie ein typisches Deformitätenbild: den

angeborenen Hochstand.

Diese Deformität, auf welche Sprengel zuerst die Aufmerksamkeit gelenkt hat, und welche wir deshalb auch als die *Sprengelsche Deformität* bezeichnen, ist

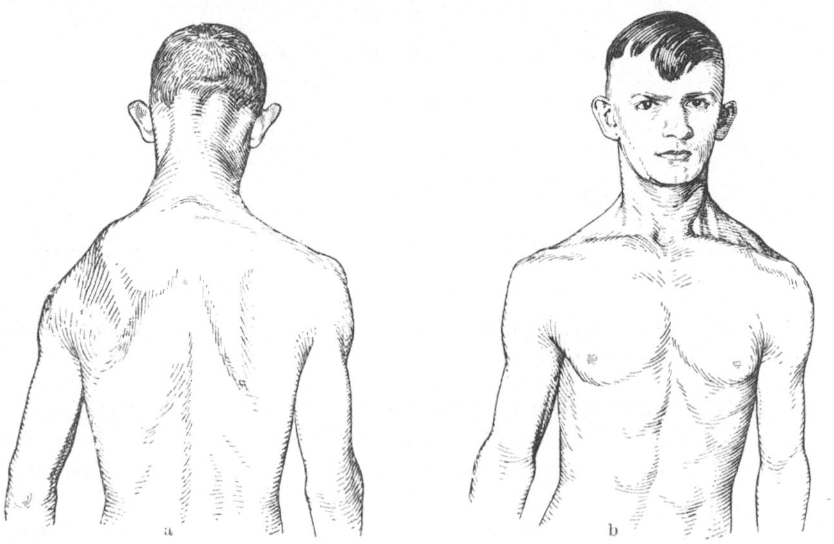

Abb. 76a u. b. Angeborener Hochstand der linken Scapula. Sprengelsche Deformität.

charakterisiert durch ein *Hinaufschieben des Schulterblattes gegen den Nacken* hin.

Diese Dislokation wird rechtzeitig bemerkt, wenn sie hochgradig und nur auf einer Seite ist, weil die gesunde Seite das Vergleichsobjekt dazu bietet. Sind beide Schulterblätter disloziert, was seltener aber doch auch hin und wieder vorkommt, so zeigt sich die sonst charakteristische Differenz im Aussehen der beiden Hälften natürlich nicht.

Die auffälligste Veränderung in der Körperform, welche der angeborene Schulterblatthochstand verursacht, ist die in der Nackenlinie. Wir erhalten in der normalerweise schön geschwungenen Seitenlinie des Halses eine *Vorwölbung*, wie sie der Rippenbuckel einer hochsitzenden Skoliose oder eine Halsrippe erzeugt. Auf diese Vorwölbung werden die Eltern des Kindes immer zuerst aufmerksam, und ihretwegen stellen sie das Kind dem Arzte vor.

Diese Vorwölbung wird gebildet durch den oberen Schulterblattwinkel, der in die Nackenpartie heraufgezogen und hakenförmig nach vorn gegen das Schlüsselbein zu umgebogen ist. Man fühlt den Schulterblattwinkel wie einen schnabelförmigen Knochenfortsatz. Verschiedentlich ist durch ihn der Eindruck erweckt worden, es handle sich um eine *Exostose* am oberen Rand des Schulterblattes,

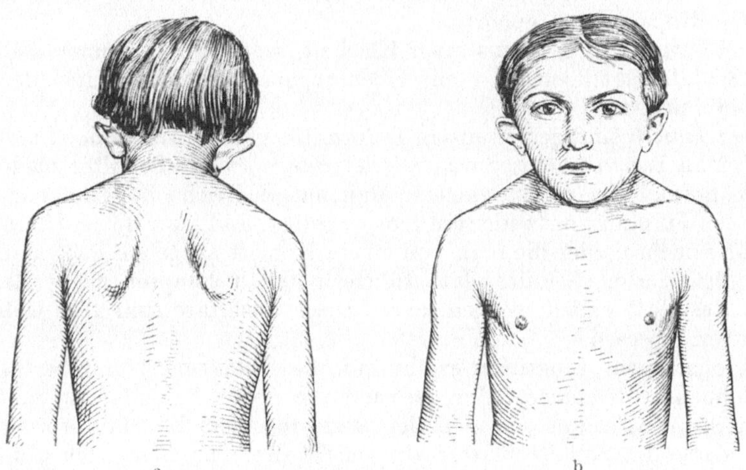

Abb. 77 a u. b. Angeborener Hochstand beider Schulterblätter.

und man hat diese Exostose reseziert in der Hoffnung, dadurch einen Widerstand, der sich dem Nach-unten-drücken des Schulterblattes entgegensetzt, zu beseitigen.

Verhältnismäßig häufig besteht eine Knochenverbindung zwischen der Wirbelsäule und dem Schulterblatt in der Form einer Knochenspange, welche vom untersten Teil der Halswirbelsäule her zum Innenrand der Scapula zieht. Diese Fälle geben sehr charakteristische Röntgenbilder.

Nicht selten finden sich neben dem Hochstand der Scapula auch angeborene Verbildungen der Rippen und der Wirbelsäule (sog. angeborene Skoliosen).

Die *Ätiologie* unserer Deformität dürfte verschieden sein. In den ganz reinen Fällen von Hochstand des Schulterblattes handelt es sich wahrscheinlich um *intrauterine Belastungsdeformitäten*, erzeugt durch Zwangshaltungen, welche das Kind intrauterin einnehmen mußte. Das wären also Fälle, welche mit dem angeborenen Klumpfuß, der angeborenen Hüftverrenkung und ähnlichen Deformitäten ätiologisch auf eine Linie zu stellen sind.

Finden wir aber Knochenspangen zwischen Wirbelsäule und Schulterblatt oder neben dem Hochstand auch noch Veränderungen an Wirbelsäule und Rippen, dann müssen wir als ätiologische Momente irgendwelche im Fetus liegende *Entwicklungsstörungen* unterlegen.

Die *Bedeutung* des angeborenen Schulterblatthochstandes liegt *rein auf kosmetischem Gebiet*. Auch dort, wo man bei einer genauen Untersuchung Bewegungsbeschränkungen des Schultergürtels nachweisen kann, fühlt sich der Patient nicht dadurch gedrückt. Er ist an den angeborenen Defekt gewöhnt, und hat gelernt, ihn durch Ausgleichsbewegungen zu ersetzen.

Bei der *Diagnose* ist einzig daran zu denken, daß man unsere Fälle *mit Skoliosen verwechseln* kann. Das kommt auch verhältnismäßig häufig vor, und daran liegt es wohl, daß von manchen Autoren die Deformität als sehr selten bezeichnet wird, während andere sie als ein ziemlich häufiges Vorkommnis angeben. Die Unterscheidung gegen die Skoliose ist dadurch gegeben, daß wir unter dem in die Höhe geschobenen Schulterblatt eben *keinen Rippenbuckel* finden, wie bei der Skoliose.

Die letzten diagnostischen Zweifel nimmt das Röntgenbild, welches die Wirbelsäule *gerade* zeigt, also nicht die Ausbiegung, welche zu einem dorsocervicalen Rippenbuckel gehört.

Das Röntgenbild gibt uns auch Klarheit, wenn wir auf einen Fall stoßen, wo der Schulterblatthochstand mit einer angeborenen Deformität der Wirbelsäule kombiniert ist.

Therapeutisch sind gegen unsere Deformität große Erfolge noch nicht erzielt worden. Man hat versucht, durch allerlei *Bandagen* die Schulter nach abwärts auf ihren normalen Platz zu ziehen. Man hat elastische Züge angewendet, für die man den Fixpunkt entweder am Körper selbst, und zwar durch Umschlingung einer Hüfte suchte, oder die man von einem Korsett ausgehen ließ, und die man zu dem dislozierten Schulterblatt führte. Man behauptet auch, daß damit günstige Resultate erzielt worden seien. Diese Resultate sind aber wohl Selbsttäuschungen gewesen.

Von operativen Eingriffen ergibt nur die Operation von KOENIG einigermaßen lohnende Resultate. Man reseziert die obere, hakenförmig umgebogene Ecke der Scapula, trennt den medialen Rand in einem 1—2 cm breiten Streifen von der Masse des Schulterblattes ab, schiebt diese 4—5 cm nach abwärts und vereinigt in dieser Lage wieder die beiden Teile. KOENIG empfiehlt auch noch, durch den herabgeschobenen Teil des Schulterblattes einen vom Latissimus dorsi abgespaltenen Teil hindurchzuziehen und diesen Teil wieder mit dem Muskel zu vereinigen. Sicherer dürfte das Resultat werden, wenn man eine Fascienschlinge zwischen dem unteren Schulterblattwinkel und der Dornfortsatzreihe anbringt, wie ich ihn bei dem oben beschriebenen Fall von Defekt in der Clavicula zwischen oberer Ecke und Dornfortsatzlinie eingesetzt habe.

6. Schulter.

Angeborene Deformitäten der Schulter sind recht seltene Vorkommnisse. Es sind

a) **angeborene Luxationen und angeborene Contracturen**

in geringer Zahl als Einzelfälle in der Literatur beschrieben. Die Contracturen sind meist mit angeborenen Contracturen des Ellbogens und der Hand kombiniert, und der Grad der Contractur nimmt peripherwärts zu. In einem derartigen Bild tritt die Schultercontractur gegenüber den anderen Störungen vollständig in den Hintergrund. Auch bei isoliertem Vorkommen hat die angeborene Schultercontractur so gut wie keine praktische Bedeutung. Sollte doch ein Fall die Indikation zur Behandlung geben, so würde eine blutige Mobilisation bessere Aussicht geben als der Versuch einer unblutigen Behandlung.

Über angeborene *Luxationen* findet sich in der Literatur mehr als über angeborene Contracturen. Es wird auch über Behandlungsversuche berichtet.

Auch die angeborene Luxation ist in der Regel mit Veränderungen des ganzen Armes verbunden. Ob durch die Reposition eine wesentliche Funktionsbesserung zu erreichen ist, muß am einzelnen Fall entschieden werden. Entschließt man sich zur Reposition, so wird man den Versuch der unblutigen Einrenkung meist mit einem Fehlschlag enden sehen. Bei der blutigen Reposition wird die Anlegung einer ligamentösen Verbindung zwischen Humeruskopf und Akromion nach Art des KIRSCHNERschen Verfahrens bei habitueller Luxation den Erfolg sichern.

Von den

traumatischen Deformitäten der Schulter

müssen wir an erster Stelle

b) die veraltete Luxation

nennen. Weil die so einfache Diagnose der frischen Luxation doch gelegentlich nicht gemacht wird, kommen diese Fälle immer wieder einmal zur Beobachtung.

Das Bild, welches solche Patienten bieten, brauchen wir nicht zu beschreiben, es entspricht in allen wichtigen Zügen dem Bild der frischen Verrenkung.

Die *Klagen* beziehen sich in erster Linie auf die *Bewegungsstörung* der Schulter. Die Kranken klagen weiter über *Schmerzen,* welche bei Bewegungsversuchen auftreten, die aber auch sonst vorhanden sind. Sie klagen ziemlich häufig über *nervöse Störungen* im Arm, welche durch den Druck des Kopfes auf den Plexus erzeugt werden. Alles zusammen sind die Patienten recht schwer gestört, und ihre Hilfsbedürftigkeit ist sehr groß.

Therapie: Der nächstliegende Behandlungsversuch ist natürlich der der *unblutigen Einrenkung.* Er muß in allen Fällen gemacht werden. Man soll sich dabei aber durchaus vor der Anwendung großer Gewalt hüten. Gelingt es erst, durch große Kraftentfaltung den Kopf in die Pfanne zu bringen, so erhält man als Endresultat nicht ein frei bewegliches Gelenk, sondern regelmäßig eine schwere Versteifung, und mit dieser ist der Kranke, wie wir bei der Besprechung der Schultercontracturen darlegen werden, kaum wesentlich gebessert.

Gelingt die unblutige Einrenkung überhaupt nicht, so wird man in erster Linie an *blutige Einrenkung* denken. Solche Operationen sind in der Tat vielfach ausgeführt worden, besonders DOLLINGER hat deren eine größere Anzahl .beschrieben.

Aber den blutigen Einrenkungen haftet dasselbe Bedenken an, wie den forcierten unblutigen Repositionen. Man erhält nach diesen Operationen durch die Bank nicht frei bewegliche Gelenke, sondern meist schwer störende Versteifungen.

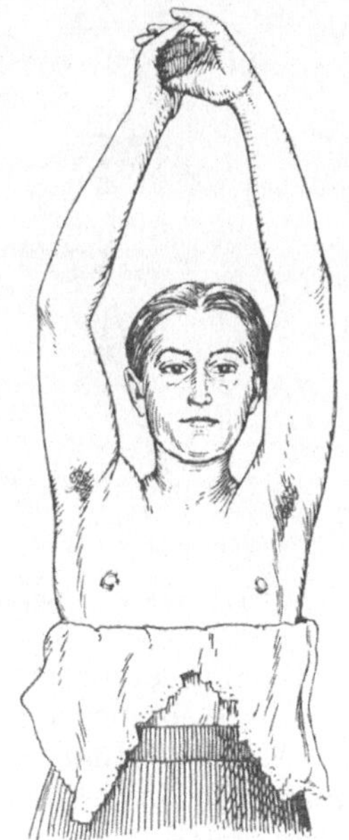

Abb. 78. Veraltete Luxation des rechten Schultergelenkes, mit operativer Neubildung des Gelenkes behandelt. Abb. zeigt die erreichte Beweglichkeit.

Ich empfehle deshalb, wenn die unblutige Reposition nicht ohne Schwierigkeit gelingt, *den Kopf frei zu legen* und *durch Abtragung einer Schale wesentlich zu verkleinern,* bis er ohne Schwierigkeit in die Gelenkpfanne zurückgeschoben werden kann. Ehe man diese Reposition aber ausführt, *überzieht man den Kopf mit einer Lage frei transplantierten subcutanen Fettgewebes.* Als Nachbehandlung genügt es, wenn man dem Patienten aufgibt, die Schulter fleißig zu bewegen.

Man erhält, wie ich aus eigener Erfahrung versichern kann, auf diesem Weg ausgezeichnete Resultate.

Abb. 78 zeigt einen derartig von mir behandelten Fall. Die rechte Schulter ist die luxiert gewesen. Das Bild zeigt die erzielte aktive Beweglichkeit des Gelenks. Eine medico-mechanische Nachbehandlung wurde nicht ausgeführt.

c) Habituelle Luxation der Schulter.

Kommt nach einer Luxation des Schultergelenkes der Kapselriß aus irgendeiner Ursache nicht zu fester Vernarbung, so bleibt eine Pforte offen, durch welche der Kopf bei gegebener Gelegenheit wieder austreten kann. Je öfter er von dieser Möglichkeit Gebrauch macht, um so leichter wird ihm die Passage. Das Ergebnis ist, daß die einzelnen Luxationen sich in immer häufigerer Folge wiederholen. Die Tatsache, daß die Reposition der Luxation ebenfalls immer leichter wird, ist dafür ein ungenügender Ausgleich. Die Patienten sind tatsächlich recht *schwer geschädigt*. Es drückt sie vor allen Dingen das Gefühl der Unsicherheit, das aus

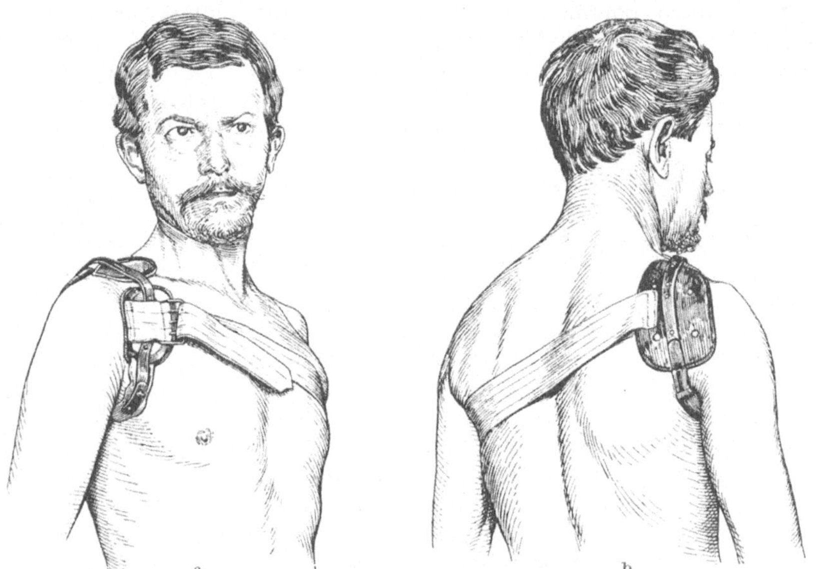

Abb. 79 a u. b. Bandage für rezidivierende Luxation des Schultergelenkes (BAUMBACH).

der Gefahr hervorgeht, in einem kritischen Augenblick durch Eintritt der Luxation die Gebrauchsfähigkeit des Armes zu verlieren.

Als *Behandlungsmittel* ist in erster Linie die *blutige Operation* zu nennen: Freilegung der Kapsel von vorn führt auf die Stelle der Läsion. Durch Ausschneidung der Kapselnarbe werden die Ränder des Kapselrisses angefrischt und durch Naht geschlossen. Die Resultate der Operation sind meist voller Erfolg, doch sind auch Versager nicht absolut ausgeschlossen.

Mit gutem Erfolge ist neuerdings von verschiedenen Operateuren die Festigung des Gelenkes ausgeführt worden durch Anlegung eines Ligamentum ähnlich dem Lig. teres des Hüftgelenkes. Man legt durch den Schulterkopf und durch das Gelenkdach einen Kanal an und zieht durch diesen Kanal einen aus der Fascia lata entnommenen zusammengerollten Fascienstreifen, dessen Enden man gegeneinander führt und miteinander verbindet (KIRSCHNER).

Versagt die Operation, so muß man zu *Bandagen* greifen, die man auch versucht, wenn aus irgendeinem Grund die operative Behandlung nicht ausgeführt werden soll. Solcher Bandagen sind eine ganze Anzahl beschrieben. Die einzige, von welcher ich wirkliche Resultate gesehen habe, ist die von BAUM-

BACH beschriebene, welche durch ein System von Pelotten, die um das Gelenk herumgelegt werden, eine Art künstlicher Vergrößerung und Vertiefung der Schultergelenkpfanne herstellt und so dem Kopf einen erhöhten Widerstand gegen das Ausweichen entgegensetzt. Abb. 79a und b zeigen die Bandage in einer Ausführung aus meinen Werkstätten.

d) Geburtslähmung der Schulter.

Als solche bezeichnen wir eine Störung, welche dem Orthopäden nicht übermäßig selten vorgestellt wird. Gewöhnlich werden uns die Kinder im 2. und 3. Lebensjahr oder auch erst im höheren Alter gebracht. Die Eltern bringen sie uns, weil sie die Beobachtung machen, daß das Kind einen Arm so gut wie gar nicht benutzt.

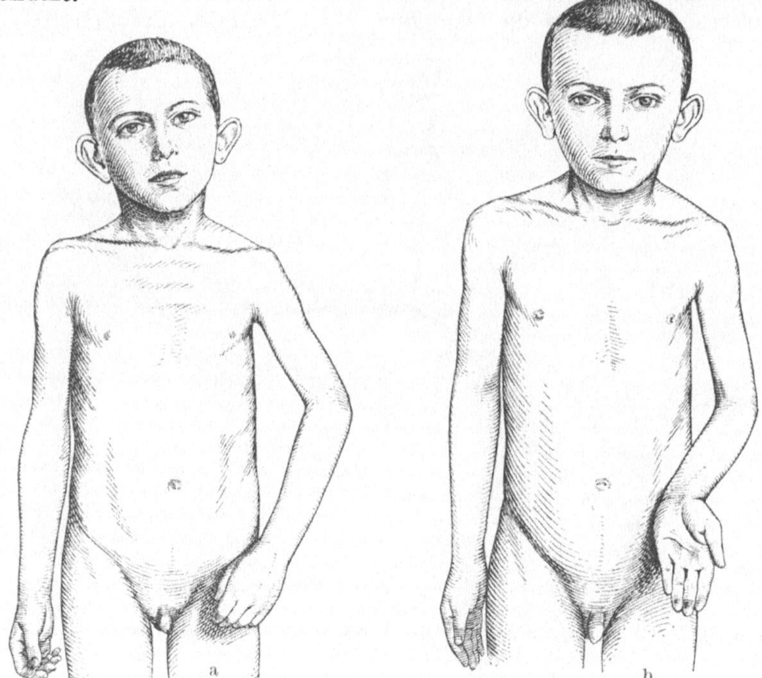

Abb. 80. a Geburtslähmung der linken Schulter. b Durch Drehosteotomie des Oberarmes ist die Handfläche nach vorn gebracht.

Sieht man sich die Kinder an (Abb. 80a), so fällt zunächst auf ein Unterschied in der Länge und Stärke der Arme. *Der benutzte Arm ist kräftig und stark,* gewöhnlich sogar außergewöhnlich. Der *nicht benutzte* ist wesentlich *kürzer und dünner.* Weiter steht dieser Arm in *Innenrotation.* Bei dem ungezwungen am Körper herunterhängendem Arm legt sich die Hohlhandfläche nicht seitlich an die Körperfläche an, sondern sie zeigt nach rückwärts. Der *Ellbogen* wird *gebeugt,* der *Vorderarm* wird *proniert* gehalten, die Hand zeigt meist mehr oder minder ausgebildet das Bild der *Radialislähmung.*

Die *Beweglichkeit* des Armes ist *wesentlich herabgesetzt.* Das Bewegungsfeld der Schulter ist sowohl für aktive wie für passive Bewegungen bedeutend eingeschränkt. Im Ellbogen ist die Streckfähigkeit vermindert, am Vorderarm die Supinationsbewegung. Hand und Finger können passiv gewöhnlich in Streckstellung gebracht werden, man findet dabei aber Widerstand wie bei einer spastischen Contractur.

Die *Gebrauchsfähigkeit* des derartig gestörten Armes ist bedeutend *geschädigt*. Die Patienten leben tatsächlich als Einarmer, empfinden allerdings, da sie von Kindheit auf daran gewöhnt sind, die Störung nicht übermäßig groß.

Ätiologie. So gleichmäßig das ausgeprägte Bild der Geburtslähmung der Schulter ist, so scheint dasselbe doch aus *verschiedenen Ursachen* entstehen zu können. Gemeinsam ist zweifellos allen Fällen ein Trauma, welches in der Geburt auf die Schultergegend eingewirkt hat. Meistens sind die Kinder mit Kunsthilfe geboren, oder die Geburt ist wenigstens unter besonderen Schwierigkeiten vonstatten gegangen. *Was* aber eigentlich bei der Geburt an der Schulter verletzt worden ist, darüber ist man sich bis heute noch nicht einig geworden. Es konkurrieren drei Annahmen: erstens die Annahme einer *Plexusverletzung* in der Gegend des Erbschen Punktes, zweitens die Annahme einer *Epiphysenlösung* am Schulterkopf, drittens die Annahme einer *Luxation* des Schultergelenkes.

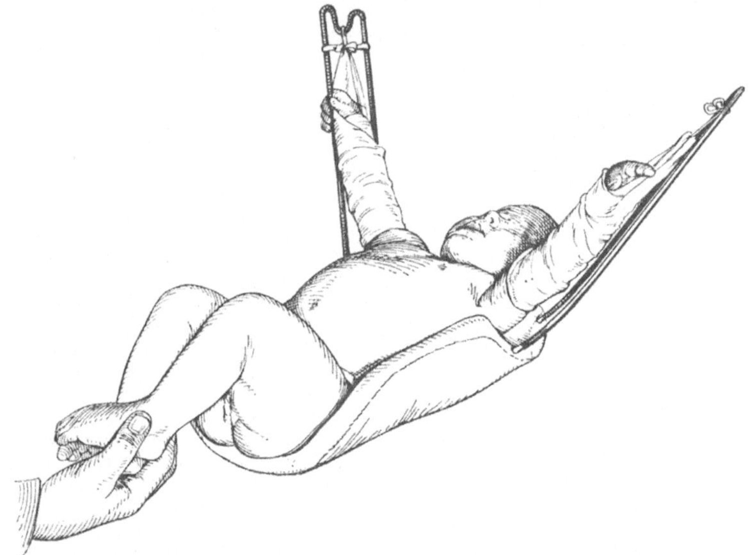

Abb. 81. Kind mit doppelseitiger Geburtslähmung der Schulter im Extensionsgipsbett.

Mir scheint es am wahrscheinlichsten, daß alles dreies vorkommt, und daß alles dreies unser Krankheitsbild zur Entwicklung bringen kann.

Bei den frischen Fällen, die ich beobachtet habe, die aber alle mindestens 6 Wochen alt waren, habe ich den Eindruck gehabt, daß es sich um Plexusverletzungen handelte. Sieht man die Fälle später, so ist man geneigt, eine Störung der Epiphysenlinie anzunehmen. Finck, der fünf frische Fälle beschrieben hat, schreibt dagegen, daß es sich in allen seinen Fällen zweifelsohne um intrakapsuläre Luxationen gehandelt habe. Die Annahme, daß es sich um eine primäre Plexusverletzung handelt, gründet sich hauptsächlich auf die Tatsache, daß das ausgeprägte Deformitätenbild nicht nur Störungen an dem Schultergelenk zeigt, sondern vielmehr ein kompliziertes Lähmungsbild ist, und daß die Fäden dieser verschiedenen Lähmungen im Erbschen Punkt zusammenführen.

Für die *Therapie* unserer Fälle ist es von ausschlaggebender Bedeutung, wann wir sie in die Hand bekommen. Finck hat in seinen Fällen die *Reposition* des Gelenkes ausgeführt, den Arm in *Abductionsstellung* gestellt, und ihn darin mit einem *Schienenverband* festgehalten. Er hat in allen Fällen volle Heilung erzielt.

Ich behandle frische Fälle in einem Gipsbett, an welches ein Drahtbügel angebracht wird, der Extension des Armes nach außen und vorn ermöglicht. Abb. 81. Bei dieser Einstellung des Armes wird der Druck aufgehoben, den die Clavicula des gelähmten Armes gegen den Plexus ausübt. Man beobachtet regelmäßig bald einen Rückgang der Lähmungserscheinungen. Auch schwerste Lähmungen verschwinden bis auf geringe Reste.

Hat eine Frühbehandlung nicht stattgefunden und hat sich das beschriebene Deformitätenbild entwickelt, so ist der Versuch, die Störung durch eine Behandlung an der Schulter selbst zur Beseitigung zu bringen, aussichtslos. Man *muß sich dann damit begnügen, Arm und Hand so zu stellen, daß sie unter günstigere Gebrauchsbedingungen kommen.*

In erster Linie kommt da die Beseitigung der Verdrehung des Armes in Frage. Sie ist herzustellen durch Ausführung einer *Drehosteotomie im Oberarm.* Ich lege dieselbe in der Mitte des Oberarms an und gehe von der Außenseite ein, wo der Knochen nur ganz dünn von Weichteilen überdeckt ist.. Ich durchbohre den Knochen beiderseits der Osteotomielinie, ehe ich die Osteotomie ausführe, und gewinne so durch die in den Bohrlöchern steckenbleibenden Bohrer ein Paar Zeiger, mit denen ich das Maß der herzustellenden Drehung kontrol lieren kann, und ich halte die Korrektionsstellung mit einer Silberdrahtnaht des Knochens fest.

Die nach dieser Drehosteotomie gewöhnlich besonders in Erscheinung tretende *Ellbogencontractur* vermindert sich regelmäßig durch die nach der Osteotomie erfolgende Neueinstellung des ganzen Armes spontan bis auf einen praktisch ganz bedeutungslosen Rest. Auch die *Supinationsverminderung* des Unterarms verliert gewöhnlich ihre störende Bedeutung. Ist der Pronator teres besonders verkürzt, so erfolgt dessen Durchschneidung. Die *Handstörung* tritt nach der Operation gewöhnlich deutlicher hervor. Eine *Sehnentransplantation nach der Art*, wie wir sie bei den *Radialislähmungen* ausführen, hebt die Gebrauchsfähigkeit der Hand. Man gewinnt bei dieser Behandlung zwar keine normale Gebrauchsfähigkeit des Armes, aber doch so wesentliche Besserung, daß die Durchführung der Kur gerechtfertigt ist.

e) Traumatisches Schlottergelenk der Schulter.

Unter den Kriegsverletzten findet man nicht selten Patienten, denen ein Schuß den Schulterkopf zertrümmerte, und denen der zertrümmerte Kopf vollständig entfernt werden mußte. Das Ergebnis ist ein *Schlottergelenk* bei häufig gut erhaltener Muskulatur.

Die *funktionellen Störungen* sind schwer. Versucht der Patient aktiv den Arm zu erheben, so knickt sich derselbe kurz unter dem Schultergelenk ab, der Bewegungsausschlag, der erreicht werden kann, bleibt außerordentlich gering, und auch in diesem Ausschlag geschieht die Bewegung nur mit sehr geringer Kraft.

Versuche, die Bewegungsstörung zu beseitigen oder wenigstens wesentlich zu vermindern, sind auf *operativem* Wege in verschiedener Richtung gemacht worden. Zu einer Behandlung, die man als Typus bezeichnen könnte, ist man dabei aber noch nicht gekommen.

Von *orthopädischen Apparaten* wird gewöhnlich ein Schienenhülsenapparat um den Oberarm benutzt, welcher auf der Höhe der Schulter durch ein Kugelgelenk mit einem Schulterkummet verbunden ist. Diese Apparate befriedigen den Patienten meistens nicht. Sie werden als zu schwer befunden, und gewöhnlich nach kurzer Zeit wieder abgelegt. Der einzige Apparat, den ich habe dauernd

tragen sehen, ist der in Abb. 82 abgebildete. Er stammt von einem meiner
Patienten, der ebenfalls den ihm vorher von mir gegebenen Schienenhülsen-
apparat abgelegt hatte. Die Konstruktion besteht aus einem ganz leichten
Schulterkummet. Mit demselben ist auf der Höhe der
Schulter durch ein Kettenscharnier verbunden eine
leichte, an die Außenseite des Oberarms gelegte
Schiene, die mit zwei Spangen um den Oberarm her-
umgreift.

f) Schultergelenkbrüche

hinterlassen häufig Störungen, welche den Patienten
Hilfe suchend zum Orthopäden führen.

Die *Klagen* der Patienten beziehen sich auf *Schmerzen* und auf *Bewegungsstörungen* des Gelenks.

Das *Krankheitsbild*, welches die Patienten kurz
nach der anatomischen Heilung bieten, setzt sich aus
zwei Komponenten zusammen. Erstens aus der Schulter*contractur*, wie sie nach allerlei Erkrankungen des
Schultergelenkes zur Ausbildung kommt, und wie wir
sie in einem besonderen Abschnitt beschreiben werden,
und zweitens aus den Störungen, die bedingt werden
durch die *Veränderungen der anatomischen Form* der
zum Gelenk tretenden Knochen.

Von diesen beiden Komponenten hat die Contractur eine günstige *Prognose.* Gewöhnlich gewinnt
der Patient sogar ohne Behandlung den Grad von Beweglichkeit wieder, welcher sich mit den deformierten
Gelenkenden verträgt. Man kann diese Spontanheilung

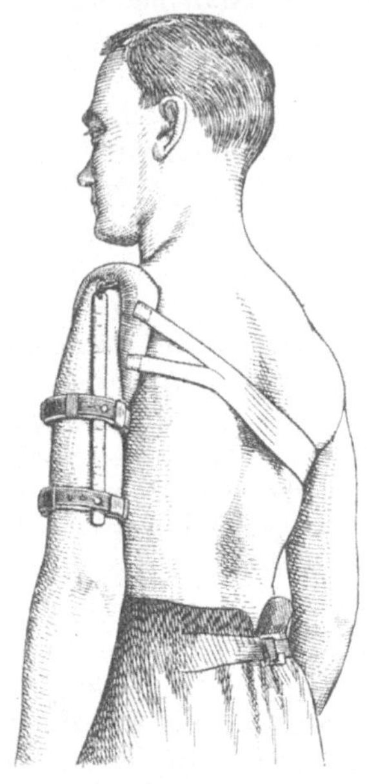

Abb. 82. Apparat für Schlottergelenk der Schulter.

natürlich unterstützen und befördern durch die Maßnahmen, welche überhaupt
zur Behandlung der Schultercontractur in Frage kommen, und welche wir an
ihrem Platz beschreiben werden.

Anders ist es mit den Störungen, welche durch die veränderte Form der
Gelenkknochen bedingt werden. Die meist bedeutende Einengung des Bewegungsfeldes, welche daraus hervorgeht, ist *bleibend.* Aber nicht nur das. Der immer
wieder bei Bewegungsversuchen der Schulter auftretende Kampf zwischen den
inkongruenten Teilen führt zu Reizungen des Gelenks und macht immer wieder
Beschwerden. Ganz besonders hochgradig werden diese, wenn man, wie das
aus Unverständnis der Situation recht häufig geschieht, versucht, mit forcierten
passiven Bewegungen die Bewegungsweite des Gelenkes zu vergrößern.

Wenn ich diese Fälle hier besonders hervorhebe, so geschieht es hauptsächlich, um darauf hinzuweisen, daß man *derartige Versuche unterlassen* soll. Man
muß sich bei diesen Fällen begnügen mit dem Bewegungsfeld, welches eben durch
die veränderten anatomischen Formen gerade noch erlaubt wird, oder man muß
zum *chirurgischen Eingriff* schreiten.

Als solcher Eingriff wird im allgemeinen die Wiederherstellung der normalen
Form nicht in Frage kommen. Ich empfehle, da es sich ja immer um sehr schwer
geschädigte und wenig bewegliche Gelenke handelt, dieselben direkt als *Ankylosen*
zu betrachten, und eine *Neubildung des Gelenkes* mit Fettlappenimplantation
auszuführen.

g) Schultercontractur.

Von allen Erkrankungen der Schulter beschäftigt den Orthopäden am
häufigsten die Schultercontractur.

Wie kein anderes Gelenk neigt die Schulter zur Versteifung. Das Bewegungsfeld des Gelenkes schränkt sich dabei zuerst von oben und rückwärts her ein, und wenn der Fall seine volle Entwicklung durchläuft, so erhält man schließlich eine vollständige Feststellung des Gelenkes in *Adductionsstellung.* Der Arm liegt an der Seitenfläche des Körpers an. Er kann nur abgehoben werden unter *Mitbewegung des Schulterblattes* und nur so weit, als die Beweglichkeit des Schultergürtels dies erlaubt.

Diese Schultergelenkcontracturen entstehen aus allerlei *Ursachen.* Es sind zunächst zu nennen alle *entzündlichen* Prozesse, welche *im Schultergelenk* und in seinem Zubehör auftreten, dann aber auch die verschiedenen *Traumen,* welche das Schultergelenk treffen können. Recht häufig aber entwickelt sich die Schultercontractur auch aus Erkrankungen, welche das Gelenk gar nicht getroffen haben. Nach dem Ablauf allerlei entzündlicher Prozesse *des Arms,* ja schon nach einem *Oberarm*bruch, nach einer *Unterarm*verletzung bleibt eine Schultercontractur zurück.

Wie kommt das?

Zwei Momente spielen wohl zusammen. Das erste ist begründet in der *Anatomie* der Schulter. Die um das Schultergelenk herumliegenden Weichteile müssen bei Bewegungen des Gelenkes sehr große Verschiebungen eingehen. Das *Gleitgewebe,* welches diese Verschiebung ermöglicht, bildet einen sehr *leicht verletzlichen* Punkt. Geringe Reize machen sich an ihm störend geltend und beeinträchtigen die Ausschlaggröße der Gelenkbewegungen.

Das zweite Moment ist dadurch gegeben, daß die *Beweglichkeit des Schultergelenkes bis zu einem gewissen Grade durch die Beweglichkeit des Schultergürtels ersetzt werden kann.* Wenn Schultergelenkbewegungen schmerzhaft werden, dann vermeidet der Erkrankte diese Bewegungen, und er führt die Armbewegungen, welche er sonst mit Hilfe der Schultergelenkbewegungen vollzog, bei festgehaltenem Schultergelenk mit Schulter*gürtel*bewegungen aus. Die daraus resultierende dauernde Ruhigstellung des im Reizzustand befindlichen Gelenkes gibt der aus diesem Reizzustand entspringenden Neigung zur Versteifung des Gelenkes die schönsten Entwicklungsmöglichkeiten.

Der Patient, welcher mit einer solchen Schultercontractur zu uns kommt, klagt regelmäßig in erster Linie über *Schmerzen.* Er lokalisiert diese Schmerzen in die Schultergegend, zuweilen auch in die Gegend der Spitze des Deltamuskels. Er gibt an, daß die Schmerzen bei Bewegungen des Armes besonders heftig werden, daß sie aber auch in der Ruhe vorhanden sind. Er klagt sehr häufig darüber, daß er *nachts* besonders stark durch Schmerz gequält werde, und daß er gerade auch wieder nachts besonders störend an der Schulter *friere.*

Für die *Untersuchung* unserer Fälle merke man sich zunächst die *Regel,* die für *alle Schulteruntersuchungen* gilt, nämlich daß man den Patienten bis zu den Hüften herunter entkleiden lassen muß. Bei dem Vergleich der gesunden und der kranken Schulter von vorn und rückwärts bemerkt man dann eine *Atrophie* der *Schultermuskulatur,* hauptsächlich durch eine Abflachung der Wölbung des Deltamuskels ausgedrückt.

Läßt man den Patienten die Arme seitlich erheben (Abb. 83), so sieht man, daß in dem Augenblick, wo die Bewegung die Grenze des verengerten Bewegungsfeldes erreicht hat, die *Schulter in die Höhe gezogen wird,* und daß jetzt an die Stelle der Schulter*gelenk-* eine Schulter*gürtel*bewegung tritt, welche im allgemeinen die Erhebung des Armes bis nahe an die Horizontale oder über dieselbe, aber nicht zu voller Höhe gestattet.

Die Größe des Bewegungsfeldes macht man sich klar, indem man durch eine auf die Höhe der Schulter gelegte Hand das Schulterblatt fixiert, mit der anderen

Hand den Arm ergreift, und nun passive Bewegungen ausführt. Kommt man dabei an die Grenze des Bewegungsfeldes, so klagt der Patient über Schmerzen, und er preßt in Abwehrbewegung den Arm gegen die Brust heran. Dabei spannen

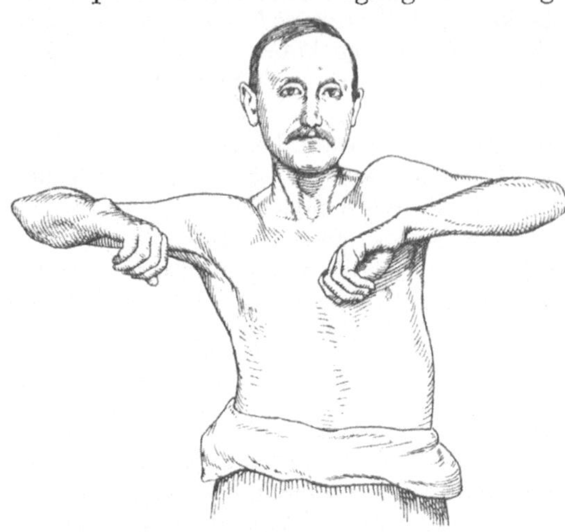

Abb. 83. Linksseitige Schultercontraktur. Die Versteifung eines Schultergelenkes bringt man sich dadurch zur Ansicht, daß man den Patienten auffordert, beide Arme seitlich zu heben.

sich die nach vorn und hinten die Achselhöhle begrenzenden Muskelkulissen scharf an. Geräusche fühlt man bei diesen Bewegungen in der Schulter gewöhnlich nicht. Druck auf die Gelenklinie macht regelmäßig mehr oder weniger starke Schmerzen, besonders an der Vorderseite des Gelenkes und von der Achselhöhle her.

Die *Röntgenuntersuchung* unkomplizierter Fälle gibt keinen abnormen Befund.

Die *Bedeutung*, die *Prognose* und die *Behandlung* hängt von *dem Grad der Entwicklung* des Krankheitsbildes ab. Leichte Fälle stören wenig, kommen zu Spontanheilung oder sind mit einfachen Kuren zu beseitigen. Bei

schwer entwickelten Fällen gilt in jeder Beziehung das Gegenteil.

In der Behandlung ist das erste die *Prophylaxe*. Die Ursache der meisten Schultercontracturen liegt in einer *Versäumnis des Arztes*, der nicht rechtzeitig

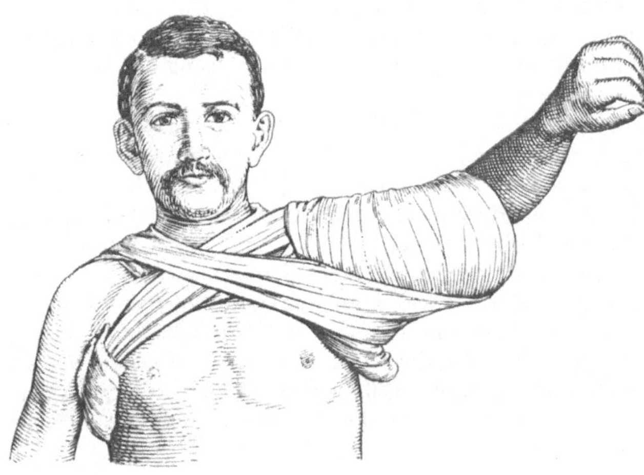

Abb. 84. Ein in die Achselhöhe gelegtes Wattepolster stellt das Schultergelenk in Abductionsstellung.

an die Gefahr ihrer Entwicklung dachte und nicht rechtzeitig die entsprechenden Gegenmaßnahmen traf. Wer es sich zur Regel macht, bei allen entzündlichen und traumatischen Erkrankungen der oberen Extremität, die eine längere Außergebrauchsetzung des Schultergelenkes bedingen, *so bald als möglich passive und aktive Bewegungen* dieses Gelenkes ausführen zu lassen, der treibt die gründlichste Therapie der Schultergelenkcon

tracturen, denn er läßt sie überhaupt nicht entstehen.

Hat sich die Contractur ausgebildet, so ist auch wieder *passive und aktive Bewegung* des Gelenkes das erste Mittel zu ihrer Beseitigung. Außerordentlich wichtig ist es dabei, daß man diese Bewegungen *nicht brüsk* und grob, sondern mit *weicher Hand* ausführt. Zerreißt man durch forcierte Bewegungen die Verklebungen und Verwachsungen im Gelenk, so erhält man Wundflächen, von denen aus wieder neue Narbenbildungen entstehen, und diese neuen Narben werden nur fester und straffer als die zerrissenen: die Versteifung wird schlechter statt besser. Schleift man das Gelenk aber mit weichen und immer und immer wieder ausgeführten Bewegungen neu ein, so reiben sich die Adhäsionen langsam durch, ohne daß Wundflächen und neue Narben entstehen.

Eine derartige gymnastische, natürlich mit Massage, Heißluftbädern u. dgl. unterstützte Kur braucht zur Beseitigung einer ernsten Contractur recht *lange Zeit*. Man kürzt die Behandlungszeit sehr stark ab, wenn man als *Ausgangsstellung* nicht die Adductionsstellung des Gelenkes nimmt, in der der Patient zu uns kommt, sondern zunächst das Gelenk in *Abduction* einstellt.

Ich benütze dazu ein dickes Kissen, welches ich mit Heftpflasterstreifen und Binden in der Achselhöhle befestige (Abb. 84), nachdem ich in Narkose volle Abduction eingestellt hatte, und beginne, nachdem die diesem Redressement folgenden Reizerscheinungen einigermaßen abgeklungen sind, mit vorsichtigen passiven und aktiven Bewegungen. Läßt man den Arm nicht zu rasch wieder in Adductionsstellung zurückkehren, so erhält sich die Abductionsmöglichkeit des Gelenkes. Die Adductionsmöglichkeit stellt sich ganz von selber wieder her. Recht zweckmäßig ist es, bei einer solchen Behandlung, die natürlich klinisch geführt werden muß, dem Patienten nachts einen *Extensionsverband* an den abducierten Arm anzulegen. Will man auch tagsüber ambulant extendieren, so bietet sich dazu als sehr geeignete Vorrichtung die BORCHGREVINKsche Schiene (Abb. 85).

Dieser sehr einfache und vielfach zu verwendende Apparat besteht aus einem schmalen Brett, welches oben eine Gabel mit einer Riemenschwebe,

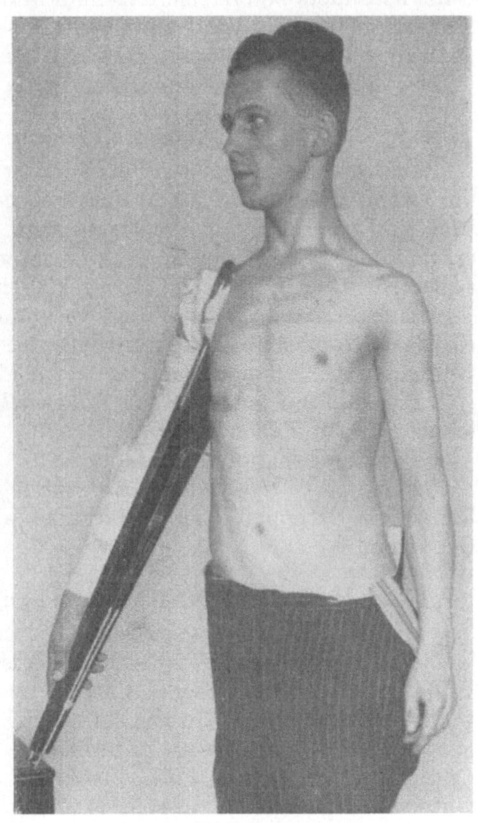

Abb. 85. Extensionsschiene für den Arm nach BORCHGREVINK.

unten eine Rolle trägt. Von dem um den Arm gelegten Extensionsverband wird ein elastischer Zug über diese Rolle geleitet und an einen Knopf auf der medialen Fläche des Brettes angeheftet.

h) Ankylose des Schultergelenks.

Das äußere Bild, welches eine Ankylose des Schultergelenkes bietet, deckt sich mit dem einer schweren Contractur, mit dem einzigen Unterschied, daß bei der Ankylose infolge knöcherner oder sehr fester bindegewebiger Verwachsung der Gelenkenden jede Bewegungsmöglichkeit aufgehoben ist. Die *Bewegungsstörung* ist hier natürlich noch größer wie dort. Dagegen sind, wenn der Fall seine endgültige Entwicklung erlangt hat, gewöhnlich keine Schmerzen mehr vorhanden.

Behandlung: Gelenkneubildung mit freier Fettlappentransplantation.

Das Gelenk wird von vorn, wie zur Resektion freigelegt, der Kopf mit einem in die Gelenklinie eingesetzten Meißel abgesprengt und nach vorn luxiert. Durch Abtragung einer Schale wird er verkleinert, die Gelenkfläche geglättet. Der Kopf wird mit einem irgendwoher entnommenen Unterhautfettlappen überdeckt und reponiert.

Man ist immer wieder erstaunt, wie gut diese Fettlappen einheilen, und wie *schön, rasch und schmerzlos die so operierten Gelenke wieder beweglich werden.* Ganz besonders betone ich, daß man in der Nachbehandlung *passive Bewegungen* keineswegs braucht, ja daß dieselben sogar *schädlich* und *gefährlich* sind. Es genügt vollständig, wenn der Patient das Gelenk nach der Wundheilung fleißig und so weit, wie er es ohne Schmerzen tun kann, bewegt.

i) Arthritis deformans der Schulter.

Schwere Erkrankungen der Schulter an Arthritis deformans sieht man fast nur, wenn die Gelenkflächen durch Verletzungen inkongruent gemacht worden sind und trotzdem aneinander bewegt werden, oder auf Grund von Nervenerkrankung, z. B. *Syringomyelie*. Leichtere Grade trifft man bei älteren Arbeitern außerordentlich häufig an. Diese klagen über „Reißen" in der Schulter.

Eine *Schonungs*behandlung, verbunden mit Heißluftbädern und Massage, die das Gelenk nicht irritieren darf, bringt rasch Linderung der Beschwerden. Gymnastische Übungen sind zu vermeiden.

Das alte Volksmittel, ein *Katzenfell* auf der Schulter zu tragen, verordne ich bei diesen Fällen gern.

Für die Behandlung der

tuberkulösen Entzündung des Schultergelenkes

besitzt die Orthopädie keine Methoden als die von der Chirurgie allgemein verwendeten.

k) Habituelle Subluxation der langen Bicepssehne.

Mit der einfachen Contractur des Schultergelenkes wird häufig ein Krankheitsbild verwechselt, dessen charakteristische Züge folgende sind:

Der Patient klagt über Schmerzen und Bewegungsbehinderungen im Schultergelenk. Er kann — genau wie bei der Schultercontractur — den Arm seitlich nur unter Mitbewegung des Schulterblattes bis nahe an die Horizontale erheben. *Dagegen ist die passive Beweglichkeit des Gelenkes nicht wesentlich beschränkt.* Untersucht man genauer, so findet man, daß sich *das Gelenk unter ganz bestimmten Bedingungen arretiert.* Wenn der Patient rückwärts — an die Hosenschnalle — greift, und wenn er dementsprechende — also Innenrotationsbewegungen bei Adduction — ausführt, hebt sich die Fähigkeit, aktive Abductionsbewegungen folgen zu lassen, auf. Die Arretierung löst sich, wenn unter Erschlaffung der Schultermuskulatur eine Außenrotation erfolgt. Der Patient kann auch, wenn man passiv den Arm seitlich bis über die Horizontale gebracht hat, die weitere Erhebung bis zur vollen Höhe aktiv ausführen.

Regelmäßig findet man eine Druckempfindlichkeit vorn am Schulterkopf, da, wo die *lange Bicepssehne* verläuft.

Auf dem Röntgenbild zeigt sich zuweilen ein wolkiger Schatten, der die Seitencontracturen des Schulterkopfes begleitet.

Meistens wird die Affektion auf ein Trauma zurückgeführt, doch ist ein solches in der Anamnese nicht immer nachzuweisen.

Ich glaube, daß die Fälle sich vielleicht als *habituelle Subluxation der langen Bicepssehne* erklären lassen. Bei der Innenrotations- und Adductionsbewegung gleitet die gelockerte Sehne auf das Tuberculum majus, sie verhakt sich dort und fixiert das Gelenk. Den anatomischen Nachweis für diese Annahme habe ich allerdings noch nicht erbringen können.

Wenn ich trotzdem die Fälle hier erwähne, so geschieht das erstens wegen ihrer ziemlichen Häufigkeit und zweitens, weil ihre *Behandlung* ganz anders wie die Behandlung der Schultercontractur geführt werden muß.

Während man dort die einfache Regel geben kann, daß der Patient gerade *die* Bewegungen ausführen soll, die ihm Schmerzen bereiten und Schwierigkeiten machen, muß hier der Patient *diese* Bewegungen *vermeiden*! Unter *Schonung* und *Ruhe*, gegebenenfalls unter Benutzung einer Mitella klingen die Erscheinungen regelmäßig ab und man erhält meist, allerdings nach längerer Zeit, volle Heilung.

In zwei Fällen, bei denen diese Behandlung nicht zum Ziele führte, habe ich operativ eingegriffen. Ich habe den Sulcus intertubercularis freigelegt und die Sehnenscheide gespalten. Im ersten Fall konnte ich pathologische Veränderungen nicht erkennen. Der Patient war nach der Operation aber seine Beschwerden los. Im zweiten Fall fand sich deutlich eine Entzündung der Sehnenscheide, eine feste Verwachsung der Sehne im Sulcus und eine Degeneration des oberhalb des Sulcus gelegenen Teiles der Sehne. Ich habe die Sehne abgetrennt und auf den kurzen Kopf des Biceps verpflanzt. Auch in diesem Fall wurde Beseitigung der Schmerzen und Wiederherstellung der Gelenkfunktion erreicht.

l) Lähmungsstörungen des Schulterapparates.

Von diesen gibt ein für den Orthopäden interessantes Krankheitsbild die

Serratuslähmung.

Diese Lähmung ist nicht selten. Sie entsteht meistens durch Druck, welchen auf der Schulter getragene Lasten durch Vermittlung des Schlüsselbeins auf den Nervus thoracalis longus ausüben. Sie machen sich dem Patienten dadurch bemerklich, daß er *nicht mehr imstande ist, den Arm über die Horizontale in die Höhe zu heben.* Bis zur Horizontalen geschieht diese Erhebung durch die eigentliche Schultermuskulatur, besonders durch die Arbeit des Deltamuskels. Die weitere Erhebung besorgt der Musculus serratus major, der durch seine Kontraktion das Schulterblatt nach außen dreht.

Ist schon diese Bewegungsstörung so charakteristisch, daß sie die Diagnose sichert, so

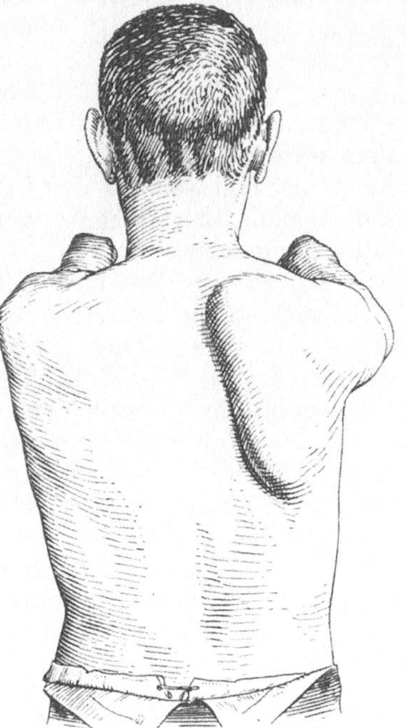

Abb. 86. Serratuslähmung.

gibt das Bild, welches wir bei der Betrachtung des Rückens sehen, die Beseitigung jedes Zweifels. Schon in Ruhelage hebt sich das *Schulterblatt flügelförmig* von der Rückenfläche ab. Dieses Abstehen wird aber noch viel deutlicher, wenn wir den Kranken auffordern, den Arm nach vorn zu erheben (Abb. 86).

Die *Prognose* der einfachen Serratuslähmung ist gut. Meist verschwindet die Störung, wenn nur die erzeugende Ursache ausfällt, in einiger Zeit von selber. Diese Patienten pflegen dem Orthopäden nicht zugeführt zu werden. Die Fälle, die wir sehen, haben fast alle aus irgendeinem Grund keinen so günstigen Verlauf genommen. Man verlangt von uns die *Beseitigung der Funktionsstörung*.

Diese Aufgabe ist ziemlich einfach und ziemlich vollkommen zu lösen durch *Bandagen* welche kummetartig um eine oder beide Schultern gelegt werden und die durch Gurte so befestigt sind, daß die Scapula der kranken Seite bei Erhebung des Armes an ihrem Kummet einen Widerstand findet. Beistehende Abbildung 87 zeigt eine solche Bandage nach NEUMEISTER.

Wenn

Kinderlähmungen

die obere Extremität befallen, so schädigen sie mit ganz besonderer Vorliebe die *Schultermuskulatur*, und da wieder besonders den Deltamuskel.

Eine isolierte *Deltamuskellähmung* wird vom Patienten gewöhnlich nicht übermäßig schwer empfunden. Ist die übrige Muskulatur des Armes noch einigermaßen brauchbar, so ist der Kranke imstande, die Verrichtungen des täglichen Lebens genügend auszuführen, und er kann seine Hand auch zu leichteren Arbeiten, besonders zu Schreibtischarbeiten gut benutzen. Sehr wichtig ist es dabei, daß die *Adductionsfähigkeit* erhalten bleibt. Solange diese vorhanden ist, hat der Kranke die Fähigkeit, sich auf

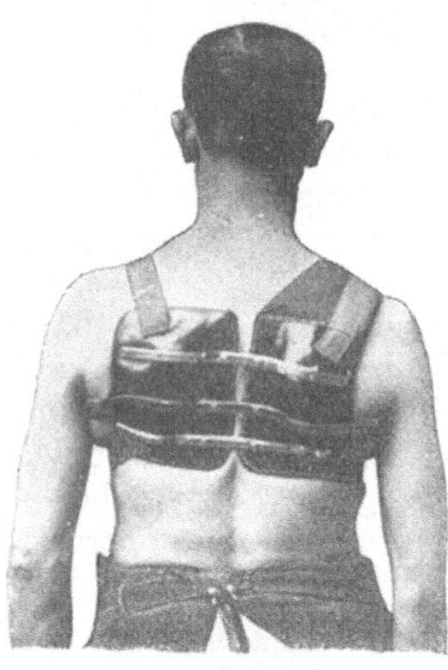

Abb. 87. Bandage für Serratuslähmung (NEUMEISTER).

seinen Arm zu stützen, — eine Fähigkeit, welche bei Kinderlähmungen besonders wertvoll ist, weil ja meistens die Beine noch viel mehr geschädigt sind als die Arme, und weil für den Patienten die Fähigkeit, Krücke oder Stock zu führen, oftmals ausschlaggebend ist, ob er überhaupt die Fähigkeit erhält, sich selbständig fortzubewegen.

Behandlung: Das ideale Ziel der Behandlung dieser Fälle ist natürlich die Wiedererlangung der verlorenen Muskeltätigkeit. Leider sind die Aussichten, dieses Ziel zu erreichen, recht gering. Es sind zahlreiche Versuche gemacht worden, durch *Muskeltransplantationen* den Beweglichkeitsdefekt zu beseitigen oder wenigstens wesentlich zu vermindern, und es sind auch Resultate beschrieben und gezeigt worden, die gewisse Besserungen bedeuteten. Aber schon die vielerlei Wege, welche die verschiedenen Operateure eingeschlagen haben, sagen, daß wir über das *Stadium der Versuche noch nicht hinausgekommen* sind. Es liegen die *anatomischen Verhältnisse an der Schulter für Muskeltransplantationen außerordentlich ungünstig*, weil wir alles kurze, fleischige Muskeln haben, die wir bei weitem nicht so verschieben und anheften können, wie die langen sehnentragenden Muskeln an den distalen Enden der Extremitäten.

Daß man unter gegebenen Verhältnissen mit Muskelplastik gute Resultate erzielen kann, sei durch den Fall belegt, dessen Behandlungsresultat Abb. 88 illustriert. Es handelte sich um eine vollkommene Lähmung des Musculus deltoideus bei gut erhaltener übriger Muskulatur. Es wurde der Deltoideus an seinem Ursprung abgelöst, ebenso ein breiter Lappen aus dem Ansatz des Trapezius, über das Akromion wurde ein Fascienfettlappen, der aus dem Oberschenkel entnommen war, gelegt, und nun der Lappen des Trapezius mit der Wundfläche des Deltoideus vernäht. Ohne irgendwelche Nachbehandlung hat sich die Möglichkeit voller aktiver Erhebung des Armes eingestellt. Trapezius und Deltoideus bilden eine durchlaufende Muskelmasse.

Läßt sich die Muskulatur nicht irgendwie verwenden, so tut man am besten, das gelähmte Schultergelenk durch eine *Arthrodese* zu versteifen und dabei den

Humerus so zur Scapula zu stellen, daß eine leichte *Abduction* und Elevation *nach vorn* resultiert. Es übertragen sich dann die *Schulterblattbewegungen* auf den Arm und wir gewinnen dadurch gegenüber einer vollen Schulterlähmung eine recht bedeutende Vergrößerung der aktiven Bewegungsmöglichkeit.

Bei der Arthrodese des Schultergelenkes, deren Ausführung an der gelähmten Schulter keine Schwierigkeiten bietet, muß beachtet werden, daß auch nach gründlicher Anfrischung der Gelenkenden nur ungern knöcherne Ankylosen entstehen, und daß bindegewebige Ankylosen bei Lähmungsgelenken sich immer wieder bis zu großer Beweglichkeit lockern. Man darf sich deshalb nicht mit der Anfrischung des Gelenkes begnügen, sondern man muß eine *Knochennaht* hinzu-

fügen. Ich benutze dazu einen festen Silberdraht, den ich durch den Humeruskopf führe, und mit dem ich den Humeruskopf gegen das Akromion fest heranziehe.

In ein paar Fällen habe ich nach der Arthrodesierung der Schulter versucht, in die *Clavicula eine Nearthrose* zu legen, und dadurch eine größere Bewegungsfreiheit des Schulterblattes und des daran befestigten Armes zu gewinnen. Die Fälle ließen sich zunächst sehr gut an. Die Beweglichkeit der Nearthrosen ging aber wieder verloren. Der hier erfolglos versuchte Weg

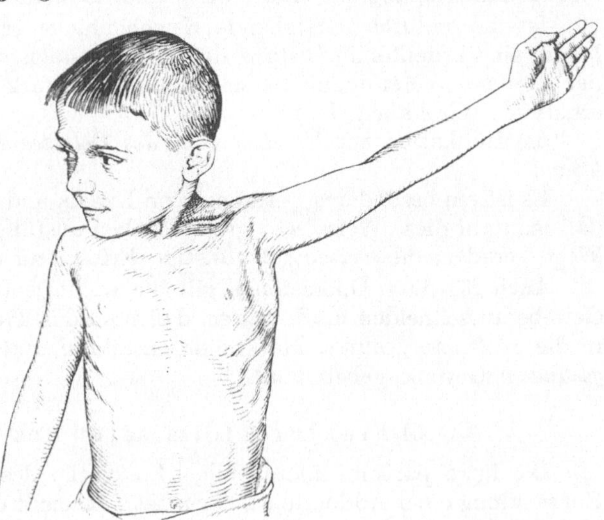

Abb. 88. Lähmung des Deltamuskels, behandelt mit Einpflanzung eines vom Trapezius abgespaltenen Lappens in den Deltoideus.

wird sich aber wahrscheinlich durch eine Verbesserung der Operationstechnik als gangbar und nutzbringend erweisen. Günstige Dauererfolge sind inzwischen von anderer Seite berichtet.

7. Oberarm.

Am Oberarm haben wir in der Orthopädie ein praktisch wichtiges Krankheitsbild, welches wir besonders unter den Kriegsverletzten recht häufig zu sehen bekommen haben. Es ist

a) die Pseudarthrose nach Schußverletzungen.

Meist bestehen dabei ziemlich bedeutende *Defekte im Humerusschaft*. Die *Störungen*, welche dadurch erzeugt werden, sind, ganz abgesehen von den häufigen Komplikationen durch Nervenverletzungen, sehr *hochgradig*. Der Arm hängt kraftlos am Körper herunter und ist, auch wenn er sonst gut erhalten ist, für den Patienten fast mehr ein störendes Anhängsel als ein nutzbringendes Glied.

Wenn solche Patienten zum Orthopäden kommen, so ist es gewöhnlich ihr erster Wunsch, durch eine *Bandage* den Halt, welchen der Oberarm verloren hat, wiederzugewinnen. Unsere Bandagen leisten hier aber nicht sehr viel. Legt man einfach um den Oberarm eine harte Hülse, so gibt diese ja gewiß einen Halt, den der Patient angenehm empfindet, aber die Hülse rutscht am Arm herunter und kommt in Konflikt mit dem sich beugenden Ellbogen. Gibt man einen Schienenhülsenapparat, welcher Ober- und Unterarm bedeckt und dessen Ell-

bogenscharnier man nicht vollständig strecken kann, so kommt man wohl etwas
weiter, und der Patient muß sich mit dem erzielten Resultat schlecht und recht
abfinden, wenn es nicht möglich ist, ihm auf operativem Wege seine Pseudarthrose zu beseitigen.

Von den *Operationen*, die man, wenn nur irgend die Möglichkeit ist, ausführen
soll, steht an erster Stelle die Beseitigung der Pseudarthrose durch *Anfrischung*
der Frakturenden und *Naht.*

Es ist dies die gegebene Operation, wenn größere Defekte nicht bestehen.
Wichtig bei diesen Operationen ist die gründliche Ausschneidung aller Narben
und die Anfrischung des Knochens bis zur Eröffnung des gesunden Markraumes.

Ist die dadurch entstehende Knochenlücke groß oder ist schon von vornherein eine bedeutende Distanz der Frakturenden vorhanden, so würde man bei
der direkten Vereinigung derselben eine zu starke Verkürzung des Oberarms
erhalten. Wir haben dann

die Indikation zur *Überbrückung des Defektes durch freie Knochentransplantation.*

Es ist ein besonderes Verdienst von LEXER und HOHMANN, gezeigt zu haben,
daß man auf diese Weise sehr große Lücken ausfüllen kann, und daß auf diesem
Wege geradezu überraschend günstige Erfolge zu erzielen sind.

Auch für diese Operationen gilt die wichtige Regel, daß man alles narbige
Gewebe ausschneiden muß, weiter, daß man das Transplantat mit seinen Enden
in die geöffnete gesunde Markhöhle einführen und daß man ihm ein Bett von
gesundem Gewebe geben muß.

b) Frakturdeformitäten des Oberarms.

Die intra partum entstehenden Frakturen des Oberarms heilen meist mit
Entwicklung einer Adductionsdeformität. Erreicht die Deformität höhere Grade,
so ist ihre Beseitigung indiziert. Erhält man das Kind frühzeitig genug, so ist
die Korrektur leicht durch Osteoklase ausgeführt. Späterhin muß man eine
Osteotomie vornehmen.

Wiederbildung der Deformität verhütet man am sichersten und einfachsten
durch ein Extensionsgipsbett (Abb. 89). Das Gipsbett wird ganz ähnlich hergestellt wie das von mir zur Behandlung der frischen Geburtslähmung der Schulter
benutzte. (Abb. 81). Natürlich eignet sich dieses Gipsbett auch dazu, die *frische*
Fraktur zu behandeln.

Frakturen des Oberarmschaftes, die später entstehen, heilen zwar oftmals
unter Deviation, aber *funktionelle Störungen* werden dadurch, wenn nicht zufällig
Komplikationen, wie etwa eine Läsion des Nervus radialis solche bedingen,
meistens in so *geringem Grade* erzeugt, daß Veranlassung zur Korrektur der
Deformität kaum geboten wird.

Anders ist es bei den *Frakturen des unteren Endes.* Bricht der Humerusschaft
oberhalb der Kondylen quer durch, so erfolgt die Heilung gewöhnlich *unter Bildung
eines Winkels, welcher nach hinten zu offen ist.* Die Spitze des Winkels tritt als
ein scharfer First oberhalb der Ellbogenbeuge nach vorn.

Die *Störungen*, welche eine derartige Deformheilung erzeugt, sind erheblich.
Erstens ist ein sehr starker Beugungsdefekt vorhanden, der dadurch entsteht,
daß das Ellbogengelenk, wenn Unterarm und Oberarm in einer Linie stehen,
sich tatsächlich schon in einer bedeutenden Beugestellung befindet. Der darnach
noch übrigbleibende Rest von Beugefähigkeit ist aber meist auch nicht einmal
voll ausnützbar, weil die Beugebewegung durch den vorstehenden First gehemmt
wird, ehe der Anschlag im Gelenk erfolgt. Dieser First irritiert außerdem nicht

selten die über seine scharfe Kante ziehenden Weichteile, besonders die Ellbogen-
nerven.

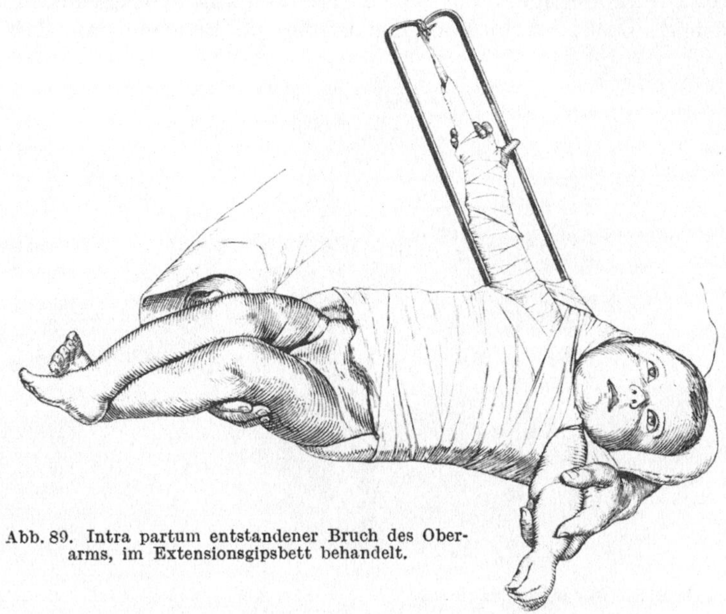

Abb. 89. Intra partum entstandener Bruch des Oberarms, im Extensionsgipsbett behandelt.

König hat wiederholt ausgesprochen, daß die von mangelhaft geheilten supra-kondylären Frakturen ausgehenden Störungen — besonders bei jugendlichen Patienten — nicht viel zu bedeuten hätten und die Neigung besäßen, sich spontan zu korrigieren. Dieser Anschauung kann ich mich nicht anschließen. Wie käme es sonst, daß gerade Patienten mit diesen Frakturdeformitäten so häufig Hilfe beim Orthopäden suchen?

Für das Zustandekommen der mangelhaften Heilung suprakondylärer Ellbogenbrüche sind zwei Momente verant-wortlich. Erstens *mangelhafte Diagnose-stellung.* Es ist erstaunlich, wie oft eine Kontusion des Ellbogens angenommen worden ist, wo eine schwere Fraktur vor-lag. Man soll deshalb jede „Kontusion" des Ellbogens genau röntgen. Die zweite Ursache liegt darin, daß der Arm keine genügenden Fixationspunkte besitzt, an denen wir mit dem Retentionsverband so fest angreifen können, wie es zur Reten-tion dieser Brüche notwendig ist.

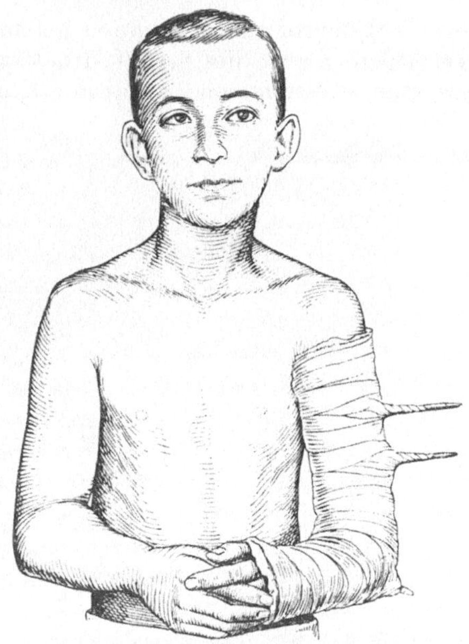

Abb. 90. Suprakondylärer Ellbogenbruch. Zur Erhaltung der Reposition sind in den Humerus zwei
Bohrschrauben eingedreht, durch das Olecranon
ein Nagel geschlagen und mit dem Gipsverband
verbunden.

Man muß sich diese Fixationspunkte künstlich schaffen.

Ich benutze dazu meine Bohrschrauben und Nägel aus nicht rostendem Stahl. Ich setze Bohrschrauben oder Nägel in den Humerus etwa in dessen

Mitte und schlage einen Nagel quer durch das Olecranon. Durch einen kräftigen
Zug an dem Olecranonnagel stelle ich bei rechtwinklig gebeugtem Ellbogen die
Reposition her. Dabei macht man regelmäßig die Beobachtung, daß sich die

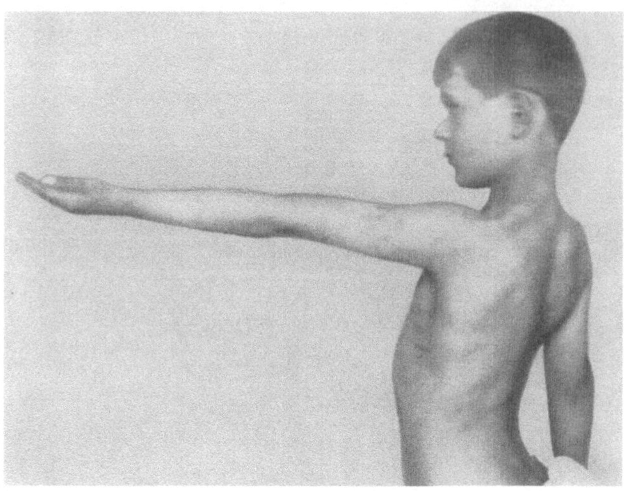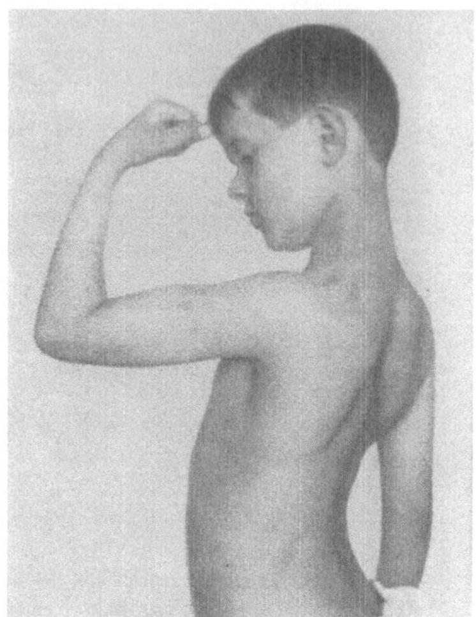

Abb. 91a u. b zeigen das Behandlungsresultat zu Abb. 91c, Abb. 91a die aktive Streckfähigkeit,
Abb. 91b die aktive Beugefähigkeit.

durch Humerus und Olecranon getriebenen Nägel ganz auffällig gegeneinander
verstellen. Es ist dies der Ausdruck dafür, daß die Dislokation immer größer ist
als man angenommen hat. Die Reposition wird durch einen Gipsverband um

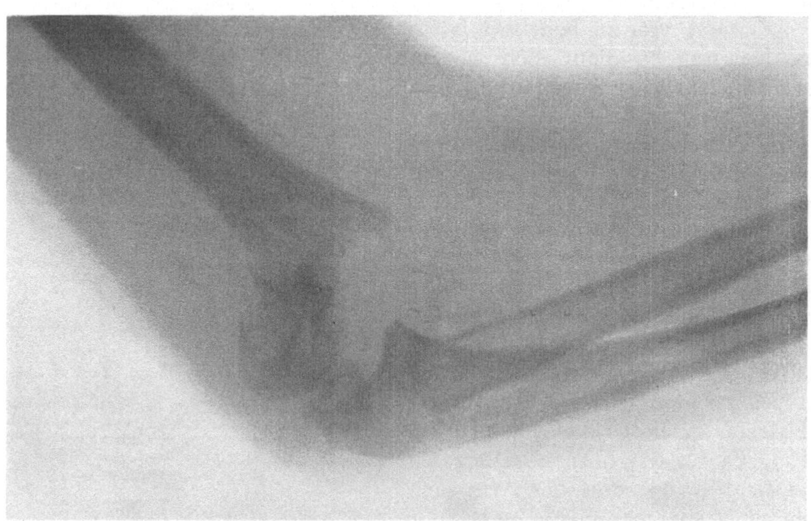

Abb. 91c. Suprakondylärer Ellbogenbruch. Typische Dislokation.

Ober- und Unterarm erhalten, in dem die aus dem Arm herausstehenden Schrau-
ben- und Nagelenden fest eingearbeitet werden, Abb. 90.

Abb. 91a u. b geben das mit diesem Verfahren erreichte Resultat in dem
Fall wieder, von welchem das Röntgenbild Abb. 91c stammt.

Habe ich nicht einen frischen Bruch, sondern schon eine *Frakturdeformität* zu behandeln, so löse ich die Fraktur blutig und verfahre wie bei der frischen Fraktur.

8. Ellbogen.

Angeborene Luxationen und *angeborene Contracturen* kommen im Ellbogengelenk ebenso wie schließlich in jedem anderen Gelenk auch gelegentlich zur Beobachtung. Die Fälle sind aber so selten, daß sie praktische Bedeutung nicht besitzen.

a) Rachitische Deformitäten

entwickeln sich am Ellbogen, wenn rachitische Kinder, weil sie nicht laufen können, rutschen und sich dabei auf die Arme stemmen. Ist die statische Inanspruchnahme, welche damit für die Arme eintritt, zu groß, dann biegen sie sich gern gerade in der Gegend des Ellbogengelenkes aus und es entsteht, je nachdem wohin der Ausschlagwinkel seine Richtung nimmt, ein *Cubitus varus* (Abb. 92) oder ein *Cubitus valgus.*

Cubitus varus nennen wir die Deformität, wenn der mit gestrecktem Ellbogen und mit nach vorn zeigender Hohlhandfläche an der Seite des Körpers herabhängende Arm einen *nach der Brustwand zu offenen* Winkel bildet. Von Cubitus valgus reden wir, wenn unter denselben Bedingungen ein *Winkel, dessen Öffnung vom Körper abliegt,* sich zeigt.

Eine solche Valgität besitzt der Ellbogen zwar unter normalen Verhältnissen

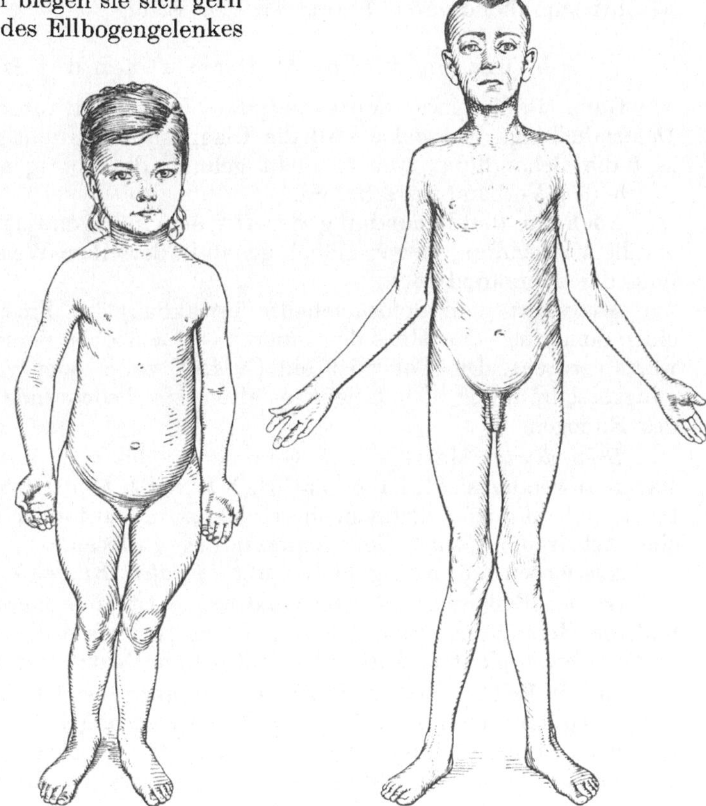

Abb. 92. Cubitus varus. Rachitis.   Abb. 93. Cubitus valgus. Spätrachitis.

auch, wir können deshalb nur von einer Deformität sprechen, wenn der Valguswinkel schärfer als normal ist.

Die Ausbildung eines Cubitus valgus sieht man gelegentlich auch im *Jünglingsalter* (Abb. 93). Als ursächliche Momente spielen in solchen Fällen zusammen eine *Minderwertigkeit des Skelettes* und *anstrengende Berufsarbeit.* Beistehende Abbildung 93 zeigt einen solchen Fall, bei dem neben dem Cubitus valgus auch ein sehr starkes Genu valgum vorhanden war.

Die *Störungen,* welche Cubitus varus und Cubitus valgus erzeugen, sind im allgemeinen nicht sehr hoch zu bewerten. Der Deformität wegen sind die Gelenke, wenn die Deformität nicht ganz abnorm hohe Grade erreicht, voll brauchbar. Die kosmetischen Störungen sind auch nicht hoch anzuschreiben, weil an dem ja ständig in Bewegung befindlichen Arm die Deformität nicht auffällt.

Will man doch eine *Korrektur der Deformität* ausführen, so ist eine *suprakondyläre Osteotomie* das gegebene Verfahren. Man geht dabei von der Seite der Konkavität ein, meißelt den Knochen bis auf die letzten Corticalislamellen durch und stellt dann durch Einknicken derselben die Korrektur her. Die keilförmige Lücke, welche dabei entsteht, füllt sich ebenso, wie bei den entsprechenden Operationen am Knie mit Callusmassen glatt aus.

Bei der Nachbehandlung der Operation muß man natürlich recht gut acht geben, daß man nicht eine Dislokation wie bei den suprakondylären Frakturen erhält. Auch in solchem Fall sichert die Verwendung der Schanzschen Nägel wie bei suprakondylären Frakturen den Erfolg.

b) Traumatische Deformitäten des Ellbogens.

Ganz ähnlich wie suprakondyläre Frakturen führen *intraartikuläre* zur Deformheilung. Entweder wird die Diagnose nicht richtig gestellt, oder es versagt die Behandlung, weil es nicht gelingt, die richtig ausgeführte Reposition durch den Verband zu erhalten.

Auch für die Behandlung der frischen intrakondylären Fraktur empfehle ich die Verwendung meiner Nägel, genau in derselben Weise wie bei der Behandlung der suprakondylären.

Analysiert man deformgeheilte intrakondyläre Frakturen, so findet man einen Condylus — meistens den inneren — nach oben verschoben und nach rückwärts verdreht. Die Folge ist ein Cubitus varus oder valgus und eine Bewegungsbeschränkung des Gelenkes, also eine bedeutende Gebrauchsschädigung des Ellbogens.

Behandlung: Massage und Gymnastik, die man immer wieder bei diesen Fällen anwenden sieht, haben natürlich *keinerlei Erfolgsmöglichkeiten*. Im Gegenteil, sehr häufig wird damit noch geschadet, indem forcierte, passive Bewegungen eine Art traumatischer Gelenkentzündung auslösen.

Aussichten auf Erfolg bieten nur *operative Eingriffe*.

Ist der Fall nicht zu sehr veraltet, so ist eine *blutige Lösung der Fraktur* und die Herstellung einer richtigen Reposition ein Unternehmen, welches ohne große Schwierigkeiten Aussichten auf guten Erfolg bietet.

Ist der Fall so *veraltet*, daß eine Aufsprengung der Frakturlinie nicht mehr gelingt, so kann man natürlich eine Osteotomie ungefähr in die Bruchlinie legen, und man kann mit ihrer Hilfe die fehlerhafte Knickstellung des Ellbogens beseitigen. Aber die Aussichten, nunmehr ein wirklich gut bewegliches Gelenk zu erhalten, sind nur mäßig. Die außerordentlich scharfe Führung, welche gerade das Ellbogengelenk besitzt, bedingt es, daß schon geringe Inkongruenzen der Gelenkflächen hochgradige Bewegungsstörungen erzeugen, und mit der Entstehung solcher Inkongruenzen müssen wir unbedingt rechnen, wenn wir eine ins Gelenk hineinlaufende Osteotomie anlegen.

Wenn man dagegen sieht, welche günstigen Resultate die Ankylosenoperationen gerade am Ellbogengelenk geben, dann wird man zum mindesten bei *schweren* Fällen, wenn sonst die Bedingungen dazu gegeben sind, zu überlegen haben, ob man sie nicht besser *wie eine Ankylose mit einer Neubildung des Gelenkes* behandelt.

Veraltete Olecranonfrakturen lassen sich gewöhnlich durch Anfrischung und *Naht* ohne besondere Schwierigkeiten zu anatomischer und funktioneller

Heilung bringen. Gelingt die Naht nicht, so ist die *Exstirpation des abgesprengten Stückes* und die Überdeckung des Defektes aus der Tricepssehne auszuführen.

Auch ein *abgebrochener Processus coronoideus* ist operativ zu entfernen.

Störende *Deformheilungen von Frakturen des oberen Endes des Radius* sieht man nicht selten. Durch Entfernung des Radiusköpfchens erreicht man in solchen Fällen volle funktionelle Resultate.

Ziemlich häufig kommen *veraltete Luxationen des Radiusköpfchens* vor. Man findet das Köpfchen vorn in der Ellbogenbeuge. Die Funktionsstörung besteht vor allen Dingen in einer beträchtlichen Verminderung der Beugefähigkeit des Ellbogens, welche dadurch entsteht, daß das Köpfchen sich bei der Beugung des Gelenkes wie ein Sperrzahn an den Humerus anstemmt.

Die von mir operierten Fälle haben sich alle ohne besondere Schwierigkeiten *reponieren* lassen. Die Reposition wurde durch Einstellung des Ellbogens in spitzwinklige Beugung erhalten. Gegebenenfalls würde ich auch bei diesen Fällen zur Resektion des luxierten Radiusköpfchens schreiten.

Erfolgt die Luxation in früher Jugend (Abb. 94), so wächst der Radius zuweilen am Humerus vorbei, und es resultiert zwar eine auffällige Deformität, aber nur sehr geringe Funktionsstörung. Reposition ist in solchem Fall nicht möglich. Man muß das Gelenkende des Radius ausgiebig resezieren.

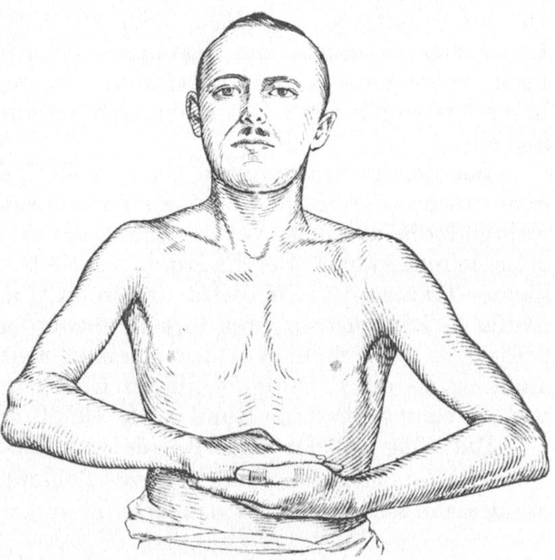

Abb. 94. In der Kindheit entstandene Luxation des rechten Radiusköpfchens.

c) Entzündliche Erkrankungen des Ellbogengelenkes.

Von diesen kommt für den Orthopäden besonders die *tuberkulöse* Entzündung in Betracht. Diese Fälle sind verhältnismäßig nicht selten. In ihrer Behandlung spielt, wenn sie konservativ geführt wird, die Anwendung von *fixierenden Bandagen* eine wichtige Rolle.

Die Apparate, welche wir verwenden, sind sehr einfach: *Hülsen* aus Hartleder oder Celluloid, welche *Ober-* und *Unterarm* bedecken, die man im *Ellbogengelenk unbeweglich* miteinander verbindet, und bei denen man den Ellbogen in *rechtwinklige Beugung* einstellt.

Erwähnung verdient auch eine Art *traumatischer Entzündung* des Ellbogengelenks.

Entsteht durch ein Trauma ein Bluterguß in das Gelenk, so bleiben nach dessen Aufsaugung öfter eine Schwellung, eine Bewegungsbeschränkung und Schmerzen an der Grenze des Bewegungsfeldes zurück. Gern werden dann passive Bewegungen zur Erweiterung des Bewegungsfeldes ausgeführt, — ohne Erfolg. Der Reizzustand bleibt bestehen, ja er verschlimmert sich. Das erklärt sich aus der scharfen Scharnierführung des Ellbogengelenks. Die geringsten Auflagerungen, die kleinsten Schwellungen der Synovialis führen zu Einklemmungen und zu Reizungen. Die passiven Bewegungen, die bei loser geführten Gelenken Gutes leisten, versagen deshalb hier.

9*

Man kommt zum Ziel, wenn man das Gelenk fixiert, bis die akuten Erscheinungen abgeklungen sind, und dann den Patienten sich selbst überläßt. Der einfache Gebrauch schafft genügend Bewegung, und der Patient vermeidet wegen der dabei entstehenden Schmerzen Bewegungen, die sein Gelenk noch nicht verträgt.

d) Arthritis deformans des Ellbogengelenks.

Die Arthritis deformans spielt am Ellbogen eine wesentlich größere Rolle als am Schultergelenk. Man sieht sie besonders bei älteren Arbeitern, deren Beruf den Gebrauch des Hammers erfordert (Böttcher), und man sieht sie auch bei orthopädischen Patienten, die wegen irgendwelcher Beinerkrankung, besonders wegen einer Lähmung, sich andauernd schwer auf einen Stock stützen müssen.

Bei den zweitgenannten beginnt die Erkrankung meist mit sehr störenden Schmerzen — statische Insuffizienzbeschwerden an der oberen Extremität! —, während die einfache Verbrauchs-Arthritis deformans der alten Arbeiter sich ohne nennenswerte Beschwerden anspielt. Erst wenn das Gelenk durch ein kleines Trauma getroffen wird, treten da Schmerzen auf. Die Patienten kommen häufig in Rentenstreit, weil ihre Beschwerden auf die lange bestehende Arthritis deformans und nicht auf den kleinen Unfall zurückgeführt werden. Meiner Meinung ist die Schädigung durch Unfall anzuerkennen, weil erst das Trauma das allerdings bis zum Rand volle Gefäß zum Überlaufen brachte.

Die *Prognose* der Arthritis deformans des Ellbogens ist wenig günstig.

Als *Behandlung* kommt nur eine Schonungsbehandlung in Frage. Es dauert mindestens sehr lange, bis das Gelenk einigermaßen wieder gebrauchsfähig wird.

e) Contracturen des Ellbogengelenks.

Entzündliche und traumatische Erkrankungen des Ellbogengelenks führen häufig zu *Minderungen der Gelenkbeweglichkeit*. Handelt es sich um leichtere Fälle, so erhalten wir gewöhnlich nur einen Streckdefekt, der eine große funktionelle Schädigung nicht bedeutet. Fataler wird die Sache schon, wenn ein Defekt an der Beugefähigkeit hinzukommt, weil ein solcher, schon bei ziemlich niederen Graden, die Führung der Hand zum Gesicht unmöglich macht. Erreicht die Versteifung noch höhere Grade, wird das Gelenk vollständig unbeweglich, so stellt es sich meistens in eine Mittelstellung zwischen rechtwinkliger Beugung und völliger Streckung. Ein Arm mit einem derartig gestellten Ellbogengelenk ist, auch wenn keine Schmerzen im Gelenk vorhanden sind, in seiner Gebrauchsfähigkeit sehr stark beschränkt.

Die *anatomischen Grundlagen* der Ellbogengelenkversteifungen sind verschieden, je nachdem ob es sich um Erkrankungen entzündlichen oder traumatischen Ursprungs handelt. Bei entzündlichen Contracturen sind *Narbenbildungen in der Kapsel, Bindegewebswucherungen*, besonders in der Fossa olecrani und der Fossa coronoidea, und Adhäsionen zwischen den gleitenden Gelenkflächen die störenden Momente. Sind traumatische Einflüsse die Störungsursache gewesen, so bilden *Inkongruenzen der Gelenkflächen* die Bewegungshindernisse. Bei der scharfen Führung des Ellbogengelenks genügen, wie schon oben gesagt worden ist, sehr geringe Veränderungen, um schwere Bewegungsstörungen zu erzeugen.

Die *Prognose* unserer Fälle ist recht verschieden. Handelt es sich um die Residuen leichterer Entzündungen, so stellt sich volle Beweglichkeit ohne jede Behandlung gewöhnlich wieder ein. Bleibt doch ein Defekt, so liegt er meistens an der Grenze der Streckung und macht dort wenig Schaden.

Diese Spontanheilungsfähigkeit hat aber ihre Grenzen. Wirklich *derbe* Verwachsungen, eine vollständige Verödung des Kapselraumes, *feste* Schwielen in der Fossa olecrani und der Fossa coronoidea schließen die Wiederkehr einer annähernd normalen Bewegungsfähigkeit aus.

Auch die Prognose der traumatischen Störungen ist nicht günstig. Die Inkongruenzen der Gelenkflächen haben sehr wenig Neigung, sich abzuschleifen und aneinander anzupassen. Unter ihrer Wirkung zerreiben sich die Gelenkflächen und es kommt zur Ausbildung einer Arthritis deformans.

Die Beobachtung des Spontanverlaufes der Fälle gibt uns die Fingerzeige für die *Therapie*. Soweit die Contractur durch Adhäsionen und Verwachsungen bedingt wird, gehen wir mit *passiven Bewegungen* gegen dieselbe an. Dabei halte man sich auch wieder an die Regel, daß man diese *Verwachsungen keinesfalls durchreißen* soll, sondern daß sie *durchschliffen* werden müssen. Zerreißungen der Verwachsungen geben immer wieder neue Wundflächen und neue Verwachsungen, die nur härter sind als die vorhergehenden. Bei langsamen Dehnen und Durchschleifen der Verklebungen bekommt man glatte gegeneinander bewegliche Gelenkflächen. Zu den passiven Bewegungen gehören natürlich auch fleißige aktive. Ob man dabei besondere *Apparate* benutzen will oder nicht, das steht im Belieben des einzelnen. Den einfachsten und billigsten Pendelapparat trägt jeder Patient in seinem Unterarm mit sich herum. Man lehre ihn nur, denselben zweckentsprechend zu gebrauchen. *Besondere Verbände und portative Apparate*, mit deren Hilfe es möglich ist, das Gelenk passiv zu beugen und zu strecken, sind eine ganze Reihe angegeben worden, — vom einfachsten mit Heftpflaster angeklebten Gummizug bis zum gut ausgearbeiteten Schienenhülsenapparat, welcher mit einer Schraubenvorrichtung arbeitet. Viel Nutzen habe ich von diesen Apparaten nicht gesehen. Jedenfalls leistet die einfache Konstruktion von SCHEDE-LANGE (Abb. 95) soviel wie irgendeiner der technisch vollkommener ausgearbeiteten Apparate.

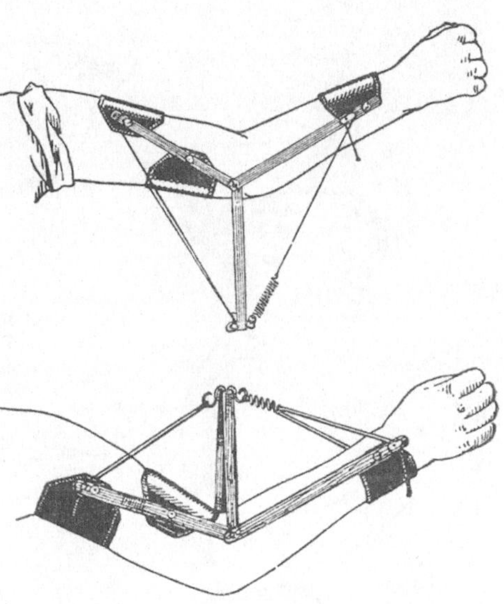

Abb. 95. Apparat zur Behandlung von Versteifungen des Ellbogens (SCHEDE-LANGE).

f) Ankylose des Ellbogens.

Verliert ein Ellbogengelenk auch den letzten Rest von Beweglichkeit und wird aus der Contractur eine *Ankylose*, so bedeutet das eine wesentliche *Verschlechterung der Gebrauchsfähigkeit* des Armes, und zwar nicht nur deshalb, weil jede Beweglichkeit des Gelenkes ausfällt, sondern auch deshalb, weil der lange starre Knochenstab, den die zusammengewachsenen Ober- und Unterarmknochen nunmehr bilden, gegenüber traumatischen Einwirkungen eine sehr große Empfindlichkeit besitzt. Im übrigen hängt die *Wertigkeit* einer Ellbogengelenkankylose von der *Einstellung des Ellbogenwinkels* ab. Eine annähernd rechtwinklige Beugung erlaubt, mit der Hand an das Gesicht heranzukommen und die Hand zum Essen zu gebrauchen. Eine mehr in Streckstellung eingestellte Ankylose gibt dagegen kosmetisch ein besseres Bild. Die Ausnutzungsfähigkeit der Hand ist aber wesentlich mehr beeinträchtigt. Funktionell am ungünstigsten ist die Einstellung des Ellbogens in *volle* Streckstellung.

Aus diesen Unterschieden ergibt sich die Regel, daß man ein Ellbogengelenk, wenn man mit dem Eintritt einer Ankylose rechnet, in *rechtwinklige Beugung einstellen* soll.

Behandlung: Im übrigen soll man sich aber, gerade am Ellbogen, auch mit der funktionell günstigsten Ankylose nicht zufrieden geben, denn *kein zweites Gelenk am ganzen Körper bietet so günstige Aussichten wie das Ellbogengelenk für die Wiedergewinnung eines beweglichen Gelenkes auf dem Weg der Mobilisationsoperation.*

Schon nach einer einfachen Resektion erhält man sehr häufig eine funktionell recht brauchbare Pseudarthrose. Noch schöner sind die Resultate, welche man durch eine regelrechte *Gelenkneubildung* mit *Fettlappenimplantation* erreicht.

Ich pflegte dabei das Gelenk von der ulnaren Seite anzugreifen. Von einem über den Condylus internus gelegten Hautschnitt aus suche ich zunächst den Nervus ulnaris auf und verschiebe ihn so, daß er aus dem Gefecht kommt. Dann wird durch einen in die Gelenklinie eingesetzten Meißel das Gelenk gesprengt. Durch Abtragung von Knochenschalen, sowohl auf Seite des Humerus, wie auf Seite der Ulna bilde ich zwei neue Gelenkflächen und öffne dabei einen Raum, in dem die neu gebildeten Gelenkflächen etwa auf ein Zentimeter Entfernung voneinander stehen. In den Zwischenraum hinein lege ich einen Fettlappen, der aus dem Unterhautfettgewebe entnommen wurde, und ich überkleide mit diesem Lap-

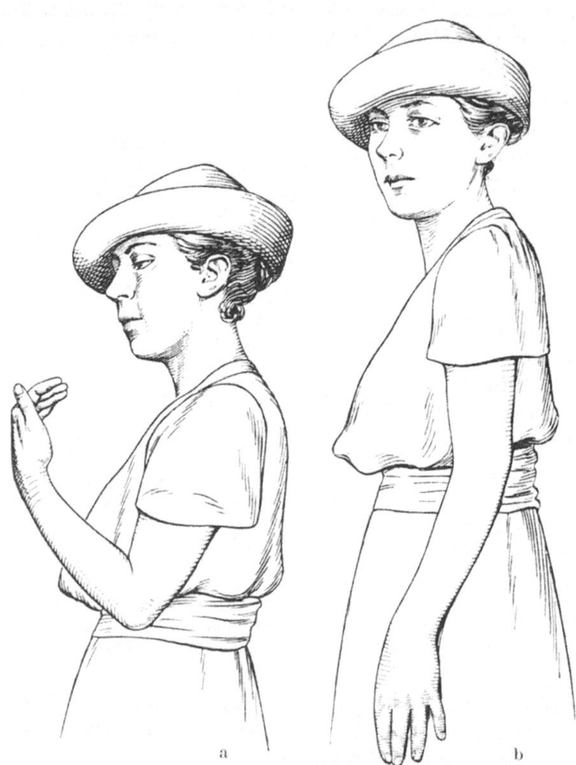

Abb. 96 a u. b. Ankylose des Ellbogens, blutig mobilisiert.

pen sorgfältig das Gelenkende des Humerus. Bei den nun auszuführenden Probebewegungen des neuen Gelenkes darf keine Crepitation zutage treten. Es folgt die Reposition des Nervus ulnaris, Hautnaht und Fixation des Armes in rechtwinklige Beugestellung des Ellbogens durch Gipsverband.

Bestand auch eine Ankylose zwischen Radius und Ulna, so habe ich diese in einer zweiten Sitzung mobilisiert.

Neuerdings habe ich SILFERSKIÖLD folgend einen dorsalen Längsschnitt über Olecranon und Tricepssehne benutzt. Der Zugang zum Gelenk wird durch einen ⊓-förmigen Schnitt durch die Tricepssehne von der Höhe des Olecranon her gewonnen. Das aufgeklappte Gelenk ist dann so zugänglich, daß sich auch die Ankylose zwischen Radius und Ulna sofort mit beseitigen läßt.

Bei meinen ersten Ellbogengelenkmobilisationen benutzte ich *gestielte* Fettlappen, welche ich aus der Umgebung des Gelenkes entnahm und durch Stieldrehung in den Gelenkspalt hineinbrachte. Seit langem verwende ich aber, wie bei allen anderen Gelenkmobilisationen *frei transplantierte Fettlappen*, die ebenso leicht einheilen wie gestielte und mit denen sich viel einfacher arbeitet.

Die *Nachbehandlung* derartiger Operationen ist außerordentlich einfach. Ich lasse den Fixationsverband drei Wochen liegen, gebe den Arm dann frei und überlasse es dem Patienten, sich *durch Benutzung seines Armes das neugebildete Gelenk selbst zu mobilisieren*. Das gelingt regelmäßig ohne alle Schwierigkeiten, während eine aktive Mobilisationskur mit passiven Bewegungen und dem Gebrauch von Pendelapparaten wegen der damit verbundenen Schmerzen den Patienten veranlaßt, den Ellbogen recht wenig zu bewegen.

Ich habe natürlich bei meinen ersten Fällen auch solche Bewegungskuren als Nachbehandlung ausgeführt, habe aber bald gelernt, daß man damit den Patienten nur unnötig Schmerzen macht und daß man sie in der Wiedergewinnung der Gelenkbeweglichkeit nicht fördert, sondern aufhält.

g) Schlottergelenk des Ellbogens.

Schlottergelenkbildungen am Ellbogen sehen wir am häufigsten nach tuberkulösen Entzündungen, welche *ausgedehnte Resektionen* erforderten und nach schweren *Schußzertrümmerungen* des Gelenks.

Der Unterarm baumelt haltlos am Oberarm. Am auffälligsten ist das, wenn der Oberarm in Abductionsstellung gebracht wird.

Die *Funktion ist schwer gestört.* Die Hand ist nur zu geringen Kraftäußerungen zu verwenden, am besten noch dann, wenn der Unterarm auf einer Tischplatte aufliegt. Die aktive Beugung des Ellbogens gelingt gewöhnlich noch bis zu einem gewissen Grade, wenn der Arm aus der vollen Streckstellung, in welcher er am Körper herabhängt, in leichte Beugung gebracht wurde. Die Patienten lernen diese Möglichkeit ausnutzen, indem sie durch eine Schleuderbewegung den Unterarm vorbringen, ihn am Ende dieser Schleuderbewegung durch Kontraktion der erhaltenen Ellbogenbeugemuskulatur fangen und weiter beugen. Diese eigentümliche Ausnützung des Ellbogenschlottergelenks gibt einen Fingerzeig für die Therapie.

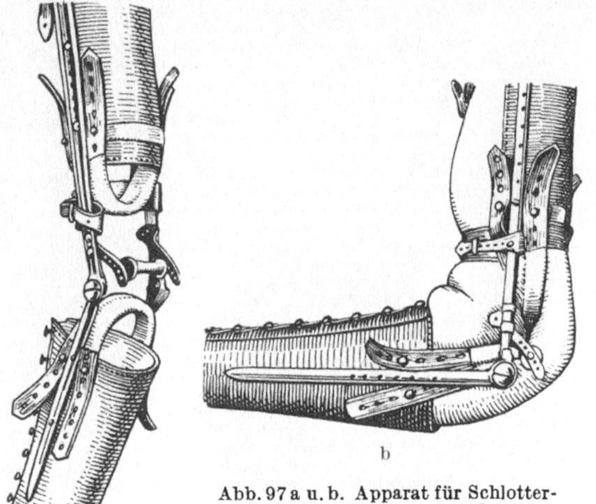

Abb. 97 a u. b. Apparat für Schlottergelenk des Ellbogens von GOETZE.

Ein *Stützapparat*, der natürlich für solche Arme ein unbedingtes Erfordernis ist, muß so konstruiert werden, daß er das Schlottergelenk in einer *leichten Beugung* hält. Man macht also das Ellbogenscharnier nicht vollständig streckfähig. Legt man außerdem *in die Ellbogenbeuge einen Bügel* oder Riemen, welcher die beiden Scharniere verbindet und sich gegen die Beugefalte des Gelenkes legt, so schafft man einen Gegenhalt, an den sich der Apparat bei der Beugung des Armes stemmen kann. Man erreicht mit einem solchen Apparat eine ganz beachtliche Funktionsbesserung.

Noch Besseres erzielt man, wenn man nach der geistreichen Idee von GOETZE arbeitet. GOETZE trennt die Beuge- und Streckmuskulatur, die in der Gegend der Pseudarthrose natürlich miteinander verwachsen sind, und legt in der Trennungslinie einen mit Haut ausgekleideten Tunnel an, ähnlich wie einen Sauerbruch-Kanal. Durch diesen Tunnel steckt er einen Elfenbeinstift, den er hüben und drüben mit dem Scharnier des Apparates verbindet (s. Abb. 97a u. b).

h) Epicondylitis.

Eine in ihrem Wesen noch nicht erkannte Erkrankung der Ellbogengegend ist die chronische Epicondylitis. Mit dieser Verlegenheitsdiagnose bezeichnet man ein Krankheitsbild, das man nicht allzu selten zu sehen bekommt.

Die Patienten klagen über Schmerzen in der Ellbogengegend, und man findet eine Druckempfindlichkeit über dem Epicondylus externus, seltener über dem Epicondylus internus, nicht selten aber auch vorn über dem Köpfchen des Radius.

Die Fälle sind für die üblichen Behandlungen nicht sehr zugängig. Gymnastik wird gewöhnlich direkt schlecht vertragen. Massage, Heißluftbäder und ähnliches führen meist auch nicht zum Erfolg, eher noch Ruhigstellung. Kompressen mit radioaktiven Stoffen sind

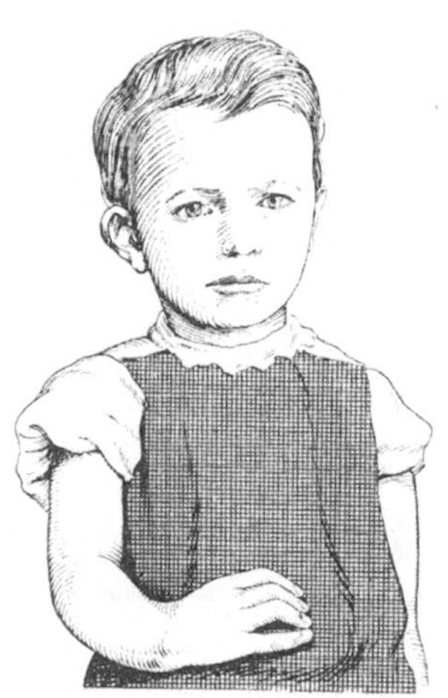
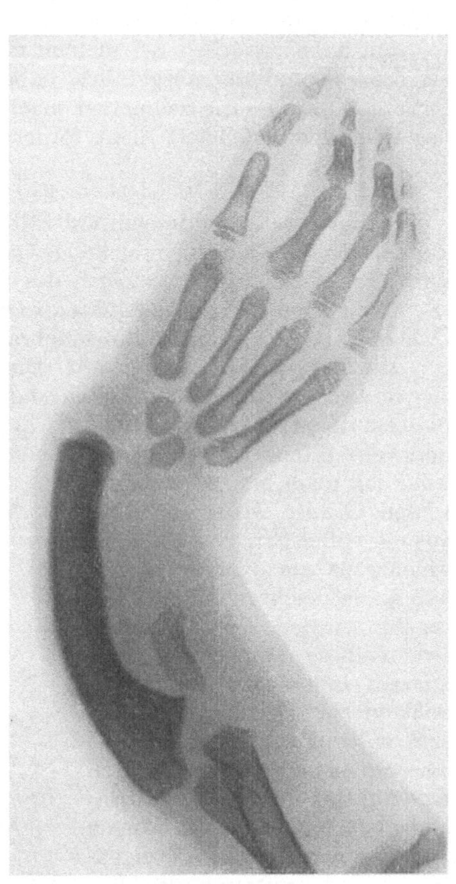

Abb. 98a u. b. Angeborene Klumphand. Radiusdefekt.

die einzigen Mittel, von denen ich meistens gute Resultate erhalten habe. Auch Einspritzung von einigen Tropfen Alkohol auf die Stelle des Schmerzes bringt zuweilen dauernde Beseitigung der Beschwerden.

9. Unterarm.

a) Angeborene Deformitäten des Unterarms

haben wegen der Seltenheit ihres Vorkommens wenig praktische Bedeutung. Die von mir selbst beobachteten Fälle waren erstens

Verwachsungen zwischen den oberen Enden des Radius und der Ulna.
Der Radius erreichte nicht das Ellbogengelenk, sondern bog mit seinem proximalen
Ende distal vom Ellbogengelenk nach der Ulna zu ab und ging in einer festen
Vereinigung in dieselbe über.

Die durch die Deformität bedingte Störung bestand in der Verhinderung
der Pro- und Supinationsbewegung des Unterarms. Die Patienten empfanden
die Störung nicht übermäßig groß, sie behalfen sich durch vermehrte Bewegungen
in den Schultern. Die von mir vorgeschlagene Operation — Trennung der Verwachsung und Fettlappeninterposition — wurde wegen der geringen Behinderun-
gen, die die Patienten empfanden, abgelehnt.

Angeborene Defekte am Unterarm

kommen vor als *Defekt des Radius* und *Defekt der Ulna*. Der Radiusdefekt ist
dabei der häufigere.

Beide Defekte machen sich außerordentlich verunstaltend geltend, dadurch
daß sie die Hand in eine Knickstellung zum Unterarm bringen und zwar nach
der Seite des Defektes. Für die beim Radiusdefekt
dabei entstehende Deformstellung der Hand haben
wir die Bezeichnung „*Klumphand*", siehe Abb. 96.
Eine Komplikation der Klumphand ist ziemlich häufig das *Fehlen des Daumens*.

Das sehr häßliche Aussehen einer solchen Klumphand und die schwere Störung der Gebrauchsfähigkeit, welche mit dieser Deformität verbunden ist,
haben den Wunsch nach Beseitigung der Deformität
bei Patienten und Ärzten schon frühzeitig erweckt,
und es sind trotz der Seltenheit der Fälle eine ganze
Reihe von Behandlungsversuchen in der Literatur
mitgeteilt.

Ganz aussichtslos ist es, durch Verbände, Schienen oder Bandagen eine Korrektur herbeiführen zu
wollen. Auch mit Osteoklasen und Osteotomien werden durchgreifende Erfolge nicht erzielt. Wirklich beachtliche Resultate sind erst durch BARDENHEUER
erreicht worden, der das distale Ende der Ulna spaltete
und die angefrischte Handwurzel in den geöffneten
Spalt einbettete.

ALBEE stellt die Gabel, welche BARDENHEUER
durch Spaltung der Ulna erzeugt, durch Einpflanzung
eines Knochenspans her, wie Abb. 99 schematisch wiedergibt.

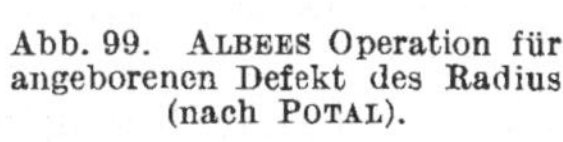

Abb. 99. ALBEES Operation für
angeborenen Defekt des Radius
(nach POTAL).

Der hier eingeschlagene Weg ist neuerdings weiter ausgebaut worden von
MÜLLER, der aus dem abgespaltenen Teil der Ulna und einem frei transplantierten
Knochenspan einen ganzen Radius neu bildete.

b) Rachitische Deformitäten.

Abgesehen von den allgemein bekannten Auftreibungen der unteren Enden
der Unterarmknochen, erzeugt die Rachitis nicht selten eine *Verbiegung* des
Unterarms, deren Scheitel etwas oberhalb der Mitte des Unterarms liegt, und
deren *Konkavität nach der Beugeseite* zeigt.

Die Deformität kommt im allgemeinen zur Spontanheilung. Man sieht
wenigstens an Erwachsenen kaum jemals Reste derselben. Macht sich die Deformität störend geltend, weil sie die Pro- und Supination beeinträchtigt, so ist

Abhilfe mit einer *Osteoklase*, solange der Knochen weich genug ist, oder später mit Hilfe einer Osteotomie natürlich sehr einfach zu bewirken.

Genau so wie die Rachitis macht auch die *Osteomalacie* gelegentlich eine Unterarmverbiegung.

Bei einem von mir beobachteten Fall bildete sich dabei etwa in der Mitte des Radius eine *Spontanfraktur* aus, und es traten sehr lebhafte Schmerzen auf. Ich erwähne den Fall, weil durch eine *Hartlederhülse*, die vom Ellbogen bis an die Mittelhandfingergelenke reichte, die Schmerzen der Patientin momentan beseitigt wurden.

Eine auf der Basis von krankhafter Knochenweichheit entstehende Deformität ist auch die sogenannte

c) Madelungsche Deformität.

Bei jugendlichen Personen, vor allem weiblichen Geschlechtes, welche in Berufen stehen, die *ausdauernde* anstrengende *Handarbeit* erfordern, z. B. Wäsche-

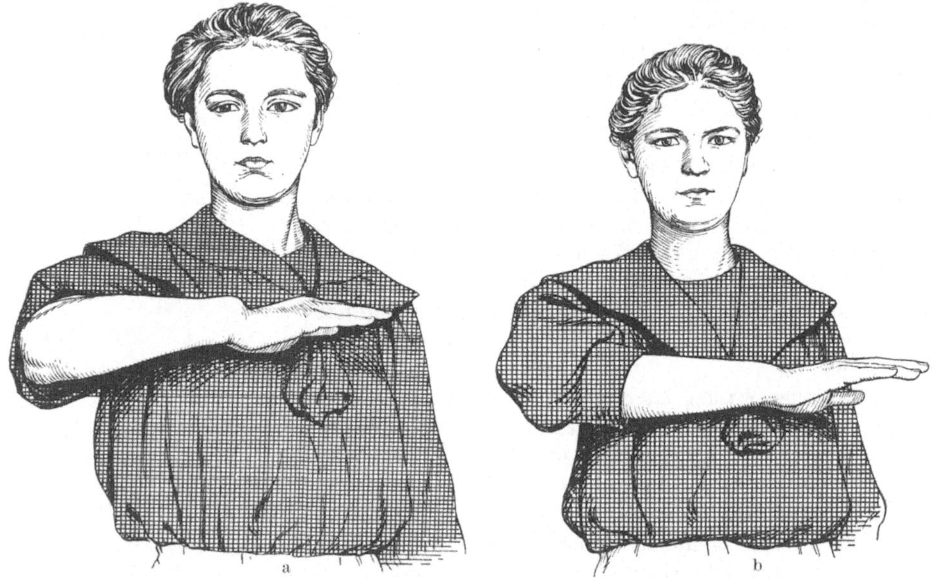

Abb. 100. a MADELUNGsche Deformität, b korrigiert durch Osteotomie des Radius.

rinnen, entwickelt sich nicht übermäßig selten unter Schmerzen im Handgelenk eine eigentümliche Verstellung der Hand zum Unterarm. *Die Achse der gerade ausgestreckten Hand ist bajonettförmig gegen den Unterarm abgeknickt,* und zwar nach der Volarseite zu.

MADELUNG, der auf diese Deformität zuerst die allgemeinere Aufmerksamkeit gelenkt hat, nachdem dieselbe schon von anderen Autoren beschrieben worden war, glaubte, daß es sich um eine Subluxation des Handgelenkes handle. Diese Anschauung wurde, schon ehe wir das Röntgenverfahren kannten, korrigiert. Das *Röntgenbild* zeigt, daß nicht eine Subluxation des Handgelenkes vorliegt, sondern daß *eine Verbiegung des Radius nach der volaren Seite zu* die Ursache der Deformität ist.

Mit dieser Erklärung der Natur der Erkrankung ist auch die Richtlinie für die *Therapie* gegeben. Eine *Osteotomie*, welche man nicht zu nahe an das Handgelenk heranlegen darf, gibt die Möglichkeit, den Bogen des Radius so weit auszugleichen, daß die Handachse wieder in die Achse des Unterarms eingestellt werden kann. Ein leichtes Vortreten des Ulnaköpfchens behält man allerdings auch nach diesen Korrekturen fast immer noch. Doch ist diese Erscheinung bei weitem nicht mehr so auffällig wie vor der Geraderichtung des Radius.

Haben die Patienten noch die Schmerzen, welche bei der Entstehung der Deformität ganz regelmäßig vorhanden sind, dann ist es notwendig, nach der Osteotomie sie noch längere Zeit einen *Gipsverband* tragen zu lassen, welcher von der Ellbogenbeuge bis zum Fingeransatz reicht, oder diesen Gipsverband durch einen *Hartlederhalbhandschuh* zu ersetzen (Abb. 101).

Der Hartlederhalbhandschuh ist auch das gegebene Mittel zur Behand-

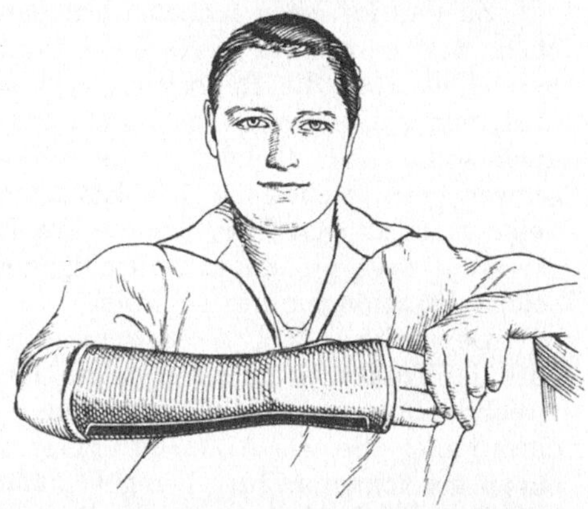

Abb. 101. Hartlederhalbhandschuh zur Behandlung schmerzhafter Erkrankungen der Handgelenkgegend.

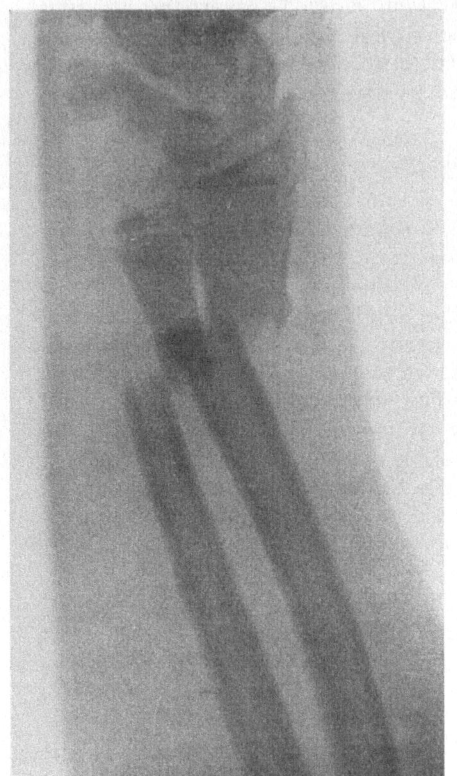

Abb. 102a. Fraktur beider Unterarmknochen. Reposition wiederholt ohne Erfolg versucht.

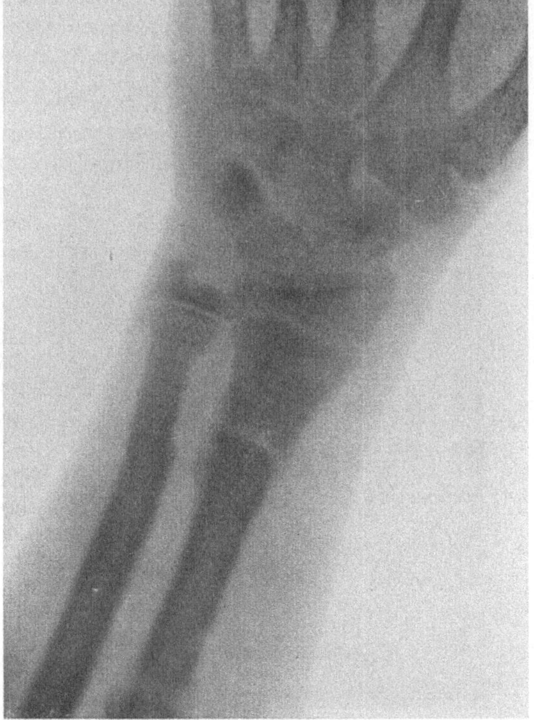

Abb. 102b. Unter Verwendung von Bohrschrauben wurde Heilung ohne jede Dislokation erreicht.

lung von Fällen, bei denen die Deformität noch nicht so hohe Grade erreicht hat, daß die Korrektur indiziert erscheint. Unter dem Handschuh verschwinden die Schmerzen und der Deformierungsprozeß kommt zum Stillstand.

d) Traumatische Erkrankungen des Unterarms. Frakturen und Frakturdeformitäten.

Zu den fatalsten Knochenbrüchen zählen die Brüche *beider* Unterarmknochen. Man kann zwar in Narkose durch einfache Extension eine gute Reposition herstellen, aber die Reposition läßt sich in keinem unserer üblichen Verbände auch nur einigermaßen genügend erhalten. Man erhält Dislokationen, welche, auch wenn kein Brückencallus entsteht, die Drehbewegungen des Unterarms schwer beeinträchtigen. Die Erklärung ergibt sich daraus, daß der Arm uns keine erstklassigen Fixationspunkte für unsere Verbände bietet.

Will man zu einem befriedigenden Resultat gelangen, so muß man sich solche Fixationspunkte schaffen.

Dazu eignen sich die *Schanzschen Bohrschrauben*, die man ober- und unterhalb der Fraktur in einen der beiden Knochen eindreht. Meist wird man dafür am zweckmäßigsten den Radius wählen. Als Beispiel bringe ich die Röntgenbilder eines Falles. So wie Abb. 102a zeigt, fand ich die Fraktur im Gipsverband, den ein ausgezeichneter Chirurg angelegt hatte. Abb. 102b zeigt das erreichte Resultat.

Bei Kindern und jugendlichen Patienten findet man gelegentlich die Unterarmknochen geknickt, aber nicht völlig durchgebrochen. In solchen Fällen lege ich zunächst für 12—14 Tage einfach einen Gipsverband an, und biege die Fraktur erst dann zurück, wenn schon ein weicher Callus entstanden ist. Ich vermeide dadurch, daß bei der Korrektur etwa eine freie Fraktur entsteht.

Bei der Korrektur alter Frakturdeformitäten verwende ich die Bohrschrauben wie bei der Behandlung frischer Frakturen.

Radiusbruch.

Der typische Radiusbruch führt auf drei verschiedenen Wegen zur Entstehung von Frakturdeformitäten. Erstens kommen immer wieder Fälle zur Beobachtung, wo die Diagnose der Fraktur nicht gestellt worden ist und demzufolge überhaupt kein Repositionsversuch gemacht wurde. Zweitens gibt es Fälle, wo der Repositionsversuch nicht zu voller Korrektur geführt hat, und drittens kommt es auch vor, daß die Korrektur teilweise wieder verlorengeht, weil die Fraktur nicht lange genug fixiert wurde, und der noch weiche Callus sich unter dem Gebrauch der Hand verbogen hat.

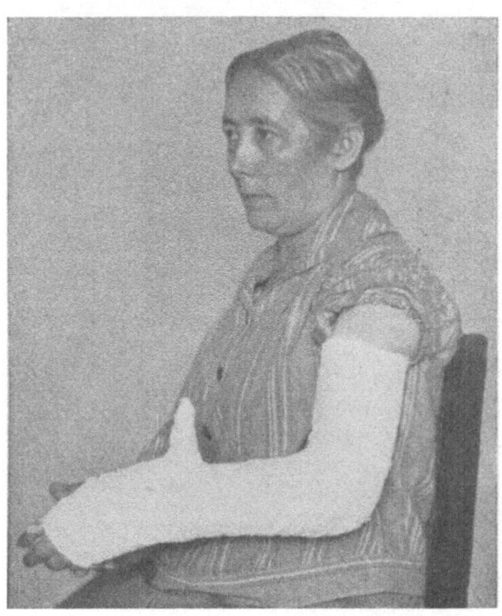

Abb. 103. Deform geheilter Radiusbruch. Osteotomie. Korrektur unter Benutzung einer Bohrschraube hergestellt. Patientin im Gipsverband.

Die Funktionsstörungen, welche von diesen Deformitäten ausgehen, sind sehr erheblich. Es dauert viel länger, ehe das Spiel der Finger sich wieder einrichtet, und die Kraft der Hand bleibt sehr lange, wenn nicht dauernd vermindert. Alle medico-mechanische Behandlung macht nicht gut, was durch die Deformstellung der Hand verdorben wurde. Es ist deshalb schärfstens zu fordern, daß jede Radiusfraktur zu voller Korrektur gebracht wird, und es sind Frakturdeformitäten, wenn nicht besondere Gegenanzeigen bestehen, zu korrigieren.

Greift man eine solche Deformität mit offener Osteotomie an, so beobachtet man, daß sich die Dorsalflexion des distalen Bruchstückes sehr einfach durch Abbiegung nach der Beugeseite beseitigen läßt. Dagegen gelingt es nicht, durch ulnare Abbiegung der Hand die seitliche Dislokation zu beseitigen. Erst wenn man das proximale Frakturende mit geeigneten Instrumenten unterfährt und daumen-dorsalwärts aus der Wunde hebt, verschwindet auch die seitliche Dislokation.

Darin liegt auch die Erklärung für die Deformitäten, welche aus ungenügender Korrektur der frischen Fraktur hervorgehen. Das proximale Ende hat sich bei der Entstehung der Fraktur ulnarwärts verschoben. Diese Verschiebung läßt sich nur durch Zurückführung korrigieren. Man muß bei der Reposition das proximale Bruchstück fassen und aus der Tiefe herausheben. In besonders schwierigen Fällen benutze ich dazu eine Bohrschraube. Bei der Korrektur von Frakturdeformitäten durch Osteotomie tue ich dies regelmäßig. Die mit dem Gipsverband festgehaltene Bohrschraube verhindert, daß der gehobene Radiusschaft wieder in die Tiefe sinkt.

Als *Verband für frische Radiusfrakturen* empfehle ich eine dorsale Gipsschiene in Verbindung mit einem Bindenkopf, welcher in das Spatium interosseum an der Frakturstelle gelegt wird.

Wegen der Gefahr der nachträglichen Deformierung des Callus empfehle ich angelegentlich, die Fixation nicht zu zeitig aufzugeben.

e) Pseudarthrosen des Unterarms.

Zur *Pseudarthrosenbildung* kommt es am Unterarm besonders, wenn nur einer der beiden Knochen gebrochen war, und wenn, wie z. B. nach Schußfrakturen so häufig, ein Stück aus der Länge des Knochens herausgerissen wurde.

Liegt die Pseudarthrose nur in einem der beiden Unterarmknochen, so werden die dadurch bedingten *Störungen* gewöhnlich vom Patienten *nicht übermäßig hoch* angeschlagen. Die Drehbewegungen sind, wenn nicht Komplikationen vorliegen, in normalem Umfang auszuführen. Die Stellung der Hand zeigt meistens keine wesentliche Abweichung von der normalen Achsenrichtung. Wirklich störend machen sich diese Pseudarthrosen meist erst geltend, wenn der Patient schwere Handarbeit verrichten muß. Die normale Kraftleistung wird dabei nicht erreicht.

Ganz anders ist es, wenn eine Pseudarthrose in *beiden Unterarmknochen* besteht. Hier stellt sich der Unterarm in einer meist nach der Beugeseite zu konkaven Knickung ein. Die Gebrauchsfähigkeit der Hand ist nach allen Richtungen schwer geschädigt.

Behandlung: Stützung des Unterarms durch eine Hartleder*manschette* macht, wenn es sich um die Pseudarthrose nur *eines* Knochens handelt, meistens mehr Belästigung als Nutzen. Die Patienten legen diese Manschetten gewöhnlich nach kurzer Zeit wieder ab.

Ist die Pseudarthrose in Radius *und* Ulna vorhanden, dann ist der Effekt einer solchen Stützvorrichtung schon günstiger. Meist wird man dabei aber auch eine Hülse um den Oberarm und eine Scharnierverbindung beider Hülsen am Ellbogen hinzugeben müssen.

Trotzdem wird man eine Bandagenbehandlung immer nur als einen unvollkommenen Behelf ansehen können. Als wirklich *rationelle Behandlung* kann nur die *operative Beseitigung der Pseudarthrose* gelten. Wie dieselbe auszuführen ist, müssen die Verhältnisse des einzelnen Falles ergeben. Meistens wird man dazu kommen, durch eine *freie Knochentransplantation* den Defekt zu überbrücken.

f) Ischämische Contractur.

An keinem anderen Teil des Körpers sieht man das Bild der *ischämischen Contractur* so häufig und so charakteristisch, wie an den Muskeln des Unterarms.

Die Erkrankung schließt sich fast immer an eine Verletzung der Ellbogengegend an, besonders an eine Fraktur. Sie wird *erzeugt durch Abschnürung der Zirkulation*, welche aber nicht so weit geht, daß eine Gangrän eintritt. Die Abschnürung wird ausgeübt durch den zur Behandlung der Verletzung angelegten Verband, meistens in Zusammenwirkung mit den dislozierten Frakturenden, denen die Gefäße in der Ellbogenbeuge wegen ihrer eigentümlichen anatomischen Lage nicht genügend ausweichen können.

Die Abschnürung der Zirkulation läßt rasch ein typisches Bild in Erscheinung treten. Die Patienten klagen über *hochgradige Schmerzen*. Die *Hand*, welche aus dem Verband herausschaut, *schwillt* an, wird *blaurot, kalt* und *gefühllos*. Löst man den Verband, so findet man den ganzen Unterarm ebenfalls angeschwollen und blau verfärbt. Die Muskulatur gibt einen ganz eigenartigen Angriff: sie fühlt sich *hart* und *unelastisch* an, ganz anders wie etwa bei einer infektiös-entzündlichen Schwellung. Die Konsistenzveränderung wird erzeugt durch eine *Gerinnung des Muskeleiweißes*.

Die beschriebenen Veränderungen gehen langsam zurück. Nach Wochen oder Monaten haben wir einen *bleibenden Zustand*, den Zustand, in welchen der Orthopäd gewöhnlich erst den Fall zu sehen bekommt.

Jetzt ist die blaurote Verfärbung verschwunden, nur an den Fingern sieht man zuweilen noch die Erscheinungen von Zirkulationsstörung, auch zuweilen trophische Geschwüre. Die *Hand* ist in eine geringere oder stärkere *Beugecontractur* eingestellt, der *Unterarm* ist stark *abgemagert*, von der Muskulatur ist nur noch ein kleiner Bauch nahe am Ellbogen vorhanden. Dieser Rest der Muskulatur fühlt sich aber wieder annähernd normal an.

Die *aktive Beweglichkeit der Hand* zeigt charakteristische Veränderungen. Der Patient kann die Finger vollends zur Faust schließen, aber er kann sie aus der Krallenstellung, in der er sie uns zeigt, nur dann strecken, wenn er das Handgelenk in stärkere Beugung bringt. Der Grad der dadurch zu erreichenden Streckung wechselt je nach der Schwere des Falles. Die Sehnen der Handbeugemuskulatur springen bei passiven und aktiven Streckversuchen in der Handgelenkgegend stark hervor. Besonders zeigt sich die Sehne des Musculus palmaris longus.

Gefühlsstörungen sind in schweren Fällen regelmäßig vorhanden.

Diese Veränderungen bedingen natürlich eine außerordentlich *schwere Verunstaltung* und eine außerordentlich *schwere Schädigung der Gebrauchsfähigkeit der Hand*.

Behandlung: Der wichtigste Teil der Therapie ist die *Prophylaxe*. Fast *alle ischämischen Lähmungen entstehen unter den Augen und unter der Mitwirkung des Arztes*. Denkt der Arzt an die Gefahr der ischämischen Lähmung, hütet er sich, einen schnürenden Verband anzulegen, behält er den Patienten nach einer Ellbogenverletzung oder nach einer am Ellbogen ausgeführten Operation unter sorgfältigster Kontrolle, und sorgt er, wenn die ersten Erscheinungen von Zirkulationsstörung auftreten, für die Beseitigung der Abschnürung, so ist die Möglichkeit der Entstehung einer ischämischen Contractur ausgeschlossen.

Die *Behandlung der ausgebildeten Contractur* bietet nur beschränkte Erfolgsaussichten. Mit der beliebten Massage- und medico-mechanischen Behandlung erreicht man gar nichts. Auch die Anwendung von redressierenden Verbänden und Apparaten zeitigt keine Erfolge, die der dabei aufgewendeten Mühe und den dadurch entstehenden Kosten auch nur annähernd entsprächen. *Wirklich beachtliche Leistungen sind nur durch operative Eingriffe zu erzielen.* Solche sind verschiedene versucht worden.

Am nächsten liegt es, die an der Beugeseite des Unterarms und des Handgelenkes vorspringenden *Beugesehnen operativ zu verlängern.* Die Resultate, welche man dabei erzielt, sind bei leichteren Fällen nicht unbefriedigend. Schwere Contracturen werden jedoch nicht wesentlich gebessert. Das liegt an der Einbettung der Sehnen in narbiges, schwieliges Bindegewebe. Sie sind dadurch festgehalten und können bei der Durchtrennung zur Verlängerung nicht genügend zurückgleiten. Eine relative Verlängerung der geschrumpften Sehnen kann man natürlich auch erreichen durch eine *Verkürzung der Unterarmknochen.* Kontinuitätsresektionen sind zu diesem Zweck verschiedentlich ausgeführt worden. Ich persönlich habe diesbezügliche Erfahrungen nicht, halte diesen Weg aber immer für beachtlich und in manchen Fällen für erfolgversprechend.

Die besten Resultate, welche ich erzielt habe, wurden erreicht mit Verfolgung einer von DREHMANN ausgesprochenen Idee: mit der *Verschiebung des Ansatzes der Beugemuskulatur distalwärts am Unterarm.* Der kleine noch vorhandene, eine einheitliche Masse bildende Muskelbauch läßt sich ohne nennenswerte Schwierigkeiten an seinem Ursprung ablösen, und die Ablösung läßt sich am Unterarm distalwärts so weit führen, daß eine passive Streckung der Hand sich auf den Muskelbauch überträgt. Man kommt bei diesen Operationen bis weit herunter an das Handgelenk und man sieht, wie schwer der ganze Muskel- und Sehnenapparat durch bindegewebige, schwielige Verwachsungen eingeschnürt und festgelötet ist.

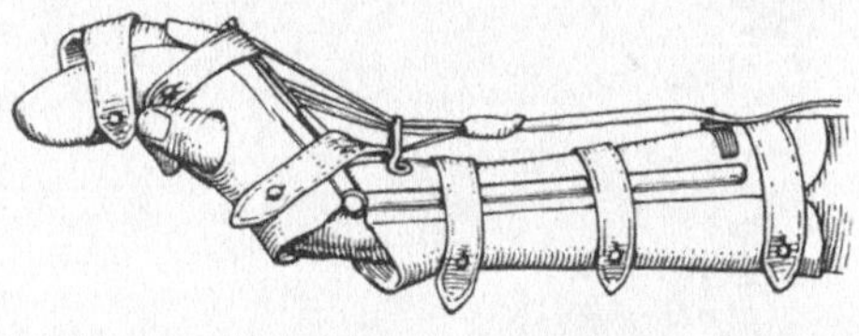

Abb. 104. Apparat zur Streckung ischämischer Contractur. Hülsen in Aceton-Celluloidtechnik ausgeführt.

In der *Nachbehandlung* dieser Operationen spielen passive und aktive Bewegungen, Massage, Bäder u. dgl. auf der einen Seite und redressierende *portative Apparate* auf der anderen Seite eine nicht unwichtige Rolle. Den von mir angewendeten portativen Apparat zeigt beistehende Abb. 104.

Nicht unvermerkt möchte ich lassen, daß ich jahrelang keine ischämische Handlähmung zu sehen bekommen habe, während sie früher in meiner Praxis gar nicht selten vorkamen. Ich deute das gern als Zeichen für einen erfreulichen Fortschritt der allgemeinen Frakturbehandlung.

g) Wachstumsdeformitäten des Unterarms.

Die Zusammensetzung des Unterarms aus *zwei parallelen* Knochen gibt die Gelegenheit zur Entstehung von Deformitäten auf dem Wege von *Wachstumsstörungen.* Wird das Längenwachstum eines der beiden Knochen vermehrt oder vermindert, so entstehen Störungen, die sich hauptsächlich in einer Verstellung der Hand geltend machen. *Der länger als der andere werdende Knochen drückt die Handachse nach der Seite des kürzeren Bruders ab.* Wir erhalten, wenn die Abknickung nach der Seite des Radius erfolgt, eine *Klumphand* (*Manus vara*), wenn die Abknickung nach der Seite der Ulna erfolgt, eine *Manus valga.* Die umstehenden Abb. 105 a u. b — ein Fall meiner Beobachtung, bei welchem die untere Radiusepiphysenlinie durch eine Osteomyelitis vorzeitig außer Tätigkeit gesetzt worden war — illustrieren die Entstehungsweise, das Aussehen und die Korrektur dieser Deformitäten so gut, daß sich eine weitere Beschreibung erübrigt.

Bei der *Behandlung* der Fälle ist es von Wichtigkeit, zu beachten, ob die Patienten sich *noch im Wachstumsalter befinden oder nicht.* Bei dem hier abgebildeten Patienten war früher schon einmal durch eine Osteotomie im Radius die Deformität korrigiert worden, die weiter wachsende Ulna hatte aber ein volles Rezidiv zustande gebracht. Ich habe dann das distale Ende der Ulna *mit der Epiphysenlinie reseziert* und zugleich durch eine Osteotomie im Radius die Deformität korrigiert. Das Korrektionsresultat ist trotzdem durch die immer noch weiter bestehende ungleiche Wachstumstendenz der beiden Knochen etwas wieder

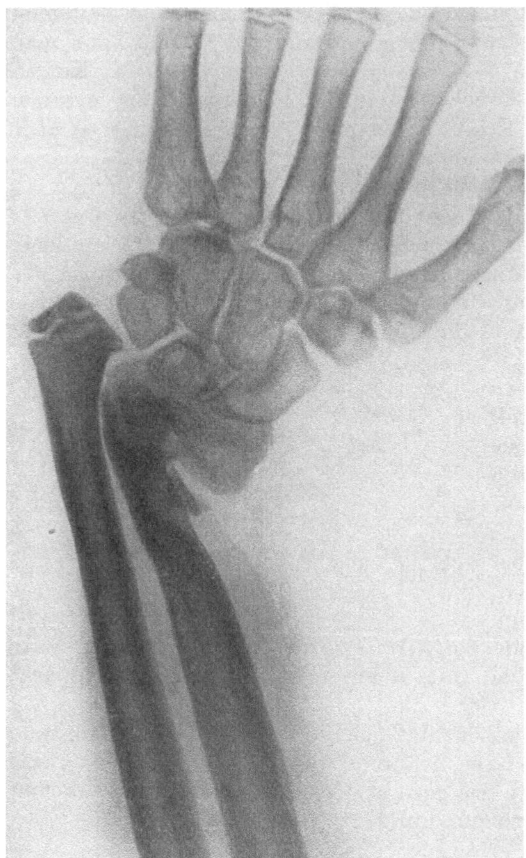

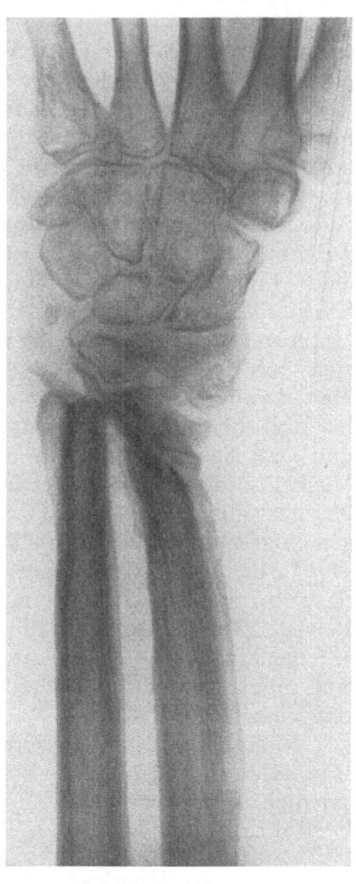

Abb. 105a. Klumphand, entstanden durch Osteomyelitis des Radius.   Abb. 105b. Korrigiert durch Kürzung der Ulna und Osteotomie des Radius.

beeinträchtigt worden. Der Patient hat aber jetzt, wo das Wachstumsalter beendet und eine weitere Deformierung nicht mehr zu befürchten ist, *eine fast normal stehende und dabei völlig gebrauchsfähige Hand.*

Abb. 106a und b zeigen eine *Manus valga*, welche durch eine angeborene Verkürzung der Ulna entstanden war. Es bestand bei dem Patienten auch eine angeborene Verkürzung der rechten Fibula, welche eine Valgusstellung des Fußes bedingte. Die Korrektur der Unterarmdeformität wurde durch eine Keilosteotomie am Radius beseitigt. Zur Aufrichtung des distalen Frakturendes wurde eine Bohrschraube benutzt. Das Röntgenbild Abb. 107b zeigt die Situation nach der Operation im Gipsverband, Abb. 107a das Resultat.

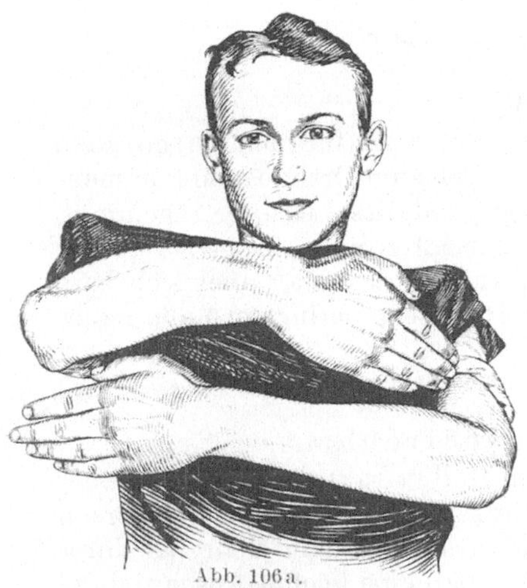

Abb. 106 a.

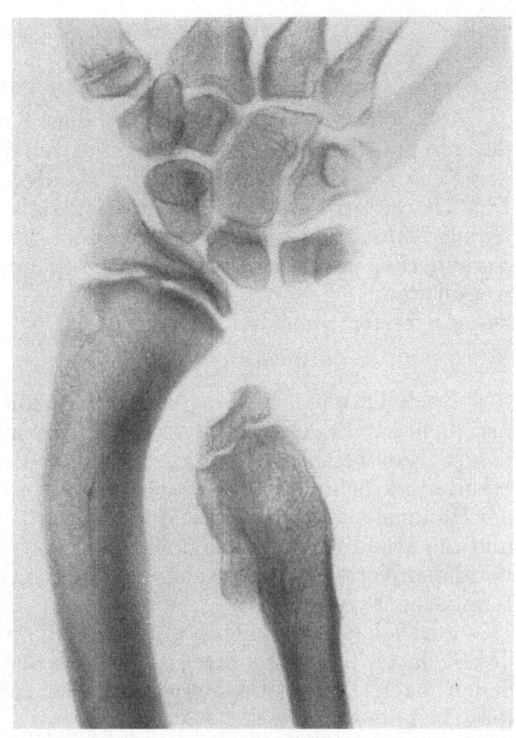

Abb. 106 b.

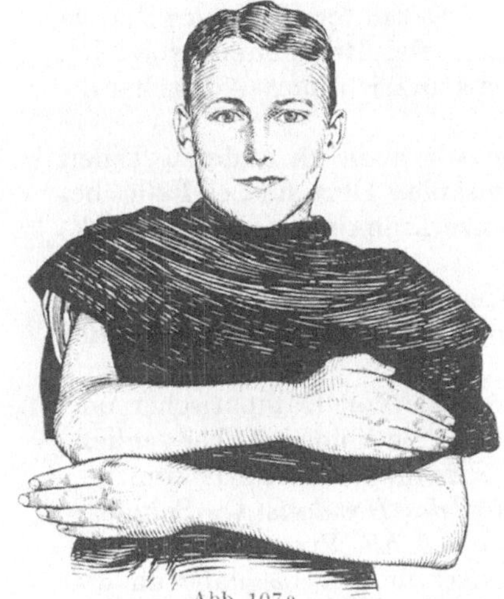

Abb. 107 a.

Abb. 106 a. Manus valga infolge Wachstumsverminderung der Ulna.
Abb. 106 b. Röntgenbild zu Abb. 106a.
Abb. 107 a. Durch Keilosteotomie erzieltes Korrektionsresultat.
Abb. 107 b. Das Röntgenbild zeigt die Beherrschung des kurzen distalen Fragmentes des Radius nach ausgeführter Keilosteotomie durch eine Bohrschraube.

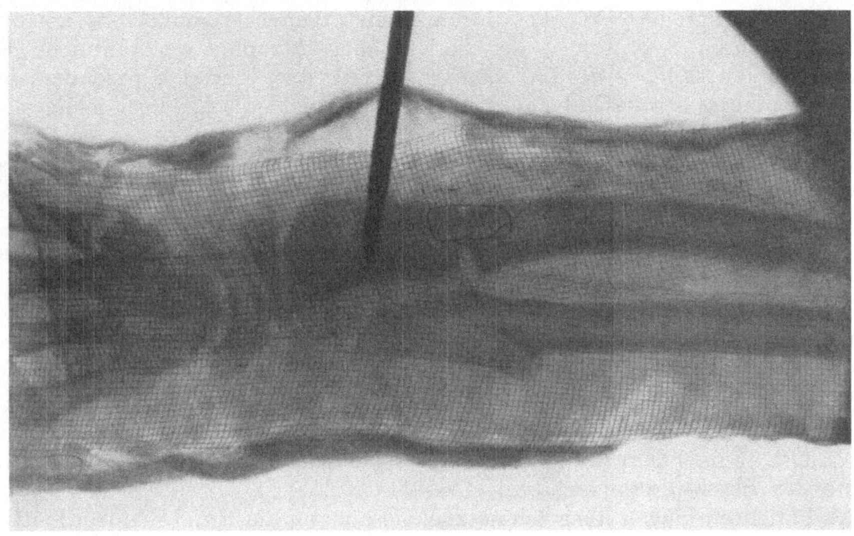

Abb. 107 b.

10. Handgelenk.

Ich setze voran eine Gruppe von Krankheiten, die für den Orthopäden deshalb praktische Bedeutung besitzt, weil die meisten zum Orthopäden kommenden Fälle von Erkrankungen in der Handgelenksgegend dieser Gruppe zugehören. Das Charakteristicum der Gruppe ist, daß die Patienten über *Schmerzen in der Handgelenksgegend* und über Gebrauchsstörung klagen, daß man aber sichtbare Veränderungen entweder ganz vermißt oder nur in sehr geringem Maße nachweisen kann.

An erster Stelle sei hier genannt

a) die Sudecksche Knochenatrophie.

Nach Traumen, wie sie sonst zur typischen Radiusfraktur führen, die aber hier nicht zur Fraktur geführt haben, bleiben nicht selten langdauernde Schmerzen in der Handgelenksgegend zurück. Die Patienten sind in dem Gebrauch ihrer Hand stark behindert. In manchen Fällen findet man eine leichte Anschwellung der Handgelenksgegend, in anderen vermißt man sie. Das untere Ende des Radius und die Handwurzelknochen sind druckschmerzhaft. Das Röntgenbild zeigt bei normalen Konturen eine fleckige Aufhellung der Strukturzeichnung — das charakteristische Symptom.

Parallelerkrankungen zu diesen Fällen haben wir auch an anderen Teilen des Skeletts, besonders am Fuß und an der Wirbelsäule. Dort sind es Fälle, bei denen nach Traumen schwere statische Insuffizienzerkrankungen zur Entwicklung kommen.

Auch nach Entzündungen des Handgelenks sieht man ganz analoge Bilder. Die Röntgenphotographie zeigt dann eine außerordentlich starke Atrophie des *ganzen* Handskelettes.

Wie an anderen Skelettstellen ziehen sich die Fälle von traumatischer und arthropathischer Atrophie am Handgelenk lange hin. Sie kommen aber schließlich unter der durch den Schmerz erzwungenen *Schonung* zur Ausheilung.

Therapeutisch erreicht man nur durch *Fixation des Handgelenkes* Schmerzlinderung. Mechanotherapie wird schlecht vertragen. Als Fixationsmittel benutze ich in schweren Fällen einen Hartlederhandschuh, der bis nahe an den Ellbogen und bis an die Fingeransätze reicht (s. Abb. 101), in leichteren Fällen genügt die Fixation des Gelenkes durch einen Pflasterverband.

Eine in ihren Symptomen der Sudeckschen Atrophie sehr ähnliche Erkrankung ist die *Malacie des Os lunatum*. AXHAUSEN, der sich besonders mit dieser Erkrankung beschäftigt hat, bezeichnet sie nicht als Malacie, sondern als Nekrose.

Der Kranke klagt über Schmerzen im Handgelenk besonders bei Dorsalflexion. Druck auf die Dorsalseite des Handgelenks ist schmerzhaft. Das Röntgenbild zeigt eine *Verschmälerung* des Schattens des Os lunatum.

Stützung des Handgelenkes durch einen Hartlederhalbhandschuh bringt rasch Linderung der Beschwerden und in einigen Monaten Spontanheilung.

Erwähnt sei, daß gelegentlich auch andere Handwurzelknochen analog erkranken.

b) Styloiditis ulnaris und radialis.

Ganz ähnliche Bilder, wie sie am Ellbogen als Epicondylitis bezeichnet werden, findet man am Handgelenk, und man bezeichnet sie als Styloiditis ulnaris oder radialis, je nachdem ob der Processus styloideus der Ulna oder des Radius der Sitz der Beschwerden ist.

Die Patienten klagen über Schmerzen, sie können die Hand nicht ordentlich gebrauchen. Wir finden Druckschmerz.

Um was es sich eigentlich handelt, ist ebensowenig bekannt wie bei der Epicondylitis. Ich habe bei Operationen ebensowenig wie andere einen pathologischen Befund erheben können. Die Operationen haben auch keine Beseitigung der Beschwerden erbracht.

Nur mit Pflasterverband und Hartlederhandschuh wie bei der Sudeckschen Atrophie habe ich Besserung erreicht. Auch unbehandelt gehen die Erkrankungen, wenn auch nach langer Zeit, in Heilung aus.

c) Die stenosierende Tendovaginitis am Processus styloideus radii.

hat DE QUERVAIN beschrieben. Sie ist nicht übermäßig selten. Sie bevorzugt das weibliche Geschlecht. Sie entwickelt sich, ohne daß eine Ursache deutlich wird, oder aber sie entsteht nach einer ungewohnten Anstrengung der Hand.

Der Kranke klagt über Schmerzen in der Gegend des Processus styloideus radii. Die Schmerzen machen sich besonders bei Abduction und Streckung des Daumens geltend. Formveränderungen sind nicht sichtbar. Druck auf die Sehnen der Extensions- und Abductionsmuskeln des Daumens ist schmerzhaft, es können alle befallen sein oder auch einzelne.

Auch diese Erkrankungen haben ausgesprochen chronischen Charakter.

Nach DE QUERVAIN ist die histologische Grundlage der Störung eine Verdickung der Wand des Sehnenscheidenfaches, daher der Name stenosierende Tendovaginitis.

In der Behandlung erzielt man raschen durchschlagenden Erfolg, wenn man das erkrankte Sehnenfach spaltet. Scheut der Kranke die einfache Operation, dann kann man durch Fixation (Pflasterverband, Hartlederhandschuh) Linderung der Beschwerden erzeugen. Mit der Zeit kommt der Fall auch so zur Ruhe.

d) Ganglion des Handgelenkes.

Das Ganglion — das Überbein — am Handgelenk ist Ärzten und Laien im entwickelten Bild so gut bekannt, daß ich darauf verzichten kann, dieses Bild zu beschreiben.

Ist die charakteristische Kugel auf der Streckseite des Handgelenkes deutlich zu sehen, dann macht die Diagnose keine Schwierigkeiten und das Ganglion gewöhnlich auch keine Beschwerden. Es ist dann aus dem Gelenkspalt herausgetreten und klemmt sich nicht mehr ein. Das kleine, noch im Gelenkspalt liegende Ganglion dagegen klemmt sich bei Dorsalflektion des Handgelenkes und macht Schmerzen. Diese Schmerzen sind gewöhnlich lokalisiert auf die Mitte des dorsalen Gelenkspaltes, wo wir auch Druckschmerz nachweisen können. Bei besonders starker Entwicklung der Beschwerden wird aber auch das ganze Handgelenk schmerzhaft, und es verwischen sich die sonst so charakteristischen Züge des Krankheitsbildes.

Für die Behandlung ist die Kenntnis dieser Verhältnisse wichtig.

Das Ganglion des Handgelenks ist eine Erkrankung jugendlicher Leute. Ende der zwanziger, in den dreißiger Jahren verlieren Patienten, die vorher an vielleicht schweren Ganglionbeschwerden gelitten haben, diese vollständig. Man braucht deshalb nicht immer gleich zum Messer zu greifen. Es genügt, bei einem Schmerzanfall das Handgelenk zu fixieren. Nur bei besonders hartnäckigen Fällen wird man zur Exstirpation des Ganglions schreiten. Die Exstirpation ist natürlich auch die einzige rationelle Therapie, wenn man ein groß gewordenes Überbein aus kosmetischen Gründen beseitigen will.

Wenden wir uns zu den ausgesprochenen

Erkrankungen des Handgelenks selber,

so ist zu erwähnen, daß

angeborene Luxationen, wie an allen anderen Gelenken, auch am Handgelenk vorkommen. Ebenso haben wir

angeborene Contracturen.

Praktische Bedeutung kommt weder der Luxation noch der Contractur zu. Die Luxationen sind dafür zu selten. Die Contracturen sind stets verbunden mit Contracturen der ganzen Hand, sie sind nur ein meist funktionell wenig wichtiger Teil der ganzen Veränderung.

Auf dem Gebiet der *traumatischen Erkrankungen* ist zu rechnen mit *nichtreponierten Luxationen*, bei denen die unblutige oder blutige Reposition indiziert ist. Kann man das Gelenk nicht wieder so herstellen, daß Aussicht auf gute Funktion gegeben ist, so tut man gut, wie bei einer Ankylose blutig ein *neues Gelenk* zu bilden.

Rechnen wir gleich die Handwurzel mit zum Handgelenk, so ist zu erwähnen, daß *Frakturen von Handwurzelknochen* manchmal recht langdauernde und heftige Beschwerden verursachen. Kann man nicht durch Reposition und Fixation den Fall beherrschen, so ist die operative Entfernung abgesprengter Teile auszuführen.

e) Entzündliche Erkrankungen des Handgelenks.

Von diesen gibt am häufigsten die *Tuberkulose* dem Orthopäden Gelegenheit, seine Kunst zu üben.

Wenn nicht ganz besondere Verhältnisse vorliegen, wenden wir auch hier konservative Methoden an. Als *Fixationsapparat* eignet sich gewöhnlich am besten ein Hartlederhandschuh, der proximal bis zum Ellbogengelenk, distal bis zu den Fingerspitzen reicht. Die Finger stellt man in leichte Beugung. Die Streckseite der Mittel- und Endglieder kann man vom Apparat unbedeckt lassen.

In der Behandlung *chronisch-rheumatischer* Entzündungen, ebenso in der Behandlung von Erkrankungen des Handgelenks an *Arthritis deformans* und *Arthritis destruens* arbeitet man zum Vorteil der Kranken mit Stütz- und Schonungshandschuhen. Medico-mechanische Kuren machen dagegen sehr selten Gutes, recht häufig aber Schlechtes.

f) Versteifungen des Handgelenks.

Die Ursachen, die am Handgelenk zu Versteifungen führen, sind dieselben, die an anderen Gelenken solche erzeugen: *Entzündungen, Verletzungen, Ruhigstellung.*

Die *praktische Bedeutung* der Versteifung wechselt in weiten Grenzen, je nach dem Grad der Versteifung und je nach der Stellung, in welcher das Gelenk versteift ist. Ist die Versteifung nicht allzu hochgradig und steht die Hand in Mittelstellung, so lernt der Kranke bald seine Hand recht gut zu gebrauchen. Er empfindet die Versteifung nur bei besonderen Gelegenheiten störend.

Eine absolute Versteifung dagegen, noch dazu in der dabei so häufigen Beugestellung schädigt die Arbeitsfähigkeit außerordentlich, weil die Anschmiegungsfähigkeit der Hand verloren und weil auch bei normaler Fingerbeweglichkeit die Kraft des Faustschlusses stark vermindert ist. Sieht man die Entstehung einer schweren Handgelenksversteifung voraus, so soll man das Handgelenk in *leichte Dorsalflexion* einstellen. Besonders bei der Behandlung *gonorrhoischer* Entzündungen soll man daran denken.

Liegt die Ursache der Versteifung in einer Verengerung des Kapselraumes, in Bindegewebsadhäsionen, wie das nach leichten Entzündungen und nach der aus langdauernder Fixation hervorgehenden Versteifung gewöhnlich der Fall ist, so kann man darauf rechnen, daß sich die normale Beweglichkeit einfach unter dem Gebrauch der Hand wieder herstellt, zum mindesten bei Patienten, die das mittlere Lebensalter noch nicht überschritten haben. Will man auf die Spontanheilung nicht warten, so hilft eine *medico-mechanische* Kur, das Ziel rascher zu erreichen. Handelt es sich um eine schwere Versteifung, so lohnt es sich, neben Gymnastik und Massage auch *portative Apparate* anzuwenden. Wir besitzen dafür verschiedene Konstruktionen. Es läßt sich auch ein portativer Extensionsapparat ohne Schwierigkeit improvisieren.

Bei *knöchernen Ankylosen* gibt uns die moderne Gelenkchirurgie die Möglichkeit, ein bewegliches Gelenk wieder herzustellen. Die Fälle, welche ich selbst operiert habe, waren Ankylosen in Beugestellung nach gonorrhoischer Entzündung. Ich bin von zwei Seitenschnitten an das Gelenk gegangen, habe die Sehnen vor und hinter dem Gelenk abgelöst, habe das Gelenk gesprengt und ausgemeißelt. Ich habe einen frei transplantierten Fettlappen eingelegt, den ich über Radius und Ulna manschettenartig umgeschlagen habe, und habe dann einfach genäht und im Gipsverband festgestellt. *Medico-mechanische Nachbehandlung* habe ich nicht ausgeführt und habe doch jedesmal genügende Beweglichkeit und volle Festigkeit des Gelenks erreicht. Ich warne, in dem Bestreben, volle Beweglichkeit zu erzielen, zu ausgiebig zu resezieren. Erhält man ein Schlottergelenk, so bedeutet der Tausch für den Patienten keinen Gewinn.

g) Handschlottergelenk.

Schlottergelenkbildung sehen wir am Handgelenk aus zwei Ursachen entstehen, erstens als Folge *schwerer Lähmungen der Handgelenksmuskulatur*, zweitens als Folge von *Verlusten an den knöchernen Gelenkkonstitutentien*. Die erste Form hat keine praktische Bedeutung. Mit der Lähmung der Handgelenksmuskeln ist stets eine schwere Lähmung der ganzen Hand verbunden. Solche Hände sind wertlose Anhängsel, an denen wir leider therapeutisch nichts bessern können.

Entsteht ein Handschlottergelenk durch Verluste der Gelenkenden der Unterarmknochen und durch Verlust der Handwurzel, so kann die Handgelenk- und die Handmuskulatur voll intakt bleiben. Solche Fälle sieht man besonders, wenn eine Handgelenkstuberkulose recht aktiv mit Messer und scharfem Löffel behandelt worden ist.

Trotz der erhaltenen Beweglichkeit der Finger sind derartige Hände außerordentlich schwer geschädigt. Es fehlt der Hand die Sicherheit und die Festigkeit des Griffes. Auch kosmetisch wirkt die baumelnde Hand sehr ungünstig.

Therapeutisch läßt sich in diesen Fällen eine nicht unbeträchtliche Funktionsbesserung erreichen durch einen Fixationsapparat, der auch hier wieder am einfachsten als Hartlederhalbhandschuh gebaut wird. Noch bessere Resultate dürften zu erreichen sein durch die Anwendung der von GOETZE für das Ellbogenschlottergelenk angegebenen Methode: Es wären die Beugesehnen operativ von den Strecksehnen zu lösen, zwischen beiden ein mit Haut ausgekleideter Kanal zu bilden und in den Kanal die Achse eines *beweglichen* Stützapparates zu legen.

11. Hand.

Wenn man sich überlegt, welche große Rolle die Hand im Leben des Menschen spielt, wie unendlich mannigfaltig wir unsere Hand gebrauchen, wie kompliziert der Mechanismus unserer Hand ist, wie leicht die Hand verletzt werden kann, usw., — dann möchte man glauben, daß die Hand dem Orthopäden sehr häufig

Gelegenheit bietet, seine Kunst zu entfalten. Dem ist aber nicht so. Unter den Patienten, die zum Orthopäden kommen, ist nur ein verhältnismäßig geringer Prozentsatz von solchen, welche wegen Deformitäten und Funktionsstörungen der Hand kommen.

Das erklärt sich erstens aus dem Fehlen der statischen Insuffizienzerkrankungen und der Belastungsdeformitäten, die an Wirbelsäule und unterer Extremität so häufig sind. Weiter kommt in Betracht, daß die Hand, die zu so vielem geschickt ist, auch geschickt ist, sich Verletzungen zu entziehen, und endlich: die Natur hat den Menschen, was die Hand angeht, mit einem gewissen Reichtum ausgestattet. Wir haben *zwei* Hände, während wir zu den meisten Verrichtungen nur *eine* brauchen. So kann eine Hand schon recht schwer geschädigt werden, ehe für das Ganze ein nennenswerter Verlust entsteht. Und jede einzelne Hand kann auch erstaunliche Defekte erleiden, ohne daß sie für den praktischen Gebrauch nennenswert geschädigt wird.

Alles das zusammen erklärt, daß orthopädische Erkrankungen der Hand erstens nicht übermäßig häufig sind, und zweitens, daß im Fall ihres Vorkommens der Orthopäd durchaus nicht immer in Anspruch genommen wird.

Trotz alledem gibt es in der Praxis des Orthopäden Handerkrankungen immer noch so viel, daß sie volles Interesse verdienen.

Wir nennen nach der gewohnten Einteilung an erster Stelle

a) die angeborenen Deformitäten der Hand.

Sie gibt es in der allergrößten Mannigfaltigkeit. Gemeinsam läßt sich über sie vom Gesichtspunkt der Praxis aus sagen, daß die Patienten mit den defekten und deformen Händen meist überraschend gut zurecht kommen. Die meisten lernen greifen und halten so gut wie andere mit normalen Händen. Störend wird von ihnen gewöhnlich nur der kosmetische Defekt empfunden.

Man soll deshalb diesen Fällen gegenüber *äußerste therapeutische Enthaltsamkeit* üben. Übungen und dergleichen haben keinen Zweck, weil die Kinder sich selbst die besten Lehrmeister sind. Mit Operationen kann man oft etwas verderben, selten etwas nützen. Man soll mit der Indikationsstellung sehr vorsichtig sein, und man soll vor allem nicht in früher Jugend operieren, wenn nicht ganz besondere Verhältnisse vorliegen. Mit *Prothesen* hebt man die Gebrauchsfähigkeit solcher Hände noch seltener. Es kommen nur ganz individuelle einfache Konstruktionen in Frage. Dem Wunsch nach kosmetischer Verdeckung der Deformität genügt man im allgemeinen am besten durch einen Handschuh, der durch Tragen die gewöhnlichen Falten angenommen hat und in dem man leer bleibende Teile leicht mit Watte ausstopft.

Eine gewisse Ausnahme machen die Fälle, welche ich als *angeborene atrophische Contractur* bezeichnen möchte.

Das sind Fälle, bei denen infolge intrauteriner Raumbeengung der Fetus die Hände nicht normal bewegen konnte. Die Hände bleiben deshalb klein, die Finger dünn, die Gelenke erhalten nicht ihre normale Exkursionsbreite. Die Hände stellen sich in schweren Fällen schon im Handgelenk in Beugung, in leichten Fällen nehmen nur die Finger halbe Beugestellung ein.

Bei diesen Fällen soll man sofort nach der Geburt mit passiven Bewegungen und Massage beginnen. Je jünger das Kind, um so mehr hat man Aussicht, die sehr schwere, dauernde Funktionsbeeinträchtigung zu vermindern.

Erwähnt sei außerdem noch

die Syndaktylie.

Wir bezeichnen damit die Verwachsung benachbarter Finger an den einander zugekehrten Seitenflächen. Funktionelle Störungen bedingt die einfache Syndaktylie so gut wie nicht. Im Gegenteil, manche Patienten schätzen ihre verwachsenen Finger wegen der besonderen Kraftleistungen, die sie damit vollbringen können. Trotzdem besteht gewöhnlich aus kosmetischen Gründen der Wunsch nach Trennung.

Sind die Knochen nicht oder nur auf kurze Strecken miteinander verwachsen, so ist dieser Wunsch leicht zu erfüllen. Man schneidet die Verwachsung durch, bildet an der Basis der Finger ein dorsales und ein volares Läppchen, durch deren Vereinigung man das Wiederzusammenwachsen der sich gegenüberliegenden Wundflächen verhütet, und schließt die Wunden durch Nähte. Dabei lege ich auf der der Trennungswunde gegenüber liegenden Seite einen *Entspannungsschnitt* an. Ist die Hautdecke für die Durchführung dieses Verfahrens zu gering, so ist es empfehlenswert, durch eine dorsale Lappenplastik eine ausreichende Decke für *einen* Finger zu schaffen und den Defekt auf dem Dorsum des zweiten durch einen Lappen aus der Bauchhaut zu decken.

Erworben werden *orthopädische Erkrankungen der Hand* hauptsächlich durch *Lähmung, Trauma, Entzündung* und *Verbrauch*.

b) Lähmungen der Hand.

Der Versorgung durch drei Nerven entsprechend haben wir an der Hand *drei typische Lähmungsbilder*. Das Bild der *Radialislähmung*, das der *Medianus-* und das der *Ulnarislähmung*.

Die Gebiete der drei Nerven sind zwar nicht durch absolute Grenzen voneinander geschieden, und wir haben auch eine nicht unbeträchtliche Variabilität der Grenzen, es entsteht aber doch beim Ausfalle jedes einzelnen Nerven ein wohl charakterisiertes Störungsbild.

Die *Radialislähmung* gibt als auffälligstes Symptom den Verlust der Streckfähigkeit der Hand. An dem nach vorn gestreckten pronierten Unterarm *hängt* die Hand herab. Wir bezeichnen daher das Bild der Radialislähmung als *Hängehand*.

Die *Medianuslähmung* zeigt als charakteristisches Symptom den Ausfall der *Oppositionsfähigkeit des Daumens*. Der Daumen stellt nicht wie sonst in ruhiger Handhaltung seine Beugefläche rechtwinklig zur Beugefläche der übrigen Finger, sondern er legt sich seitlich an den Zeigefinger und stellt seine Beugefläche in dieselbe Ebene wie die übrigen Finger. Die *Höhlung der Hand* verflacht. Wir bezeichnen das Lähmungsbild als *Flachhand*, wegen der Ähnlichkeit mit der Hand des Affen auch als *Affenhand*.

Bei der *Ulnarislähmung* ist das charakteristische Symptom der *Verlust der Beugefähigkeit der Fingergrundgelenke*. Diese Gelenke stellen sich in Überstreckung, während sich Mittel- und Endgelenke in Beugestellung begeben. Es entsteht ein Bild, das eine gewisse Ähnlichkeit mit der Vogelkralle hat. Wir sprechen deshalb von der *Krallenhand*.

Erwähnt sei gleich hier, daß die sensiblen Lähmungen zwar auch in den bekannten, den einzelnen Nerven zugehörigen Hautgebieten auftreten, daß dieselben aber die motorische Lähmung nur unregelmäßig begleiten. Gewisse Krankheitsprozesse befallen *nur* die motorischen Nerven (Kinderlähmung). Findet die Schädigung des peripheren Nerven unterhalb des Abganges der sensiblen Äste statt, so bleibt natürlich die Sensibilität auch erhalten. Wurden die sensiblen Äste mitgeschädigt, so können anästhetische Bezirke durch Sensibilisation von den Nachbarregionen aus sich verkleinern und sogar ganz verschwinden.

Von den genannten drei Lähmungsbildern kommt am häufigsten das der *Radialislähmung* — die Hängehand — zur Beobachtung. Unter den Kriegsverletzten war sie ganz überraschend häufig. Das hat seine Ursache in den anatomischen Verhältnissen. Der Nervus radialis trennt sich schon frühzeitig von den übrigen Armnerven und nimmt einen Weg, der ihn Schädlichkeiten wesentlich mehr aussetzt, als Medianus und Ulnaris. Der Radialis wird bei der Abwehrstellung des Armes jedem Schlag direkt entgegengehalten, während die anderen beiden Nerven durch den Humerusschaft geschützt sind. Die enge Anlagerung des Radialis an den Humerus bedingt, daß der Nerv bei Frakturen des Humerus sehr leicht in Mitleidenschaft gezogen wird, usw. Aber auch zentrale Störungen treffen leichter den Radialis als die anderen Handnerven: bei Littlescher Krankheit, bei apoplektischen Lähmungen sehen wir, wenn die Hand in Mitleidenschaft kommt, fast immer eine spastische *Radialis*parese entstehen.

In der Anatomie ist es auch begründet, daß die Radialislähmung viel häufiger isoliert vorkommt als Medianus- und Ulnarislähmung, die beide wir nicht selten in Verbindung miteinander beobachten. Medianus und Ulnaris laufen auf weiter Strecke nebeneinander und werden deshalb leicht gemeinsam geschädigt.

Traumatische Lähmungen der Handnerven sind zuweilen mit *Schmerzen* kompliziert. Die Patienten empfinden dabei seltener dauernd Schmerz; häufiger nur bei bestimmten Bewegungen, bei denen Zug oder Druck an der Verletzungsstelle der Nerven entsteht. Solche Bewegungen vermeidet der Kranke dann instinktiv. Häufig wird ihm selber gar nicht bewußt, daß er einen Schmerz vermeiden will. Dadurch entstehen leicht diagnostische Irrtümer. Der Kranke kommt in den Verdacht der Simulation oder in den fast ebenso schlimmen Verdacht der *funktionellen* Störung. Man kommt über die Gefahr des Irrtums am sichersten hinweg, wenn man die Nervenstämme genau auf Druckstellen abtastet. An der Verletzungsstelle löst man durch Druck einen charakteristischen, scharfen Schmerz aus.

Die *Funktionsstörung*, die durch eine Handlähmung gesetzt wird, ist in allen Fällen bedeutend, sie wechselt aber in weiten Grenzen. Am wenigsten schädigt vielleicht noch eine einfache Medianuslähmung. Eine Verbindung derselben mit einer Ulnarislähmung gibt eine sehr schwere Störung. Die Radialislähmung wird von Patienten, die nicht Handarbeit verrichten müssen, ziemlich leicht getragen, Handarbeiter schädigt sie sehr schwer.

Ist mit der motorischen eine ausgedehnte sensible Lähmung verbunden, so steigert das den Funktionsverlust außerordentlich, weil die Hand als *Gefühlsorgan* ausfällt, und weil sie durch Verletzungen und durch trophische Geschwüre schwer gefährdet wird.

Therapie.

Für eine ätiologische Behandlung kommen hauptsächlich die Fälle in Frage, bei denen eine lokalisierte Schädigung den Nervenstrang zwischen seinem Austritt aus dem Plexus und seiner Verteilung in die Endäste getroffen hat. Man legt die Verletzungsstelle operativ frei und sucht die unterbrochene Leitung wieder herzustellen.

Die *Befunde*, die wir an den Armnerven antreffen, haben nichts Spezifisches, ebensowenig wie die Art, wie wir uns mit denselben abfinden. Wir verweisen auf die Ausführungen auf Seite 82 ff. Betreffs der *Erfolge* der Nervenoperationen gilt dasselbe. Erwähnenswert ist nur, daß die Radialislähmung verhältnismäßig am häufigsten gute Operationsresultate erreichen läßt.

Schienenbehandlung: In Fällen, wo wir eine ätiologische Behandlung nicht ausführen können, für die Zeit, die zwischen Nervenoperation und Erfolgseintritt verläuft, und in Fällen von Mißerfolgen wird man sich immer die Frage vorlegen, ob man durch portative Apparate den Lähmungsdefekt ausgleichen kann.

Solcher Apparate besitzen wir, besonders für die Radialislähmung, seit langer Zeit eine reiche Auswahl. In der Kriegszeit kam dazu eine Hochflut von

Neuerfindungen, die allerdings fast sämtlich nur für ihre Erfinder neu waren. Brauchbares ist unter dem ganzen Arsenal nur sehr weniges, nur die *allereinfachsten* Konstruktionen. Alles Komplizierte legt der Patient sehr schnell wieder weg, weil er dadurch mehr Behinderung als Nutzen hat.

Von den Radialisschienen ist nur eine Untermanschette zu empfehlen, von der in die Hohlhand eine leichte federnde Schiene abgeht, die in der Gegend der distalen Querfalte der Hohlhand ein Querstück trägt. Sie gibt eine Funktionsverbesserung ohne große Belästigung. Diese Schiene (Abb. 108) ist die einzige, die man heute noch von Kriegsverletzten öfter benutzt sieht.

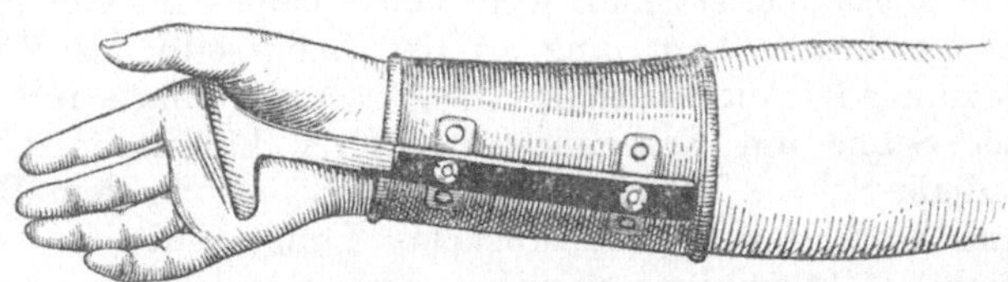

Abb. 108. Schiene für Radialislähmung von EWALD.

Von *Ulnarisschienen*, deren weniger angegeben worden sind, sehe ich nichts mehr. Die brauchbarste scheint mir noch die von ERLACHER zu sein (Abb. 109). Sie besteht aus einer ringförmigen Schiene, die durch Schnallriemen auf den Handrücken gepreßt wird, und die die Grundgelenke der Finger in Beugestellung zwingt.

Für *Medianuslähmung* gibt es keine Konstruktion, die erwähnenswert wäre.

Palliative Operationen.

War eine ätiologische Behandlung unmöglich oder erfolglos, so treten mit der Apparatbehandlung eine Anzahl von Operationen in Konkurrenz, die sich das Ziel setzen, bei Weiterbestehen der Lähmung eine Funktionsverbesserung der Hand zu erzielen. Bei der Unvollkommenheit der durch Apparate zu erreichenden Resultate, gibt sich die Indikation für diese Operationen überall, wo nicht besondere Gegenindikationen vorhanden sind.

Die einfachste hier in Frage kommende Operation haben wir zur Verminderung des Funktionsdefektes bei der Medianuslähmung. Durch eine *Osteotomie im Metacarpus I* mit entsprechender Verstellung des distalen Fragmentes läßt sich der *Daumen in Oppositionsstellung bringen*. Das Resultat, das man erreicht, macht die einfache Operation gut bezahlt, besonders wenn man das Carpometacarpalgelenk zugleich versteift.

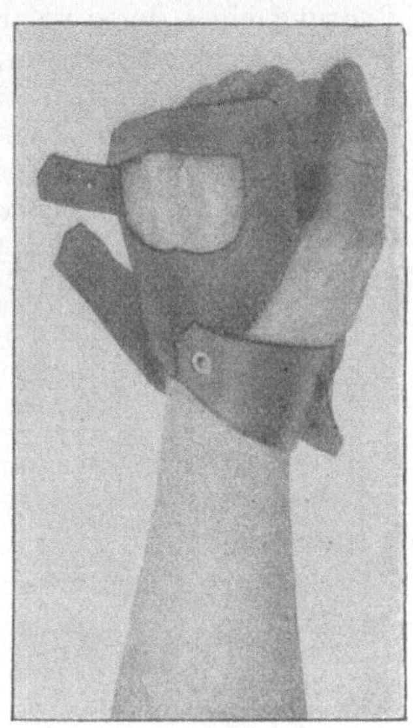

Abb. 109. Schiene für Ulnarislähmung (ERLACHER).

Eine schon kompliziertere aber doch immer noch einfache Operation hat WITTEK für die *Ulnarislähmung* angegeben.

WITTEK spaltet die Strecksehnen der Finger in der Längsrichtung und luxiert die Sehnenhälften um das Grundgelenk auf die Beugeseite, wo er sie fixiert. So erhalten die Strecker eine Beugewirkung auf das Grundgelenk.

Viel komplizierter sind die *Operationen zur Behandlung der Radialislähmung*.

Ist man bescheiden, und stellt man sich nur das Ziel, die Streckfähigkeit des Handgelenkes herzustellen (was für viele Fälle eine völlig genügende Funktionsverbesserung bedeutet!), so genügt es, wenn man den Flexor carpi radialis in die beiden zusammengefaßten radialen Extensoren des Handgelenkes und den

Flexor carpi ulnaris in den Extensor carpi ulnaris verpflanzt. Einen Ausfall in der Beugefähigkeit des Handgelenkes erhält man nicht.

Will man auch die aktive Streckfähigkeit der Finger wiederherstellen, so wird die Operation wesentlich komplizierter. Es sind eine ganze Anzahl von Möglichkeiten gegeben und auch versucht worden. Die Resultate halten sich im großen und ganzen die Wage.

Meist operiert man wohl heute nach dem von PERTHES angegebenen Plan: Längsschnitt 14 cm lang an der Beugeseite des Vorderarms vom Erbsenbein beginnend. Auslösung des Flexor carpi ulnaris für 12 cm Länge. Abtrennung der Sehne am Erbsenbein. Zweiter Längsschnitt entlang der Flexor-carpi-radialis-Sehne. Durchtrennung der Sehne vor dem Eintritt in den Canalis carpi und Mobilisierung des Muskels. Längsschnitt auf der Mitte des Vorderarmrückens, 14 cm lang peripher vom Handgelenk nach aufwärts. Bohrung von zwei schrägen Kanälen im Unterhautfettgewebe, radial- und ulnarwärts, um die Kanten der Knochen herum nach den Wunden der Beugeseite. Spaltung der Vorderarmfascie auf der Dorsalseite, so daß die Sehnen frei liegen. Abtrennung der Sehne des Extensor carpi radialis brevis am Muskelbauch, ebenso der Sehnen des Extensor pollicis longus, Extensor pollicis brevis und Abductor pollicis longus. Bohrung eines dorso-volaren Kanals durch den Radius, 2—3 cm oberhalb des Gelenkspaltes. Erweiterung mit dem Pfriemen auf 7 mm im Lichten. Von der Volarseite wird eine Aluminium-Bronzedrahtschlinge durch den Kanal geführt, an der die mit einem Faden befestigte Sehne des Extensor carpi radialis brevis durch den Knochenkanal

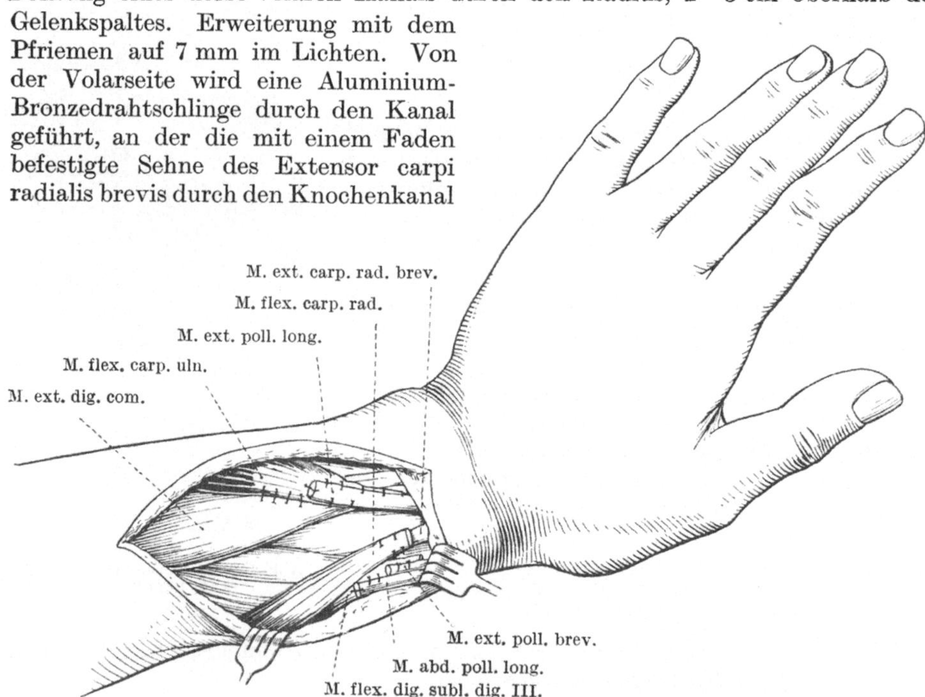

Abb. 110   Sehnenverpflanzung bei Radialislähmung nach STOFFEL (GOCHT, Kriegsorthopädie).

durchgezogen wird. Abtrennung der vier Sehnen des Extensor digitorum communis vom Muskelbauch. Durchziehen des Flexor carpi ulnaris durch den Unterhautkanal nach dem Dorsum. In seinem sehnigen Ende werden zwei kleine Längsschlitze mit spitzem Skalpell angelegt, die vier freien Sehnen des Kraftnehmers in zwei Paare geteilt, von jedem Paar tritt die eine Sehne von der Oberseite, die andere von der Unterseite in den Schlitz ein, so daß in diesem eine Überkreuzung der Sehnen stattfindet. Nach ihrem Durchtritt durch den Schlitz des Kraftnehmers werden die freien Sehnenenden der Kraft-nehmer der Sehne und dem Muskelbauch des Kraftspenders entlang nach der Beugeseite herumgeführt und auf die Oberfläche des Kraftspenders aufgenäht, bei geringer Spannung, so daß die Hand beim Heruntersinken der Schwere nach nicht mehr als 30 Grad volarflektiert wird. Nun wird die Schlinge der Sehne des Extensor carpi radialis brevis durch feste Vereinigung des Anfangs und Endes der Schlinge geschlossen und das Ende der Sehne außerdem noch an das Ligamen-tum carpi dorsale angenäht. Die Hand bleibt danach in Dorsalflektion von 20 Grad stehen. Um die Tenodese noch mehr zu sichern, werden die Sehnen des Extensor carpi radialis longus sowie des Extensor carpi ulnaris am Periost von Radius und Ulna seitlich angenäht. Die Tenodesenschlinge wird mit der zurückgeschlagenen Fascie bedeckt, und über dieser Fascie der Flexor carpi radialis durch den Unterhautkanal nach der Streckseite gezogen. Er wird mit den drei langen Daumensehnen so vereinigt, daß Extensor pollicis longus et brevis durch ein Knopfloch in der Sehne des Kraftspenders gezogen, dann der Sehne desselben entlang geleitet und mit Seidenknopfnähten angenäht werden. Die

eine breite Fläche darstellende Sehne des Abductor pollicis lon-gus wird spiralig um die mit den beiden anderen Daumensehnen vereinigte Sehne des Kraftspen-ders herumgeschlagen und auf diese aufgenäht. Der Daumen wird dabei stark abduziert und extendiert gehalten.

Ich halte mich an den ein-facheren, von STOFFEL festgeleg-ten Operationsplan, der ebenfalls sehr gute Resultate ergibt: Flexor carpi radialis auf Extensor carpi radialis brevis. Flexor sublimis digiti III auf Abductor pollicis longus und Extensor pollicis bre-vis. Überpflanzung des Flexor carpi ulnaris auf Extensor pollicis longus und Extensor digitorum communis.

Kommt man an *komplizierte Lähmungsbilder*, so kann man und muß man sich individuelle Opera-tionspläne zusammenstellen. Man erreicht dabei gelegentlich recht befriedigende Resultate. Im gan-

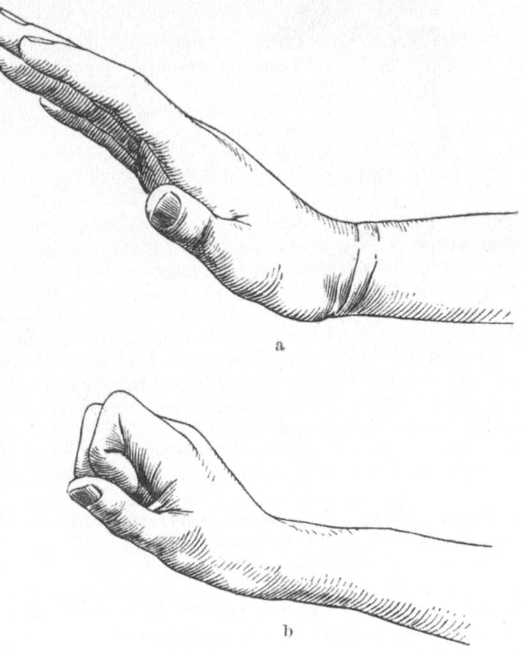

Abb. 111a u. b. Resultat nach Sehnenüberpflanzung bei Radialislähmung. Aktive Streckung der Hand und Finger. Gute Beweglichkeit des Daumens. (STOFFEL, GOCHT, Kriegsorthopädie).

zen soll man seine Erwartungen aber nicht zu hoch spannen. Als Beispiel diene der Fall, welchen Abb. 112a und b illustrieren. Es handelt sich um eine Kin-derlähmung. Die Hängestellung der Hand war fixiert, sie verhinderte, daß die Reste der Handmuskulatur ausgenutzt werden konnten. Eine keilförmige Resektion aus der Handwurzel ermöglichte, die Hand in Streckstellung zu bringen; die nach der Kleinfingerseite luxierten Strecksehnen stellten sich ohne weiteres auf den Handrücken ein. Es resultierte eine Hand, die nicht nur kos-metischen Gewinn bedeutete, sondern es wurde eine ganz leidliche Greiffähigkeit gewonnen, besonders nachdem Sehnentransplantationen den Daumen oppositionsfähig gemacht hatten.

Bei der Besprechung der *weiteren Handerkrankungen* wollen wir aus praktischen Gründen nach der Anatomie gruppieren, und zwar nach den Schichten, in denen die Störung hauptsächlich liegt.

c) Verluste an der Hautdecke der Hand

kommen leicht zustande. Sind sie klein, so decken sie sich aus dem gewissen Überschuß an Haut, den die Hand besitzt, und hinterlassen keine Störung. Werden die Verluste groß, so erhalten wir *Narbencontracturen*, die, liegt die Narbe auf der Beugeseite, sich als *Beuge*contracturen, auf der Streckseite als *Streck*contracturen erweisen.

Ein typisches Bild erhalten wir, wenn die Hautdecke der Hohlhand verloren ging. Die Narbe zieht dann die Hand zusammen etwa in die Stellung,

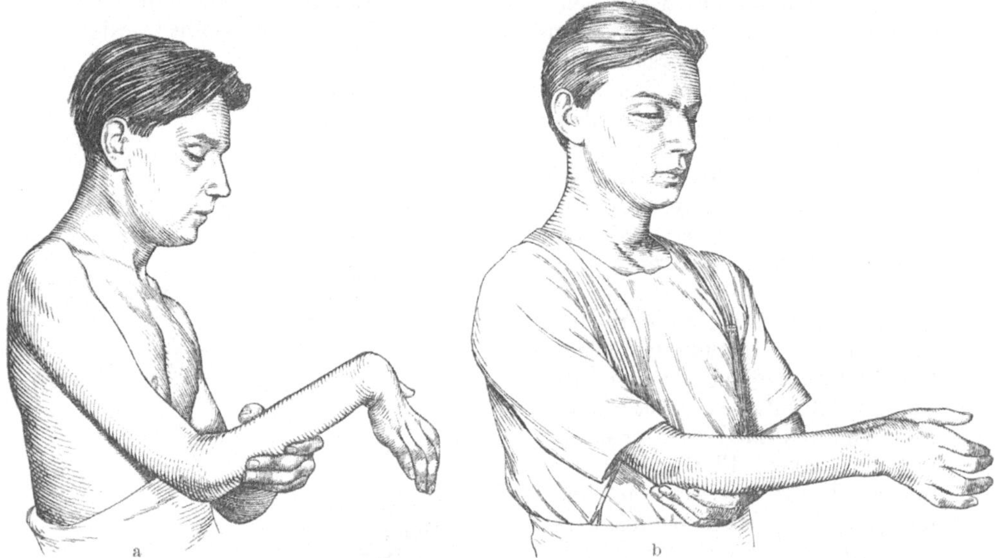

Abb. 112. a Komplizierte Lähmungsdeformität der Hand.   b Durch Keilresektion an der Handwurzel und durch Sehnentransplantation am Daumen wurde eine Stellungskorrektur und eine beachtliche Gebrauchsfähigkeit der Hand erreicht.

in die wir sie bringen, wenn wir eine Erbse von der Tischplatte nehmen wollen. Die Funktion der Hand ist schwer geschädigt, besonders auch weil die Narbe bei Versuchen, die Hand zu öffnen, einreißt.

Bei diesen Fällen kann man sehr schöne Resultate durch *Hautplastik* erzielen. Man schneidet die Narbe gründlich aus, streckt Hand und Finger voll aus, stellt sich so den Defekt in ganzer Größe dar und deckt ihn durch einen gestielten Lappen aus der Bauchhaut. Zur Vermeidung von Zerrungen an dem Lappen nähe ich dabei den ganzen Arm an Brust und Bauch fest.

Hautverluste auf der Streckseite der Hand sind gewöhnlich nicht so scharf begrenzt wie auf der Beugeseite, weil sie auf der Streckseite meist Verbrennungen ihre Entstehung verdanken, auf der Beugeseite dagegen in der Regel andere Ursachen haben.

Die Situation wird meist dadurch kompliziert, daß die entstehende Narbe mit den Strecksehnen verwächst. Man entschließt sich im allgemeinen weniger leicht zu plastischen Operationen. Mit Massage, Pepsinsalbe, Fibrolysin und ähnlichem soll man sich aber doch nicht zu lange aufhalten. Bei der plastischen Deckung bildet man am besten einen doppelt gestielten Lappen, unter den man die Hand steckt, so daß sie wie in einen Muff kommt.

Ein eigenartiges Krankheitsbild, das man bei Unfallpatienten zu sehen bekommt, ist

d) das traumatische Ödem.

Nach einem gewöhnlich gar nicht besonders heftigem, stumpfen Trauma, das den Handrücken getroffen hat, bildet sich eine Anschwellung des Handrückens, die bei stärkerer Entwicklung auf die Beugeseite und auf die Finger übergreift. Die Hand sieht cyanotisch aus, sie greift sich auffällig hart an. Der Patient klagt über Schmerz. Der Faustschluß ist mehr oder weniger behindert. Anatomisch findet sich eine sulzige Quellung des Bindegewebes.

Die Fälle ziehen sich jahrelang hin. Mit Massage, Bädern und den sonst üblichen Behandlungsmitteln erreicht man keinen nennenswerten Erfolg. Ob die von einzelnen Autoren empfohlene Exstirpation des erkrankten Bindegewebes wirklich Befriedigendes leistet, habe ich nicht Gelegenheit gehabt, zu erproben.

Auch am Fuße kommt das traumatische Ödem vor.

e) Die Dupuytren'sche Contractur

ist ein altes, wohl charakterisiertes orthopädisches Krankheitsbild an der Hand.

Wir bezeichnen mit diesem Namen eine entzündliche Erkrankung der *Palmarfascie*, bei der die befallenen Fascienzüge in narbige Schrumpfung geraten und dabei die zugehörigen Finger in Beugestellung ziehen.

Die *Ätiologie* der Erkrankung ist noch nicht geklärt. Wir wissen nur, daß häufig wiederkehrende Insulte, wie der Stoß von Werkzeugen in die Hand, das Führen von Zügeln und ähnliches eine Prädisposition für die Erkrankung schaffen. Auch gichtige Veranlagung scheint derart zu wirken. Die Erkrankung kommt aber auch ohne dieses beides vor.

Die Krankheit beginnt ganz unauffällig. Gewöhnlich bemerkt der Patient gelegentlich, daß er einen Finger — meist den Ringfinger — nicht mehr ganz ausstrecken kann.

Es findet sich in der Hohlhand gerade jenseits der distalen Querfalte ein Knötchen oder — bei Streckung des Fingers — eine kleine Hauteinziehung. Der Knoten sitzt an einem zum Finger ziehenden Strang der Palmarfascie. Bei anatomischer Untersuchung desselben findet man die Zeichen einer unspezifischen Entzündung. Die von der Fascie zur Hand ziehenden feinen Stränge heften die Haut an dem Knötchen fest, sie bewirken die Hauteinziehung bei der Fingerstreckung. Die Einziehung wird noch schärfer, wenn die narbige Schrumpfung, die dem Verschwinden des Knotens folgt, eingetreten ist.

Die Erkrankung kann auf die Stelle der ersten Lokalisation beschränkt bleiben. Meist geht sie weiter. Es entstehen neben dem ersten Knoten distal nach den Fingern zu mehr, es werden benachbarte Fascienstränge befallen. Die Finger werden mehr und mehr wie beim Faustschluß zusammengezogen. Das kann so weit gehen, daß sich die Fingerspitzen fest in die Hohlhandfläche pressen.

Die *praktische Bedeutung*, welche die Erkrankung besitzt, hängt ab von dem Grad, welchen die Contractur erreicht. Leichte Fälle sind kleine Schönheitsfehler, schwerste heben die Gebrauchsfähigkeit der Hand fast völlig auf.

Für die *Behandlung* der Dupuytrenschen Contractur gibt es nur *ein* empfehlenswertes Mittel, und das ist die *radikale Operation*.

Der befallene Fascienteil muß entfernt werden wie eine bösartige Geschwulst, d. h. im Gesunden. Das gibt ein volles und auch ein dauerhaftes Resultat. Die Operation ist einfach. Man schneidet, wenn es sich nur um einen einzelnen Strang handelt, direkt auf denselben mit einem Längsschnitt ein. Hat man mehrere Stränge, so bildet man am besten durch einen Winkelschnitt einen Lappen. Das einzige, worauf zu achten ist, sind die zu den Fingern ziehenden Nervenstränge, die nicht für Fascie angesprochen und mit entfernt werden dürfen.

Muß man zur Entfernung größerer Teile der Fascie einen Hautlappen bilden, so entsteht die Gefahr, daß der Lappen nekrotisch wird. Da von der Haut Stränge zur Fascie gehen, wird der Lappen sehr dünn. Bildet man statt eines zwei Lappen, und behandelt man dieselben bei der Operation recht vorsichtig, so wird die Nekrose vermieden.

Wiederholt habe ich nach solchen Operationen trotz glatten Verlaufs dicke *kelloidartige Narben* erhalten. Ohne jede Behandlung sind diese Narben aber in einiger Zeit strichförmig glatt geworden.

Von anderen Behandlungen habe ich nie etwas wirklich Gutes gesehen. Subcutane Durchschneidung gibt immer Rezidive. Massage und Gymnastik wirken schädlich. Durch Radium und Röntgenbestrahlung kann man anscheinend dem Leiden die Neigung zum Fortschritt nehmen. Eine solche Behandlung kann im Frühstadium versucht werden.

f) Erkrankungen am Sehnenapparat der Hand.

Kein anderer Teil unseres Körpers hat einen so großen und so komplizierten Sehnenapparat, wie die Hand. Nirgendwo anders kommt es so leicht, so oft, so folgenschwer zu Störungen des Sehnenapparates. *Trauma, Entzündung* und *Ruhigstellung* sind dabei die situationsbeherrschenden ätiologischen Momente.

Traumen wirken meist in Form der offenen Verwundung. Die frischen Fälle bekommt der Orthopäd gewöhnlich nicht zur Behandlung. Sie gehen zum Chirurgen, und kommen sie zu uns, so können wir sie auch nicht anders als nach den Grundsätzen der Chirurgie behandeln.

Veraltete Fälle von Verletzungen des Sehnenapparates sieht dagegen der Orthopäd oft genug. Sehnendurchtrennungen, Verwachsungen, Defekte finden wir in der wechselreichsten Zusammenstellung.

Auch in der Behandlung der veralteten Fälle ist der operative Eingriff das A und das O. Die sekundäre *Sehnennaht, Sehnenlösung* und *Sehnenbildung* sind die in Frage kommenden Methoden.

Vorschriften, welche allgemeine Gültigkeit hätten, kann man für diese Operationen nicht geben. Jeder Fall hat sein individuelles Gepräge, und jeder Fall muß individuell behandelt werden. Wer Anhaltspunkte sucht, nach denen er sich sein Vorgehen im einzelnen Fall abstecken kann, dem empfehle ich das Studium des Abschnittes ,,Muskel- und Sehnenoperationen nach Kriegsverletzungen'', den STOFFEL in der von GOCHT herausgegebenen *Orthopädie in der Kriegs- und Unfallheilkunde* bearbeitet hat, und LEXERS ,,*Wiederherstellungschirurgie*''.

Besonders erwähnen möchte ich die *Abreißung der Fingerstrecksehne*, die ich nach verhältnismäßig leichten Traumen ziemlich oft gesehen habe. Die Patienten haben bei einem Stoß gegen die Spitze des aktiv gestreckten Fingers einen Schmerz verspürt und sie können das Endglied nicht mehr strecken. Das Endglied steht in einer Beugung von 45—60 Grad.

Sind die Fälle einigermaßen frisch, so kann man versuchen, durch Pflasterverbände, die das Endglied in Streckstellung halten, Heilung zu erreichen. Führt man die Sehnennaht aus, so muß man lange in Streckstellung fixieren, weil die Nahtstelle sich dehnt, wenn sie zu früh belastet wird.

Bei der Besprechung der *entzündlichen Störungen* des Sehnenapparates der Hand stelle ich voran ein einfaches, wohl charakterisiertes Krankheitsbild, das Bild des

g) schnellenden Fingers.

Diese Erkrankung befällt mit Vorliebe den Ringfinger, kommt aber auch an allen anderen, auch am Daumen vor, da besonders bei kleinen Kindern. Das charakteristische Symptom ist das „Schnellen". Der gestreckte Finger kann bis zu einer bestimmten Grenze glatt gebeugt werden. Dann bleibt er vor einem Hindernis stehen, dieses Hindernis wird durch eine besondere Kraftanstrengung des Patienten plötzlich übersprungen, und die Weiterführung der Beugung geht wieder glatt von statten. Genau so geht es, wenn der gebeugte Finger wieder in Streckstellung zurückgeführt wird.

Die Überwindung des Hindernisses bereitet dem Patienten Schmerzen, die gewöhnlich nicht groß sind. Bei Wiederholung der Bewegung geht dieselbe immer glatter von statten. Am stärksten zeigt sich das Hindernis nach längerer Ruhe, besonders morgens nach der Nachtruhe.

Man findet dieses Krankheitsbild gewöhnlich bei Patienten, die häufig Stöße in die Hand bekommen (Soldaten, Gewehrexerzieren). Man sieht es aber auch bei Damen, für die die Hände nur Schmuckgegenstände sind.

Die *anatomische Grundlage* des Schnellens ist eine *Verdickung der tiefen Fingerbeugesehne* an der Stelle, wo sie durch den Schlitz der oberflächlichen Fingerbeugesehne tritt. Diese Verdickung ist in der Regel eine *entzündliche* Schwellung, kann aber natürlich auch einmal anderer Natur sein.

Beim Gleiten der tiefen Sehne durch den Schlitz stößt die Verdickung an und wird wie der Knopf am Knopfloch um so fester gehalten, je straffer die oberflächliche Sehne gespannt ist.

Der Verlauf der Erkrankung ist ausgesprochen chronisch: langsamer Beginn und unverändertes Bestehen über Monate und Jahre, dann auch wieder langsames Verschwinden. Das ist so der typische Gang.

Für Patienten, die ihre Hand gebrauchen müssen, bedeutet die Erkrankung eine beträchtliche Störung.

Behandlung: Aus der Beobachtung, daß das Schnellen am deutlichsten nach Ruhe auftritt, und daß es nach mehrfach wiederholter Bewegung geringer wird, entnimmt der Patient und gewöhnlich auch der Arzt die Indikation zur *Bewegungskur.*

Das ist in diesem Falle verkehrt. Je mehr der Patient sich müht, durch fleißige Bewegung das Hindernis abzuschleifen, *um so größer wird es, je weniger er seinen Finger schnellen läßt, um so kleiner wird es.*

Der erste Rat, den man den Patienten geben muß, ist, *das Schnellen tunlichst zu vermeiden.* Für die meisten Fälle genügt dieser Rat. Will man schneller zum Ziel kommen und wird der Patient dadurch nicht zu sehr gestört, so fixiere man den Finger in Streckstellung durch einen Pflasterverband. Eine leichte Bestrahlungsbehandlung der erkrankten Sehnenstelle wirkt meist auch fördernd.

Operative Eingriffe, die vielfach ausgeführt worden sind, können in der Regel entbehrt werden.

Freilegung des Knotens und Beseitigung desselben durch eine Excision aus der Sehne ist aber andererseits eine sehr einfache Operation, die sicheren Erfolg gibt.

h) Akute Entzündungen,

wie sie besonders durch den Einbruch von septischen Prozessen in die Sehnenscheiden entstehen, kommen gewöhnlich nicht in die Hand der Orthopäden. Wohl aber deren Folgezustände, die sich als Verwachsungen der Sehnen mit ihren Scheiden, sowie als Deformitäten durch Sehnenschrumpfung und durch Sehnenverlust darstellen.

Bei *Verwachsungen* von Sehnen erhalten wir einen *Beweglichkeitsausfall,* dessen Größe in weiten Grenzen wechseln kann, ebenso wie die dadurch bedingte Funktionsstörung. Behandlung durch Medikomechanik, vor allem aber durch *praktischen Gebrauch* der Hand. Von operativen Eingriffen ist nur unter besonderen Bedingungen ein Erfolg zu erwarten.

Schrumpfungen der Sehnen — es handelt sich bei diesen Fällen fast ausschließlich um Erkrankungen der Beugesehnen — erzeugen Bilder, die stark an die Dupuytrensche Contractur erinnern. Häufig findet man einen Finger, besonders gern den Ringfinger, in die Hohlhand soweit eingeschlagen, daß die Fingerspitze die Handfläche berührt. Durch operative Verlängerung der Sehne läßt sich die Deformität meist soweit beheben, daß keine wesentliche Funktionsstörung erübrigt.

Bei *Auseiterung der Beugesehnen* erhält man in der Regel eine Streckcontractur des Fingers, welche die Gebrauchsfähigkeit der Hand schwer beeinträchtigt. Man nimmt in solchem Fall am besten den Finger ganz oder wenigstens das mittlere und vordere Glied ab.

Von den

Erkrankungen der Gelenke in der Hand

haben für den Orthopäden Bedeutung die

nicht reponierten Luxationen,

die wir besonders am Karpometakarpalgelenk des Daumens zu sehen bekommen.

Blutige Reposition ist die gegebene Behandlung.

Von entzündlichen Affektionen sind zu nennen

i) die Arthritis deformans und die Arthritis destruens.

Arthritis deformans zeigt sich in höheren Lebensaltern an Fingergelenken so häufig, daß sie als einfache Alterserscheinung hingenommen wird. Tritt sie in jüngeren Jahren auf, so sucht der Patient wegen der „Gicht" in den Fingern wohl unsere Hilfe. Schonung, trockene Wärme in Form von Sandbädern, eine Sanarthritkur bringt gewöhnlich Stillstand.

Die *Arthritis destruens,* deren Erscheinungsform wir oben am Beispiel der Hand geschildert haben, zeigt sich auch diesen Mitteln gegenüber meist als völlig resistent. Die Hoffnung, welche neuerdings erweckt worden war, durch periarterielle Sympathicusresektion das Leiden zum Stillstand zu bringen, hat sich leider nicht erfüllt.

Die *Gelenkversteifungen,* welche nach akuten entzündlichen Erkrankungen zurückbleiben, sind nach den allgemeinen Grundsätzen für die Behandlung entzündlicher Contracturen zu behandeln — unter Berücksichtigung dessen, was wir über vom Sehnenapparat ausgehende Versteifungen gesagt haben. Es ist ja bei diesen Fällen neben dem Gelenk auch regelmäßig der Sehnenapparat erkrankt. Die portativen Apparate, welche mit Extension arbeiten, entwickeln den *Gelenk*versteifungen gegenüber beachtliche Resultate.

Ist es zur *Ankylosierung* eines Fingergelenkes gekommen, so läßt man am besten das Gelenk in Ruhe, wenn die Ankylosierung in einer funktionell nicht ungünstigen Stellung erfolgte. Ist die Stellung ungünstig, so korrigiert man durch Brisement forcé oder Osteotomie.

Mobilisationsoperationen nur mit genauer Auswahl der Fälle! Es muß vor allem der Sehnenapparat gut erhalten sein.

Von den Störungen, die in

k) Veränderungen an den Knochen der Hand

ihren Ausgangspunkt haben, begnügen wir uns, die *Deformitäten* anzuführen, *welche nach Frakturen der Mittelhand- und der Fingerknochen zurückbleiben.*

Frakturen dieser Knochen hinterlassen in einem sehr hohen Prozentsatz der Fälle Deformitäten, ein Zeichen dafür, daß die Behandlung dieser Frakturen noch nicht auf der Höhe steht. Unsere Verbände sind im allgemeinen viel zu grob und plump, als daß sie die kurzen Knochenstücke, um die es sich hier handelt, genügend fest halten könnten.

Die Deformitäten sind nach Fraktur der Mittelhandknochen gewöhnlich Dislokationen ad longitudinem, an den Phalangen winklige Abknickungen, bei denen die Spitze des Winkels auf der Beugeseite liegt.

Die mit den Deformitäten verbundenen Funktionsstörungen sind, auch wenn Sehnen und Gelenke nicht mit beteiligt sind, bei schweren Dislokationen recht erheblich.

Für die Therapie ist die Hauptaufgabe die Prophylaxe. Eine sehr sorgfältige, individuelle Verbandbehandlung! Ganz besonders zu empfehlen ist die einfache Extensionsschiene von BUR-MEISTER, welche Abb. 113a u. b zeigt.

Unter Benutzung dieser Schiene kann man auch fertige Frakturdeformitäten durch Osteotomie korrigieren. Zu beachten ist dabei, daß Osteotomien an den Phalangen sehr lange zur Konsolidation brauchen, und daß die erreichte Korrektur oftmals durch Fixationsversteifung der Fingergelenke beeinträchtigt wird.

Das für die praktische Orthopädie wichtigste Krankheitsbild an der Hand sind

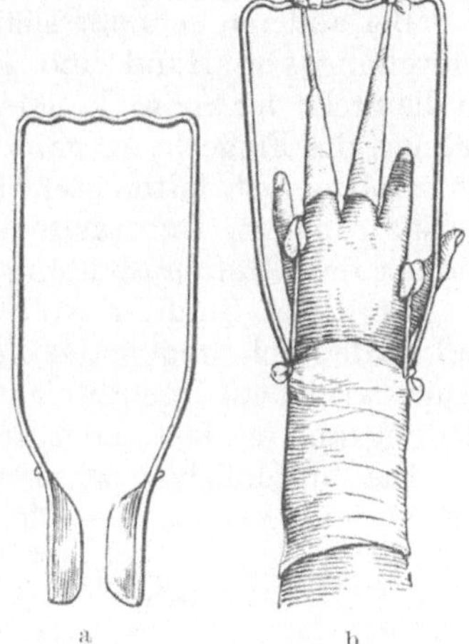

Abb. 113 a u. b.   Extensionsverband von BURMEISTER.

l) die Versteifungen der ganzen Hand,

welche nach *Verletzungen* und *Entzündungen* zurückbleiben.

Man sieht diese Versteifungen zwar heute nicht mehr so häufig und selten so schwer wie in früheren Zeiten, aber man sieht sie doch noch recht häufig, — zu häufig. Das erklärt sich daraus, daß am Zustandekommen dieser Versteifungen nicht nur die Verletzung oder Entzündung, sondern auch die ärztliche Behandlung in hohem Grade beteiligt ist. Das Verständnis für die Behandlung hat sich aber in den letzten Jahrzehnten erfreulich gebessert.

Wie entstehen diese Versteifungen? — Nehmen wir den einfachsten Fall. Ein Patient hat einen Radiusbruch erlitten. Der Bruch ist regelrecht reponiert worden, er wurde auf einer Schiene oder im Gipsverband fixiert. Nach 4 Wochen wird der Verband abgenommen, die Fraktur ist in guter Stellung konsolidiert. Aber die ganze Hand ist angeschwollen. Die feinen Furchen der Haut sind verschwunden. Die Weichteile der Hand und der Finger fühlen sich unelastisch, derb an. Die Haut an den Fingern ist teilweise mit dünnen, graubraunen Auflagerungen bedeckt, sie schwitzt besonders in der Hohlhand.

Fordert man den Patienten auf, die Finger, die in Streckstellung stehen, zur Faust zu schließen, so macht er nur geringe Ausschläge, die er gewöhnlich mehrfach nacheinander wiederholt. Er macht nicht eine einzige, kräftige Beugebewegung bis an die Grenze des Bewegungsfeldes.

Handelt es sich um einen schweren Fall, so fängt der Kranke, wenn die stützende Schiene abgenommen wird, oft an, *Schüttelbewegungen* mit der Hand auszuführen.

Ganz dasselbe Bild sieht man sich entwickeln nach entzündlichen Erkrankungen der Hand, z. B. nach gonorrhoischen Handgelenksentzündungen, nach septischen Infektionen aller Art, aber auch schon nach Verwundungen, die ohne Infektion heilten, wenn sie nur längere Zeit mit Ruhigstellung behandelt wurden.

In höheren Lebensjahren tritt die Versteifung schneller ein, erreicht höhere Grade und ist schwerer zu beseitigen als in jüngeren.

Überläßt man die Patienten sich selber, so gewinnt ein Teil derselben in kürzerer oder längerer Zeit wieder die normale Beweglichkeit und Gebrauchsfähigkeit der Hand, soweit nicht etwa besondere anatomische Veränderungen wie Sehnenverletzungen u. dgl. das verhindern.

Bei anderen schließt sich an das geschilderte Stadium, das durch die Anschwellung von Hand und Fingern gekennzeichnet ist, ein Stadium, welches an die Stelle der Schwellung eine auffällige *Abmagerung* setzt. Die Finger werden dünner, die Fingerbeere ganz spitz. Die Fingerknochen sind von einer dünnen, *glänzenden,* fast faltenlosen Haut straff überzogen. Die Handmuskulatur ist stark atrophiert. LEDDERHOSE hat für dieses Stadium den sehr charakteristischen Namen der *Glanzhaut*bildung vorgeschlagen.

Ist dieses Stadium voll zur Entwicklung gelangt, dann ist die Prognose außerordentlich ungünstig. Mindestens vergehen Monate, bis die Hand überhaupt wieder zu irgendwelcher Arbeit gebraucht werden kann, und eine volle Heilung kommt fast nie zustande.

Die ursächlichen Momente, welche zur Ausbildung dieser Versteifungen führen, sind erstens die ödematöse Durchtränkung der Gewebe, sodann aber entzündliche Vorgänge, zu deren Auslösung schon bei subcutanen Verletzungen das ins Gewebe ergossene Blut genügt.

Die hauptsächlichen anatomischen Veränderungen, die entstehen, sind Verklebungen der Sehnen an den Sehnenscheiden, Einengung der Gelenkräume, Verklebungen in denselben und Atrophie des die Hand polsternden Fettgewebes.

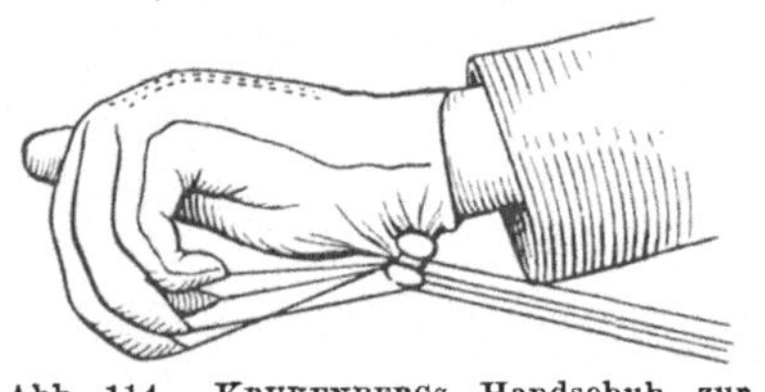

Abb. 114. KRUKENBERGs Handschuh zur Beugung strecksteifer Finger.

In der *Behandlung* dieser Versteifungen ist das wichtigste die *Vorbeugung.*

Akute Entzündungen, Verwundungen, Infektionen, Frakturen erfordern gewiß Ruhigstellung der Hand. *Aber diese Ruhigstellung darf auch nicht eine Stunde länger dauern, als unbedingt nötig ist.* Alle Erkrankungen der Hand, die eine Fixationsbehandlung erfordern, müssen dauernd unter schärfster Kontrolle gehalten werden. Sobald als möglich müssen Bewegungen, muß Massage und alles, was sonst zweckdienlich ist, einsetzen. Vor allem aber muß der Patient angehalten und erzogen werden, *Handbewegungen mit energischem Bewegungsimpuls auszuführen und die Hand in praktischen Gebrauch zu nehmen.* Der energische Bewegungsimpuls und der praktische Gebrauch leisten viel mehr als alle Massage und als alle Pendel- und Zanderapparate.

Noch auf eins sei aufmerksam gemacht. Man stelle die Finger einer Hand, wenn die Gefahr von Versteifung droht, nicht in Streckstellung, sondern in leichte Beugestellung. Erstens gelingt die Wiederherstellung der Beweglichkeit aus einer leichten Beugestellung heraus viel leichter wie aus voller Streckstellung, und zweitens ist, wenn die Wiederbeweglichmachung nicht gelingt, der leicht gebeugte steife Finger funktionell viel wertvoller als der strecksteife.

Sehr zahlreich sind die portativen Apparate, welche zur Behandlung von Handversteifungen angegeben worden sind. Viel Nutzen erreicht man mit ihrer Anwendung aber nicht, besonders nicht mit der Anwendung komplizierter Konstructionen. Der KRUKENBERGsche Handschuh (Abb. 114) und der HOFFAsche Apparat (Abb. 115) sind die einzigen Apparate, die ich verwende. Der Handschuh erklärt sich genügend aus der Abbildung. Zum HOFFAschen Apparat sei bemerkt, daß in demselben der Finger mit einem sog. Mädchenfänger gefaßt und extendiert wird und daß dann erst die

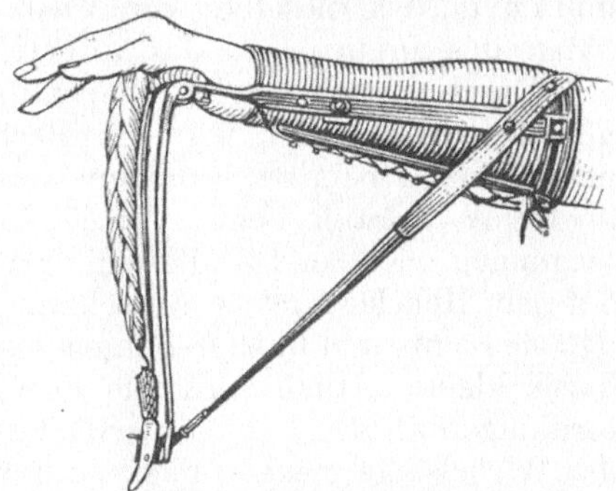

Abb. 115.   HOFFAs Apparat zur Behandlung von Fingerversteifungen.

Beugung einsetzt. Die Wirkung des Krukenbergschen Handschuhs erreicht man schon sehr gut, wenn man in die Hohlhand einen Watteknollen legt und die Finger durch Bindenwicklung darüberbeugt.

Als Operation kommt in Fällen, wo eine starke Schrumpfung von Beuge- und Strecksehnen der Finger vorliegt, die Entfernung der Mittelphalanx in Frage. Das Verfahren ist von WULLSTEIN angegeben. Es ergibt, wie ich bestätigen kann, auch kosmetisch gute Erfolge.

12. Wirbelsäule.

a) Vorbemerkungen.

Anatomisch betrachtet ist die Wirbelsäule der Komplex der durch die Zwischenwirbelscheiben und die Wirbelgelenke miteinander verbundenen Wirbel. Für den *pathologisch-physiologisch* denkenden Orthopäden gehört zur Wirbelsäule außerdem alles, was die Wirbelsäule zur Erfüllung der bei orthopädischen Erkrankungen in Frage kommenden Leistungen braucht. Es sind das in erster Linie die Muskeln, welche die Wirbelsäule aufrecht halten, und welche sie bewegen. Wohlgemerkt — nicht nur die eigentlichen Wirbelsäulenmuskeln, sondern auch die Bauchmuskeln und die übrigen Rumpfmuskeln, ja sogar teilweise Extremitätenmuskeln — jedes soweit als sie Beziehungen haben zur Arbeit der Wirbelsäule. Wenn im folgenden von Wirbelsäule schlechtweg geredet wird, so ist nicht der anatomische, sondern der viel weitere physiologische Begriff gemeint. Wenn wir bei unseren Betrachtungen die knöchernen Bestandteile der Wirbelsäule in den Vordergrund schieben, so geschieht das deshalb, weil die orthopädischen Erkrankungen ihre Erscheinungen hauptsächlich an den Knochen machen. Die knöchernen Bestandteile sind die Steine im Bau. Von ihrer Gesundheit ist in erster Linie die Gesundheit des ganzen Baues abhängig. Muskeln, Bänder usw. sind der Mörtel und die Verbindungsstücke, ohne welche die Steine nicht zu einem Bau vereinigt werden können.

Die für die Orthopädie wichtigsten Funktionen der Wirbelsäule sind zwei:

Erstens ist die *Wirbelsäule das formgebende Grundelement* des Rumpfes.

Zweitens hat die Wirbelsäule die Aufgabe, die auf sie fallende *Last des aufgerichteten Körpers zu tragen.*

Verhältnismäßig wenig Bedeutung hat die Funktion, welche die Wirbelsäule als Bewegungsorgan des Rumpfes erfüllt.

Es sei dies mit einigen Sätzen erläutert.

Von der Form der Wirbelsäule, und zwar von der Form der einzelnen Wirbel und davon, wie dieselben von Muskeln und Bändern zusammengehalten werden, hängt das *Haltungsbild* des aufgerichteten Rumpfes ab.

Durch die eigenartige Verbindung der Wirbelsäule mit dem Rippenkorb und mit dem Becken wird ein Mechanismus hergestellt, der weitgehende Ähnlichkeit mit einem zweiarmigen Hebel besitzt, wobei der Drehpunkt des Hebels in der Wirbelsäule liegt. Verschiebungen des Drehpunktes, wie sie bei Seitenbiegungen oder bei Drehbewegungen der Wirbelsäule erfolgen, ergeben draußen auf dem Hebelarm große Ausschläge, die sich noch besonders dadurch markieren, daß sie rechts und links in entgegengesetzter Richtung erfolgen. So werden schon durch kleine seitlich wirkende Formveränderungen der Wirbelsäule große Umformungen an der Körperoberfläche erzeugt. Beuge- und Streckdeformierungen der Wirbelsäule machen nicht so hohe Ausschläge an der Körperoberfläche, weil für sie Rippen und Becken nur wie einarmige Hebel an der Wirbelsäule angesetzt sind.

Aus der Funktion, welche die Wirbelsäule als *Tragorgan* zu leisten hat, ergeben sich für die Orthopädie in zweierlei Art wichtige Störungen.

Erstens kann die Wirbelsäule durch allerlei Erkrankungen an ihrer *Tragkraft geschädigt* werden, und es kann sich der praktischen Orthopädie daraus die Aufgabe stellen, die Schädigungen der Tragkraft zu beseitigen. Es kommen hier besonders entzündliche Erkrankungen, in erster Linie die Tuberkulose der Wirbel in Frage. Auch Traumen, Lähmungen und anderes spielen aber eine Rolle.

Zweitens können aus der Aufgabe des Lasttragens direkt Krankheitszustände ihren Ursprung nehmen. Eine ganz gesunde Wirbelsäule erkrankt, wenn abnorm hohe Traganforderungen an sie gestellt werden, gerade so gut, wie jedes andere Organ erkrankt, wenn von ihm spezifische Arbeit gefordert wird, welche die Grenze seiner Leistungsfähigkeit überschreitet. Noch häufiger erkrankt eine an ihrer Tragkraft irgendwie geschädigte Wirbelsäule in der Erfüllung ihrer Tragarbeit, weil für sie schon die Belastung mit einer normalen, ja mit einer unternormalen Last eine Überlastung bedeutet. Die außerordentlich häufigen *statischen Insuffizienzerkrankungen* mit ihren anatomischen Auswirkungen, den *statischen Belastungsdeformitäten*, nehmen meistens von derartigen Zuständen ihren Ausgang.

In ihrer Funktion als *Bewegungsorgan* des Rumpfes wird die Wirbelsäule zwar sehr häufig und durch viele Erkrankungen, die wir unter die orthopädischen einzureihen gewohnt sind, gestört. Aber diese Störungen bleiben in der praktischen Bedeutung meistens weit hinter den anderen Störungen, die von denselben Erkrankungen erzeugt werden — Formveränderungen, Schädigung der Tragfunktion —, zurück. Sehr selten kommt ein Kranker zu uns, der angibt, daß er an der Beweglichkeit der Wirbelsäule Schaden gelitten habe. Noch seltener einer, der besonders Hilfe wegen einer Störung dieser Beweglichkeit fordert. Es ist direkt erstaunlich, wie stark die Beweglichkeit der Wirbelsäule geschädigt werden kann, ohne daß dies überhaupt dem Kranken zum Bewußtsein kommt. Und es ist auch erstaunlich, wie häufig selbst schwere Beweglichkeitsstörungen vom Arzt, und selbst von einem solchen, der glaubt etwas von Wirbelsäulenerkrankungen zu verstehen, übersehen werden. Es liegt das daran, daß Rumpfbewegungen im weiten Ausmaß durch Bewegung des ganzen Körpers (Drehbewegung) oder durch Bewegung in den Hüftgelenken (Beugebewegung) funktionell ersetzt werden können.

Eine Funktion der Wirbelsäule, die in der Pathologie noch keine Beachtung gefunden hat, aus der sich aber vielleicht manche Eigenheiten von Wirbelsäulenerkrankungen erklären werden, ist die *blutbildende Tätigkeit des Markes der Wirbelkörper*. Während das Mark der Extremitätenknochen frühzeitig verfettet, bleibt das Mark der Wirbelkörper bis ins Alter rot und behält seine Fähigkeit als blutbildendes Organ. Es könnte nicht überraschen, wenn sich fände, daß Wirbelsäulenerkrankungen sich in einer Störung dieser Funktion auswirken.

b) Die normale Form der Wirbelsäule

wechselt im Lauf des Lebens und sie besitzt eine recht beträchtliche individuelle Variationsbreite.

In utero ist die Wirbelsäule des Kindes zu einer gleichmäßigen Kyphose zusammengebogen. Sofort nach der Geburt streckt sich der Bogen der Wirbelsäule annähernd zu einer geraden Linie aus. Das wirksame Moment bei dieser Streckung ist die Füllung der Lungen und des Darmes mit Luft. Standfestigkeit gewinnt dadurch die Wirbelsäule noch nicht. Diese ergibt sich erst, wenn nach ein paar Monaten die Muskulatur soweit gekräftigt ist, daß sie die Last des Rumpfes erheben und durch ihr automatisches Spiel im Gleichgewicht erhalten kann.

Die anteroposterioren Krümmungen fangen in dieser Zeit an, sich zu entwickeln. Sie werden deutlicher, wenn das Kind zum Stehen kommt. In den nun folgenden ersten Kinderjahren bietet die Wirbelsäule ein ziemlich gleichförmiges Bild. In dem gedrungenen Rumpf des jungen Kindes steht die Wirbelsäule gut aufgerichtet mit wenig ausgesprochenen anteroposterioren Krümmungen.

Fängt der Körper an, sich auszurecken, also vom 6., 7. Jahr an, so entwickelt sich der *individuelle Haltungstypus*, der vorher meist nur eben angedeutet zu erkennen war.

In der sich hier anschließenden *Wachstumsperiode* und in der *Pubertätszeit* zeigt die Wirbelsäule meist eine gewisse Schlaffheit und Haltungsunsicherheit. Es ist das die Zeit, in der einst Mütter und Gouvernanten den jungen Mädchen ihr „Halt dich gerade" zuraunten, und in der der Vater beim Familienspaziergang dem Sohn einmal einen liebevollen Stoß zwischen die Schultern versetzt.

Mit dem Ausreifen des Körpers hört das Zusammensinken und Hin- und -Herbaumeln der Wirbelsäule auf. Wir kommen in eine Lebensperiode, in der die Wirbelsäule von einer kräftigen Muskulatur ohne Mühe und ohne besonders darauf gerichtete Willensimpulse frei aufrecht getragen wird.

Diese Periode dauert, bis die Bürde des Lebens und die Last der Jahre anfängt, sich an der Wirbelsäule geltend zu machen. *Ganz langsam fängt der Rücken zwischen dem 40. und 50. Jahr an, sich zu runden.*

Schließlich entwickelt sich die sogenannte *Alterskyphose*, die eine so regelmäßige Begleiterscheinung des Seniums ist, daß wir eine Kyphose, die wir in früheren Jahren als schwer pathologisch zu beurteilen haben, als eine normale Erscheinung des Alters ansehen.

Diese Veränderungen der Wirbelsäulenform machen mehr oder weniger ausgeprägt alle Menschen durch, wenn sie die entsprechenden Lebensjahre erreichen. Die individuellen Variationen der Wirbelsäulenform geben in diese Entwicklung gewisse Nuancen, aber sie heben dieselbe nicht auf.

Über die individuellen Variationen der Wirbelsäulenform — über die *Haltungstypen* — ist zeitweilig viel geschrieben worden. Ihre Wichtigkeit für die praktische Orthopädie ist dadurch gegeben, daß keine scharfe Abgrenzung zwischen den Variationen der normalen Form und den pathologischen Formen besteht. Es kann deshalb vorkommen, daß Verwechslungen stattfinden.

Wer lernen will, was als normale Form der Wirbelsäule zu gelten hat, der tut dies am besten, wenn er vor klassische Skulpturen tritt. *Die Rückenlinie mit ihren ausgeglichenen Wellen, die an diesen alten Bildwerken so ausgesprochen den Eindruck des Schönen erweckt, die ist die Mittellinie aller Variationen der Wirbelsäulenformen, die wir als normal bezeichnen.* Am Lebenden finden wir die Rückenlinie so, wie sie der Künstler dargestellt hat, niemals. Der Künstler hat ja auch nicht nach einem einzelnen lebenden Modell gearbeitet, sondern er hat die Rückenlinie komponiert aus der Masse der schönen, wohlgebildeten Menschen, die er gesehen und studiert hat.

Will man lehrbuchmäßig zeigen, was die ideale Mittelform der normalen Wirbelsäule ist, und wie weit wir den Kreis zu schlagen haben, in dem diese Form variieren kann, ohne daß sie als krankhaft erscheinen muß, so geschieht

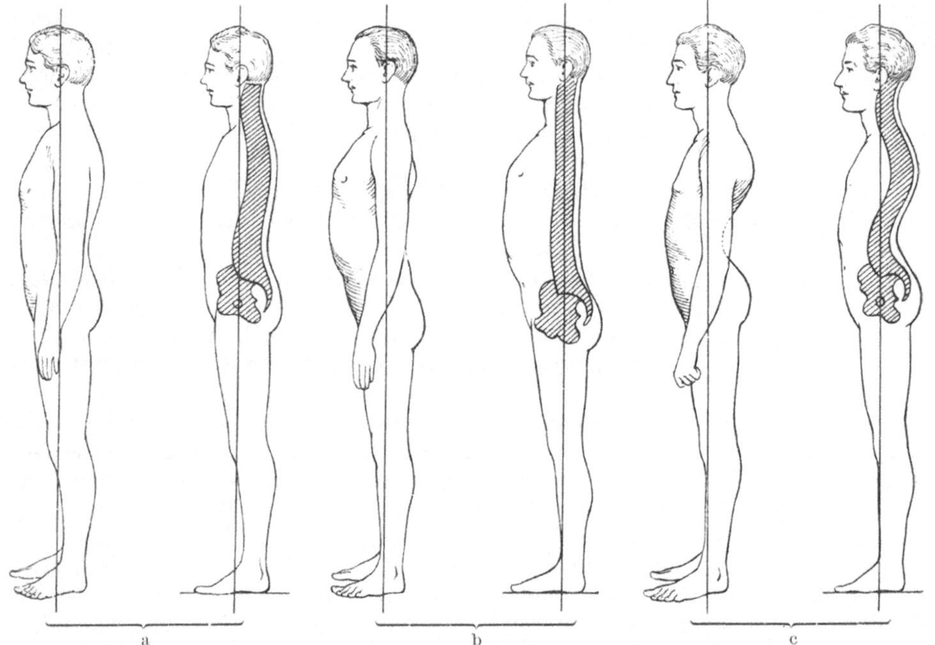

Abb. 116a—c. Haltungstypen nach STAFFEL. a Normalform des Rückens. b Flacher Rücken. c Hohlrunder Rücken.

das am einfachsten an Hand der von STAFFEL stammenden Figuren, die seit HOFFA allgemein zur Illustrierung der Haltungstypen benutzt werden. Abb. 116a—c.

Wir haben da die *Normalhaltung*, Abb. 116a, bei der „die Profilkontur eine schöne Wellenlinie mit Wellentälern und Wellenbergen von jeweils gleicher Höhe bildet". Dann haben wir den Typus des *flachen Rückens*, bei dem diese Wellenlinie verflacht ist (Abb. 116b), und endlich haben wir den Typus des *hohlrunden Rückens*, bei dem diese Wellen vertieft sind (Abb. 116c).

Nach meiner Auffassung fehlt in dieser Zusammenstellung ein Typus, der sogar recht häufig vorkommt, und der nicht als pathologisch bezeichnet werden kann: *der rundrückige Typus*. In der Darstellung der Haltungstypen, die HAGLUND in seinen „Prinzipien der Orthopädie" gibt, steht dieser Typus an vorderster Stelle. Es ist ein Haltungstypus, den wir sehr häufig bei ausgesprochen *großwüchsigen* Menschen antreffen, und der, wenn die Großwüchsigkeit eine Familieneigenschaft ist, auch zum Familientypus gehört.

Zwischen dem Haltungstypus und der Körperlänge bestehen überhaupt deutliche Beziehungen. Der normalen Mittelform kommen im allgemeinen am nächsten schlank ausgewachsene Gestalten, die aber die Durchschnittsgröße nicht wesentlich überschreiten. Den hohlrunden Rücken sieht man am häufigsten bei kurzen, untersetzten Personen, bei sehr muskulösen Menschen, bei solchen, die in ihrer Kindheit an Rachitis gelitten haben. Bei letzteren möchte man eigentlich schon den hohlrunden Rücken als pathologisch bezeichnen.

Einen Zusammenhang zwischen flachem Rücken und Körperlänge glaube ich nicht feststellen zu können. Der pathologische flache Rücken ist sehr häufig, der nicht pathologische recht selten. Letzterem eigentümlich ist eine Thoraxform. Der Thorax ist breit, aber er ist nicht tief, während beim rundrückigen Typus der Thorax meist schmal, aber tief ist.

Welche Bedeutung besitzen die Haltungstypen für die orthopädische Praxis?

Recht häufig werden uns Kinder mit dem rundrückigen Typus vorgeführt. Die Diagnose wird gewöhnlich dadurch erleichtert, daß die Mutter uns das Kind bringt und erzählt, der Vater halte sich auch krumm, oder daß der Vater das Kind bringt und dasselbe von der Mutter erzählt.

Dann werden uns gelegentlich auch flachrückige Kinder gebracht, und zwar deshalb, weil „die Schulterblätter so herausstehen". Hier ist die Diagnose nicht so einfach. Gewiß sieht man auf den ersten Blick, daß die anteroposterioren Krümmungen abnorm flach sind. Aber es bleibt dann noch die Frage zu beantworten, haben wir es mit einer Varietät des Normalen oder mit einer pathologischen Erscheinung zu tun? Als Varietät des Normalen ist der flache Rücken ein Schönheitsfehler, als pathologische Erscheinung, also als Produkt der Umformung eines von Haus aus nicht flachen Rückens, ist der flache Rücken ein sehr beachtliches Symptom. Wir kommen später darauf zu sprechen. Es sei aber hier schon erwähnt, daß die Abflachung der anteroposterioren Krümmungen sehr häufig das Produkt einer Insuffizienzerkrankung der Wirbelsäule ist. Diese Fälle sind es, die schon VOLKMANN aufgefallen sind, und die ihn den Satz aussprechen ließen: „Der flache Rücken prädestiniert zur Skoliose." Es ist dies eine sehr richtige Beobachtung für die pathologischen Flachrücken. Für die Flachrücken als Haltungstypus ist aber dieser Satz nicht richtig.

Wenn uns Kinder mit dem rundrückigen oder mit dem flachrückigen Typ gebracht werden, so besteht natürlich der Wunsch, daß wir den Kindern die schöne Rückenlinie eines Adonis oder einer Venus verschaffen. Man kann auch durch Gymnastikkuren gewisse Erfolge erzielen. Man wird bei dem Rundrücken besonders erzieherisch zu wirken suchen, gelegentlich auch einen leichten Geradehalter geben. Bei Flachrücken wird man besonderen Wert auf Atemübungen zur Vertiefung des Thorax legen. Diese Atemübungen kleiden sich am besten in die Form von Gesangstunden. Eine im Haus leicht auszuführende, für Rundrückige besonders geeignete Maßnahme ist auch das *Tragen* und *Balancieren leichter Sandsäcke auf dem Kopf.* Eine leider nicht immer ausführbare Verordnung, die ich aber, wenn sie möglich ist, stets gebe, ist das *Reiten.* Junge Kavallerieoffiziere gehen krumm wie Fiedelbogen, alte so gerade, wie wenn sie einen Ladestock verschluckt hätten.

Im großen und ganzen erreicht man mit allen diesen Anordnungen und Kuren aber nicht mehr als eine straffere Haltung bei Bestehenbleiben des Haltungstypus. Der Haltungstypus ist altes Erbgut, oder er ist das Produkt von sonst welchen Einflüssen, die in frühester Zeit der Entwicklung ihr Spiel getrieben haben, und die sind mächtiger als unsere Kunst.

Bandscheiben.

Alters-klassen	Degeneration		Ver-knöcheruug		Vaskulari-sation		Traumatische Zerreißung		Knorpel-knötchen		Tumor-einwucherung	
	Zahl	%	Zahl	%	Zahl	%	Zahl	%	Zahl	%	Zahl	%
0— 5	—	—	—	—	—	—	—	—	—	—	—	—
6— 10	—	—	—	—	—	—	—	—	—	—	—	—
11— 20	2	3,85	—	—	—	—	—	—	15	28,84	—	—
21— 30	3	3,48	—	—	—	—	—	—	19	32,09	—	—
31— 40	12	11,21	4	3,73	1	0,98	—	—	25	23,36	—	—
41— 50	33	25,19	3	2,28	—	—	—	—	34	25,95	1	0,76
51— 60	88	51,16	11	6,39	7	4,07	1	0,58	64	37,15	2	1,16
61— 70	152	56,29	36	13,32	16	5,93	1	0,37	94	34,81	2	0,74
71— 80	178	77,05	35	15,11	21	9,09	—	—	106	45,88	1	0,42
81— 90	66	82,50	17	21,45	12	15,00	—	—	47	58,75	—	—
91—100	4	66,66	1	16,66	1	16,60	—	—	3	50,00	—	—
	538	47,11	107	9,35	58	5,07	2	0,16	407	35,64	6	0,53

Gesamterkrankung.

Alters-klassen	Spondylitis deformans		Bechterew		Kyphosen und Skoliosen	
	Zahl	%	Zahl	%	Zahl	%
0— 5	—	—	—	—	—	—
6— 10	—	—	—	—	—	—
11— 20	—	—	—	—	—	—
21— 30	—	—	—	—	—	—
31— 40	7	6,54	1	0,98	4	3,73
41— 50	22	16,79	—	—	4	3,05
51— 60	78	45,35	1	0,58	19	11,04
61— 70	149	55,18	—	—	32	11,85
71— 80	178	77,05	2	0,85	46	19,91
81— 90	59	73,75	1	1,25	23	28,75
91—100	5	83,33	—	—	3	50,00
	498	42,82	5	0,43	131	11,47

Wirbelkörper.

Alters-klassen	Osteoporose		Ostitis fibrosa		Osteomyelitis		Tuberkulose		Lues		Angiom		Enostom		Myelom		Tumor-metastasen		Frakturen frisch		Frakturen alt	
	Zahl	%	Zahl	%	Zahl	%	Zahl	%	Zahl	%	Zahl	%	Zahl	%	Zahl	%	Zahl	%	Zahl	%	Zahl	%
0— 5	—	—	—	—	—	—	—	—	—	—	—	—	—	—	—	—	—	—	—	—	—	—
6— 10	—	—	—	—	—	—	—	—	—	—	—	—	—	—	—	—	—	—	—	—	—	—
11— 20	—	—	—	—	1	1,92	1	1,92	—	—	1	1,92	1	1,92	—	—	—	—	1	4,76	—	—
21— 30	—	—	—	—	—	—	—	—	—	—	5	5,81	2	2,32	1	1,16	1	1,16	2	7,14	—	—
31— 40	6	5,61	—	—	—	—	1	0,38	—	—	10	9,34	1	0,98	—	—	5	4,67	1	1,88	—	—
41— 50	5	3,84	2	1,52	—	—	2	1,52	—	—	7	5,35	2	1,52	1	0,76	9	6,87	—	—	1	0,76
51— 60	26	15,11	3	1,74	—	—	1	0,58	1	0,58	14	8,14	2	1,16	1	0,58	8	4,64	—	—	—	—
61— 70	75	27,77	9	3,33	1	0,37	3	1,11	—	—	26	9,68	2	0,74	—	—	19	7,03	2	0,84	—	—
71— 80	98	42,42	6	2,58	—	—	2	0,85	—	—	41	17,74	2	0,85	—	—	11	4,72	—	—	—	—
81— 90	43	53,75	4	5,00	—	—	—	—	—	—	10	12,50	1	1,25	—	—	—	—	—	—	—	—
91—100	4	66,66	1	16,66	—	—	—	—	—	—	1	16,66	—	—	—	—	—	—	—	—	—	—
	257	22,50	25	2,18	2	0,16	10	0,86	1	0,08	115	10,07	13	1,13	3	0,28	53	4,64	6	0,53		

SCHMORLS Befunde bei 1142 Wirbelsäulensektionen.

c) Häufigkeit der Wirbelsäulenerkrankungen.

„Zu den dunkelsten Gebieten der Pathologie gehören die Krankheiten der Wirbelsäule", mit diesem Satz beginnt eine Abhandlung, die ich 1908 veröffentlicht habe. Ich bin mit dieser Behauptung und bei meinen Bemühungen, die gekennzeichnete Lücke auszufüllen, auf schwere Gegnerschaft gestoßen, bis SCHMORL die volle Bestätigung meiner Behauptung erbrachte. Er hat, um nachzuprüfen, was an meiner Behauptung sei, eine große Reihenuntersuchung von Wirbelsäulen ausgeführt. Auf dem Orthopädenkongreß in Köln 1926 hat er über seine Ergebnisse berichtet. Er berichtete über 1142 Wirbelsäulensektionen und stellte die Resultate in den Tabellen zusammen, welche ich hier wiedergebe. Ich hebe hervor, daß SCHMORL in seine Tabellen nur aufgenommen hat, was er *Unerwartetes* und *Unbekanntes* fand.

Die Ergebnisse der SCHMORLschen Untersuchungen haben in allen interessierten Kreisen auf das höchste überrascht. Man fragt sich, wie ist es möglich gewesen, daß dieses riesengroße pathologisch-anatomische Material bisher unbeachtet geblieben ist.

Die Schuld dafür liegt nicht auf Seite der pathologischen Anatomen, sondern auf Seite der Kliniker. Die Kliniker haben die Anatomen nicht auf die Wirbelsäule hingewiesen, weil sie an den Erkrankungen der Wirbelsäule wie Blinde vorbeigelaufen sind. Man mache sich klar, welchen prozentualen Anteil an der Körpermasse die Wirbelsäule mit ihren Gebilden besitzt, welche wichtige Funktionen sie im Leben der Menschen verrichtet, und man halte dagegen, was man als Student von Erkrankungen der Wirbelsäule gehört und gesehen hat, und was in unsern Lehrbüchern darüber steht. Man stößt da auf ein außerordentliches Mißverhältnis. Das Mißverhältnis erklärt sich daraus, daß es mit der Diagnostik der Wirbelsäulenerkrankungen geradezu kläglich bestellt ist.

Übersicht über die Zahl der Fälle und ihre Verteilung auf die Altersklassen.

Altersklassen	Fälle insgesamt	normale		pathologische	
		Zahl	%	Zahl	%
0— 5	5	5	100,00	—	—
6— 10	2	2	100,00	—	—
11— 20	52	31	59,61	21	40,39
21— 30	86	58	67,21	28	32,79
31— 40	107	54	50,47	53	49,53
41— 50	131	54	41,22	77	58,78
51— 60	172	25	14,59	147	85,41
61— 70	270	31	11,48	239	88,52
71— 80	231	3	1,29	228	98,71
81— 90	80	—	—	80	100,00
91—100	6	—	—	6	100,00
	1142	263	23,03	879	76,93

d) Zur Diagnostik der Wirbelsäulenerkrankungen.

Woran liegt es, daß unsere hochausgebildete Diagnostik den Wirbelsäulenerkrankungen gegenüber so häufig versagt?

Wir haben da zwei Ursachen. Eine liegt auf Seite der untersuchenden Ärzte und eine auf Seite der zu diagnostizierenden Erkrankungen.

Wir Ärzte sind am Mikroskop alle kurzsichtig geworden, d. h. in der Suche nach kleinen und kleinsten Veränderungen haben wir den Blick für das Große verloren. Wer mit dem Mikroskop an einem Elefanten herumstochert, der wird tausend Jahre täglich und stündlich Neues und Interessantes finden, nur daß er *einen Elefanten vor sich hat, das wird er in den ganzen tausend Jahren nicht entdecken.*

Erkrankungen der Wirbelsäule machen sehr häufig Erscheinungen, die unverkennbar in die Augen springen, und die sich leicht deuten lassen, wenn man Abstand vom Kranken nimmt. Aber dieselben Erscheinungen verlaufen und verwischen sich, wenn man zu nahe an den Patienten herangeht, wenn man aus dem großen Bild Details herausschneidet und an diesen in feinster Kleinarbeit herumsucht.

Die Schwierigkeiten, die vom Untersuchungs*objekt* ausgehen, werden in erster Linie dadurch geliefert, daß bei Wirbelsäulenerkrankungen subjektive und objektive Krankheitserscheinungen außerordentlich unregelmäßig miteinander verbunden sind. Wir stoßen auf Fälle, wo Wirbelsäulenerkrankungen schwere subjektive Störungen verursachen, und es ist doch nicht möglich, mit den uns zur Verfügung stehenden Untersuchungsmethoden krankhafte Veränderungen an der Wirbelsäule objektiv nachzuweisen. In anderen Fällen sehen wir hochgradige Veränderungen, besonders schwere Formveränderungen, ohne daß der Patient überhaupt über Schmerzen oder Funktionsstörungen klagt.

Weiterhin ist es eine eigentümliche Erscheinung, daß Beschwerden, welche von Wirbelsäulenerkrankungen ausgehen, häufig nicht am Ort ihrer Entstehung, sondern weit fort von diesem empfunden werden. Es ist eine bekannte Tatsache,

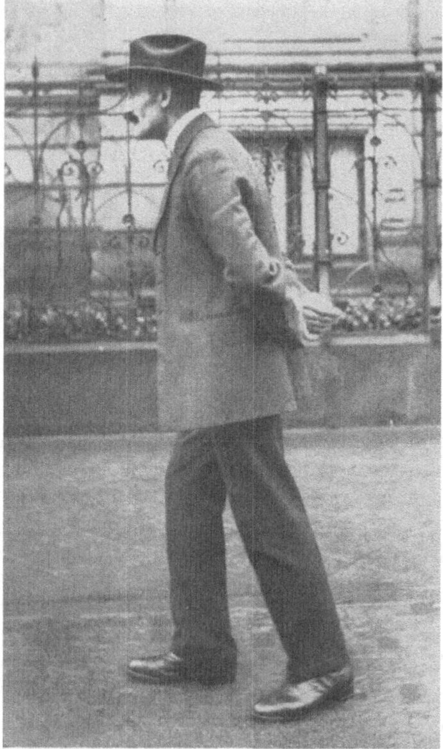

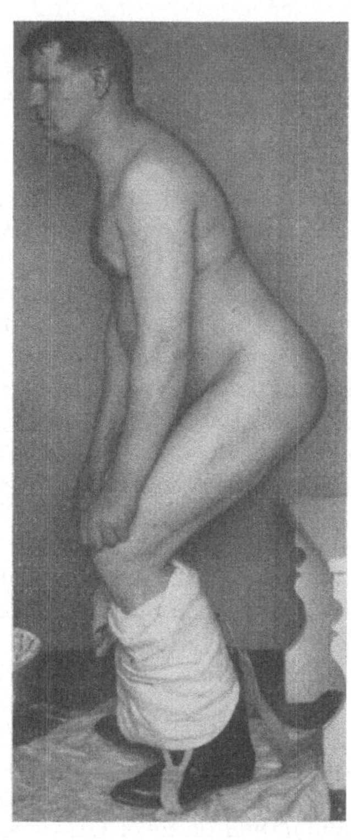

<table>
<tr><td>Abb. 117. Wer beim Spazierengehen so die Hände
ins Kreuz legt, ist wirbelsäulenkrank.</td><td>Abb. 118. Wer sich so hinsetzt, ist
wirbelsäulenkrank.</td></tr>
</table>

daß Kinder, welche an tuberkulöser Spondylitis erkranken, gewöhnlich lange Zeit über Bauchschmerzen klagen, ehe der heraustretende Gibbus den Sitz der Erkrankung dokumentiert. Dieser Fall ist aber nur ein Beispiel für viele. Weder Tuberkulose noch die Lokalisation der Schmerzen im Bauch ist notwendig. *Jeder an der Wirbelsäule auftretende Reizzustand kann durch Irritation der die Reizstelle passierenden Nerven ausstrahlende Schmerzen und andere funktionelle Störungen im Verbreitungsgebiet der betroffenen Nerven verursachen.* An den verschiedensten Bezirken der Wirbelsäule können in wechselreichster Kombination und in verschiedenster Schwere Reizzustände auftreten und dort wirksam werden.

Die sich so ergebenden Variationsmöglichkeiten für die ausstrahlenden Beschwerden und für die dislozierten funktionellen Störungen sind geradezu unendlich groß.

Noch dazu kommt, daß manche Wirbelsäulenerkrankungen auch zentralwärts auf das Nervensystem ungünstig wirkende Einflüsse aussenden. Besonders bei traumatischen Erkrankungen geschieht das häufig. Entwickeln sich in einem solchen Fall ausgesprochene neurasthenische oder hysterische Zustände, so fangen diese den Blick des untersuchenden Arztes leicht so ein, daß er gar nicht an die Möglichkeit des Vorliegens einer Wirbelsäulenerkrankung denkt, daß er die Wirbelsäule deshalb überhaupt nicht untersucht, und daß er Wirbelsäulensymptome, die er doch bemerkt, nicht als solche bewertet, sondern der Neurasthenie oder Hysterie zurechnet.

Befördert wird die Irrtumsmöglichkeit noch weiter durch die Tatsache, daß den Patienten das Bestehen von Schmerzen und das Bestehen von Funktionsstörungen an der Wirbelsäule häufig nicht zum Bewußtsein kommt. Gar oft erlebt man es, daß ein Patient nicht über Rückenschmerzen klagt, ja daß derselbe eine besonders auf Rückenschmerzen gerichtete Frage direkt verneint, und daß man doch bei der Untersuchung der Wirbelsäule das Bestehen hochgradiger Schmerzen an derselben nachweisen kann. Hat man das Bestehen dieser Schmerzen an der Wirbelsäule dem Kranken erst zum Bewußtsein gebracht, so bleibt ihm dieses Bewußtsein aber auch erhalten.

Erwähnen wir noch, daß bei Wirbelsäulenerkrankungen sehr lange Zeiten vergehen können zwischen der Einwirkung der aus-

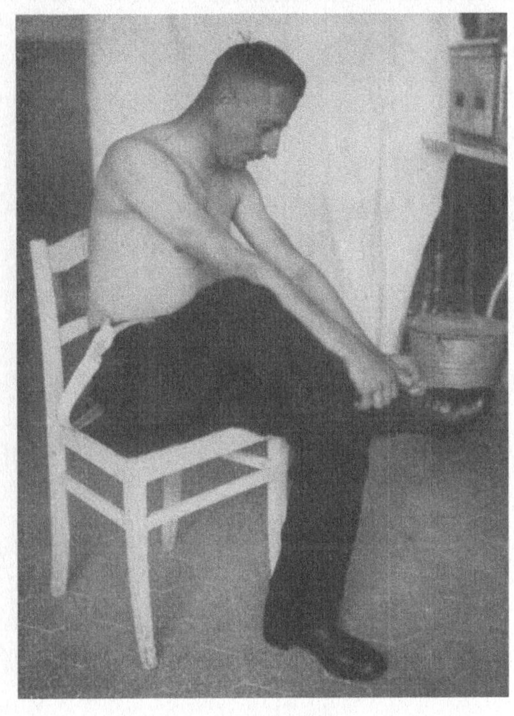

Abb. 119. Wer so die Stiefel auszieht, ist wirbelsäulenkrank.

lösenden Ursache und dem Manifestwerden der Krankheit, so sind damit die wichtigsten Ecken, an denen die Diagnose scheitern kann, genannt. Kennt man diese Ecken, so genügt oft ein Blick, um festzustellen, daß eine Wirbelsäulenerkrankung vorliegt.

Der Mann, der sich spazierengehend die Hand ins Kreuz legt, ist wirbelsäulenkrank (Abb. 117). Wirbelsäulenkrank ist der, welcher sich auf den Stuhl setzt, wie wenn er die Taschen voll roher Eier hätte (Abb. 118). Wirbelsäulenkrank ist der, welcher sich zum Aufschnüren der Schuhe nicht nach vorn niederbeugt (Abb. 119) usw.

Sprechen wir

den Gang der Untersuchung

regelrecht durch, so wollen wir weglassen, was im allgemeinen bekannt ist, und was bei den einzelnen Wirbelsäulenerkrankungen Besonderes zu sagen ist. Wir wollen aber hervorheben, wo es erfahrungsgemäß am häufigsten hapert.

Anamnese.

Die Vorgeschichte einer Wirbelsäulenerkrankung kann kurz und inhaltsarm sein: „Der Schularzt hat bemerkt, daß das Kind schief wird." Andere Fälle
ergeben eine Vorgeschichte, die sich über Jahre, ja über Jahrzehnte erstreckt,
und die eine einzige Kette von Krankheiten bildet. Meistens sind die Krankheiten
freilich nicht auf die Wirbelsäule bezogen worden. Die Wirbelsäulenerkrankung
hat auf dem oben angedeuteten Weg nervöse Beschwerden verursacht, diese
sind als Neuralgien, als Neurasthenie oder Hysterie, als Muskelrheumatismus,
als Ischias, als nervöse Verdauungsstörungen, bei Frauen als nervöse Unterleibsleiden diagnostiziert und behandelt worden. Endlich lenkt die Wirbelsäule

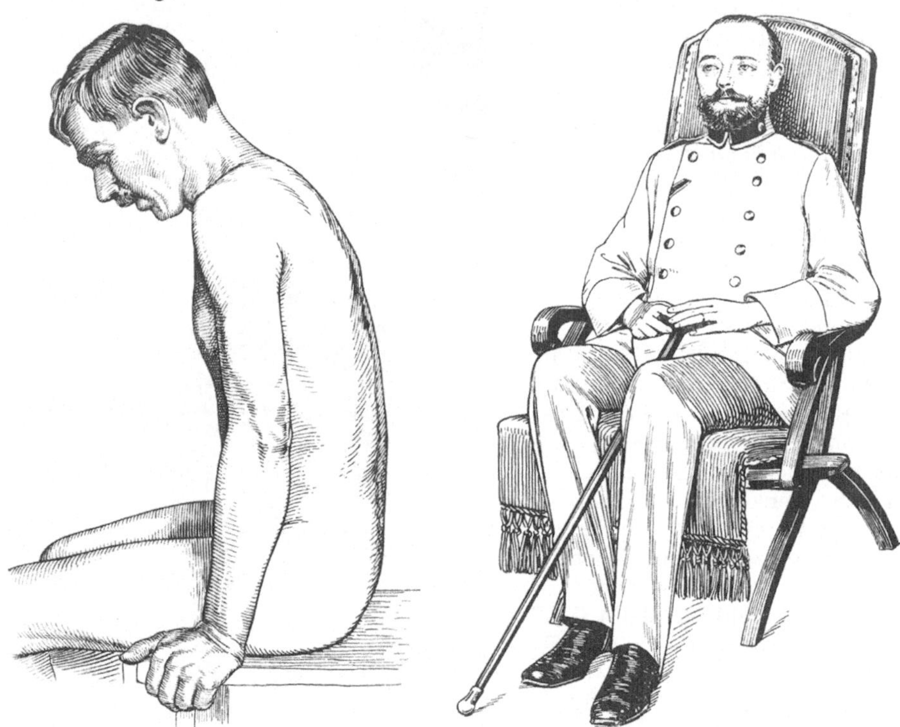

Abb. 120. Wer sich mit den Händen so auf den
Stuhlsitz stützt, ist wirbelsäulenkrank.

Abb. 121. Wer sich so auf die Armlehnen stützt, ist
wirbelsäulenkrank.

die Aufmerksamkeit auf sich, und ex juvantibus zeigt sich, daß die ganze Krankheitskette nichts anderes war, als die Bauchschmerzen und die Verstimmung
des Kindes, welches sich im Frühstadium einer tuberkulösen Spondylitis befindet.

Bei der Erhebung der Vorgeschichte von Wirbelsäulenerkrankungen ist es
von äußerster Wichtigkeit, nach nervösen, rheumatischen und ähnlichen Erkrankungen zu forschen und dabei in lang vergangene Zeiten zurückzugehen.
Nur so kommt man zu einem abgeschlossenen Bild des vorliegenden Falles,
nur so kommt man in sehr vielen Fällen zur Ursache der Erkrankung, die überraschend häufig ein Trauma ist. Aber nicht nur das: Nur so lernt man Wirbelsäulenerkrankungen diagnostizieren, die sich in dem Stadium befinden, in welchem
spondylitiskranke Kinder über Bauchschmerzen klagen und weinerlich sind.

Wer durch die Erhebung der Vorgeschichte lange dauernder Wirbelsäulenerkrankungen erfahren hat, welch große Rolle nervöse, rheumatische und ähn liche Erkrankungen in dieser Vorgeschichte spielen, für den wird es eine Selbst-verständlichkeit, daß er die Wirbelsäule absucht, ehe er, weil er nichts Reelles findet, eine nervöse, eine funktionelle oder eine rheumatische Erkrankung diagnostiziert.

Natürlich darf nun nicht jede nervöse, jede funktionelle Störung, bei der man eine Wirbelsäulenerkrankung findet, als von dieser bedingt angesprochen werden. Es gibt auch andere Kombinationsmöglichkeiten. Die unterscheiden zu lernen, ist Sache der Übung und Erfahrung.

Lassen wir uns die Vorgeschichte von Wirbel-säulenkranken ausführlich erzählen, so gewinnen wir dabei eine günstige Gelegenheit, wichtige

Beobachtungen am Kranken

anzustellen.

Wirbelsäulenkranke haben die Eigentümlichkeit, ihre Krankheit dem Auge des Kundigen sehr häufig durch eigenartige Handlungen zu verraten. Diese Handlungen bleiben dem Kranken meist ganz unbe-wußt, oder sie werden von ihm als „Gewohnheiten" angesehen. Sie verraten dem Auge des Kundigen, daß die Wirbelsäule des Beobachteten *stützbedürftig* ist, daß schon leichte *Erschütterungen*, daß *bestimmte Haltungen* derselben *Schmerzen* auslösen, daß die Wir-belsäule *nicht normal bewegt* werden kann.

Ein jeder kennt Leute, welche die Gewohnheit haben, beim Gehen und Stehen die Hand ins Kreuz zu legen. Diese Gewohnheit ist der Ausdruck eines *Stützbedürfnisses der Wirbelsäule.* Beim Großväterchen mit der Alterskyphose gehört die ins Kreuz gelegte Hand und der in der anderen Hand gehaltene vorge-stellte Stock, der auch vom Stützbedürfnis der Wir-belsäule gefordert wird, selbst in der Kunst zum typischen Bild.

In anderer Form prägt sich das Stützbedürfnis aus, wenn der vor uns sitzende Kranke die Hände auf den Stuhl stützt (Abb. 120) oder auf die Knie auf-stemmt, wenn er sich mit dem Ellbogen auf die Stuhl-lehne (Abb. 121), oder auf unseren Schreibtisch auflehnt, wenn er beim Erzählen von seiner Krankheit haltlos in sich zusammensinkt. Daß sich das Spondylitiskind den Kopf stützt, daß es sich an die Mutter lehnt und dergleichen, ist allgemein bekannt (Abb. 217 u. folg.).

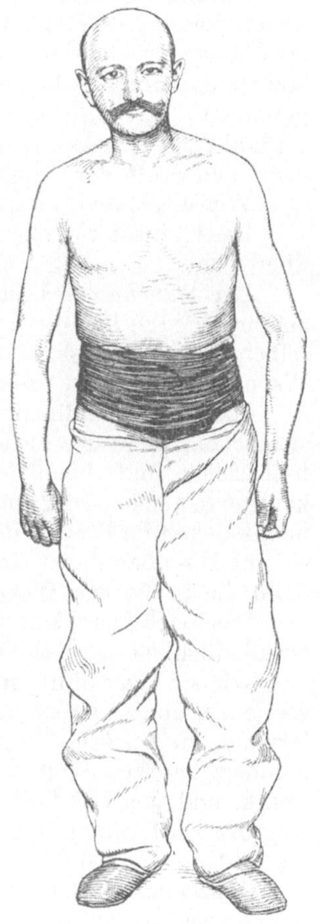

Abb. 122. Wer sich so den Bauch zusammenschnürt, ist wirbelsäu-lenkrank.

Wenig bekannt und auch mir erst spät aufgefallen ist, daß Wirbelsäulen-kranke vielfach lernen, ihrer Wirbelsäule durch Spannung der Bauchblase eine künstliche Stütze zu geben.

Wie ein aufgepumpter Automobilreifen gewinnt die luftgefüllte Bauchblase Stützkraft, wenn sie zur Spannung gebracht wird. Diese Tatsache lernen manche Wirbelsäulenkranke unbewußt ausnutzen, indem sie durch Korsette, Bauchbin-den, Leibriemen u. dgl. die Bauchblase unter Druck setzen (Abb. 122). Dem Wirbel-säulenkranken geben diese dem Gesunden höchst unsympathischen Dinge Be-schwerdeerleichterung. Wo wir sie finden, geben sie uns einen wichtigen Finger-zeig, daß die Wirbelsäule stützbedürftig ist.

Ebenso erklärt es sich, daß wirbelsäulenkranke Frauen sich in der Gravidität oftmals auffällig wohl fühlen. Sie werden durch die Fruchtblase gestützt. Fällt mit der Entbindung die Stützung plötzlich weg, dann setzen die verschwundenen Beschwerden mit besonderer Heftigkeit wieder ein.

Daß Erschütterungen an kranken Wirbelsäulen Schmerz auslösen, ist eine bekannte und selbstverständliche Tatsache. Schwierigkeiten werden aber der Feststellung der Erschütterungsschmerzen bereitet dadurch, daß jeder Wirbelsäulenkranke instinktiv sich bemüht, Erschütterungen von der kranken Stelle abzuhalten. Die Möglichkeit dazu bieten aktive und reflektorische Muskelspannungen, welche im erkrankten Abschnitt die Wirbel so gegeneinander einstellen, daß durchlaufende Stöße um die kranke Stelle geleitet werden. Besonders geschieht das, wenn nur der Wirbelkörper, nicht aber der Bogen- und Gelenkteil erkrankt ist. Spannung der Streckmuskulatur und lordotische Einstellung verlegen den Stoß, der durch die Körperreihe laufen müßte, in die Bogenreihe mit den Wirbelgelenkverbindungen.

Das ist insofern bekannt, als man bei dem alten Stauchversuch den Patienten überrascht.

Der *Stauchversuch* ist im Ergebnis unsicher, er ist roh und nicht ganz ungefährlich. Ich benutze ihn nie und meinen Assistenten ist die Ausführung desselben streng untersagt. Das, was er feststellen soll und kann, ist auf anderem Wege viel besser zu eruieren.

Starke Empfindlichkeit der Wirbelsäule gegen Erschütterung dokumentiert sich schon, wenn der Patient sich mit besonderer Vorsicht niedersetzt, wie oben beschrieben und abgebildet ist (Abb. 118). Empfindlichkeit gegen Erschütterung kann man auch aus der Anamnese feststellen, wenn Patienten uns angeben, daß sie nachFahrten im Wagen, daß sie bei einer Automobilfahrt sich schlecht fühlen, daß sie auf Eisenbahnfahrt, in der Straßenbahn lieber stehen als sitzen. Sie fangen dann die Stöße des Wagens in den leicht gebeugt gehaltenen Knien auf.

Das wichtigste Untersuchungsmittel zur Feststellung der Erschütterungsempfindlichkeit ist das *Beklopfen*.

Wir sind gewohnt, schmerzhafte Stellen am Körper durch Bedrücken aufzusuchen, und so ist es auch allgemein Übung, an der Wirbelsäule auf die Dornfortsätze zu *drücken*. So gut wie nie gibt der Kranke an, daß ihm solcher Druck Schmerz bereitet. Selbstverständlich, denn der Dornfortsatz ist so gut wie nie krank, und von der Spitze des Dornfortsatzes bis zum Krankheitsherd ist eine so große Entfernung, daß die auf den Dornfortsatz ausgeübte Druckwirkung sich bis dorthin vollständig verliert.

Ganz anders, wenn wir auf den Dornfortsatz *klopfen*. Die Erschütterungswellen, welche wir dadurch erzeugen, setzen sich durch den harten Knochen fort bis zum Wirbelkörper, und ist dieser gegen Erschütterung empfindlich, so lösen diese Erschütterungswellen Schmerzempfindungen aus.

Wenn man prüfen will, ob eine Wirbelsäule gegen Erschütterung empfindlich ist, so muß man also nicht auf die Dornfortsätze drücken, sondern klopfen, — nicht zu derb, aber auch nicht zu leicht. Man klopfe mit dem gebeugten Mittelfinger, wie wenn man an die Tür anklopft, und man klopfe die ganze Dornfortsatzreihe ab.

Auf zwei Eigentümlichkeiten sei hingewiesen. Erstens, daß Patienten oftmals beim ersten Abklopfen Schmerzen verneinen, bei Wiederholung aber sogar sehr lebhaft angeben. Es erklärt sich dies daraus, daß dem Kranken das Bestehen der Schmerzen unbewußt war, und daß wir seine Aufmerksamkeit erst darauf hinlenken mußten. Zweitens, daß der Klopfversuch an verschiedenen Stellen der Wirbelsäule verschieden starke Reaktion hervorruft, in kyphotischen

Partien stärkere, in lordotischen geringere. Die Erklärung dafür ergibt sich einfach.

Klopft man auf den Dornfortsatz eines in einer Kyphose stehenden Wirbels, so wird der Körper dieses Wirbels zwischen seine beiden Nachbarn hineingepreßt. Er erhält als Gegenwirkung Stöße im Sinne der Zusammenpressung (s. Abb. 123). Derselbe Klopfschlag auf den Dornfortsatz eines in einer Lordose stehenden Wirbels erzeugt diese zusammenpressende Stoßwirkung nicht.

Am Fall macht sich der hier klargelegte Unterschied dadurch geltend, daß man im Brustteil sehr viel häufiger Klopfschmerzhaftigkeit nachweisen kann als im Lendenteil.

Dafür bietet die Lendenwirbelsäule die Möglichkeit, die Wirbelkörper direkt auf Druckempfindlichkeit zu prüfen. Bei dieser Prüfung finden wir häufig Druckschmerz, wo Beklopfen der Lendenwirbeldornfortsätze keinen Schmerz auslöste. Das erklärt sich, weil wir beim Druck gegen einen Wirbelkörper vom Bauch her diesen in die Wölbung der Lendenlordose hineinpressen, und somit ebenso Kompressionsdruck auslösen, wie in der Brustkyphose durch das Beklopfen der Dornfortsätze.

Die Prüfung der Lendenwirbelkörper auf Druckschmerz nimmt man in Rückenlage vor. Es gehört etwas Übung dazu, dabei nicht reflektorische Anspannung der Bauchmuskulatur auszulösen. Es gehört auch Übung dazu, zu unterscheiden zwischen dem unangenehmen Gefühl, welches Druck gegen die Lendenwirbelkörper auch dem Gesunden bereitet, und zwischen Schmerz. Zu beachten ist, daß bei Bestehen stärkerer Schmerzen diese schon durch den Pulsschlag ausgelöst werden, wenn wir den Aortenpuls unter den andrückenden Fingerspitzen zu fühlen bekommen. Sind die Schmerzen noch stärker,

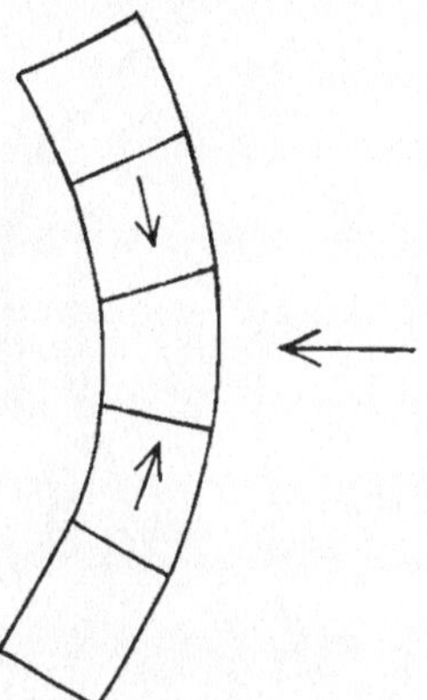

Abb. 123. Stöße auf den Dornfortsatz eines in einer Kyphose stehenden Wirbels lösen Kompressionsstöße auf den Wirbelkörper aus.

so wehrt der Patient die drückende Hand durch Spannung der Bauchdecke und auf andere Weise reflektorisch ab, ehe wir in die Nähe der Wirbelkörper kommen.

Um festzustellen, daß an einer Wirbelsäule Schmerzzustände bestehen, braucht man in vielen Fällen nicht zu klopfen oder zu drücken, nicht einmal den Patienten anzugreifen, weil schon die Besichtigung es verrät. Das charakteristische Symptom ist die *krampfhafte Spannung der Wirbelsäulemuskulatur.*

Am häufigsten sehen wir als Ausdruck solcher Spasmen im Gebiet der Lendenlordose neben der Dornfortsatzlinie die langen Rückenstrecker als zwei Längswülste vorspringen (Abb. 124). Wir fühlen unter diesen Wülsten die Muskeln hart kontrahiert, und können so die Unterscheidung gegenüber einer besonders kräftig entwickelten, nicht kontrahierten Muskulatur ausführen.

Diese Spasmen bewirken eine Verlegung der Belastung von den Lendenwirbelkörpern auf Bogen- und Gelenkteile. Wo wir sie sehen, da finden wir stets, daß an den Lendenwirbelkörpern Schmerzzustände bestehen.

Diese pathologischen Spannungen der Muskulatur breiten sich im gegebenen Falle über die ganze Wirbelsäule aus (Abb. 125). Wir finden bei hochgradigen Schmerzzuständen nicht nur die Streckmuskulatur gespannt, sondern auch die Bauchmuskeln, die ja auch in einem Teil ihrer Funktion Wirbelsäulenmuskeln sind (Abb. 126). Wir sehen gelegentlich die Gesäßmuskulatur (Abb. 127), ja in höchsten Fällen auch weite Bezirke der Extremitätenmuskulatur gespannt, alles zu dem Zweck, schmerzhafte Bewegungen der Wirbelsäule zu vermeiden.

Störungen der Beweglichkeit der Wirbelsäule können bedingt sein durch anatomische Veränderungen, z. B. durch Verödung von Zwischenwirbelgelenken oder durch Formveränderungen von Wirbeln wie bei schwerer Skoliose, oder dadurch, daß bestimmte Bewegungen Schmerzen verursachen, und daß der Patient instinktiv diese Bewegungen vermeidet. Die Möglichkeit, diese Störungsformen zu unterscheiden, bietet die eben beschriebene Muskelspannung. Wir

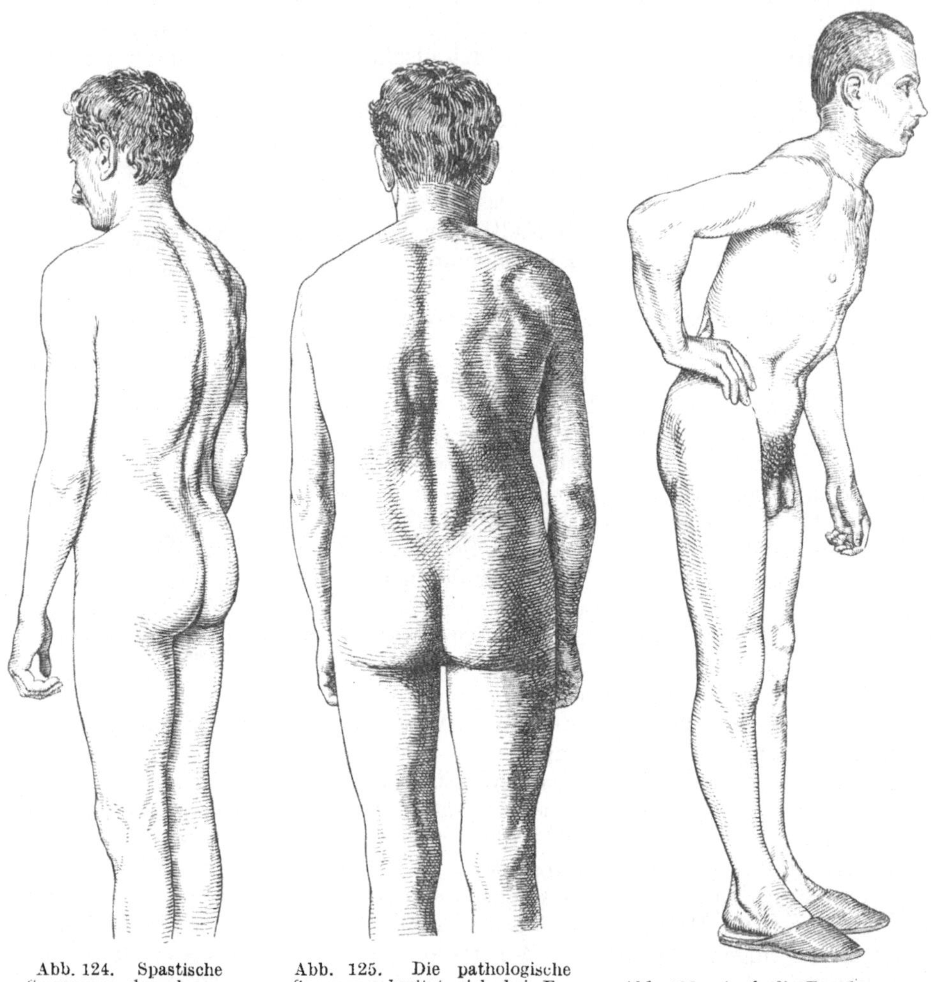

<table>
<tr><td>Abb. 124. Spastische Spannung der langen Rückenmuskeln über der Lendenlordose dokumentieren das Bestehen von Schmerzen an den Lendenwirbelkörpern.</td><td>Abb. 125. Die pathologische Spannung breitet sich bei Erkrankung der ganzen Wirbelsäule über die ganze Wirbelsäulenmuskulatur aus.</td><td>Abb. 126. Auch die Bauchmuskulatur wird bei heftigen Schmerzen an der Wirbelsäule contrahiert.</td></tr>
</table>

finden sie nicht bei den anatomisch bedingten Bewegungsstörungen. In Fällen, wo wir Muskelspasmen neben anatomischen Veränderungen beobachten, bestehen neben diesen Veränderungen Schmerzzustände.

Daß durch Schmerzzustände an der Wirbelsäule Bewegungsstörungen verursacht werden, ist eine altbekannte Tatsache. Studenten wird das an einem Spondylitiskind gezeigt, das beim Aufheben eines Gegenstandes vom Fußboden in Kniebeuge geht. Dieser Versuch gibt zwar ein sehr eindrucksvolles Bild, er läßt aber eine große Lücke offen zwischen der hochgradigen Entwicklung dieser Bewegungsstörung und ihrem ersten Anfang. Um das Auge für geringgradige Bewegungsstörungen der Wirbelsäule zu schulen, gehört, wie ich aus eigener Erfahrung sagen kann, recht viel Übung. Daß diese Übung fehlt, ist die erste Ursache dafür, daß Wirbelsäulenerkrankungen so häufig nicht erkannt werden.

Durch Schmerz verursachte Bewegungsstörungen wirken sich meistens nur nach einer Richtung aus. Rückwärtsbeugung, Seitwärtsbeugung, Drehungen sind meist frei, behindert aber ist die Vorwärtsbeugung. Der Wirbelsäulengesunde kann einen schönen, gleichmäßig runden Katzenbuckel machen (Abb. 128). Der Wirbelsäulenkranke, der Schmerzen hat, kann das meist nicht. Bei der Vorwärtsbeugung kommen die Wirbelkörper unter Druck. Der Sitz der Schmerzen ist fast immer der Wirbelkörper; Drucksteigerung bedingt Steigerung der Schmerzen, — der Kranke vermeidet deshalb die Beugung. Rückwärts-, Seitwärtsbeugung, Drehungen bewirken keine Drucksteigerung

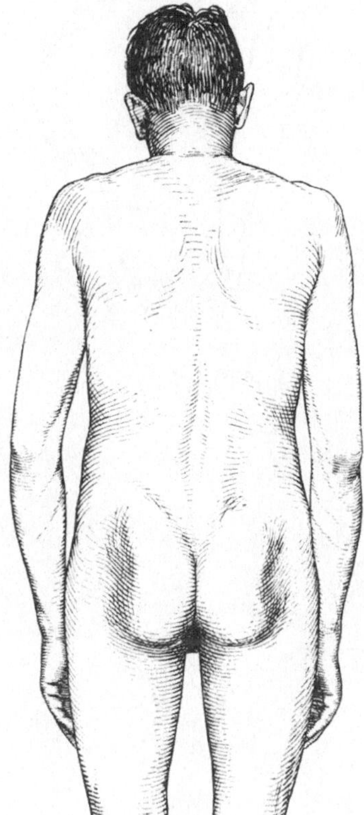

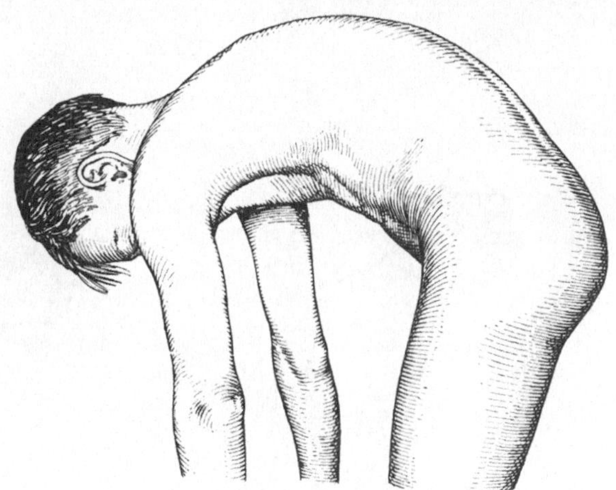

Abb. 127. Bei heftigen Schmerzen in den unteren Abschnitten der Wirbelsäule krampfen die Patienten das Gesäß zusammen.

Abb. 128. Der Wirbelsäulengesunde kann einen schönen „Katzenbuckel" machen.

am Wirbelkörper, sie werden frei ausgeführt. Nur in besonders schweren Fällen sind auch diese Bewegungen aber weit weniger eingeschränkt als die Vorwärtsbeugung. Geht die Beugungsbehinderung über die ganze Länge der Säule, so wird sie immer noch öfter erkannt, als wenn sie nur kurze Strecken in Anspruch nimmt.

Die Behinderung der Vorwärtsbeugung ist ein so häufiges, so wichtiges und so wenig gewürdigtes Symptom schmerzhafter Wirbelsäulenerkrankungen, daß ich dasselbe durch eine ganze Reihe Bilder illustriere. Abb. 128 zeigt den normalen Katzenbuckel, Abb. 129—134 Variationen der Vorbeugebehinderung.

Ähnlich, wie zwischen den schmerzbedingten oder funktionellen Bewegungsstörungen und den durch anatomische Veränderungen bedingten zu unterscheiden ist, muß unterschieden werden zwischen Deform*haltung* und reeller *Deformität*.

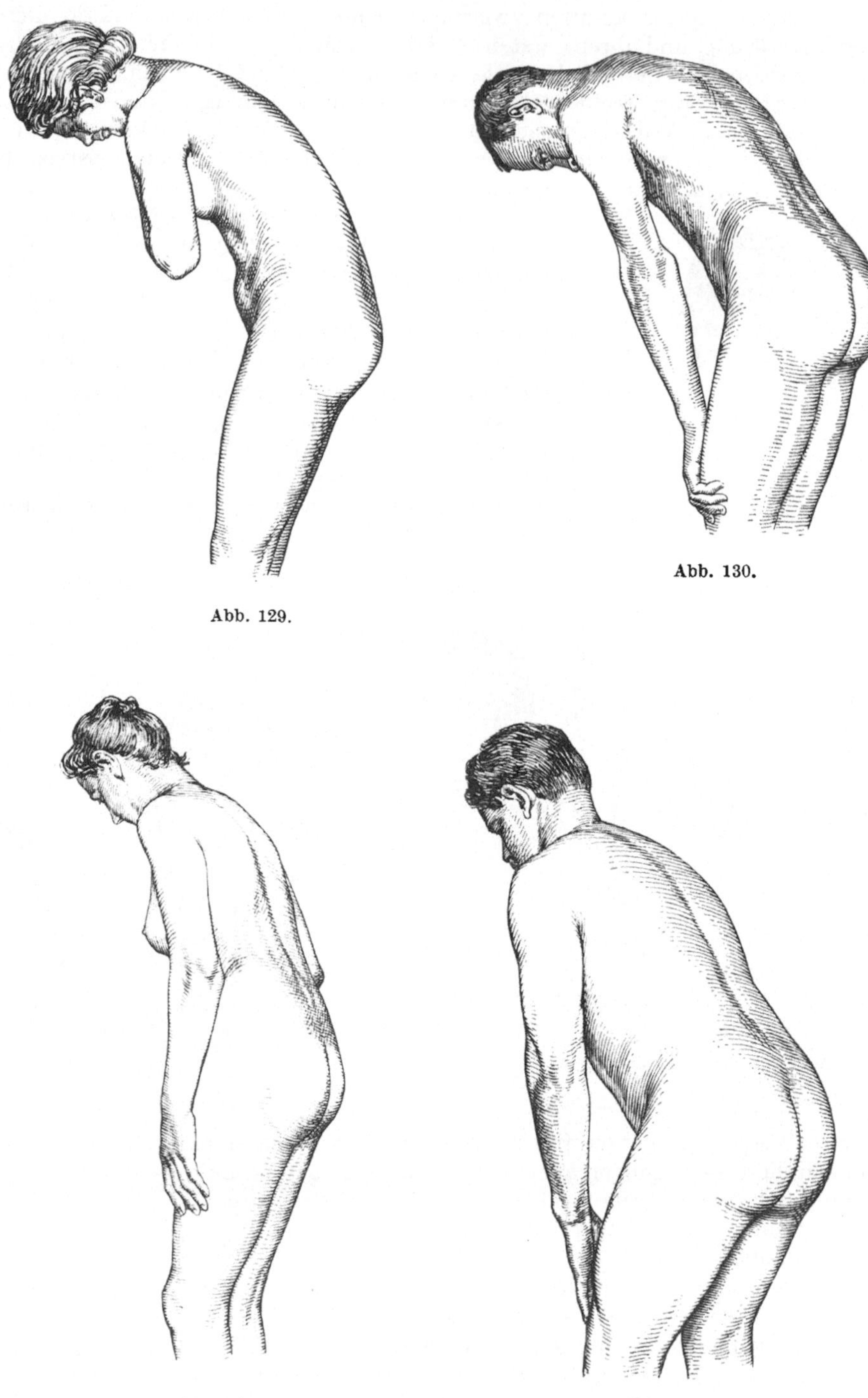

Abb. 129.

Abb. 130.

Abb. 131.

Abb. 132.

Abb. 129—132. Wirbelsäulenkranke können keinen ordentlichen Katzenbuckel machen.

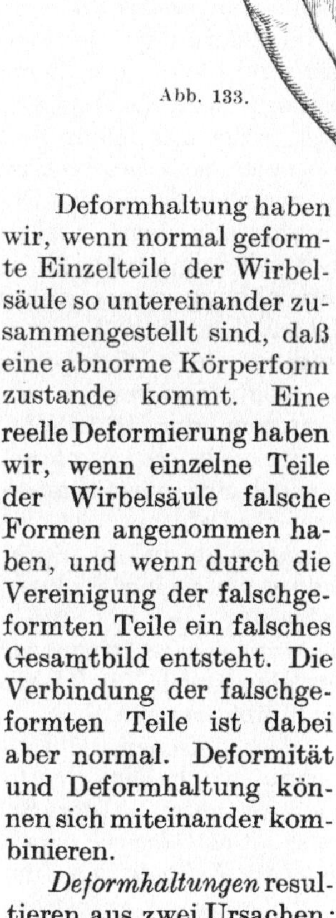

Abb. 133.

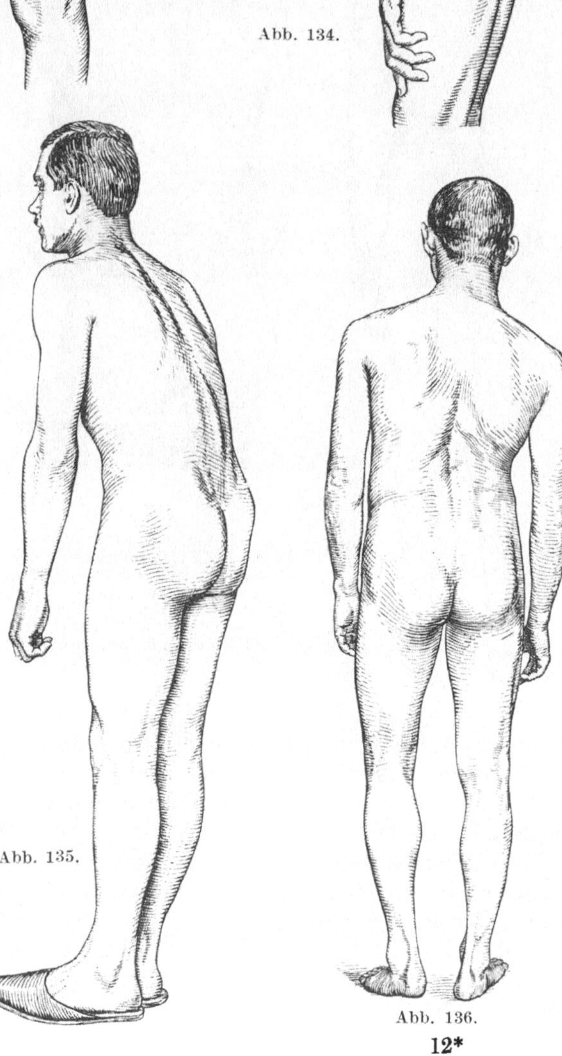

Abb. 134.

Deformhaltung haben
wir, wenn normal geform-
te Einzelteile der Wirbelsäule so untereinander zusammengestellt sind, daß
eine abnorme Körperform
zustande kommt. Eine
reelle Deformierung haben
wir, wenn einzelne Teile
der Wirbelsäule falsche
Formen angenommen ha-
ben, und wenn durch die
Vereinigung der falschge-
formten Teile ein falsches
Gesamtbild entsteht. Die
Verbindung der falschge-
formten Teile ist dabei
aber normal. Deformität
und Deformhaltung kön-
nen sich miteinander kom-
binieren.

Deformhaltungen resul-
tieren aus zwei Ursachen:
aus Schmerzen, die an der
Wirbelsäule bestehen, und
aus Veränderungen des
Körpers, die außerhalb
der Wirbelsäule liegen.

Repräsentanten der
erstgenannten Gruppe
sind die Contracturen,

Abb. 133 u. 134. Wirbelsäulenkranke können keinen ordentlichen
Katzenbuckel machen.

Abb. 135. Schmerzcontractur der
Wirbelsäule: an Stelle der Lendenlordose eine Kyphose, doch keine
Formveränderungen der Lendenwirbel.

Abb. 136. Schmerzcontractur der
Wirbelsäule. Sog. Scoliosis ischiadica.

Abb. 135.

Abb. 136.

welche dem Krankheitsbild des spastisch fixierten Plattfußes gleichzusetzen sind. Es gehören dazu diejenigen, bei welchen wir die vorstehend beschriebenen Muskelcontracturen beobachten, insoweit als diese Contracturen abnorme Einstellung der Wirbelsäule bedingen. Das sind besonders Vermehrungen oder Verminderungen der anteroposterioren Krümmungen (Abb. 135). Schärfer in die Augen springt die Deformhaltung, wenn sie die Form von Seitenbeugungen annimmt, z. B. bei der sog. Scoliosis ischiadica (Abb. 136).

Als Repräsentant für die zweite Gruppe von Deformhaltungen sei die Verstellung der Wirbelsäule angeführt, welche durch eine Hüftdeformität oder eine Längendifferenz der Beine bedingt wird (Abb. 137). Man pflegt in solchem Fall von einer *statischen Skoliose* zu sprechen, weil die Deformhaltung beim Stehen in Erscheinung tritt. Diese Bezeichnung ist ein grober Fehler, denn diese Deformhaltung der Wirbelsäule ist nichts anderes als ein Symptom der Hüftdeformität. Mit der Skoliose, die doch eine scharf charakterisierte Deformität ist, hat sie gar nichts zu tun. Sprechen wir von einer Scoliosis ischiadica, von einer Scoliosis statica, so eröffnen wir nur eine Quelle für falsche Schlußfolgerungen.

Vor falschen Schlußfolgerungen haben wir uns auch zu hüten in der *Bewertung pathologisch-anatomischer Befunde* an der Wirbelsäule. Selbstverständlich müssen wir in jedem Fall, in dem wir eine Wirbelsäulenerkrankung vermuten, nach anatomischen Veränderungen suchen. Aber wir dürfen

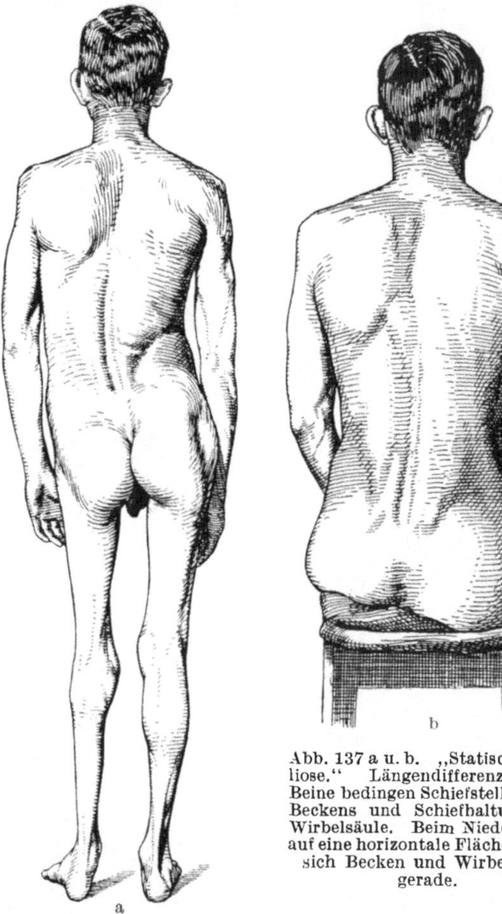

Abb. 137 a u. b. „Statische Skoliose." Längendifferenzen der Beine bedingen Schiefstellung des Beckens und Schiefhaltung der Wirbelsäule. Beim Niedersetzen auf eine horizontale Fläche stellen sich Becken und Wirbelsäule gerade.

keinesfalls, wenn wir anatomische Veränderungen nicht finden, daraus den Schluß ziehen, daß die Wirbelsäule gesund ist, und wir dürfen ebenso nicht aus einem pathologisch-anatomischen Befund ohne weiteres schließen, daß die Wirbelsäule krank sei.

Eine Wirbelsäule kann lange und schwer krank sein, ohne daß anatomische Veränderungen sichtbar werden; und anatomische Veränderungen können Relikte abgelaufener Krankheiten sein.

Praktische Erfahrung lehrt, daß den hier gekennzeichneten Irrtumsmöglichkeiten besonders häufig Gutachter an Hand von Röntgenplatten zum Opfer fallen.

Wir müssen der *Röntgenuntersuchung* der Wirbelsäule einige besondere Sätze widmen. Die modernen Apparate mit der Buckyblende liefern uns wunderbare Bilder, und doch bleiben Wirbelsäulenbilder an Qualität hinter den Bildern aller anderen Skeletteile weit zurück, besonders Schräg- und Seitenaufnahmen. Je besser die Aufnahme, um so mehr Details treten hervor, die durch allerlei Zufälligkeiten verschoben werden können. Wie häufig ist selbst der, welcher täglich Wirbelsäulenplatten zu beurteilen hat, im Zweifel, ob irgendeine Einzelheit pathologisch ist oder nicht.

Die Wirbelsäule ist der einzige unpaare Skeletteil unseres Körpers, es fehlt deshalb die Vergleichsmöglichkeit, welche die paarigen Skeletteile bieten. Dieser Mangel macht sich besonders geltend, wenn es sich um die Beurteilung der Knochen*dichte* handelt. Für die Beurteilung der Qualität der Wirbelknochen wäre es von höchster Wichtigkeit, wenn wir mit dem Röntgenbild ihre Dichte messen könnten. Dazu fehlt aber alles.

Zeigt uns die Platte Veränderungen, so können diese als Ursache oder Folge einer zur Zeit spielenden Erkrankung entstanden sein. Sie können aber auch Überbleibsel einer abgelaufenen Krankheit sein, und es besteht die Möglichkeit, daß die Wirbelsäule gesund ist, oder daß sie an einer anderen Krankheit leidet als an der, mit welcher die anatomischen Veränderungen entstanden sind.

Ich will das durch ein Beispiel illustrieren. Ein Mann in mittleren Jahren klagt über Schmerzen im Rücken. Das Röntgenbild zeigt eine leichte linkskonvexe Lumbalskoliose. Es bestehen folgende Möglichkeiten: 1. Die Skoliose besteht aus der Jugend, der deformierende Prozeß ist ausgeheilt. Der Mann simuliert. 2. Der Prozeß der Skoliosenbildung ist neu. Das Röntgenbild zeigt den im Laufen befindlichen Krankheitsprozeß. 3. Der Kranke hat Schmerzen, die Skoliose hat aber mit diesen nichts zu tun; sie werden durch irgendeine andere Ursache hervorgerufen.

Genau dieselben Möglichkeiten sind gegeben, wenn wir Zeichen einer alten Wirbelfraktur, wenn wir eine Spondylitis deformans und anderes finden.

Die Schlußfolgerung, welche daraus zu ziehen ist, heißt: *anatomische Veränderungen* der Wirbelsäule, wie uns das Röntgenbild zeigt, oder die wir sonst finden, *sind diagnostisch mit äußerster Vorsicht zu bewerten.*

Zum Schluß noch etwas über die Differentialdiagnose. Wie es die Möglichkeit gibt, daß Wirbelsäulenerkrankungen nicht diagnostiziert werden, so gibt es die Möglichkeit, daß Wirbelsäulenerkrankungen angenommen werden, wo sie nicht vorliegen. Diese Irrtumsmöglichkeit entspringt zunächst aus der Tatsache, daß viele Erkrankungen von Bauch- und Brustorganen Rückenschmerzen verursachen. *Ehe man die Frage der Wirbelsäulenerkrankung aufwirft, muß ausgeschlossen sein, daß eine derartige Erkrankung die Beschwerden erzeugt.* Hier ist der Orthopäd auf die Mitarbeit des Inneren, des Gynäkologen angewiesen.

Zu Fehldiagnosen können weiter Erkrankungen der spinalen Meningen und des Zentralnervensystems Anlaß werden. Was die Meningen anbetrifft, so wird uns die Myelographie wahrscheinlich manchen jetzt noch dunklen Fall aufklären. Von Zentralerkrankungen haben mich besonders Fälle von multipler Sklerose getäuscht. Es fanden sich Symptome, die für einen an der Wirbelsäule bestehenden Reizzustand sprachen, es entwickelten sich auch Überlastungsdeformitäten. Die Fälle gingen aber unberührt von meinen Behandlungsversuchen ihren Lauf.

Die Neigung mancher Wirbelsäulenkrankheiten zur Entwicklung neurasthenischer und hysterischer Bilder, und die Fähigkeit der Neurasthenie und Hysterie, Beschwerden aller Art zu erzeugen, ergeben verwaschene Grenzen zwischen der von der Wirbelsäule bedingten sekundären Hysterie und Neurasthenie und der

originalen Hysterie und Neurasthenie, welche sich an der Wirbelsäule auswirkt.
Diese Grenze wird immer ein Gebiet sein, auf dem der Orthopäd und der Neurologe
sich reiben. Wenn einer vom andern lernt, wenn beide zusammen arbeiten,
wird der Kranke zum tertius gaudens gemacht.

e) Die angeborenen Deformitäten der Wirbelsäule

besitzen nur geringe praktische Bedeutung. Zu erwähnen sind

die *Schaltwirbel,*

die als ganze, meist aber als halbe überzählige Wirbel vorkommen. Im ersten
Fall werden sie meistens zufällig entdeckt, da sie weder Formveränderungen
noch Funktionsstörungen verursachen.

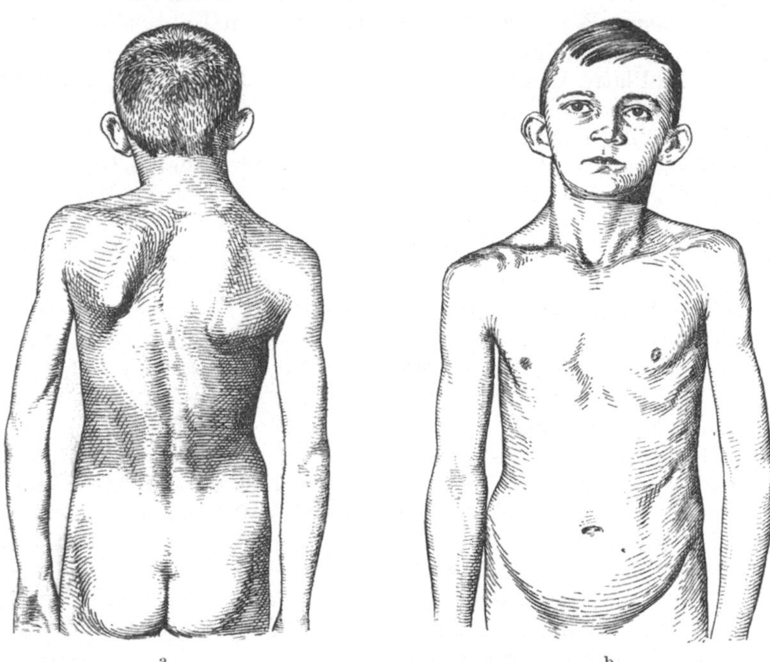

Abb. 138 a u. b. Schaltwirbelskoliose.

Halbe Schaltwirbel stecken keilförmig von der Seite her in der Wirbelreihe.
Sie bedingen eine Deformität, welche als *Schaltwirbelskoliose* bezeichnet wird,
eine Bezeichnung, die man allenfalls dulden kann, wenn die Betonung ganz auf
Schaltwirbel gelegt wird.

Diese Deformität hat in der Tat äußere Ähnlichkeit mit einer echten Skoliose.
Verwechslungen sind möglich, besonders wenn unaufmerksame Eltern am Neugeborenen nicht die Abnormität beobachtet haben. Dem geübten Auge verraten
sich die Fälle dadurch, daß sie den gewöhnlichen Skoliosenbildern zwar sehr
ähneln, aber doch nicht völlig gleichen. Eine Röntgenaufnahme gibt dann
schnell die Klärung. Man findet wie beim ossären Schiefhals neben dem keilförmigen Schaltstück meist noch andere Unregelmäßigkeiten an Wirbeln, oft
auch Unregelmäßigkeiten an den Rippen.

Von den echten Skoliosen scheiden sich die Fälle auch durch ihren Verlauf.
Sie sind nicht progredient. Wo man eine Verschlimmerung der Verunstaltung
beobachtet, hat sich zur angeborenen Deformität eine selbständige Skoliosen-

bildung hinzugesellt, die natürlich in den Bahnen verläuft, welche die angeborene Deformität vorzeichnet.

Eine Behandlung, die sonst aussichtslos ist, hat in solchen Fällen nach Art der Skoliosenbehandlung stattzufinden.

Die einst von Böhm aufgestellte Lehre, daß Schaltwirbel allgemein oder meistens die Ursache der Skoliosenbildung seien, war irrtümlich.

Spina bifida.

Wenn man nicht das Anbringen einer Schutzkapsel über einer Meningocele als orthopädische Maßnahme ansehen will, bietet sich die Spina bifida dem Orthopäden nur indirekt als Behandlungsobjekt, wenn sie Lähmungen verursacht.

Diese Lähmungen werden nach den allgemeinen Regeln der Lähmungsbehandlung angegriffen. Die meist dabei bestehenden Sensibilitätsverluste bedingen eine ungünstige Komplikation (s. Meningocelenlähmung S. 65).

Die Spina bifida occulta, welche man an den unteren Abschnitten der Wirbelsäule so häufig findet — Finck fand bei Neugeborenen 50% —, ist nach unserer oben dargelegten Meinung im allgemeinen eine harmlose Variation.

Ganz analog ist meiner Meinung die *Sakralisation des V. Lendenwirbels* einzuschätzen.

Auch da haben wir eine nicht übermäßig seltene Variation in der Bildung des untersten Wirbelsäulenabschnittes. Wenn uns das Röntgenbild die Sakralisation bei einem Patienten zeigt, bei dem wir nach einer Erkrankung dieses Abschnittes suchen, so haben wir in der Sakralisation nicht die gesuchte Krankheit und die Erklärung der bestehenden Beschwerden, sondern eben nur einen Zufallsbefund, während sich die Krankheit — es handelt sich meist um Insufficientia vertebrae — nicht röntgenologisch nachweisen läßt.

Unter den

erworbenen Erkrankungen der Wirbelsäule

setzen wir voran

f) die statischen Insuffizenzerkrankungen.

Die statischen Insuffizienzerkrankungen sind an der Wirbelsäule für die Orthopädie die wichtigsten Erkrankungen wegen der Häufigkeit ihres Vorkommens.

Früher oder später ermüdet jede menschliche Wirbelsäule in der Erfüllung ihrer spezifischen Aufgabe: der Aufgabe, den aufgerichteten Körper zu tragen. Wer will, kann darin die Strafe erblicken, welche eine höhere Gewalt dem Menschen dafür auferlegt hat, daß er frevelnd das Haupt zum Himmel erhob, oder er kann es erklären als Ausdruck noch nicht genügender Adaptation der Wirbelsäule an den aufrechten Gang.

So oder so: die Wirbelsäule hat die Last des aufgerichteten Rumpfes und die dazu kommenden akzessorischen Lasten zu tragen. Zur Erfüllung dieser Aufgabe hat sie eine gewisse Kraft. Zwischen der zu leistenden Tragarbeit und der vorhandenen Tragkraft besteht im Gesundheitszustand Gleichgewicht. Wird das Gleichgewicht durch Steigerung der Belastung oder durch Minderung der Tragkraft gestört, so wird ein Krankheitszustand ausgelöst: *es entsteht eine statische Insuffizienzerkrankung der Wirbelsäule.*

Der *Ursachen*, welche das Belastungsgleichgewicht an der Wirbelsäule stören können, gibt es eine ganze Menge. Eine geringere Rolle, als man von vornherein glauben möchte, spielt das Eigengewicht des Körpers. Wohl kann dasselbe außerordentlich hoch ansteigen, aber dabei paßt sich die Wirbelsäule der höheren Tragleistung im allgemeinen genügend an, und die Fettmassen, die sich um die Wirbelsäule herum anbauen, belasten sie nicht nur, sondern sie stützen sie auch. Öfter wirken schädigend akzessorische Lasten, die z. B. als Arbeitslasten von Schwerarbeitern getragen werden müssen. Wieder öfter wird die schädigende Steigerung der Tragarbeit bedingt durch abnorm lange Tragzeit. Zum Begriff der Tragarbeit gehört nicht nur die Last, die getragen werden muß, sondern auch die Zeit, während der getragen wird. Tragarbeit = Traglast × Tragzeit.

Schon ein normales Gewicht, welches abnorm lange getragen werden muß, bedingt abnorm hohe Tragarbeit.

Hier haben wir die Erklärung für die Häufigkeit statischer Insuffizienzerkrankungen der Wirbelsäule bei Leuten, die durch ihre Berufe gezwungen sind, lange zu stehen oder aufrecht zu sitzen, ohne die Arme auflegen oder den Rücken anlehnen zu können (Kellner, Verkäuferinnen, landwirtschaftliche Arbeiter, Maschinenschreiberinnen).

Sind diese Fälle auch zahlreich, so sind doch noch viel zahlreicher die Fälle, wo das Belastungsmißverhältnis ausgelöst wird durch *Minderung der Tragkraft der Wirbelsäule*.

Der Bedeutung des Knochens entsprechend überwiegen hier wieder die Schädlichkeiten, welche die *Tragkraft des Knochens* herabsetzen. In erster Linie ist zu nennen die angeborene Minderwertigkeit der Knochen, die wir für das Zustandekommen der sog. konstitutionellen Skoliosen verantwortlich machen. Weiter haben wir die Erweichung der Knochen durch Rachitis. Wir haben die physiologische Minderwertigkeit der Knochen in der Wachstums- und der Pubertätsperiode, im Klimakterium, in der Senescenz. Wir haben verminderte Leistungsfähigkeit der Knochen nach konsumierenden Krankheiten, nach Graviditäten, infolge besonderer Knochenerkrankungen wie Osteomalacie. Eine ganz besonders große Rolle spielen aber an der Wirbelsäule die Schädigungen der Tragkraft durch *Traumen*.

Es sind hier nicht gemeint die Fälle, wo ein Trauma zu einem sichtbaren Zusammenbruch der Wirbelsäule, zu einer Wirbelfraktur geführt hat. Die Schädigung der Tragfähigkeit, die dabei entsteht, ist ein ziemlich nebensächliches Symptom der Fraktur, und es wäre ganz gefehlt, in solchem Fall von einer traumatischen Insuffizienz zu sprechen.

Gemeint sind die Fälle, wo ein Trauma die Wirbelsäule trifft, ohne eine nachweisbare Fraktur zu erzeugen, wo aber an dieses Trauma sich eine Insuffizienzerkrankung mit allen für eine solche Erkrankung charakteristischen Symptomen anschließt.

Diese Fälle sind, wie gesagt, sehr häufig. Die Aufmerksamkeit ist auf dieselben zuerst durch KÜMMELL gelenkt worden, als er das Krankheitsbild beschrieb, welches heute allgemein als *Kümmellsche Deformität* bezeichnet wird. Die charakteristischen Züge dieses Krankheitsbildes sind folgende:

Die Wirbelsäule wird von einem Trauma getroffen. Es findet keine nachweisbare Fraktur statt, ja es entsteht überhaupt zunächst der Eindruck, als sei keine schwere Schädigung erfolgt, weil der Patient, nachdem der unmittelbare Effekt des Unfalls überwunden ist, keine oder nur sehr geringe Beschwerden empfindet. Nach einem Intervall, das Tage, Wochen, Monate und Jahre dauern kann, treten aber charakteristische Beschwerden auf ganz genau der Art, wie ich sie als Insuffizienzbeschwerden beschrieben habe, und endlich tritt eine Verbiegung der Wirbelsäule in Erscheinung, welche entweder ungefähr die Form eines spondylitischen Gibbus oder die eines runden Rückens gewinnt, die aber auch in Form einer Skoliose eintreten kann.

In der Kümmellschen Deformität haben wir das klassische Bild der traumatischen Insuffizienzerkrankung der Wirbelsäule.

Dieses klassische Bild entwickelt sich aber verhältnismäßig selten vollständig. Meistens kommt es nicht zur Ausbildung der Deformität. Der Fall bleibt in dem Stadium, welches sich zwischen erstem Auftreten von Beschwerden und Sichtbarwerden der Belastungsdeformität ausspannt, stecken. Es bleibt beim reinen Bild der Insufficientia vertebrae.

Über die Art der Traumen, welche hierbei in Frage kommen, und über den Weg, auf welchem sie die statische Leistungsfähigkeit schädigen, wollen wir hier nicht sprechen. Wir behandeln das unter dem Kapitel: „Wirbelsäule und Trauma." S. 237 ff.

Auch entzündliche Erkrankungen der Wirbelsäule führen zu Minderungen ihrer Tragkraft und eröffnen den Weg, auf welchem statische Belastung zur Schädigung führen kann. Wir kommen darauf, wenn wir diese Erkrankungen besprechen.

Schädigungen der Hilfsorgane der Wirbelsäule — *Bänder und Muskeln* — spielen an dieser Stelle eine verhältnismäßig geringe Rolle. Wenn die Wirbelsäule sich wegen einer Lähmung schief stellt, und sich diese „Lähmungsskoliose" schließlich „fixiert", so ist der wahre Werdegang der Deformierung dieser: die dauernde Schiefstellung bedingt eine relative Erhöhung der Belastung und eine relative Minderung der Tragkraft; daraus entsteht ein Belastungsmißverhältnis, und *dieses* verbiegt die Wirbelsäule. Die Verbiegung schlägt aber die Wege ein, welche ihr durch die von der Lähmung bedingten Haltung vorgezeichnet werden.

Genau so ist der Werdegang, wenn sich eine sogenannte statische Skoliose fixiert.

Dieses ist aber auch der Weg, auf welchem bei einer doppelseitigen angeborenen Hüftverrenkung im Laufe der Zeit Rückenschmerzen entstehen. Die abnorme Einstellung der Wirbelsäule fordert von ihr erhöhte Tragleistung. Kann sie dieser Anforderung nicht mehr genügen, so ergibt sich eine statische Insuffizienz, und die bekannten Schmerzen sind der Ausdruck dieses Krankheitszustandes.

Statische Insuffizienzerkrankungen der Wirbelsäule.

Überwiegen der statischen Inanspruchnahme der Wirbelsäule über deren statische Leistungsfähigkeit.

Erhöhung der statischen Inanspruchnahme.			Verminderung der statischen Leistungsfähigkeit.		
Erhöhung des Gewichtes der Last.	Verlängerung der Dauer der Belastung.	Exzentrische Auflagerung der Last.	Verminderung der Festigkeit der Knochen.	Verminderung der Festigkeit der Weichteile.	Differente Einstellung der Wirbelsäule.
Fettleibigkeit, schwere Kleider, Schultaschen, im Beruf zu tragende Lasten (Steinträger, Sackträger).	Last der Jahre, Schulsitzen, Uhrmacher, Schreiber, Kellner, Krankenschwestern, (Lehrlingsskoliosen!).	Einseitiges Tragen von Lasten, Differente Einstellung der Wirbelsäule.	Konstitutionelle Minderwertigkeit der Wirbelknochen, Rachitis, Osteomalacie. Trauma, Pubertät, Wachstum, Senium, Erschöpfung durch Krankheiten und Hunger, Inaktivitätsatrophie der Wirbelsäule.	Angeborene und erworbene Muskelschwäche, Lähmungen.	Gewohnheitsmäßige Falschhaltung, Schiefstand des Beckens, Pleuritische Schrumpfungen.

Ätiologie und Werdegang der statischen Insuffizienzerkrankungen der Wirbelsäule.

Einen Überblick über die mannigfaltigen Ursachen der statischen Insuffizienzerkrankungen der Wirbelsäule soll beistehendes Schema geben. Es macht zugleich den Weg anschaulich, auf welchem die Wirkung der einzelnen Schädlichkeiten zustande kommt. Natürlich erschöpft das Schema nicht alle Möglichkeiten.

Ein Blick auf dieses Schema zeigt, daß die statischen Insuffizienzerkrankungen der Wirbelsäule nicht an ein bestimmtes Lebensalter gebunden sind. Die Möglichkeit ihrer Entstehung eröffnet sich in dem Augenblick, wo sich das Kind zum Sitzen aufrichtet, und sie wird erst geschlossen, wenn sich der Greis zum Sterben hinlegt. Bestimmte Lebensalter sind aber besonders prädestiniert: die Alter, in welchen eine gewisse physiologische Minderwertigkeit des Skelettes besteht, die Alter, welche durch Knochenerkrankungen bevorzugt werden, und diejenigen, in welchen Berufstätigkeit besondere Anforderungen an die Wirbelsäule stellt und besondere Gelegenheit für traumatische Schädigungen bietet.

In die letztgenannte Gruppe gehören auch die von *Kriegsbeschädigungen* hervorgerufenen Erkrankungen.

Die traumatische Pandemie, welche der Weltkrieg bedeutete, hat natürlich auch Wirbelsäulentraumen in Unzahl mitgebracht und hat traumatische Insuffizienzerkrankungen der Wirbelsäule in größter Zahl erzeugt. Sie sind nur nicht diagnostiziert worden, — aus Gründen, die ich bei der Besprechung der Diagnostik der Wirbelsäulenerkrankungen dargelegt habe. *Unter den Neurotikern, unter den Simulanten, unter den Rentenjägern*, die vom Krieg her so viel herumlaufen, und die den Versorgungsgerichten so viel Arbeit machen, *ist ein ganz außerordentlich hoher Prozentsatz verdiagnostizierter Fälle von Insufficientia vertebrae traumatica.*

Der *Verlauf*, welchen die statischen Insuffizienzerkrankungen der Wirbelsäule nehmen, entspricht in allem dem allgemeinen Verlauf der statischen Insuffizienzerkrankungen, den wir im allgemeinen Teil geschildert haben und dem dort zur Darstellung gebrachten Schema (Abb. 6). In dem Moment, wo das Belastungsmißverhältnis zur Wirksamkeit kommt, treten physiologische Störungen auf. Diese bestehen eine gewisse Zeit, ehe Formveränderungen in Gestalt von Überlastungsverbiegungen sichtbar werden. Treten diese auf, so bestehen physiologische Krankheitserscheinungen *und* eine sich verschlimmernde Deformität. Kommt es jetzt zu einer Wiederherstellung des Belastungsgleichgewichtes, so verschwinden die physiologischen Störungen, die Deformität bleibt aber auf dem Stand, den sie erreicht hat, bestehen. Macht sie von sich aus Störungen, so sind diese prinzipiell anderer Natur als die physiologischen Störungen, welche durch die Störung des Belastungsgleichgewichtes verursacht wurden.

Für die Praxis ist es zweckmäßig, wenn man die Fälle, bei welchen nur physiologische Krankheitserscheinungen bestehen, und die, bei welchen diese das ganze Krankheitsbild beherrschen, von denen trennt, bei denen nur die Deformität vorhanden ist oder die Deformität die beherrschende Rolle spielt. Wir bezeichnen die Fälle, welche zur ersten Gruppe gehören, als Fälle von *Insufficientia vertebrae*, Fälle, die zur zweiten Gruppe gehören, als *statische Belastungsdeformitäten der Wirbelsäule*. Wir bleiben uns dabei klar, daß die beiden Krankheitsbilder sich so miteinander verbinden, wie es das Schema auf Seite 18 darstellt.

Die hier folgenden Ausführungen beziehen sich zunächst auf die Fälle von

g) Insufficientia vertebrae.

Die statischen Belastungsdeformitäten behandeln wir in einem späteren Kapitel besonders. Beziehungen der einen Gruppe zur anderen werden wir hier und dort zu berücksichtigen haben.

Die Insufficientia vertebrae ist eine ausgesprochen chronische Erkrankung. Mit uncharakteristischen Erscheinungen beginnend, entwickelt sich meist langsam und schwankend ihr Bild zu geringerer oder zu größerer Höhe. Ein bestimmter Anfangstermin der Erkrankung läßt sich gewöhnlich nicht angeben. Selbst in den Fällen, wo ein bestimmtes einmaliges Ereignis, z. B. ein Trauma, zweifellos die Ursache der Erkrankung ist, haben wir, wie schon KÜMMELL das beschrieben hat, nach einem größeren oder geringeren, mehr oder weniger freien Intervall den zeitlich nicht scharf zu normierenden Beginn der Krankheitserscheinungen und ihren ungleichmäßigen Anstieg.

Wie in der Entwicklung des Bildes bleibt der Wechsel ein charakteristisches Zeichen des ganzen Verlaufs. Zeiten, in denen der Patient sich wohler fühlt, wechseln mit Zeiten, wo das Gegenteil der Fall ist, und häufig sind wir nicht in der Lage, die Ursache für das eine oder für das andere zu erkennen. Ist das Krankheitsbild zu hoher Entwicklung gelangt, so besteht wenig Neigung zu spontaner Heilung. Jahre, Jahrzehnte zieht sich die Krankheit hin, nicht selten verpfuscht sie ein ganzes Leben.

Die Krankheitserscheinungen kann man weitgehend studieren, wenn man sich selbst einer schweren Übermüdung der Wirbelsäule aussetzt und sich dabei beobachtet. Die Insufficientia vertebrae ist ja nichts anderes als eine chronische Ermüdung der Wirbelsäule. Übersetzt man die Erscheinungen, welche man bei einer akuten beobachtet, ins Chronische, so ergibt sich weitgehende Deckung.

Wenn man den hier vorgeschlagenen Versuch macht, so empfindet man zunächst ausgesprochene Ermüdungsgefühle im Rücken. Diese Ermüdungsgefühle gehen in Schmerzen über. Die Schmerzen bleiben nicht auf dem Rücken beschränkt. Wir bekommen Kopfschmerzen, die vom Nacken ausgehen: wie wenn der Hals sich in den Kopf bohren will. Wir bekommen Schmerzen in den Rippen, im Bauch. Ein allgemeines Unbehagen. Schließlich entwickelt sich ein Zustand, gegen den der stärkste Wille nichts mehr vermag. Wir müssen uns legen, und wir können nun die außerordentlich schnelle Wirkung der Ruhe beobachten, die uns von allen Erscheinungen unserer akuten Insufficientia vertebrae befreit.

Hier haben wir die *Kardinalsymptome der echten Insufficientia vertebrae: Ermüdungsgefühle, Schmerzen im Rücken, Schmerzenn,die in Brust, Bauch, auch in die Extremitäten ausstrahlen, Kopfschmerzen, allgemeie Erschöpfungsbeschwerden.* Wir haben auch die *schädigende Wirkung von Tragarbeit* und die *heilende von Entlastung.*

Wohl variiert das Bild in verschiedenen Fällen ganz außerordentlich. Aber wenn wir verstehen, zu analysieren, so kommen die charakteristischen Grundfarben des Krankheitsbildes in geradezu langweiliger Eintönigkeit immer wieder zum Vorschein.

Liegt der Fall ganz einfach, so klagt der Patient über abnorme Ermüdungsgefühle oder Schmerzen im Rücken, die sich bei längerem Aufrechttragen des Rumpfes steigern, und die sich in der Ruhelage vermindern oder verschwinden. Verwischter wird das Bild, wenn sich ausstrahlende Beschwerden zugesellen. Diese gewinnen oftmals überragende Bedeutung. Der Patient klagt ausschließlich über sie, er gibt Rückenschmerzen nicht nur nicht an, sondern er negiert sie sogar bei einer besonders darauf gerichteten Frage. Was wir in dem Kapitel „*Diagnostik der Wirbelsäulenerkrankungen*" diesbezüglich gesagt haben, ist besonders Erfahrungen an Fällen von Insufficientia vertebrae entnommen.

Noch verwischter wird das Bild, wenn sich zu den ausstrahlenden Beschwerden auch noch allgemein-nervöse Krankheitserscheinungen hinzugesellen.

Und dies geschieht so häufig, daß ich schon in meiner ersten Publikation über die Insufficientia vertebrae, als ich erst eine ziemlich geringe Zahl einschlägiger Fälle mit Bewußtsein beobachtet hatte, die *allgemein nervöse Schädigung nach der depressiven Richtung* als ein außerordentlich häufiges Symptom des Gesamtbildes bezeichnete.

Immer wieder macht man die Beobachtung, daß diese Patienten über Kopfschmerzen, über verminderte geistige Arbeitsfähigkeit, über Schlaflosigkeit klagen, daß es zu einer ausgesprochen depressiven Verstimmung kommt, daß eine schwere Neurasthenie, eine ausgesprochene Hysterie sich entwickelt.

Die ausstrahlenden Beschwerden treten — selten — in Form von Neuralgien in den Armen auf. Häufiger kommen sie vor als Intercostalneuralgien, gehen sie als nervöse Herzbeschwerden, als Rippenfellreizung. Wieder öfter treten sie auf als nervöse Verdauungsstörungen, bei Frauen als nervöse Unterleibserkrankungen. Ganz besonders häufig finden sie sich aber in Form von Ischiasschmerzen.

Bei der Suche nach einer

Erklärung des Krankheitsbildes

sind wir insofern schlecht gestellt, als die tief im Körper steckende Wirbelsäule sich unseren Untersuchungsmitteln in vivo so wenig zugängig zeigt und wir die in Frage kommenden Veränderungen auch am toten Präparat nicht finden, vielleicht weil wir noch nicht gelernt haben, sie zu suchen. Wir sind deshalb auf Analogieschlüsse angewiesen. Ein günstiges Vergleichsobjekt ist da der Fuß, wo wir als Parallelbild die Insufficientia pedis haben. Wie wir als typische Kennzeichen dieser Erkrankung die Insuffizienzschmerzen (Plattfußschmerzen) und bei genügender Entwicklung ausgesprochene Entzündungserscheinungen erhalten (Ödeme, Muskelspasmen), so müssen wir annehmen, daß an der Wirbelsäule bei einer Steigerung der Erkrankung über einen gewissen Punkt *entzündliche Zustände* entstehen.

Daß dem so ist, können und müssen wir auch daraus schließen, daß genau dieselben objektiven Krankheitserscheinungen an der Wirbelsäule auftreten wie bei bakteriellen Entzündungen. Es gibt Fälle, wo erst lange Beobachtung entscheidet, ob eine statische Insuffizienzerkrankung oder z. B. eine tuberkulöse Spondylitis vorliegt.

Entstehen an der Wirbelsäule bei der Insufficientia vertebrae tatsächlich entzündungsartige Zustände, dann ist das Auftreten der geschilderten Krankheitserscheinungen und auch das proteusartige in der Zusammenstellung derselben am einzelnen Fall erklärt. Die Erklärung ergibt sich aus der engen Verbindung, welche zwischen Wirbelsäule und Nervensystem besteht, und daraus, daß die aus der Erkrankung entstehenden Reizzustände in den verschiedensten Teilen der Wirbelsäule sich lokalisieren und in ihrer Höhe ausgiebig variieren können.

Ein die Reizstelle passierender Nerv wird irritiert, er antwortet mit Schmerz in seinem Ausstrahlungsgebiet, mit spezifischen funktionellen Störungen. Die Verbindung der spinalen Meningen mit den cerebralen, der zirkulierende Liquor geben den Weg, Reize von der Krankheitsstelle auf das Gehirn zu übertragen und dort schädigend sich auszuwirken. Kommt dazu psychische Irritation durch die lange Dauer der Krankheit, Existenzbedrohung, und trifft das alles auf eine wenig widerstandsfähige Nervenkonstitution, so wird die Entwicklung höchstgradiger Neurosen absolut verständlich.

Bei der *objektiven Untersuchung*

finden wir in leichten Fällen nichts anderes als Klopf- und Druckschmerz in größerer oder geringerer Ausdehnung. Besonders bevorzugte Gebiete sind für den

Klopfschmerz die Höhe der Brustkyphose, für Druckschmerz die Lendenwirbel-körper, welche vom Bauch her zu erreichen sind. Bei ansteigender Entwick-lung bekommen wir dann die spastischen Muskelcontracturen, die wir im Kapitel „*Diagnostik der Wirbelsäulenerkrankungen*" beschrieben haben, ebenfalls in der dort gegebenen Steigerungsreihe.

Diese Muskelspasmen sind nicht spezifisch für die Insufficientia vertebrae, sie treten bei allen schmerzhaften Erkrankungen der Wirbelsäule, auch bei schmerzhaften Meningealerkrankungen auf. Aber alle anderen schmerzhaften Erkrankungen sind an der Wirbelsäule so viel seltener, daß die Feststellung der Muskelspasmen der Wahrscheinlichkeit nach fast die Diagnose Insufficientia vertebrae ergibt.

Ebenso verhält es sich mit dem *Stützbedürfnis* und der *Scheu vor Bewegung und Erschütterung*, die man bei hoher Entwicklung der Erkrankung regelmäßig zur Beobachtung bekommt. Ebenso endlich mit den *Deformhaltungen*.

Nachdem wir die Ausdrucksformen dieser Krankheitserscheinungen oben ausführlich geschildert haben, begnügen wir uns hier mit dem Hinweis.

Erwähnt muß aber werden, daß häufig Steigerung der Patellarreflexe nach-zuweisen ist, daß auch andere Reflexe, wie der Achillessehnenreflex, gesteigert sein können. In den exzessiv schweren Fällen, wie man sie im Krieg beobachten konnte, und wie sie auch nach Eisenbahn- und Fahrstuhlunfällen vorkommen, erlebt man es, daß die Reflexprüfung über den ganzen Körper laufende Reflex-krämpfe auslöst. Bei diesen Fällen ist auch das „*Schütteln*" eine häufige Er-scheinung.

Das Schütteln

ist ein Symptom, daß man lokalisiert recht häufig beobachten kann, wenn man Extremitäten, die durch Traumen oder andere Erkrankungen schwer geschädigt lange in Fixationsverbänden lagen, aus diesen Verbänden nimmt. Es ist ein Zeichen dafür, daß der Patient das kranke Glied nervös noch nicht völlig be-herrscht. Daß dieses Symptom bei einer stark geschwächten Wirbelsäule auf-tritt und da auch vielleicht besonders bei Menschen, die nervös nicht ganz auf der Höhe sind, ist nicht zu verwundern. Die Zugehörigkeit des Schüttelns zur Insufficientia vertebrae in den Fällen, wo wir es bei dieser Krankheit beobachten, wird bewiesen durch den Behandlungserfolg. Wird die Insuffizienz beseitigt, so verschwindet das Schütteln ohne jede andere als die gegen die Insuffizienz gerichtete Behandlung.

Damit ist natürlich nicht gesagt, daß *jedes* Schütteln von einer Insufficientia vertebrae herrühren müsse, und die Wirbelsäulenbehandlung ist nicht als Behand-lung des Schüttelns schlechtweg proklamiert.

Pathologische Anatomie.

Die Insufficientia vertebrae ist das Produkt eines Mißverhältnisses zwischen Belastung und Tragfähigkeit der Wirbelsäule. Es ist der Ausdruck einer Störung der normalen physiologischen Beziehungen, eine *physiologische* Erkrankung. *Eine spezifische pathologische Anatomie der Insufficientia vertebrae gibt es deshalb nicht.* Trotzdem bestehen wichtige Beziehungen zwischen Insuffizienz und pathologischer Anatomie, die wir klar legen müssen.

Erstens können *anatomische Veränderungen Ursache der Insuffizienz-erkrankung* werden.

Zweitens können *anatomische Veränderungen* als *Produkte der Insuffizienz-erkrankung* entstehen.

Drittens können *anatomische Veränderungen als Abwehrprodukte* gegen die Krankheit vom erkrankten Organismus erzeugt werden.

Alle anatomischen Veränderungen, welche in der Lage sind, die Tragkraft der Wirbelsäule zu schädigen, sind auch in der Lage, eine Insuffizienzerkrankung auszulösen. Sie tun es aber nur, wenn die gesetzte Schädigung tatsächlich das Belastungsgleichgewicht stört. Daraus ergeben sich verschiedene Konstellationsmöglichkeiten. Bei einer Rachitis, bei einer anderen Erweichungskrankheit *kann* eine Insuffizienz entstehen, braucht es aber nicht. Genau so ist es mit traumatischen Veränderungen. Wir dürfen deshalb nicht aus einem Befund dieser Art den Schluß ziehen, daß eine Insuffizienz vorliegen *müsse*, und wir dürfen aus dem Mangel eines solchen Befundes nicht den Schluß ziehen, daß eine Insuffizienz nicht vorliegen *könne*.

Ähnlich ist es mit den statischen Belastungsdeformitäten. Wir haben gezeigt, daß eine gewisse Zeit, unter Umständen sogar eine sehr lange, vergehen muß, bis solche Deformitäten sichtbar werden können, und solche Deformitäten bestehen weiter, auch wenn die Insuffizienzerkrankung, welche sie erzeugt hat, zur Ausheilung gekommen ist. Wir dürfen deshalb auch wieder aus dem Fehlen einer solchen Deformität nicht den Schluß ziehen, daß keine Insuffizienz bestehen *könne*, und wir dürfen aus dem Bestehen einer Deformität nicht den Schluß ziehen, daß auch eine statische Insuffizienz vorhanden sein *müsse*.

Daß der lebende Organismus Abwehrmaßnahmen gegen die Insuffizienzerkrankung produziert, ist vorauszusetzen, weil sich der Organismus gegen alle Krankheiten zu wehren sucht. Die entsprechenden Produkte sind daran zu erkennen, daß sie *zweckmäßig* sind. Zweckmäßig sind hier Produktionen, die imstande sind, die Tragkraft der Wirbelsäule zu erhöhen.

Dementsprechende Änderungen der Qualität der Knochen kann man wohl unter gewissen Voraussetzungen vermuten, aber nicht beweisen. Eine Änderung von Zweckmäßigkeit, die wir aber leicht nachweisen können, ist die Massenvergrößerung der Wirbelkörper, welche sich auf Röntgenbildern in der eigenartigen *sanduhrförmigen Figur der Lendenwirbelkörper* verrät. Es ist bezeichnend, daß wir diese Figur bei älteren Personen, die schwer körperlich gearbeitet haben, so häufig finden, und es ist kennzeichnend, daß wir gerade bei der Untersuchung von Insuffizienzkranken diese Bilder recht häufig erhalten.

Der Befund ist nicht beweisend dafür, daß eine Insuffizienz besteht oder bestanden hat. Er beweist nur, daß der Körper Ursache hatte, die Tragkraft der Wirbelsäule zu erhöhen, und daß er das getan hat. Findet man in Verbindung damit Beschwerden, welche für eine Insuffizienz sprechen, so besteht die Wahrscheinlichkeit, daß die Anpassungsbestrebungen des Organismus nicht genügt haben. Wir erhalten ein im Gesamtbild beachtliches Symptom.

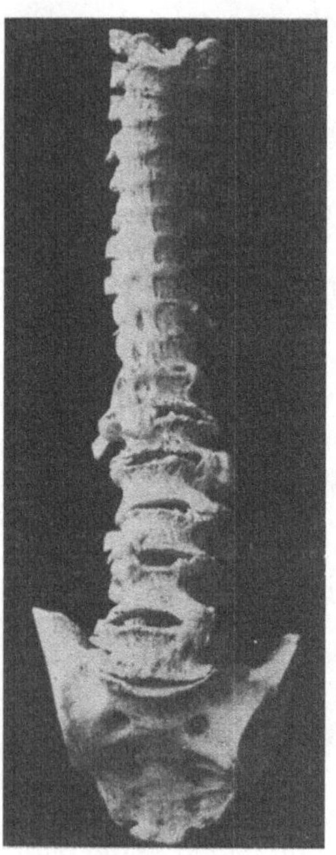

Abb. 139. Hochgradige Spondylitis deformans. (Sammlung Prof. GEIPEL.)

Finden wir Zeichen einer *Spondylitis deformans*, so ist das ein noch gewichtigerer Befund.

Die Spondylitis deformans wird im allgemeinen als eine Krankheit sui generis aufgefaßt. Daß sie dieses nicht ist, hat zuerst BENECKE ausgesprochen, und ich glaube es bewiesen zu haben.

Wenn man eine Wirbelsäule mit hochgradigen Erscheinungen von Spondylitis deformans betrachtet, so hat man zunächst den Eindruck eines regel-

und gesetzlosen Durcheinander (Abb. 139). Es findet sich aber sofort Regel und Gesetz, wenn man der Spondylitis deformans das Ziel supponiert, die Wirbelsäule vor Überlastungsschädigung, insbesondere vor Überlastungsverbiegung zu schützen.

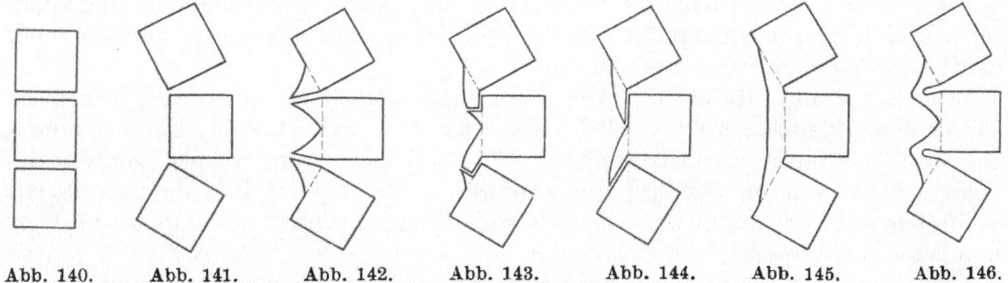

Abb. 140.   Abb. 141.   Abb. 142.   Abb. 143.   Abb. 144.   Abb. 145.   Abb. 146.

Abb. 140—146. Abb. 140 stellt eine aus beweglich miteinander verbundenen Teilen bestehende Säule dar. Abb. 141 stellt dar, wie sich eine solche Säule unter Überlastung verbiegt. Abb. 142—146 stellen dar, wie der Techniker eine sich derartig verbiegende Säule stützt.

Die Wirbelsäule ist eine Tragsäule, die aus einzelnen miteinander durch bewegliche Zwischenlagerungen verbundenen Stücken besteht. Abb. 140 soll dies zur Darstellung bringen.

Stellen wir einem Techniker die Aufgabe, eine solche Säule gegen eine Überlastungsverbiegung, wie Abb. 141 eine zeigt, zu schützen, so wird dieser Stützkonstruktionen an dieselbe setzen wie sie Abb. 142—146 zur Darstellung bringen. Abb. 142 zeigt den Grundtypus. Es sind miteinander korrespondierende Stützblöcke, welche in die Konkavität der entstehenden Biegung an die sich gegenüberliegenden Ränder der Säulenstücke angesetzt werden. In Abb. 143 u. 144 sind Variationen der Konstruktion dargestellt, die das Wesen derselben nicht berühren. In Abb. 145 ist eine Konstruktion dargestellt, die gewählt werden wird, wenn die Beweglichkeit der einzelnen Säulenteile gegeneinander von vornherein aufgegeben werden soll, in Abb. 146, wenn dieser Verzicht sekundär, d. h. nachdem schon Stützblöcke angesetzt sind, erfolgt.

Nun vergleiche man damit die Abb. 147 und 148, die von BENECKE stammen. Es ist geradezu verblüffend,

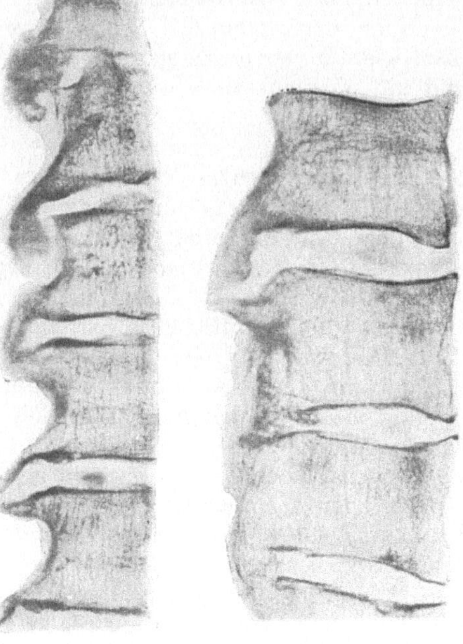

Abb. 147.   Abb. 148.

Abb. 147 u. 148. Wirbelkörper mit Spondylitis deformans. Sie zeigen, wie der lebende Organismus die Stützkonstruktionen ausführt, welche in Figur 142—146 dargestellt sind (nach BENECKE).

wie sich diese Bilder mit den theoretischen Skizzen decken. Für jeden, der technisch denken kann, ist damit der absolute Beweis erbracht, daß die Anbauten an der Wirbelsäule, die diese Bilder zeigen, gar keinen anderen Sinn und Zweck haben können, als eben den, die Wirbelsäule vor Überlastungsverbiegung zu schützen. In meiner Arbeit über Spondylitis deformans und Arthritis deformans, welche in Langenbecks Archiv Bd. 139 erschienen ist, habe ich das ausführlich unter Anführung zahlreicher Belege dargestellt. Ich begnüge mich hier unter Hinweis darauf mit dem hier und im allgemeinen Teil S. 17 Gebrachten.

Wie ist nun *das Verhältnis der Spondylitis deformans zur Insufficientia vertebrae?*

Wir finden bei Insuffizienz Spondylitis deformans, wir finden sie aber auch nicht, und wir finden auch die Spondylitis deformans, wo wir vergeblich nach Insuffizienzerscheinungen ausschauen.

Die Erklärung gibt sich so: die Spondylitis deformans entwickelt sich zwar nur an einer insuffizienten Wirbelsäule, aber dazu gehört Zeit. Ja, bei einem besonders schweren Insuffizienzfall fehlt vielleicht dem Körper gerade die Reaktionskraft, deren Ausfluß die Produktion der Spondylitis deformans ist. Es können also schwerste Insuffizienzerscheinungen bestehen: man sucht aber vergebens nach Spondylitis deformans.

Die Produkte der Spondylitis deformans bleiben bestehen, auch wenn die Insuffizienz zum Ausgleich kommt. Wir finden Spondylitis deformans, während Insuffizienzsymptome fehlen.

Wir dürfen deshalb nicht aus dem Nachweis der Spondylitis deformans den Schluß ziehen, daß Insuffizienzbeschwerden *zur Zeit* vorhanden sein *müssen*, und wir dürfen, weil eine Spondylitis deformans nicht nachweisbar ist, nicht schließen, daß Insuffizienzbeschwerden nicht bestehen *können*.

Nach der Spondylitis deformans muß bei Verdacht auf Bestehen einer Insufficientia vertebrae gesucht werden, aber positiver wie negativer Befund sind mit Vorsicht zu bewerten, wenn nicht Irrschlüsse gezogen werden sollen.

Diagnose.

Die Insufficientia vertebrae zu diagnostizieren, kann nach dem, was oben allgemein über die Diagnostik der Wirbelsäulenerkrankungen, und nach dem, was hier über die Insufficientia vertebrae selbst gesagt worden ist, keine Schwierigkeiten machen. Ich begnüge mich deshalb, hier anzuführen, wo man nach dieser Erkrankung suchen muß.

Wenn die Insufficientia vertebrae so häufig ist, wie von mir behauptet wird, wenn sie so große Beschwerden verursachen kann, wie ich beschrieben habe, so müssen zugehörige Fälle häufig in die Hand des Arztes kommen, und sie müssen, da die Diagnose Insufficientia vertebrae heute noch von nur wenig Ärzten gestellt wird, unter anderen Krankheitsbezeichnungen rubrizieren.

Dem ist auch so. Abgesehen davon, daß sich auch Ärzte mit der Laiendiagnose Kreuzschmerzen begnügen, stecken unsere Fälle in den Diagnosen *Muskelrheumatismus, Intercostalneuralgie, Wanderniere, Enteroptose, funktionelle Magendarmstörungen, nervöse Unterleibserkrankungen, Gebärmutterverlagerung, Ischias,* und ganz besonders viel unter der Diagnose *Neurasthenie* und *Hysterie.* Es sind das anerkanntermaßen alles mehr oder weniger ausgesprochene Verlegenheitsdiagnosen.

Wenn man es sich zur Regel macht, daran zu denken, daß Rückenschmerzen auch Anzeichen einer Wirbelsäulenerkrankung sein können, daß man Klagen über Rückenschmerzen beachtet, daß man nach solchen fragt, wenn sie nicht spontan geäußert werden, wenn man bei Rückenschmerzen die Wirbelsäule regelmäßig untersucht, wenn man die Wirbelsäule untersucht, ehe man eine funktionelle Störung, ehe man Neurasthenie oder Hysterie diagnostiziert, so wird man außerordentlich häufig die Erscheinungen finden, welche wir als Ausdruck einer Insufficientia vertebrae beschrieben haben. Schließt man dann die Wirbelsäulenerkrankungen aus, die ähnliche Symptome verursachen, so behält man eine Gruppe, für welche die Diagnose soweit gesichert ist, als es nach Lage der Sache überhaupt sein kann. Die letzte Entscheidung gibt schließlich der Behandlungsversuch.

Die Fälle, welche wir durch die spezifische Insuffizienzbehandlung heilen, sind reine Insuffizienzfälle, die, welche wir bessern, sind soweit Insuffizienzerkrankungen, als unser Erfolg reicht. Bei denen, welche sich auch gegen eine richtig geführte Kur resistent erweisen, haben wir eine falsche Diagnose gestellt.

Behandlung.

Die Richtlinien für die Behandlung der Insufficientia vertebrae sind klar. Durch eine Störung des Belastungsgleichgewichtes ist die Krankheit verursacht. *Wiederherstellung des Belastungsgleichgewichtes muß das Ziel der Behandlung sein.* Selbstverständlich ist es, daß man ätiologische Therapie treiben muß, und daß erst, wo dies nicht möglich ist, eine palliative Behandlung einsetzen darf.

Ätiologische Therapie ist meistens möglich in den Fällen, wo die Ursache der Störung in einer Erhöhung der Tragarbeit liegt, z. B. durch Berufswechsel. Wenn die Erkrankung bei jugendlichen Personen nach Eintritt in den Beruf auftritt, ist darauf besonders zu drängen. Der Erfolg erfüllt nicht immer die Erwartung. Sind Reizzustände in höherem Grade zur Entwicklung gekommen, so haben diese die Tragkraft so geschädigt, daß sie auch für eine normale Belastung nicht mehr ausreicht.

Ist das Belastungsgleichgewicht durch eine Erkrankung der Wirbelsäule gestört, so werden wir natürlich diese Erkrankung zu beseitigen suchen, aber bei der Art der in Frage stehenden Erkrankungen bleibt es nur zu oft beim Wollen. Können wir wirklich eine erfolgreiche Therapie treiben, so vergehen, bis dieser Erfolg eintritt, meist lange Zeiten, und ebenso braucht der Körper, wenn er in der Auswirkung von Selbstheilungsbestrebungen zum Ziele kommt, lange Zeit. Über diese Zeit müssen wir den Patienten hinwegbringen, und wir müssen dazu das Belastungsgleichgewicht herstellen, ganz gleich, aus welchem Grunde es gestört worden ist. Gelingt uns diese Herstellung, so fördern wir auch die tatsächliche Heilung, weil wir dem Organismus den Weg für seine Selbstheilungsarbeit frei machen.

Stellen wir uns diese Aufgabe, so werden wir bei der allgemeinen Einstellung der Orthopäden zuerst in der *Gymnastik* das Kräftigungsmittel für die Wirbelsäule suchen, und wir werden dabei eine große Enttäuschung erleben. Nur die leichtesten Fälle — und auch diese nur bei vorsichtigster Dosierung — antworten günstig auf Gymnastikbehandlung. Bei schwereren Fällen erhalten wir prompt heftige Steigerung aller Erscheinungen. Dies erklärt sich so:

Gymnastik ist ein Arbeitsreiz. Mit dem Arbeitsreiz können wir Organe, die zwar schwach aber gesund sind, kräftigen. Wenden wir bei ermüdungs*kranken* Organen Arbeitsreize an, so steigern wir die die Krankheit erzeugende Schädlichkeit, und wir verschlimmern das Leiden. Das gilt ganz allgemein, und das bestätigt sich an der Wirbelsäule und bei ihrer spezifischen Ermüdungserkrankung, der Insufficientia vertebrae.

Mit der *Massage* erreicht man schon Besseres. Leichtere und mittlere Fälle reagieren gut, wenn man mit der Massage nicht zu derb kommt. Schwerere Fälle vertragen aber auch den Massagereiz nicht.

Ob Bestrahlungen irgendwelcher Art besondere Vorteile bieten, steht noch dahin.

Kuren in *radioaktiven Bädern* sind vielfach mit Vorteil zu verwenden. Dabei möchte ich erwähnen, daß Patienten mit schweren Schmerzen oftmals auf Vollbäder eigenartig reagieren. Sie fühlen sich im Bade selber wohl, beim Verlassen des Bades aber treten Schmerzanfälle auf. Es entspricht das der Erscheinung, die man bei statischen Insuffizienzerkrankungen regelmäßig beobachtet, nämlich daß nach Entlastung plötzlich wieder einsetzende Belastung besondere Schmerzen erzeugt.

Wesentlich schneller lindern wir dem Kranken seine Beschwerden, wenn wir der kranken Wirbelsäule Last abnehmen, wenn wir *stützen*. Wie bei allen statischen Insuffizienzerkrankungen ist bei der Insufficientia vertebrae die Stützung die souveräne Behandlung. Gewiß bedeutet sie nur eine palliative Behandlung. Aber sie bringt augenblicklich Erleichterung, und in einem großen Prozentsatz führt sie ohne andere Behandlung zur Heilung, weil der Organismus für seine Selbstheilungsbestrebungen offenen Weg gewinnt.

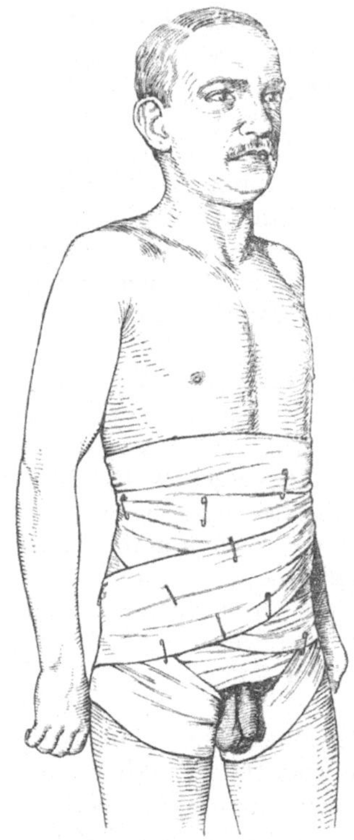

Um auszuprobieren, ob ein Patient auf Stützung gut reagiert, benutze ich einen Fingerzeig, den mir Patienten, wie einer in Abb. 122 abgebildet ist, gegeben haben. Ich setze durch einen Verband die Bauchblase unter Druck, und mache sie so belastungsfähig. Der Verband (Abb. 149) wird mit breiten Idealbinden straff angelegt, die Binden werden untereinander durch zahlreiche Sicherheitsnadeln verbunden. Fühlt der Patient dadurch Erleichterung, so ist es angezeigt, den Verband durch eine Stützbandage oder ein Stützkorsett zu ersetzen.

Die einfachste in Frage kommende Vorrichtung ist *das elastische Bindenkorsett*, welches Abb. 150 a u. b darstellt. Dieses elastische Bindenkorsett besteht aus straffem Gummitrikot, und es sind eine Anzahl dünne biegsame Stahlschienen auf demselben aufgenäht. Die Bandage muß natürlich, wenn sie wirken soll, sehr straff sitzen. Dehnt sich der Gummi aus, so stellen sich die unter ihr geschwundenen Beschwerden wieder ein. Stellt man den richtigen Schluß wieder her, so verschwinden sie wieder.

Unter den vielen Menschen, die Bauchbinden tragen, leidet ein großer Prozentsatz an Insufficientia vertebrae. Die Erleichterung, welche ihnen die Binde bringt, kommt, wie hier beschrieben, zustande.

Abb. 149 Der Bauchwickelverband spannt die Bauchblase und macht sie belastungsfähig.

Mit dem elastischen Bindenkorsett erreicht man Genügendes, wenn es sich um leichtere Fälle handelt, und wenn besonders die unteren Abschnitte der Wirbelsäule affiziert sind. Hat der Patient einen fetten Bauch, so eignet sich besser als das Bindenkorsett ein Mittelding zwischen Bauchbinde und Hüftbügelkorsett, wie Abb. 151 a u. b darstellt. Genügen diese Konstruktionen nicht, so bieten unsere alten Korsettkonstruktionen die Möglichkeit, eine stärkere Stützwirkung, die auch höher hinaufreicht, zu entfalten. Die Konstruktionen, welche ich verwende, sind zuerst das sogenannte *Zwickelkorsett* (Abb. 25 a u. b), sodann das *Hüftbügelkorsett* (Abb. 26 a u. b) und das *Lederdrellkorsett* (Abb. 28 a u. b). Besondere Fälle erfordern natürlich besondere Modifikationen.

Von den drei genannten Modellen ist das Zwickelkorsett das leichteste, das auch wegen der Ähnlichkeit mit einem Damenkorsett von weiblichen Patienten am liebsten getragen wird. Das Hüftbügelkorsett stützt vollkommener.

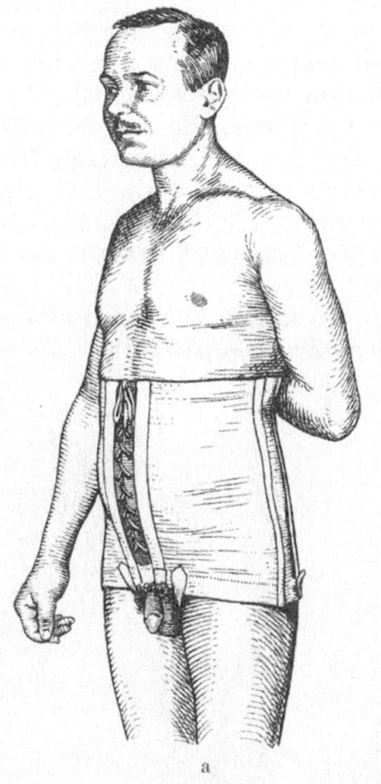
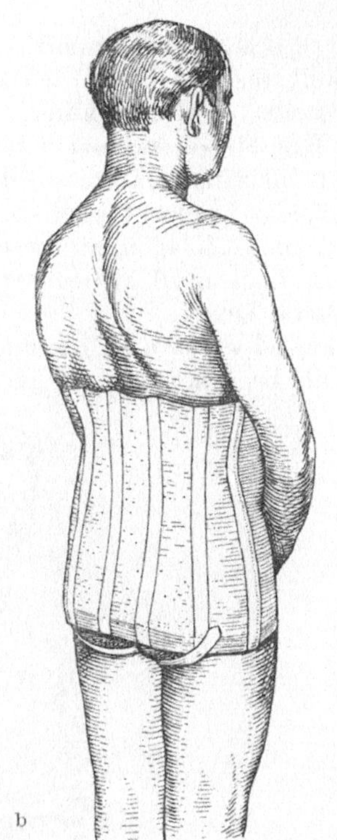

Abb. 150a u. b. Elastisches Bindenkorsett.

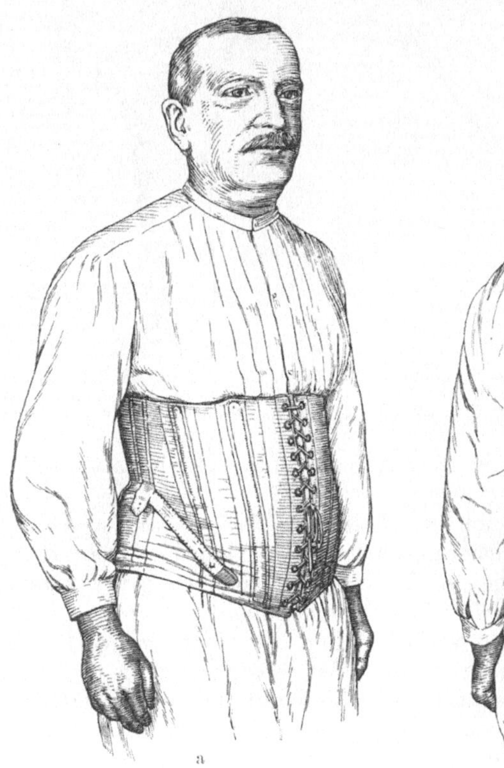
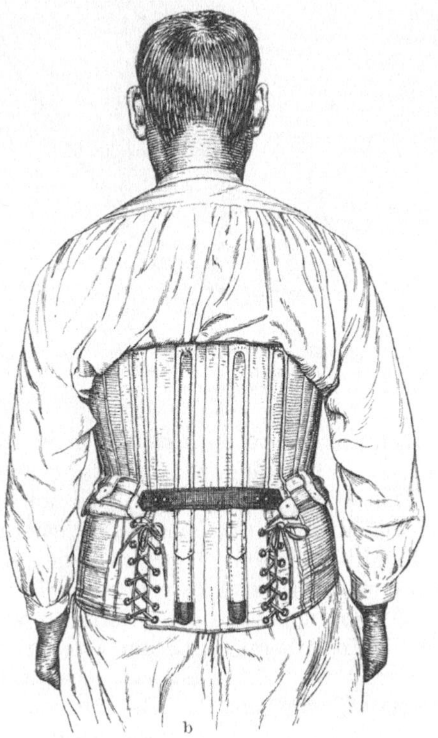

Abb. 151a u. b. Hüftbügel-Leibbinde.

13*

Ich gebe es besonders Männern. Das Lederdrellkorsett zeichnet sich durch seine Haltbarkeit aus und bietet den Vorteil, daß auch ein weniger geschickter Techniker dasselbe herstellen kann, wenn man ihm ein gutes Modell gibt.

Zur Korsettbehandlung gehört auch ein *Gipsbett*. Es ist eine sehr häufige Klage der Insuffizienzkranken, daß sie im Bett keine richtige Lage finden, und daß ihr Schlaf immer wieder durch Schmerzen gestört wird. Das Gipsbett ist imstande, diese Klagen zu beseitigen, indem es die Entlastungslage sichert. Aber diese Lage muß haarscharf getroffen werden, sonst bereitet das Gipsbett unerträgliche Qualen.

In den schwersten Fällen und in Fällen, wo man einen unmittelbaren Erfolg haben will, beginne man die Kur mit einem *Rumpfgipsverband*. Kein Korsett

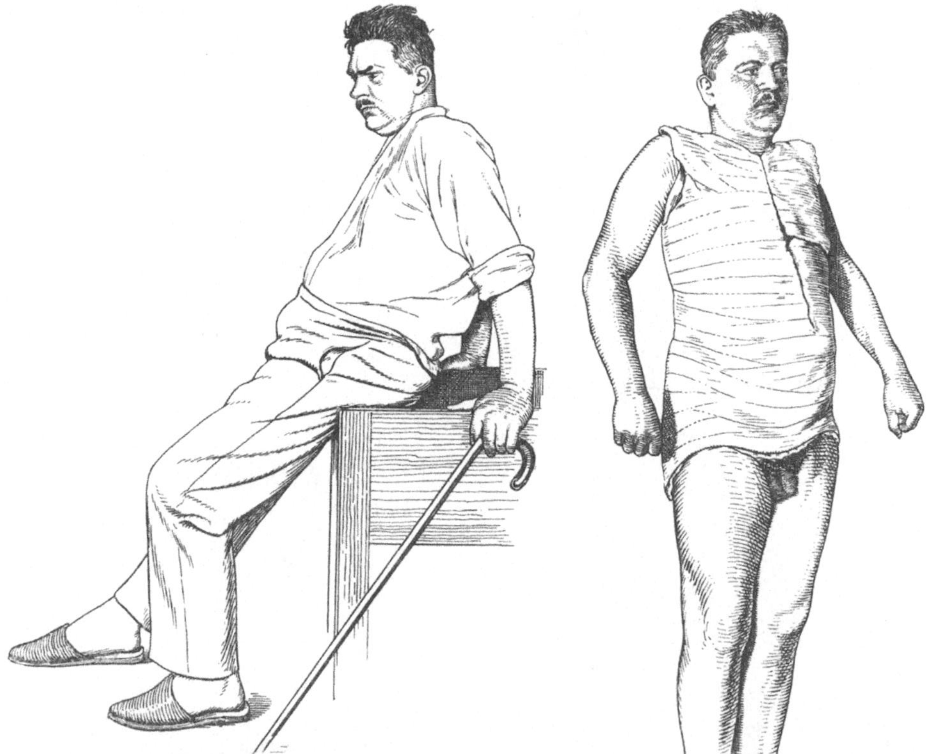

Abb. 152. Ein Fall von Insufficientia vertebrae traumatica. Hochgradiges Stützbedürfnis. Patient kann nur mit Auflehnung auf eine Begleitperson und einen Stock gehen.

Abb. 153. 24 Stunden nach Anlegung des Rumpfgipsverbandes kann der Patient (Abb. 152) ohne Stock und Stützung gehen.

ist imstande, so zu entlasten, wie der Gipsverband, und kein Korsett stellt die Wirbelsäule so ruhig wie dieser.

Den Rumpfgipsverband lege ich im *Beelyschen Rahmen* an (s. Abb. 18). Zu vermeiden ist dabei starke Lordosierung und starke Extension. Die Extension am Kopf ist nur eben leicht anzuziehen. Ist eine Deformhaltung vorhanden, so wird diese nur so weit korrigiert, als bei dieser Einstellung die Korrektur eintritt.

Verbandunterlage ist Trikot. Vor das Abdomen kommt ein Wattepolster, über die Darmbeinkämme ein Streifen dünnen Verbandfilzes; etwa vorstehende Dornfortsätze werden ebenso geschützt. Der Verband beginnt unten an der Gesäßfalte, wird um das Becken sehr straff angelegt, um das Abdomen lose, um den Thorax wieder etwas straffer.

Er wird über die Schulterhöhen geführt und endet am Halsansatz. Ist der Verband erstarrt, so wird sein Unterrand so weit abgeschnitten, daß der Patient sitzen kann; die Achselhöhlen werden ausgeschnitten, soweit die Armbeweglichkeit es erfordert.

Patienten mit heftigen Schmerzen fühlen in einem solchen Verband momentan eine Erleichterung. Die Freude dauert aber gewöhnlich nicht lange. Die Unbequemlichkeiten, welche der Verband mit sich bringt, machen sich besonders in der Nacht geltend. Man muß oft mit Morphium helfen. Spaltungen auf der Vorderseite des Verbandes am ersten oder zweiten Tag nach der Verbandanlegung bringen gewöhnlich Erleichterung. Nach der zweiten oder dritten Nacht, selten später, hat man plötzlich ein anderes Bild. Der Patient hat gut geschlafen, seine Schmerzen sind verschwunden oder auf ein tiefes Niveau gesunken.

Als Beispiel diene der Fall, den Abb. 152 und 153 zeigen. Der Patient hatte vor mehreren Monaten einen Sturz mit dem Fahrrad erlitten. Er war als Wirbelbruch mit Bettruhe behandelt worden. Es bestanden schwere Schmerzen, hochgradiges Stützbedürfnis usw. Einen Wirbelbruch konnte ich röntgographisch nicht nachweisen. Abb. 152 zeigt den Patienten, wie ich ihn in Behandlung bekam, Abb. 153 24 Stunden nach Anlegung des Rumpfgipsverbandes.

Die Minderung der Beschwerden, welche der Rumpfgipsverband erzeugt, bleibt bei einem Teil der Fälle erhalten, bei einem anderen stellen sich bald wieder stärkere Beschwerden ein. In diesen Fällen muß man den Verband wechseln, gelegentlich sogar wiederholt. Es hatte eine Contracturstellung des Rumpfes bestanden, die Contractur hat sich unter dem Verband gelöst. Der Verband paßt nicht mehr zur veränderten Form. Aus dem Konflikt entstehen die neuen Beschwerden; sie verschwinden, wenn der neue Verband der neuen Form folgt.

Sitzen besonders starke Schmerzen in den obersten Abschnitten der Wirbelsäule, so bringt ein auf den Verband aufgesetzter Halswatteverband wesentliche Linderung. (Abb. 154).

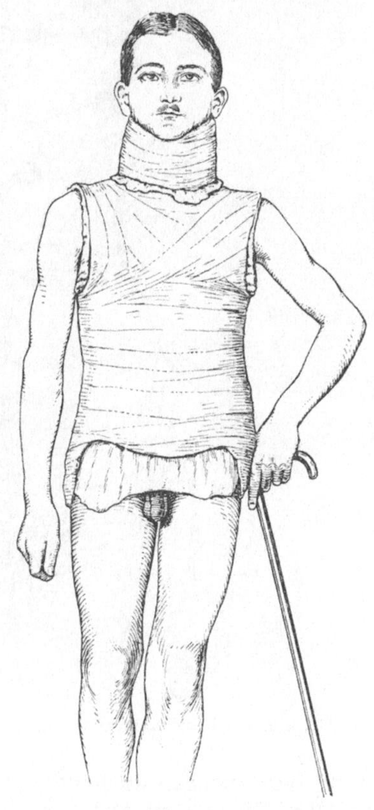

Abb. 154. Insufficientia vertebrae traumatica. Bei hochsitzenden Erkrankungen wird zum Rumpfgipsverband ein Halswatteverband gegeben.

Den Rumpfgipsverband lasse ich im allgemeinen 4—6 Wochen liegen. Nur bei ganz exzessiven Fällen, wie sie besonders unter dem Kriegsmaterial sich häufiger fanden, und wie sie gelegentlich aus Eisenbahnunglücksfällen (railwayspine) und aus Fahrstuhlunfällen hervorgehen, muß man die Verbandzeit länger wählen.

Hat der Gipsverband seine Schuldigkeit getan, so wird er durch ein Korsett und durch ein Gipsbett abgelöst. Die Modelle, welche ich gebrauche, sind oben angegeben. Ich füge noch in Abb. 155a u. b eines hinzu, welches ich bei Fällen mit starker Beteiligung der oberen Abschnitte der Wirbelsäule gebe.

Die Apparate werden so lange benutzt, wie sie der Patient braucht.

In diesem Satz ist ausgesprochen, daß diese Zeit in verschiedenen Fällen verschieden lang sein muß und daß das Befinden des Kranken für den Termin bestimmend ist. Wenn der Kranke sein Korsett nicht mehr braucht, legt er es weg, ohne uns zu fragen. Wir müssen nur darauf drücken, daß er es nicht zu früh weglegt.

Weit verbreitet ist die Sorge, daß durch Korsett und Rumpfgipsverband der Patient geschädigt werde, besonders dadurch, daß die Muskeln atrophieren. Diese Sorgen drücken nur den, der keine Erfahrung hat. Muskelatrophien, die unter Korsett oder Rumpfgipsverband entstehen, korrigieren sich ganz allein,

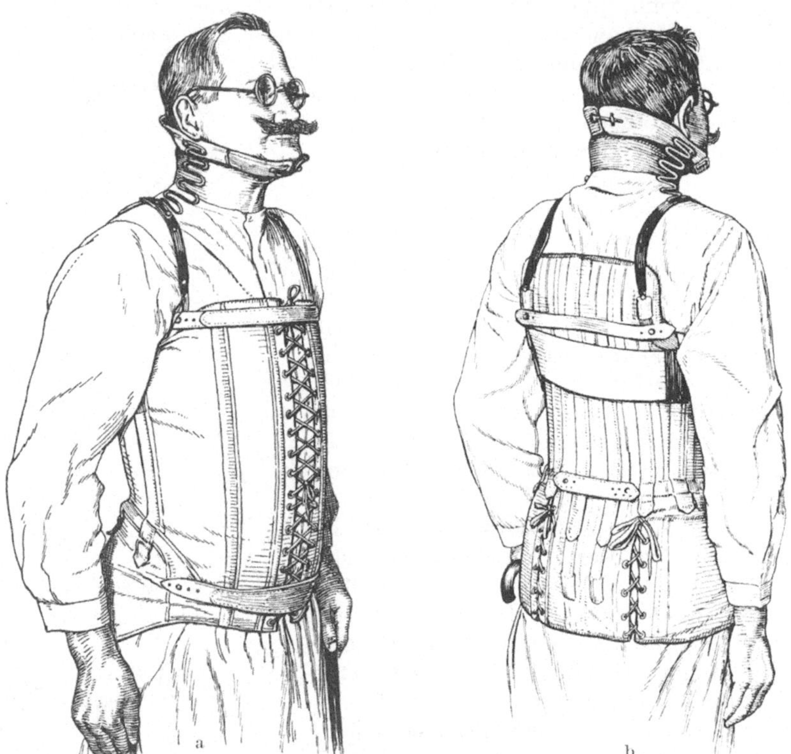

Abb. 155a u. b. Hüftbügelkorsett mit federndem Kopfhalter zur Stützung der obersten Abschnitte der Wirbelsäule.

wenn der Knochen ausheilt und Korsett und Verband überflüssig werden. Eine kräftige Muskulatur auf schlechten Knochen ist soviel wert wie ein guter Putz auf einer brüchigen Mauer.

Für Operationen bieten unsere Fälle nicht häufig Gelegenheit. Beschränkt sich die Erkrankung auf einen einigermaßen scharf abzugrenzenden Abschnitt, so kann man durch eine *Albee-Operation* Gutes erzielen. In den meisten Fällen geht die Erkrankung aber über die ganze Wirbelsäule, oder wenigstens über so große Abschnitte, daß der Eingriff ausgeschlossen ist. So ergibt sich die Indikation für die Fälle, wo es zur Entwicklung einer KÜMMELLschen Deformität kommt. In solchen Fällen führe ich die Operation gern aus. *Die Operation macht aber ebensowenig wie bei einer Spondylitis tuberculosa Korsett und Gipsbett unnötig.*

Literatur:

SCHANZ: Ein Typus von Schmerzen an der Wirbelsäule. Zeitschr. f. orthop. Chir. 19. Band. — Objektive Symptome der Insufficientia vertebrae. Arch. f. klin. Chir. 107. Band. — Die Lehre von den statischen Insuffizienzerkrankungen mit besonderer Berücksichtigung der Insufficientia vertebrae. Enke: Stuttgart 1921.

h) Statische Belastungsdeformitäten der Wirbelsäule.

Bildungsgesetze.

Im allgemeinen Teil ist dargelegt, nach welchen Gesetzen die Bildung statischer Belastungsdeformitäten überhaupt erfolgt. Wir müssen hier darlegen, wie sich diese Gesetze unter den speziellen Verhältnissen, die die Wirbelsäule bietet, auswirken.

Im Fall der statischen Belastung ist die Wirbelsäule eine aufrecht stehende Tragsäule. Sie steht aber nicht fest, wie eine in ein Haus eingebaute Tragsäule, sondern es findet innerhalb eines weiten Rahmens ein fortwährender Wechsel ihrer Stellung statt. Wir dürfen aus dieser Mannigfaltigkeit nicht eine einzelne Einstellung herausnehmen und mit ihr weiter rechnen, sondern wir müssen aus allen diesen Variationen eine Einheit: die *funktionelle Mittelstellung* bilden. Nenne ich die senkrechte Einstellung der Wirbelsäule a, so kann ich eine zu dieser Stellung hinzukommende Seitenbeugung x nennen, und diese seitlich gebeugte aufrechte Stellung mit $a + x$ bezeichnen. Dieselbe aufrechte, aber nach der anderen Seite gebeugte Stellung muß ich dann als $a - x$ bezeichnen. Zusammengebracht heben sich $+ x$ und $- x$ auf.

Führe ich diese Rechnung weiter, so erhalte ich für den normalen Menschen als funktionelle Mittelstellung ungefähr die als Normalstellung geläufige Stellung der Wirbelsäule (Abb. 116a). Nimmt ein Mensch irgendeine differente Wirbelsäulenstellung besonders häufig und lange ein, so gibt diese Rechnung eine Abweichung seiner funktionellen Mittelstellung in der Richtung dieser differenten Einstellung. Eine häufig eingehaltene Beugestellung bedingt also auch eine Abweichung der funktionellen Mittelstellung im Sinne der Beugung usw.

Das besitzt insofern Wichtigkeit, als an einer solchen Wirbelsäule eine Störung des Belastungsgleichgewichtes eher erfolgt als bei einer anderen; denn eine krumme Säule besitzt ceteris paribus eine geringere Tragkraft als eine gerade, und es ist weiter wichtig deshalb, weil eine daraus entstehende Überlastungsverbiegung die Bahnen einschlägt, welche ihr durch die errechnete Abweichung von der Senkrechten vorgezeichnet werden.

In der aus dieser Rechnung ermittelten funktionellen Mittelstellung sind *alle Wirbelsäulenmuskeln als gespannt* anzusetzen, denn sie sammelt alle möglichen differenten Wirbelsäulenstellungen, die sämtlich Muskelspannungen bedingen.

Die Wirbelsäule, an der alle Muskeln gespannt sind, ist nicht beweglich. Die Zwischenwirbelgelenke sind muskulär fixiert. Deshalb können Belastungsdeformitäten nicht fixierte Bewegungen sein.

Die Spannung aller Wirbelsäulenmuskeln setzt die Zwischenwirbelscheiben unter Druck, sie vermindert dadurch deren Biegsamkeit. Dadurch wird wieder die Differenz zwischen der Biegsamkeit der Zwischenwirbelscheiben und der der Wirbelknochen ganz oder mindestens zum großen Teil beseitigt. Infolgedessen können sich Überlastungsverbiegungen nicht unter Schonung der Wirbel in einer starken Veränderung der Zwischenwirbelscheiben auswirken, sondern es müssen schon frühzeitig Deformierungen der Knochen erfolgen.

Die Belastung der Wirbelsäule geschieht teils durch Auflegung von oben (Kopf), teils durch seitliche Anhängung. Die seitlich angehängte Last nimmt nach abwärts mit jedem Querschnitt zu. Im gleichen Verhältnis nimmt aber auch die Tragkraft der Säule zu. Wir können deshalb für unsere hier in Frage kommenden Rechnungen beide Größen als sich gegenseitig aufhebend außer Betracht lassen. *Wir können mit der Wirbelsäule als mit einer aufrecht stehenden, von oben belasteten Tragsäule rechnen.*

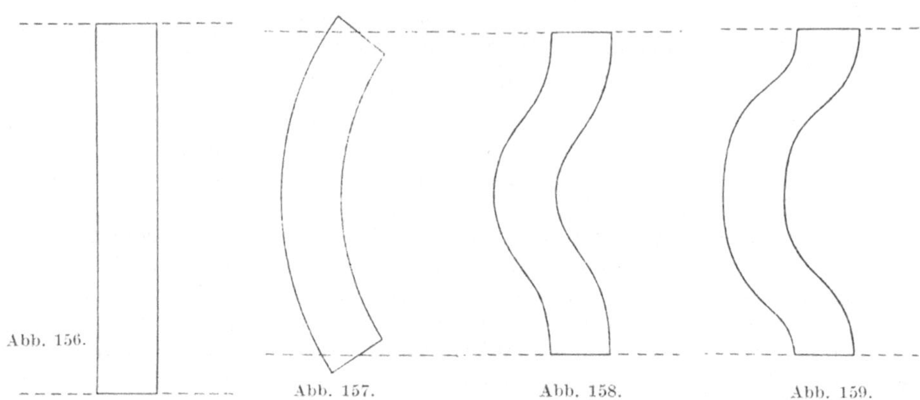

Abb. 156. Aufrecht stehende Tragsäule. Abb. 157. Eine aufrecht stehende Säule, deren Endquerschnitte frei sind, verbiegt sich bei Eintritt einer Überlastungsverbiegung unter Erzeugung einer einfachen Krümmung. Abb. 158. Eine mit ihren Endquerschnitten an Horizontalebenen festgelegte Säule verbiegt sich bei Eintritt einer Überlastungsverbiegung unter Erzeugung einer Hauptkrümmung und zweier Gegenkrümmungen. Abb. 159 gibt eine der Variationsmöglichkeiten zu Abb. 158 wieder.

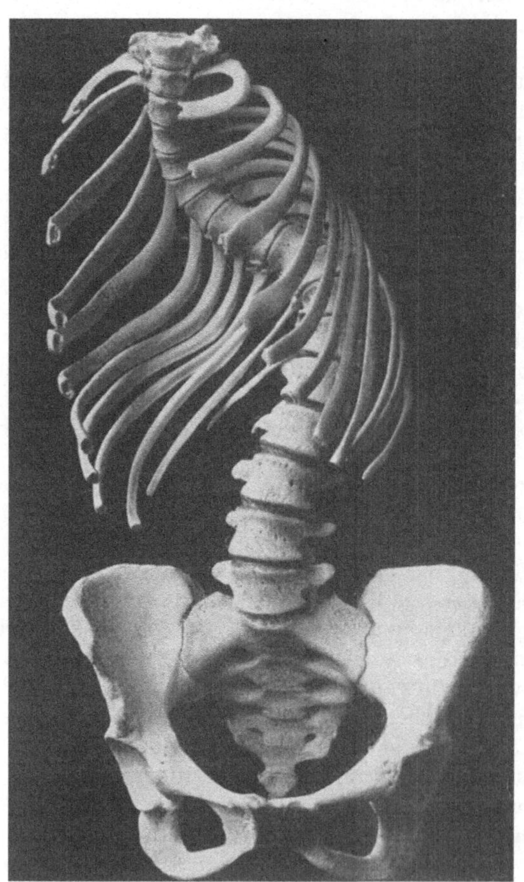

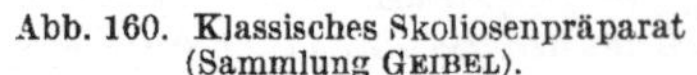

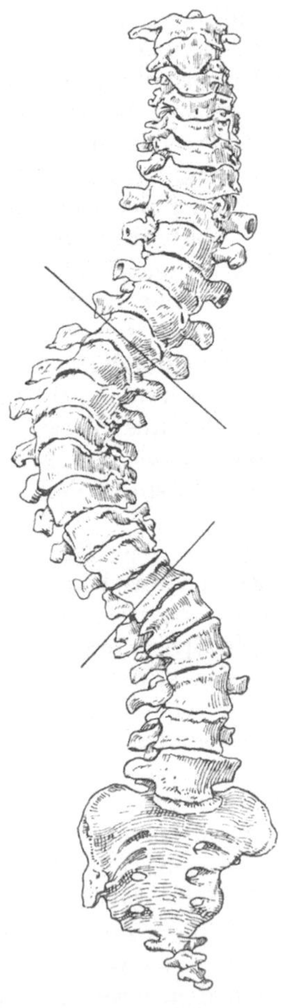

Abb. 160. Klassisches Skoliosenpräparat
(Sammlung GEIBEL).

Abb. 161. Skoliotische Wirbelsäule.
Altes Lehrbuchbild.

Die skoliotische Wirbelsäule besitzt eine Hauptkrümmung und zwei Gegenkrümmungen.

In der funktionellen Mittelstellung ist die Wirbelsäule mit ihren Endquerschnitten an zwei horizontale Ebenen gebunden: unten an die Fußbodenebene, oben an die Blickebene.

Eine mit ihren Endquerschnitten derartig festgelegte Säule kann sich im Fall des Eintrittes einer Überlastungsverbiegung nicht wie eine Säule verbiegen, deren Endquerschnitte freigegeben sind. Letztere verbiegt sich in Form einer einfachen Krümmung (Abb. 157). Erstere muß bei ihrer Verbiegung einen Komplex von Krümmungen entstehen lassen (Abb. 158). Es müssen eine in der Säulenmitte gelegene Hauptkrümmung und zwei nach den Säulenenden zu gelegene Gegenkrümmungen entstehen. Die Gegenkrümmungen müssen zusammen an Spannung soviel enthalten als die Hauptkrümmung. Damit ist der Rahmen der Variationsmöglichkeiten gezeichnet. Es kann z. B. eine Krümmung lang und flach sein oder kurz und steil, und beide können gleiche Spannung enhalten. Es entspricht also auch z. B. Abb. 159 diesem Gesetz.

So finden wir ein Gesetz, welches eine altbekannte Erscheinung der Skoliose erklärt, nämlich daß wir bei derselben neben einer Hauptkrümmung stets eine darüber- und eine daruntergelegene Gegenkrümmung haben (Abb. 160 u. 161). Die Verbindung von Hauptkrümmung und Gegenkrümmungen sehen wir aber auch bei allen anderen statischen Belastungsdeformitäten der Wirbelsäule, z. B. bei der Alterskyphose Abb. 162. Hier sehen wir eine große, die ganze Wirbelsäule bis auf den obersten Halsabschnitt in ihren Bereich ziehende Kyphose, als obere Gegenkrümmung eine scharfe Lordose im Halsteil, und als untere Gegenkrümmung eine differente Einstellung der Beine.

Zwischen dem unteren Ende der Wirbelsäule und der Fußbodenebene ist in Gestalt der Beine ein Verbindungsstück eingeschaltet. Differente Einstellungen dieses Schaltstückes können als Äquivalente von Wirbelsäulenkrümmungen auftreten. Bei der Alterskyphose, welche in Abb. 162 dargestellt ist, findet die untere Gegenkrümmung ein solches Äquivalent. Kann sich die obere

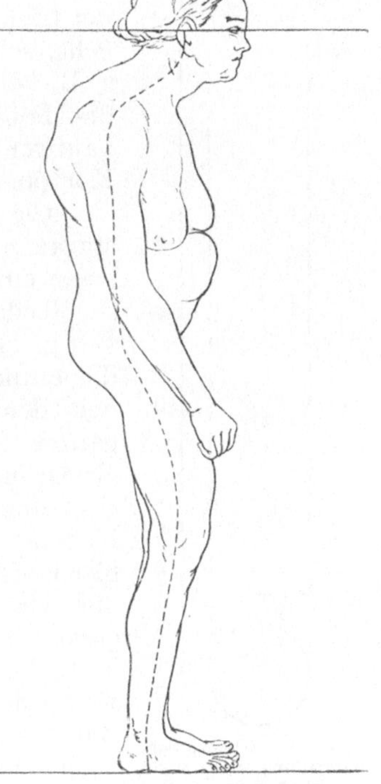

Abb. 162. Auch die Alterskyphose zeigt die Kombination von einer Haupt- und zwei Gegenkrümmungen.

Gegenkrümmung nicht ausbilden, so ist die Möglichkeit der Äquivalentbildung in einer differenten Augeneinstellung gegeben.

Äquivalente für seitliche Krümmungen können durch Beckenschiefstellung erzeugt werden. Die bei Skoliosen so häufig zu beobachtende Beckenschiefstellung entsteht derart.

Eine Konstruktionseigentümlichkeit der Wirbelsäule ist ihre Zusammensetzung aus der *Körperreihe* und der *Bogenreihe*. Der eigentliche Tragteil ist die Körperreihe. Die Bogenreihe hat in erster Linie andere als Tragaufgaben zu erfüllen. Trotzdem ist die Bogenreihe für die Tragarbeit der Wirbelsäule nicht bedeutungslos. Durch ihre innige Verbindung mit der Körperreihe wird die Tragkraft der Körperreihe erhöht.

Dadurch, daß die Verstärkungsmasse, welche die Bogenreihe der Körperreihe zuträgt, nicht gleichmäßig auf die Körperreihe verteilt ist, sondern exzentrisch an dieselbe sich anfügt, entstehen neben der allgemeinen Steigerung der Tragkraft noch besondere Wirkungen.

Schematisieren wir das Verhältnis von Körper- und Bogenreihe, so kann dies in Form der Abb. 163 geschehen. Die runde Säule stellt die Körperreihe dar, die daran angesetzte Längsleiste die Bogenreihe.

Eine Säule dieser Art verbiegt sich im Fall des Eintrittes einer Überlastung quer zur Ansatzrichtung der Verstärkungsleiste, wenn nicht irgendwelche Kräfte diesen Biegungsausschlag verhindern oder einen anderen Biegungsausschlag erzwingen.

Hieraus findet man die Erklärung dafür, daß statische Belastungsdeformitäten besonders gern in Form von seitlichen Verbiegungen (Skoliosen) auftreten. Kyphotische und lordotische Verbiegungen kommen fast nur zustande, wenn in der funktionellen Mittelstellung, von der die Verbiegung ausgeht, schon eine entsprechende Komponente vorhanden ist, z. B. bei der Alterskyphose. Die Tatsache, daß wir im Laufe des Lebens besonders bei der Arbeit den Rumpf sehr viel häufiger vorwärts als rückwärts beugen, schafft hier diese Komponente.

Die eigenartige Verbindung der Tragsäule mit ihrer Verstärkungsleiste muß sich aber auch besonders auswirken, wenn eine seitliche Verbiegung stattfindet.

Teilen wir den Querschnitt einer Säule in eine Anzahl von gleichen Teilen, teilen wir in ebenso viele gleiche Teile die aufliegende Last, und lassen wir jeder Querschnittseinheit denselben Teil der Last, so wird das Verhältnis der ganzen Säule zur ganzen Last nicht verändert. Steigt die Belastung über die Tragkraft, so tritt auf allen Querschnittseinheiten die Überlastung zu gleicher Zeit ein. Die Verbiegung beginnt auf allen Teilen des Säulenquerschnittes zu gleicher Zeit. Machen wir nun dasselbe bei einer Säule, an die, wie in Abb. 163 dargestellt, eine Verstärkungsleiste angesetzt ist, so wird die Überlastung auf den der Verstärkungsleiste ferner liegenden Querschnittseinheiten eher eintreten als an den der Verstärkungsleiste näher liegenden, weil die durch die Leiste gebrachte Verstärkung den ihr näher gelegenen Teilen mehr zugute kommt als den ferner gelegenen. Die Verbiegung wird sich infolgedessen an den von der Leiste mehr abliegenden Teilen eher zeigen als an den weniger abliegenden. Die Verbiegung wird im weiteren Verlauf an den ferner gelegenen weiter ausschlagen als an den näher gelegenen.

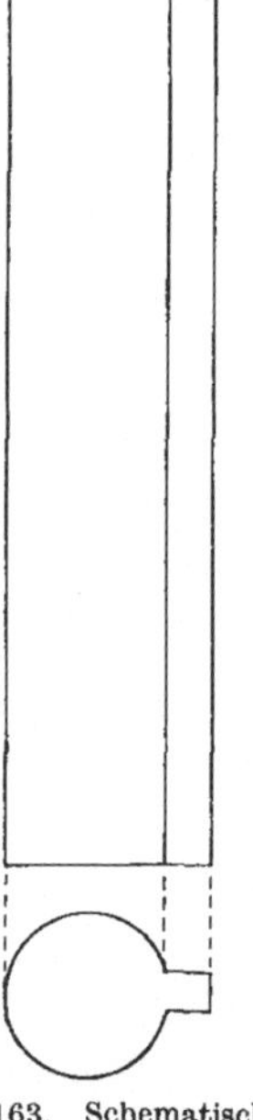

Abb. 163. Schematische Darstellung einer Säule, die durch eine an ihre Peripherie gesetzte Leiste verstärkt ist.

Zusammen muß daraus eine *Drehbewegung* der Säule resultieren, und diese Drehbewegung muß dadurch charakterisiert sein, daß sich im Scheitelpunkt der entstehenden Verkrümmung der dem Ansatz der Leiste gegenüberliegende Punkt der Säulenperipherie in die Konvexität der Krümmung hinausdreht.

Betrachtet man umgekehrt die Bogenreihe als Tragsäule und die Körperreihe als eine zu ihr gehörende Verstärkungsleiste, so errechnet sich dieselbe gegenseitige Einwirkung. Deren Folge muß sein, daß sich die Leiste mit ihrem freien der Säule abgekehrten Ende ebenso in die Konvexität hinausdreht. Der „anteroposteriore" Durchmesser der Säule und der der Verstärkungsleiste müssen sich in einem Winkel zueinander einstellen, der auf der Seite der Ausschlagsrichtung der Verbiegung liegt und der kleiner ist als 180°.

Diese Rechnung läßt sich experimentell nachprüfen (Abb. 164), und sie ergibt die Erklärung für die eigenartigen Erscheinungen, welche wir an der skolotischen Wirbelsäule als Torsionserscheinungen bezeichnen. Das alte Lehrbuchbild Abb. 165 zeigt die Torsionserscheinungen äußerst charakteristisch

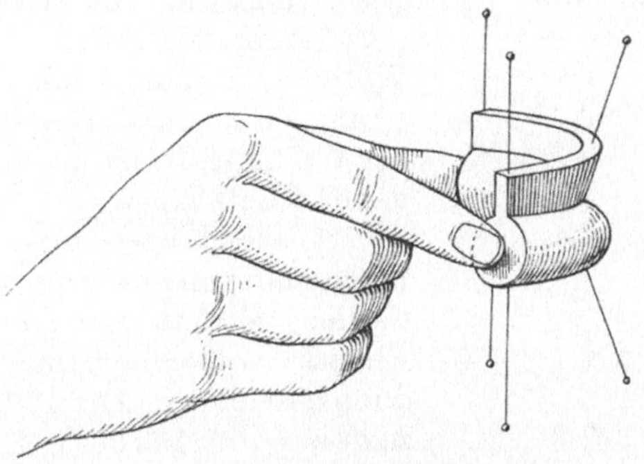

Abb. 164. Die in Abb. 163 dargestellte Säule macht bei Eintritt einer Überlastungsverbiegung Drehbewegungen, welche durch die eingesteckten Nadeln zur Anschauung gebracht werden.

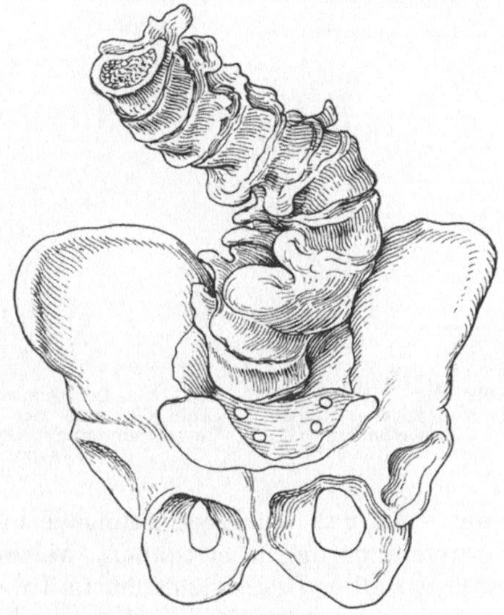

Abb. 165. Das Bild zeigt, wie die in Abb. 164 dargestellten Drehbewegungen an der skoliotischen Wirbelsäule als *Torsion* in Erscheinung treten.

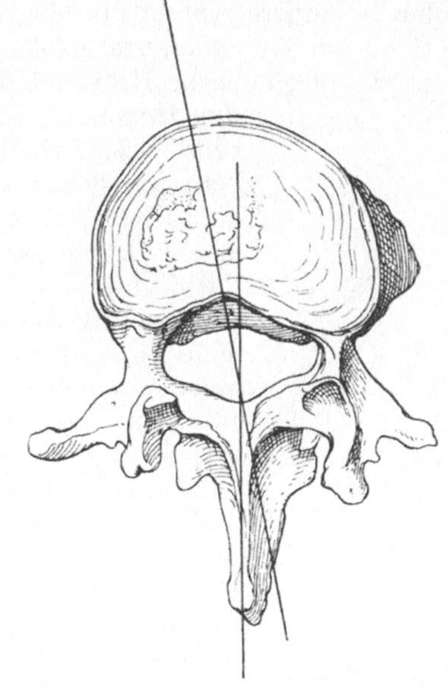

Abb. 166. Keilwirbel aus einer linkskonvexen Lumbalskoliose (nach LORENZ). Die anteroposterioren Durchmesser des Wirbelkörpers und des Dornfortsatzes bilden einen auf der Seite des Krümmungsausschlages gelegenen Winkel, der kleiner ist als 180°.

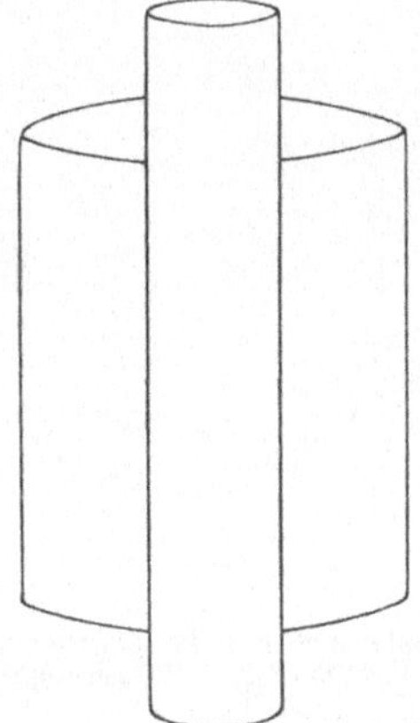

Abb. 167. Darstellung einer Säule, an welche ein hohler Zylinder angesetzt ist.

in den Linien auf der Vorderfläche der Wirbelsäule. Der aus einer linkskonvexen Lumbalskoliose stammende Wirbel (Abb. 166) zeigt die Winkelstellung der anteroposterioren Durchmesser des Körperteils und des Bogenteils, die nach unserer Rechnung entstehen muß.

Verbinden wir eine Säule fest mit einem hohlen Zylinder, wie Abb. 167 skizzieren soll. Überlasten wir diese Säule, lassen wir die entstehende Verbiegung

seitlich ausschlagen, und geben wir der Säule eine Drehbewegung, wie eben
beschrieben, so müssen an dem Zylinder bestimmte Veränderungen auftreten.
Wenn der Querschnitt von Säule und Mantel die Abb. 168 ergab, so muß der
Zylindermantel in der Mitte der Biegung bei dem durch den Pfeil in Abb. 169
angedeuteten Ausschlag sich, wie in Abb. 169 angedeutet, verziehen. Es muß
eine Abflachung seiner Wölbung in der Konkavität, eine Verstärkung der Wölbung in der Konvexität entstehen.

So errechnen sich die Erscheinungen am skoliotischen Skelett, welche wir als Rippenbuckelbildung bezeichnen. Abb. 170 zeigt ein Abb. 169 deckendes Bild.

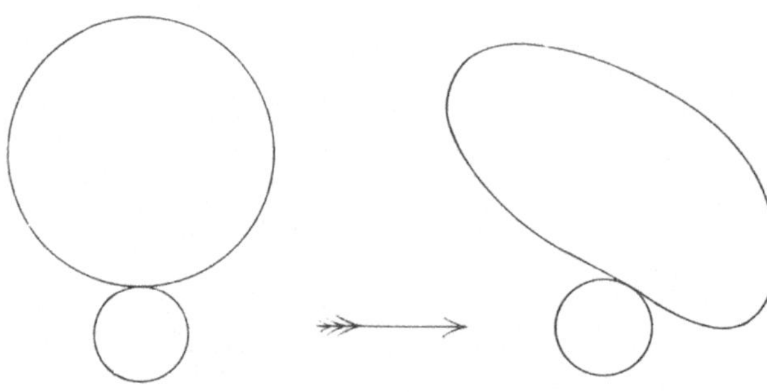

Abb. 168. Querschnitt der Säule mit angesetztem Hohlzylinder.

Abb. 169. Der Querschnitt des Zylinders (Abb. 168) muß sich auf der Höhe der Hauptkrümmung so verziehen, wie Abb. 169 skizziert.

Wie man so die Formen errechnen kann, welche die Wirbelsäule als Ganzes im Fall der Überlastungsverbiegung annehmen muß, so lassen sich die
Formveränderungen errechnen, welche einzelne besondere Abschnitte eingehen
müssen, und es lassen sich auch im Innern der Säule am Säulenmaterial erfolgende
Veränderungen errechnen. Es errechnet sich als mechanische Notwendigkeit
die Höhenverminderung des Wirbelkörpers an seiner Vorderfläche im Falle einer kyphotischen Verbiegung. Es errechnen sich die verschiedenen Formen, welche in einer skoliotischen Biegung der Wirbel erfahren muß, je nachdem, ob er als Keilwirbel auf der Scheitelhöhe einer Biegung liegt, ob er als Schrägwirbel im abfallenden oder aufsteigenden Bogen einer Krümmung, ob er

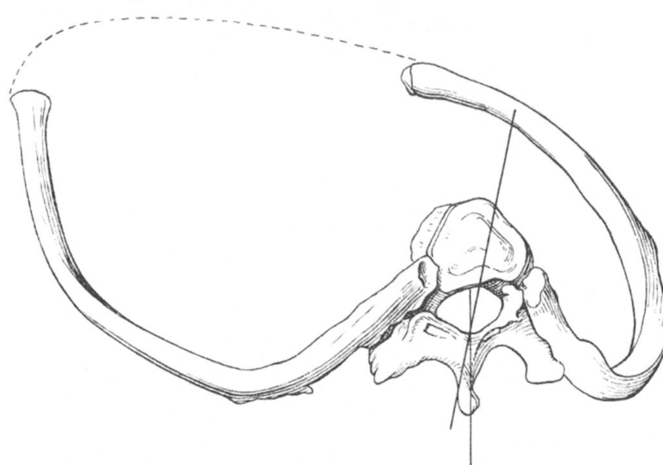

Abb. 170. Keilwirbel und Rippenring aus einer rechts konvexen Dorsalskoliose (nach LORENZ). Die Umformung des Rippenringes entspricht Abb. 169.

als Zwischenwirbel zwischen zwei Krümmungen steht. Es errechnet sich die
Verdichtung der Spongiosa, welche der in die Krümmungsebene gelegte Schnitt
eines Wirbelkörpers auf der Seite der Konkavität zeigt, und die Auflockerung
desselben auf der Seite der Konvexität.

Es errechnen sich schließlich alle Veränderungen, welche wir *regelmäßig* an
Wirbelsäulen finden, die durch die Wirkung statischer Überlastung verbogen
worden sind.

Daraus, daß wir diese Veränderungen errechnen können, ergibt sich der
Beweis, daß sie *durch die Wirkung der Kräfte erzeugt sind, welche wir in unsere*

Berechnung eingesetzt haben: Tragkraft und Belastung. Wenn die Belastung die Tragkraft übersteigt, dann entsteht nach einfachen, aber unabänderlichen Gesetzen die Überlastungsverbiegung, und diese Verbiegung nimmt unter allen Umständen, wenn die gleichen Bedingungen gegeben sind, die gleichen Formen und die gleichen Grade an[1].

Wenn wir in einem gegebenen Fall von statischer Überlastungsverbiegung der Wirbelsäule so, wie hier skizziert, rechnen, und wenn wir diese Rechnung soweit führen, wie sie überhaupt möglich ist, dann wird immer noch ein Rest von pathologischen Erscheinungen bleiben, der sich mit unserer Rechnung nicht erklären läßt. Dieser Rest kann Zufälligkeiten enthalten, es können direkte Produkte einer Knochenerkrankung darinnen sein, die zur Insuffizienzerkrankung geführt hat, ohne daß diese Produkte gerade mit diesem Effekt etwas zu tun haben, es können aber vor allem darinnen sein Produkte von *Abwehr- und Anpassungsbestrebungen des lebenden Organismus.*

Man sieht, daß dieser Rest außerordentlich Mannigfaltiges enthalten kann. Wenn man nicht lernt, ihn scharf von den aus dem Spiel der mechanischen Kräfte hervorgehenden Veränderungen zu trennen, so ist man immer in Gefahr, durch Verallgemeinerung irgendeines nebensächlichen oder Zufallsbefundes falsche Schlußfolgerungen zu ziehen.

Den dargelegten Gesetzen folgend bilden sich statische Belastungsdeformitäten der Wirbelsäule in allen Perioden des Lebens, in denen es zu einer Störung des Belastungsgleichgewichtes an der Wirbelsäule kommen kann. Das was über das Vorkommen der statischen Insuffizienzerkrankungen der Wirbelsäule im vorigen Kapitel gesagt worden ist, gilt auch für das Vorkommen der statischen Belastungs*deformitäten.* In das Schema auf Seite 185 kann für statische Insuffizienz*erkrankung* ohne weiteres statische Belastungs*deformität* eingesetzt werden. Besonders betont sei, daß die Entstehung der statischen Belastungsdeformitäten der Wirbelsäule keinesfalls auf das Wachstumsalter beschränkt ist. Gewiß entstehen sie häufig im Wachstumsalter. Das Wachstum hat dabei aber nur die Bedeutung, daß dasselbe eine physiologische Minderwertigkeit der Wirbelsäule erzeugt. Eine *direkte* Verbindung zwischen Wachstum und Bildung der Deformität existiert nicht.

Beachtenswert ist die *Verbindung,* welche *zwischen der Insufficientia vertebrae und den statischen Belastungsdeformitäten der Wirbelsäule besteht.* Obgleich schon oben darüber gesprochen worden ist, sei der Wichtigkeit der Sache wegen nochmals darauf eingegangen. Für diese Verbindung gilt auch das Schema, das wir im allgemeinen Teil zur Darstellung gebracht haben (s. S. 18). Wir haben demnach wie bei allen statischen Insuffizienzerkrankungen auch bei denen der Wirbelsäule dem Sichtbarwerden der Deformität vorauslaufend immer eine Zeit, in welcher nur die Erscheinungen zu beobachten sind, welche das Bestehen einer Insuffizienzerkrankung anzeigen. Wir haben dann eine Periode, in welcher neben der Deformität bestehende Insuffizienzsymptome angeben, daß das Belastungsmißverhältnis noch besteht und daß die Deformität sich verschlimmert, und wir haben endlich drittens eine Periode, in welcher die Insuffizienzsymptome verschwunden sind, weil sich das Belastungsgleichgewicht wieder hergestellt hat. In dieser Periode behält die Deformität ihren Stand. Die Deformität kann natürlich als solche Beschwerden verursachen.

Die Gesetzmäßigkeit der Verbindung von Insuffizienz und Deformität ist am gegebenen Fall nicht immer ohne weiteres sichtbar, weil die Dauer der drei Perioden stark wechselt, und weil nicht immer Parallelität zwischen der Schwere

---

[1] SCHANZ: Die statischen Belastungsdeformitäten der Wirbelsäule. Enke: Stuttgart 1904.

der Insuffizienzerscheinungen und der Schwere des Deformationsprozesses besteht. Bei besonders weichen Knochen, z. B. bei Rachitis und bei konstitutioneller Minderwertigkeit des Knochens, setzt der Deformationsprozeß frühzeitig ein und macht rasche Fortschritte. Die Periode der reinen Insuffizienz wird deshalb sehr kurz, und die Deformierung fängt den Blick des Patienten und des Arztes so ein, daß die Insuffizienzsymptome oftmals ganz unbeachtet bleiben. Sie finden sich aber immer, wenn man auf sie achtet. Ein gegenteiliges Verhältnis ergibt sich, wenn bei hartem, wenig plastischem Knochen die Störung des Belastungsgleichgewichtes erfolgt. Dann streckt sich die Periode der reinen Insuffizienz so lange aus, daß die Beobachtung häufig abreißt, ehe die ersten Zeichen der Deformierung sichtbar werden. Das ist eine der wichtigsten Ursachen dafür, daß das Wesen der Insuffizienzerkrankungen der Wirbelsäule bisher so wenig verstanden worden ist.

Die praktische Bedeutung

der Belastungsdeformitäten der Wirbelsäule ist verschieden je nach dem Grad der Deformierung, und sie ist auch wechselnd je nach den Lebensperioden, in denen sich die Deformitäten ausbilden. Leichte Deformitäten sind harmlose Schönheitsfehler, die auch noch an Wert verlieren, wenn fortschreitendes Lebensalter körperliche Schönheit an Wertschätzung verlieren läßt. Schwere Deformitäten beeinträchtigen durch die Raumverminderung, welche sie für Brust und Baucheingeweide erzeugen, die ganze Vitalität des Betroffenen. Kein Mensch, der in der Jugend schwer skoliotisch wird, erreicht die Grenze, die seinem Leben ohne die Skoliose gesetzt wäre. Tritt eine entsprechende Deformierung erst im höheren Lebensalter auf, etwa infolge einer Osteomalacie oder als Alterskyphose, so bedeutet das an derselben Stelle eine wesentlich geringere Schädigung. Dasselbe Verhältnis haben wir, wenn wir die Schädigung der körperlichen Arbeitskraft berücksichtigen.

Die verschiedene praktische Bedeutung wertet sich aus für die Indikation zur

Behandlung.

Die Behandlung leichter Deformitäten steht auf gleicher Höhe mit der Behandlung anderer Schönheitsfehler: Luxussache. Schwere Deformitäten, welche in der Jugend entstehen, verhüten oder beseitigen, heißt, dem Kranken normale Lebensdauer, Lebensfreude, Arbeitskraft und Arbeitsfreude erhalten. Das ist ein Ziel, welches große Aufwendungen rechtfertigt.

Leider besteht zwischen der Wirksamkeit der Mittel, die zur Behandlung unserer Deformitäten zur Verfügung stehen, und den Widerständen, welche diese Deformitäten ihrer Korrektur entgegensetzen, noch eine weite Spanne. Am meisten können wir noch in der *Prophylaxe* leisten. Wenn wir frühzeitig erkennen, daß eine sich entwickelnde Belastungsdeformität der Wirbelsäule hohe Grade erreichen will, können wir sehr häufig durch Herstellung des Belastungsgleichgewichtes dem Fortschritt der Deformation Einhalt gebieten. Leichtere Deformierungen kann dann oftmals der lebende Organismus aus sich heraus korrigieren; oder wir können sie mit unseren Korrektionskuren beseitigen. Je schwerer die Deformität und je älter der Patient wird, um so weniger können wir ändern.

Immer wieder müssen wir bei der Behandlung der Belastungsdeformitäten der Wirbelsäule Rücksicht nehmen auf die Verbindung der Deformität mit der Insuffizienzerkrankung. Wie in jedem Fall einer reinen Insuffizienz daran zu denken ist, daß dazu über kurz oder lang eine Deformität treten kann, so ist jeder Fall von Deformität zu analysieren darauf, ob die Insuffizienz, aus der sie hervorgegangen ist, noch besteht oder nicht. Erst daraus lassen sich die Indikationen für die Behandlung ableiten.

Die Mittel, welche uns für die Behandlung zur Verfügung stehen, die Art, wie wir diese Mittel anwenden, und die Erfolge, welche wir erzielen können, wollen wir besprechen bei der Schilderung der Gruppen, in welche wir die Belastungsdeformitäten der Wirbelsäule einteilen. Wir bilden diese Gruppen nach den Lebensperioden, in welchen die Deformierungen ihren Anfang nehmen, und nach den Ursachen, welche das zur Deformierung führende Belastungsmißverhältnis auslösen.

Im *frühen Kindesalter* haben wir in der *Rachitis* eine Erkrankung, welche die Tragkraft der Knochen schädigt, und welche von dieser Schädigung ausgehend zu Wirbelsäulenverbiegungen führt. Wir nennen diese Verbiegungen

i) rachitische Kyphosen und Skoliosen.

Hervorgehoben sei zunächst, daß die Zahl der rachitischen Wirbelsäulenverbiegungen sehr viel geringer ist als die Zahl der rachitischen Verbiegungen an den Extremitäten. Das soll heißen: wir beobachten viel häufiger rachitische Deformitäten an den Extremitäten als an der Wirbelsäule. Wir finden häufig an einem Rachitiker mit schweren Extremitätenverbiegungen eine ganz normal geformte Wirbelsäule. Wir vermissen andererseits aber wieder ebenso bei rachitischen Wirbelsäulenverbiegungen rachitische Deformitäten an den Extremitäten. Die Ursache dieser Verschiedenheit ist nicht bekannt.

Die aus Rachitis hervorgehenden Wirbelsäulenerkrankungen machen sich gewöhnlich schon frühzeitig geltend. Sie beginnen meist schon, ehe die Kinder frei sitzen oder stehen können, also noch auf dem Arm der Mutter.

Gewisse Beeinflussungen ergeben sich aus der noch mangelhaften Eigenbeweglichkeit des Kindes. Das auf flacher Unter

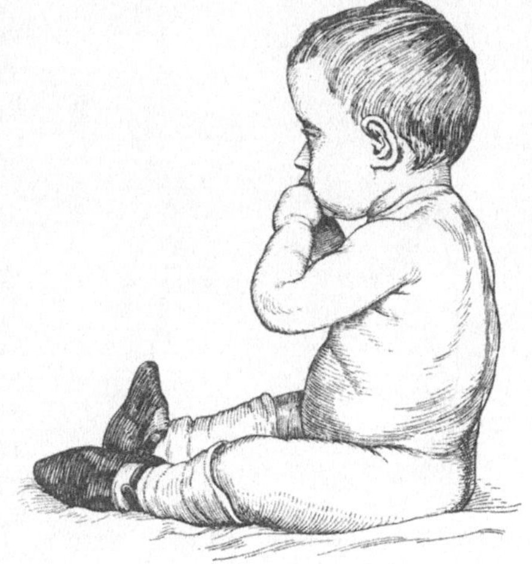

Abb. 171. Rachitische Kyphose.

lage sitzende Kleinkind hält die Wirbelsäule kyphotisch. Der entstehenden Belastungsverbiegung wird dadurch eine Wegerichtung vorgezeichnet. So erklärt es sich, daß wir häufig kyphotische Verbiegungen entstehen sehen, und daß diese wieder sich besonders gern in den unteren Abschnitten der Wirbelsäule entwickeln (s. Abb. 171).

Werden die Kinder viel auf dem Arm der Mutter getragen, so biegt sich der Rumpf gern in die dadurch vorgezeichnete Form hinein. Wir sehen Verbiegungen mit seitlicher Ausschlagsrichtung und in großen langen Bogen entstehen.

Die rachitischen Verbiegungen behalten die erste Form gewöhnlich nicht dauernd. Die primär als Kyphosen entstehenden Verbiegungen nehmen mit der Zeit eine skoliotische Komponente an, und wir erhalten ein Bild, dem durch die ganze Lebensdauer das Merkmal seiner Entstehung aus der Rachitis anhaftet: eine kurze scharfe kyphoskoliotische Verbiegung, die hauptsächlich die Lendenwirbel in ihr Bereich zieht (Abb. 172).

Die langen flachen Skoliosen, die auf dem Arm der Mutter entstehen, gewinnen, wenn die Kinder frei werden, schärfere Biegungen, an denen das Gesetz von Krümmung und Gegenkrümmung deutlich zu erkennen ist. Auch sie behalten durch das ganze Leben eigenartige Nuancen, die ihre Entstehung aus der Rachitis verraten. Sie gewinnen und erhalten nicht die Ausgeglichenheit zwischen Krümmung und Gegenkrümmung, welche die sonst in der Kindheit entstehenden Wirbelsäulenverbiegungen allgemein besitzen.

Ein der Entstehung der Deformität vorausgehendes Stadium der reinen Insuffizienz können wir bei den rachitischen Kyphosen und Skoliosen nicht beobachten, weil die Kinder noch nicht sagen können, daß sie Schmerzen haben, und weil die Deformierung sehr früh und schnell einsetzt. Daß die Kinderchen aber Schmerzen haben, das kann man oftmals aus ihrem Verhalten schließen. Kinder, bei denen sich rachitische Wirbelsäulenverbiegungen entwickeln, verhalten sich häufig genau so wie Kinder, bei denen sich eine tuberkulöse Spondylitis anspielt. Sie sind verdrießlich und weinerlich, sie halten die Wirbelsäulenmuskulatur gespannt, so daß beim Bestehen einer kyphotischen Verbiegung in der Lendenpartie die Unterscheidung gegen eine Spondylitis tuberculosa ganz unmöglich werden kann.

Nach dem *Verlauf*, den die rachitischen Wirbelsäulenverbiegungen nehmen, kann man zwei Gruppen unterscheiden. Die einen kommen mit Ausheilung der Rachitis zum Stillstand. Sie verschlechtern sich nicht weiter. Die deformierten Wirbelsäulen sind auch starken Ansprüchen gewachsen. Neigung zur Spontankorrektur, wie wir sie bei rachitischen Extremitätenverbiegungen beobachten, besitzen sie aber nicht, wenigstens nicht die skoliotischen Verbiegungen. Leichtere, tiefsitzende Kyphosen verwachsen sich ziemlich oft.

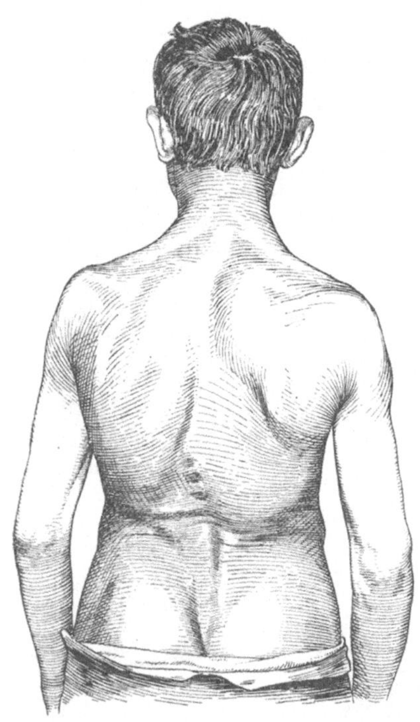

Abb. 172. Erwachsener mit rachitischer Kyphoskoliose.

Die zweite Gruppe kommt nicht zum Stillstand. Die zu ihr gehörigen Deformitäten gehen genau die Bahnen, welche die malignen konstitutionellen Skoliosen gehen, die ihren Anfang nach der Kleinkinderperiode nehmen. Diese Fälle zeigen wie die anderen in entsprechender Zeit an der Wirbelsäule die anatomischen Kennzeichen der Spätrachitis. Vielleicht gehören sie beide überhaupt zusammen, und es müßten die in die Bahnen der konstitutionellen Skoliosen einlaufenden rachitischen von den echten rachitischen abgetrennt werden. Bisher fehlen uns aber die Kennzeichen für eine solche Scheidung.

Die Behandlung der rachitischen Wirbelsäulenverbiegungen ist einfach und aussichtsreich, wenn sie frühzeitig begonnen wird. Ist dieser Termin versäumt, so können wir auch an den Fällen, welche keine Neigung zur weiteren Verschlimmerung besitzen, recht wenig leisten, weil gerade da der Knochen eine Starrheit und Härte besitzt, gegen die wir nicht ankommen können. Die Fälle, welche den Übergang zu den konstitutionellen Skoliosen gewinnen, bieten die Behandlungsaussichten, welche wir bei der Besprechung dieser Deformitäten darlegen werden.

Die Behandlung im Frühstadium teilt sich in die Behandlung der Rachitis und in die Behandlung der lokalen Erkrankung. Was ich zur Behandlung der Rachitis zu sagen habe, findet sich im allgemeinen Teil. Hier sei nur ausgesprochen, daß die Behandlung der Rachitis allein keinesfalls genügt. Die lokale Behandlung muß stets hinzukommen.

In der lokalen Behandlung ist das *Gipsbett* das souveräne Mittel. Bringt man ein solches Kind ins Gipsbett, so ändert sich geradezu im Handumdrehen das ganze Verhalten des kleinen Patienten. Das Kind schläft, spielt, lacht, es entwickelt einen gesegneten Appetit. Von allem war vorher das Gegenteil. Diese Änderung erklärt sich daraus, daß das Gipsbett die Insuffizienzbeschwerden nimmt, die das Kindchen uns zwar nicht erzählen konnte, die aber doch da waren.

Wirkt schon die einfache Lagerung im Gipsbett außerdem korrigierend auf die Deformität, so kann man diese Wirkung durch besondere Konstruktion des Gipsbettes noch wesentlich verstärken. Bei einfachen Kyphosen wird das Gipsbett in scharfer Lordosierung angefertigt, evtl. in Narkose. Korrigierender Druck gegen Seitbiegungen läßt sich gewinnen durch Anbringung von Filzpolstern im Gipsbett.

Wesentlich steigern kann man die Korrektionswirkung durch *Extension*. Ich bringe Bügel am oberen und am unteren Ende des Gipsbettes an und extendiere durch Gummizüge gegen diese Bügel. Abbildung im allgemeinen Teil S. 45.

Rechtzeitig in Behandlung genommene Deformitäten verschwinden unter dieser Behandlung rasch vollkommen.

Ganz wichtig ist es, daß man die Kinder nicht zu früh aus dem Gipsbett wieder hoch nimmt. Man muß die volle Ausheilung der Rachitis unbedingt abwarten, und das deshalb, weil man bei den kleinen Patienten mit Stützkorsetts so gut wie nicht arbeiten kann. Auf den kleinen dicken Kinderbäuchen sind Korsette schwer anzubringen.

Schwierig sind die Kuren in der Familie der Patienten durchzuführen, weil dort meist nicht die allgemeinen Bedingungen gegeben sind, die für die Ausheilung der Rachitis notwendig sind, und weil die Eltern gewöhnlich nicht das Verständnis für die Notwendigkeit der langen Dauer der Gipsbettlagerung besitzen. Man dringe deshalb bei diesen Fällen scharf auf lange dauernde *klinische* Behandlung.

k) Belastungsdeformitäten der Wirbelsäule im Kindesalter.

Die für die Entwicklung der Belastungsdeformitäten der Wirbelsäule wichtigsten Jahre sind die zwischen dem Kleinkindesalter und dem Abschluß der Volksschulzeit: *Das Kindesalter im engeren Sinn.*

In diese Zeit fällt der größte Teil des Längenwachstums, es werden die Kinderkrankheiten durchgemacht, es sind die Anstrengungen des Schulbesuches zu überwinden. Gegen das Ende der Kinderzeit macht sich schon die beginnende Pubertätsentwicklung geltend. Alles Momente, die zur Störung des Belastungsgleichgewichtes an der Wirbelsäule führen können.

Auf dem Weg über die *Schule* läßt sich diese Periode besonders gut beobachten.

Untersucht man eine größere Anzahl von Schulkindern, so findet man unter ihnen einen gewissen Prozentsatz solcher, die sich nicht „gut halten". Das sind Kinder, an deren Skelett keinerlei abnorme Formen festzustellen sind, die aber nicht die aufrechte Haltung des Rumpfes zeigen, welche wir als normal, als Ausdruck von Gesundheit und Schönheit ansehen.

Weiter finden wir einen Prozentsatz, bei denen wir mehr oder weniger weit entwickelt an der Wirbelsäule Abweichungen von der Norm feststellen, wie wir sie für deren Belastungsdeformitäten als charakteristisch kennengelernt haben. Das prozentuale Verhältnis von normal, schlechter Haltung und Deformität wechselt. Wenn man dieselben Kinder nach ein paar Jahren wieder untersucht, so findet man, daß die Zahl der Deformitäten gestiegen ist. Es sind neue Deformitäten entstanden, die alten sind nicht verschwunden.

Prüft man Einzelheiten, so findet man, daß die neu zugekommenen Deformitäten durchaus nicht alle aus der Gruppe der schlechten Haltungen herstammen. *Schlechte Haltung ist also nicht in jedem Fall Vorstadium einer Deformität, und es kann ein Kind mit tadellos guter Haltung skoliotisch werden.*

Weiter findet man, daß unter den Deformitäten ein Unterschied in ihrer Schwere besteht. Wir beobachten Fälle, welche auf geringsten Graden stehen bleiben, Fälle, die nie über die Bedeutung des Schönheitsfehlers hinauswachsen. Und wir beobachten Fälle, die schon beim Eintritt in die Schule starke Formveränderungen präsentierten, und die sich weiter entwickeln zu den Deformitäten, die für den Betroffenen schwerste Schädigung bedingen.

Man kann scheiden in *benigne* und *maligne* Deformitäten.

Ganz ausnahmsweise gehen benigne im Laufe der Beobachtung in maligne über. Der Prozentsatz der malignen steigt nicht wesentlich an. Unter den in die Schule eintretenden Kindern finden sich maligne Deformitäten — es handelt sich fast immer um seitliche Verkrümmungen (Skoliosen), und wir wollen der Kürze halber weiterhin nur die Bezeichnung Skoliosen gebrauchen — ungefähr ebensoviel, wie unter den Kindern, welche die Schule verlassen. *Was im Laufe der Schulzeit* an Skoliosen *hinzukommt, sind also meist benigne Formen.* Je später im Laufe des Schulbesuches sich die Skoliose zeigt, um so mehr ist sie benignen Charakters. Nach Abschluß der Schulzeit — wir werden darauf später noch kommen — beginnt wieder eine Periode, in der maligne Deformitäten zur Entwicklung kommen.

Es gab eine Zeit, in der man die Skoliose als eine direkte Folge des Schulbesuches ansah und sie direkt als *Schulkrankheit* bezeichnete. Man glaubte, sie entstehe durch das Hineinwachsen der Wirbelsäule in die beim Sitzen eingenommene Haltung. Die Tatsache, daß Skoliosen vor der Schulzeit und nach der Schulzeit entstehen, ohne daß die Patienten eine dem Schulsitzen adäquate Tätigkeit leisten, und die Tatsache, daß Skoliosen lange nach Abschluß des Wachstums entstehen, beweisen, daß diese Vorstellungen nicht richtig sein können.

Am einfachsten findet man Verständnis, wenn man einen *Vergleich mit der Myopie* zieht. Der Vergleich liegt um so näher, als man zwischen Myopie und Schule genau dasselbe Verhältnis findet wie zwischen Skoliose und Schule, und weil man eine Zeitlang daraus auch den Schluß gezogen hatte, daß die Myopie von der Schule verursacht werde.

Ein gewisser Prozentsatz von Kindern bringt ins Leben eine Minderwertigkeit der Augen mit, aus der frühzeitig hohe Grade von Myopie hervorgehen. Denen stehen die Kinder gleich, bei welchen sich maligne Skoliosen entwickeln. Sie haben eine minderwertige Wirbelsäule ins Leben mitgebracht. Sehr treffend hat DOLEGA für diese Fälle die Bezeichnung „konstitutionelle Skoliose" geprägt.

Zu den schweren, perniziösen Myopien treten im Laufe der Schulzeit — und wahrscheinlich durch die gesteigerte Seharbeit des Schulbesuches bedingt — eine größere Anzahl leichte Myopien hinzu. Diesen entsprechen die leichten Skoliosen, die in der Schulzeit entstehen, und zu deren Entwicklung wohl mehr der allgemeine gesundheitliche Druck, den die Schule auf die Kinder ausübt, beiträgt, als das eigentliche Sitzen in der Schulbank.

Beim Sitzen in der Schulbank hat das Kind Gelegenheit, durch Aufstützen der Ellbogen direkt eine Entlastung der Wirbelsäule herbeizuführen. Diese Entlastung hält der Steigerung der Tragarbeit durch die Dauer des Sitzens mindestens die Wage. Man kann darin eine der Ursachen dafür erblicken, daß während der Schulzeit eine wesentliche Vermehrung der malignen Skoliosen nicht stattfindet.

CHLUMSKY, der in Krakau in der Lage war, Kinder, die ohne Schule aufwuchsen, mit solchen, die die Schule besuchten, zu vergleichen, fand Skoliosen in beiden Gruppen annähernd gleich viel, und unter denen, die nicht durch die Schule gingen, eher schwerere Deformitäten!

Entstehung und Verlauf der jugendlichen Skoliosen

haben etwas eigentümlich Ruckhaftes an sich. Man beobachtet nicht das erste Abbiegen der Deformierungskurve von der Normalen. Auch bei aufmerksamer Beobachtung wird man eines Tages von einer Deformität, die schon eine gewisse Höhe erreicht hat, überrascht, und wenn man den Fall weiter beobachtet, so wird man von den Verschlimmerungen der Deformität ebenso überrascht. Man sieht dasselbe Bild eine bestimmte Zeit sich erhalten, und plötzlich muß man eines Tages konstatieren, daß ein Fortschritt der Deformierung eingetreten ist. Die Deformierung geht nicht in einer gleichmäßigen, sondern in einer gewellten Kurve vor sich. Der Zwischenraum zwischen den einzelnen Wellen und die Höhe der Wellen wechselt.

Eine äußerst wichtige Frage ist die: *Was wird aus den Skoliosenkindern im späteren Leben?*

Auch da haben wir den Unterschied zwischen den benignen und den malignen Deformitäten. Die benignen verschwinden zum großen Teil, wenn der Körper seine Ausreifung gewinnt — „sie verwachsen sich" —, oder sie bleiben als leichte Wuchsfehler (hohe Hüfte, hohe Schulter) bestehen. *Die malignen behalten ihre Neigung zur Verschlimmerung über die Zeit des Schulbesuches, über die Wachstumszeit hinaus, für das ganze Leben.*

Treten im Laufe des Lebens an die Patienten neue adäquate Schädlichkeiten heran, so antworten maligne Skoliosen immer wieder mit raschen Fortschritten, und benigne *können* in maligne übergehen. Ich betone das besonders, weil vielfach unter Laien und Ärzten die Ansicht herrscht, daß sich Skoliosen nach der Schulzeit oder mindestens nach Abschluß des Körperwachstums nicht mehr verschlimmern können.

Das *Verhältnis zwischen Deformität und Insuffizienz* regelt sich auch bei den Kinderskoliosen nach den allgemeinen Gesetzen. Wir haben eine der Deformierung vorauslaufende Periode, die nur Insuffizienzerscheinungen enthält; wir haben Insuffizienzerscheinungen bei bestehender Deformierung in der Periode, welche mit dem Eintritt der Deformierung beginnt, solange als sich die Deformität verschlimmert; und wir haben die Deformität ohne Insuffizienzsymptome, wenn das Belastungsgleichgewicht wieder gewonnen wurde.

In unserer riesengroßen Skoliosenliteratur ist von den Insuffizienzerscheinungen so gut wie nicht die Rede. Man findet fast nur die Angabe, daß der Deformierung zuweilen Rückenschmerzen vorausgehen, und daß bei schweren Deformitäten durch Druck auf die Intercostalnerven Neuralgien entstehen. Daß diese Rückenschmerzen Insuffizienzschmerzen sind, ist ohne weiteres klar. Daß die Intercostalneuralgien nichts anderes sind, daß sie nicht durch Druck in den Intervertebrallöchern entstehen, ergibt sich aus dem Behandlungserfolg. Man kann diese Schmerzen durch eine Insuffizienzbehandlung beseitigen, eine solche Behandlung bewirkt aber keine Erweiterung der Foramina intervertebralia.

Mit den Rückenschmerzen und den Intercostalneuralgien sind die Insuffizienzsymptome bei Kinderskoliosen aber durchaus nicht aufgezählt. Man findet erstens, wenn man so untersucht, wie oben beschrieben, Reizstellen, die sich durch Schmerzen beim Beklopfen der Dornfortsatzlinie und bei Druck gegen die Lendenwirbelkörper verraten. Man findet bei höheren Graden Spasmen der langen Rückenstrecker in der Lendenpartie (Abb. 173). Man hört sehr häufig, wenn man danach fragt, daß die Kinder über unmotivierte Bauchschmerzen klagen, daß sie schlechte Esser sind, daß sie erbrechen. Und diese „nervösen Verdauungsstörungen" verschwinden, wenn man einen Rumpfgipsverband anlegt! Man erfährt, wenn man weiter fragt, daß die Kinder im ganzen nicht auf der Höhe sind, daß sie über

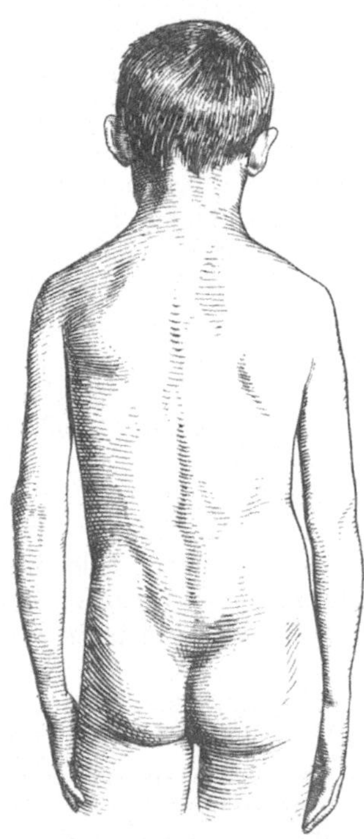

Abb. 173. *Maligne Skoliose* im Beginn ihrer Entwicklung: Spasmen der langen Rückenmuskeln bei geringer Formenveränderung der Wirbel.

Kopfschmerzen klagen, schlecht lernen, daß sie nervös sind. Und alles dies verschwindet auch, wenn man die Kinder in den Rumpfgipsverband steckt. Es sind Insuffizienzerscheinungen, Erscheinungen, die durch das an der Wirbelsäule bestehende Belastungsmißverhältnis ausgelöst werden, und die wieder im Circulus vitiosus durch den Druck, den sie auf die ganze Vitalität des Patienten ausüben, helfen, das Belastungsmißverhältnis zu steigern und den Deformierungsprozeß zu fördern.

Diesen Ring zu zerreißen, ist die erste Aufgabe der *Behandlung kindlicher Skoliosen.*

Ehe wir auf die Behandlung eingehen, ein paar Worte über die *Unterscheidung der benignen und der malignen Skoliosen.*

Eine hochentwickelte maligne Skoliose zeigt ihren malignen Charakter natürlich von selber. Wie aber unterscheiden wir die maligne Skoliose im Beginn von einer benignen?

Unbedingte Kennzeichen gibt es nicht. Als praktische Regel läßt sich aber sagen, daß die vor der Schulzeit beginnenden Skoliosen maligne sind, daß die in der Schule zukommenden meist benignen Charakter haben. Maligne sind die, in deren Vorgeschichte ein *Wirbelsäulentrauma* steht. Maligne sind weiter alle, die mit starken Insuffizienzerscheinungen einhergehen. Man beachte besonders die Spasmen der langen Rückenmuskeln! Der von VOLKMANN ausgesprochene Satz, daß Skoliosen, welche sich bei flachem Rücken entwickeln, schwere Formen annehmen, also maligne sind, ist beschränkt richtig. Starke Insuffizienzschmerzen im Brustteil veranlassen den Patienten, zur Entlastung der Wirbelkörper die Brustkyphose abzuflachen; in solchen Fällen entwickeln sich schwere Skoliosen. Flache Rücken als Varietät geben keine besondere Skoliosendisposition.

Besonders hervorheben will ich, daß muskelkräftige Kinder durchaus nicht gegen die Entstehung auch schwerer Skoliosen gefeit sind, und daß muskelschwache Kinder durchaus nicht besonders häufig an Skoliosen erkranken.

Auf eine Schilderung der *pathologischen Anatomie* der kindlichen Skoliose will ich verzichten. Darüber ist eine Bibliothek voll geschrieben. Verzichten will ich auch auf die Wiedergabe der Systematik, die seit alters fest steht. Nicht auslassen möchte ich aber einige praktische Regeln für die

Untersuchung.

Wieder hebe ich hervor, daß man den Patienten sich weit genug *ausziehen* lassen muß. Dann muß man den Patienten dazu bringen, daß er sich *ungezwungen* vor uns hinstellt. Man muß die Aufmerksamkeit des Kranken vom Rücken ablenken, und man muß das mütterliche ,,Halt dich gerade!'' ausschalten. Leichte Deformitäten, besonders die ersten Spuren des Rippenbuckels, fühlt man leichter, als man sie sieht. Man streicht dazu mit flacher Hand über den Rücken herunter.

Äußerst wichtig ist es, bei jeder Skoliosenuntersuchung auf Insuffizienzsymptome zu fahnden, und sich ein Bild vom Gesamtzustand des Patienten zu machen. Dabei ist auch an die *orthostatische Albuminurie* zu denken.

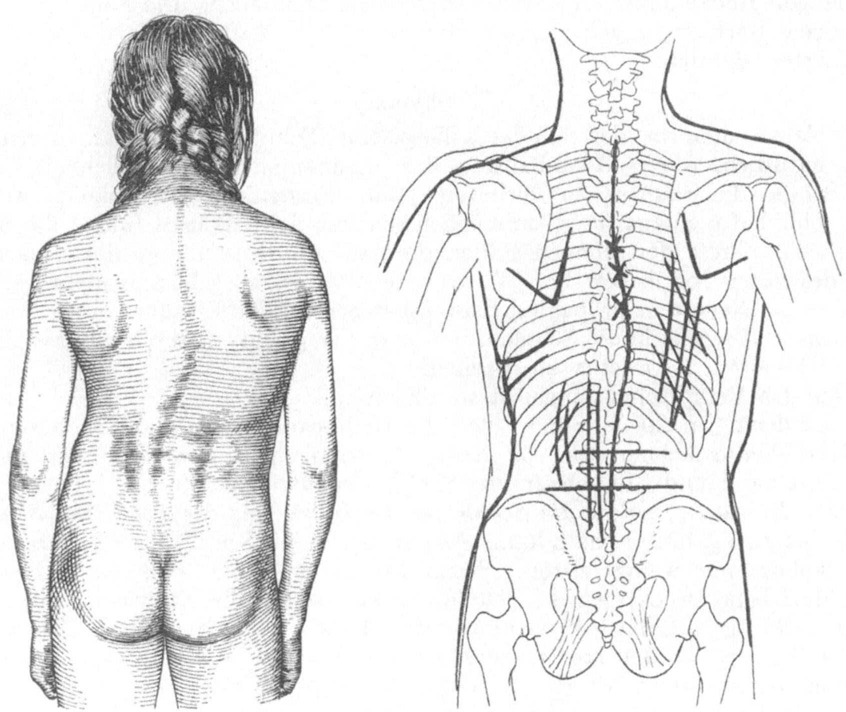

Abb. 174. Skoliosepatient nach Photographie gezeichnet.   Abb. 175. Übertragung des Befundes von Abb. 174 in ein Stempelschema.

Da wir mit langer Zeit der Beobachtung rechnen müssen, ist es wichtig, den Anfangszustand im Bild festzuhalten, und in gewissen Zeiten an diesem Bild den Stand zu kontrollieren.

Man hat zu diesem Zweck zahlreiche *Meßmethoden* ausgearbeitet und Meßapparate konstruiert. Besonders ZANDER und neuerdings LANGE sind da als Erfinder tätig gewesen.

Eine wirklich exakte Skoliosenmessung ist unmöglich, und es hat keinen Zweck, der nicht lösbaren Aufgabe Opfer zu bringen.

Die skoliotische Wirbelsäule ist beweglich, und es gibt kein Mittel, sie für die einzelnen Messungen immer wieder genau in der gleichen Bewegungsphase einzufangen. Man kann diesen Fehler durch Verbesserung von Meßapparaten nicht ausschalten, und man kommt sogar in Gefahr, bei Verwendung besonders feiner Apparate die Tatsache zu vergessen, daß die Meßbilder keine exakt vergleichbaren Objekte sind.

Ich begnüge mich deshalb mit der *Photographie*, die als stereoskopische Aufnahme mir den Patienten stets wieder in plastischer Erscheinung vor Augen stellt, und ich füge in meine Untersuchungsbefunde schematische Zeichnungen ein, die mir das Wichtigste festhalten. Ich benutze einen gewöhnlichen Gummistempel und zeichne in diesen Veränderungen der Seitenkonturen des Rumpfes, Abweichungen der Dornfortsatzlinie, Rippenbuckel und Schmerzstellen ein.

Abb. 174 zeigt eine Skoliose nach der Photographie gezeichnet, Abb. 175 gibt die Übertragung des Bildes in dieses Schema.

Der Rippenbuckel wird durch gekreuzte Striche, Klopfschmerz durch kleine Kreuze, Druckschmerz der Lendenwirbelkörper durch Querstriche, Spannung der langen Rückenmuskeln durch Längsstriche angegeben. Die Zahl der zu der einzelnen Markierung gebrauchten Striche ist ein Maßstab für die Höhe der markierten Veränderung.

Prophylaxe.

Solange man in der Kinderskoliose eine Schulkrankheit sah, versuchte man natürlich, durch Ausschaltung der angenommenen Schädlichkeiten aus der Schule die Skoliose zu verhüten. Man konstruierte Schulbänke, welche die „fehlerhafte Sitzhaltung" unmöglich machen sollten, man führte die Steilschrift ein. Trotz der schönen Bilder, die man zur Illustrierung des schlechten und des guten Schulsitzes brachte, war die Skoliose so gehässig, nicht zu verschwinden. Neuestens propagiert man mit Feuereifer die Einführung des „orthopädischen" Turnens in die Schulen, und man verspricht, dadurch unsere Kinder zu skoliosenfreien Athleten zu machen.

Ob das Versprechen eingelöst werden wird? —

Ich denke, in 20 Jahren werden die Orthopäden über diese Skoliosenprophylaxe ebenso lächeln, wie wir heute darüber lächeln, daß man uns einstens mit Schulbank und Steilschrift vor Skoliose schützen wollte.

Die Bedeutung, welche die Schule für die Entstehung der kindlichen Skoliose besitzt, ist gering, und deshalb kann man auch von der Schule aus zur Verhütung der Skoliose nur wenig leisten. Wenn wir dafür sorgen, daß der allgemeine gesundheitliche Druck, den die Schule nun einmal auf die Kinder ausübt, möglichst gering gehalten wird, wenn wir die Sitzarbeit für die Schulkinder nicht übermäßig groß werden lassen, wenn wir für Wechsel zwischen Sitzen und Bewegung sorgen, wenn wir die Kinder nicht schwere Bücherlasten auf weiten Wegen schleppen lassen, dann ist den Schädlichkeiten, die wirklich von der Schule ausgehen, entgegengearbeitet. In ähnlicher Richtung müssen sich unsere Bemühungen außerhalb der Schule bewegen. Kinder vernünftig ernähren, sie unter gute allgemeine gesundheitliche Bedingungen setzen, sie nicht überanstrengen, besonders denen, die deren bedürfen, die *nötigen Ruhezeiten geben,* — das heißt eine gesunde Jugend erziehen, und das heißt auch Prophylaxe der Kinderskoliosen treiben, soweit dies möglich ist.

Daß wir dadurch unsere Jugend skoliosenfrei bekommen, ist ausgeschlossen. Die konstitutionellen Skoliosen, deren eigentliche Ursachen wir nicht kennen, werden zum großen Teil übrigbleiben; es werden aber auch andere bleiben, weil wir das Längenwachstum, weil wir die Kinderkrankheiten, weil wir die Pubertätsentwicklung übrigbehalten, und weil wir die davon ausgehenden, im Sinne der Skoliosenbildung wirkenden Einflüsse niemals ganz beseitigen können.

In der

Behandlung

müssen wir unterscheiden zwischen der Behandlung des deformierenden Prozesses und der Behandlung der Deformität.

Der deformierende Prozeß stellt als Behandlungsaufgabe die Ausgleichung des Belastungsmißverhältnisses, aus dem er hervorgeht. Die Deformität fordert die Rückführung des Skelettes in normale Formen. Das sind zwei grundverschiedene Aufgaben. Die Lösung der einen wirkt durchaus nicht notwendigerweise im Sinne der Lösung der anderen. Im Gegenteil, wir können durch Korrektur an der Deformität den deformierenden Prozeß sogar wieder anregen.

Wir müssen jeden Behandlungsfall darauf analysieren, welche Behandlungsaufgaben er uns stellt, wir müssen uns klar machen, was unsere therapeutischen Mittel leisten, wir müssen beides zusammenhalten, um einen Behandlungsplan zu gewinnen. Wir müssen dann prüfen, ob die Lebensverhältnisse des Patienten die Ausführung dieses Planes ermöglichen, ob der zu erreichende Erfolg die notwendig werdenden Aufwendungen decken kann. Erst dann ist die Basis geschaffen, auf welcher sich die Behandlung aufzubauen hat.

Daß bei dieser Rechnung für verschiedene Fälle sehr verschiedene Behandlungspläne entstehen müssen, ist selbstverständlich. *Es gibt kein Schema für die Behandlung der kindlichen Skoliosen.*

Behandlung des deformierenden Prozesses.

Der deformierende Prozeß wird ausgelöst durch eine Störung des Belastungsgleichgewichtes an der Wirbelsäule. Diese Störung entsteht durch Minderung der Tragkraft oder durch Steigerung der Tragarbeit. Was können wir zur Hebung der Tragkraft, was zur Minderung der Belastung tun?

Wir kommen damit wieder auf die Behandlung der Insufficientia vertebrae. Was wir darüber oben gesagt haben, gilt auch hier. Wir wollen aber, da wir dort hauptsächlich die Erkrankung der Erwachsenen im Auge hatten, hier nochmals darauf eingehen, denn die Verhältnisse liegen bei den Kindern doch etwas anders als bei Erwachsenen.

Massage ist bei kindlichen Skoliosen stets mit Vorteil zu verwenden. Die Reizzustände erreichen bei denselben niemals so hohe Grade, daß Massage nicht mehr vertragen wird. Hohe Anforderungen werden an die Technik dabei nicht gestellt. Man braucht deshalb die Massage nicht selber auszuführen, braucht dazu nicht in Schweden ausgebildete Masseusen, man kann jede Mutter dazu anleiten. Ich zeige den Müttern, wie sie an dem auf dem Bauch liegenden Kind durch Streichen und Klopfen die Rückenmuskeln bearbeiten sollen, und gebe die Vorschrift, daß die Massage täglich einmal 10 Minuten lang ausgeführt wird. Faradisationen u. dgl. werden dazugefügt, wenn Zeit und Gelegenheit ist.

Ein besonderes Kapitel ist die

Gymnastik. Das Turnen ist ein uraltes Behandlungsmittel der Skoliose. Viele sehen darin das einzige Behandlungsmittel, und alle sind überzeugt, daß man mit diesem Mittel niemals schaden kann. Wenn man genauer zusieht, gibt es aber auch hier manches Wenn und Aber.

Nimmt man eine größere Anzahl von Skoliosenkindern in Turnbehandlung, so macht man die Erfahrung, daß ein Teil dieser Kinder über kurz oder lang aus der Behandlung fortbleibt. Fragt man die Eltern, so sagen die, deren Kinder bald aus der Turnstunde entschwanden, daß ihren Kindern das Turnen schlecht bekommen sei, und die Eltern, welche ihre Kinder erst nach längerer Zeit weggenommen haben, sagen uns, daß die Skoliose nicht besser, sondern schlechter geworden ist. Ich habe mich als junger Orthopäd über die Dummheit solcher Eltern weidlich entrüstet. Heute weiß ich, daß *ich* der dumme war.

Wenn wir die Skoliosenkinder in unseren Turnstunden mit der zur Selbstkritik nötigen Objektivität beobachten, so sehen wir, daß neben solchen, denen die Behandlung offensichtlich gut bekommt, und bei denen sie günstigen Einfluß auf den Deformierungsprozeß ausübt, solche stehen, bei denen das Gegenteil der Fall ist. Diese Kinder heben sich nicht in ihrem Allgemeinzustand, sondern sie schlappen ab. Es entwickeln sich die dem alten Doktor so gut bekannten Zustände des übermüdeten Kindes. Glücklich das Kind, welches dann an einen alten Doktor kommt, der weiß, daß für solche Kinder die beste Turnstunde ein ordentlicher Mittagsschlaf ist.

Gymnastik ist ein Arbeitsreiz. Soll er günstig wirken, dann muß der Körper des Kindes noch über genügende Kraftreserven verfügen. Ist das nicht der Fall, so erschöpfen wir durch die Gymnastik die ungenügenden Kräfte erst recht; wir schaffen Übermüdungszustände — allgemein —, und wir erschöpfen lokal die Kraft der Wirbelsäule. Die Folge davon ist wieder, daß der skoliosenbildende Prozeß nicht zum Stillstand, sondern zur Steigerung gebracht wird.

Skoliosenkinder, welche in Turnbehandlung stehen, müssen sorgfältig kontrolliert werden. Keinesfalls stopfe man die Skoliosenturnstunden in das tägliche Lebens- und Schulprogramm des Kindes einfach hinein. Durch Abstriche an anderer Stelle muß die für die Turnstunden nötige Zeit geschaffen werden. Zu jeder Turnstunde gehört außerdem eine entsprechende Ruhezeit. Weite Wege zu und von der Turnstunde sind unbedingt zu vermeiden. Sie machen mindestens wieder schlecht, was die Turnstunde gut gemacht hat.

Wenn die Kinder nicht günstig reagieren, steigere man nicht, sondern mindere man die Gymnastik, höre man damit ganz auf. Besonders vorsichtig verfahre man mit malignen Skoliosen. Läßt man sie viel turnen, dann werden sie ganz gewiß schlechter! Und benigne Skoliosen kann man sehr wohl zu malignen erziehen, wenn man sie nur recht viel turnen läßt. Man erlebt da ganz typische Krankengeschichten. Besorgte Eltern schicken ihr Kind beim ersten Anzeichen einer beginnenden Skoliose zum Turnen. Nach einiger Zeit bemerken sie einen Fortschritt der Deformität. Sie wechseln die Behandlung. Das Turnen wird intensiver betrieben. Mit gleichem Erfolg. Neuer Wechsel und neue Steigerung der gymnastischen Behandlung, und so weiter. Schließlich ist eine Deformität groß gewachsen, wie sie nie entstanden wäre, wenn das Kind gar keine Behandlung gefunden hätte.

Man verstehe mich nicht falsch. Ich will nicht die Gymnastik aus der Skoliosenbehandlung ausschalten. Am richtigen Platz eingesetzt, ist sie ein wertvolles Mittel. Aber sie ist kein harmloses Mittel, sie ist ein Mittel, welches falsch angewendet, schadet.

Nach welcher *Methode* man die Skoliosenkinder turnen läßt, ist ziemlich gleichgültig. Benutzt man die einfachen Freiübungen, welche das alte deutsche Turnen bietet, und mit denen wir einst als Rekruten durchgearbeitet wurden, so gibt das eine Turnstunde, welche für die Kinder und den Leiter nicht sehr interessant ist, aber der Zweck der Übung wird erreicht. Läßt man nach den schwedischen Vorschriften, läßt man nach irgendeinem der Systeme, die jetzt wie Pilze nach dem Regen aufschießen, turnen, läßt man die Kinder auf dem Bauche kriechen und Erde essen, — man erreicht so und so immer genau dasselbe. Man erreicht, richtige Anwendung vorausgesetzt, eine Hebung des Allgemeinzustandes und eine Kräftigung der Wirbelsäule. Beides wirkt sich aus in der Beseitigung oder Minderung der Störung des Belastungsgleichgewichtes, also in der Richtung einer Bekämpfung des deformierenden Prozesses. *Eine korrigierende Wirkung der Deformität gegenüber besitzt die Gymnastik nicht.* Keine Gymnastikmethode besitzt eine solche Wirkung, besonders auch nicht die sog. Selbstredressionsübungen. Diese schulen den Patienten nur darauf, daß er lernt, seine Deformität dem Auge des Unkundigen für kurze Zeit unsichtbar zu machen.

In einem gewissen Gegensatz zur Gymnastik steht der

Stützapparat. Durch die Gymnastik suchen wir die Tragkraft der Wirbelsäule zu heben, durch den Stützapparat suchen wir *ihre Tragarbeit zu vermindern,* indem wir einen Teil der Belastung auf den Stützapparat übernehmen.

Zwei Bedenken stehen der Verwendung solcher Apparate gegenüber. Erstens das Bedenken, daß wir durch eine solche Entlastung nur palliative Therapie treiben, und zweitens das Bedenken, daß der Körper sich der Entlastung durch den Apparat anpaßt und die Tragkraft der Wirbelsäule noch mehr herabsetzt, ganz abgesehen davon, daß das Tragen orthopädischer Apparate auch noch auf anderen Wegen gesundheitlich schädigend wirken kann.

Kein Zweifel, daß man in der Skoliosenbehandlung durch Verwendung von Stützapparaten Schaden stiften kann, und die Geschichte der Skoliosenbehandlung ist voll von Angriffen, welche von der Beobachtung solcher Schädigungen ausgehend, das Korsett und alle anderen Stützapparate in die tiefste Hölle verdammt haben. Alle diese Angriffe haben damit geendet, daß das abgeschaffte Korsett fröhliche Auferstehung feierte.

Es ist mit dem Korsett wie mit der Gymnastik. Falsch verwendet, schadet es, richtig verwendet, nützt es. Die Leistungsfähigkeit ist beschränkt.

Stützt man die Wirbelsäule, so gibt man dem ermüdungskranken Organ Gelegenheit, sich auszuruhen, und aus dieser Ruhe wird Heilung, wenn sonst die Bedingungen dafür gegeben sind. Sorgt man nicht für Herstellung dieser Bedingungen, setzt man die Entlastung über die notwendige Zeit fort, schaltet man die vom Korsett ausgehenden allgemein schädigenden Einflüsse nicht aus, dann schädigt man den Kranken. Ist die Wirbelsäule so krank, daß durch die Stützentlastung das Belastungsgleichgewicht nicht hergestellt werden kann, dann wirkt der Apparat zwar günstig, aber er hält den Fortschritt des Leidens nicht völlig auf.

Beobachtet man diese Grundsätze, dann hat man im Stützapparat ein wertvolles Behandlungsmittel.

Stützapparate, welche zur Entlastung der Wirbelsäule konstruiert sind und welche zur Erfüllung der hier gekennzeichneten Aufgabe verwendet werden können, besitzt die orthopädische Technik eine große Menge. Keiner leistet Vollkommenes. Allen hängen Mängel an. Es ist deshalb durchaus verkehrt, wenn man sich auf eine oder einige Konstruktionen festlegt. Man muß je nach dem Fall ein vollkommener oder weniger vollkommen entlastendes Modell wählen, und man muß Rücksicht nehmen auf die unerwünschten Nebenwirkungen. Man kann von diesen in einem ernsteren Fall mehr in Kauf nehmen als in einem leichteren.

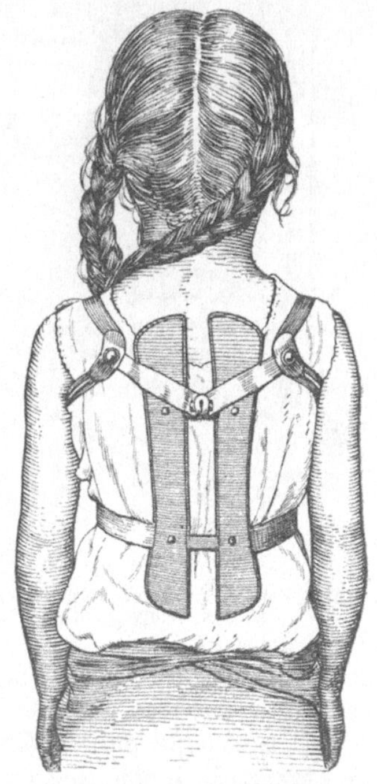

Abb. 176. Einfacher Stützapparat für die Wirbelsäule (Geradehalter).

Ich verwende für leichte Fälle den einfachen und billigen Apparat, den Abb. 176 darstellt. Bei schwereren Fällen gebe ich die Korsette, welche in Abb. 25a u. b, 28a u. b abgebildet sind, in der dort gegebenen Reihenfolge.

Die Mittel, welche zur

Korrektur der Deformität

in Frage kommen, sind erstens die Fähigkeit des lebenden Organismus, krankhafte Formen durch *Selbstheilung* zu korrigieren, und zweitens die Mittel, mit welchen wir durch *direkte ärztliche Eingriffe* Knochenformen verändern.

Daß es eine Selbstkorrektur kindlicher Skoliosen gibt, unterliegt keinem Zweifel. Freilich die Leistungsfähigkeit dieser Selbstkorrektur ist beschränkt. Nur leichte Deformitäten „verwachsen" sich. Aber auch das ist zu beachten, besonders deshalb, weil solche Heilungen oder Besserungen unter einer Behandlung erfolgen, die nur den deformierenden Prozeß ausschaltet. Man muß sich hüten, den dabei angewendeten Mitteln deshalb eine direkt korrigierende Wirkung zuzuschreiben. Wenn unter Gymnastikbehandlung Besserungen und Heilungen von Skoliosen beobachtet werden, so kommen sie auf dem Weg über die Selbstkorrektur des lebenden Organismus zustande. Eine direkt korrigierende Wirkung besitzt die Gymnastik, wie schon gesagt, in keiner Form.

Von den Mitteln, welche wir zur direkten Veränderung von Skelettformen besitzen, fallen die wichtigsten der Skoliose gegenüber leider aus. Mit Messer und Meißel läßt sich eine Skoliose nicht korrigieren. Versuche sind natürlich gemacht worden — ich habe auch welche gemacht —, keiner hat das Ziel erreicht, keiner wird es erreichen. Es sind Versuche am untauglichen Objekt.

Kommen die blutigen Verfahren nicht in Frage, so stehen uns die unblutigen zur Verfügung, die alle darin zusammenlaufen, daß sie mechanischen Druck und Zug in korrigierender Richtung auf die Wirbelsäule ansetzen.

In unseren Turnsälen haben wir von alters her die *stationären Skoliosenredressionsapparate*. Sie werden meist zeitlich verbunden mit gymnastischen Übungen gebraucht. Natürlich sind sie deshalb nicht als Gymnastikapparate anzusprechen, auch dann nicht, wenn eine technische Verbindung von Gymnastik- und Redressionsapparat besteht (SCHULTHESS). Sie sollen Skoliosen und auch Kyphosen durch direkten mechanischen Druck und Zug korrigieren.

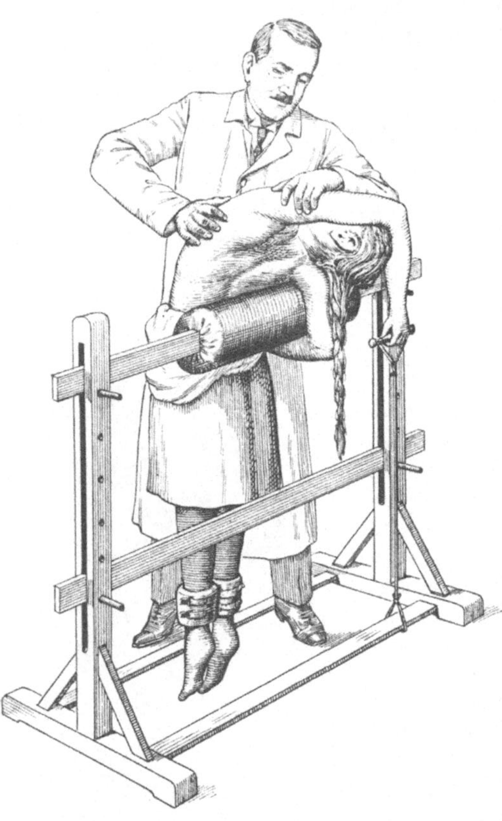

Abb. 177. Der *Wolm* von LORENZ und seine Verwendung bei rechtsconvexer Dorsalskoliose.

Es gibt eine ganze Menge solcher Apparate. Einer der verbreitetsten ist der *Lorenzsche Wolm*, den ich auch benutze und schätze. Dieser Apparat besteht aus einem festen Holzgerüst und einer harten Polsterrolle, die auf den oberen Querstab dieses Gerüsts aufgeschoben ist. Der Patient wird mit dem Rücken so über die Polsterrolle gezogen, daß er mit dem Scheitel der zu korrigierenden Biegung gerade auf die Rolle zu liegen kommt. Das eigene Körpergewicht gibt die wirksame Kraft her. Zweckmäßig ist es, wenn man den Patienten, der über die Rolle gelegt ist, laut zählen läßt. Es wird dadurch vermieden, daß er den Atem anhält und den Rumpf steif macht.

Die Wirkung des Lorenzschen Wolms besteht vor allem in einer Lockerung der Wirbelsäule.

Ein ebenfalls weit verbreiteter stationärer Redressionsapparat ist der *Sitz-apparat* von HOFFA. Er besteht aus einem festen, hölzernen Rahmen, auf dessen unterem Balken ein Sitz hin- und hergeschoben werden kann. Am oberen, am vorderen und am rückwärtigen Balken sind eiserne Haken angebracht. Der Patient wird auf den Sitz festgeschnallt. Durch Suspension nach oben wird die Wirbelsäule ausgestreckt. Die Schultern werden durch Schlaufen an einen der Haken des Rückenbalkens angehängt. Eine Pelotte, die an einem eisernen Stab

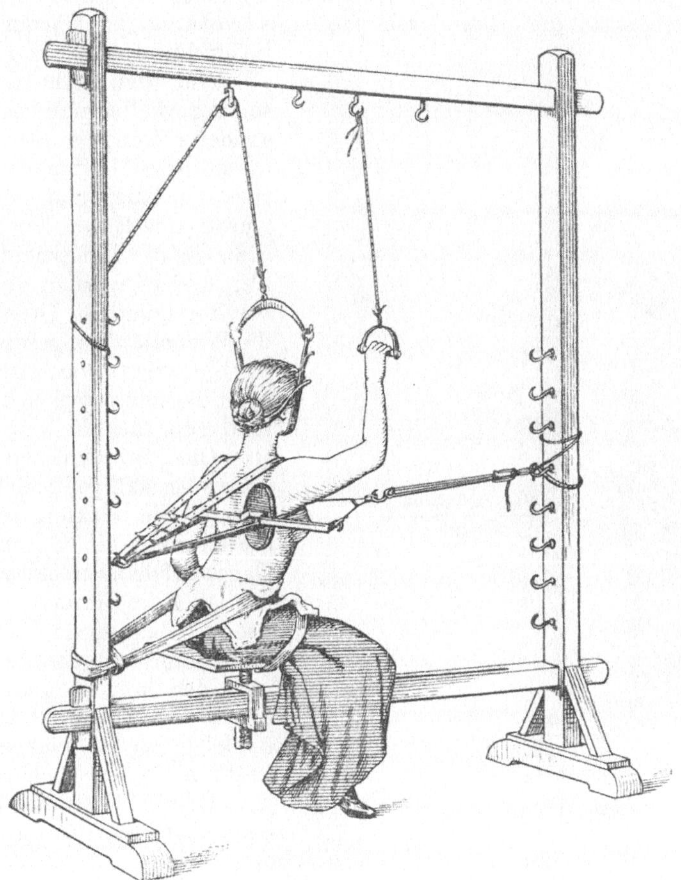

Abb. 178. HOFFAS *Sitzrahmen*, seine Verwendung bei rechtsconvexer Dorsalskoliose.

angebracht ist, wird durch einen Flaschenzug, der am Stirnbalken befestigt ist, gegen die Höhe der zu korrigierenden Biegung herangezogen.

Mit diesem Hoffaschen Sitzrahmen kann man mächtige Druckkräfte entfalten und man kann diese Kräfte sehr gut so dirigieren, daß sie in der beabsichtigten Richtung an die Wirbelsäule gelangen. Dabei wird vom Patienten dieser Apparat recht gut vertragen. Ich benutze ihn mit besonderer Vorliebe, und benutze neben demselben und dem Wolm nur noch einen Apparat, der eine Modifikation einer auch von LORENZ stammenden Konstruktion darstellt.

Zu diesem sog. *Stehapparat* (Abb. 179) ist der Beelysche Rahmen verwendet. Der Patient wird in diesem Rahmen leicht suspendiert. Das Becken wird durch einen Gurt an der Querstange festgelegt. Nun wird ein kräftiger elastischer Zug spiralförmig um den Rumpf geschlungen und er wird dabei so geführt, daß ein Druck auf die Scheitelhöhen der unteren Gegenkrümmung und der Hauptkrümmung entsteht. Zur Verbindung des Zuggurtes mit dem Rahmen ist an diesen eine einfache Konstruktion aus Winkeleisen angelegt.

Wenn man diese stationären Redressionsapparate intensiv genug gebraucht, dann kommt eine Korrektionswirkung auch sichtbar zustande. Man muß aber den Patienten täglich mehrere Stunden in die Apparate bringen. Das ist nun wieder fast nur durchzuführen, wenn man die Patienten in *klinische* Behandlung nimmt, wie das in der alten Orthopädie als Notwendigkeit jeder Skoliosenbehandlung angesehen wurde.

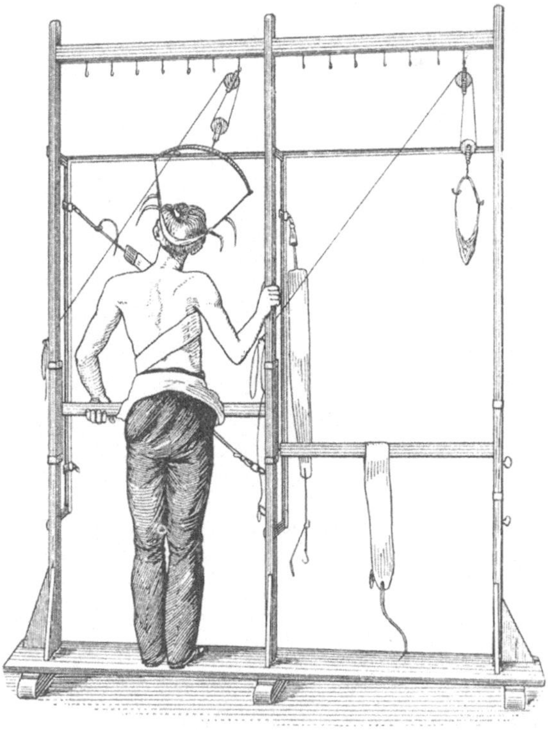

Die alten Orthopäden benutzten zur Skoliosenkorrektur mit besonderer Vorliebe *Streckbetten*. In diesen Streckbetten wurde der Patient in Rückenlage gebracht, es wurde eine Extension der Wirbelsäule in der Längsrichtung ausgeübt, und es wurden von der Seite her korrigierende Druckkräfte auf die Wirbelsäule angesetzt. Ich bilde das Streckbett von Schildbach ab; es ist das letzte, welches in Deutschland gebräuchlich war (Abb. 180).

Diese Streckbetten sind durchaus zweckmäßige Vorrichtungen gewesen. Sie wirkten dadurch, daß die Kranken einen großen Teil des Tages auf dem Strecklager zubrachten, auch im Sinne des Ausgleiches des Belastungsmißverhältnisses. Die lange fortgesetzte Extension und der lange dauernde Seitendruck wirkten direkt korrigierend, obgleich die entwickelten Druckkräfte nicht sehr hochgradig waren.

Abb. 179. Stehrahmen zur Skoliosenkorrektur.

Einen Nachteil hatten die Streckbetten: sie forderten eine sehr lange klinische Behandlung. Gut geschulte, ständige Aufsicht, die in der Familie nicht möglich ist, war Bedingung für den Erfolg.

Die alten Streckbetten kamen aus Gebrauch, und die Anstalten, in denen sie gebraucht wurden, gingen zugrunde, als man in der Mitte des vorigen Jahrhunderts die schwedische Gymnastik nach Deutschland brachte, und als diese versprach, daß sie die Menschheit von der Skoliose befreien würde. Von der Skoliose hat die schwedische Gymnastik die Menschheit nicht befreit. Aber die Streckbetten und die alten Skoliosenkliniken sind an der schwedischen Gymnastik gestorben.

Eine gewisse Auferstehung haben die Streckbetten erlebt, als Lorenz das *Gipsbett* erfand (s. Allg. Teil. Lagerungsapparate S. 44 u. 45).

Man kann mit dem Gipsbett Korrekturwirkungen wie mit den alten Streckbetten entfalten. Das Gipsbett bietet dabei den Vorteil, daß es automatisch den Patienten stets wieder in die beabsichtigte Lage zwingt. Es ist also die schwierige, immer zu wiederholende Einstellung des Streckbettes vermieden.

Man kann deshalb das Gipsbett eher als das alte Streckbett auch in der Familie verwenden. Darin liegt wieder der Nachteil, daß man sich weniger leicht zur klinischen Behandlung entschließt, die in der Hand der alten Orthopäden so Beachtliches geleistet hat.

Gipsbetten verwende ich in der Skoliosenbehandlung sehr viel. Ich stelle sie auf dem NEBELschen Rahmen her (s. Abb. 29). Dieser Rahmen stellt schon von selber eine gewisse Extension der Wirbelsäule ein. Seitliche Korrekturen werden durch Bindenzügel eingestellt, die über die Scheitelpunkte der Biegungen geführt werden. In der Abbildung ist die Lage der Bindenzügel bei einer rechtskonvexen Dorsalskoliose mit linkskonvexer lumbaler Gegenkrümmung wiedergegeben. Durch einen quer in Schulterblatthöhe eingearbeiteten, ⌐⌐-förmig geknickten Eisenstab wird das Kopfende des Gippsbettes gehoben, und es werden Rollbewegungen des Patienten mit dem Gipsbett verhindert. Auf die Innenwand des Bettes werden an die Stellen, wo Druck erfolgen soll, Filzpolster aufgelegt. Diesen Polstern gegenüber werden Nischen, in welche der Rumpf sich hineindrücken läßt, gewonnen durch Wattepolster, welche bei Herstellung der Gipsbettschale

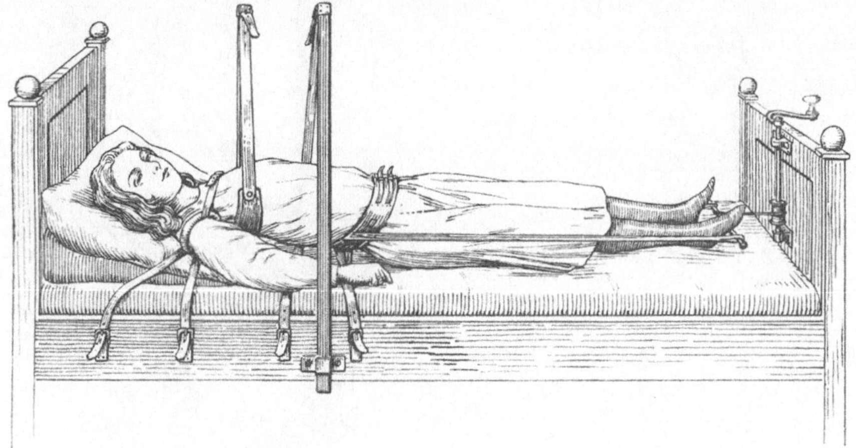

auf den Rücken des Patienten aufgelegt und dann wieder entfernt werden. Schnallbänder werden angebracht zum Fixieren des Patienten. Extension am Kopf wird in der gewöhnlichen Form durch Kopfhalter und Rollzug ausgeübt oder durch Gummizug gegen einen Bügel, wie in Abb. 32 abgebildet.

Die Wirkung dieser Gipsbetten ist bei leichteren und mittleren Deformitäten und bei der Nachbehandlung des Redressements schwerer Deformitäten ganz deutlich zu sehen. Würde man wieder wie in den alten Skoliosenanstalten zu langdauernder klinischer Behandlung zurückkehren, so würde man die Gipsbetten noch wesentlich höher schätzen lernen.

Korrigierende portative Apparate. Lange, ehe man an die Konstruktion der Streckbetten ging, versuchte man durch *Apparate, die im Umhergehen getragen werden,* Korrektionswirkung auf Skoliosen zu gewinnen. Die Zahl der aus diesen Versuchen hervorgegangenen Konstruktionen ist riesengroß. Immer wieder war man mit dem erreichten Resultat unzufrieden, und immer wieder versuchte man durch Modifizieren und Neukonstruieren weiter zu kommen.

Die Tatsache, daß man nicht das erstrebte Ziel erreichte, erklärt sich erstens daraus, daß man aus falschen Anschauungen über das Wesen der Skoliose zu Konstruktionen kam, die dem erstrebten Ziel direkt entgegenarbeiteten, zweitens daraus, daß man bei in richtiger Linie angesetzter Arbeit wichtige Konstruktionsforderungen übersah, und endlich daraus, daß das Objekt selbst Widerstände bietet, die mit den zu entfaltenden Kräften nicht zu überwinden sind.

Fehlkonstruktionen sind alle die Vorrichtungen, deren Prototyp der *Jörgsche Hosenträger* bildet (Abb. 181). Das Wesen dieser Bandagen ist ein elastischer Zug, der an einem oberen und einem unteren Abschnitt der Wirbelsäule angreifend, diese zusammenbiegt, und der dabei so gelegt wird, daß die entstehende Biegung die Skoliose umkehrt.

Ein solcher Zug — das springt besonders bei der SCHULTHESSSCHEN Modifikation (Abb. 182) in die Augen — bedeutet eine Belastungsvermehrung für die

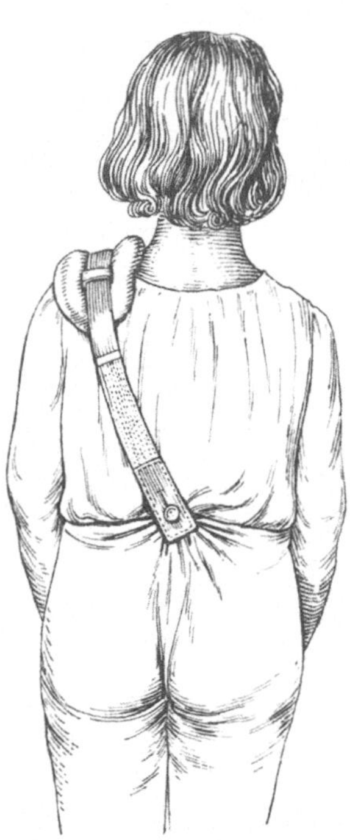

Abb. 181. JÖRGS Hosenträger.

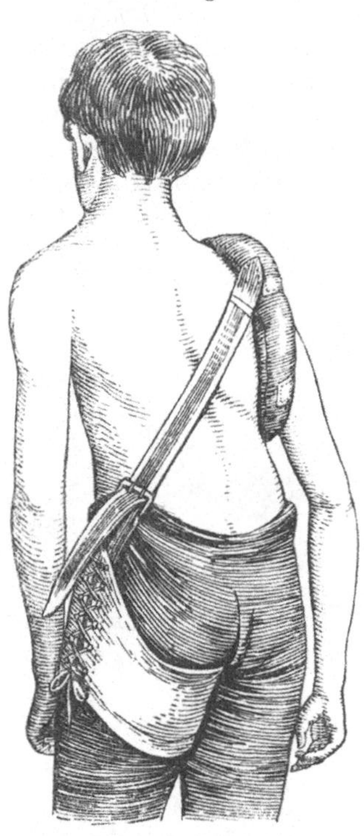

Abb. 182. JÖRGS Hosenträger modifiziert von SCHULTHESS.

Wirbelsäule. Die Wirbelsäule, die überlastungskrank ist, kann nur kränker werden. Eine Rückbiegung der skoliotischen Verbiegungen, bei der eine Verlängerung der Säule stattfinden müßte, ist durch ein Zusammendrücken undenkbar.

Die meisten portativen Skoliosenkorrektionsapparate bestehen aus einem Beckenring, aus Schienen, welche von diesem Ring aufsteigen, und aus Vorrichtungen, welche sich auf diese Längsschienen stützend, gegen·die Höhen der Verbiegungen bewegt werden können. Es kommt ein Druck auf die Körperoberfläche zustande. Dieser Druck soll sich auf die Wirbelsäule fortsetzen und soll die Rückbiegung der Verkrümmungen bewirken.

Als ein Konstruktionsbeispiel sei der Korrektionsapparat von NYROP abgebildet (Abb. 183). Da haben wir einen Beckenring durch zwei Darmbeinbügel verstärkt. Wir haben eine kräftige Rückenschiene, die oben Achselkrücken trägt; und wir haben von der Rückenschiene ausgehend drei sogenannte parabolische Federn, auf welche je eine Pelotte aufgesteckt ist. Die Federn tragen an ihren freien Enden Knöpfriemen, mit denen sie an den vorderen Teilen des Apparates festgelegt werden können. Werden sie so angelegt, so kommen die Pelotten zur Druckwirkung. Die mittlere drückt auf die Höhe der Hauptkrümmung, die untere und die obere drücken gegen die untere und die obere Gegenkrümmung.

Man sollte erwarten, daß daraus eine sehr gute Korrekturwirkung zustande käme. Daß diese Erwartung getäuscht wird, erklärt sich daraus, daß die verbogene Wirbelsäule dem Druck, der auf sie zielt, ausweichen kann. Wie alles, was lebt, und sogar alles, was tot ist, jedem Druck ausweicht, dem es ausweichen kann, weicht auch die Wirbelsäule aus.

So geht die Druckwirkung des Apparates ganz oder teilweise verloren.

Aber auch der Teil des Korrektionsdruckes, welcher nicht verloren wird, wirkt sich nicht in der beabsichtigten Richtung aus. Zwischen der drückenden

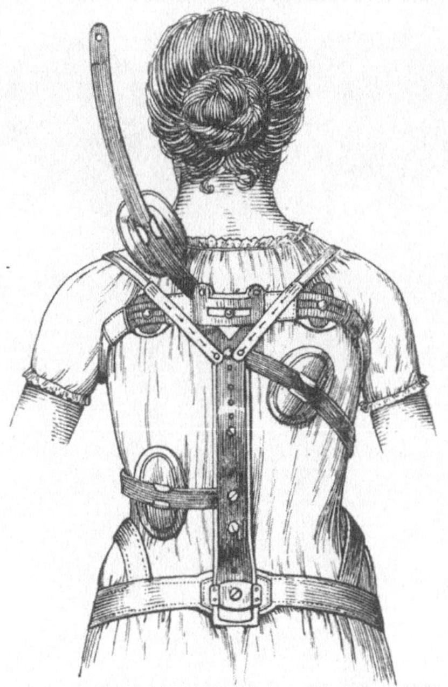

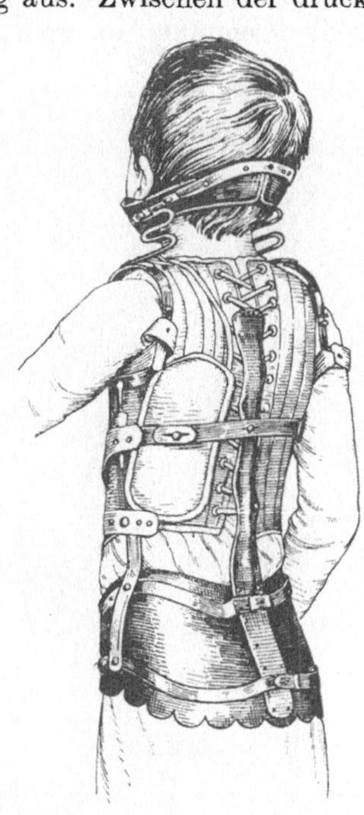

Abb. 183. NYROPS Skoliosen-Korrektions-apparat.

Abb. 184. Portativer Apparat zur Skoliosenkorrektur.

Pelotte und der Wirbelsäule, auf welche der Druck wirken soll, sind die Rippen eingeschaltet. *Der auf die Rippen ausgeübte Druck muß eine Rippendeformation erzeugen, wenn zu dieser Deformation geringere Kraft notwendig ist als zur Umformung der Wirbelsäule.*

Die Wirbelsäule setzt der Umformung nicht nur ihre inneren Widerstände entgegen, sondern es kommt dazu der Widerstand, den die bei der Rückbiegung zu hebende Last bereitet. Bei Abflachung der skoliotischen Biegung muß die oberhalb dieser Biegung liegende Rumpfmasse gehoben werden! Die sich aus diesen beiden Posten summierenden Widerstände sind sehr groß. Ihr Effekt ist, daß dort, wo sie nicht richtig in Rechnung gestellt werden, nicht Korrekturen an der Wirbelsäule, sondern Deformierungen am Brustkorb entstehen. Es gibt dies ganz charakteristische Bilder: scharfe Abknickungen des Rippenbuckels.

Will man mit portativen Apparaten wirklich Korrektionsdruck an die Wirbelsäule bringen, dann muß man ihr die Ausweichmöglichkeit nehmen, und man muß die oberhalb der zurückzubiegenden Verkrümmung liegende Last abheben. Man muß also als passiven Teil der Skoliosenkorrektionsapparate ein sehr gut ausgearbeitetes Korsett nehmen, und man muß dies mit einer Extensionsvorrichtung ausstatten.

Daß man mit solchen Apparaten wirklich Korrekturen erzielen kann, unterliegt keinem Zweifel. Ich habe experimenti causa eine Zeitlang solche Kuren ausgeführt. Abb. 184 zeigt den Apparat, den ich dazu benutzt habe. Abb. 185a, b und c zeigen einen Patienten vor und nach einer solchen Korrektur. Ich habe diese Kuren wieder aufgegeben, denn man braucht sehr lange Zeit, man muß klinisch behandeln, und man kommt nur in Fällen zum Ziel, die besonders günstige Bedingungen bieten.

Redressement. Anstoß zu neuen Versuchen in der Skoliosenbehandlung gab CALOT, als er empfahl, die spondylitische Deformität gewaltsam zu korrigieren.

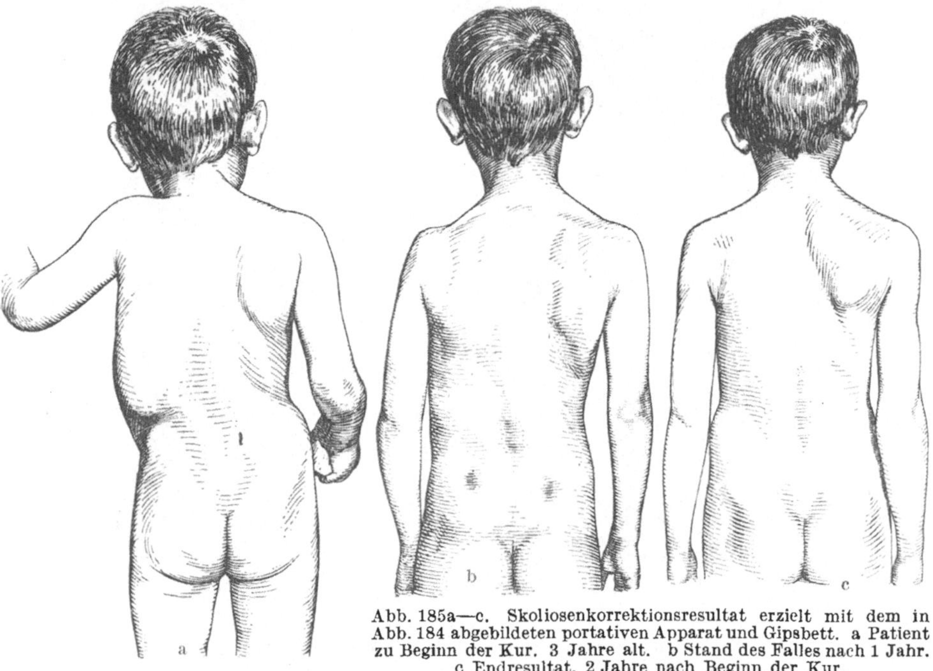

Abb. 185a—c. Skoliosenkorrektionsresultat erzielt mit dem in Abb. 184 abgebildeten portativen Apparat und Gipsbett. a Patient zu Beginn der Kur. 3 Jahre alt. b Stand des Falles nach 1 Jahr. c Endresultat, 2 Jahre nach Beginn der Kur.

Diese Versuche führten zum Fehlschlag, aber sie nahmen uns die Scheu, den Rumpf wie einen redressierten Klumpfuß in einem *Gipsverband* zu nehmen. SAYRE hatte schon früher bei Skoliosen mit Gipsverbänden gearbeitet. Er hatte gelehrt, Gipskorsette herzustellen, und die Gipskorsette hatten eine Zeitlang die Skoliosentherapie beherrscht.

Das Ziel, das SAYRE verfolgte, war aber nicht die Korrektur der Deformität. Er wollte nur eine Stützwirkung. Soweit man das verstand, soweit erreichte man auch die durch Stützwirkung möglichen Resultate, die wir oben bezeichnet haben. Die Versuche, direkte Korrektur mit dem Gipskorsett zu erreichen, versagten an der ungenügenden Fixation, welche das SAYREsche Gipskorsett gab, und an dem Fehlen der Entlastung.

Von CALOT angeregt, gingen WULLSTEIN und ich unabhängig voneinander und zu gleicher Zeit daran, skoliotische Deformitäten nach den Regeln des Redressements zu korrigieren. Wir stellten durch Druck und Zug die erreichbare

Rückbiegung her, fixierten sie durch große Gipsverbände und suchten in Etappen die Korrektur zu steigern. WULLSTEIN konstruierte einen großen Apparat. Ich arbeitete mit einfachen Mitteln. Ich will das Verfahren schildern, wie ich es ausgebildet und erprobt habe.

Nach einer kurzen Vorbehandlung bringe ich den Patienten in den Beelyschen Rahmen. Ich suspendiere bis zur Erreichung genügender Streckung der Wirbel-

säule. In geeigneten Fällen extendiere ich bei freier Suspension an den Füßen wie Abb. 186 zeigt. Nun lege ich einen Gipsverband an, der straff sitzt, und der unten bis zur Gesäßfalte, oben bis um den Hals reicht. In den Verband werden Verstärkungsstreifen von Holz und Fliegenfenstergaze eingearbeitet. Erstarrt der Gips, so übe ich unterstützt durch einen Assistenten mit den Händen kräftigen Korrektionsdruck auf die Seitenabweichung der Hauptkrümmung. Ich erhalte diesen Druck bis zur völligen Erstarrung des Gipses. Zum Schutz vor Decubitus wird unter dem Gips auf den Rippenbuckel ein Stück Filz aufgelegt.

Man kann auf diese Weise sehr ausgiebige Formveränderungen erzeugen. Natürlich formt sich dabei nicht der Knochen um. Es entstehen aber Zug- und Druckspannungen, und diese wirken sich mit der Zeit doch in Umformungen der Knochen aus.

Genau so, wie er zuerst angelegt wurde, wird der Verband in Zwischenräumen von etwa einer Woche gewechselt, solange als man sichtbare Formverbesserungen erzielt. Dann bleibt er drei Monate liegen. Das ist eine Zeit, die für den allgemeinen Gesundheitszustand nicht zu lang ist, in der aber auch wirklich Umformungen im Knochen entstehen können.

Nach Abnahme des Verbandes erhält der Patient ein Korsett, das zur Aufrechterhaltung des Resultates die Wirbelsäule gut stützen soll,

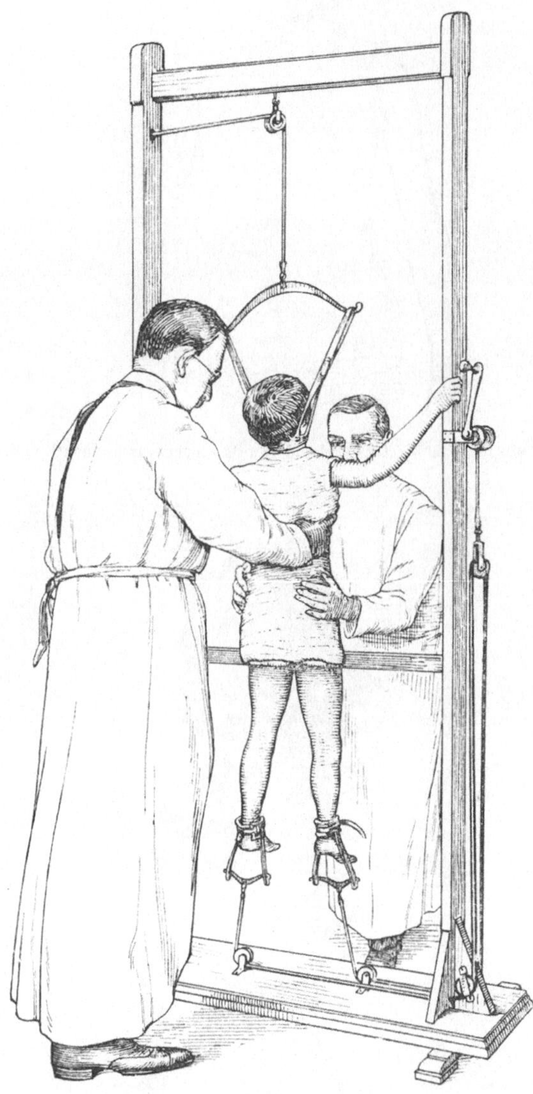

Abb. 186. Redressement einer schweren Skoliose. Bei Suspension und Extension ist der Rumpfgipsverband angelegt. Durch Händedruck wird seitliche Korrektur ausgeführt.

mit dem ich aber zur Weiterführung der Korrektur auch Korrektionsvorrichtungen verbinde. Den Gipsverband zeigt Abb. 187a u. b, das Korsett Abb. 188a u. b.

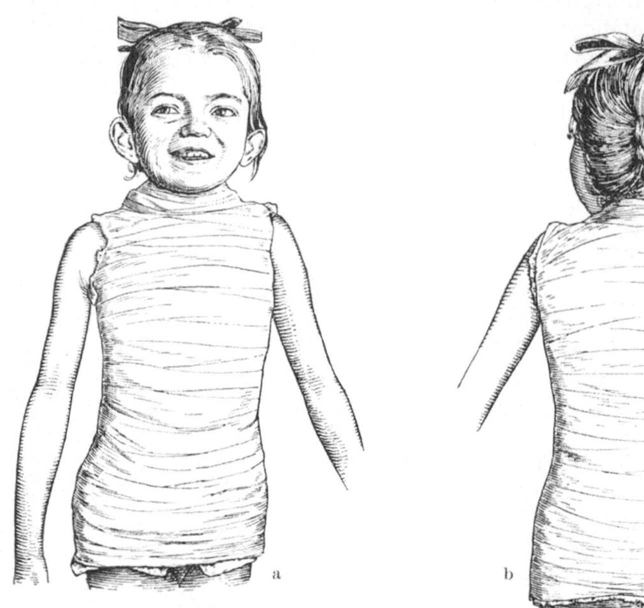

Abb. 187a u. b. Gipsverband für Skoliosenredressement.

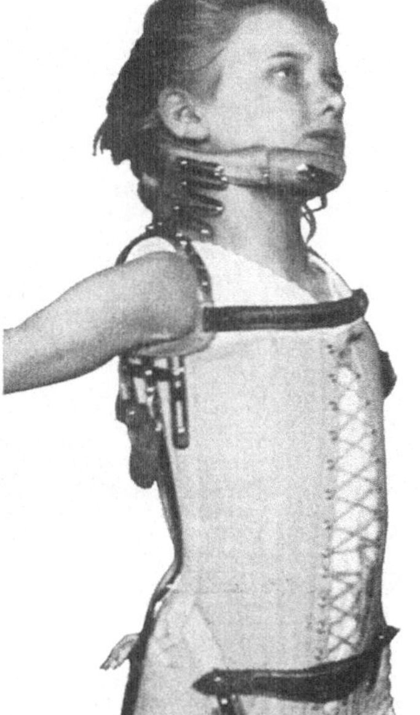

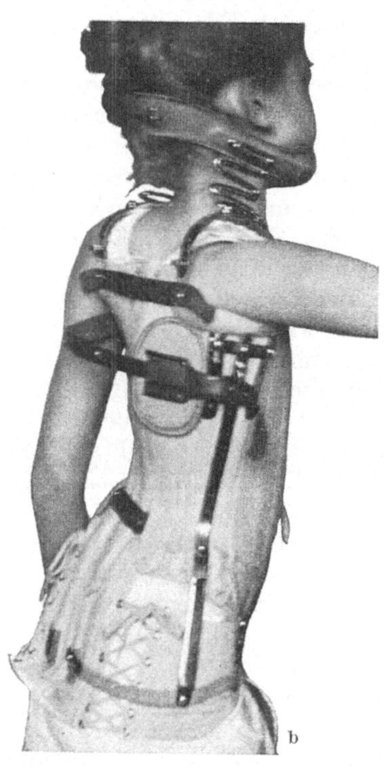

Abb. 188a u. b. Streckkorsett zur Erhaltung und Weiterführung des durch Redressement im Gipsverband
erzielten Korrektionsresultates.

Es ist ein Hüftbügelkorsett, auf welches mit elastischen Drahtserpentinen ein Kopfhalter aufgesetzt ist, und an diesem Korsett ist eine Pelotte angebracht, welche durch Federdruck gegen den Rippenbuckel gepreßt wird.

Außerdem erhält der Patient ein Gipsbett mit korrigierendem Seitendruck und mit Extension.

Die Allgemeinbehandlung, die zur Hebung der Kraft der Wirbelsäule sofort einsetzte, wird weiter geführt. Dazu kommt Lokalbehandlung, hauptsächlich in Form von Massage.

Ist in der Weiterbehandlung ein Stand erreicht, der stationär erscheint, so wird an Stelle des Korrektionskorsettes ein Stützkorsett mit Ringkopfhalter gegeben (Abb. 189). Dann fällt der Kopfhalter ganz weg. Es wird zu leichteren Korsettkonstruktionen übergegangen. Es wird vorsichtig versucht, ob der Patient Gymnastik verträgt. Ganz allmählich klingt die Behandlung aus.

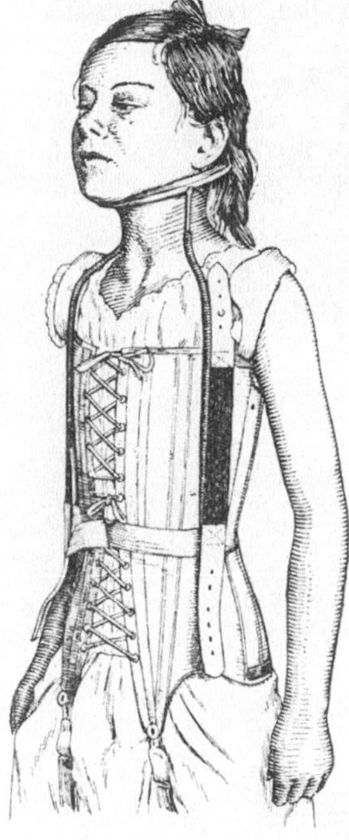

Abb. 189. Korsett mit Ringkopfhalter zur Nachbehandlung des Skoliosenredressements.

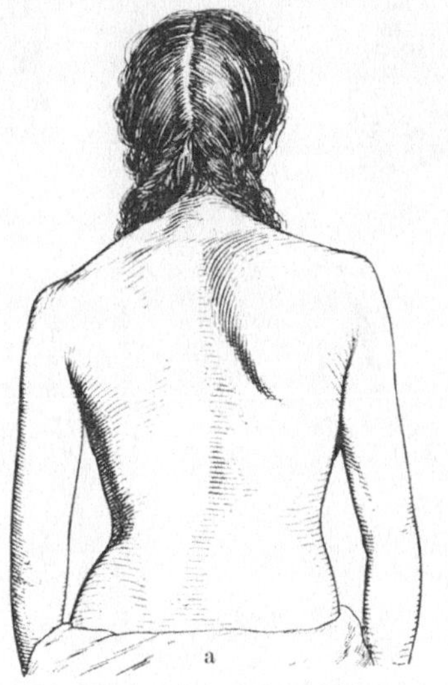
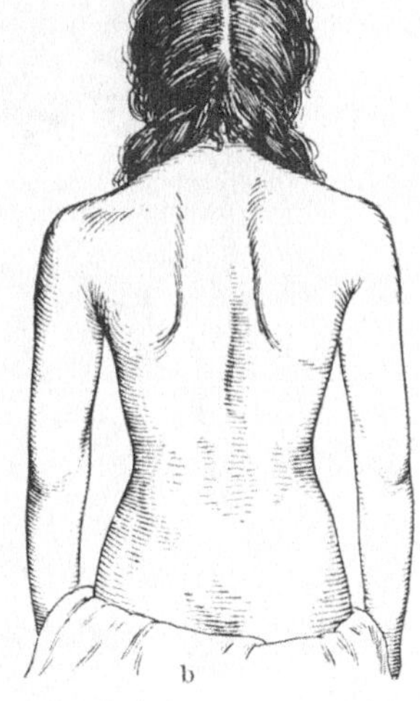

Abb. 190. a 14 jährige Patientin. Pubertäts-Skoliose. Korrektur durch Redressement. b Resultat 1 Jahr nach ausgeführtem Redressement.

Resultate des Redressements: Wenn man solche Kuren ausführt, so erlebt man zunächst eine angenehme Überraschung. Man hatte Sorge, daß durch den Gipsverband der Patient an seinem Allgemeinzustand geschädigt, und daß durch diese Schädigung auch ein gutes Korrektionsresultat zum mindesten aufgewogen werde, und man sieht, daß der Patient, der vorher in recht mäßigem Gesundheitszustand war, *geradezu aufblüht*. Wie oft haben mir Eltern ihre Verwunderung und ihre Freude darüber ausgesprochen!

Die Erklärung ergibt sich daraus, daß die Kinder unter Insuffizienzstörungen mehr litten, als erkannt wurde, und weiter daraus, daß durch die Streckung des Rumpfes, welche durch das Redressement herbeigeführt wurde, die inneren Organe Platz gewannen, wie der Raum sich in einer Ziehharmonika vergrößert, wenn man sie auszieht.

Diese Wirkung auf den Allgemeinzustand ist zweifellos auch für die Erkrankung der Wirbelsäule, aus der die Skoliose hervorgegangen ist, von Vorteil, und dadurch erklärt es sich schließlich, daß so manche Skoliose durch die Redressementskur ihren malignen Charakter verliert.

Die lokalen Korrektionsresultate wechseln. Bei weichen Knochen erzielen wir hohe Korrekturen. Bei Kindern mit den eigentümlich harten Knochen, die sich wie Stein angreifen, ist alle Mühe vergebens. Gut korrigieren lassen sich Skoliosen mit beträchtlicher kyphotischer Komponente. Flachrückige, oder gar die, bei welchen im Brustteil eine lordotische Einbiegung vorhanden ist, sind ungeeignete Objekte, weil die Wirbelsäule vor dem Druck auf den Rippenbuckel in die Tiefe des Thorax hinein ausweicht.

Ob ein Skoliosenkorrektionsresultat bestehen bleibt, ob es wieder vergeht, das hängt davon ab, ob es gelingt, den deformierenden Prozeß zur Ausheilung zu bringen oder nicht. Immer muß deshalb vor Beginn der Korrektionsbe-

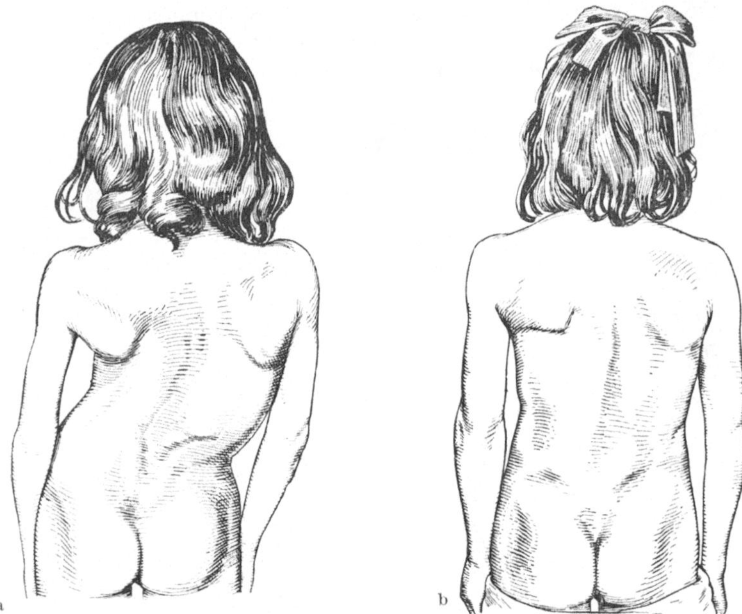

Abb. 191. a 7 jähriges Mädchen mit schwerer Skoliose. Behandlung durch Redressement und angeschlossene Streckkur. b Das erreichte Korrektionsresultat.

handlung die Aussicht beurteilt werden, welche der deformierende Prozeß nach seiner besonderen Art bietet, und stets hat nach der Korrektionskur die *Nachbehandlung* einzusetzen, die auf die Ausschaltung des deformierenden Prozesses einzustellen ist.

Daß man schöne Dauerresultate erzielen kann, ist nicht zu bezweifeln. Ich belege das durch den Fall, welchen Abb. 195a, b u. c darstellen. Freilich gibt es auch volle und teilweise Rezidive.

Zieht man das Resümee, so ergibt sich, daß das Redressement auch keine Lösung des Skoliosenproblems gebracht hat, daß es ein schwierig zu handhabendes Verfahren ist, welches die Zeit und die Finanzen des Patienten stark belastet. *Aber an ihrem Platz leistet diese Behandlung mehr als irgendeine andere Methode.*

Die Versuche, die Resultate des Redressements zu verbessern, haben beachtliche Erfolge nicht gezeitigt. Ganz besonders gilt das auch von ABOTT, der die Wirbelsäule in einer kyphotischen Stellung in den Redressementsverband nimmt. Die Unvollkommenheit der Resultate liegt nicht daran, daß die zur

Wirkung gebrachten Korrektionskräfte ungenügend sind, sondern daran, daß das Objekt Schwierigkeiten bereitet, die sich nicht fassen lassen.

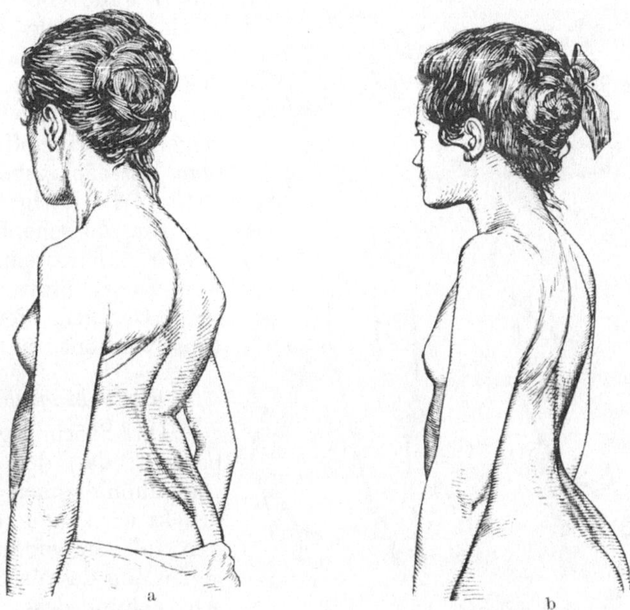

Abb. 192. a 13 jähriges Mädchen mit schwerer Skoliose. Behandung durch Redressement und angeschlossene Streckkur. b Resultat 1 Jahr nach Ausführung des Redressements.

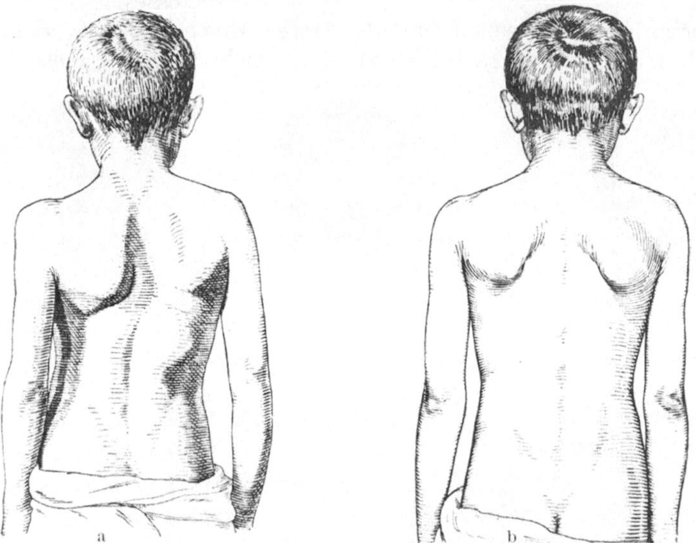

Abb. 193. a 9 jähriger Knabe. Skoliose mittleren Grades. Behandelt durch Redressement. b Korrektionsresultat, 1 Jahr nach Ausführung des Redressements.

Der nächste Schritt, der zur Lösung des Skoliosenproblems getan werden muß, liegt nicht auf der Seite des Therapeuten. Die Unvollkommenheit der Situation wird dadurch gegeben, daß wir den pathologischen Prozeß, der die maligne kindliche Skoliose — die konstitutionelle — entstehen läßt, nicht kennen. Die pathologischen Anatomen nennen ihn Spätrachitis. Das ist eine Bezeichnung, die auf anatomischen Bildern gut fundiert ist. Aber im Leben scheiden sich unsere Fälle von der Rachitis so stark, daß trotz Anatomie und Mikroskop da und da Verschiedenes zugrunde liegen muß. Was es ist, muß weitere Forschung aufzeigen, ehe wir hoffen dürfen, mit dem hartnäckigsten Gegner der Orthopädie fertig zu werden. —

Ein Zwischenfall, der beim Skoliosenredressement hin und wieder vorkommt, und der wegen seiner Gefährlichkeit hohe Beachtung verdient, ist die

akute Magendilatation.

Die Störung wird dadurch bedingt, daß der Darm in der Bauchhöhle nach abwärts gedrückt wird, und daß sich durch den auf das Duodenum übertragenen Zug des Mesenteriums eine Abknickung desselben ausbildet. Es entwickeln sich die Erscheinungen eines hochgelegenen Darmverschlusses.

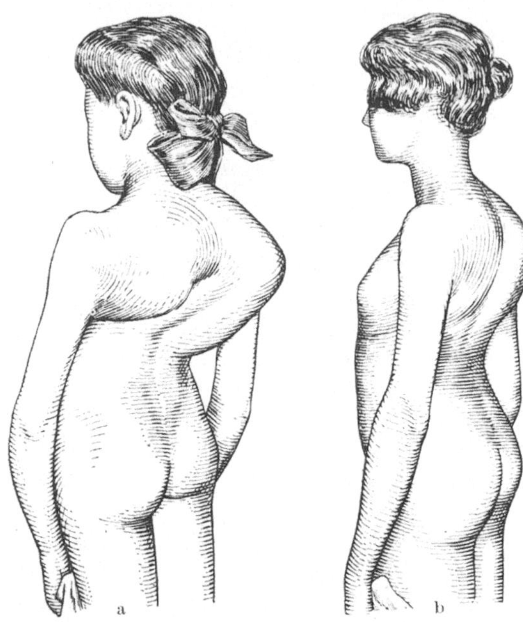

Abb. 194. a Schwere Skoliose. b Durch Redressement und Weiterführung der Korrektur mit Streckkorsett und Gipsbett erreichtes Resultat.

Schmerzen und Erbrechen sind die ersten Erscheinungen. Schmerzen im Bauch und Erbrechen beobachtet man kurz nach Anlegung eines Rumpfgips-

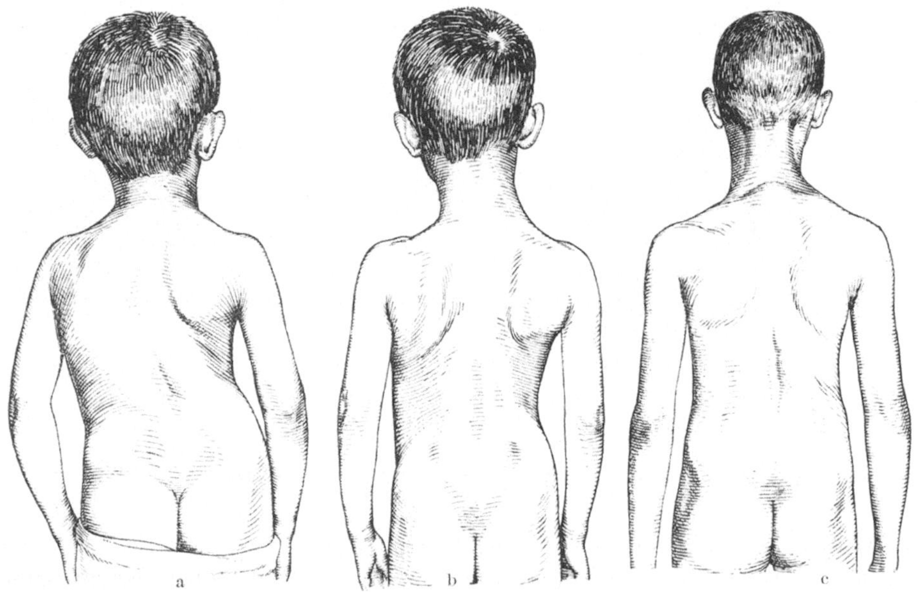

Abb. 195. a 3¼ jähriger Knabe mit schwerer Skoliose. Mit Gymnastik und Stützkorsett erfolglos behandelt. Redressement. b Primäres Korrektionsresultat. c Behandlungsresultat, 8 Jahre nach Ausführung des Redressements.

verbandes sehr häufig. Das hat nicht viel zu bedeuten. Wenn man die Patienten ruhig legt und ihnen nur wenig oder keine Nahrung, vor allem keine Flüssigkeit gibt, stellt sich die Magen- und Darmfunktion glatt wieder her. Mancher braucht allerdings ein paar Tage, bis wieder die Stuhlentleerung erfolgt, und ist in dieser Zeit sehr belästigt.

Sehr zu beachten sind aber Schmerz und Erbrechen, wenn sie sich einstellen, nachdem der Darm schon wieder richtig funktioniert hatte. In solchem Fall zeigen sie den Eintritt der Behinderung der Darmpassage an. Ich gebe meinen Patienten, die ich mit Rumpfgipsverbänden in ambulante Behandlung entlasse, mit größter Schärfe die Anordnung, in solchem Fall wegen hoher Lebensgefahr — das spreche ich klar aus — sofort zurückzukommen.

Die Ursache der Störung liegt meist in einem Diätfehler. Ich warne deshalb vor Genuß von Speisen und Getränken, welche Gase entwickeln oder blähen.

Die allergefährlichsten Fälle sind die, wo sich das Krankheitsbild langsam entwickelt und die Beschwerden nicht sehr deutlich werden. Man kommt dann nicht leicht zur richtigen Diagnose und es kann der Zeitpunkt für eine noch wirksame Behandlung versäumt werden.

Öffnet man den Verband, so findet man den Magen groß aufgebläht, und Bewegungen, die man mit der aufgelegten Hand ausführt, verursachen lautes Plätschern.

Die *Entleerung des Magens* ist der wichtigste Akt der Behandlung. Mit der Schlundsonde erhält man große Massen von Flüssigkeit mit einzelnen Speiseresten. Um Wiederansammlung von Gasen und Flüssigkeit zu verhüten, bleibt der Magenschlauch liegen. Bei ernsten Fällen muß man den Patienten unter Erhöhung des Fußendes des Bettes auf die rechte Seite legen. Es wird dadurch die Rückführung der ins kleine Becken gedrückten Darmmassen befördert.

l) **Beurteilung der Resultate von Skoliosenbehandlungen.**

Es gibt in der ganzen Orthopädie kein Behandlungsobjekt, welches so leicht zu Fehlschlüssen über erreichte Resultate führt, wie die Skoliose. Die Wirbelsäule ist beweglich. Jeder Skoliotiker kann diese Beweglichkeit benutzen, um durch aktive Muskeltätigkeit die Wirbelsäule so einzustellen, daß die Deformität mehr oder weniger *verdeckt* wird. Werden die Patienten nun gar, wie es in den orthopädischen Turnstunden meist geschieht, darauf dressiert, Korrektionshaltungen einzunehmen, so werden sie in dieser Kunst geradezu Virtuosen. Sie stellen sich in die Korrekturhaltung bei jeder Untersuchung, gar erst wenn sie gemessen oder photographiert werden.

Vergleicht man dann solche Bilder mit solchen, die vor Beginn der Behandlung hergestellt worden sind, so sieht man erstaunliche Korrektionsresultate. Jeder Anfänger in der Skoliosenbehandlung fällt darauf herein, und mancher bleibt in dieser Beziehung Anfänger sein Leben lang.

Solche Korrektionsresultate sind weiter nichts als Scheinkorrekturen, die man schon erhält, wenn man einen Patienten zweimal nacheinander photographiert und ihn dazwischen auffordert, gerade zu stehen.

Wenn man dieser Täuschung entgehen will, muß man von jedem Korrektionsresultat abziehen, was Scheinkorrektur überhaupt sein *kann*. Da bleibt dann häufig gar nichts oder nur ein überraschend geringes Plus.

m) **Volksgesundheitliche Bedeutung der kindlichen Skoliosen.**

Was die Kinderskoliose für die Volksgesundheit bedeutet, und wie gegen die für die Volksgesundheit von ihr ausgehenden Schäden anzukämpfen ist, läßt sich aus dem Vorstehenden entnehmen. Bei der Bedeutung der Frage soll aber auf beides besonders eingegangen werden.

Zunächst muß Front gemacht werden gegen Übertreibung. Es hat Untersucher gegeben, welche bei Schulkindern 80% Skoliosen fanden, und die zum Himmel geschrien haben wegen der wirtschaftlichen Schäden, die das Volk aus diesen Skoliosen erleiden müßte. Das ist heller Unsinn. Unter den Rekruten, die vor der Kriegszeit in Sachsen, das als skoliosenreichster Teil Deutschlands gilt, zur Untersuchung kamen, wurden 0,7% wegen Rückgratsverkrümmungen militäruntauglich gefunden. Urteilsfähige Orthopäden finden bei Schuluntersuchungen 1—2% ernste Skoliosen. Dieser Prozentsatz paßt zu dem unter den Rekruten so, daß man sie gegenseitig als Probe ansehen kann. Auch Schmorl bestätigt diesen Prozentsatz. Seine Tabelle verzeichnet bei 30—40jährigen in 3,73% Kyphoskoliosen.

Die Zahl der volksgesundheitlich zu beachtenden Skoliosen schrumpft damit außerordentlich zusammen. Aufs Ganze bezogen und bei Berücksichtigung der Schwere der Schädigung, welche jeder mit einer schweren Skoliose Behaftete erleidet, ist die Kinderskoliose trotz der Einschränkung auf die genannte niedrige Zahl aber höchst beachtenswert.

Die über die Behandlung der kindlichen Skoliose gemachten Ausführungen besagen, daß wir heute noch kein Mittel besitzen, unsere Jugend vor diesen schweren Skoliosen völlig zu bewahren und sie von denselben völlig zu befreien. Am meisten können wir noch leisten, wenn wir die Kinder im ersten Beginn der Deformität zur Behandlung bekommen. Ist die Deformität erst über den Anfang hinaus, dann müssen wir große Aufwendungen machen, wenn einigermaßen Erfolg erzielt werden soll.

Daraus ergibt sich erstens die Schlußfolgerung, daß man die *erkrankenden Kinder möglichst frühzeitig herausfangen* soll. Hier ist eine Aufgabe, welche die Schulärzte zu erfüllen haben. Sie müssen das in die Schule eintretende Kind auf Skoliose untersuchen und müssen diese Untersuchung später ständig wiederholen. Sie müssen lernen, die malignen Skoliosen zu erkennen und sie gegen schlechte Haltungen und benigne Skoliosen zu unterscheiden, oder sie müssen zu dieser Unterscheidung Orthopäden, die das verstehen, heranrufen.

Die *erkannte maligne Skoliose ist der Behandlung zuzuführen*, und die von der Behandlung erforderten Kosten müssen aufgebracht werden. An diesen Fällen sparen, heißt die ganze Aktion von vornherein zum Mißerfolg verurteilen.

Die Mittel, die dabei erfordert werden, sind erträglich, wenn man sie an den Fällen spart, welche volksgesundheitlich gleichgültig sind. Eine schlechte Haltung, die nicht etwa als Symptom einer Erkrankung besteht, ist für die spätere Arbeitsfähigkeit eines Kindes ganz gleichgültig, eine benigne Skoliose desgleichen. *Solche Kinder auf öffentliche Kosten zu behandeln, ist Verschwendung*, durch welche die Kinder, welche an malignen Skoliosen leiden, direkt geschädigt werden, weil bei solcher Verschwendung für sie nichts übrig bleibt.

Mit dem „*orthopädischen Schulturnen*", das jetzt wie eine Seuche grassiert, nützt man den Kindern, welche an malignen Skoliosen leiden, nichts. Man schaffe es ab, je eher — je besser. *Gebt unseren Kindern etwas ordentliches zu essen, ein ordentliches Hemd, ein ordentliches Bett. Gebt ihnen Spielplätze und Zeit diese Spielplätze zu besuchen, dann werdet ihr kräftige, gut gewachsene Kinder erziehen, und dann wird auch die Skoliose seltener werden!*

n) Die Überlastungsverbiegungen der Wirbelsäule im Adoleszentenalter.

Zum Hohn für die Lehre, daß die Skoliose eine Schulkrankheit sei, sieht man junge Menschen, die ohne Skoliose durch die Schule gekommen sind, gerade dann skoliotisch werden, wenn sie die Schule verlassen haben, und man sieht sie

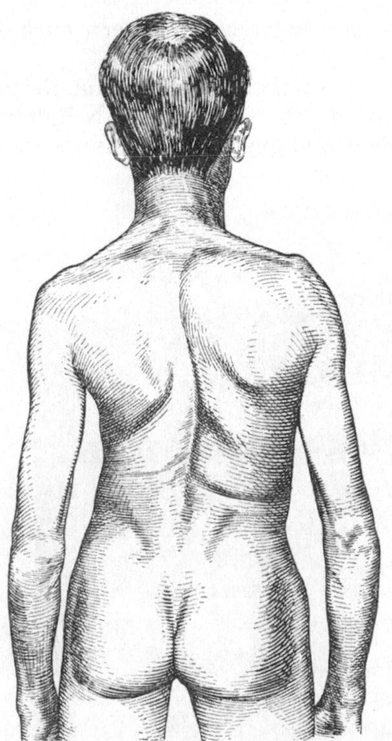

Abb. 196. Lehrlingsskoliose.

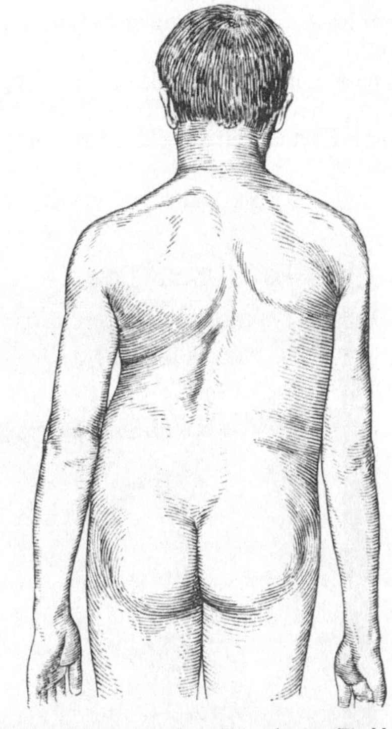

Abb. 197. Lehrlingsskoliose. Erwachsener Tischler, als Lehrling mit 16 Jahren erkrankt.

erkranken gerade in Berufen, die keinerlei Tätigkeit erfordern, welche mit dem Sitzen an der Schulbank verglichen werden könnte. Ich habe zuerst auf diese Fälle (Abb. 196—198) hingewiesen und habe sie *Lehrlingsskoliosen* genannt. Ich wollte mit dieser Bezeichnung ausdrücken, daß es sich um Erkrankungen handelt, die nach der Schulzeit einsetzen, und zu deren Entwicklung die beginnende Berufstätigkeit wesentlich beiträgt.

Meine Beobachtungen sind bestätigt worden z. B. von Mau und Kochs, die beide darauf hinwiesen, daß nicht

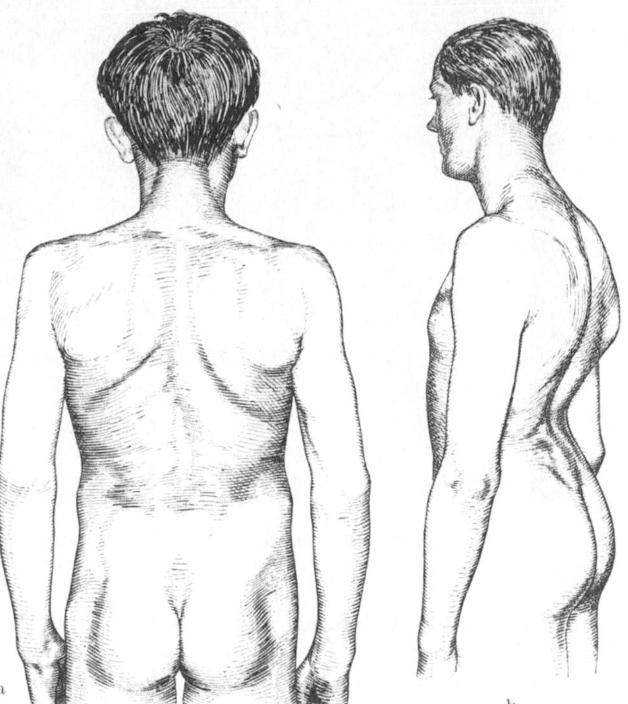

Abb. 198a u. b. Lehrlingskyphoskoliose.

nur Skoliosen in der angegebenen Lebensperiode entstehen, sondern auch Kyphosen.

Diese Lehrlingsskoliosen und -kyphosen charakterisieren sich durch die Entwicklung hochgradiger Insuffizienzbeschwerden und durch die Neigung zu raschem Fortschreiten. Es sind ausgesprochen maligne Verkrümmungen.

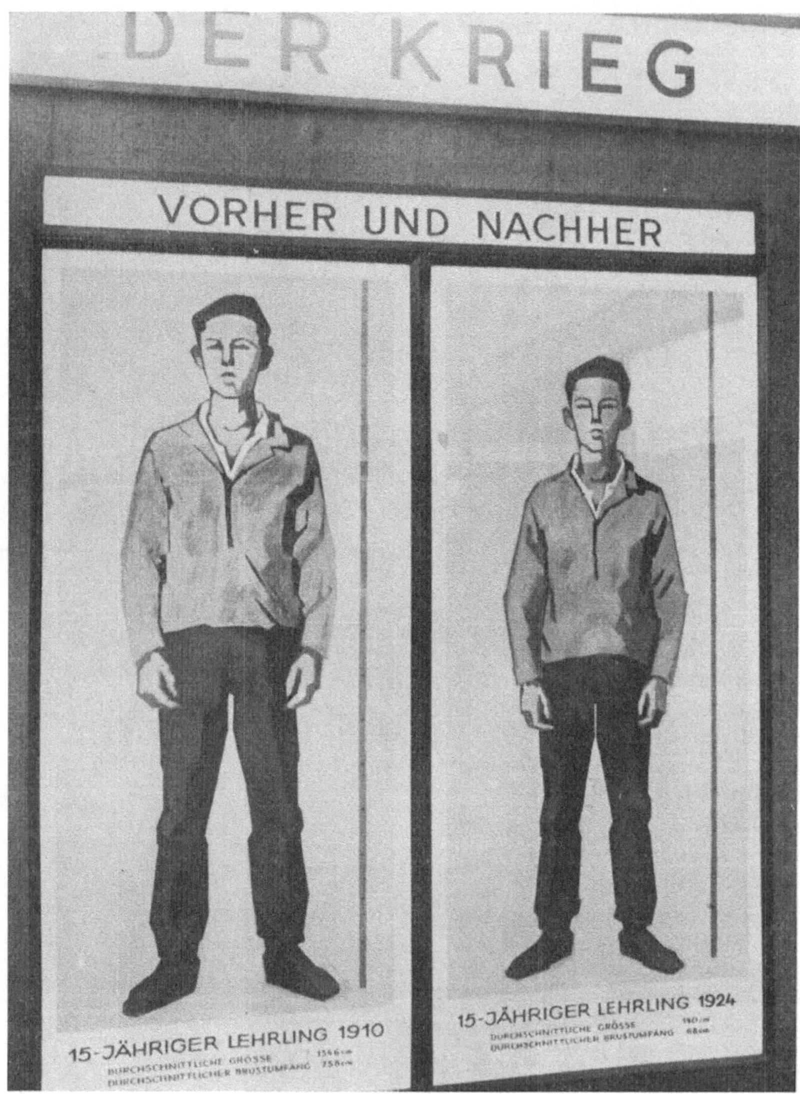

Abb. 199. Der deutsche Lehrling vor und nach dem Krieg (Gesolei).
Gesundheitlicher Niedergang der deutschen Jugend.

Die befallenen Patienten haben von Haus aus eine wenig leistungsfähige Wirbelsäule. Die Schule mit der Entlastungsgelegenheit in der Schulbank hat schützend gewirkt. Sie sind skoliosenfrei durch die Schulzeit gekommen, oder es hatte sich nur eine leichte benigne Skoliose entwickelt. Nach dem Austritt aus der Schule sind sie in Berufe gekommen, welche hohe Anforderungen an die

Tragkraft der Wirbelsäule stellen. Der Beruf des landwirtschaftlichen Arbeiters, des Hausmädchens, der Verkäuferin, des Kellners, der Maschinenschreiberin, des Werkzeugschlossers, des Bauarbeiters sind solche Berufe. Deren Anforderungen ist ihre Wirbelsäule nicht gewachsen, es kommt zur Entwicklung einer Insufficientia vertebrae und in rascher Folge zur Skoliose oder Kyphose.

Ich verweise auf diese Fälle besonders, weil wir in neuerer Zeit eine Häufung derselben beobachten. Die Häufung erklärt sich aus dem gesundheitlichen Niedergang unserer Jugend.

Diesen Niedergang illustrierten außerordentlich deutlich zwei Darstellungen, welche auf der Düsseldorfer Ausstellung für Gesundheitspflege und Leibesübungen 1926 gezeigt wurden, und die ich in Abb. 199 wiedergebe. Der 15 jährige Lehrling von 1910 war 14 cm größer und hatte 8 cm mehr Brustumfang als der von 1924. Daß der 1924er leichter an einer Überlastungsverbiegung der Wirbelsäule erkrankt, ist begreiflich.

Auf derselben Ausstellung war auch gezeigt, wie der Fußballsport in der Nachkriegszeit angewachsen ist, Abb. 200. Wenn man diese drei Bilder nebeneinander betrachtet, und man dazu auf die starke Zunahme der Lehrlingsskoliose hingewiesen wird, dann kann man über die Erziehung unserer Jugend zum Sport zu Gedanken kommen, die ich nicht aussprechen will, weil sie gar zu unzeitgemäß klingen würden.

Die *Beurteilung und die Behandlung* der Lehrlingsskoliosen hat genau nach den Grundsätzen zu erfolgen, welche wir bei den kindlichen Skoliosen dargelegt haben. Wichtig ist es, daß man die Erkrankten aus den Berufen, denen sie nicht gewachsen sind, herausbringt, und daß man sie auch sonst von körperlichen Anstrengungen, z. B. vom Sport, wegnimmt.

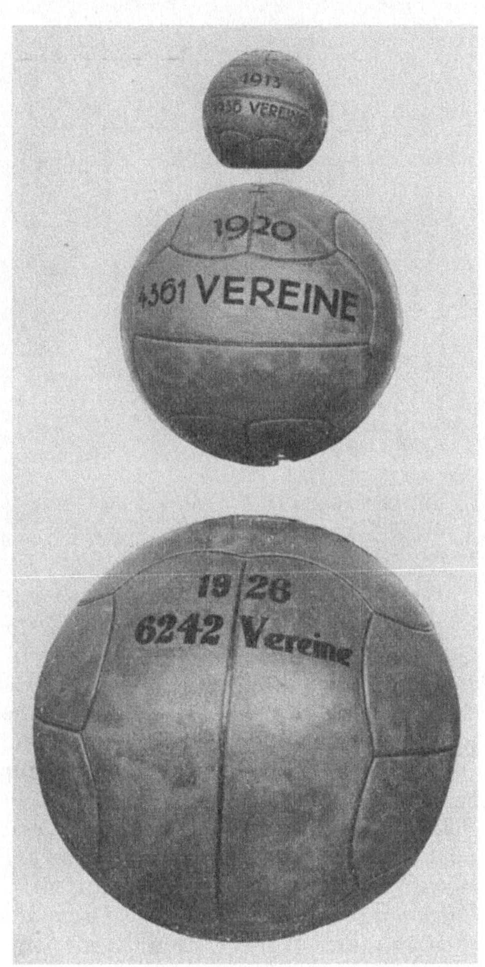

Abb. 200. Zunahme des Fußballsportes in Deutschland. 1913—1926 (Gesolei).

o) Belastungsdeformitäten der Wirbelsäule des Erwachsenen.

Der *Erwachsene* erkrankt zwar häufig an Wirbelsäuleninsuffizienz, aber zur Entwicklung von ausgesprochenen Deformitäten kommt es wesentlich seltener. Die physikalischen Eigenschaften der Wirbelsäule des Erwachsenen sind andere als die des Kindes und des Jünglings. Deshalb zieht sich beim Erwachsenen das Stadium der reinen Insuffizienz viel länger hin, ehe es zu einer sichtbaren Deformierung kommt.

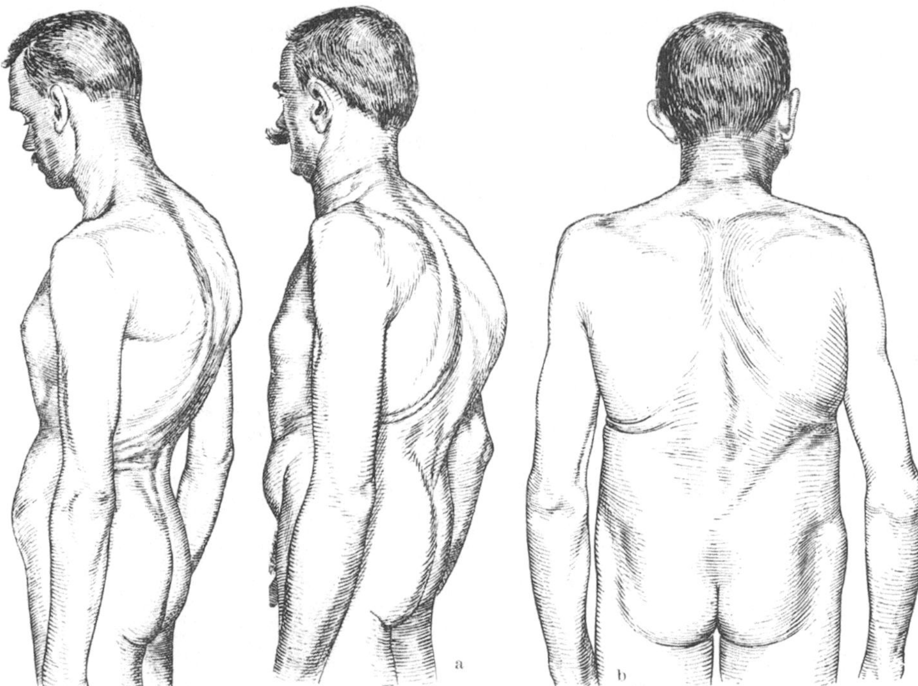

Abb. 201. Nach Abschluß der
Wachstumsperiode entstan-
dene Kyphose. Der 56 Jahre
alte Patient hat als preußi-
scher Pionier aktiv gedient.

Abb. 202. a u. b. Nach Abschluß der Wachstumsperiode entstandene Kyphoskoliose. Der 40 Jahre alte Patient war als 20 jähriger zu aktivem Dienst bei
Grenadieren tauglich befunden worden.

Immerhin findet man solche Deformitäten genug,
wenn man auf dieselben achtet. Abb. 201 zeigt einen
Mann von 56 Jahren, der einst in Friedenszeit preußi-
scher Pionier gewesen ist, der also über Kindheit und
Adoleszenz eine tadellos gerade Wirbelsäule gehabt haben
muß. Krumm geworden ist er als Erwachsener, ohne daß
ein Trauma oder eine Entzündung seine Wirbelsäule geschädigt hatte. Es ist keine andere Ursache zu finden als
andauernde, schwere, körperliche Arbeit. Einen Parallelfall
zeigen Abb. 202 a u b. Auch der Patient, welchen Abb. 203
zeigt, war einst ein schlanker Grenadier. Daß Berufsarbeit in dieser Weise wirken kann, beweist die Berufs-
skoliose der Steinträger, welche GOLEBIEWSKY beschrieben
hat (Abb. 204), und es lassen sich dafür auch andere Beispiele genug finden. Daß die Fälle noch wenig Beobachtung gefunden haben, liegt an der geringen praktischen
Bedeutung, welche diese Deformitäten besitzen. Den
Schwerarbeiter stört es nicht, daß er einen Buckel bekommt, er sieht das als selbstverständlich an.

Führen traumatische oder entzündliche Erkrankungen
über die Schädigung der Tragfähigkeit zur Wirbelsäulen-
verbiegung, so spielt die Deformität im Gesamtbild der
Erkrankung meist eine nebensächliche Rolle und sie bleibt
unbeachtet. Wichtig ist es, diese Deformitäten zu kennen,

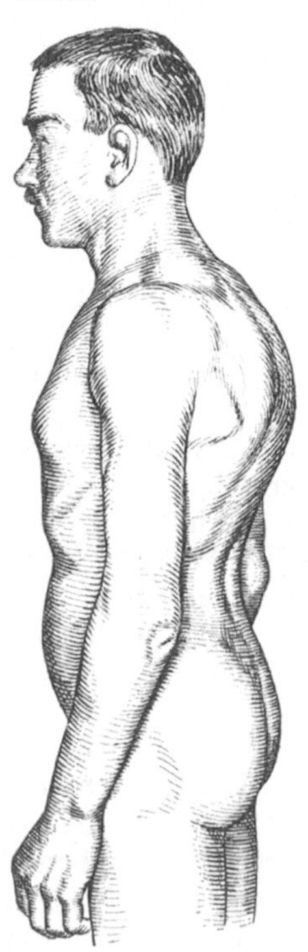

Abb. 203. Aktiv gedienter
Grenadier.

weil bei Begutachtungen im anderen Falle meist falsche Schlüsse gezogen werden. Man erlebt es, daß aus der Formengleichheit dieser Deformitäten mit den
in der Jugend entstandenen der Schluß gezogen wird, die Deformität stamme
aus der Jugend, und daß berechtigte Ansprüche abgewiesen werden.

p) Belastungsdeformitäten der Wirbelsäule im Greisenalter.

Wenn sich die Lebenskurve wieder abwärts neigt, beginnt eine neue Ära
für die Entstehung von Belastungsdeformitäten der Wirbelsäule. Schon das
Matronenalter macht sich bei den Frauen da geltend, besonders wenn sie schwere
körperliche Arbeit zu verrichten haben. Man vergleiche
die stramme Bauerndirn mit ihrer Mutter. Spielt sich

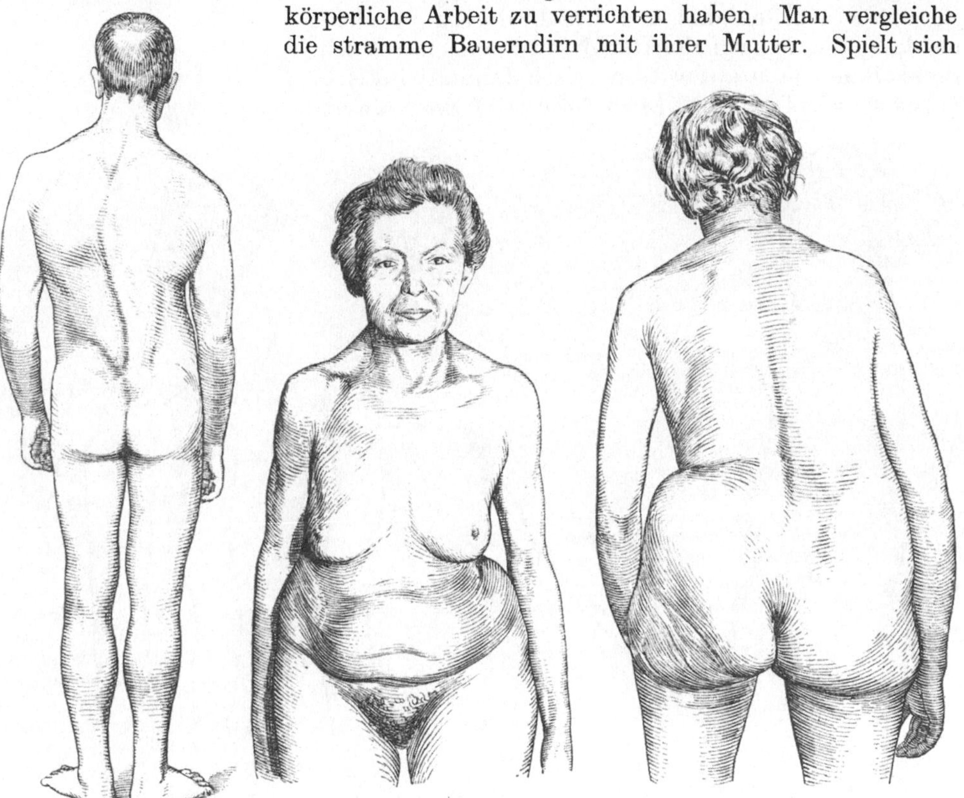

Abb. 204. Steinträgerskoliose
(GOLEBIEWSKY).   Abb. 205 a u. b.   63 jährige Patientin mit Osteomalacischer Kyphoskoliose.

eine Osteomalacie an, so kommt es rasch zur Bildung von Kyphoskoliosen
wie Abb. 205a u. b. Eine Osteopsathyrosis wirkt ebenso. Schließlich kommt
das ausgesprochene Greisenalter, in dem jeder krumm wird, der's erlebt. Als
der Großvater die Großmutter nahm, da war er des Königs schönster Grenadier,
und sie war schlank wie eine Tanne. Die Alterskyphosen, welche sie jetzt
zeigen, haben keine praktische Bedeutung, aber wissenschaftliches Interesse besitzen sie doch, weil wir Wesen und Entstehung der in jungen Jahren auftretenden Deformitäten nur verstehen, wenn wir diese und jene in eine Linie stellen.

q) Wirbelsäule und Trauma.

Zwischen Wirbelsäule und Trauma bestehen eigene Beziehungen. Wir sehen
einen Reiter kopfüber vom Pferde stürzen. Es sieht aus, als müsse die Wirbel-

säule in Trümmer geschlagen sein. — Nichts ist passiert! Unter einem Arbeiter
bricht ein 120 cm hohes Gerüst zusammen, und Bruch der Wirbelsäule an zwei
Stellen ist das Resultat.

Ein Wirbelbruch heilt wie ein einfacher Extremitätenbruch aus. Der Verletzte ist in ein paar Monaten wieder als Schwerarbeiter tätig. Im Parallelfall
besteht nach 10 Jahren noch schwere Beeinträchtigung der Arbeitsfähigkeit,
ja dauernde Invalidität.

Ein Arbeiter rutscht aus und fällt aufs Gesäß. Ein anderer fühlt beim
Heben einer Last einen Stich im Kreuz. Beide achten die Sache so gering, daß
sie weiter arbeiten und den Unfall überhaupt nicht
melden. Wie sie nach Monaten damit kommen, werden
sie als Simulanten abgewiesen. Nach Jahren wird eine
KÜMMELLsche Deformität (Abb. 206 u. 207), eine schwere

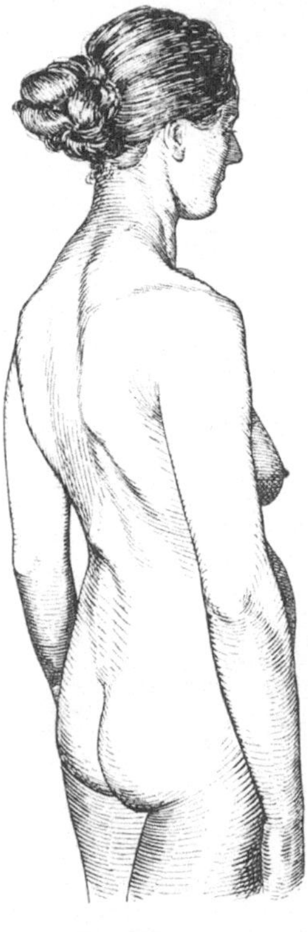

Abb. 206. KÜMMELLsche De-   Abb. 207. KÜMMELLsche Deformität. 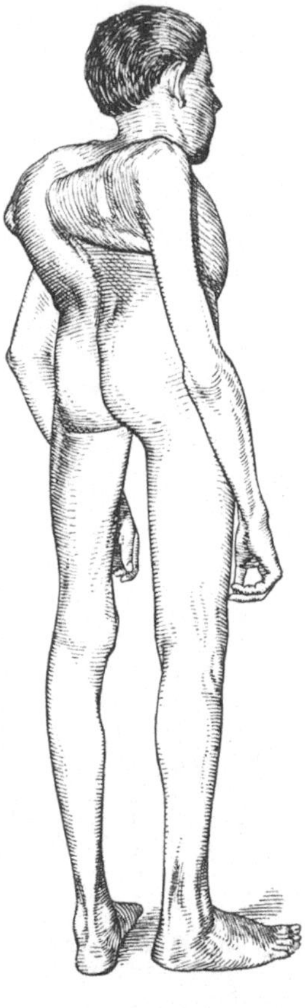   Abb. 208. Nach einem Wirbel-
formität.   säulentrauma entstandene Sko-
                                                                  liose.

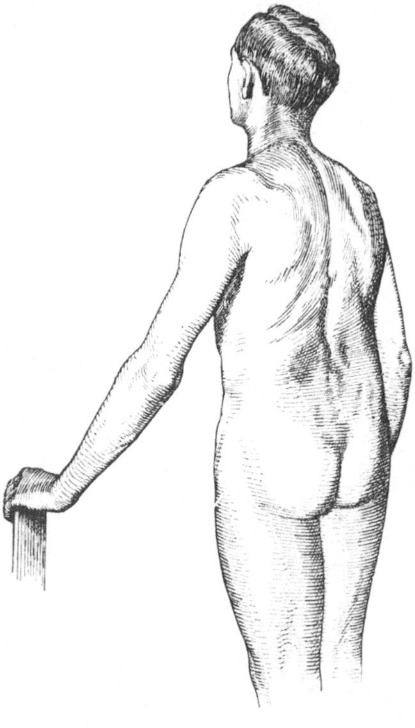

Skoliose (Abb. 208), ein runder Rücken, festgestellt, es findet sich eine über
die ganze Wirbelsäule gehende hochgradige Spondylitis deformans.

Und neben dieser Mannigfaltigkeit wieder eine ebenso auffällige Einförmig-
keit: die Klagen aller dieser Kranken sind immer wieder genau dieselben. Sie
wechseln nur graduell, und sie lassen sich aus den anatomischen Veränderungen
dort, wo wir solche finden, nicht erklären.

Wo ist die Erklärung für dieses Vielerlei und für dieses Einerlei? — Sie muß
zu finden sein in der Konstruktion der Wirbelsäule und in den physikalischen
Eigenschaften ihres Aufbaumaterials. Sind ja doch nur einfache mechanische
Kräfte im Spiel.

Der Wirbelkörper ist ein sehr leicht verletzliches Gebilde. Das beweisen die immer wieder berichteten Fälle, wo erstaunlich geringe Gewalteinwirkungen zum Bruch geführt haben. Warum bricht er nicht, wenn so schwere Gewalteinwirkungen wie bei dem stürzenden Reiter in Aktion treten? — Weil diese Kräfte nicht bis an die Wirbelsäule gelangen.

Was machen wir, wenn wir stürzen, wenn ein Stoß uns trifft? Wir fahren zusammen, d. h. wir machen einen kurzen, schnappenden Atemzug, wir schließen den Kehldeckel und krampfen Brust- und Bauchmuskeln zusammen. Brust- und Bauchraum sind jetzt mit Luft gefüllte unter Druck gehaltene Blasen. Wie ein aufgepumpter Autoreif sind diese Blasen imstande, Stöße aufzufangen und deren Gewalt zu brechen, ehe sie auf die Wirbelsäule treffen und dort Schaden anrichten können. (Abb. 209).

In den Fällen, wo auffällig geringe Gewalten die Wirbelsäule zum Bruch brachten, hat dieser Mechanismus versagt.

Er versagt, wenn der Stoß direkt von oben oder von unten auf die Wirbel- säule trifft. Fall aufs Gesäß, Fall auf dem Kopf sind wegen ihrer Gefährlichkeit bekannt. Er versagt auch, wenn der Getroffene so überrascht wird, daß ihm nicht die Zeit zur Ausführung der Abwehr- bewegung bleibt (unerwarteter Stoß in den Rücken), oder wenn der Unfall sich in so ungewöhn- lichen Formen abspielt, daß der Betroffene den Ereignissen auch nicht mit dem Unterbewußtsein folgen kann.

Erreicht der Stoß die Wir- belsäule, so trifft er *in der Kör- perreihe auf eine mit einer zähen Flüssigkeit gefüllte Röhre.* Das Mark und der Nucleus pulposus bilden die Flüssigkeit, die Corti- calis und der den Nucleus um- gebende Ring der Interverte-

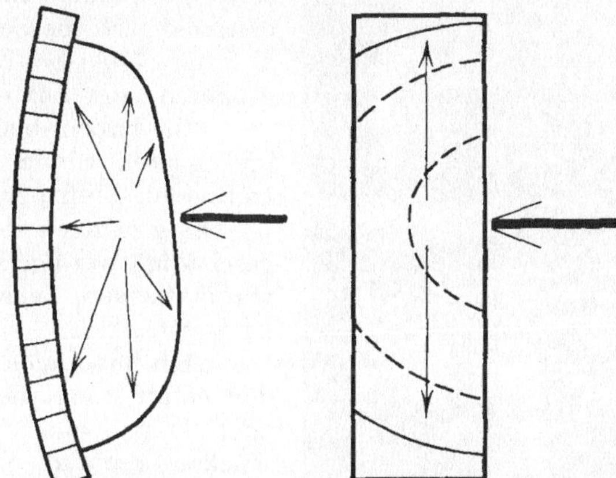

Abb. 209. Die unter Spannung gesetzte Brust- und Bauchblase bricht die Gewalt auf die Wirbel- säule gerichteter Traumen.

Abb. 210. Die Wirbelkörper- reihe ist eine mit Flüssigkeit gefüllte Röhre. Ein Stoß auf die Röhrenwand erzeugt in dem Röhreninhalt eine Druckwelle.

bralscheiben bilden die Röhrenwand. *Im flüssigen Inhalt der Röhre wird der Stoß auf weite Strecken verbreitet und verteilt. Die Stelle seines ersten Auftreffens wird entlastet* (Abb. 210).

Dem Vorteil, den dieses bietet, steht ein Nachteil gegenüber: der Röhren- inhalt ist gegen die Druckwelle nicht unempfindlich. Wird die Welle zu hoch, so werden das Mark und die Spongiosa und ebenso wohl auch der Nucleus pulposus geschädigt. Die Weiterleitung des Druckes in dem Röhrensystem, die vorher schützend wirkte, bedingt jetzt eine auf weite Strecken hinauslaufende, ja vielleicht über die ganze Wirbelsäule gehende Schädigung. So ergibt sich die Erklärung für die auffällige Tatsache, daß wir bei den posttraumatischen Er- krankungen weite Abschnitte der Säule, ja die ganze Säule erkrankt finden.

Wie erklärt es sich, daß manche, ja wie es scheint sogar ein sehr hoher Prozent- satz deutlicher Brüche ausheilt, ohne daß die üblichen posttraumatischen Krank- heitsbilder zur Entwicklung kommen, und daß dies in anderen Fällen wieder anders ist?

Bricht die Röhrenwand, ehe die Druckwelle bis zu der für den Röhreninhalt gefährlichen Höhe aufläuft, so öffnet sich ein Ventil, durch welches der gefährliche Überdruck abpfeift. Die Fraktur ist eine rein lokale Schädigung, die mit der Entwicklung des notwendigen Callus ihre glatte Ausheilung gewinnt.

Bricht die Röhrenwand erst, nachdem die Druckwelle die schädigende Höhe erreicht hatte, so kommt die Öffnung des Ventils zu spät. Die Fraktur heilt, aber die von der Schädigung des Marks und der Spongiosa ausgehenden Nachkrankheiten kommen zur Entwicklung.

In dieser Erklärung finden wir auch die Erklärung für die eigenartigen Züge der posttraumatischen Erkrankungen. Wir beobachten als Deformitäten die gibbusartige Kyphose der KÜMMELLschen Krankheit, wir beobachten große, die ganze Wirbelsäule einbeziehende kyphotische Verbiegungen, wir beobachten Skoliosen. Alles sind typische Belastungsdeformitäten. Sie entstehen, weil durch die Schädigung des Röhreninhaltes die Tragkraft des ganzen Systems geschädigt wurde. Bei der KÜMMELLschen Deformität erstreckt sich die Schädigung auf einen kürzeren Bezirk der Säule, bei Kyphosen und Skoliosen auf einen größeren oder auf die ganze Säule.

Wir haben bisher besonders mit dem Trauma im engeren Sinne, mit einem auf die Wirbelsäule treffenden Stoß gerechnet.

Es gibt noch eine zweite Art, wie die Wirbelsäule geschädigt werden kann, und die wir auch zu den traumatischen Schädigungen rechnen müssen: das *„Überheben“*.

„Ich habe mich überhoben“, „ich habe mir Schaden getan“, sagt der Patient, wenn er beim Heben oder Tragen einer Last plötzlich einen Schmerz im Rücken empfand. Der weitere Verlauf ist ganz genau derselbe, wie bei den Fällen, wo ein Stoß die Wirbelsäule getroffen hat. In einem Teil der Fälle verschwinden die Beschwerden, in einem Teil werden die Schmerzen, fast stets unter Einschaltung eines schmerzfreien Intervalles schlimmer und schlimmer, und es entwickeln sich Zustände genau der Art, wie wir sie oben geschildert haben. — Die Schädigung, welche beim Überheben entsteht, muß letzten Endes genau so sein, wie die Schädigung, welche ein Stoß erzeugt.

Wenn wir eine Last heben, so beginnen wir bei gebeugtem Rumpf, nach einem Atemzug, mit geschlossenem Kehldeckel und mit gespannten Bauch- und Brustmuskeln. Wir strecken die Wirbelsäule und gehen, indem wir den Atem fahren lassen, in Lordo-

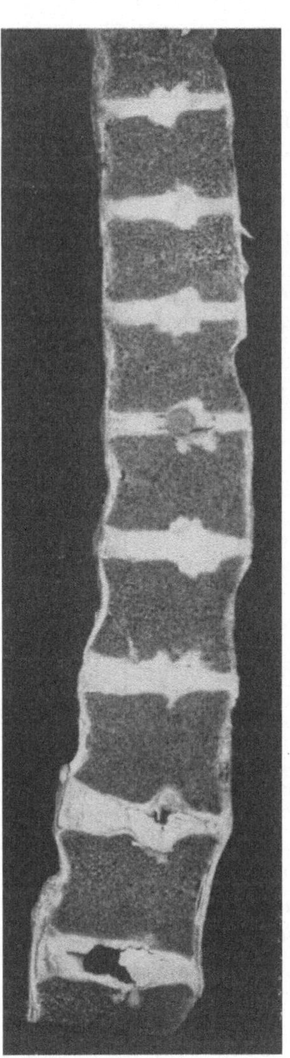
Abb. 211. SCHMORLS *Knorpelknötchen.* Eine Wirbelkörperreihe mit Knorpelknötchen. (Sammlung SCHMORL.)

sierung. Brust- und Bauchblase sind wieder zuerst der auf gepumpte Pneumatik, welcher dem Wirbelkörper abnimmt, was er nicht tragen kann. Kommt die Wirbelsäule in Streckung und Lordosierung, dann kommt der Druck der gehobenen Last auf die Bogenreihe, die aus fester Corticalis gebaut ist, und die ganz andere Lasten tragen kann als die Körperreihe mit ihrer dünnen Wand und ihrer schwammigen Füllung. *Versagt der Mechanismus,* etwa weil der Pneumatik nicht ganz aufgepumpt war oder weil seine Spannung nicht erhalten wurde, dann kommt, wie entsprechend bei einem Stoß, eine Steigerung des Druckes in der Röhre zustande, und geht diese Steigerung über die kritische Höhe, *dann haben wir genau so wie bei einem schädlichen Stoß die auf weite Bezirke evtl. auf die ganze Säule auslaufende Schädigung.*

Als ich das Kapitel „Wirbelsäule und Trauma" bis hierher niederschrieb, kannte ich nur zwei Belege dafür, daß das Innere des Wirbelkörpers durch ein Trauma schwer geschädigt werden könne, ohne daß am Äußeren des geschädigten Körpers selbst bei anatomischer Untersuchung irgendwelche Veränderungen erkennbar werden. Es war das der oben zitierte Befund von CHRISTEN LANGE und ein Wirbel, den SCHMORL in der Dresdener ärztlichen Gesellschaft demonstriert hatte. In diesem äußerlich unverletzten Wirbel fanden sich bei der Durchschneidung Markstücke, die von ihrer Umgebung völlig gelöst waren.

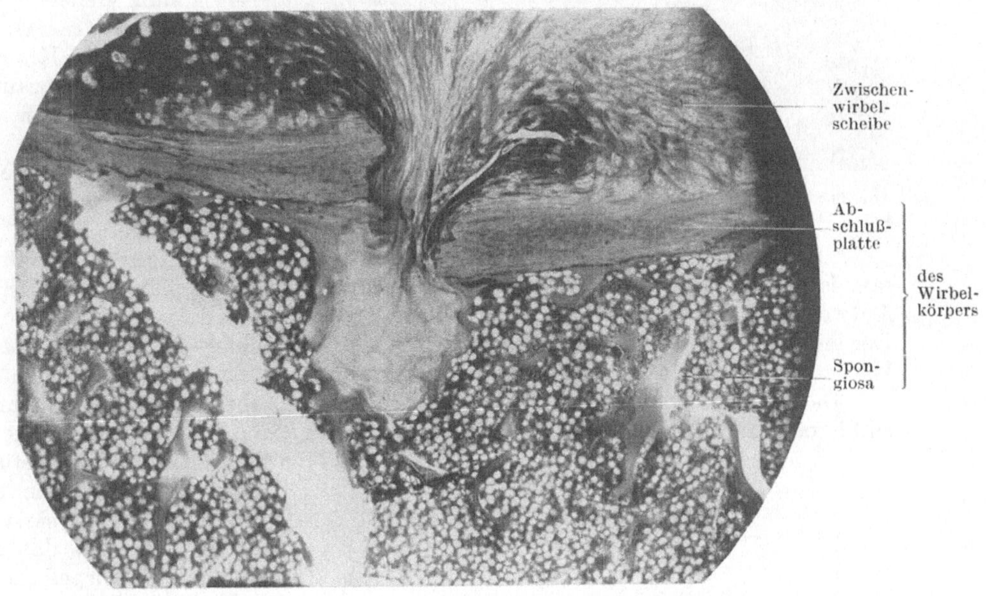

Abb. 212. Knorpelknötchen. „Mikroskopisches Bild." (Aus der Sammlung SCHMORL.)

Was mir fehlte, brachte SCHMORL bei seiner Demonstration auf dem Orthopäden-Kongreß 1926, über welchen wir oben (S. 168 u. 169) berichtet haben.

In den Schmorlschen Tabellen findet sich ein bis dato ganz unbeachteter Befund mit außerordentlicher Häufigkeit: die *Knorpelknötchen.* Vom zweiten Lebensjahrzehnt an sind sie etwa in 30—60% der Fälle verzeichnet. Es handelt sich um Vorwölbungen der elastischen Masse der Bandscheiben in den Markraum des Wirbelkörpers. Die Größe der Knötchen wechselt. Sie sind so klein, daß sie eben bemerkt werden, und sie erreichen die Größe einer Bohne. Die Knötchen liegen immer an der gleichen bestimmten Stelle. Sie finden sich als Einzelgebilde, häufig aber in einer ganzen langen Reihe übereinander (Abb. 211). Wie man sieht, liegen die Knorpelknötchen etwa in der Mitte der Fläche, welche der Wirbelkörper der Bandscheibe zukehrt.

Und nun — diese *Knorpelknötchen sind traumatischen Ursprungs!* Das beweist das mikroskopische Bild Abb. 212. Man sieht die Schlußplatte, welche den Wirbelkörper gegen die Bandscheibe begrenzt. Man sieht einen Riß in derselben — sie ist treppenförmig durchgebrochen —, und durch den Spalt schiebt sich,

man sieht sie ordentlich vorquellen, die elastische Masse der Bandscheibe in den
Markraum des Körpers.

Wenn man geeignete Präparate untersucht (Abb. 213), so sieht man, daß
der lebende Organismus sich gegen die vorquellende Masse durch Sklerosierung
des Knochens einen Schutzwall bildet und daß auf diesem Weg eine relative Heilung zustande kommen kann.

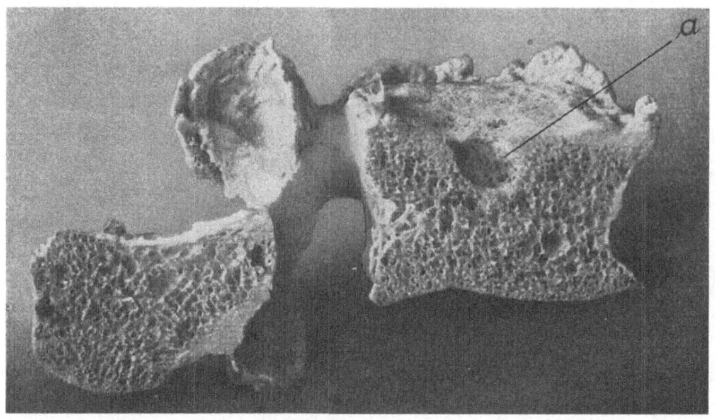

Abb. 213. Bett eines Knorpelknötchens in der Spongiosa des Wirbelkörpers (a).
Der Knochen ist in der Umgebung des Knötchens sklerosiert. Es ist relative
Heilung eingetreten. (Aus der Sammlung SCHMORL.)

Daß die Knorpelknötchen, für die man vielleicht besser mit GEIPEL den Ausdruck Knorpel*hernien* gebraucht, traumatischen Ursprungs sind, hat SCHMORL unzweifelhaft bewiesen. Die Frage, wie das Trauma dabei wirksam ist, hat er nicht gestellt und nicht beantwortet. Ich glaube, daß ich die
Antwort auf diese Frage gefunden hatte, ehe ich die Knorpelhernien kannte.
Der einzige Fehler in meiner Rechnung war, daß ich nicht an die Schlußplatte des
Wirbelkörpers und an ihre besonders hochgradige Verletzlichkeit gedacht hatte.

Daß meine Rechnung im übrigen richtig war, glaube ich daraus entnehmen
zu können, daß sie die Erklärung für ein paar ganz auffällige Eigentümlichkeiten
der SCHMORLschen Befunde gibt, die sonst unerklärt bleiben. Ich habe sie schon
genannt: erstens das Auftreten der Knorpelhernien, wenn sie in Mehrzahl vorkommen, in geschlossener Reihe, zweitens die typische Lokalisation der Hernie in
der Mitte der Schlußplatte des Wirbelkörpers.

In geschlossener Reihe müssen die Hernien auftreten, wenn sie einer im
Röhreninhalt hinlaufenden Druckwelle ihre Entstehung verdanken. In der Mitte der Schlußplatte muß der Einriß derselben erfolgen, weil dort die Druckwelle mit ihrer abgerundeten Kuppe auftrifft (Abb. 214)
und weil die Aufblähung der Röhrenwand, welche unter der Wirkung der Welle
entsteht, sich auswirken muß in Erzeugung von Zugwirkungen in der Abschlußplatte. Die Zugwirkungen kommen konvergierend vom Rand der Abschlußplatte und treffen sich in deren Mittelpunkt (Abb. 215).

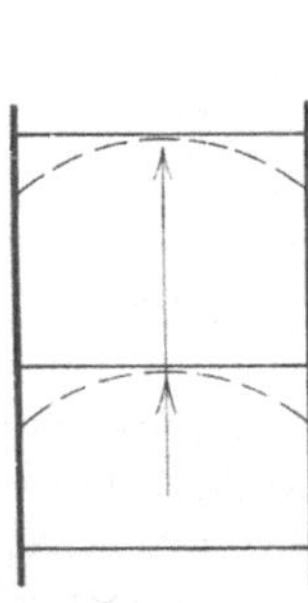

Abb. 214. Die durch eine gefüllte Röhre gehende Welle
trifft Zwischenwände mit der
Kuppe ihrer Wölbung in deren
Zentrum.

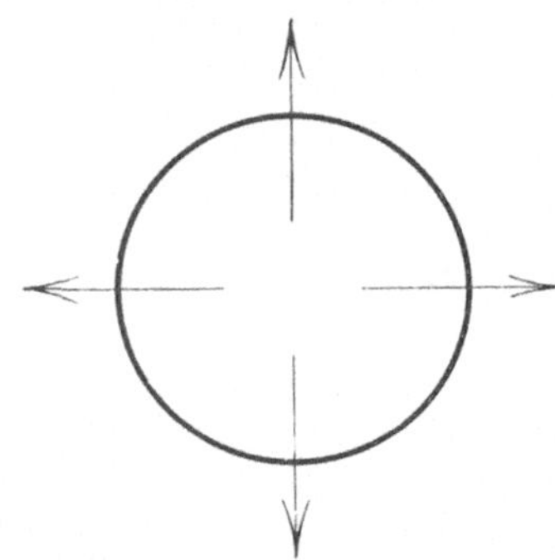

Abb. 215. Die Druckwelle bläht die Röhre
auf. Dadurch entstehen in Querwänden
Zugspannungen, die sich im Zentrum
treffen.

Daß die Einreißung der Abschlußplatte und die daraus entstehende Knorpel-
hernie nicht die einzige Möglichkeit darstellt, wie auf dem von mir geschilderten

Weg die Wirbelsäule geschädigt werden kann, will ich erwähnen, ohne auf die anderen Möglichkeiten einzugehen.

Zum Schluß nur noch ein paar Worte zur praktischen Auswertung.

Da möchte ich hinweisen darauf, daß die Krankengeschichte, die wir aus den SCHMORLschen Befunden ablesen können, sich wundervoll deckt mit dem eigenartigen Beschwerdenverlauf der posttraumatischen Wirbelsäulenerkrankungen, den schon KÜMMELL klassisch geschildert hat. Im Moment des Traumas ein scharfer Schmerz, der rasch bis zu oder nahe an volle Beschwerdefreiheit abklingt, dann ein Intervall und nach diesem ansteigend wieder sich verschlimmernde Schmerzen.

SCHMORL zeigt uns, daß im Moment der Gewalteinwirkung der Riß in der Abschlußplatte entsteht. Dieser Riß legt sich federnd wieder zusammen bis die elastische Masse der Zwischenbandscheibe Eingang in denselben gefunden hat. Bohrend treibt sie die Eingangspforte auseinander, und sie bohrt sich weiter, bis es dem lebenden Organismus gelungen ist, ihrem Andringen einen Schutzwall entgegenzubauen.

Daß derartige Veränderungen die statische Leistungsfähigkeit der Wirbelsäule schädigen müssen, oder mit anderen Worten, daß SCHMORL durch den Nachweis der Knorpelknötchen gefunden hat, wie die Insufficientia vertebrae traumatica in den meisten Fällen zustande kommt, dürfte kaum zu bezweifeln sein. Zu bezweifeln dürfte auch kaum sein, daß dieses Leiden außerordentlich häufig ist, wenn ich auch weit davon entfernt bin, zu behaupten, daß jeder, an dem SCHMORL ein Knorpelknötchen gefunden hat, im Leben an einer Insufficientia vertebrae gelitten haben müsse.

Das letzte Wort der *Therapie*. Mit Rentenentziehung, mit Hypnose und mit gymnastischen Übungen wird man gegen Beschwerden, hinter denen Knorpelhernien stecken, kaum durchschlagende Erfolge erzielen, *Ruhigstellung und Entlastung der Wirbelsäule ist die einzige rationelle Therapie.*

r) Chronisch-ankylosierende Wirbelentzündung.

Seitdem BECHTEREW eine Krankheit beschrieben hat, deren chrakteristisches Symptom eine in langsamem Verlauf entstehende Versteifung der Wirbelsäule ist, ist eine beträchtliche Literatur über dieses Thema entstanden, aus der besonders Arbeiten von STRÜMPELL und MARIE PIÈRE herausragen. Zu einer wirklichen Klärung haben diese Arbeiten aber nicht geführt. Dies geht schon daraus hervor, daß man von der BECHTEREWschen, der STRÜMPELLschen und der MARIE - PIÈREschen Erkrankung spricht, und daß man nach einer scharfen Scheidung der verschieden benannten Krankheitsbilder vergebens sucht.

Versteifungen der Wirbelsäule können das Produkt verschiedener Krankheitsprozesse sein. Wenn man die Versteifung als Kriterium benutzt, so muß im Wesen Verschiedenes in einen Topf kommen. Wenn man die Literatur durchsieht, so findet man das auch. Man findet beschrieben

1. Fälle, die ich als echte BECHTEREWsche Erkrankungen bezeichnen möchte,

2. Fälle von chronisch-rheumatischen Erkrankungen der Zwischenwirbelgelenke und

3. Fälle mit hochgradig entwickelter Spondylitis deformans.

Besprechen wir die drei Gruppen in umgekehrter Reihenfolge, so haben wir im vorstehenden schon wiederholt ausgesprochen, daß die Spondylitis deformans nicht eine Krankheit sui generis ist, sondern das Produkt von Bestrebungen des lebenden Organismus, eine statisch insuffiziente Wirbelsäule zu stützen.

Hat ein Körper die Fähigkeit, diese Produkte in besonders hohem Maße zu entwickeln, so kann dadurch eine an sich hochgradig insuffiziente Wirbel-

säule so nahe am Gleichgewicht gehalten werden, daß schwere Insuffizienzbeschwerden nicht auftreten. Dieses Gleichgewicht ist aber sehr labil. Es wird
durch irgendeinen Zufall gestört, und nun treten heftigste Beschwerden auf.
Man findet dann eine durch Spondylitis deformans schwer versteifte Wirbelsäule, und es liegt nahe, in der Spondylitis deformans die Ursache der Beschwerden
zu erblicken, die in Wahrheit Insuffizienzbeschwerden sind.

Rheumatische Erkrankungen der Zwischenwirbelgelenke
— auch gonorrhoische — sind nicht besonders häufig.
Treten sie auf, so haben sie die Neigung, sich nicht auf einzelne Gelenke zu beschränken, sondern mehr weniger alle
zu befallen, und noch häufiger wie an den Extremitäten-
gelenken führen sie dann zur Versteifung. Letzteres mag daran liegen, daß das einzelne Zwischenwirbelgelenk nur ein sehr geringes Bewegungsfeld besitzt, und daß der Kranke im täglichen Leben durchaus nicht so die Notwendigkeit empfindet, die Wirbelsäulengelenke zu bewegen, wie er sie für die Extremitätengelenke empfindet. Es ist erstaunlich, bis zu welchem Grad eine Wirbelsäule versteifen kann, ohne daß dies dem Patienten bewußt wird, oder ohne daß der Patient sich durch die Versteifung gestört fühlt.

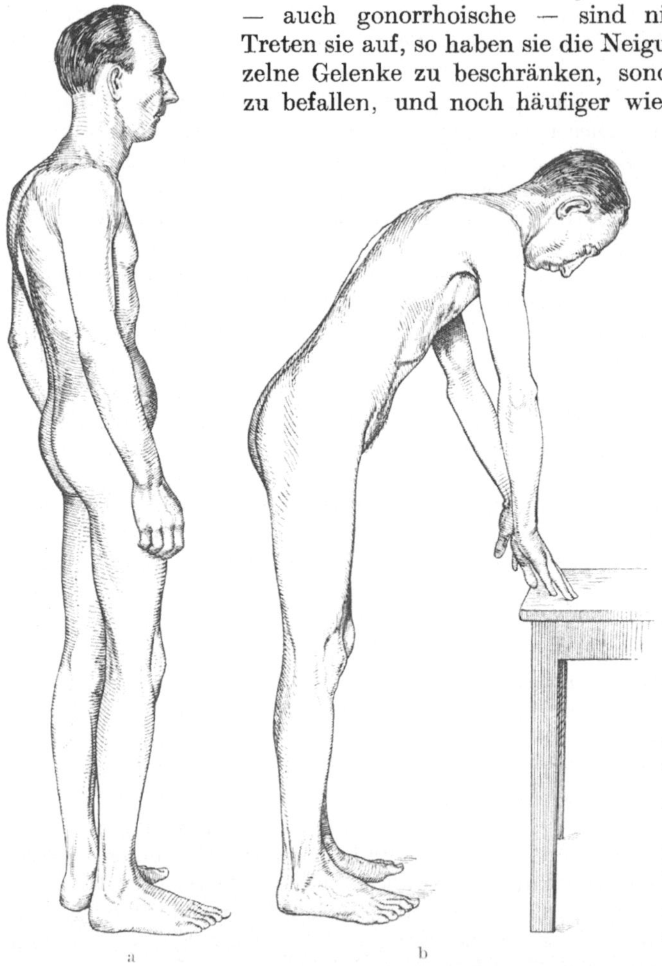

Diese durch Rheumatismus bedingten Versteifungen sind durch den für Rheumatismus charakteristischen Beginn und Verlauf gekennzeichnet. Je nachdem, ob ein akuter

Abb. 216a u. b. BECHTEREWsche Erkrankung der Wirbelsäule mit Versteifung in Streckstellung.

oder chronischer Rheumatismus im Spiel ist, haben wir einen mehr oder weniger
scharfen, aber doch immer zeitlich gut zu bestimmenden Beginn der Krankheit. Es erkranken zugleich mit den Wirbelgelenken Extremitätengelenke typisch
rheumatisch; der Patient zeigt von vornherein den Habitus des Rheumatikers,
oder er gewinnt ihn im Laufe der Zeit.

Anatomisch findet man an den Zwischenwirbelgelenken die Erscheinungen
der entzündlichen Contractur und Ankylose. Sehr häufig findet man außerdem
auch Spondylitis deformans. Die Spondylitis deformans gehört aber nicht zum
Wesen dieser Krankheiten. Der entzündliche Prozeß schädigt die Tragkraft der

Wirbelsäule, diese Schädigung führt zur Insuffizienz, und diese wird in der nun schon wiederholt gekennzeichneten Weise die Ursache der Spondylitis deformans.

Von der echten BECHTEREWschen Erkrankung ist zunächst zu sagen, daß sie recht selten ist. Charakteristisch für dieselbe ist, daß sie ganz unbemerkt beginnt, daß ein in seinem Wesen noch unbekannter Prozeß von den unteren Abschnitten aufsteigend zur Ankylosierung der Zwischenwirbelgelenke führt, und daß dieser Prozeß auch vom Rumpf aus auf die Extremitätengelenke weiter schreiten kann. Er befällt dann regelmäßig zuerst Hüft- und Schultergelenke, und er kann in den Extremitäten peripherwärts weiter gehen.

Bei den Versteifungen aus rheumatischer Ursache werden auch Extremitätengelenke befallen, und es können auch Hüften und Schultern getroffen werden. Aber in diesen Fällen herrscht die charakteristische Unregelmäßigkeit des Rheumatismus. Auch die an den Gelenken zu beobachtenden Krankheitserscheinungen unterscheiden sich. Bei den rheumatischen Erkrankungen beobachten wir Ergüsse, Kapselverdickungen u. dgl. Bei den echten BECHTEREWschen sehen wir die langsam fortschreitende Versteifung, ohne daß entzündliche Erscheinungen, zumindest nicht in dieser ausgeprägten Form uns vor Augen treten. Im anatomischen Präparat unterscheidet sich der echte Bechterew von den durch Rheumatismus entstandenen Versteifungen dadurch, daß dort die entzündlichen Erscheinungen geringer zur Entwicklung gekommen sind als hier. Ob dieser Unterschied immer zu scharfer Trennung genügend groß ist, muß dahingestellt bleiben.

Spondylitis deformans findet sich auch bei echtem Bechterew. Ihre Entstehung und ihre Bedeutung ist dieselbe wie bei den rheumatischen Versteifungen.

Wenn Patienten mit ankylosierten Wirbelsäulen vor uns treten, so bieten sie, ganz gleich aus welcher der drei Gruppen sie stammen, in ihren großen Körperformen immer wieder dieselben Bilder: die Wirbelsäule *kann* ihre normale Form behalten haben (Abb. 216 a u. b), sie kann ihre anteroposterioren Krümmungen verloren haben, sie kann skoliotisch verbogen sein. Alles dieses ist selten. Meist besteht

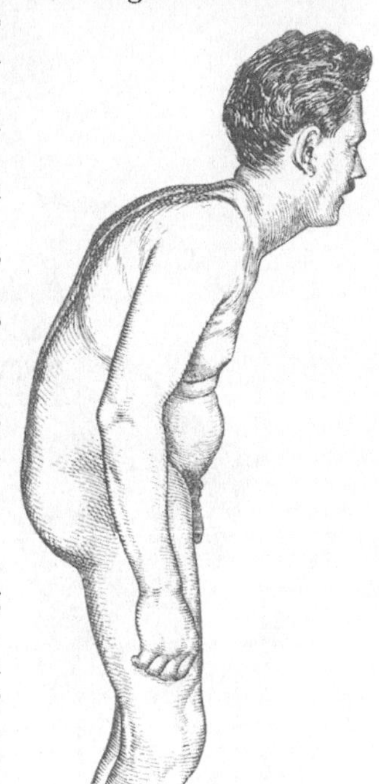

Abb. 217. BECHTEREWsche Erkrankung der Wirbelsäule mit Versteifung in Beugestellung.

eine schwere kyphotische Verkrümmung (Abb. 217). Sind beim echten Bechterew Extremitätengelenke befallen, so stehen Hüften und Knie in Beugung, die Schultern in Adduction, die Ellbogen in Beugung: ein ganz regelmäßiges Bild. Führt rheumatische Erkrankung zur Versteifung von Extremitätengelenken, so wird diese Regelmäßigkeit vermißt.

Auch die Beschwerden, welche die Patienten äußern, gleichen sich, ob die Erkrankung in die oder jene Gruppe einzureihen ist. Nur die rheumatischen Erkrankungen machen einen gewissen Unterschied in der Zeit, in welcher der Rheumatismus *selbst* noch spielt. So lange haben wir direkt rheumatische Beschwerden mit den zur Ankylosierung gehörigen gemischt. Fällt der Rheumatismus aus, so bleiben nur die letzteren.

Über die Bewegungsstörung klagt der Patient erst in späten Stadien. Lange vorher klagt er über Schmerzen, für die er nicht Hilfe beim Orthopäden oder Chirurgen, sondern beim inneren Mediziner und beim Neurologen sucht. So kommt es, daß diese Fälle viel mehr in den Händen der inneren Mediziner und der Neurologen zu finden sind, als in denen der Orthopäden und Chirurgen, und es erklärt sich so, daß wir die ersten Beschreibungen von BECHTEREW, von STRÜMPELL und MARIE-PIÈRE, also von Neurologen und Internisten erhalten haben.

Die Beschwerden, welche unsere Kranken vorbringen, sind typische Insuffizienzbeschwerden, die wir hier nicht wieder zu beschreiben brauchen. Daß *Insuffizienz*beschwerden auftreten, ist selbstverständlich in den Fällen, wo eine Insuffizienzerkrankung primär der Ausgangspunkt für die Ankylosierung ist — unsere dritte Gruppe. Es ist verständlich, weil eine ausgebreitete entzündliche

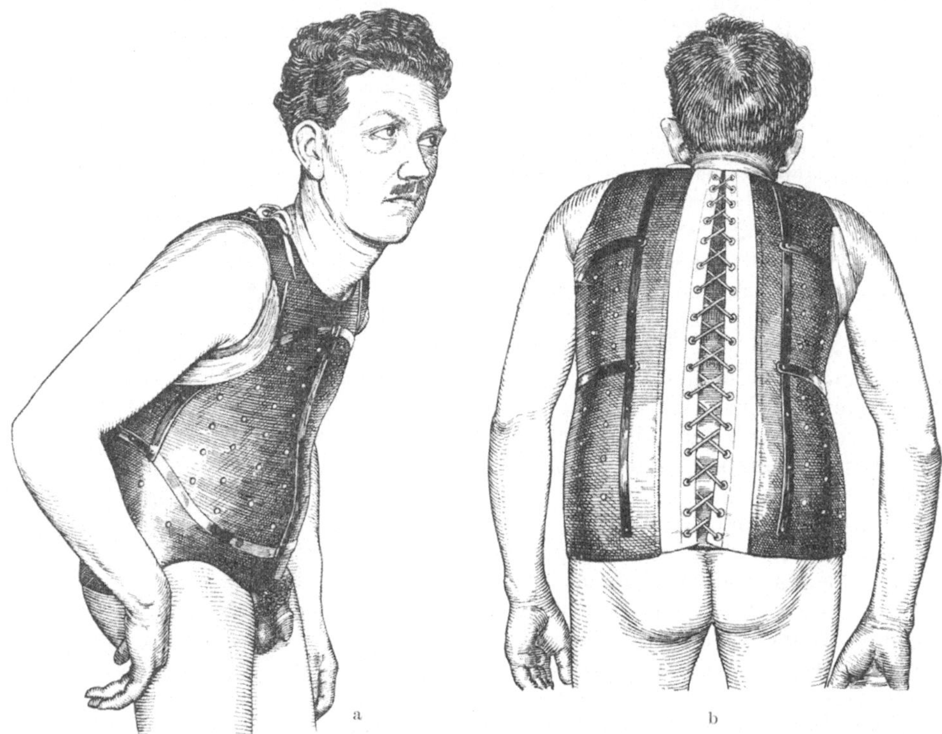

Abb. 218a u. b. Leder-Drellkorsett für den in Abb. 217 dargestellten Patienten.

Erkrankung der Zwischenwirbelgelenke und eine Versteifung der ganzen Säule mit Notwendigkeit zur Schädigung ihrer Tragkraft führen müssen (Gruppe 1 und 2).

Aus dieser Erklärung der Beschwerden geben sich auch Richtlinien für die *Behandlung.*

Bei rheumatischen Erkrankungen ist zunächst der Rheumatismus selber zu behandeln. Soweit von ihm direkt Beschwerden ausgehen, und so weit wir über ihn Herr werden, werden wir dem Patienten Beschwerden nehmen. Die übrigbleibenden Insuffizienzbeschwerden müssen wir als solche besonders behandeln.

Bei den Fällen, die nicht rheumatischer Abkunft sind, ist eine antirheumatische Behandlung zwecklos. Es bleibt nur die Insuffizienzbehandlung. Das gilt auch für die Fälle von echtem *Bechterew.* Hier haben wir für den Grundprozeß, dessen eigentliches Wesen unbekannt ist, keine Therapie. Aber wenn wir die Insuffizienzerscheinungen behandeln, dann machen wir die Beobachtung, daß wir nicht nur regelmäßig Minderung und sogar Beseitigung dieser Beschwerden erreichen, sondern wir sehen auch günstigen Einfluß auf den Prozeß selber: Stillstand des Versteifungsprozesses, ja leichte Besserung. Es gelingt auch unter Umständen, recht wertvolle Formverbesserungen zugleich mit der Behandlung der Insuffizienzbeschwerden zu erreichen.

Die Durchführung der Insuffizienzkur geschieht nach den oben angegebenen Grundsätzen. Auf zwei Punkte nur sei aufmerksam gemacht.

Findet man neben der Ankylosierung der Zwischenwirbelgelenke auch eine Ankylosierung der Rippengelenke, so muß man besonders darauf achten, daß dem Patienten durch Gipsverband oder Korsett nicht die Bauchatmung zu sehr eingeengt wird. Und bei dem Versuch, etwaige Deformitäten zu korrigieren, muß man mit höchster Vorsicht vorgehen, weil der zusammengerostete starre Wirbelsäulenstab äußerst zerbrechlich ist. Einem unserer Besten ist es passiert, daß er bei dem Versuch, die Kyphose einer ankylosierten Wirbelsäule zu strecken, eine folgenschwere Wirbelfraktur erzeugte.

Alles zusammen: es sind die Erfolgsmöglichkeiten, welche uns in der Behandlung der chronisch-ankylosierenden Wirbelentzündungen geboten werden, zwar beschränkt, aber es lohnt sich doch, sie auszunützen. Man kann mit den Mitteln des Orthopäden gelegentlich auch solchen Patienten noch wertvolle Dienste leisten, die selbst von einem Internisten oder Neurologen, der auf diesem Gebiet als Autorität gilt, als aussichtslos bezeichnet wurden.

s) Tuberkulöse Wirbelentzündung.

Von allen lokalisierten entzündlichen Erkrankungen der Wirbelsäule hebt sich weit heraus durch Häufigkeit und praktische Bedeutung die *tuberkulöse* Wirbelentzündung. Sie ist eine Krankheit, welche die ersten Lebensjahre zwar meist ausläßt, aber gewöhnlich im frühen Kindesalter beginnt, die sich über lange Jahre hinzieht, die in einem recht beträchtlichen Prozentsatz zum Tode führt, die, wenn sie dies nicht tut, für den Betroffenen mindestens eine schwere Leidenszeit und fast immer eine dauernde große Verunstaltung herbeiführt. Das Schicksal des Kranken ist weitgehend von der Behandlung abhängig. Die Behandlung ist nicht leicht zu führen. — Vielerlei Gründe, der Spondylitis tuberculosa hier Aufmerksamkeit zu widmen.

Die *pathologische Anatomie* ist in der Literatur so vielfach ausgezeichnet und erschöpfend geschildert, daß wir sie als bekannt voraussetzen können.

Zur *Epidemiologie* möchte ich aus Erfahrungen in der Praxis anführen, daß die Spondylitis unter der ländlichen Bevölkerung häufiger vorkommt als unter der städtischen. In Sachsen, wo wir eine überwiegend städtische Bevölkerung haben, und wo auch die Dörfer mit städtisch lebenden Fabrikarbeitern vollgestopft sind, sieht man, auch wenn man sich besonders mit der Behandlung von Wirbelsäulenerkrankungen beschäftigt, Spondylitisfälle recht selten, und die man sieht, kommen meist vom Lande. In Ländern, welche hauptsächlich Bauernbevölkerung haben, z. B. Rußland, Griechenland, spielt die Spondylitis in der orthopädischen Praxis eine ganz andere Rolle als bei uns in Deutschland.

Ein anderes Ergebnis langer Beobachtung ist, daß die Spondylitis nicht etwa nur in den unteren Volksschichten zu Hause ist, und daß sie nicht besonders Kinder bevorzugt, welche konstitutionell minderwertig sind, welche schlecht ernährt, schlecht gepflegt oder sonstwie in ihrem Allgemeinzustand gedrückt sind. Es gibt kräftige, blühende Kinder, mit aller Sorgfalt gepflegt und betreut, die trotzdem der tückischen Krankheit verfallen. Nach meiner Überzeugung, die ich zwar nicht beweisen kann, die ich aber aussprechen will, ist die *Milch*, deren Spenderinnen ja so viel an Tuberkulose leiden, die wichtigste Quelle der

Infektion, und weiter glaube ich, daß Traumen in der Ätiologie eine größere Rolle spielen, als allgemein angenommen wird. Die Eltern der Patienten berichten auffällig häufig von einem Trauma, das der Erkrankung vorausgegangen ist, und das durchaus geeignet war, die Wirbelsäule zu schädigen. Die alten Ärzte, denen der Tuberkelbacillus noch nicht bekannt war, legten auf diese Angabe großen Wert — vielleicht zu großen. Wenn wir sie gar nicht beachten, so bewerten wir sie wahrscheinlich zu niedrig.

Als der Spondylitis vorausgegangene Krankheiten findet man recht häufig *Masern, Scharlach und Keuchhusten.* Sie sind ätiologisch sicher nicht bedeutungslos. Die Lokalisation der Erkrankung spricht nicht dafür, daß die Infektion direkt von den erkrankten Schleimhäuten her erfolgt ist. Es ist eher anzunehmen, daß durch die genannten Krankheiten die Widerstandskraft gegen den vom Darm her eindringenden Bacillus geschädigt wird.

Wie ein Zurücksinken der allgemeinen Volksgesundheit auf die Spondylitis wirkt, konnte man in der Kriegszeit sehr deutlich beobachten. Als der Hunger

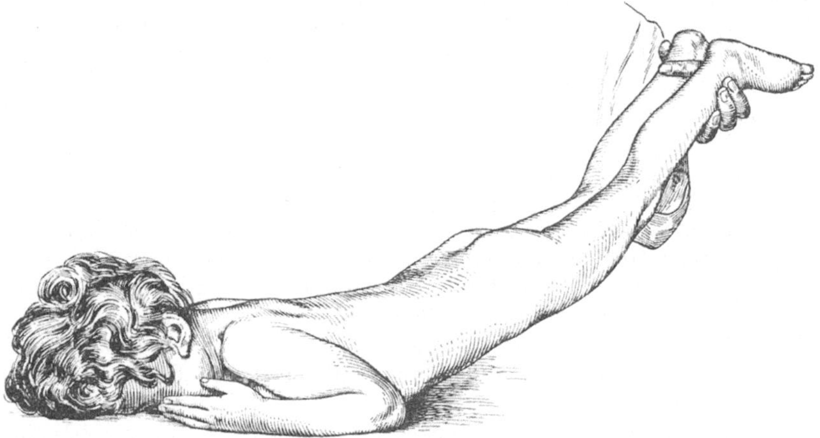

Abb. 219. Das Spondylitiskind lordosiert nicht die Lendenpartie, wenn es an den Füßen von der Unterlage abgehoben wird.

sich über unser Volk legte und als unsere armen Kinder sich nicht mehr satt essen konnten, da tauchten in der orthopädischen Praxis auf einmal Spondylitisfälle in überraschend großer Zahl auf, und diese Fälle verliefen ganz anders wie sonst: in wenigen Wochen beendete häufig eine Meningitis das Trauerspiel.

Seitdem nicht mehr direkte Hungersnot bei uns herrscht, ist die Spondylitis wieder seltener geworden und ihr *Verlauf* hat wieder die alten gewohnten Bahnen eingeschlagen.

Verlauf und Diagnose. Die Krankheit beginnt mit einem *Prodromalstadium,* in welchem die Diagnose so gut wie nie gestellt wird, auch höchstens als Wahrscheinlichkeitsdiagnose gestellt werden kann. Das vorher gesunde, muntere Kind wird launisch, ist verdrießlich, „nervös". Es will nicht recht essen, die Verdauung wird unregelmäßig, es klagt über Bauchschmerzen, ohne daß die Schmerzen sich mit den Verdauungsvorgängen, ob sie normal ablaufen oder nicht, recht in Einklang bringen lassen. Unter Auf und Ab zieht sich die Sache hin, bis mehr weniger zufällig von der Mutter oder vom Arzt der berüchtigte kleine „Huckel in der Rückenlinie" bemerkt wird, d. h. es fällt auf, daß ein Dornfortsatz sich stärker markiert. Auch diese Beobachtung führt noch nicht unbedingt zur

Diagnose. Das stärkere Hervortreten eines Dornfortsatzes ist eine als harmlose Variation nicht selten zu beobachtende Erscheinung. Ob es sich um eine bis dahin unbeachtete Variation, ob um die ersten Zeichen eines sich entwickelnden Gibbus handelt, das kann auch der Geschulte nicht immer mit unbedingter Sicherheit sagen.

Recht häufig erlebt man es, daß in diesem Stadium der Röntgenapparat zur Fehldiagnose führt, — wenn aus einem negativen Röntgenbefund geschlossen wird, daß keine Spondylitis vorliegt. Für die Frühdiagnose der Spondylitis ist das Röntgenbild absolut wertlos. Die beste Photographie zeigt nichts von Formveränderungen, zeigt keinen Herd, zeigt auch keine Aufhellung des erkrankten Wirbelkörpers. Ehe man aus dem Röntgenbild die Spondylitis ablesen kann, haben uns der hervorgewachsene Gibbus und haben uns die übrigen charakteri-

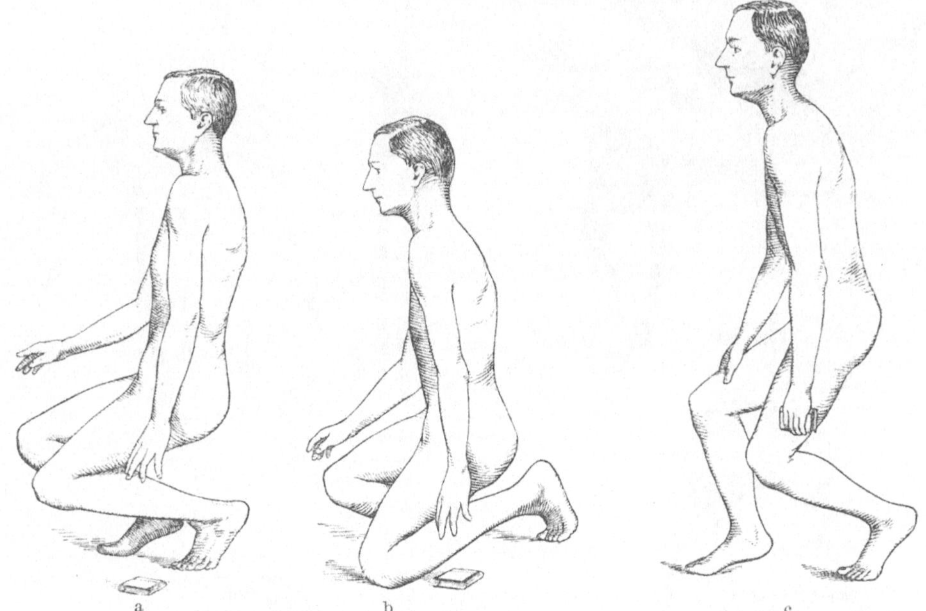

Abb. 220. a—c. Wie der Spondylitiskranke einen Gegenstand vom Boden aufhebt (CALOT). Alle an schmerzhaften Wirbelerkrankungen Leidenden machen es ebenso.

stischen Erscheinungen schon lange die sichere Diagnose ergeben. Der „kleine Huckel" ist größer und zum unzweifelhaften Gibbus geworden. Neben ihm finden wir die Erscheinungen, welche das Bestehen einer Schmerzstelle an der Wirbelsäule verraten, und die demjenigen, der sie kennt, auch schon ermöglichten, die Diagnose wenigstens mit hoher Wahrscheinlichkeit zu stellen, wenn der Gibbus noch nicht zu sehen oder noch nicht als solcher unbedingt sicher anzusprechen war.

Diese Erscheinungen sind bei der Besprechung der Diagnostik der Wirbelsäulenerkrankungen genügend beschrieben. Hervorheben wollen wir, daß bei kleinen Kindern die *Steifhaltung* der Wirbelsäule leicht nachzuweisen ist, wenn man sie flach auf den Bauch legt und wenn man sie von den Füßen oder vom Kopf aus vom Lager abhebt (Abb. 219). Das Spondylitiskind geht dann nicht wie das gesunde in starke Lordosierung und bleibt nicht mit der Rumpfvorderfläche auf der Unterlage liegen, sondern es läßt sich mit steif gehaltener Wirbelsäule von der Unterlage abheben. Beugebewegungen des Rumpfes, die bei Insuffizienz-

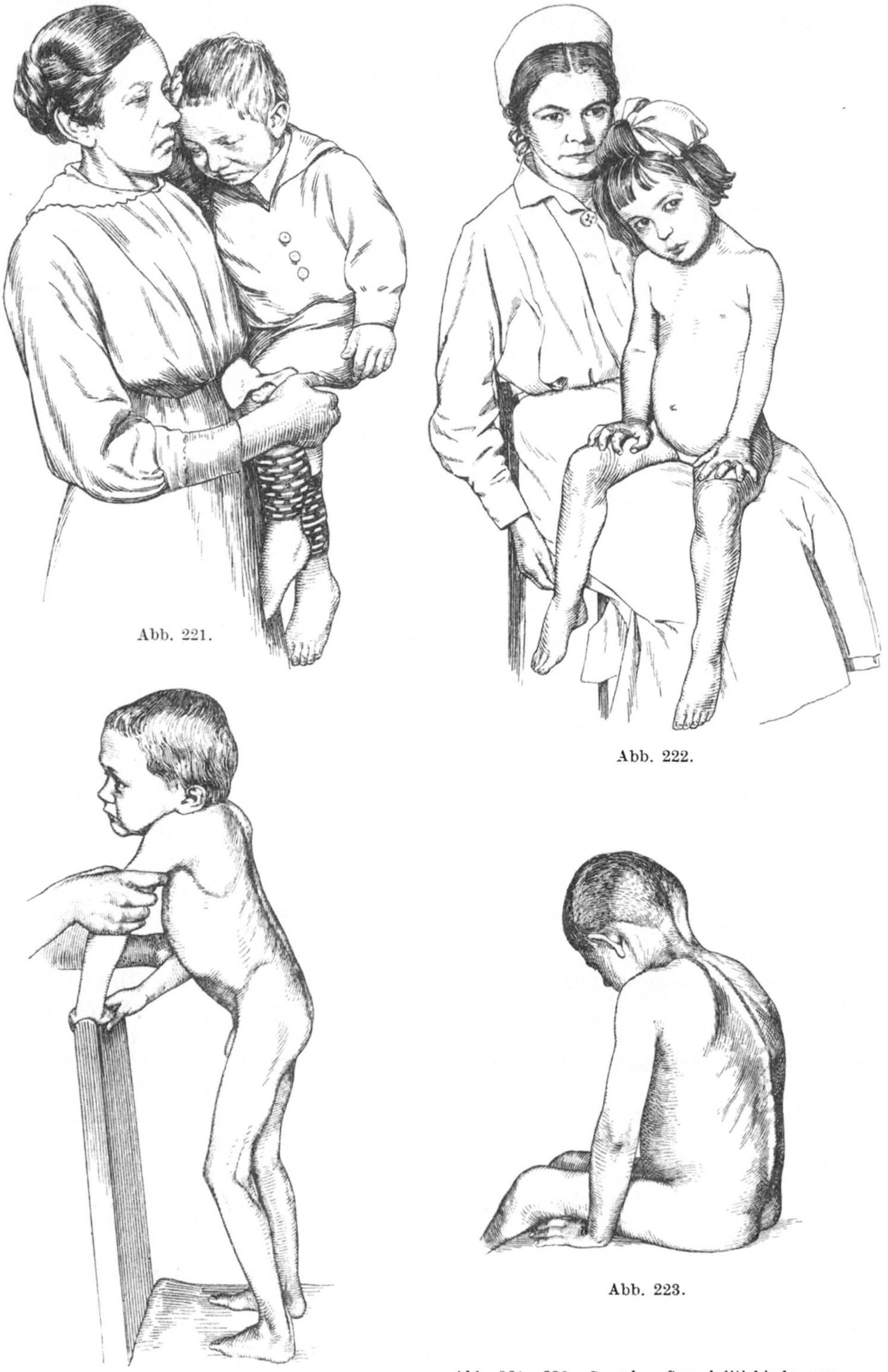

Abb. 221.

Abb. 222.

Abb. 223.

Abb. 224.

Abb. 221—226. So sehen Spondylitiskinder aus.

schmerzen so außerordentlich früh vermieden werden, meiden Spondylitiskinder erst bei sehr hoher Entwicklung der Krankheit. Der Unterschied erklärt sich daraus, daß vor dem spondylitischen Herd Schwellungen liegen, welche durch die Lordosierung unter Spannung gesetzt werden, während eine Beugebewegung eher eine gewisse Entspannung eintreten läßt.

Erreicht die Erkrankung genügende Höhe, so vermeidet der Patient auch die Beugebewegung. Man macht die Erscheinung deutlich, wenn man den Patienten einen Gegenstand vom Boden aufheben läßt. Genau wie schwer Insuffizienzkranke beugen dann Spondylitiskranke nicht den Rumpf, sondern

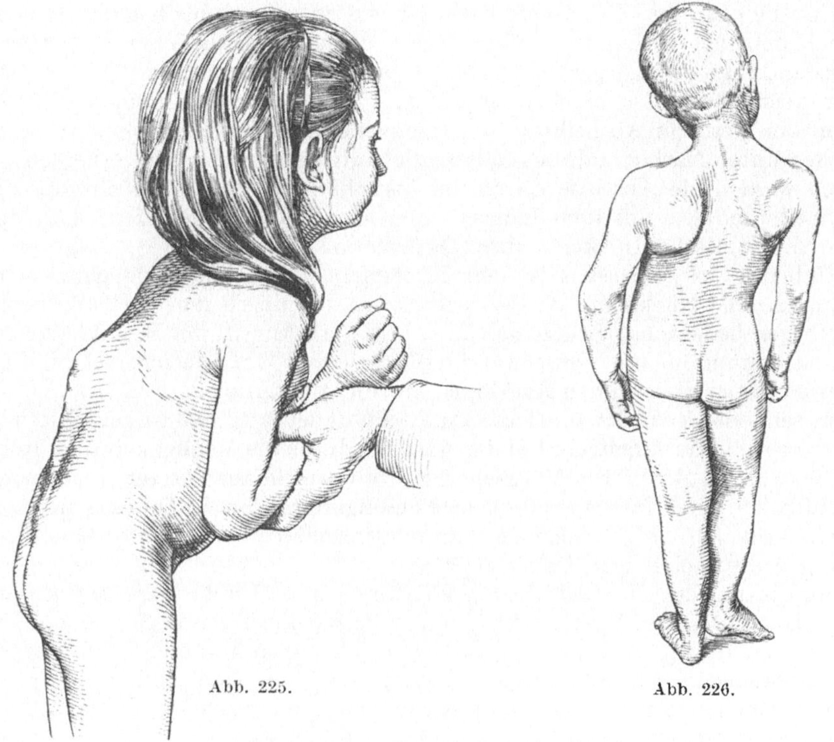

Abb. 225.

Abb. 226.

sie gehen in die Knie nieder. CALOT bringt diese Bewegung ausgezeichnet zur Darstellung. Ich gebe deshalb die von ihm stammenden Abbildungen (Abb 220 a—c) wieder.

Auch dem Stützbedürfnis geben die Spondylitispatienten durch Aufstützen der Arme auf den Sitz oder die Knie, durch Stützen des Kopfes mit den Händen, durch Anlehnen und ähnliches Ausdruck. Man macht die Diagnose mindestens der Fälle, welche noch nicht zu einem deutlichen Gibbus geführt haben, leichter, wenn man das ganze Kind sich ordentlich ansieht, als wenn man die Wirbelsäule untersucht (Abb. 221—226).

Der *Allgemeinzustand* der Spondylitiskranken leidet frühzeitig und schwer. Die dauernden Schmerzen, mangelnde Bewegung, die vom Herd in den Körper gehenden Gifte bringen ihn herunter. Kommen schwere Deformitäten zur Entwicklung, so werden Brust- und Bauchorgane beengt, gedrückt und verlagert. Die Kinder bleiben deshalb in ihrem Wachstum zurück. Wenn der erwachsene Träger eines spondylitischen Gibbus eine wesentlich geringere Körperlänge als der Gesunde aufweist, so ist das zum Teil durch das Zusammensinken der Wirbelsäule bedingt, zum Teil aber auch durch Schädigung des allgemeinen Körperwachstums. Die Differenz zwischen der Länge des Rumpfes und der Extremitäten, welche für den schweren Gibbusträger charakteristisch ist, müßte sonst noch viel größer sein.

Eine besondere Komplikation bildet der *spondylitische Absceß*.

Kleine Abscesse bilden sich in jedem spondylitischen Herd. Bricht, wie das der Regel entspricht, der Absceß nach vorn durch die Corticalis durch, so sammeln sich dort Eitermassen an, welche auf dem Röntgenbild als spindelförmiger Schatten in Erscheinung treten. Wird der Absceß größer, so bilden sich Eitersäcke seitlich an der Wirbelsäule herunter; sie sinken und bleiben mit dem Herd durch Fistelgänge verbunden. Diese Säcke suchen auf dem Wege des geringsten Widerstandes an die Körperoberfläche zu gelangen. Erreichen sie ihr Ziel, meist in der Leistenbeuge, so brechen sie auf und führen zur Eröffnung von Fisteln. Kommt der Herd zur Ausheilung, so verschwinden auch die Abscesse, sie werden entweder unter Narbenbildung vollständig aufgesaugt oder sie verkalken. Gefährlich werden die Abscesse durch die Fistelbildung. Wohl entleert die Fistel Krankheitsprodukte aus dem Körper, aber sie ist auch eine offene Tür, durch welche die septische Infektion ihren Einzug halten kann.

Einbruch des Abscesses in den Rückenmarkkanal ist eine ganz seltene Ausnahme. Die Rückwand des Wirbelkörpers, die durch den dort ansetzenden Wirbelbogen bedeutende Stütze gewinnt, hält dem Angriff des Krankheitsherdes viel länger stand als die Vorderwand. Wird sie von Granulationsmassen durchfressen, so treten diese in den Markkanal ein, nicht ein Absceß. Den Granulationsmassen setzt dann wieder die Dura eine sehr dauerhafte Schranke. Selten zerbricht diese der Krankheitsherd und gewinnt dadurch die Möglichkeit des direkten Angriffes auf das Mark. Die Markschädigungen, welche im Verlauf einer Spondylitis auftreten, sind fast ausnahmslos Schädigungen durch Druck von in den Rückenmarkkanal eingebrochenen Granulationsmassen. Sie sind deshalb auch meistens selbst bei langer Dauer reparabel.

Der Eintritt der *Markschädigung* kündigt sich an durch *Steigerung der Beinreflexe*. Es entsteht bei Weiterentwicklung eine spastische, weiterhin eine schlaffe Lähmung der Beine. Blasen- und Mastdarmlähmungen kommen dazu, aber nur bei ganz besonders schweren Fällen. Sensible Lähmungen sind noch seltener. Die Lähmungen verschwinden, wie sie gekommen: aus der schlaffen Lähmung wird wieder eine spastische, hinter der noch lange Reflexsteigerungen zu beobachten sind, auch wenn der Patient seine Beine wieder vollständig in der Gewalt hat.

Es ist erstaunlich, wie widerstandsfähig sich das Rückenmark gegen die Angriffe einer Spondylitis erweist. Wohl sehen wir Fälle, wo es diesen Angriffen erliegt, aber in jeder pathologisch-anatomischen Sammlung finden wir Präparate, an denen eine Spondylitis ungeheuere Defekte und Deformierungen erzeugt hat. Man hält es nicht für möglich, daß diese Menschen leben konnten, daß sie nicht wenigstens gelähmt waren. Aber sie haben gelebt, das beweist die Existenz der Präparate, und sie waren nicht gelähmt, das berichtet die Krankengeschichte.

Der Verlauf des einzelnen Falles ist außerordentlich verschieden, und eine *Prognose* ist daher nur mit höchster Reserve zu stellen.

Die Fälle, die wie in der Hungerszeit geradezu in akutem Verlauf zum Tode führen, kommen in anderen Zeiten zwar sehr selten, aber doch auch vor. Meist spielt sich die Krankheit aber ganz langsam an, und sie zieht sich unter Auf und Ab jahrelang hin. Kommt es zum Tod, so wird dieser durch eine tuberkulöse Meningitis bedingt. Eine solche Meningitis wird nicht, wie es am nächsten liegt anzunehmen, durch Einbruch des Herdes in den Meningealsack und durch direkte

Ausbreitung der Infektion in demselben bedingt. Wenn ein solcher Einbruch erfolgt, so läuft vor demselben eine nicht spezifische Entzündung her, die den Abschluß des Herdes gegen den Meningealraum aufrecht erhält. Die Meningitis des Spondylitikers ist das Produkt einer Miliartuberkulose, die ebenso entsteht, wie die Miliartuberkulose von irgendeinem anderen Herde her.

Kommt der Herd zur Ausheilung, dann bestimmt das Maß der Zerstörung, welche der Herd angerichtet hat, den Grad der für den Patienten zurückbleibenden dauernden Schädigung. Es gibt Fälle, die nichts anderes hinterlassen als einen eben erkennbaren Gibbus, bei denen im Laufe der Jahre sogar dieser Gibbus noch unsichtbar wird. Seltene Ausnahmen! Meistens kommt es zu einer schweren Deformierung. Man sieht diese Leute mit dem charakteristischen spondylitischen Buckel ja genug auf der Straße. Den grotesken Deformitäten, die in den pathologischen Museen als Ausstellungsstücke aufbewahrt werden, begegnet man im täglichen Leben nicht und man bekommt sie auch in der Praxis kaum zu sehen. Solche Menschen sind für den öffentlichen Verkehr ausgeschaltet, und den Arzt nehmen sie nicht mehr in Anspruch, weil er ihnen doch nicht helfen kann.

Der Spondylitiker, welcher mit einer durchschnittlichen Deformität aus seiner Krankheit herauskommt, ist fähig, am öffentlichen Verkehr teilzunehmen und er wird auch berufsfähig. Letzteres natürlich mit Einschränkung. Man sieht solche Leute wohl einmal auch in Berufen, die schwere körperliche Arbeit erfordern. Das sind Fehler in der Berufswahl, welche sich durch frühzeitigen Eintritt von Invalidität und Verkürzung der Lebensdauer rächen. Meist suchen die Spondylitiker, auch ohne daß wir ihnen dies besonders anraten, Berufe, die schwerere körperliche Anstrengung und rasche Bewegung nicht erfordern, und in diesen Berufen halten sie recht gut aus. Daß sie schließlich doch eher invalid werden als Menschen, die nicht die Bürde eines spondylitischen Buckels zu tragen haben, daß sie auch nicht die normale Lebensdauer erreichen, ist verständlich. Das im deformierten Thorax unter ungünstigen Bedingungen arbeitende Herz wird vorzeitig mit seiner Kraft fertig.

Zu dieser Lebensschilderung des Spondylitikers soll noch zweierlei gegeben werden.

Nicht selten treten bei Spondylitikern auch lange nach Ausheilung der Tuberkulose wieder Schmerzen auf, ganz der Art, wie sie zur Zeit der arbeitenden Entzündung vom Kranken empfunden wurden. Es liegt dann nahe, anzunehmen, daß der Herd wieder mobil geworden ist, und das kann ja auch der Fall sein. Meist handelt es sich aber um einfache statische Insuffizienzschmerzen. Zur Entwicklung einer Insuffizienzerkrankung ist die von der Spondylitis geschädigte Wirbelsäule natürlich prädisponiert. Die richtige Diagnose ist in solchem Fall wichtig für Prognose und Behandlung.

Weiter ein paar Worte über den Einfluß der Spondylitis auf die Psyche des Erkrankten. Der Bucklige, der in der Literatur vielfach gezeichnet worden ist, das ist der Spondylitiker viel mehr als der Skoliotiker. Was man vom Krüppel Gutes und weniger Gutes sagt, das trifft man besonders bei Menschen mit spondylitischem Buckel. Dem Arzt, der sich ernstlich um sie bemüht, sind die Spondylitiker dankbare Patienten. Diese Dankbarkeit ist immer wieder ein Anreiz, sich diesen Kranken zu widmen, obgleich die Erfolge, die man erzielt, die aufgewendete Mühe und Sorge nicht immer decken.

Behandlung.

Die Behandlung scheidet sich wie die Behandlung jeder chirurgischen Tuberkulose in die Allgemeinbehandlung und in die lokale Behandlung.

Die *Allgemeinbehandlung* will den Körper befähigen, die Abwehrkräfte gegen die Infektion zu entwickeln bis zum siegreichen Kampf gegen den Eindringling. Mittel und Wege und Erfolge sind bei der tuberkulösen Spondylitis die gleichen, wie bei irgendeiner anderen Knochentuberkulose.

In der *Lokalbehandlung* fällt bei der Spondylitis ein Mittel aus, das sonst fast bei allen Knochentuberkulosen angewendet werden kann und das, wo die Bedingungen dafür gegeben sind, die rascheste Beseitigung des Krankheitsherdes ermöglicht: die operative *Entfernung des Herdes*. Wir kommen an den Krankheitsherd mit dem Messer nicht heran und das enthebt uns der Notwendigkeit, wie bei anderer Lokalisation der Tuberkulose zu prüfen, welche Fälle operativ anzugreifen sind und welche nicht. Wir müssen also konservative Therapie treiben, und dabei sind zu trennen die Maßnahmen, welche das Ziel haben, die Heilungsvorgänge am Entzündungsherd zu fördern, und die Maßnahmen, welche die Deformität korrigieren, bzw. ihre Entstehung verhindern sollen.

Ruhigstellung und Entlastung, sind wie bei anderen tuberkulösen Knochen- und Gelenkerkrankungen, die Mittel, auf welche uns schon die Beobachtung des Kranken hinweist. Der Spondylitiker sucht Bewegungen der Wirbelsäule zu vermeiden: er sucht Ruhigstellung. Er sucht seine Wirbelsäule zu stützen: er sucht Entlastung. Helfen wir ihm bei diesem Suchen, so schaffen wir ihm sofort Erleichterung.

Am vollkommensten kann man der Forderung nach Ruhigstellung und Entlastung genügen durch eine *Liegekur mit Fixation der Wirbelsäule*. Das beste

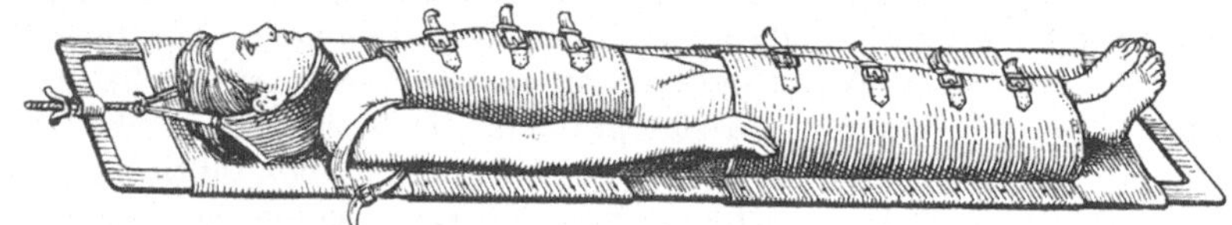

Abb. 227. BRADFORDS Rahmen zur Behandlung von Spondylitis.

Fixationsmittel, welches wir für den Gebrauch in einer solchen Kur heute besitzen, ist das *Gipsbett*. Mit lange dauernder Lagerung im Gipsbett beginne ich jede Behandlung einer floriden Spondylitis, und soviel ich sehe, machen es heute die deutschen Orthopäden allgemein ebenso.

Im Ausland wird das Gipsbett weniger geschätzt. In Amerika benutzt man lieber Lagerungsrahmen wie den abgebildeten BRADFORDschen (Abb. 227). In Frankreich ist der BONNETsche Drahtkorb noch vielfach in Gebrauch. ROLLIER in Leysin läßt seine Patienten entweder unter Aufstützung der Ellbogen auf dem Bauch liegen oder mit der erkrankten Rückenpartie auf einem in das Bett gelegten Sandsack.

Die amerikanischen Lagerungsrahmen geben, besonders in Verbindung mit Extensionsvorrichtungen, eine Fixation, die fast so gut ist wie die im Gipsbett. In Leysin mit seiner natürlichen Höhensonne und in Frankreich, wo die Spondylitisbehandlung besonders an der Meeresküste ausgeführt wird, kann mit weniger gut fixierenden Vorrichtungen gearbeitet werden, weil dort die Bedingungen für die Allgemeinbehandlung viel günstiger sind, als im allgemeinen bei uns in Deutschland. Wir müssen mit vollkommeneren Fixationsvorrichtungen arbeiten.

Macht man mit einem Spondylitiker eine Ruhekur in der Absicht, die Ausheilung des Herdes zu befördern, so ist es eine gegebene Sache, die Zeit und die Mittel dieser Kur auch zur *Verhütung* und zur *Beseitigung des Gibbus* zu benutzen.

Wenn man sich diese Aufgabe stellt, muß man freilich überzeugt sein, daß man durch die Verhinderung der Gibbusbildung und durch die Beseitigung des Gibbus nicht die Ausheilung des Herdes stört, oder gar unmöglich macht. Man

findet in der Literatur die Angabe, daß der Schluß der Lücke, welche die Tuberkulose in die Wirbelsäule hineinfrißt, nur dadurch möglich sei, daß ober- und
unterhalb des Herdes gelegene gesunde Knochenpartien aneinander herankommen und miteinander verwachsen. Aus dieser Anschauung wäre dann der
Schluß zu ziehen und ist tatsächlich gezogen worden, daß die Bildung des Gibbus
eine Bedingung für die Möglichkeit der Ausheilung des Herdes sei, und daß Verhütung der Buckelbildung und Minderung des Buckels Maßnahmen sind, die
schädigend auf die Ausheilung des Herdes wirken müssen.

Diese Vorstellungen gehen fehl.

Gewiß, um den tuberkulösen Herd herum entwickelt sich nicht so, wie etwa
um einen osteomyelitischen Neubildung von Knochen. Aber das Röntgenbild
zeigt uns doch heute, daß recht gut in einem Spondylitisherd Knochenneubildung
erfolgen kann. Die Knochennarbe zieht gewiß die angrenzenden nicht tuberkulösen Teile heran, aber eine unbedingte Notwendigkeit, daß gesunde Teile miteinander in Berührung kommen, besteht nicht. Im Gegenteil, um die angrenzenden, von der Tuberkulose noch nicht ergriffenen Teile zu schützen, müssen wir
bestrebt sein, sie vom Herde wegzuziehen. Wir arbeiten deshalb nicht gegen
die Ausheilung des Herdes, sondern in erstrebter Richtung, wenn wir gegen die
Entstehung des Gibbus angehen und wenn wir einen vorhandenen Gibbus zu
mindern suchen.

Die Mittel, die uns zur Verfolgung dieses Zieles zur Verfügung stehen, sind
direkter Druck auf den Gibbus und Extension der Wirbelsäule. Arbeitet man
mit dem Gipsbett, so übergibt man diesem auch zugleich die Aufgabe, Druck
und Extension auszuüben. Dazu stellt man das Gipsbett nicht in einfacher
Mittellage her, sondern man formt es nach dem in Extension und Lordorsierung
eingestellten Patienten. Man kann diese Einstellung des Patienten auf dem
einfachen Operationstisch durch Unterschieben von Kissen und durch manuelle
Extension erreichen. Einfacher gelingt es unter Verwendung einer der für Gips-
bettherstellung besonders angegebenen Lagerungsapparate. Ich benutze den
NEBELschen Apparat (Abb. 29).

Ein ausgezeichnetes Mittel, um den von einem so hergestellten Gipsbett
auf den Krankheitsherd ausgeübten Druck und Zug noch bedeutend zu steigern,
ist das *Fincksche Wattekreuz*. Man schneidet aus dünner, geleimter Watte, so-
genannter Wiener Watte, Streifen von etwa 5—8 cm Breite und 10—15 cm Länge,
und legt diese kreuzweise aufeinander. Das so gebildete elastische Polster legt
man auf die Stelle des Krankheitsherdes, bzw. auf die Höhe des Gibbus und legt
den Patienten mit dem Polster ins Gipsbett. Das Polster macht man so dick,
wie es der Patient gut verträgt. Zur Erhaltung der elastischen Wirkung muß
es häufig erneuert werden. Fortschreitender Wirkung und Gewöhnung folgend
wird es dicker gemacht.

Wenn man diese Polster lange genug verwendet, und wenn man verhütet,
daß der Patient sich während dieser Behandlung überhaupt frei aufrichtet,
dann kann man damit erstaunliche Korrektionswirkungen erzielen. Bedeutend
gesteigert wird die Korrektionswirkung, wenn man an dem Gipsbett noch eine
Extensionsvorrichtung anbringt. Ich setze Bügel an, gegen welche durch Gummizüge extendiert wird.

Diese Gibbuskorrektionskuren sind kaum anders als in klinischer Behandlung auszuführen. In der Familie fehlt meist das nötige Verständnis und Geschick
der Pflegepersonen.

Aber es gibt auch da Ausnahmen.

Der Patient, welchen Abb. 228a u. b zeigen, ist von mir behandelt. Das
Korrektionsresultat, mit dem auch zugleich ein deutliches Abklingen der Ent-

zündung erreicht wurde, ist in halbjähriger Ruhekur in dem Gipsbett erzielt worden, welches Abb. 32 zeigt. Die Behandlung ist bis auf die ersten Wochen im Elternhaus ausgeführt worden.

Die Liegekur ist, auch wenn man mit größter Geduld arbeitet, niemals so lange auszudehnen, daß man von ihr aus den Kranken wieder geheilt dem täglichen Leben übergeben könnte. Der genesende Patient drängt schließlich aus dem Bett heraus, und dies Drängen wird unwiderstehlich, ehe die Tuberkulose vollständig ausgeheilt ist, erst recht ehe die von der Krankheit erweichte Wirbelsäulenpartie wieder ihre richtige Festigkeit gewonnen hat. Wir müssen schließlich diesem Drang nachgeben und wir müssen, damit nicht Schaden entsteht, die aufgerichtete Wirbelsäule ruhig halten und entlasten, soweit das eben bei einer aufgerichteten Wirbelsäule geht, und soweit der Stand der Erkrankung noch Ruhigstellung und Entlastung erfordert.

Es ist sehr schwer, den Zeitpunkt zu bestimmen, an dem wir von der Liegekur zur Aufrichtung des Patienten übergehen können. Ich habe mir die *praktische Regel gemacht, daß ich den Patienten im Gipsbett halte, so lange er sich halten läßt.* Der Patient fühlt instinktiv, wann er seiner Wirbelsäule wieder gewisse Leistungen zutrauen kann, er fühlt das besser als ich es mit meinen unvollkommenen Untersuchungsmitteln feststellen kann.

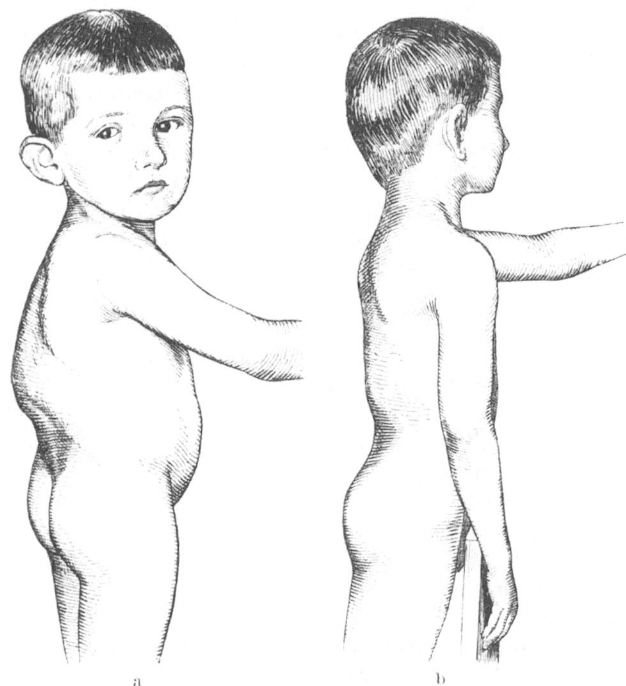

Abb. 228 a u. b.   Im Extensionsgipsbett (s. Abb. 32) ausgeführte Gibbuskorrektur.

Die Stützvorrichtungen, die nun in Frage kommen, sind der *Rumpfgipsverband* und die verschiedenen *Stützkorsette.* Der Rumpfgipsverband leistet mehr als irgendein Korsett. Das Korsett bietet dafür den Vorteil, daß man es dem Patienten zunächst immer nur für kurze Zeit anlegen und den Kranken in der Hauptsache noch im Gipsbett behalten kann. Was vorzuziehen ist, muß im einzelnen Fall genau abgewogen werden.

Ich pflege bei Spondylitisfällen ganz die gleichen einfachen Gipsverbände anzulegen, wie bei Fällen von Insufficientia vertebrae (s. Abb. 153 u. Abb. 154). Andere Orthopäden schneiden große Fenster über Bauch und Brust aus. Ich glaube, daß man damit viel an der Fixationswirkung des Verbandes verliert.

Die Korsette, die ich verwende, sind Hartleder- und Hüftbügelkorsette. Die Hartlederkorsette sind leichter herzustellen und sind dauerhafter. Mit den Hüftbügelkorsetten lassen sich dafür besser Kopfstützen und auch Druckpelotten, die auf den Gibbus wirken, verbinden. Abb. 229 gibt ein Beispiel für

Anbringung einer solchen Pelotte. Großen Korrektionserfolg darf man sich von derselben freilich nicht versprechen. Ein Korsettmodell, welches ich auch gern verwende, ist das von FINCK, Abb. 230. Ich lasse dasselbe aber nicht in der Celluloid-Acetontechnik, sondern aus Hartleder herstellen.

Die Korsette werden dem fortschreitenden Heilungsprozeß folgend allmählich abgebaut, bis schließlich der Zeitpunkt kommt, wo sie ganz entbehrt werden können.

Das ist so der große Gang der Behandlung.

Komplikationen entstehen, wenn Abscesse störend in Erscheinung treten. Solange sich keine unbedingte Notwendigkeit ergibt, die *Abscesse* anzugreifen,

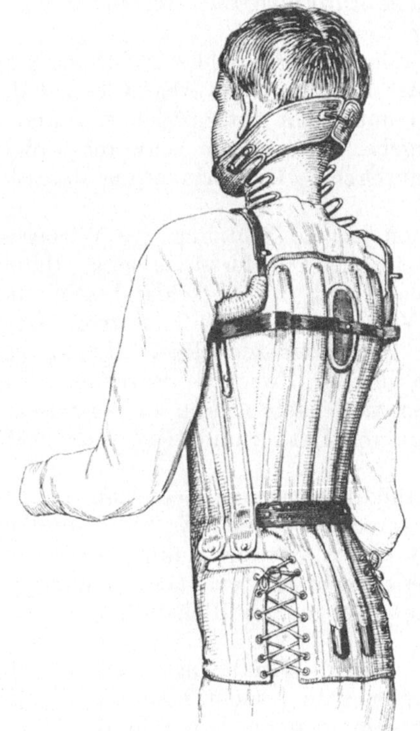

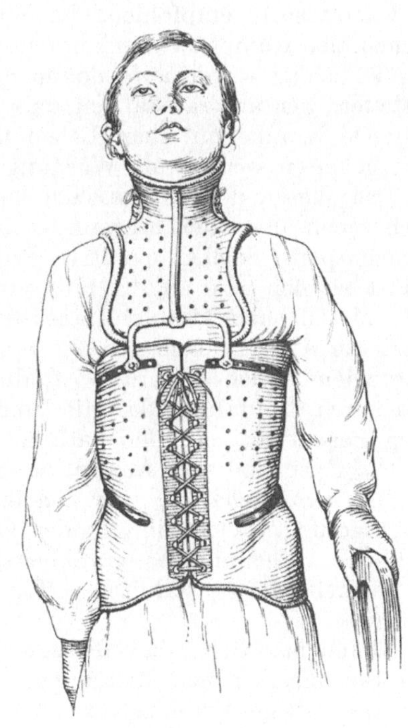

Abb. 229. Spondylitiskorsett mit federnder Kopfstütze und mit Gibbuspelotte.

Abb. 230. FINCKs Spondylitiskorsett in Celluloid-Acetontechnik ausgeführt.

lasse man sie in Ruhe. Auch große Abscesse können sich aufsaugen. Droht Durchbruch, so wird der Absceß durch Punktion entleert. Von einer günstigen Wirkung der so vielfach empfohlenen Einspritzungen in Abscesse habe ich mich nicht überzeugen können. Andere schätzen diese Einspritzungen sehr hoch. Ich hebe besonders CALOT hervor, der in seiner *Orthopédie indispensaire* große Kapitel darüber schreibt. Das von ihm empfohlene Mittel ist:

<pre>
Camphor. carbolisat.   6,0
Camphor. naphtolic.   6,0
Guajacol.   15,0
Jodoform, ...   20,0
Lanolin 100,0
</pre>

Kommt es zu einer Fistelbildung, so muß diese nach den allgemeinen Regeln behandelt werden.

Kommt es zu *Lähmungen*, so sind diese zunächst unbedingt konservativ, durch strenge Liegekur zu behandeln. Gehen sie auch bei langer Dauer dieser Kur nicht zurück, so stellt sich die Frage des lokalen Eingriffes. Es können durch Punktionen nahe am Herd gelegener Abscesse gute Resultate erzielt werden. Schede hat die Methode solcher Punktionen ausgearbeitet. Durch Laminektomie kann eine Druckentlastung für das Mark erreicht werden. Günstige Erfolge derselben sind aber so selten, daß man zur Laminektomie nur als zum ultimum refugium greift.

Zwei chirurgische Eingriffe, die in der Behandlung der Spondylitis eine Rolle gespielt haben, bzw. spielen, müssen wir noch erwähnen, einen unblutigen und einen blutigen: die von Calot angegebene *gewaltsame Buckelkorrektur*, und die von Albee angegebene *Spaneinpflanzung*.

Calot hatte empfohlen, die Wirbelsäule an der Stelle des Gibbus einzubrechen, den Rumpf zu strecken und die Streckung im Gipsverband festzuhalten. Sein Vorschlag wurde aufgenommen, und unter den Orthopäden entstand ein Wetteifer, wer am radikalsten dabei vorgehe. Es war ein schwerer Mißgriff, den viele Kranke mit dem Leben bezahlt haben. Die Erinnerung daran soll wach gehalten werden als Warnung.

Das Wesen der Albeeschen Operation ist die Stützung der Wirbelsäule durch einen über der erkrankten Stelle in die Dornfortsätze eingepflanzten Knochenspan. Solche operative Stützungen sind in Deutschland schon ausgeführt worden, ehe Albee mit seinem Vorschlag auf den Plan trat. Lange hatte Metall- und Celluloidstäbe an die Dornfortsätze gelegt. Henle hatte genau wie Albee Späne aus der Tibia zu gleichen Zwecken verwendet. Wenn es trotzdem üblich geworden ist, die Operation nach Albee zu benennen, so erklärt sich das daraus, daß die Vorschläge von Lange und Henle unverdient wenig Beachtung gefunden hatten.

Die Operation von Albee, deren Methodik hier nicht beschrieben werden soll, hat nicht gehalten, was von ihr versprochen wurde. Es sollte durch die Ankylosierung, welche infolge der Operation an der erkrankten Partie entsteht, die Ausheilung des Krankheitsherdes erreicht werden und der Span sollte die Buckelbildung verhüten. Es sollte alle andere Behandlung erübrigt werden.

Nimmt man den Inhalt der zahlreichen über die Erfahrungen mit der Albee-Operation erschienenen Mitteilungen zusammen, und sucht man auf alle Fälle ein zu ungünstiges Urteil zu vermeiden, so kommt man zu dem Schluß, daß diese Operation als Alleinbehandlung einer Spondylitis völlig versagt hat, daß sie aber in Verbindung mit der übrigen Behandlung, die genau so zu führen ist wie ohne die Operation, in gewissen Fällen Wertvolles leistet. Fälle, die sowieso günstig verlaufen, scheinen schneller zur Heilung zu kommen, wenn man die Spaneinpflanzung vornimmt. Da die Operation aber einen recht erheblichen Eingriff bedeutet, ist die Auslese der zu operierenden Fälle sehr vorsichtig zu treffen.

Mit den Erfahrungen, die man aus den Literaturberichten entnehmen kann, stimmt vollständig überein, was ich selber an einer stattlichen Anzahl von Fällen erfahren habe.

Wir haben im Vorstehenden das typische Bild der *tuberkulösen* Spondylitis geschildert, das Bild, welches entsteht, wenn die tuberkulöse Erkrankung ihren Sitz im Wirbelkörper nimmt. *Tuberkulöse Erkrankungen der Bogenteile* sind außerordentlich selten. Die in der Literatur vorhandenen Beschreibungen behandeln regelmäßig Einzelfälle. Wir begnügen uns, ihr Vorkommen zu erwähnen.

t) **Nichttuberkulöse infektiöse Wirbelentzündungen**
gehören ebenfalls zu den Seltenheiten. Es kommen natürlich an der Wirbelsäule
alle Entzündungen vor, die überhaupt in Knochen und Gelenken vorkommen
können. Eine gewisse Bedeutung besitzen die *syphilitischen Erkrankungen*, die
den tuberkulösen außerordentlich ähneln. Wenn ein Erwachsener an Spondylitis
erkrankt, ist immer mit der Möglichkeit zu rechnen, daß ein Gumma sich in der
Wirbelsäule entwickelt hat. Das weitere ergibt sich dann von selber.

Osteomyelitische Entzündungen sind an der Wirbelsäule selten und prognostisch sehr ungünstig. Die akute Entstehung und der stürmische Verlauf heben
sie von den tuberkulösen Erkrankungen ab. Ihre Behandlung ist rein chirurgisch.

Eine Erkrankung, die Beachtung verdient, ist die *posttyphöse Spondylitis*.
Sie ist gar nicht so übermäßig selten. Diagnostiziert wird sie aber sehr viel
seltener, als sie vorkommt. Das liegt daran, daß selten Gibbusbildung entsteht.

Die Patienten, die an einer posttyphösen Spondylitis erkranken, klagen
über heftige Schmerzen. Bewegung, Druck und Beklopfen rufen lebhafte Schmerzäußerungen hervor.

Eine Behandlung mit entsprechend verwendeten Grundsätzen der Behandlung der tuberkulösen Spondylitis bringt schnell Linderung und führt meist in
verhältnismäßig kurzer Zeit zur Heilung.

Ganz ähnlich wie die posttyphösen verlaufen die Wirbelentzündungen, die
nach *Grippe* vorkommen. SCHMORL hat dieselben zuerst auf dem Sektionstisch
gefunden. Die Rückenschmerzen, welche bei Grippeerkrankungen so häufig
auftreten, finden dadurch eine ganz unerwartete Beleuchtung.

Carcinome der Wirbelsäule, die besonders als Metastasen von Prostata-
carcinomen auftreten, verraten sich durch die ungeheuren Schmerzen, welche
sie verursachen. Es ist dabei nicht selten, daß die Metastase auftritt, ehe das
primäre Carcinom diagnostiziert wurde. Bei älteren Patienten, die unter den
Erscheinungen einer Spondylitis mit besonders starken Schmerzen erkranken,
ist stets mit dieser Möglichkeit zu rechnen.

Untere Extremität.

13. Die Beine.

Zwei Beine hat der Mensch. Er braucht sie zum Gehen und Stehen. Beide
müssen dabei zusammen arbeiten. Beide Beine sind deshalb eine funktionelle
Einheit. Im Gang regelmäßiger Wechsel in der Arbeitsleistung, beim Stehen
unregelmäßiger. Die Beine bilden eine viel fester geschlossene Ehe als die Arme.
Nur gelegentlich vereinigen sich Arme und Hände zu gemeinsamer Arbeit. Die
Zweiheit der oberen Extremität wirkt sich besonders darin aus, daß sich
rechts und links weitgehend ersetzen kann. An der unteren Extremität ist dies
nicht möglich. Fällt ein Bein aus, dann wird auch das andere unfähig, seine
Aufgabe zu erfüllen. Die viel größere Bedeutung, welche in der praktischen
Orthopädie das Bein gegenüber dem Arm besitzt, wird in erster Linie davon
bedingt.

Dazu kommt, daß die untere Extremität in der Erfüllung ihrer Aufgaben
eine Arbeit zu leisten hat, welche für die obere Extremität fast gar nicht in
Betracht kommt: das Tragen von Last, und daß gerade diese Arbeitsleistung
die Quelle für zahlreiche Erkrankungen bildet. Ihre Behandlung ist eine spezifische Aufgabe der Orthopädie. Dieses ist der zweite Grund, weshalb die unteren
Extremitäten in der Orthopädie eine so viel größere Rolle spielen, als die oberen.

Noch ein dritter Grund kommt dazu. Der ganze Aufbau des Beines ist einfacher als der des Armes, einfacher ist auch die Arbeit, welche das Bein zu leisten

hat. Die therapeutischen Aufgaben, die uns an der unteren Extremität gestellt werden, sind deshalb auch einfacher, und wir können häufiger das gestellte Ziel erreichen, als an der oberen. Von den an den unteren Extremitäten zahlreicheren orthopädischen Erkrankungen kommt deshalb ein höherer Prozentsatz in unsere Hand.

Als *orthopädische* betrachten wir alle diejenigen Erkrankungen der unteren Extremität, welche deren Arbeitsleistungen als Tragorgan und als Fortbewegungsorgan stören, sowie diejenigen, welche Verunstaltungen bedingen und in deren Gesamtbild diese Wirkungen dominierend hervortreten. Es ist das eine Begriffsbestimmung, die keine ganz scharfen Grenzen gibt und sehr zahlreiche Krankheiten einbezieht.

Es ist schwierig, das große und ungleichmäßige Material systematisch zu ordnen. Unsere Lehrbücher geben im allgemeinen eine regionäre Einteilung, indem sie mit den orthopädischen Erkrankungen der Hüfte beginnen und mit denen der Zehen enden.

Ich halte es für zweckmäßig, zunächst diejenigen Erkrankungen zu betrachten, welche aus der Arbeit hervorgehen, welche das Bein als *Ganzes* zu leisten hat: aus der Aufgabe, den Körper im Gehen und Stehen zu tragen. Es sollen dann die über das ganze Bein gehenden Lähmungen besprochen werden, und endlich die lokalen Erkrankungen in der alt hergebrachten Reihenfolge.

Dem ganzen sollen aber noch einige

a) allgemeine physiologische, anatomische und technische Bemerkungen

vorangestellt werden.

In der Erfüllung seiner Aufgabe als *Tragorgan* arbeitet das Bein als *Säule*. Es besitzt einen Säulenschaft, der sich aus Ober- und Unterschenkel zusammensetzt. Es besitzt im Schenkelhals und Hüftkopf ein *Kapitäl* und im Fuß einen *Säulenfuß*.

Säulenkopf und *-fuß* sind kritische Stellen, ebenso das Knie, dessen Einbau in den Säulenschaft dadurch bedingt ist, daß das Bein nicht nur Steh-, sondern auch Gehorgan ist. An diesen kritischen Stellen machen sich Schädigungen, welche das ganze Bein betreffen, mit besonderer Vorliebe geltend, und diese kritischen Stellen treffende lokale Störungen wirken sich wieder ganz besonders schädigend für die vom ganzen Bein zu leistende Tragarbeit aus.

Die von der Muskulatur bei der Leistung der Tragarbeit zu erfüllende Aufgabe besteht darin, daß sie die richtige Auflegung der Last zu garantieren hat, daß sie den Fuß gegen den Säulenschaft festhält und daß sie das Knie fixiert, wenn es die automatische Bänderfixation verläßt.

Die von der Hüftmuskulatur zu leistende Arbeit kann durch geschicktes Balancieren des Rumpfes weitgehend ersetzt werden. Es ist erstaunlich, wie gut Patienten mit schweren Beinlähmungen dies lernen, wenn nur sonst das Bein Tragfähigkeit besitzt. Die Leistung der Kniemuskulatur, die einsetzen muß, wenn das Knie auch nur um den geringsten Grad aus der Streckstellung kommt, kann der Kranke nur sehr unvollkommen durch eine Verschiebung der Belastungslinie nach vorn ersetzen. Ein Ersatz für die ausfallende muskuläre Feststellung zwischen Säulenschaft und Fuß ist nur durch äußere Mittel zu finden.

Von viel mehr Bedingungen als die Stehfähigkeit hängt die *Gehfähigkeit* ab. Zu einer normalen Gehfähigkeit gehört normale passive und aktive Beweglichkeit aller Gelenke. Andererseits können sehr große Ausfälle eintreten, ehe die Gehfähigkeit voll verloren wird. Dabei können wir vielfach die funktionelle Auswirkung anatomischer Veränderungen dadurch vermindern, daß wir zu den vorhandenen noch neue hinzufügen, z. B. dadurch, daß wir ein paralytisches Schlottergelenk arthrodesieren.

Für *therapeutische Eingriffe* bietet das Bein im allgemeinen sehr günstige Verhältnisse. Wir können mit dem Messer an alle Teile heran. Wir kommen nicht mit lebenswichtigen Organen in Konflikt. Wir können mit Hilfe der Schanzschen Bohrschrauben auch den in dicken Weichteilen steckenden Femur absolut beherrschen. Wir können mit entsprechenden Verbänden und Apparaten das Bein völlig entlasten, wir können einzelnen Gelenken Bewegung geben, während wir die anderen fixieren.

Ein Nachteil liegt in der Konstruktion des Beines für unsere Arbeit darin, daß wir auch für die Entlastung tief gelegener Abschnitte erst im Sitzknorren einen erstklassigen Angriffspunkt finden. Wir müssen deshalb Entlastungsapparate auch für untere Abschnitte des Beines, wenn sie Vollkommenes leisten sollen, bis zum Sitzknorren herauführen und mit einem guten Sitzring ausstatten.

b) Die Entlastungsapparate für das Bein

sehen deshalb trotz der Mannigfaltigkeit der Erkrankungen, für welche sie verwendet werden, ziemlich gleichmäßig aus. Da wir solche Apparate sehr häufig verordnen und da für ihre Wirksamkeit sehr viel davon abhängt, wie sie ausgeführt werden, sei hier auf ein paar wichtige Punkte eingegangen.

Wenn ein Apparat am Bein im *Gehen* getragen werden soll, wie es beim Entlastungsapparat der Fall ist, so muß das Modell, auf welches der Apparat gearbeitet wird, das Bein in der *Geh*stellung wiedergeben. Man darf deshalb den Modellgipsverband nicht dem *liegenden* Patienten anlegen, sondern man muß den Patienten für die Anlegung dieses Verbandes *stellen*. Man kann ihn in einen Beelyschen Rahmen bringen, bequemer ist es, wenn man meinen Modellierstuhl (Abb. 21) benutzt. Man muß das Bein in die Stellung bringen, die es im Apparat haben soll, man muß darauf achten, daß Rumpf und Bein richtig zusammenstehen und man muß vor allem den Fuß in die richtige Trittstellung bringen. Immer wieder kann man beobachten, daß an einem Modell, welches ein Ungeübter hergestellt hat, der Fuß in einer Adductions- und Supinationsstellung steht.

Die Form des *Sitzringes* gewinnt man, indem man eine Gipsbinde zu einer Longette zusammenlegt, diese von der Leistengegend über den Damm unter den Sitzknorren durch und wieder nach oben vorn zieht. Wird diese Longette bis zum Erstarren straff gehalten und drückt man sie mit der Hand von unten her gut an den Sitzknorren an, so erhält man einen tadellosen Sitzring. Man muß nur bei der Bearbeitung des Rohmodelles die Adductionskulisse wieder herstellen, welche unter dem Druck der Longette verschwunden ist.

Im übrigen ist bei der Bearbeitung der Rohmodelle nur darauf zu achten, daß die Kniebeugersehnen und der innere Knöchel Spielraum gewinnen. Es muß auf der Rückfläche des Modells vom Knie aufwärts bis zur Mitte des Oberschenkels eine flache Rinne eingeschnitten werden und auf die Ränder der Rinne muß eine Gipsauflage kommen, so daß aus der runden Querschnittsfigur oberhalb des Knies eine Figur wird, wie sie Abb. 231 zeigt. Der innere Knöchel gewinnt den nötigen Spielraum durch eine kleine Gipsauflage auf seine Innenfläche und an seinem unteren Rand.

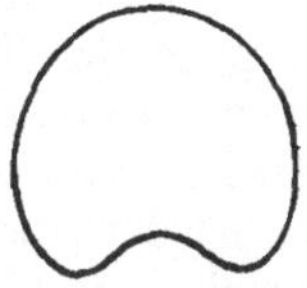

Abb. 231. Beinmodelle für Gehapparate müssen oberhalb des Knies diesen Querschnitt erhalten.

Eine Selbstverständlichkeit sei noch erwähnt, weil sie, obgleich sie eine Selbstverständlichkeit ist, häufig nicht Beachtung findet. Ein Entlastungsapparat für das Bein kann nur entlastend wirken, wenn im Augenblick der Belastung das Knie feststeht. Drückt der Patient das Knie nicht durch, oder kann er es nicht durchdrücken, dann muß an das Kniescharnier irgendeine Feststellungsvorrichtung. Ein Beispiel bietet der für Behandlung von Ostitis fibrosa der Tibia abgebildete Apparat (Abb. 393).

c) Statische Überlastungserkrankungen des Beines.

Daß dem Bein bei der Aufgabe, die Last des Körpers zu tragen, eine Leistung abgefordert wird, die über seine Kraft geht, kommt außerordentlich häufig vor, sei es, daß die zu tragende Last zu schwer, sei es, daß die Zeit der Belastung zu lang wird, sei es, daß das Bein irgendwie Einbuße an seiner Tragkraft erleidet. Die Folgen müssen Erkrankungen nach dem Schema der statischen Insuffizienzerkrankungen sein. Abnorme Ermüdungsgefühle, Schmerzen, entzündliche Reizerscheinungen, Deformitäten, die aus dem Spiel der mechanischen Kräfte hervorgehen, müssen sich nacheinander folgen und miteinander verbinden.

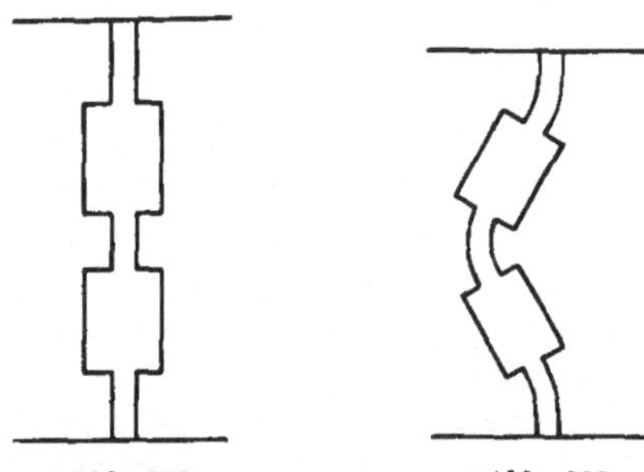

Abb. 232.   Abb. 233.

Abb. 232. Das Bein ist eine Säule mit 3 statisch minderwertigen Teilen.

Abb. 233. Bei Eintritt einer Überlastung werden in erster Linie die minderwertigen Partien deformiert.

Die eigentümliche Konstruktion der Beinsäule, welche oben und unten in Hüfte und Fuß sowie in der Mitte in Form des Knies schwache Stellen an- und einschaltet, bedingt es, daß Überlastungserkrankungen der Beinsäule sich mit Vorliebe diese drei Stellen aussuchen. Abb. 232 und 233 mögen das anschaulich machen. Sie sollen eine Säule darstellen, welche an ihren Enden und in ihrer Mitte schwache Stellen besitzt. Wird eine solche Säule steigend belastet, so werden Deformationen der schwachen Stellen eintreten, sobald die Belastung die Grenze der Tragkraft dieser Stellen überschreitet. Die starken Teile der Säule werden erst später dem Angriff der Schädlichkeit erliegen.

So erklärt es sich, daß wir statische Insuffizienzerkrankungen an Hüfte, Knie und Fuß außerordentlich häufig haben, daß sie aber am Oberschenkel- und Unterschenkelschaft nur seltener und meist nur dann auftreten, wenn Knochenerweichungsprozesse die Differenz zwischen der Tragkraft der leistungsfähigeren Schaftteile und der weniger leistungsfähigen End- und Mittelstücke ausgeglichen haben. Als in dieser Richtung wirkende Krankheit haben wir besonders die *Rachitis*.

Wohl lokalisieren sich auch wieder rachitische Deformitäten gern an Hüfte, Knie und Fuß, aber sie lassen die Schaftteile nicht aus.

Das Stadium der reinen Insuffizienzbeschwerden ist bei den aus der Rachitis hervorgehenden Insuffizienzerkrankungen des Beines selten so ausgeprägt, daß es Aufmerksamkeit erweckt. Die Kinder sind noch zu klein, um uns ihre Beschwerden genau angeben zu können. Die Unlust der rachitischen Kinder, zu gehen, ist der Ausdruck dafür, daß beim Gehen Schmerzen auftreten. Im übrigen zeigt sich auch hier, daß weniger nachgiebiger Knochen, wenn er unter Wirkung einer Störung des statischen Belastungsgleichgewichtes gerät, mit stärkeren Reizerscheinungen antwortet als ein Knochen, der plastischer ist.

Ein interessantes Beispiel dafür war die *Schützengrabenperiostitis*.

Als unsere Leute jahrelang im Schützengraben stehen mußten, trat eine Krankheit auf, die man bis dahin nicht beobachtet hatte. Schmerz in den Schienbeinen, Schwellungen des Periostes waren die charakteristischen Kennzeichen. Dieselbe Erkrankung trat auch im Inland bei den Munitionsarbeitern auf, die in überlanger Arbeitszeit an den Drehbänken standen. Ich habe davon eine ganze Anzahl beobachtet. Es fanden sich nicht nur die Erscheinungen an der Tibia, son-

dern auch analoge am Femur, und nicht wenige von ihnen bekamen Beinverbiegungen. Unter Ruhe gingen die Reizerscheinungen rasch zurück.

Es waren das statische Insuffizienzerkrankungen der Beine, zu deren Auslösung die lange Steharbeit mit der Schädigung der Knochen durch schlechte Ernährung zusammen gewirkt hatte.

Bei den Knochenverbiegungen, die im Gefolge der *schweren* Hungerosteopathien sich entwickelten, war die Widerstandsfähigkeit der Knochen soweit geschädigt, daß schon normale und sogar unternormale Belastung deformierend wirkte. Das haben wir auch bei einer echten *Osteomalacie*.

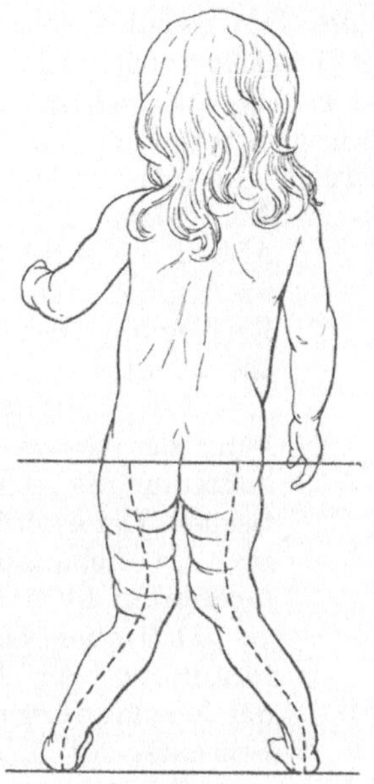

Den aus statischer Überlastung hervorgehenden Deformitäten werden nicht nur ihre Lokalisation, sondern auch ihre Formen durch mechanische Gesetze vorgeschrieben. Maßgebend sind die Gesetze, welche wir im allgemeinen Teil verzeichnet haben (S. 13 ff). Es soll hier nur kurz skizziert werden, wie sich diese Gesetze unter den am Bein gegebenen besonderen Verhältnissen auswirken.

Wie die Wirbelsäule, so ist auch die Beinsäule im Falle ihrer statischen Inanspruchnahme keine einfach frei stehende Säule, sondern sie ist mit ihren Endquerschnitten an die horizontale Blickebene und an die horizontale Fußbodenebene gebunden. Sie ist nur in ihren Endteilen — Fuß und Hüftgelenk — beweglich

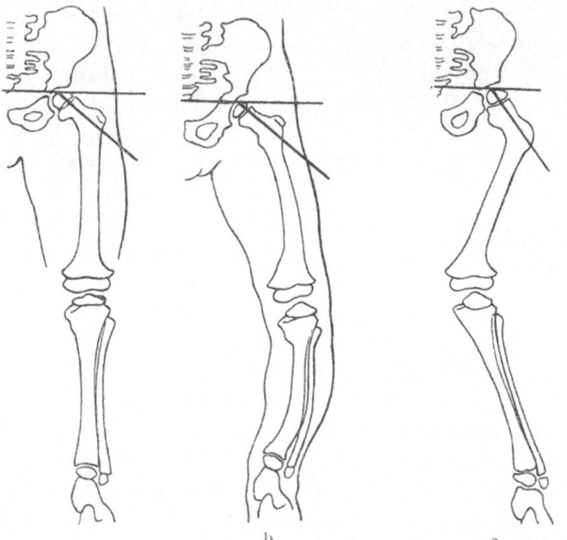

Abb. 234. Krümmung und Gegenkrümmung bei statischen Belastungsdeformitäten des Beinschaftes.

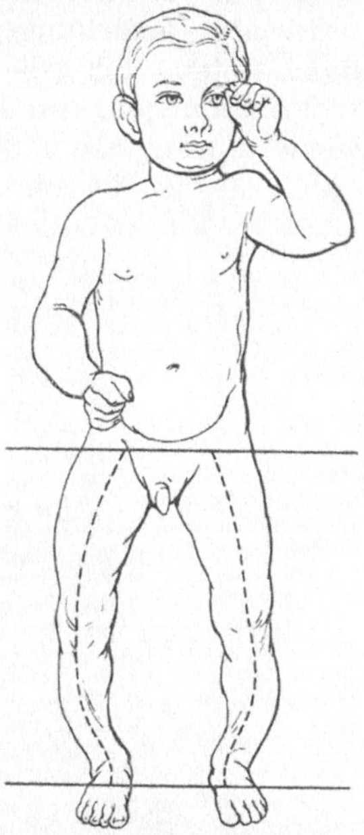

Abb. 235. Differente Fußstellung kann als Äquivalent einer Gegenkrümmung auftreten.

Abb. 236 a—c. Normale (a) und durch Überlastungsverbiegungen der Beinsäule bedingte abnorme Stellungen des Hüftgelenkes (b u. c).

konstruiert. Treten Überlastungsverbiegungen auf, so müssen sie, wie das bei der Ableitung der Bildungsgesetze für Überlastungsverbiegungen der Wirbel-

säule durch Abb. 156—159 anschaulich gemacht ist, unter Bildung einer Hauptkrümmung und zweier Gegenkrümmungen entstehen. Die Beweglichkeit der
Endstücke erlaubt aber, daß an Stelle der Gegenkrümmungen als Äquivante
differente Einstellungen des Hüftgelenkes und der Unterschenkel-Fußverbin-
dung treten. Ich gebe als Beispiele zunächst zwei Fälle von rachitischen Beinverkrümmungen. Im Fall 1, Abb. 234, sehen wir am rechten Bein neben dem
Genu valgum als untere Gegenkrümmung ein Crus varum. Im zweiten Fall
(Abb. 235) ist die sehr deutlich hervortretende Abductionsstellung der Füße das
Äquivalent für die untere Gegenkrümmung.
Abb. 236 b und c zeigen, wie die normale Stellung
des Hüftgelenkes (Abb. 236 a) durch Eintritt einer
Verbiegung des Beinschaftes zwangsweise ver-
ändert wird.

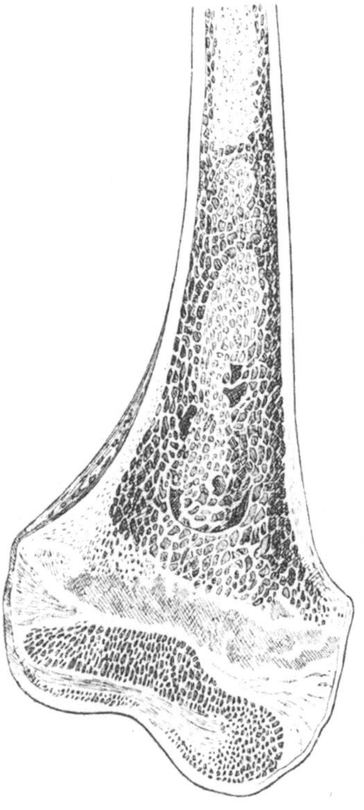

Ein geradezu klassisches Beispiel für die Wirkung des Gesetzes von Krümmung und Gegenkrümmung ist der Fall von komplizierten rachitischen Deformitäten, an dem wir auf S. 265 u.
266 die Behandlung solcher komplizierter Deformitäten illustrieren.

Daß auch bei den statischen Belastungsdeformitäten des Beines Reaktionserscheinungen
des lebenden Organismus auftreten, die dem Streben entspringen, dem Fortschritt der Deformierung Einhalt zu tun, haben wir schon im allgemeinen Teil durch Wiedergeben einer verbogenen rachitischen Tibia belegt (Abb. 5). Wir
wollen hier ein Bild hinzufügen, welches für die
Frage der Entstehung der statischen Belastungsdeformitäten eine Rolle gespielt hat (Abb. 237).
Das Bild stammt von MICKULICZ. Er hatte daraus
gelesen, daß beim Genu valgum adolescentium der
Knickwinkel an der Übergangsstelle des Femurschaftes in die Kondylen liege. Das trifft nicht
zu. Einen wirklichen Knickwinkel haben wir bei
diesen X-Beinen überhaupt nicht, sondern nur

Abb. 237. Das von MICKULICZ stammende
Bild zeigt die Anbildung eines Stützbogens in der Konkavität eines Genu valgum.

eine mehr weniger scharfe Biegung, deren Scheitelhöhe *im* Kniegelenkspalt liegen kann, meist aber
ober- oder *unterhalb* desselben gelegen ist. Ich
führe das Bild an, weil es in selten schöner Weise
die Anlagerung eines aus harter Corticalis gebildeten Stützbogens in der Konkavität der Biegung erkennen läßt. Man vergleiche mit Abb. 4.

Wir wollen damit die Ausführungen über die Bildungsgesetze der statischen Belastungsdeformitäten des Beines abschließen. Vollständiges ist in
dem gegebenen Rahmen nicht zu bringen. Es kam auch nur darauf an, die
Formel zu geben, mit der gerechnet werden muß, wenn man die komplizierten
Bilder, welche solche Deformitäten bieten, auflösen will. Sie aufzulösen und
ihre Einzelerscheinungen nach ihrer Genese zu bewerten, muß auch der Praktiker verstehen[1].

---

[1] SCHANZ: Die Bildungsgesetze der statischen Belastungsdeformitäten. Zeitschr. f. orthopäd. Chirurgie Bd. 11.

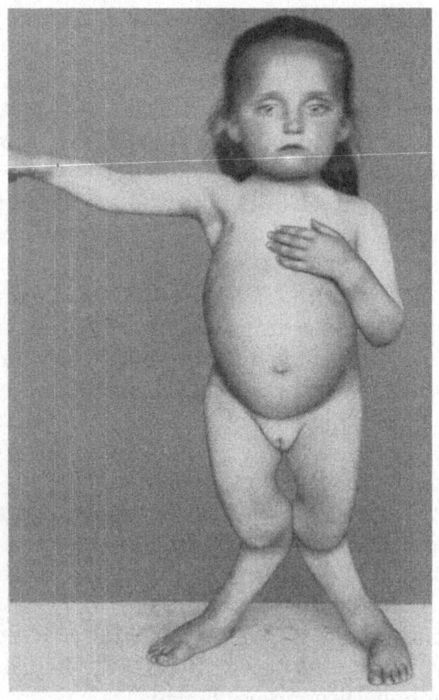

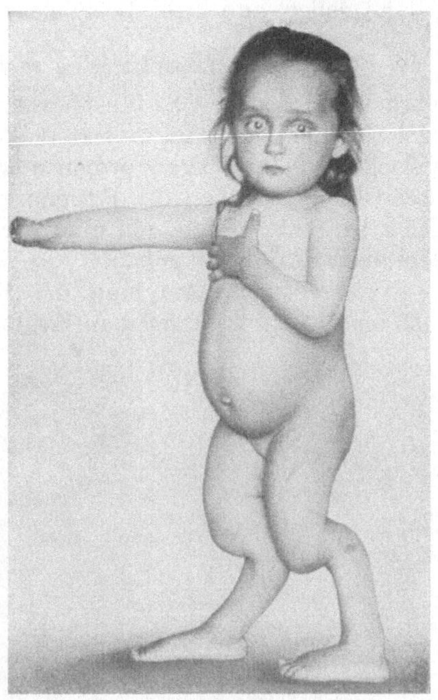

Abb. 238 a.   Abb. 239 a.

Abb. 238 a u. Abb. 239 a. Komplizierte rachitische Beinverbiegungen, unter Wirkung statischer Belastung entstanden. Deshalb regelmäßige Folge entgegengesetzt gerichteter Biegungen.

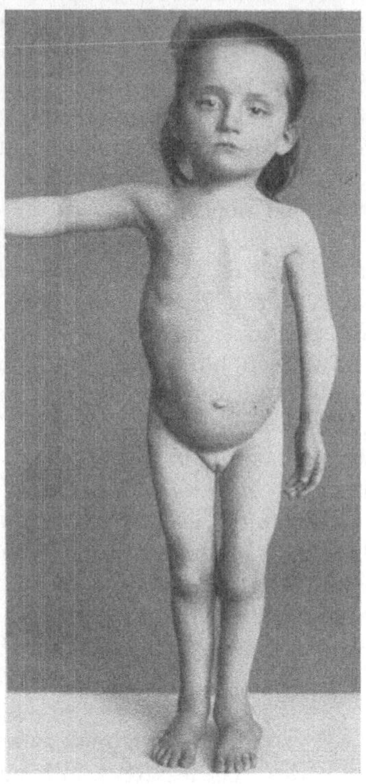

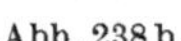

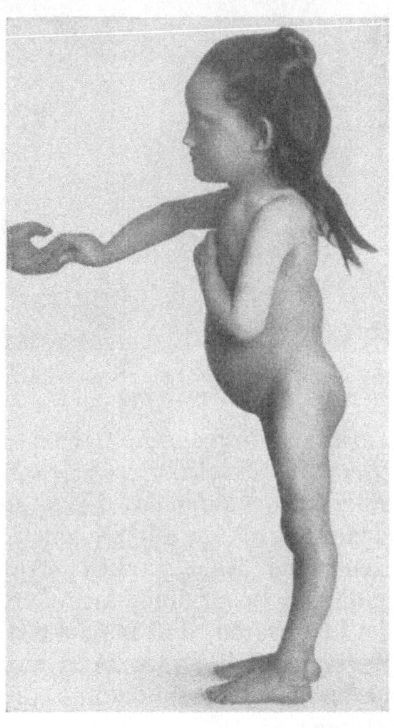

Abb. 239 b.

Abb. 238 b u. Abb. 239 b. Derselbe Patient nach ausgeführter Korrektur s. umstehende Abb. 240 a u. b.

Abb. 238 b.

Es sollen nun zwei Beispiele von

komplizierten rachitischen Beindeformitäten

gebracht werden, um zu illustrieren, daß Verbiegungen der Beinsäule, welche als statische Belastungsdeformitäten entstanden sind, trotz aller Variationen stets typische, gesetzmäßige Formen zeigen, und daß Verbiegungen anderer Genese diese Gesetzmäßigkeit der Formen vermissen lassen. Die beiden Fälle sollen zugleich benutzt werden, um eine wichtige Regel für die Korrektur komplizierter Beindeformitäten zu geben.

Von welcher Seite man das Kind, welches Abb. 238a und 239a zeigen, auch ansieht, stets findet man Krümmung und Gegenkrümmung einander folgen.

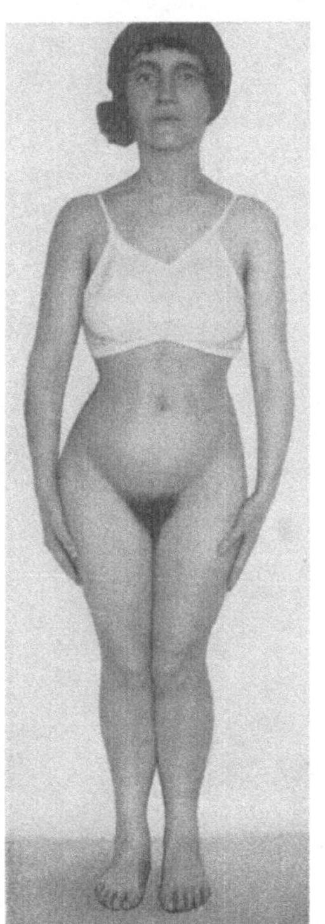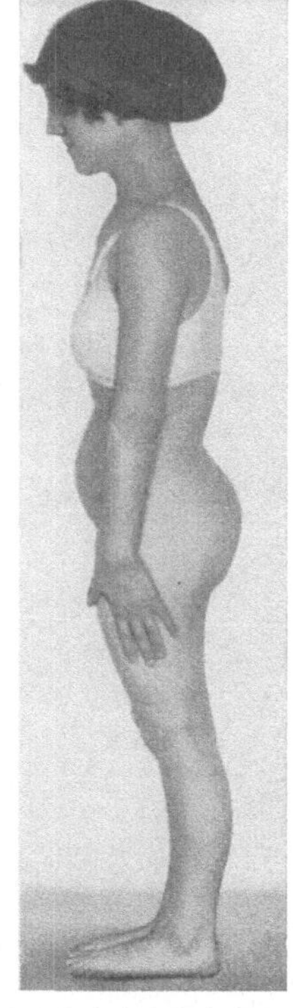

Die Deformierung der Beine ist entstanden, während das Kind herumlief.

Vergleicht man dagegen den im allgemeinen Teil gebrachten Fall von komplizierten rachitischen Beinverkrümmungen, bei welchem die Deformierungen der Beine nicht durch statische Belastung entstanden waren (Abb. 34a—c), so tritt die Gesetzmäßigkeit der Formen, die aus der Wirkung *statischer* Belastung hervorgehen, besonders hervor.

Interessant ist auch das Röntgenbild von Fall 1 (Abb. 241), welches zeigt, daß der Kniegelenkspalt nicht, wie man aus Abb. 239a den Eindruck gewinnt, an der Abbiegung des Oberschenkels zum Knie liegt, sondern zwischen der nach hinten gerichteten Abbiegung des unteren Femurendes und der nach vorn gerichteten Abbiegung des oberen Tibiaendes.

Das in diesem Fall erzielte Korrektionsresultat wird zur Darstellung gebracht durch Beisetzung der nach der Korrektur gewonnenen Bilder zu

Abb. 240 a u. b. Die Patientin von vorhergehender Seite als Erwachsene.

den entsprechenden vor der Korrektur und durch die Bilder, welche die Patientin als Erwachsene zeigen (Abb. 240a und b).

Derartig komplizierte Deformitäten kann man nur korrigieren, wenn man mit der Korrektur an der der Hüfte zunächst gelegenen Verbiegung beginnt und erst dann zur Korrektur der nächst tiefer gelegenen Biegung weiter schreitet, wenn die Erhaltung des Korrektionsresultates gesichert ist. Man erhält bei einer so ausgeführten Behandlung zuweilen direkt groteske Beinstellungen, s. Abb. 242, welche illustrieren, daß man meistens die Höhe und die Richtung der einzelnen Verbiegungen völlig verschätzt hatte. Fängt man an anderer Stelle mit der Korrektur an, so leidet unbedingt das Resultat unter der Auswirkung dieser Verschätzungen.

Ich gebe noch die Bilder eines Falles, die zeigen sollen, daß man schwere komplizierte Beinverbiegungen auch noch jenseits des Kindesalters mit gutem Erfolge angreifen kann. Der Patient, welchen Abb. 243a—e darstellen, stand im 50. Lebensjahre, als ich die Korrektur ausführte. Seine Knie waren durch ihre Arbeit in falscher Stellung so verbraucht, daß er nur noch gestützt kurze Strecken gehen konnte. Auch in diesem Fall wurde die Korrektur an der Hüfte begonnen und schrittweise nach abwärts weitergeführt. Es wurden eine ganze Anzahl liniäre Osteotomien und am rechten Unterschenkel eine Aufsplitterung der Tibia ausgeführt. Durch die Verwendung von Bohrschrauben und Nägeln wurden die Knie immer wieder aus dem Gipsverband frei gemacht, und so gelang es, den Rest von Beweglichkeit, welchen sie noch besaßen, vollständig zu erhalten.

Das Korrektionsresultat, welches Abb. 34c darstellt, ist nicht so gut, wie die Resultate, welche hier gebracht worden sind. Als ich jenen Fall behandelte, hatte ich die Regel für den Beginn der Korrektur noch nicht erkannt. Um diese Regel recht eindringlich zu geben, sei am Schluß dieses Kapitels wiederholt:

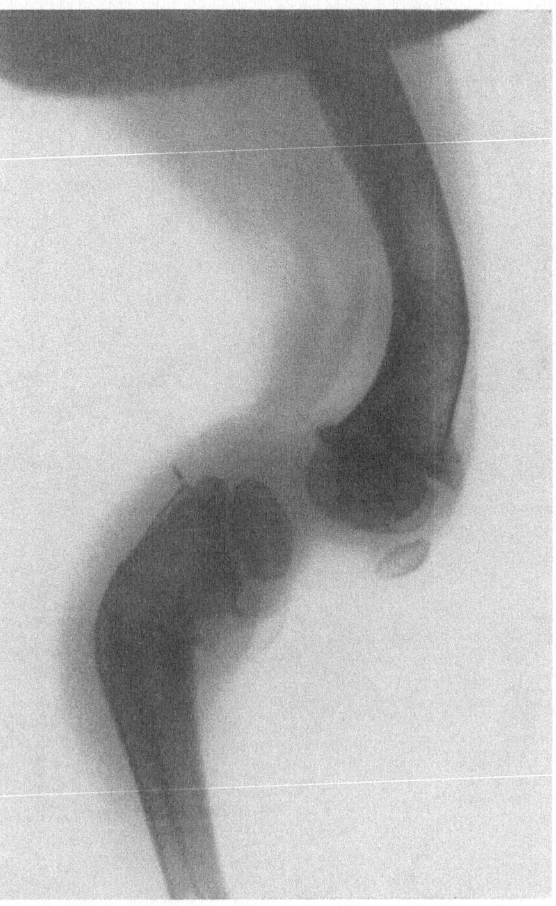

Abb. 241. Röntgenbild der Kniepartie in Seitenaufnahme zu Abb. 239a.

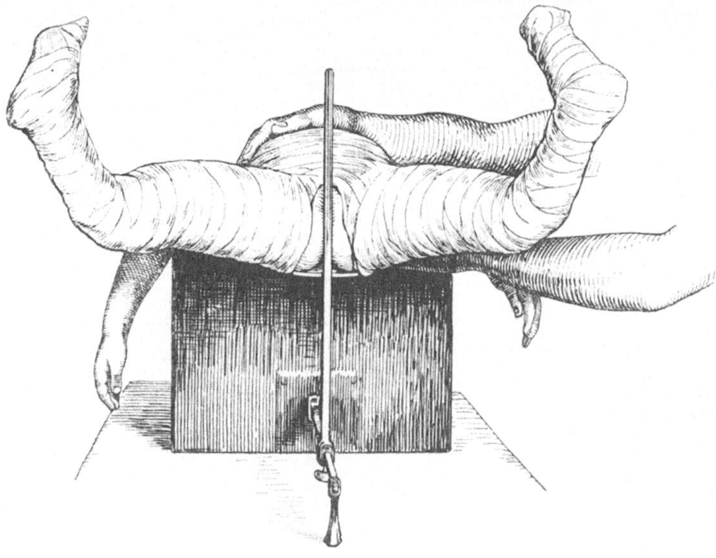

Abb. 242. Wenn man die Korrektur komplizierter Beindeformitäten an der Hüfte beginnt, erhält man oftmals temporär ganz groteske Beinstellungen.

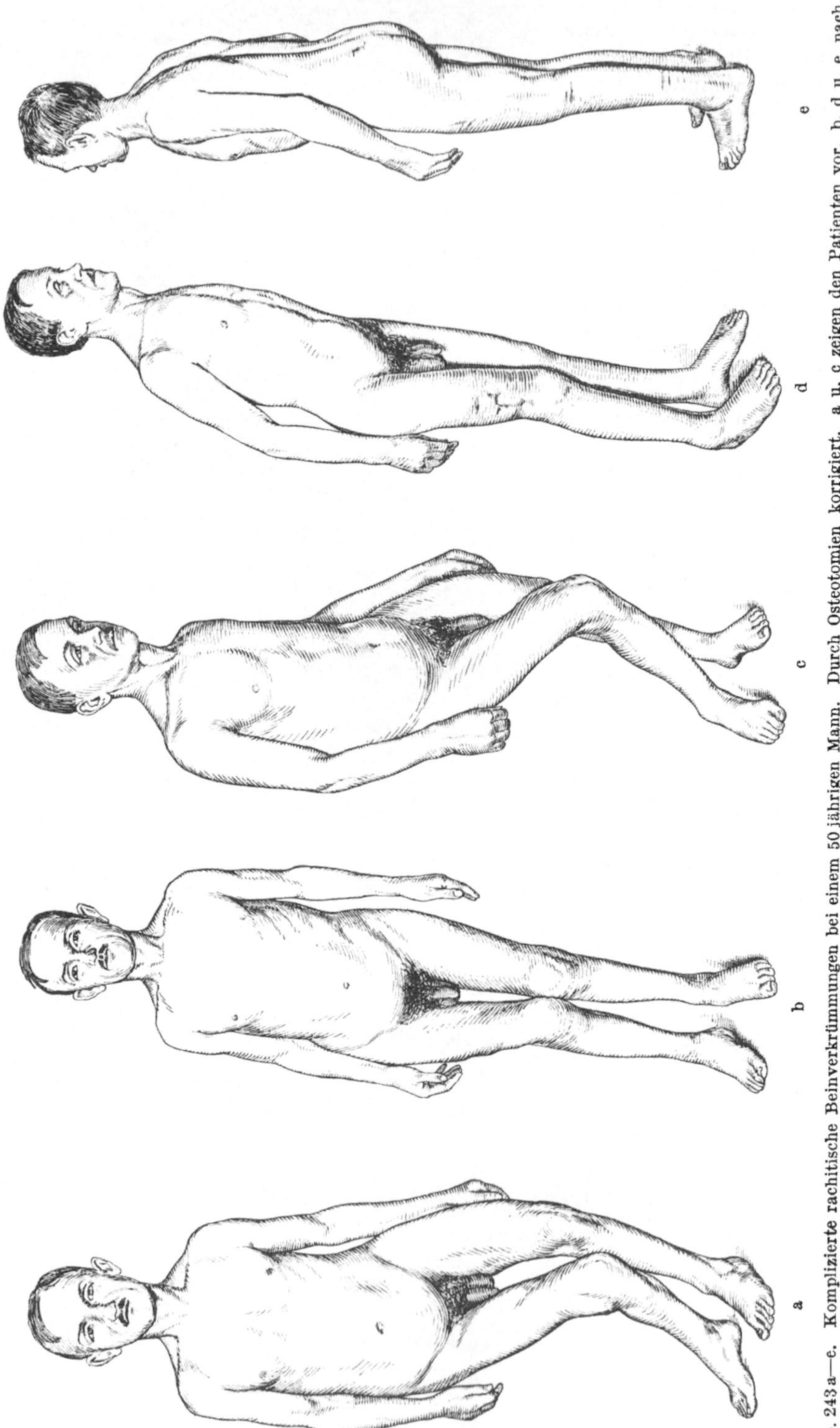

Abb. 243 a—e. Komplizierte rachitische Beinverkrümmungen bei einem 50 jährigen Mann. Durch Osteotomien korrigiert. a u. c zeigen den Patienten vor, b, d u. e nach Ausführung der Korrektur.

*Die Korrektur komplizierter Beinverbiegungen muß man an der Hüfte be-
ginnen.*

d) Lähmungen des Beins.

In dem komplizierten Bewegungsapparat des Beines können Lähmungen
jeden einzelnen Teil befallen und es können sich die verschieden lokalisierten
Lähmungen in der wechselreichsten Form kombinieren. Es ist so eine geradezu
unbegrenzte Zahl verschiedener Störungsbilder möglich. Wir können aus der
ganzen Masse nur typische Bilder herausnehmen. Wir werden bei der Besprechung
der lokalisierten orthopädischen Erkrankungen des
Beines die Lähmungen besprechen, welche sich in den
verschiedenen Abschnitten lokalisieren. Wir werden
dabei immer auf die Einwirkung Rücksicht zu nehmen
haben, welche die lokalisierte Lähmung auf die Tätigkeit der ganzen Gehmaschine ausübt. Trotzdem soll
hier ein Kapitel den Lähmungen gewidmet werden,
welche mehr weniger das *ganze* Bein der Arbeit
seiner Muskulatur berauben.

Es geschieht das besonders in Rücksicht auf die
Behandlung. Bei den lokalisierten Lähmungen stellt
sich uns das Ziel, den Gang möglichst normal zu gestalten, bei den Totallähmungen ist die Aufgabe,
überhaupt Gehfähigkeit herzustellen. Ein Unterschied
ergibt sich auch daraus, daß wir in der Auswahl der
anzuwendenden Mittel immer mehr beschränkt werden,
je mehr sich der Fall der Totallähmung nähert.

Trotz der außerordentlich verschiedenen Bilder,
welche man bei Totallähmungen zu sehen bekommt,
kann man ein paar einfache Regeln für die Behandlung geben, deren Befolgung das erreichen läßt,
was überhaupt erreichbar ist.

Ich führe zunächst einen Fall an, der zeigen soll,
welch gute Gehfähigkeit ein total gelähmtes Bein besitzen kann. Bei dem jungen Mann, den Abb. 244
darstellt, fand sich durch eine Kinderlähmung das
rechte Bein gelähmt. Es waren nur Spuren des Tensor
fasciae latae und minimale Reste des Biceps vorhanden.
Trotzdem konnte der Patient ohne Stütze ziemlich
ausdauernd gehen.

Die überraschend gute Funktion erklärt sich
daraus, daß das zweite Bein völlig intakt geblieben,
und daß an dem gelähmten Bein weder in der Hüfte,
noch im Knie und im Fuß Contracturen entstanden waren. Der Patient balancierte
den Rumpf auf dem Bein, dessen Knie und Fußgelenk sich unter dem Druck der
Körperlast fixierten.

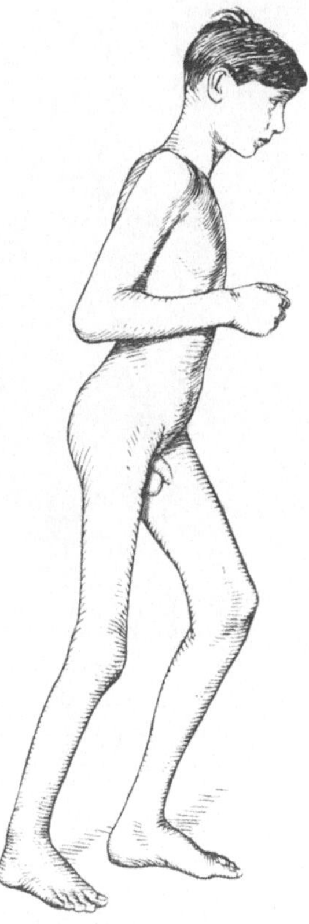

Abb. 244. Totallähmung des rechten Beines. Durch geschicktes Balancieren gewinnen zuweilen Patienten die Fähigkeit, trotz
schwerster Beinlähmung ohne
Stütze zu gehen.

Es lassen sich daraus für die Behandlung von Totallähmungen folgende
Regeln ableiten: erstens, man soll dem an beiden Beinen Gelähmten mindestens
ein absolut standfestes Bein schaffen; zweitens, man muß die *Verbindung zwischen
Rumpf und gelähmtem Bein* so einrichten, daß der *Patient das Balancieren des
Rumpfes* auf dem Bein erlernen kann; drittens, man muß *Knie und Fußgelenk*
so stellen, daß sie sich unter dem Druck der Rumpflast *arretieren,* daß sie
mindestens nicht einknicken.

Wenn man nach diesen Regeln arbeitet, so ergibt sich wieder wie bei der Korrektur der komplizierten Beindeformitäten der *Beginn der Arbeit an der Hüfte und seine Fortsetzung über das Knie zum Fuß.*

Die Schwierigkeiten, auf welche wir bei diesem Arbeitsgang stoßen, sind Contracturen und Schlottergelenke. In dem hier angeführten Fall hatte sich keines von beiden ausgebildet. Die einzige Kunst der Behandlung bestand darin, die Hand vom Patienten zu lassen. Es war versucht worden, durch Einstellung des Fußes in Spitzfußstellung die Wachstumsverkürzung teilweise zum Ausgleich zu bringen. Bei Benutzung des dazu hergestellten Verlängerungsstiefels

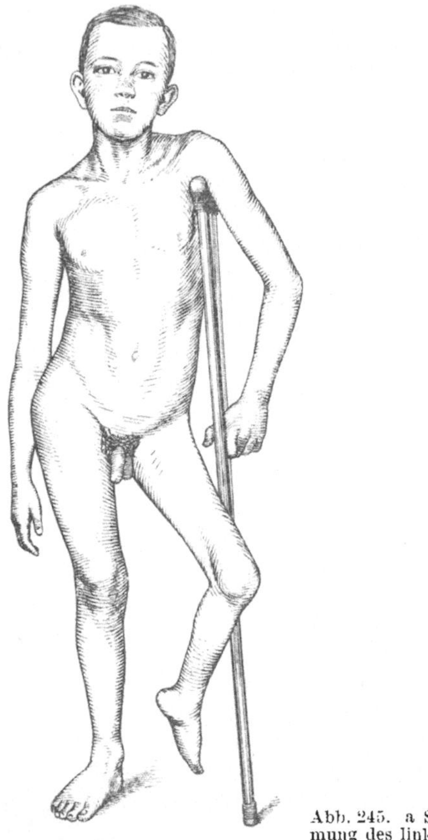

Abb. 245 a.

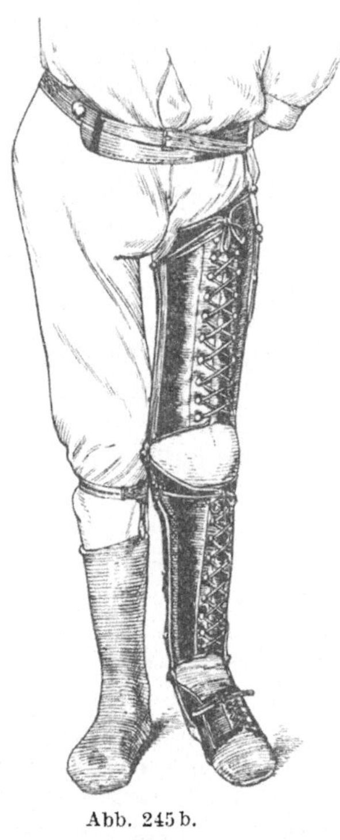

Abb. 245 b.

Abb. 245. a Schwere, durch Contracturen komplizierte Lähmung des linken Beines. b durch Operationen und Schienung erzieltes Resultat zu a.

knickte das Knie nach vorn ein. Man überlege sich also bei Patienten mit guter Funktion reiflichst jeden Eingriff, man probiere vor allem durch Verbände u. dgl. stets aus, wie sich die Funktion unter der Wirkung eines beabsichtigten Eingriffes gestalten wird, ehe man durch eine Operation nicht rückgängig zu machende Änderungen setzt.

Contracturen müssen beseitigt werden, meistens unter Anwendung blutiger Methoden. Einzelheiten werden an anderen Stellen gegeben.

Schlottergelenken ist Standfestigkeit zu verschaffen. Dabei konkurriert die Versteifung durch Arthrodese und die Herstellung der Standfestigkeit durch portative Apparate. Ich führe sehr häufig die operative Versteifung am Fuße aus, selbst dann, wenn der Patient nicht apparatfrei gemacht werden kann. Der schlotterige Fuß kommt mit dem Apparat regelmäßig in Konflikt. Knie und Hüfte arthrodesiere ich dagegen nur ausnahmsweise, beide Gelenke zusammen nie. Eine Arthrodese im Knie ergibt einen langen Knochenstab, der bei der stets vorhandenen Atrophie äußerst verletzlich ist, und die Verletzungsgefahr steigt noch außerordentlich, wenn man diesen Stab durch Arthrodesierung der Hüfte fest mit der Rumpfmasse verbindet. Außerdem muß man bedenken, daß Menschen mit schweren Beinlähmungen auf Sitzberufe angewiesen sind. Für das Sitzen ist aber die Versteifung von Knie und Hüfte eine große Behinderung. Ein Apparat läßt sich leicht so bauen, daß er im Gehen die nötige Stütze gibt, die Beugung von Hüfte und Knie im Sitzen aber erlaubt.

Die Apparate wird man in der Regel als Schienenhülsenapparate bauen. Auf Beckenteile kann man meist verzichten. Häufig bewährt sich die Verlegung der Kniescharniere hinter die Knieachse.

Unter der Benutzung des Apparates stellt sich oftmals eine gewisse Funktion wieder her in Muskeln, die vollständig gelähmt schienen. Der Apparat wird deshalb auch an einem schwer gelähmten Bein nicht selten wieder entbehrlich, mindestens können mit der Zeit einzelne Teile desselben ausgelassen werden.

Das Gesagte mögen folgende Fälle illustrieren.

Fall I. 19 Jahre alt. Schwere Lähmung des linken Beines, im 2. Lebensjahre entstanden. Linke Hüfte in straffer Abductions- und Beugecontractur. Knie:

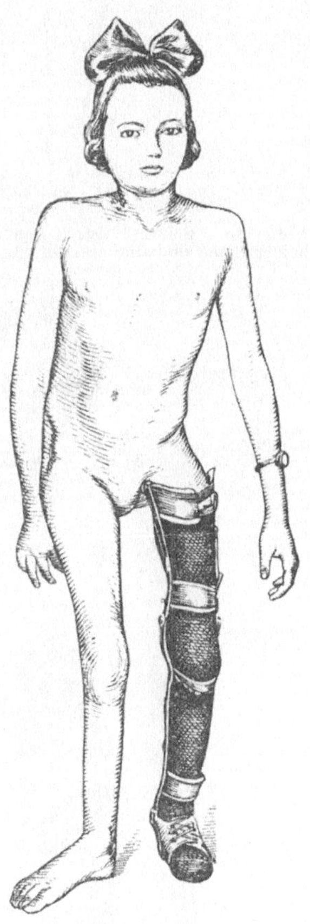

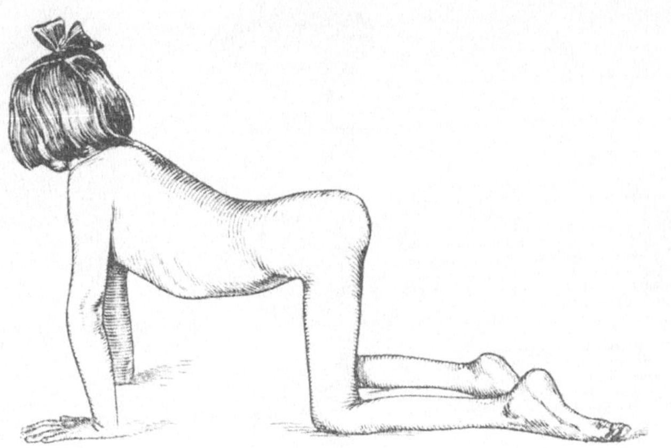

Abb. 246. Schwere Lähmung beider Beine.

Abb. 247. Durch Operationen und Schienung erzieltes Resultat zu Abb. 246.

Beugecontractur von 90 Grad, subluxiert. Fuß schlaffer Spitzfuß. Von den Muskeln zeigen Reste von Beweglichkeit die Glutäen, die Adductoren und die Kniebeuger. Patient geht mit freihängendem Bein an Krücke (Abb. 245a).

Die Behandlung beginnt mit Streckung der Kniecontractur, da deren Bestehen eine Streckung der Hüftcontractur unmöglich macht. Zur Streckung des Knies werden die Beuger durchschnitten und eine Abknickung des Knies gegen den Oberschenkel durch suprakondyläre Osteotomie ausgeführt. In einer zweiten Sitzung werden die an der Spina ansetzenden Muskeln abgelöst. Es gelingt dadurch, die Hüfte in Streckstellung zu bringen. Es folgt in einer dritten Sitzung eine Quadricepsplastik unter Verwendung von Biceps und Sartorius.

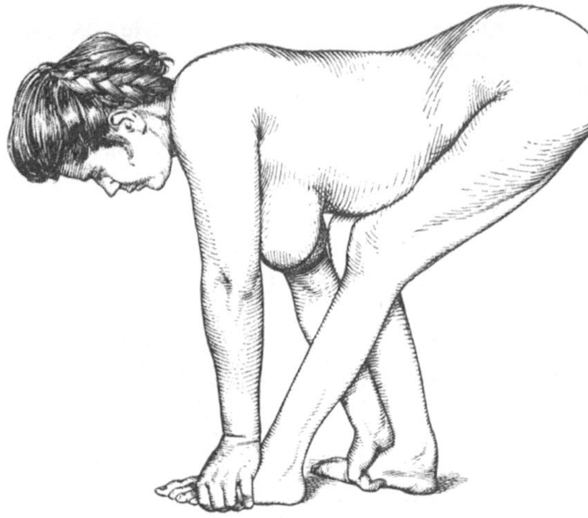

Abb. 248.　Schwere, durch Contracturen komplizierte Lähmung beider Beine und der unteren Abschnitte der Rückenmuskulatur.

Endresultat: Das Bein steht in Hüfte und Knie gestreckt. Patient geht mit einer Stützschiene, auf der Straße mit Benutzung eines Stockes, im Hause ohne Stock (Abb. 245 b).

Fall II. 6 Jahre alt. Schwere Lähmung beider Beine, im 4. Lebensjahre entstanden. Patientin geht auf Händen und Knien.

Glutäen beiderseits schwer gelähmt. Tensor gut erhalten. Quadriceps und Fußmuskeln vollständig ausgefallen. Kniebeuger und Sartorius rechts leidlich funktionierend (Abbildung 246).

Es wird die Ursprungsstelle des Tensor beiderseits nach rückwärts verlagert. Da-

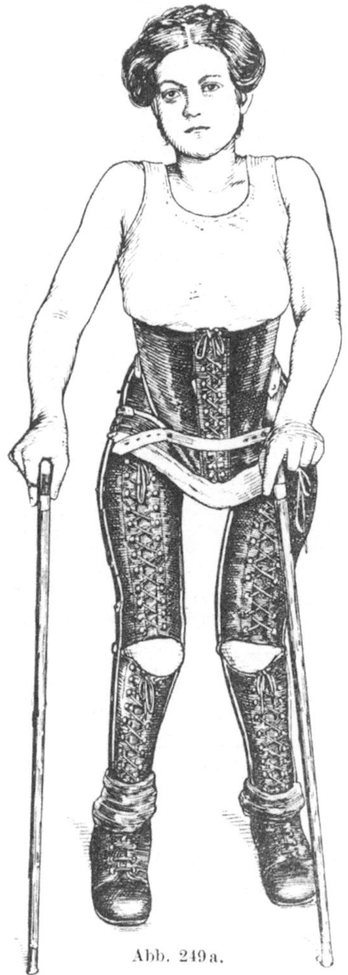

Abb. 249 a.

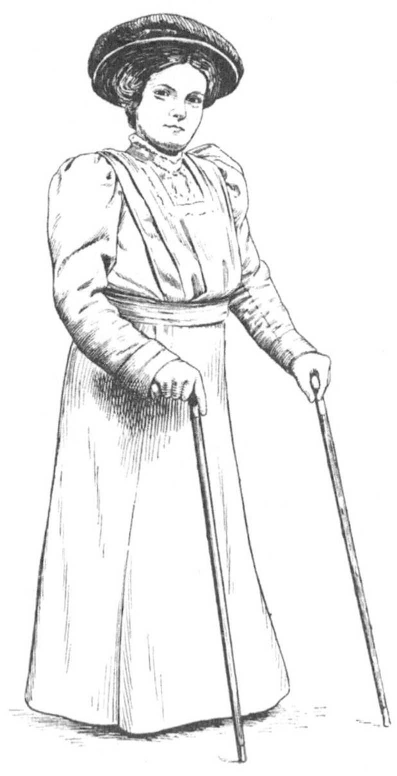

Abb. 249 b.

Abb. 249 a u. b. Durch Operationen und Schienung erzieltes Resultat zu Abb. 248.

durch wird eine Abductionswirkung dieser Muskeln hergestellt, welche zur Balancierung des Beckens auf den Beinen genügt.

Quadricepsplastik und Arthrodese des Fußgelenkes machen das rechte Bein standfest. Das linke wird durch einen Schienenspangenapparat gestützt.

Resultat: Das Kind ist imstande, sich im Hause frei zu bewegen und auf der Straße kurze Strecken unter Benutzung eines Stockes zu gehen (Abb. 247).

Fall III. Besonders bemerkenswert durch die Art, wie die Patientin gelernt hatte, sich fortzubewegen (Abb. 248). Neben hochgradiger Lähmung der Beinmuskulatur bestanden Paresen der unteren Abschnitte der Rückenmuskeln und der Bauchmuskulatur. Schwierigkeiten bereitete besonders die Beseitigung der schweren Beugecontracturen der Hüftgelenke, auch noch nachdem die Spinamuskeln abgelöst waren.

Die Patientin lernte mit den abgebil-

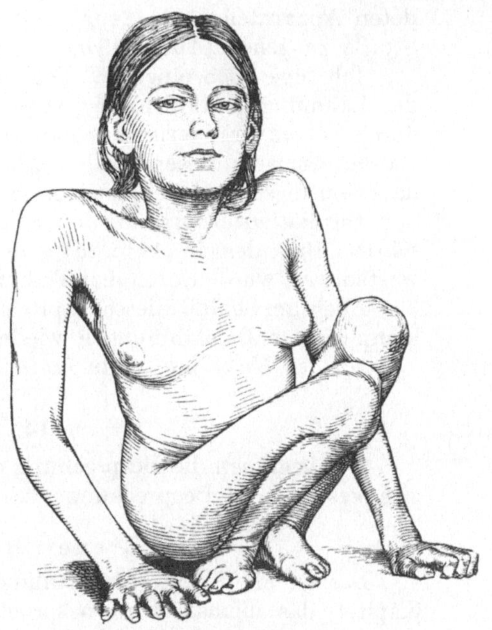

Abb. 250. Spastische Lähmung beider Beine (Spondylitis).

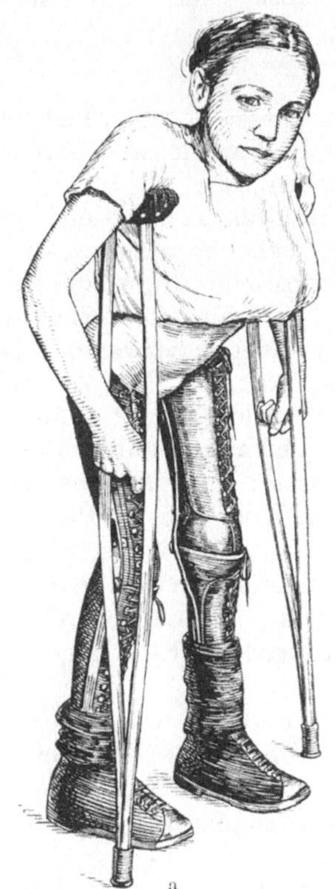

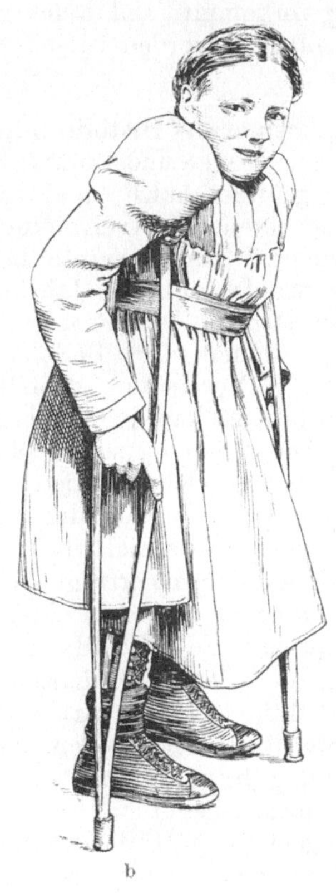

Abb. 251 a u. b. Durch Operationen und Schienung erzieltes Resultat zu Abb. 250.

deten Apparaten (Abb. 249a) und mit Benutzung zweier Stöcke auch auf der Straße zu gehen (Abb. 249b).

Ich füge noch einen IV. Fall an, bei dem eine *Spondylitis* zur Entstehung der Lähmung geführt hatte (Abb. 250). Es bestanden harte Contracturen, die durch Gelenkveränderungen und durch noch vorhandene Muskelspasmen bedingt waren. Auch in diesem Fall wurde mit der Korrektur an der Hüfte begonnen, nachdem dieselbe durch Myotomie der Kniebeuger angriffsfähig gemacht war.

Die Patientin erreichte mit Schienen und Krücken Gehfähigkeit. Ein Fortschritt über den in Abb. 251a und b dargestellten Stand, der sicher zu erwarten war, wurde durch den Tod an einer interkurrenten Krankheit verhindert.

Auch am Schluß dieses Kapitels sei die wichtigste Regel für die Behandlung komplizierter Beinlähmungen wiederholt:

An der Hüfte muß man beginnen!

14. Hüftgelenk.

Wir beginnen die Besprechung der orthopädischen Erkrankungen des Hüftgelenkes mit der Besprechung der

a) angeborenen Hüftgelenksverrenkung.

Das ist ein Kapitel des Ruhmes für die deutsche Orthopädie. Es ist ein Kapitel, das niemals wird besprochen werden können, ohne daß die Namen zweier deutscher Orthopäden genannt werden: ALBERT HOFFA und ADOLF LORENZ. Ihnen dankt es die Menschheit, daß ein Leiden, welches außerordentlich häufig vorkommt, und welches das Leben eines jeden Betroffenen schwer belastet, heilbar geworden ist.

Geschichte.

Wir müssen etwas Historie bringen; denn heute ist es schon fast vergessen, wie es war, ehe HOFFA und LORENZ die Wege zur Heilung der angeborenen Hüftverrenkung geöffnet haben, und wie das geschehen ist.

Die angeborene Hüftverrenkung ist ein seit alten Zeiten den Ärzten bekanntes Leiden. Ernstgemeinte Behandlungsversuche begannen aber erst um die Wende des 18. zum 19. Jahrhundert. Französische Ärzte sind es damals gewesen, die sich an dem Problem versuchten. Verschiedene berichteten über erzielte Repositionen. Ihre Berichte wurden von anderen bezweifelt. Es wurde vergebens nach Vorstellung geheilter Patienten gerufen. Die Zweifel waren wohl berechtigt. Es kam jedenfalls nicht zur Verbreitung einer der angegebenen Methoden. Die zeitweilig sehr lebhaft geführte Diskussion ebbte ab.

Die Versuche, welche von den französischen Ärzten damals angestellt worden waren, gingen darauf hinaus, durch Extension den Kopf auf das Pfannenniveau herunter zu holen. Das Ziel wurde teils im einmaligen, forcierten Eingriff, teils durch langdauernde, mit erträglichen Kräften wirkende Streckzüge zu erreichen gesucht. Daß es so und so in einzelnen Fällen gelang, den Kopf auf und auch in die Pfanne zu bringen, kann nicht bezweifelt werden. Es gelang nur nicht, den Kopf in der Pfanne zu halten.

Welche Mühe sich jene Ärzte gegeben haben, und mit welcher Geduld sich ihre Patienten behandeln ließen, das illustriere Abb. 252, welche den Apparat zur Darstellung bringt, den PRAVAZ zur Behandlung der angeborenen Hüftverrenkung ausgearbeitet hat. In PRAVAZ kulminierte jene Epoche der Behandlung der angeborenen Hüftverrenkung.

Die älteren deutschen Orthopäden behandelten unser Leiden mit portativen Apparaten. Sie stellten sich dabei entweder rein palliative und kosmetische

Aufgaben, oder sie wollten mit dem portativen Apparat eine Heilung erreichen. Die für erstgenannte Zwecke gebauten Apparate waren Hüftgürtel und Korsette, die dem Hüftkopf durch Druck auf den Trochanter Ersatz für den fehlenden Gegendruck der Pfanne geben oder die nur die Rumpffigur korrigieren sollten.

Sollte der Kopf reponiert werden, so wurden Schienen angelegt, an welchen Vorkehrungen angebracht waren zur Entlastung und zur Extension des Hüftgelenkes. Die höher entwickelten Konstruktionen hatten auch Teile, welche den Kopf gegen die Pfanne stellen und in die Pfanne drücken sollten. Besondere Beachtung fand die Konstruktion des älteren SCHEDE, die als Abductionsschraube bezeichnet wurde.

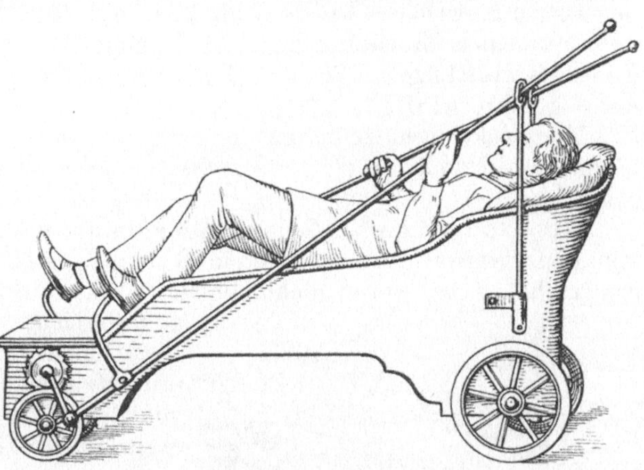

Abb. 252. PRAVAZ' Apparat zur Behandlung der angeborenen Hüftverrenkung.

Die höchste Entwicklung, welche die Apparatbehandlung der Hüftluxation erreichte, knüpft sich an einen Mann, der nicht studierter Mediziner, der aber ein geborener Arzt mit besonderer Befähigung für orthopädische Aufgaben gewesen ist: FRIEDRICH HESSING.

HESSING, dessen Herkunft und Werdegang niemals ganz bekannt geworden ist, war Autodidakt. Er hat durch Ausarbeitung des früher ja schon bekannten, aber ungenügend entwickelten Hülsenprinzips und durch die Konstruktion des Hüftbügels den Bau von portativen Extremitätenapparaten und den Bau orthopädischer Korsette auf eine bis dahin unerreichte Höhe gehoben. Er betonte scharf das Prinzip der individuellen Herstellung des orthopädischen Apparates: jeder Apparat ist nur für den Patienten zu arbeiten, an dessen Körper er kommen soll! Mit diesen Apparaten vollbrachte er Leistungen, die mit den hergebrachten Konstruktionen und ihrer nicht individualisierenden Herstellung nicht erreichbar waren. Er ging mit seinen Apparaten auch an Aufgaben heran, für deren Lösung der Apparat bis dahin nicht in Anwendung gezogen worden war. Da HESSING, wie gesagt, ein geborener Arzt war, und da ihm der von Sachkenntnis ungetrübte Blick des Laien durchs ganze Leben erhalten blieb, endeten seine Extratouren durchaus nicht ausnahmslos mit einem Mißerfolg. Der Name HESSING verdient jedenfalls in der Orthopädie erhalten zu werden.

HESSING ist also auch an die Aufgabe, die angeborene Hüftverrenkung zu behandeln, mit seinen vervollkommneten Apparaten herangegangen. Er versuchte im portativen Apparat den Hüftkopf ins Pfannenniveau herunterzuholen und ihn, wenn das gelungen, in die Pfanne hineinzudrücken. Sein Apparat zeichnete sich für letztgenannten Zweck vor den anderen besonders dadurch aus, daß er das Becken fest faßte und dadurch größere Aussichten als andere dafür bot, daß der Kopf in die gewünschte Stellung gegen die Pfanne gebracht wurde. Der Apparat, den HESSING benutzte, war der sogenannte große Hüftapparat, den er auch zur Behandlung der tuberkulösen Coxitis verwendete und den wir im Kapitel Coxitis zur Abbildung bringen (s. Abb. 313a u. b).

Glaubte HESSING, den Kopf in der Pfanne zu haben, so gab er an Stelle des großen den *kleinen Hüftapparat*. Das war ein Beckengürtel, der durch einen über die Höhe des Trochanters laufenden Bügel dem Gelenk einen Widerhalt gegen neue Verschiebung des Kopfes nach oben bieten sollte (Abb. 253).

Das Korsett, welches HESSING verwendete, wenn er dem luxierten Kopf eine Stütze geben und zugleich die Rumpffigur verbessern wollte, war das Hüftbügelkorsett, welches wir in Abb. 26a und b gezeigt haben. Er gab an dasselbe nur einen Trochanterbügel, d. h. eine Stahlschiene, welche vom vorderen Ende des Hüftbügels über den Trochanter zum unteren Ende des absteigenden Astes geführt wird.

Konstruktionseinzelheiten des einen wie des anderen Apparates findet man in meinem *Handbuch der Orthopädischen Technik* ausführlich beschrieben und abgebildet.

HESSING fand großen Zulauf. Ob es ihm gelungen ist, tatsächlich Heilungen von Hüftluxationen zu erzielen, muß dahin gestellt bleiben. Die Fälle, welche ich gesehen habe, waren nicht geheilt. Das ist freilich kein Beweis. Denn der andere sieht immer nur die Mißerfolge. Der Geheilte hat keinen Anlaß, den anderen aufzusuchen. Nach dem, was wir heute von der Hüftverrenkung wissen, halte ich es jedenfalls für möglich, daß HESSING in einzelnen seltenen Fällen tatsächlich das Ziel erreicht hat. Eine Lösung der Aufgabe war seine Behandlung aber keinesfalls. Dafür waren die Erfolge viel zu selten, und die Behandlung war viel zu umständlich und zu teuer, um jemals Normalbehandlung werden zu können.

In der Zeit, in welcher HESSING tätig war, und sicherlich teilweise durch seine Tätigkeit angeregt, entwickelten sich Versuche, das Leiden durch blutige Operation zur Heilung oder wenigstens zur Besserung

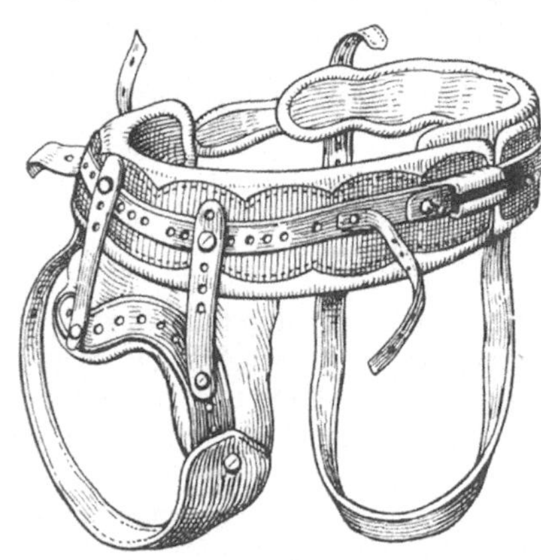

Abb. 253. HESSINGS „kleiner" Apparat zur Behandlung der angeborenen Hüftverrenkung.

zu bringen. Man stellte sich zunächst nicht die Aufgabe, den luxierten Kopf zu reponieren, sondern man wollte ihn durch ein künstliches Widerlager vor dem Weiterhinaufwandern auf der Darmbeinschaufel bewahren. Die höchste Entwicklung fanden diese Versuche in der von FRANZ KÖNIG angegebenen Operation. KÖNIG bildete durch Abmeißelung und Aufstellung von Periostknochenstreifen auf der Darmbeinschaufel einen bogenförmigen Wall, gegen den der Kopf geschoben werden mußte, wenn er seine Aufwärtswanderung fortsetzen wollte.

Ein anderes Gesicht bekam die ganze Sache, als HOFFA 1890 mitteilte, daß *es ihm gelungen sei, eine angeboren luxierte Hüfte blutig zu reponieren und in der Pfanne zu halten.* Es hatte sich um einen Patienten mit hochgradigen Schmerzen in der luxierten Hüfte gehandelt, und HOFFA hatte die Absicht, eine Resektion auszuführen. Er begann die Operation mit einer Skelettierung des coxalen Femurendes. Er erkannte die Möglichkeit, den Kopf auf die Pfanne zu bringen. Er vertiefte die Pfanne und reponierte. So war die erste blutige Einrenkung einer angeboren luxierten Hüfte eine *improvisierte* Operation. Die Reposition blieb erhalten. HOFFA ging den Weg, den er gefunden, methodisch weiter.

Er vervollkommnete die Operation vor allem dadurch, daß er die Skelettierung des oberen Femurendes wegließ. Er ging mit einem Längsschnitt, den Abb. 254 zeigt, von vorn durch die Muskeln hindurch an die Kapsel, öffnete die

Kapsel in ihrer Längsrichtung und kerbte sie von diesem Schnitt aus durch
Seitenschnitte ein. Nun wurde der Kopf durch Drehung des Beines aus dem
Kapselschlauch herausluxiert und zur Anschauung gebracht. War ein Ligamentum teres vorhanden, so wurde dieses entfernt, damit es sich nicht bei der Reposition zwischen Kopf und Pfanne zusammenfalten konnte. Die Pfanne wurde
mit in den Kapselschlauch eingeführtem Finger abgetastet. Sie wurde mit dem
schneidenden Löffel unter der Leitung des Fingers erweitert und vertieft. Model-
lierungen des Kopfes wurden vorgenommen, wenn schwere Formveränderungen
an demselben bestanden, und wenn durch die Modellierung eine Formverbesserung
erzielt werden konnte.

Dann folgte die Reposition. Assistenten zogen an dem Bein, und HOFFA
drückte den Kopf in die Pfanne. Nach Versorgung der Wunde wurde der Patient
auf ein Stehbett gewickelt.

Das *Stehbett*, von PHELPS angegeben, ein Vorläufer unserer Gipsbetten,
spielte in der Behandlung der Spondylitis und der Coxitis damals eine große Rolle.
Es war ein recht handlicher Apparat, der sich als Fixationsapparat für die nach HOFFA operierten Hüftluxationen ausgezeichnet bewährte.

Nach vollendeter Wundheilung setzte die Nachbehandlung ein, die hauptsächlich in Massage und gymnastischen Übungen der Hüftmuskulatur bestand. Bei
den Fällen, in welchen die Operation die gehegte Erwartung nicht voll erfüllte, wurde der Grund in der
Schwäche der an der Hüfte arbeitenden Muskeln gesucht
— eine Annahme, die wir heute als nicht zutreffend
erkannt haben.

HOFFA hatte seiner neuen Behandlungsmethode zunächst keine große praktische Bedeutung beigelegt. Er
ließ die erste Mitteilung durch einen Assistenten ver-
öffentlichen. Er hielt die angeborene Hüftverrenkung für
ein seltenes Leiden. In der ärztlichen Praxis waren die
Fälle damals auch selten, aber sie waren nicht selten
in der Bevölkerung. Die Kranken gingen nur nicht zum
Arzt, weil ihnen doch nicht geholfen werden konnte.

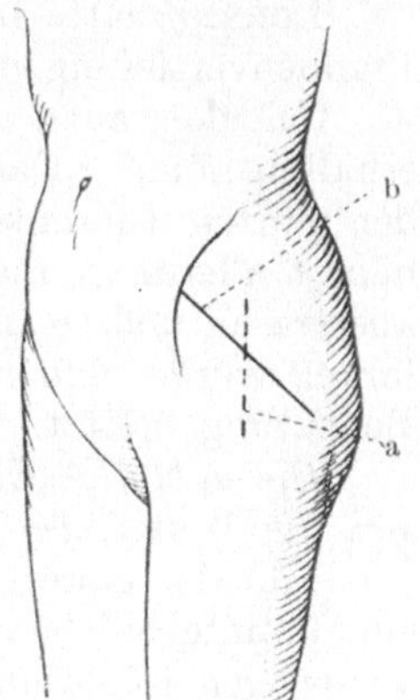

Abb. 254. Von HOFFA (a)
und von LORENZ (b) ange-
gebene Schnittführung für
blutige Reposition der angeborenen Hüftverrenkung.

Als HOFFA eine bisher nicht vorhandene Behandlungsmöglichkeit geschaffen
hatte, wuchs ihm das Material unter der Hand. Wiederholt habe ich ihn
aussprechen hören: „Wo kommen nur all diese Hüften her?“

Der von HOFFA gefundene Weg wurde von anderen Operateuren sofort
eingeschlagen. Vor allem war es LORENZ, der an dem großen ihm in Wien zur
Verfügung stehenden Krankenmaterial rasch ausgiebige Erfahrungen sammeln
konnte, und der sich mit zweifellosem Erfolg bemühte, die neue Operation zu
verbessern. Besonderen Wert legte LORENZ auf die Schonung der pelvitrochan-
teren Muskeln. Er ging mit einem Schrägschnitt von vorn an das Gelenk heran
(Abb. 254). Für ihn wurde *Ausgangspunkt* eine Stelle, auf welche HOFFA nach
dem *Umweg* über die Skelettierung des oberen Femurendes inzwischen auch
gekommen war. Ein wesentlicher Unterschied zwischen einer von HOFFA und
einer von LORENZ ausgeführten Operation bestand nicht mehr.

Die *Resultate*, welche erzielt wurden, waren zum Teil ganz ausgezeichnet.
Es gab Kinder, die fast unmittelbar nach vollendeter Wundheilung ein völlig
normales Gangbild zeigten. Diesen standen aber auch Fälle gegenüber, die ein
so günstiges Resultat nicht ergaben.

Zunächst war die Operation nicht ganz ungefährlich. Es gab Todesfälle.

Sodann gab es Reluxationen, und es gab auch Fälle, bei welchen der Wundverlauf ungestört gewesen war und die Reposition erhalten blieb, die aber durchaus nicht das gehoffte gute funktionelle Resultat zeitigten. Die *funktionelle Anpassung*, mit der die Orthopäden jener Zeit so viel arbeiteten, war nicht imstande, die für gute Funktion notwendige Formengleichheit an Kopf und Pfanne herzustellen. Die Gelenke gewannen *nicht die genügende Beweglichkeit*. Die *Nachkrankheiten*, die wir jetzt an den unblutig reponierten Hüftluxationen kennengelernt haben, befielen auch die blutig reponierten und führten selbst bei primär guten Resultaten zur Funktionsverschlechterung.

Wenn man heute rückschauend die Ereignisse überblickt, so ist es erklärlich, daß die Begeisterung für die neue Operation, die bei den Operateuren herrschte, von den praktischen Ärzten nicht voll geteilt wurde, und man versteht, daß die Mitteilung, es sei eine Methode gefunden, die *angeborene Hüftverrenkung ohne blutige Operation zu heilen*, höchstes Aufsehen erregte.

Die Mitteilung kam von LORENZ im Jahre 1896.

LORENZ hatte beobachtet, daß man bei jungen Kindern auf die künstliche Pfannenvertiefung verzichten könne, und daß man bei entsprechender Einstellung des Gelenkes auch den in die nicht vertiefte Pfanne gesetzten Kopf in dieser erhalten könne. Damit war der Versuch nahegelegt, den blutigen Eingriff aus der ganzen Einrenkungsbehandlung herauszulassen. Der Versuch gelang, zunächst allerdings nur in einem mäßigen Prozentsatz. Dieser Prozentsatz stieg aber rasch und so hoch an, daß die blutige Operation bald zum Ausnahmeverfahren wurde, und daß heute die blutige Einrenkung fast nur noch historische Bedeutung besitzt. Seit vielen Jahren habe ich selber keine mehr ausgeführt.

Die unblutige Einrenkung der angeborenen Hüftverrenkung nach LORENZ *hat sich die Welt erobert.*

Von der ersten blutigen Einrenkung, die HOFFA vorgenommen hat, führt eine ununterbrochene Linie zu der unblutigen Einrenkung von LORENZ. Schwer abzuwägen ist, wem von beiden, HOFFA oder LORENZ, das größere Verdienst zukommt, zweifellos aber verdankt ihnen beiden die Menschheit ein Geschenk von ganz außerordentlicher Größe.

Vorkommen.

Die angeborene Hüftverrenkung ist ein häufiges Leiden, sie ist viel häufiger als der angeborene Klumpfuß, den man früher für die häufigste angeborene Deformität hielt.

Eine eigenartige, unerklärte, aber sicher festgestellte Erscheinung war es, daß die Häufigkeit der Hüftluxation mit der Dauer des Krieges abnahm, während der angeborene Klumpfuß häufiger wurde. Jetzt hat sich das vor dem Krieg vorhanden gewesene Verhältnis wieder hergestellt.

Die Hüftluxation kommt beim weiblichen Geschlecht sehr viel häufiger vor als beim männlichen. In der Kinderreihe einer Familie sind die früher geborenen öfter mit Luxation behaftet als die später geborenen. Es gibt Elternpaare, denen nacheinander mehrere Luxationskinder geboren werden. Es gibt Familien, in denen Luxationsfälle wie andere Erbeigenschaften immer wieder auftauchen. Meist aber ist das Vorkommen der Deformität sporadisch, ohne daß sich Erblichkeitseinflüsse nachweisen lassen. Auch insofern läßt sich keine Erblichkeit feststellen, daß etwa von schwächlichen, körperlich minderwertigen Eltern häufiger Luxationskinder erzeugt werden als von kräftigen.

Unter den Luxationskindern findet man entschieden einen gesteigerten Prozentsatz körperlich minderwertiger. Weiche Muskulatur, schlaffe Gelenke sind die Kennzeichen. Man findet aber auch Kinder von allerbester körperlicher

Konstitution. Die Verrenkung *beider* Hüften findet man bei Kindern mit kräftiger Konstitution sehr viel seltener als bei konstitutionell minderwertigen.

Ätiologie.

Über die Entstehung der angeborenen Hüftverrenkung ist viel geschrieben worden. Zu einer Lösung der Frage ist man aber bisher nicht gekommen. Es fehlt die Möglichkeit der direkten Beobachtung. Die meisten Autoren kommen zu der Annahme, daß die Luxation eine intrauterine Belastungsdeformität ist. Es spricht dafür, daß sie mit anderen intrauterinen Belastungsdeformitäten vergemeinschaftet vorkommt. Besonders die Verbindung mit dem Klumpfuß ist nicht selten. Wenn ein Fetus durch Verlust von Fruchtwasser unter starke Raumbeengung kommt und sich an ihm ein ganzer Komplex intrauteriner Belastungsdeformitäten entwickelt, dann vermißt man selten die Hüftluxation.

Ich halte es für plausibel, daß bei einer Raumbeengung die in Beugung und Adduction stehenden Oberschenkel des Fetus gegen die Vorderfläche seines Bauches gedrückt werden und daß dadurch am coxalen Femurende eine Hebelwirkung entsteht, welche den Kopf von der Pfanne abhebt. Daraus würde sich die größere Häufigkeit der Luxation bei Kindern mit schlaffen Gelenken erklären. Ein schlaffes Gelenk wird dem Zug eher nachgeben als ein straffes. Ob man aus diesem Mechanismus und aus Unterschieden des weiblichen und männlichen Beckens auch die größere Häufigkeit der Luxation bei Mädchen ableiten kann, erscheint mir zweifelhaft. Der Unterschied zwischen der Beckenform des weiblichen und des männlichen Fetus ist mir dafür doch zu gering.

Für die gegebene Erklärung des Entstehens spricht die Tatsache, daß das Luxationsgelenk bei Neugeborenen nur ein *Schlotter*gelenk ist. LORENZ gibt in seinem letzten Buch dem Ausdruck, indem er dieses ,,Die *sogenannte* angeborene Hüftverrenkung'' überschreibt.

Pathologische Anatomie.

Das Wesentliche an der angeborenen Hüftverrenkung ist, daß ein *verlängerter Kapselschlauch* dem Kopf die Möglichkeit gibt, aus dem Kontakt mit der Pfanne zu treten, und daß der Kopf diese Möglichkeit benutzt. Der Kopf tritt also nicht etwa — das ist der Unterschied zur traumatischen Luxation — aus dem Kapselschlauch heraus. Beim Neugeborenen ist die Dehnung der Kapsel so gering, daß der Kopf wohl eine abnorme Verschieblichkeit besitzt, aber den Kontakt mit der Pfanne noch nicht vollständig verloren hat. Erst durch die Streckung des Beines wird der Kopf abgeschoben, und unter dem Druck der Körperlast, der zur Wirkung kommt, wenn das Kind sich auf die Füße stellt, wird der Kopf unter Dehnung des Kapselschlauches mehr und mehr nach oben auf die Darmbeinschaufel gedrängt. Diese Verschiebung kann sehr weit stattfinden, bis an den oberen Darmbeinkamm heran.

Der lang ausgezogene Kapselschlauch schnürt sich dabei in seiner leeren Partie ein. Es entwickelt sich der ,,Isthmus''. Zwischen dem Kapselschlauch und der Darmbeinwand bildet sich, dort wo sie aneinanderliegen, meist eine ziemlich lose Verbindung. Diese Verbindung kann allerdings auch fester werden und sich durchreiben, und sie kann so die Möglichkeit der Bildung einer Nearthrose eröffnen.

Pfanne und Kopf erfahren mit der Dauer des Bestehens der Luxation fortschreitende Veränderungen. Bei ihrer Bildung hatten sie durchaus zusammenpassende Formen erhalten, da Hüftkopf und Hüftpfanne sich aus einer Masse bilden dadurch, daß sich der Kopf aus der gemeinsamen Anlage herausschneidet.

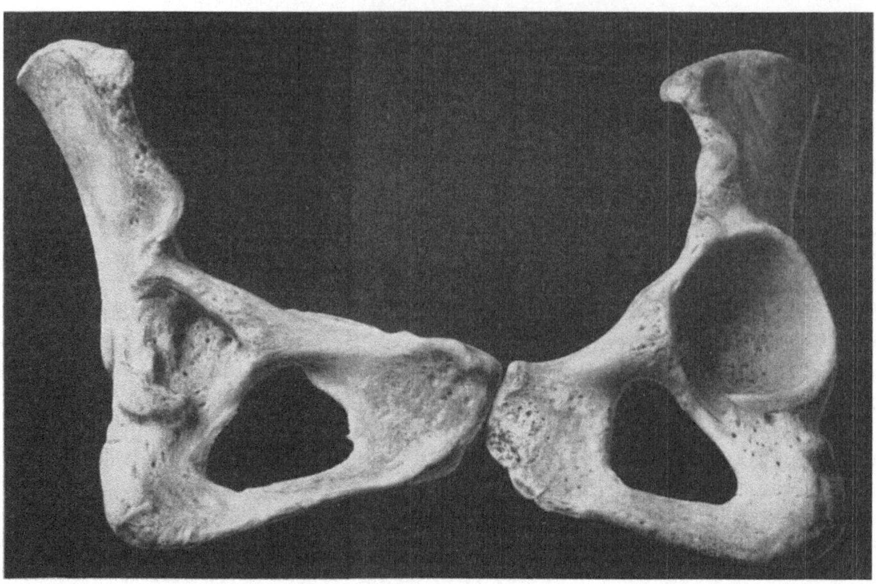

Abb. 255. Pfannenveränderung bei veralteter angeborener Hüftluxation (Sammlung GEIPEL).

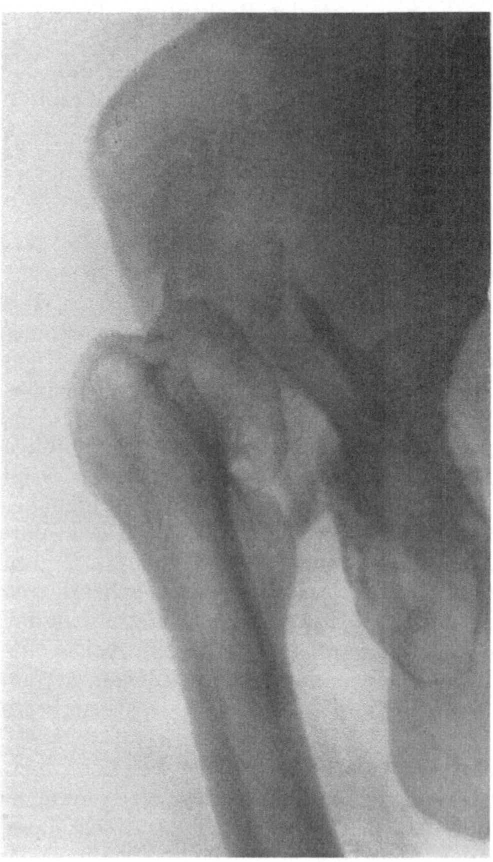

Abb. 256. Schwere Deformation des Hüftkopfes
bei veralteter angeborener Luxation.

Wenn ein Kopf entsteht, *muß* also auch eine zu ihm passende Pfanne entstehen. Verlieren Kopf und Pfanne die Berührung miteinander, so geht der formbildende Einfluß, den sie in ihrer Zusammenarbeit auswechseln, verloren. Beide entfremden sich, sie deformieren sich, bis sie auch wieder zusammengestellt doch nicht mehr zusammenarbeiten können. Die Pfanne wird kleiner, ihre schöne Rundung geht über in eine Dreieckform mit einer nach oben stehenden Spitze (Abb. 255). Der Knorpelbezug degeneriert, der Limbus cartilagineus schlägt sich ein. Das alles kann so weit gehen, daß man schließlich den Platz der Pfanne am macerierten Becken kaum erkennen kann. Aus solchen Präparaten ist der falsche Schluß gezogen worden, daß von vornherein Pfannenmangel bestehen könne.

Der Kopf gewinnt, wenn er sich von der Pfanne getrennt hat, zunächst eine klumpige Form. Überhaupt das ganze obere Femurende erscheint in seinen Formen weniger ausgearbeitet. Späterhin findet man die Rundung des Kopfes verloren, es entstehen Buckel und Ecken, häufig kommt es zu Abflachungen, so daß eine pilzartige Figur entsteht (Abb. 256). Es kommt sogar zu vollständigem Schwund des Kopfes.

Das *Ligamentum teres* konnte man besonders bei den blutigen Einrenkungen beobachten. Es geht im allgemeinen früh zugrunde. Es kann sich aber auch als lang ausgezogenes, schlaffes Gebilde erhalten, und es kann sich in ein echtes *Tragband* umwandeln. Es wird dann fest und straff wie eine Achillessehne. In einem wie im anderen Fall wird das Ligament durch solche Umwandlung ein wichtiges Repositionshindernis.

Der *Schenkelhals* findet sich schon bei jungen Kindern verkürzt, verdickt, antevertiert. Die Annahme, daß auch eine Coxa vara schon frühzeitig vorhanden sei, scheint nicht zuzutreffen. Wenn man bei älteren Kindern nach der Einrenkung Hochstand des Trochanters findet, so zeigt uns heute das Röntgenbild dafür meist eine Nacherkrankung des Gelenkes als Ursache.

Der Anteversion des Schenkelhalses ist von verschiedenen Autoren große Bedeutung für die Behandlung beigelegt worden. Man führte das nicht selten beobachtete Ausgleiten des reponierten Kopfes nach vorn darauf zurück. Ich glaube, daß diese Annahme falsch ist, und glaube, daß die Anteversion des Schenkelhalses, wie die anderen Abweichungen desselben von der Norm, wenig praktische Bedeutung besitzt.

Im Laufe der Jahre entwickeln sich in jedem luxierten Hüftgelenk *sekundäre krankhafte Veränderungen*, insonderheit Arthritis deformans. Es können dadurch recht komplizierte Bilder entstehen.

Eine so schwere Störung, wie sie die angeborene Luxation darstellt, macht sich natürlich auch außerhalb des Gelenkes geltend. Es entstehen Veränderungen am Becken. Das Verhältnis der um das Gelenk herum gelegenen Muskeln wird untereinander und zum Hüftgelenk verändert. LORENZ hat das alles mit großer Ausführlichkeit in seinen Büchern über die angeborene Hüftverrenkung beschrieben. Hier, wo es uns in erster Linie auf praktische Fragen ankommt, können wir uns mit diesem Verweise begnügen.

Beschreiben aber müssen wir *den Einfluß*, welche die Luxation auf die *große, äußere Körperform* ausübt.

Die erste Erscheinung ist die Verkürzung des zur luxierten Hüfte gehörenden Beines. Je weiter der Kopf sich auf dem Darmbein in die Höhe schiebt, um so kürzer wird das Bein. Für die Verkürzung des ganzen Körpers, die daraus entsteht, kommt ein zweiter Posten hinzu, der sich aus der veränderten Beckenstellung ergibt. Das Becken senkt sich, d. h. es verstellt sich so, daß die Symphyse abwärts tritt. Dadurch entsteht eine *Lordose*, die ihrerseits auch wieder eine Rumpfverkürzung bedingt. Diese Lordose fehlt nicht bei einseitiger Luxation, sie ist aber besonders bei schweren doppelseitigen hochgradig ausgeprägt, und sie bedingt die bekannte, außerordentlich unschöne Veränderung der Rückenfigur: die tiefe Einsattelung des Kreuzes und das Hervortreten des Gesäßes.

Ist die Luxation nur auf einer Seite vorhanden, so bedingt die ungleiche Länge der Beine eine Schiefstellung des Beckens, die sich an der Wirbelsäule in Erzeugung einer sogenannten statischen Skoliose auswirkt. Wir haben also bei der einseitigen Luxation neben der weniger als bei der doppelseitigen ausgeprägten Lordose eine nach der Seite der Luxation gerichtete Ausbiegung der Wirbelsäule, die im Stehen besteht, im Sitzen sich aber ausgleicht.

Wie macht sich die angeborene Hüftverrenkung funktionell geltend?

Die erste Beobachtung, die wir da zu registrieren haben, ist, daß die Kinder nicht zu normaler Zeit laufen lernen. Während das gesunde Kind zu Anfang des zweiten Lebensjahres auf den Beinen ist, beginnt das Luxationskind erst gegen die Mitte oder das Ende des zweiten Jahres frei zu laufen. Das Gangbild, das später so außerordentlich charakteristisch ist, ist zuerst nicht immer ganz deutlich. Die Eltern sind sich oft nicht klar, ob ihr Kind nun eigentlich richtig läuft oder ob es hinkt oder watschelt. Auch mit geübten Augen müssen wir manchmal scharf hinschauen, wenn wir nicht getäuscht werden sollen. Die Gangstörung wird aber bald so deutlich, daß über ihre Existenz kein Zweifel bestehen kann.

Die Kinder fühlen sich dadurch nicht bedrückt. Sie haben keinen Schmerz. Sie spielen mit den Kameraden, sie sind nur weniger ausdauernd im Gehen. Aber das kommt ihnen nicht zum Bewußtsein. Erwacht das Bewußtsein dafür, dann übt die Luxation auf die Psyche des Patienten denselben Einfluß wie andere angeborene Defekte, und diesem Einfluß können sich die Betroffenen bei Bestehenbleiben des Leidens durch ihr ganzes Leben niemals vollständig entziehen. Die geringere Ausdauer im Gehen und Stehen macht sich im weiteren Leben mehr und mehr geltend mit dem Anwachsen der Bedeutung, welche Gehen und Stehen für die Lebensführung gewinnt. Stark wird den Luxierten die Berufswahl eingeschränkt. Sie sind auf die Sitzberufe angewiesen.

Mit der Zeit entstehen, auch wenn der Luxierte seine Gelenke nicht törichterweise anstrengt, *Schmerzen* in den *Gelenken,* und es finden sich *Rückenschmerzen* ein. Eines wie das andere *Insuffizienzschmerzen.* Das defekte Hüftgelenk ist minder leistungsfähig. Seine Kraft genügt nach gewisser Zeit auch den verminderten Anforderungen, die ihm gestellt werden, nicht mehr. Die Einstellung der Wirbelsäule in eine abnorme Haltung bedeutet höhere Arbeitsbeanspruchung; darum entsteht an ihr eine Störung des Belastungsgleichgewichtes und als deren Folge die Schmerzen.

Die Schmerzen können so hohe Grade erreichen, daß der Patient für Berufsausübung untauglich wird.

Auslösend auf die Schmerzen und vermehrend wirken alle Momente, die in der Ätiologie von statischen Insuffizienzerkrankungen eine Rolle spielen. Besonders hervorgehoben sei, da unsere Luxationskranken meistens weiblichen Geschlechts sind und wir öfter danach gefragt werden, daß Frauen auch mit doppelseitiger Luxation die Kohabitation ausüben, daß sie auf normalen Wegen entbunden werden können, daß aber Schwangerschaften, besonders wenn sie rasch aufeinanderfolgen, regelmäßig die eben geschilderten Beschwerden herbeiführen.

Alles in allem: die Hüftluxation ist keine Krankheit, welche das Leben bedroht, sie verkürzt auch nicht die Lebensdauer. Für den, welcher sie als Geburtsgeschenk mit ins Leben bringt, bedeutet sie aber eine schwere Belastung, und bei der Häufigkeit, mit der sie vorkommt, ist sie auch volksgesundheitlich nicht ohne Bedeutung. Die Heilung des Leidens lohnt die dafür zu machenden Aufwendungen dem Kranken wie der Allgemeinheit.

Diagnose.

Die Erkennung des Leidens macht eigentlich nur bei jungen Kindern Schwierigkeiten, die übrigens durch die Röntgenuntersuchung heute auch völlig überwunden sind. Das Bild des entwickelten Leidens ist so charakteristisch, daß schon der Laie die „Hüftlahmheit" richtig diagnostiziert. Beim kleinen Kind fällt zunächst, wenn es sich um eine einseitige Verrenkung handelt, die Verkürzung des Beines auf. Die Eltern weisen darauf hin, wenn sie das Kind uns bringen. Legt man das Kind auf den Rücken und lenkt man seine Aufmerksamkeit ab, so sieht man, daß das luxierte Beinchen etwas kürzer ist, und daß es leicht außenrotiert liegt. Vergleicht man die Oberschenkel, so sieht man die an deren medialen Flächen liegenden Falten am luxierten Beinchen vertieft, häufig auch um eine vermehrt (Abb. 257). Bei kleinen Mädchen wird die Labie der luxierten Seite von den Oberschenkelweichteilen meist mehr verdeckt als die der nicht luxierten.

Die Trochanterpartie steht etwas weiter hervor als auf der gesunden Seite. Das fühlt man leichter, als man es sieht.

Die Veränderungen der Beckenformen werden späterhin deutlicher. Man sieht dann, wenn man von der Rückseite betrachtet, deutlich die Vorbuchtung der Trochanterpartie, und man sieht daneben den Wulst, den die Gesäßmuskulatur bildet.

Drückt man von vorn unterhalb des Leistenbandes auf die Stelle ein, wo normalerweise der Hüftkopf steht, so kommt man nicht auf einen harten Widerstand. Das ist wichtig wegen der Differentialdiagnose gegen die *Coxa vara*.

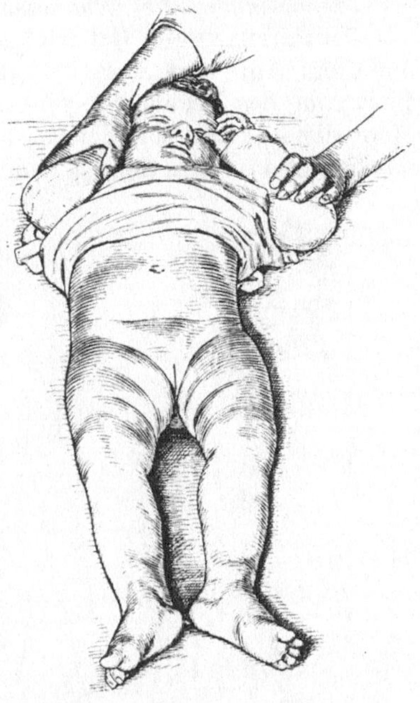

Abb. 257. Linksseitige angeborene Hüftverrenkung. Das luxierte Bein erscheint kürzer, es legt sich in Außenrotation. Die Falten an der medialen Seite des Oberschenkels sind vertieft.

Ein sehr charakteristisches Bild entsteht, wenn man den in Rückenlage befindlichen Patienten die Füße anziehen läßt, bis sie mit dem Gesäß in Berührung kommen, und ihn nun auffordert, die Knie auseinander zu spreizen (Abb. 258). Die Abduction zeigt auf der kranken Seite einen Defekt. Dieses Symptom wird nicht so deutlich, wenn es sich um eine doppelseitige Luxation handelt, weil der Vergleich fehlt. In solchem Fall wird aber das Vorspringen der Adductorenkulisse und die Entstehung einer flachen Grube oberhalb und außerhalb derselben auch schon Genügendes zeigen.

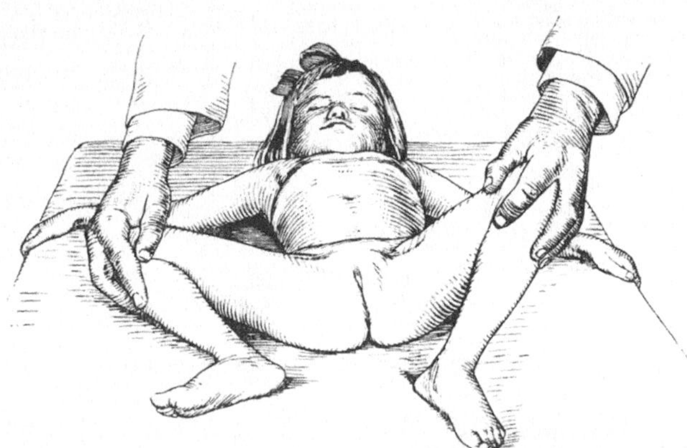

Abb. 258. Linksseitige angeborene Hüftverrenkung. Das in der Hüfte rechtwinklig gebeugte Bein kann auf der luxierten Seite weniger weit abduziert werden als auf der nicht luxierten.

Ein für die Diagnose sehr wichtiges Symptom ist die *Gangstörung*. Beim Auftreten auf das luxierte Bein macht der Kranke mit dem Rumpf eine Seitenbewegung nach der luxierten Seite, und der Rumpf sinkt in einer eigentümlich weichen Bewegung etwas nieder. Das ergibt das charakteristische Hinken des einseitig und das Entenwatscheln des doppelseitig Luxierten.

Mit der Art, wie diese Gangstörung entsteht, hat man sich viel beschäftigt. Man glaubte früher, daß sie von einem Gleiten des Hüftkopfes auf der Darmbeinschaufel bedingt sei, bis TRENDELENBURG die Erklärung gab, die man jetzt als *Trendelenburgsches Phänomen* bezeichnet.

TRENDELENBURG hat nachgewiesen, daß beim Gehen in der luxierten Hüfte nicht ein Auf- und Abgleiten des Kopfes stattfindet, sondern eine eigenartige Bewegung des Beckens gegen das Bein. Im Stand steht das Becken horizontal. Hebt der Luxierte das der Luxation gegenübergelegene Bein — sagen wir kurz das gesunde — zum Schritt nach vorwärts, so fällt die gesunde Seite des Beckens herunter, bis der Unterrand des Beckentrichters Anlehnung an das Femur der kranken Seite gewinnt. Erst wenn diese Anlehnung gewonnen ist, erhält die luxierte Hüfte die Fähigkeit, das Körpergewicht zu tragen. Erst jetzt kann der gesunde Fuß auch mit der Spitze den Fußboden verlassen und nach vorn geschwungen werden. Das Absinken des Beckens muß durch eine gegenteilige Bewegung des Rumpfes aufgehoben werden; dadurch wird die Seitenbewegung des Rumpfes nach der luxierten Hüfte zu bedingt.

Jeder Luxierte kann das Hinken oder Watscheln bei darauf gerichteter Aufmerksamkeit vermindern, ja gelegentlich sogar vollständig zum Verschwinden bringen. Er muß seine Glutaealmuskeln dazu erhöhte Arbeit leisten lassen. Diese Fähigkeit kann die Ursache für Täuschung über Behandlungserfolge werden, besonders wenn ein Teil der Behandlung in Gymnastik der Gesäßmuskulatur besteht. Man darf deshalb aus einer kurzen Beobachtung des Gangbildes nicht ohne weiteres auf eine Heilung oder Besserung schließen.

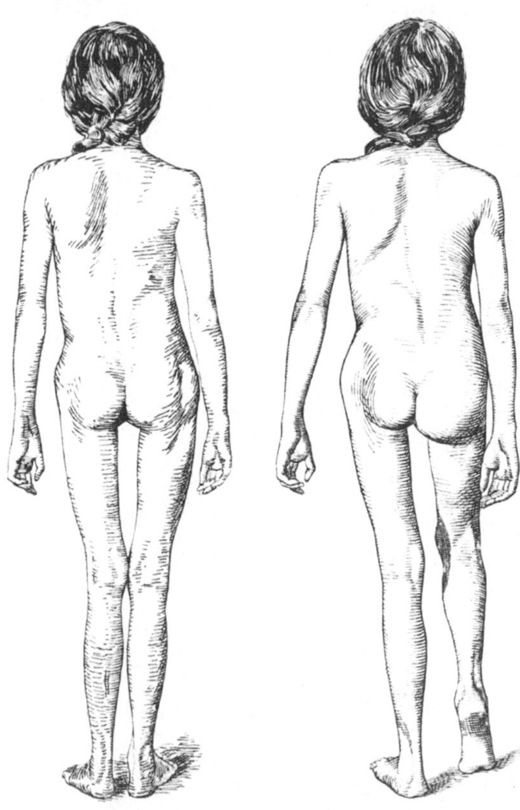

Abb. 259. Das TRENDELENBURGsche Phänomen. Linksseitige Hüftverrenkung.

Den Schluß der Untersuchung bildet in jedem Fall die *Röntgenaufnahme*, die heute die Patienten recht häufig schon in unsere Sprechstunden mitbringen. Die Röntgenbilder, welche Luxationen geben, sind so eindeutig, daß auch der Laie daraus das Leiden ablesen kann, oder daß man es ihm wenigstens ohne weiteres daraus erklären kann. Das Röntgenbild zeigt den Grad der Verschiebung des Kopfes. Es zeigt Veränderungen der Kopfform. Wir können mit Hilfe des Röntgenbildes ein Urteil über den Schenkelhals gewinnen, wenn wir ihn bei der Aufnahme des Bildes in richtige Einstellung — parallel zur photographischen Platte — bringen. Das Röntgenbild zeigt uns sekundäre Erkrankungen der knöchernen Bestandteile des luxierten Gelenkes (Perthes, hochgradige Atrophie)

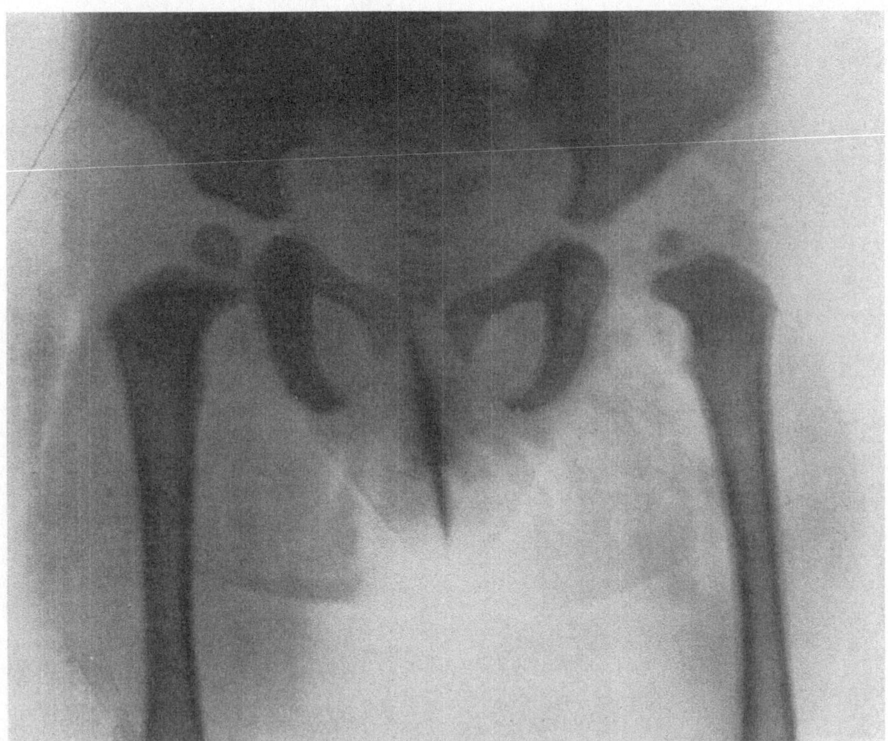

Abb. 260. Frühstadium der angeborenen Hüftverrenkung im Röntgenbild.

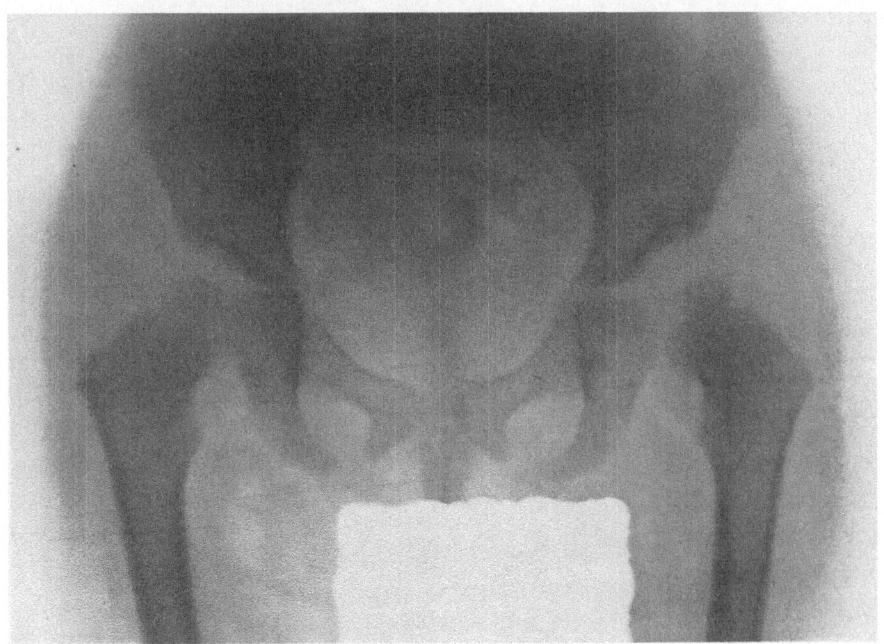

Abb. 261. Der Fall von Abb. 260 nach Abschluß der Einrenkungskur.

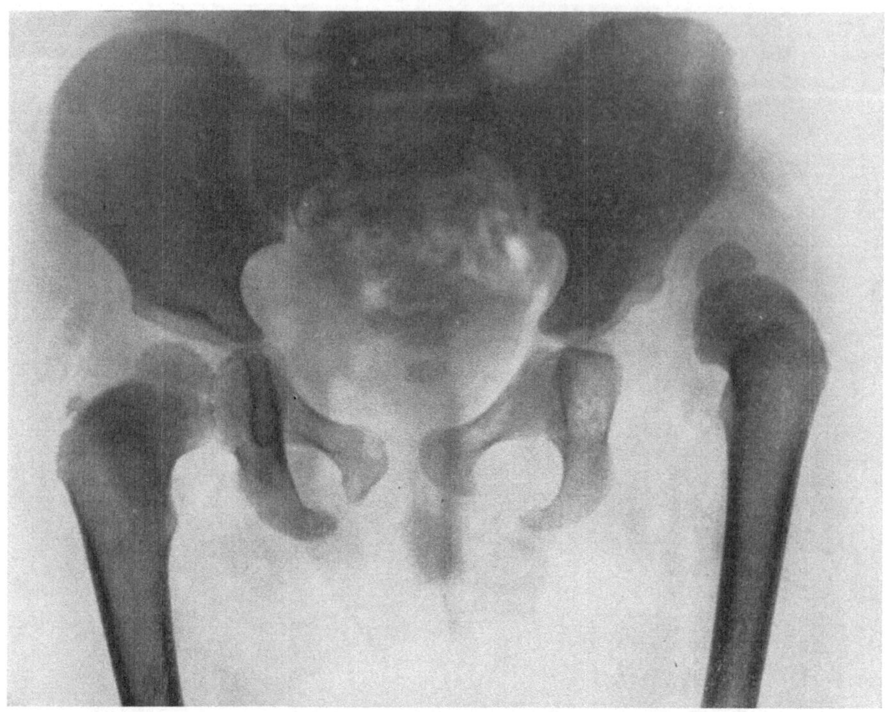

Abb. 262. Voll entwickelte einseitige angeborene Hüftverrenkung im Röntgenbild.

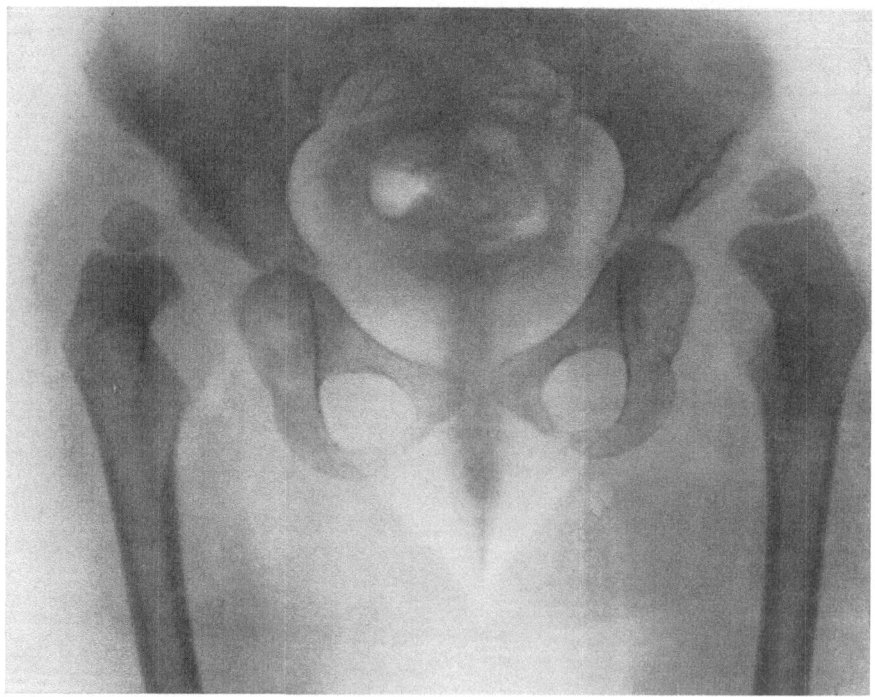

Abb. 263. Voll ausgebildete doppelseitige angeborene Hüftverrenkung im Röntgenbild.

und noch anderes. Vorsichtig müssen wir sein, wenn wir aus einem Röntgenbild
Schlüsse auf die Pfanne ziehen wollen. Man muß bedenken, daß das, was wir
auf der Röntgenplatte sehen, nicht die Pfanne selber ist, sondern der Pfannengrund, der erst durch den Knorpelüberzug und durch den angesetzten Limbus
zur Pfanne wird. Immerhin kann man annehmen, daß einem gut ausgebildeten
Pfannenboden auch eine gute Ausbildung des Belages entspricht, daß es also im
allgemeinen kein Trugschluß ist, wenn man von Röntgenbildern auf die Pfanne
schließt.

So viel uns die Röntgenphotographie zur Klärung der Diagnose hilft, so
kann sie aber auch die Ursache zu einer Fehldiagnose werden. Das ist der Fall
in dem allerersten Stadium, in welchem wir eigentlich noch keine Luxation,
sondern nur ein leichtes Schlottergelenk haben, das Stadium, wegen dessen
LORENZ von der *sogenannten* angeborenen Hüftverrenkung spricht. In diesem
Stadium erhalten wir gelegentlich Röntgenbilder (s. Abb. 260), die den
Kopf durchaus am richtigen Platz der Pfannenfuge gegenüber zeigen. Und
doch handelt es sich um eine Luxation. Die Entfernung des Kopfschattens vom
Pfannenschatten ist ein wenig größer als normal, der Pfannenschatten geht
nicht mit so scharfem Knick in die Beckenlinie über wie normal. Das genügt
zur Diagnose, die man immer dadurch bestätigt finden wird, daß man in der
Narkose mit den Einrenkungsgriffen eine abnorme Beweglichkeit des Gelenkes
feststellen kann.

Behandlung.

Mit der Sicherung der Diagnose ist die Frage der Behandlung insofern geklärt, als *jedes einrenkungsfähige Hüftgelenk eingerenkt werden muß.*

Auszuführen ist die Einrenkung selbstverständlich nach der *unblutigen*
Methode. Führt diese nicht zum Erfolg, so taucht die Frage auf, ob man blutig
einrenken oder ob man eine palliative Behandlung — operative oder nicht
operative — einleiten soll. Wir werden in dieser Reihenfolge die einzelnen Möglichkeiten besprechen.

Die *unblutige Einrenkung* ist von LORENZ von Anfang an so ausgearbeitet
worden, daß die wesentlichen Züge derselben für alle Zeiten gegeben waren.

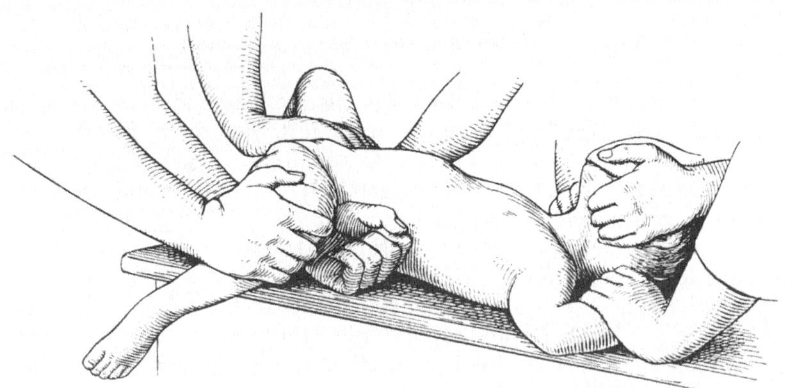

Abb. 264. HOFFAS Pumpenschwengelmanöver.

Heute noch wird von den meisten Orthopäden auch in Einzelheiten nach den
Angaben von LORENZ gearbeitet, obgleich selbstverständlich Abweichungen in
Einzelheiten möglich sind und, wie ich glaube, auch zum Vorteil für die Kur
geübt werden können. Ich will zunächst wiedergeben, welche *Vorschriften*

Lorenz selber für die Durchführung der Einrenkung und für die Weiterbehandlung gegeben hat, und dann beschreiben, wie ich die Kur führe.

Die *Einrenkung* geschieht *nach* Lorenz folgendermaßen: Der Patient wird narkotisiert. Durch Extension am Bein und durch passive Bewegungen wird das Gelenk mobilisiert. Die passiven Bewegungen werden besonders im Sinne der Abduction am rechtwinklig gebeugten Hüftgelenk ausgeführt. Hoffa nannte diese Bewegungen „Pumpenschwengelmanöver" (Abb. 264). Es sollen dadurch die vorderen Teile der Kapsel und die Adductoren gedehnt werden, die ja beide geschrumpft sind, und die durch ihre Spannung den Eintritt des Kopfes in die Pfanne behindern. Spannen sich bei diesen passiven Bewegungen die Adductoren, so werden dieselben durch „Walken" zum Nachgeben gezwungen, d. h. sie werden durch Bearbeitung mit der Hand zum Einreißen gebracht.

Hat der Kopf genügende Beweglichkeit erlangt, so erfolgt die *eigentliche Einrenkung*. Dafür geben wir eigene Worte und eigene Bilder Lorenzs.

„*Die Einrenkung aus freier Hand.*

Dieselbe wird unter rektangulärer Extension ausgeführt. Während ein Assistent mit beiden Händen das Becken des Kindes durch Andrücken gegen die

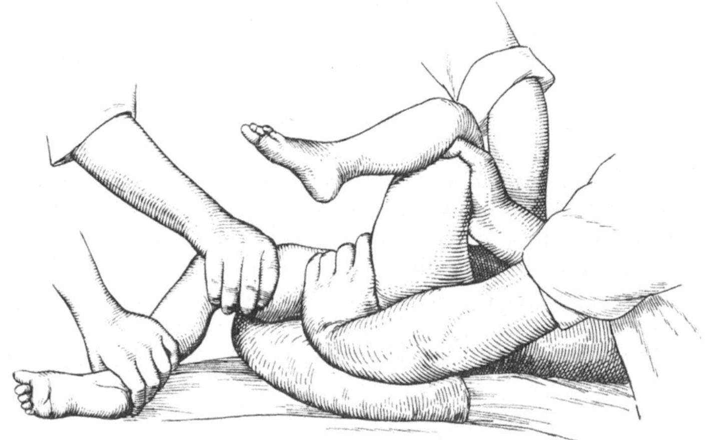

Abb. 265.   Einrenkung aus freier Hand nach Lorenz.

Unterlage fixiert, erfaßt der Operateur das distale Ende des rechtwinklig gebeugten und einwärts gerollten Oberschenkels mit der einen Hand, indes der Daumen der anderen (linken) Hand auf den Trochanter zu liegen kommt. Während die das Knie umfassende Hand einen kräftigen Zug in der Richtung des Schenkels, also senkrecht zur Längsachse des Körpers ausübt und zugleich eine mäßige Abduction des Oberschenkels bewirkt (I. Phase der Reposition, vgl. Abb. 265), drückt der auf den Trochanter liegende Daumen den durch vertikale Extension dem hinteren Pfannenrand schon genäherten Schenkelkopf bei gleichzeitig verstärkter Abduction des Oberschenkels auf die Höhe dieses Randes. Die volle Umlegung des Schenkels bis zu 90 Grad Abduction zwingt den Kopf zum Überspringen des Pfannenrandes und beschließt als dritte Phase die Reposition; dieselbe leitet schon zu den Manipulationen der Implantation über."

Gelingt die Einrenkung aus freier Hand nicht, so wird die

Einrenkung auf dem Keil über den hinteren Pfannenrand

versucht.

„Die Einrenkung über den hinteren Pfannenrand auf dem Keile wird in ganz ähnlicher Weise ausgeführt wie die Einrenkung aus freier Hand, welche ja der Hebelwirkung im Grunde auch nicht völlig zu entbehren vermag. Patient liegt auf dem Rücken, so daß das Gesäß mit dem Fußrande des Operationstisches abschneidet. Das Becken wird vom Assistenten entweder durch Andrücken gegen die Unterlage oder mittels des GERSUNYschen Handgriffes durch maximale Beugung des gesundseitigen Hüftgelenkes fixiert. Die folgenden Prozeduren haben zur Voraussetzung, daß die Reduktion inklusive Erweiterung des Abductionsgebietes schon vorher möglichst gründlich ausgeführt wurde. Es erfolgt

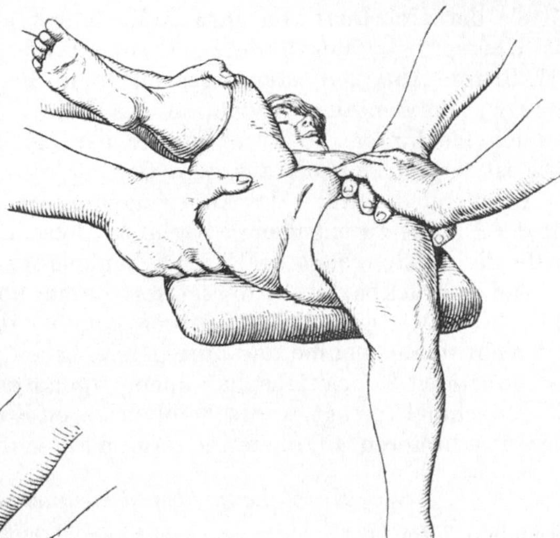

Abb. 266. Einrenkung auf dem Keil nach LORENZ. Phase I.

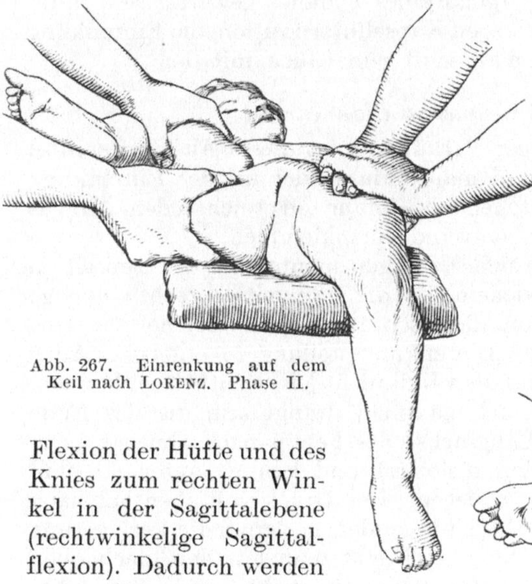

Abb. 267. Einrenkung auf dem Keil nach LORENZ. Phase II.

Flexion der Hüfte und des Knies zum rechten Winkel in der Sagittalebene (rechtwinkelige Sagittalflexion). Dadurch werden namentlich die langen Muskeln entspannt, der Kapselschlauch geöffnet und der Schenkelkopf hinter bzw. unter dem hinteren Pfannenrand eingestellt (I. Phase, Abb. 266). Jetzt wird der Trochanter maior auf dem Keile richtig placiert und es beginnt nach dem Prinzipe des modellierenden Redressement die vorsichtige Steigerung der (horizontalen) Abduction bis gegen 90 Grad, so daß der Oberschenkel samt dem gebeugten Unterschenkel in eine Ebene zu liegen kommt, welche der Tischplatte nahezu parallel ist; der Schenkelkopf erklimmt unter dem Hebeldrucke die schiefe Ebene des hinteren Pfannenrandes und erweitert die Kapselenge (II. Phase, Abb. 267). Es kann nicht eindringlich genug empfohlen werden, dabei mit größter

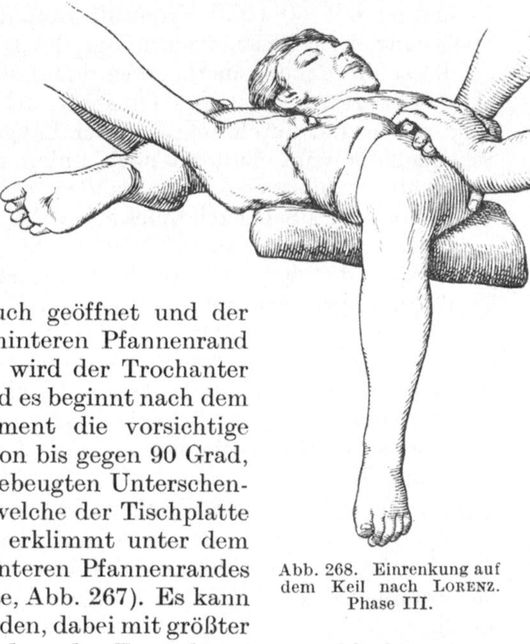

Abb. 268. Einrenkung auf dem Keil nach LORENZ. Phase III.

Vorsicht zu Werke zu gehen, das Federn des Femurknochens wohl abzuwägen und sich nicht verleiten zu lassen, mit einem langen Hebelarm zu arbeiten. Man fasse vielmehr den Schenkel so kurz als möglich und lasse die Eventualität einer subtrochanteren oder einer Schenkelhalsfraktur niemals außer Auge. Glücklicherweise erweisen sich die Knochen der Luxierten gewöhnlich als außerordentlich wiederstandsfähig; ohne diese Eigenschaft derselben hätte die Einrenkung mittels der Hebelmanöver ihre Rolle längst ausgespielt. Die Reposition, also das Überspringen des hinteren Pfannenrandes von seiten des Schenkelkopfes (III. Phase, Abb. 268) steht erst mit dem Beginne der über 90 Grad hinausgehenden horizontalen Abduction des Beines zu erwarten, wenn dasselbe allmählich bis hinter die Frontalebene herabgedrückt wird. Wie nahe man am Ziele ist, ergibt sich oft aus dem Gefühle eines weicheren Widerstandes, wenn der Kopf auf die Höhe des knorpeligen Limbus emporrückt, wenn er sich also mit der Pfanne zu engagieren beginnt. Gelegentlich palpiert man mit kräftigem Griffe die Leistenbeuge und den Schenkelkopf, ob die erstere noch immer leer und tief eindrückbar ist, ob der letztere immer noch nicht aus der Tiefe auftauchen will. In schwierigen Fällen, namentlich bei doppelseitiger Verrenkung, ist es eine recht unangenehme und aufregende Arbeit, weil man jeden Augenblick statt der erwarteten Repositionsphänomene irgend eines Unfalles gewärtig sein muß.

Manchmal versagt, wahrscheinlich wegen Kapselinterposition, die Einrenkung über den hinteren Pfannenrand und man muß sein Glück mit der

Einrenkung über den unteren Pfannenrand

versuchen. Bei stärkerer unnachgiebiger Verkürzung ist dieses Auskunftsmittel sogar von vornherein zu empfehlen, weil man dadurch der bei der Einrenkung über den hinteren Pfannenrand bestehenden Gefahr ausweicht, den Nervus ischiadicus zwischen Kopf und Darmbeinwand einzuklemmen.

Diese Einrenkungsmethode mußte sich sozusagen spontan aus der Reposition über den hinteren Pfannenrand entwickeln, da die horizontale rechtwinkelige Abduction mit 90 Grad Frontalflexion identisch ist und als solche nur eine Steigerung der Flexion bedarf, um die Einrenkungsstellung zu ergeben. Auch bei dieser Einrenkungsmethode wird man den Keil nicht leicht entbehren können. Man flektiert zunächst den Oberschenkel maximal, drängt sein distales Ende nach außen und durch Schub in der Längsachse des Femur nach abwärts. Der Schenkelkopf wird dadurch nach unten disloziert und kommt unterhalb und außerhalb des unteren Pfannenrandes zu liegen. Der Druck von oben her nach der Richtung des Schenkelkopfes ausgeübt, ist besonders geeignet, die Verlagerung desselben nach unten zu vermehren. Nun beschreibt man mit dem nach oben gerichteten distalen Femurende (maximale Beugung auch des Kniegelenkes ist dabei selbstverständlich) einen Kreisbogen in der Richtung nach außen, also über eine starke, aber nicht rechtwinkelige Abductionsstellung hinweg, bis das distale Femurende wieder nach unten gerichtet ist und sich dabei in überstreckter Stellung befindet. Dadurch soll der unten und außen vom unteren Pfannenrand befindliche Schenkelkopf veranlaßt werden, sich mit dem unteren Pfannenrande zu engagieren, um denselben schließlich zu überspringen.

Dabei kann man einer großen Täuschung zum Opfer fallen. Der Kopf ist plötzlich vom Tuber ischii abgerückt, deutlich fühlbar über ein Hindernis gesprungen und taucht in der Leiste auf. Die nähere Untersuchung ergibt jedoch, daß das Bein in flektierter Abductionshaltung federnd beweglich ist und daß die Prominenz des Kopfes in der Leiste zu weit unten, jedenfalls unterhalb des Pfannenortes zu tasten ist. Man darf diese Transposition des Schenkelkopfes auf das Foramen obturatum nicht mit der Reposition auf den Pfannenort verwechseln. Als bloße Etappe auf dem Repositionswege des Schenkelkopfes richtig erkannt, verbürgt sie auch den vollen Repositionserfolg. Man braucht den Schenkel aus der leicht flektierten Abductionslage nur zur indifferenten Stellung zu korrigieren, um den Schenkelkopf in die Pfanne springen zu lassen, aus welcher er bei dieser Stellung allerdings sofort wieder reluxiert. Bei Wiederholung des Manövers ist man auf diese Notwendigkeit gefaßt und arretiert den Schenkelkopf am Pfannenort sofort durch die Einstellung des Femur in entsprechende Abduction."

Die gelungene Einrenkung zeigt sich meist dem Gefühl und auch dem Ohr deutlich an. Man fühlt mit der auf den Trochanter gelegten Hand plötzlich den Kopf in die Tiefe weichen, man fühlt mit der auf das Becken aufgelegten Hand eine Erschütterung und man hört meist auch einen leisen, dumpfen Ton. Daß dies alles Zeichen der gelungenen Einrenkung sind, macht man sich klar dadurch, daß man wieder ausrenkt und die Einrenkung, die jetzt wesentlich leichter geht, wiederholt.

Verwechseln darf man das Einrenkungsphänomen nicht mit den plötzlichen Bewegungen des Kopfes am hinteren Pfannenrand, welche eintreten, wenn man vergebens versucht, den Kopf zum Sprung über diesen Rand zu veranlassen.

Der gelungenen Reposition folgt nach Lorenz die *Pfannenbohrung* oder *Implantation*.

„Sie stellt ein Mittel dar, einen geringen Grad von Stabilität wenigstens einigermaßen zu verbessern. Dies geschieht durch die Erweiterung der Pfannentasche bzw. der Vorderwand der Kapsel mittels des Schenkelkopfes, der durch medial gerichteten Druck und bohrende Rollungen in die Pfannentasche eingetrieben wird.

Man erfaßt zu diesem Zwecke das reponierte Bein, bringt es in rechtwinkelige Abduction und preßt es in medialer Richtung gegen die Pfanne an, während gleichzeitig rhythmische Rollungen vorgenommen werden, um den Schenkelkopf gegen die vordere fibröse Wand der Pfannentasche anzudrängen und diese hierdurch zu erweitern. Noch wirksamer werden diese Manöver bei gleichzeitiger Überstreckung, weil der Druck des Schenkelkopfes dann direkter gegen die vordere Wand der Pfannentasche gerichtet ist. Die beschriebenen bohrenden

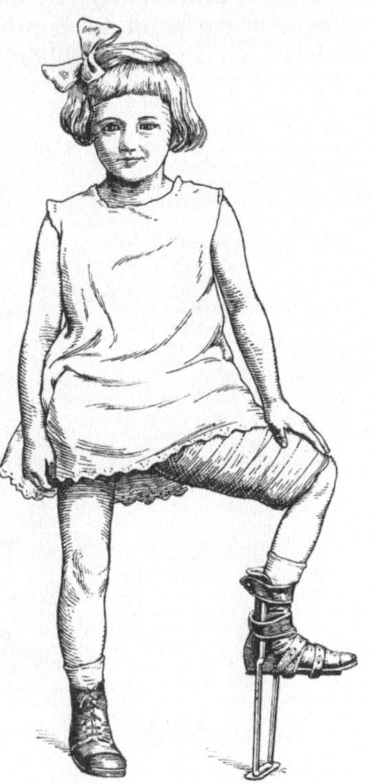

Abb. 269. Patienten mit einseitiger eingerenkter Luxation läßt Lorenz mit Hilfe einer Stelze gehen.

Rollungen erfolgen lediglich zu dem Zwecke, dem bereits reponierten Schenkelkopfe auf dem Pfannenboden mehr Raum zu schaffen, ihn in sein neues Lager so gut als möglich einzuzwängen."

Nach vollzogener Einrenkung wird ein *Gipsverband* angelegt, welcher das Gelenk in der Stellung, welche sich bei der Einrenkung ergab — meist rechtwinkelige Abductionsstellung —, fixiert. Der Verband umfaßt Becken und Oberschenkel. In dieser Stellung hält Lorenz die Hüfte 6—9 Monate. In Ausnahmefällen geht er unter und über diese Zeit, bei besonders alten Patienten bis 3 Monate herunter, bei einigermaßen mißlichen anatomischen Verhältnissen bis zu 1 Jahr herauf.

Um das Kind während der langen Zeit nicht ganz der freien Bewegung zu berauben, gibt er, wie Abb. 269 zeigt, eine Stelze unter den Fuß des luxierten Beines. Doppelseitig Eingerenkte sollen in Spreizstellung gehen (Abb. 270).

Von der etappenweisen Rückführung des Beines in die Normalstellung, die Lorenz zuerst empfohlen hatte, ist er abgekommen. Der Abnahme des Verbandes folgt eine energische Behandlung mit Massage und Gymnastik, die nicht nur eine Kräftigung der Hüftmuskulatur, sondern vor allem auch eine Beseitigung der durch die lange Fixationsdauer eingetretenen Versteifung des Gelenkes bewirken soll. —

Ich will nun berichten, *wo ich von Lorenz abweiche.* Natürlich hielt ich mich zuerst genau an seine Vorschriften. Da erlebte ich es, daß ich bei der Untersuchung eines Kindes plötzlich eine ungewollte und unerwartete, aber ganz deutliche Einrenkung erhielt. Ich renkte wieder aus, weil ich im Moment nicht einen Gipsverband anlegen konnte. Am anderen Morgen wurde das Kind narkotisiert. Ich begann in üblicher Weise, und *ich brachte den Kopf nicht in die Pfanne!*

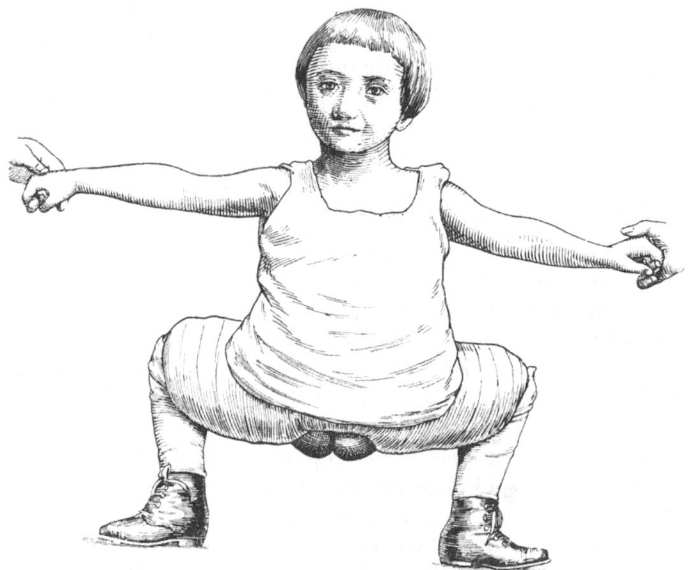

Abb. 270. Auch doppelseitig eingerenkte sollen in der Verbandzeit gehen.

Erst nach langer Arbeit und viel Schweiß gelang die Einrenkung. Sie war nicht, wie ich erwartet hatte, spielend leicht, sondern ungewöhnlich schwer gewesen.

Ich sagte mir, daß *es einen Weg für die Einrenkung geben müsse, der anders sei als der von Lorenz gezeigte, und auf dem wenigstens gelegentlich die Einrenkung viel leichter zu bewirken sei.* Ich mußte recht lange suchen, bis ich diesen Weg sicher erkannte.

Das Verfahren, das ich ausarbeitete, ist folgendes:

Ich lege den narkotisierten Patienten wie üblich auf den Rücken. Ich trete von der, der einzurenkenden Hüfte gegenüberliegenden Seite an den Patienten, lege eine Hand von vorn auf Symphyse und Spina der luxierten Seite, fasse mit der anderen Hand das luxierte Bein am Knie, beuge und adduziere dasselbe in der Hüfte, so daß die Achse des Oberschenkels etwa über den Nabel verläuft. Die Fingerspitzen der auf das Becken gelegten Hand lege ich an die Trochanterpartie an (Abb. 271). Jetzt drücke ich mit dieser Hand das Becken auf die Unterlage, mache mit der anderen eine *ruckende Extension am Oberschenkel in der Richtung seiner Achse und zugleich eine Innenrotation des Oberschenkels* (Abb. 272).

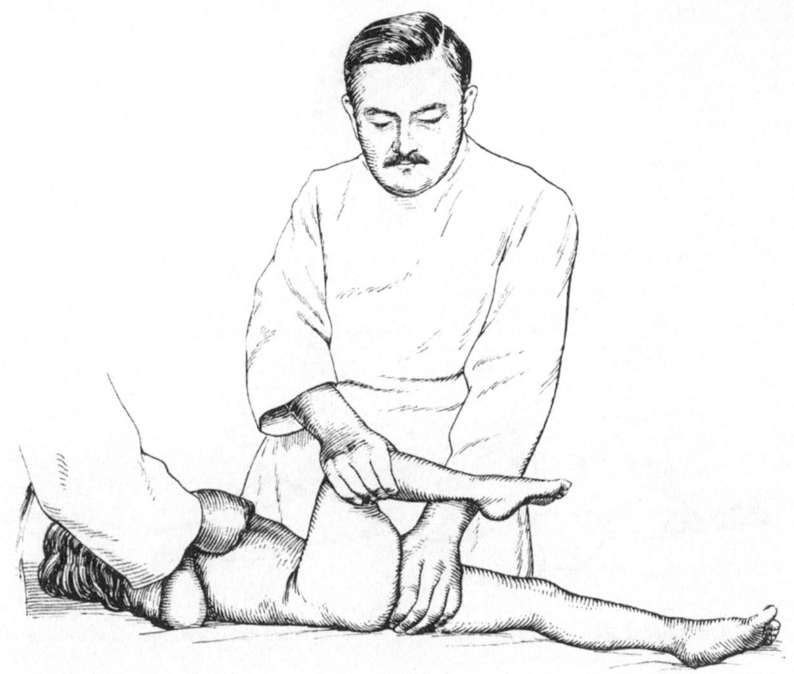

Abb. 271. SCHANZscher Handgriff zur Einrenkung der angeborenen Hüftverrenkung. Phase I.

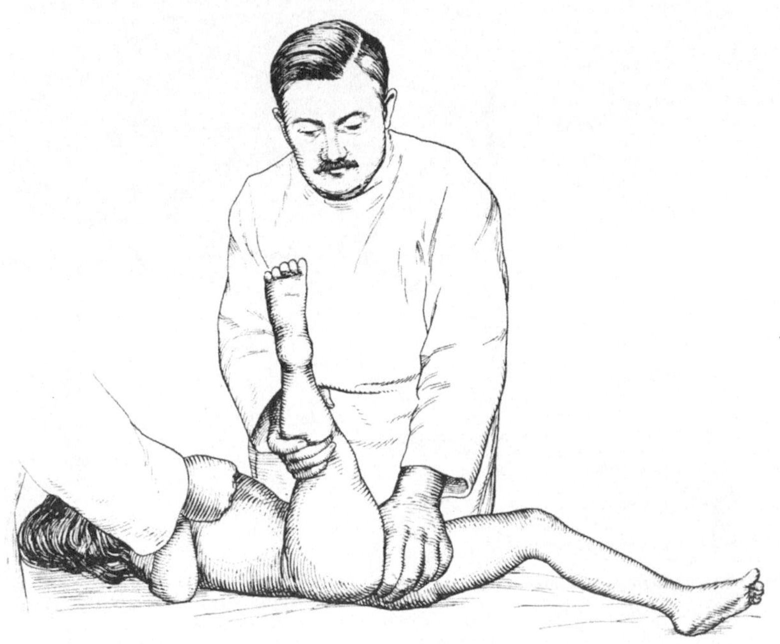

Abb. 272. SCHANZscher Handgriff zur Einrenkung der angeborenen Hüftverrenkung. Phase II.

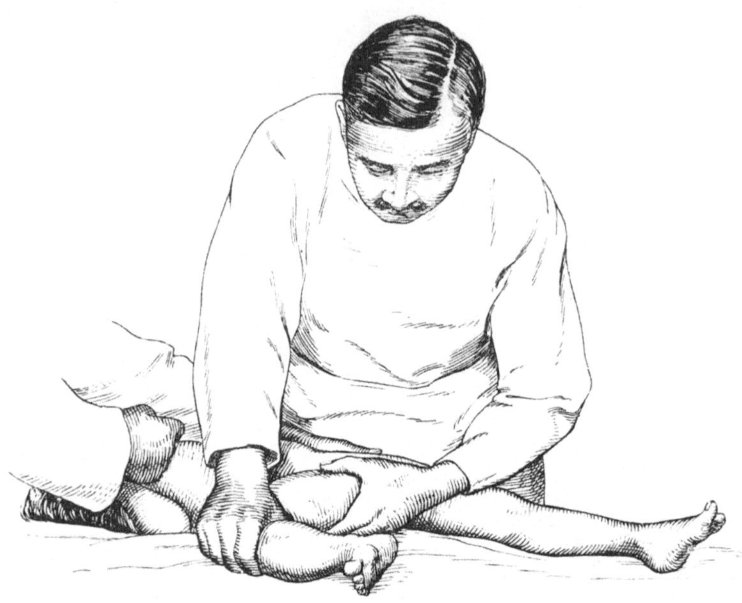

Abb. 273. SCHANZscher Handgriff zur Einrenkung der angeborenen Hüftverrenkung. Phase III.

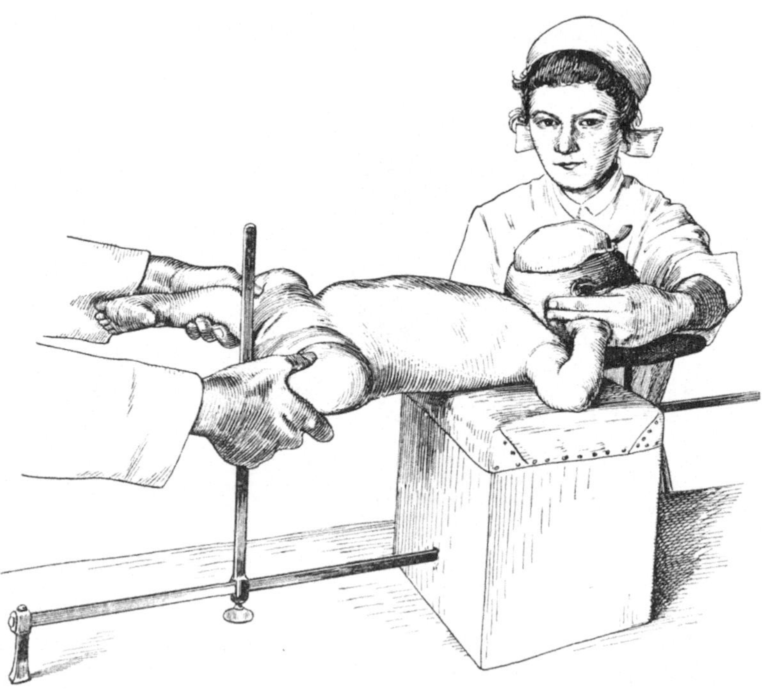

Abb. 274. Nach vollzogener Einrenkung wird der Patient zur Anlegung des Gipsverbandes auf das Beckenbänkchen gelagert.

Der Kopf gleitet dabei auf die Pfanne. Ich führe den Oberschenkel in rechtwinklige Abduction (Abb. 273). Dabei drückt sich der Kopf vollends in die Tiefe

der Pfanne hinein: Die Einrenkung ist vollendet. Die ganze Sache dauert noch kürzer als die hier gegebene, ja sicher kurzgehaltene Beschreibung.

Immer wieder erlebe ich es, daß Kollegen, die selbst schon viele Einrenkungen vollzogen haben, wenn ich ihnen das Manöver demonstriere, ganz überrascht sind, wie schnell und ohne alle Anstrengung sich die ganze Affäre vollzieht. Nicht immer will es ihnen aber gelingen, die Sache nachzumachen. Sie machen gewöhnlich den Fehler, daß sie viel zu viel Kraft anwenden. *Wenn man so zugreift, wie man bei einer Einrenkung nach* LORENZ *zugreifen muß, dann gelingt der Schanzsche Handgriff nicht. Man muß mit ganz leichter Hand und feinem Gefühl arbeiten.*

Es ist gelegentlich von Kollegen gesagt worden, mein Handgriff gelinge nur bei ganz besonders einfachen Fällen. Das ist nicht richtig. Wenn es mir mit meinem Handgriff nicht ge-

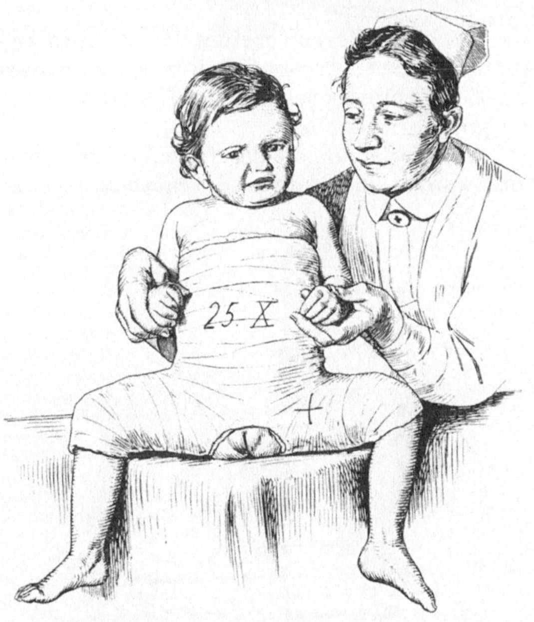

Abb. 275. Patientin mit linksseitiger Luxation nach Einrenkung im Gipsverband. Einseitige Luxationen werden wie doppelseitige eingegipst.

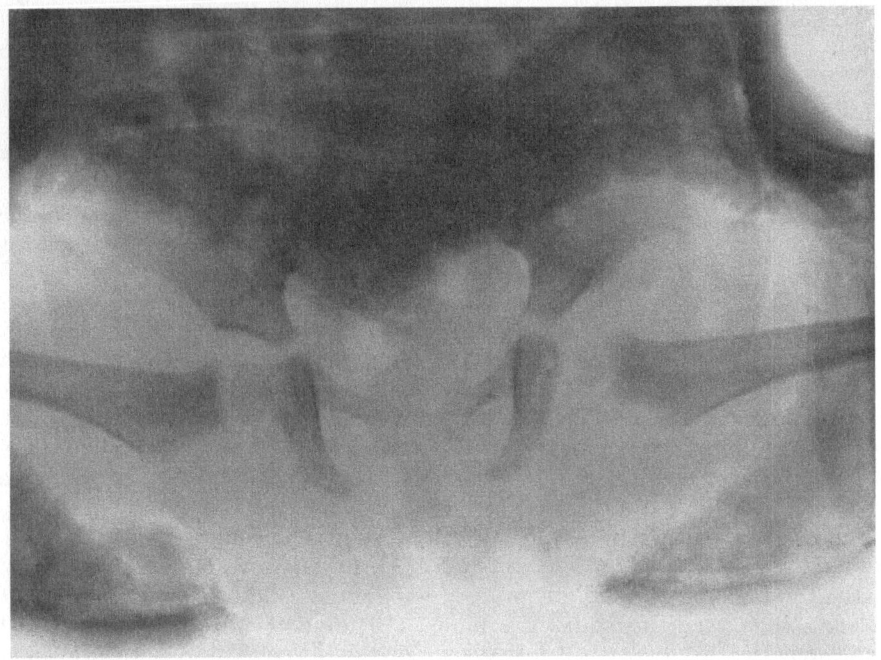

Abb. 276. Rechtsseitige angeborene Hüftverrenkung. 8 Tage nach vollzogener Einrenkung wird eine Röntgenkontrolle vorgenommen.

lingt, den Kopf in die Pfanne zu bringen, so versuche ich es natürlich auch mit dem Lorenzschen, — meist mit dem Erfolg, daß ich mit diesem auch nicht zum Ziele komme.

Als einen Vorzug meines Handgriffes betrachte ich es, daß bei dessen Anwendung ein Abbrechen des koxalen Femurendes vom Schaft absolut unmöglich ist. Beim Lorenzschen Handgriff sind solche Frakturen keine übermäßig seltenen Ereignisse.

Um Verletzungen des Gelenkes zu vermeiden, verzichte ich auch auf die von Lorenz ausgeführte *Pfannenbohrung*. Sie ist vollständig unnötig.

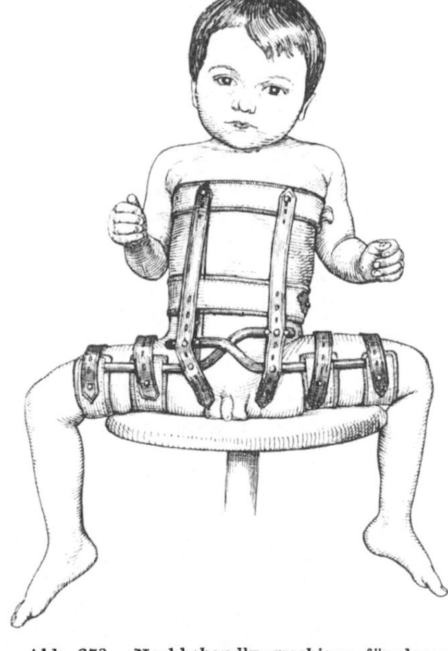

Abb. 278.   Nachbehandlungsschiene für doppelseitige Luxation.

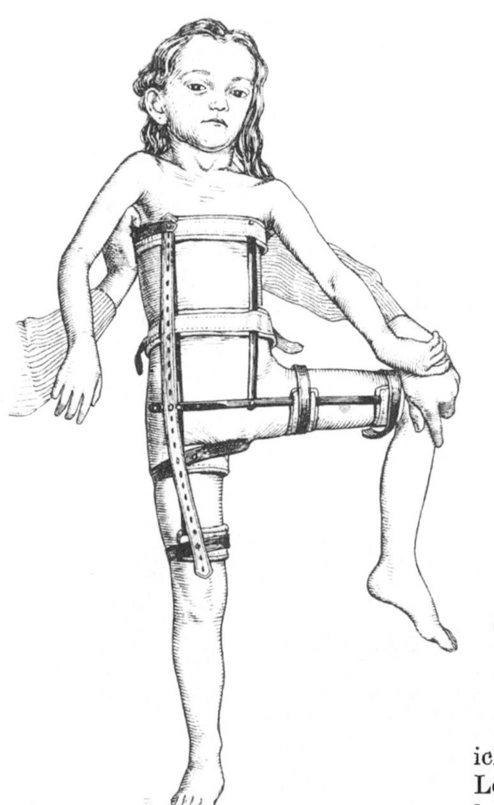

Abb. 277. Nachbehandlungsschiene für linksseitige Luxation. Meist wird für einseitige Luxation dieselbe Schiene wie für doppelseitige verwendet.

In der Nachbehandlung brauche ich genau denselben Gipsverband wie Lorenz (Abb. 275). Ich lasse den Verband aber nicht so lange liegen. Zunächst wird 8 Tage nach der Einrenkung ein Verbandwechsel ausgeführt. Dabei wird eine Röntgenkontrolle des Gelenkes vorgenommen (Abb. 276) und evtl. eine Stellungsänderung. 6 Wochen nach der Einrenkung nehme ich den Verband ab und ersetze ihn durch eine Schiene, die ich nach einem von Hoeftman gegebenen Vorbild herstellen lasse (Abb. 277 und 278).

Sechs Wochen nach der Einrenkung hat das Gelenk schon eine gewisse Stabilität erreicht. Der Patient wacht instinktiv darüber, daß keine Reluxation eintritt, und er vermeidet Bewegungen, welche diese herbeiführen würden. Die Schiene soll weiter keine Aufgabe erfüllen, als fremde Hand zu warnen. Die Beweglichkeit der Schiene wird deshalb so eingestellt, daß nur Bewegungen, die unbedingt ungefährlich sind, ausgeführt werden können. Daß diese Bewegungen aber ausgeführt werden, halte ich für einen großen Vorteil. Das ganze Gelenk spielt sich so viel besser und schneller ein, als bei langer Fixation. Die Beweglichkeit des Gelenkes vergrößert sich rasch nach der Richtung der Normalstellung zu. Die Beweglichkeit der Schiene wird dem folgend freier gegeben, aber immer so, daß sie hinter der Beweglichkeit des Gelenkes zurückbleibt. Eines Tages berichten die Eltern, daß das Kind anfängt aufzustehen. Das ist der Zeitpunkt, wo ich anfange, die Schiene abzulegen. Sie wird zuerst *eine* Stunde täglich weggenommen. Dann zweimal eine Stunde, und so weiter, bis sie den ganzen Tag abbleibt. Für die Nacht wird sie noch angezogen. Schließlich wird auch darauf verzichtet. Neun Monate nach vollzogener Einrenkung hat im Durchschnitt die Schiene ausgedient.

Der Patient hält dann das Bein im Gehen noch in leichter Abduction. Allmählich verschwindet auch diese und schließlich haben wir ein Gelenk, daß von der gewesenen Luxation nur die bekannte größere Fülle unterhalb des Leistenbandes zeigt. Das Gangbild ist normal.

Wenn ich die Patienten aus der Behandlung entlasse, sage ich den Eltern folgendes: Das luxierte Gelenk ist schwächer als ein gesundes, und durch die bestgeglückte Einrenkungskur ist es auch nicht so kräftig geworden wie ein gesundes. *Das Gelenk ist deshalb nicht imstande, dieselbe Arbeit zu leisten wie ein gesundes.* Es muß geschont werden. Der Bewegungsdrang des Kindes ist deshalb zu dämpfen. Keinesfalls darf das Gelenk etwa in der Absicht, es durch *Übung* zu kräftigen, besonders angestrengt werden. Sollten irgendwelche Beschwerden, besonders Schmerzen im Oberschenkel oder im Knie auftreten, oder sollte der Gang wieder Störung zeigen, so ist sofort ein Orthopäd aufzusuchen. Dem Kind muß eingeprägt werden, daß dies eine Verordnung ist, an welche es sich auch im späteren Leben als Erwachsener noch erinnern soll.

Nun will ich erklären, warum ich die etappenweise Stellungskorrektur, welche Lorenz zuerst empfohlen hatte, und die wohl noch von den meisten Orthopäden ausgeführt wird, nicht ausführe, und warum ich beim Abschluß der Behandlung die eben mitgeteilte Verordnung der Schonung gebe.

Die Etappenkorrektur ist eine häufige Ursache von Reluxation, und deshalb wohl auch von Lorenz verlassen worden. Die Reluxation tritt nicht bei der Stellungskorrektur selber ein, aber bei dieser Korrektur werden die Weichteile, welche das Gelenk umgeben, gespannt. Geben sie dieser Spannung nach, so wird dem Kopf der Weg zum Wiederaustritt eröffnet.

Der Austritt erfolgt, wenn man mit dem Lorenzschen Handgriff reponiert hat, in der Regel nach vorn, und zwar deshalb, weil bei diesem Handgriff eine Überdehnung der vorderen Kapselpartien stattgefunden hat. Renkt man über den hinteren Pfannenrand aus der Abductionsstellung ein, so muß die vordere Kapselpartie soweit gedehnt werden, daß sie den Sprung über den hinteren Pfannenrand erlaubt. Das ist eine *Überdehnung.* Renkt man, wie ich, aus Adduction- und Flexionstellung ein, so wird die vordere Kapselpartie entspannt, erst wenn der Schenkel zur Retention in Abductionsstellung gebracht wird, wird sie gedehnt. *Diese Dehnung erfolgt aber nur soweit als der in der Pfanne stehende Kopf es erfordert.* Das ist keine Überdehnung. Die Auswirkung ist die, daß *nach meinem Handgriff die Reluxation nach vorn* — die sogenannte vordere Transposition, die nach dem Lorenzschen Handgriff nicht allzu selten ist — *niemals vorkommt.*

Zu der *Schonungsverordnung* bin ich gekommen aus der Beobachtung der

Nachkrankheiten.

Die Nachkrankheiten kann man einteilen in früh eintretende und in spät auftretende.

Die früh auftretenden sind typische PERTHES-Erkrankungen, die nicht nur in der bekannten Form am Hüftkopf, sondern wie uns jetzt die mit der Buckyblende hergestellten Röntgenbilder zeigen, auch an der Pfanne auftreten.

Die Perthessche Erkrankung ist, darauf werden wir später kommen, nichts anderes als eine Verbrauchserkrankung im kindlichen (wachsenden) Gelenk und

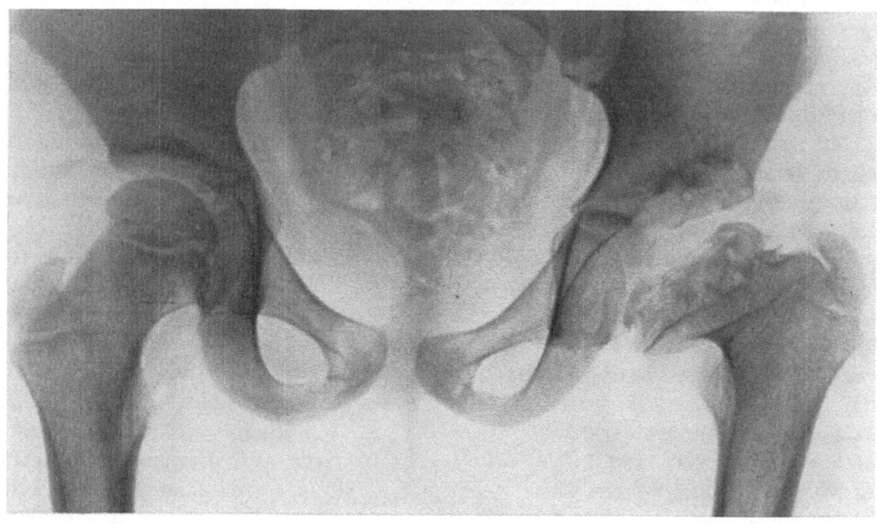

Abb. 279. PERTHESsche Erkrankung als Nachkrankheit nach Reposition einer angeborenen Luxation entstanden. Auch die Pfanne zeigt die typischen Symptome der PERTHESschen Krankheit.

durchaus gleichzustellen der Arthritis deformans und den Erkrankungen, welche wir als Späterkrankungen des reponierten Hüftgelenkes beobachten.

Auf diese späten Nachkrankheiten habe ich 1917 hingewiesen: Ein eingerenktes Gelenk hat zunächst tadellos funktioniert, und das hat Jahre, ja Jahrzehnte gedauert. Ganz langsam stellen sich leichte Beschwerden ein, zuerst vorzeitige Ermüdung, dann Schmerzen. Es zeigt sich wieder Hinken, zuerst nur bei Ermüdung, dann dauernd und schließlich ist genau dasselbe Hinken wieder da, wie bei einer unbehandelten Luxation.

Das Röntgenbild zeigt, daß der Kopf nach oben aus der Pfanne auswandert (Abb. 280), daß er eine Abflachung seines oberen Poles

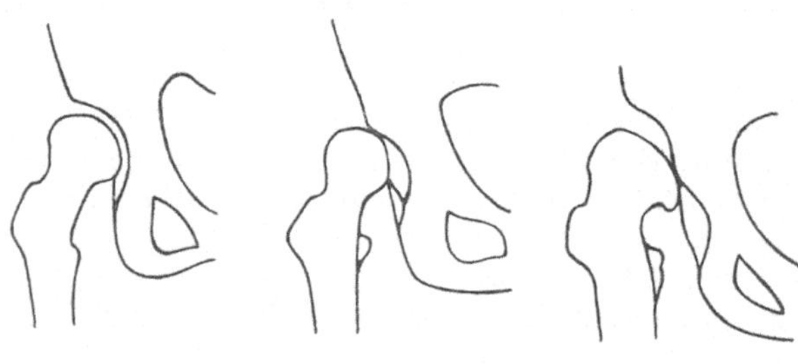

Abb. 280 a—c. Schematische Darstellung der Auswanderung des Kopfes bei Spätreluxation.

erlitten hat oder daß die Pfanne sich nach oben ausweitet. Die Krankheitsursache, welche wir gemeinsam für die verschiedenen anatomischen Veränderungen suchen müssen, kann nur eine *statische Insuffizienz* des Gelenkes sein.

Dieser Erklärung entspricht auch, daß man die späten Nachkrankheiten besonders in der Pubertätszeit und später nach Graviditäten auftreten sieht, sowie bei Patienten, welche durch großes Körpergewicht und durch Berufsarbeit ihre Hüften besonders anstrengen.

Um gleich über die Behandlung dieser Nachkrankheiten zu sprechen, so ist das A und O der Kur *Schonung* und *Entlastung*. Wenn man die Fälle mit Übungen behandelt, so erhält man Verschlechterungen, die man auch durch die beste Massagebehandlung nicht aufhalten kann. Natürlich gehört die Massage und alles, was zur lokalen Kräftigung dienen kann, auch zur Schonungs- und Entlastungsbehandlung.

Ich gebe einen Schienenhülsenapparat, lasse diesen solange tragen, bis alle Reizerscheinungen verschwunden sind. Dann wird der Apparat ganz langsam abgelegt.

Sind größere anatomische Veränderungen am Gelenk entstanden, so bleiben die dadurch bedingten Störungen natürlich bestehen. Man kann durch sub-trochantere Osteotomie, wie bei Besprechung der Coxa vara beschrieben werden wird, in manchen Fällen diese Störungen wesentlich vermindern. Das Röntgenbild Abb. 281 zeigt einen solchen Fall vier Jahre nach Ausführung der Osteotomie. Der Kopf ist an der Stelle stehen geblieben, an der er sich bei der Operation befand. Die Schmerzen sind verschwunden, ein leichtes Hinken ist geblieben.

Die Wirkung der Operation erklärt sich daraus, daß durch das Anlegen des Trochanter minor an das Becken eine Entlastung des Hüftgelenkes entsteht.

Fragt man nach den

Resultaten,

die man im Ganzen mit der *unblutigen* Einrenkung der angeborenen Hüftverrenkung erzielen kann, so ist zu berichten, daß man in einem Teil der Fälle *volle, dauernde Heilung* erreicht, daß in einem anderen Teil Resultate erzielt werden, die zwar keine *vollständige* Heilung, aber doch ganz

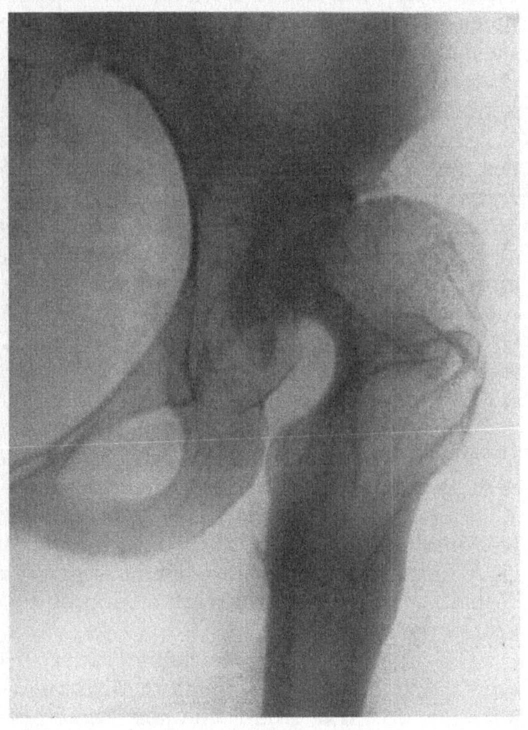

Abb. 281. Hohe subtrochantere Osteotomie bei Spätreluxierung, hielt den Kopf am erreichten Platz und beseitigte die Schmerzen.

wesentliche Besserungen bedeuten, und endlich gibt es Fälle, bei denen das Verfahren auch bei tadelloser Ausführung versagt. Zahlenmäßig will ich die verschiedenen Prozente nicht angeben. Ich habe mein Material niemals derartig zusammengestellt, weil sich mit zahlenmäßiger Genauigkeit solche Feststellungen nicht machen lassen. Wenn zwei dasselbe Material bearbeiten, gibt es stets zwei Zahlenangaben. Das eine aber steht fest, daß *die Zahl der Fehlerfolge außerordentlich gering ist.* Kommt der Patient zur Einrenkung, ehe im Gelenk Veränderungen eingetreten sind, die eine Einrenkung unmöglich machen, so ist das Resultat Besserung oder Heilung. Nur Fälle, bei welchen ganz abnorme Zufallsveränderungen im Gelenk vorhanden sind, scheitern auch dann. Solche Veränderungen sind ein besonders voluminöses Ligamentum teres, welches sich zwischen Pfanne und Kopf schiebt, Bindegewebswucherungen auf dem Pfannenboden, Einkrempelungen des Limbus und ähnliches.

Sind im Gelenk, ehe es zur Einrenkung kommt, stärkere anatomische Veränderungen entstanden, so beeinträchtigen diese das erzielte Resultat. Das kann soweit gehen, daß der Patient mit der geheilten Luxation schlechter dran ist als mit der ungeheilten. Das gilt besonders, wenn schwere Versteifungen gar noch an beiden Hüften zurückbleiben.

Als das Lorenzsche Verfahren aufkam, entstand unter den Orthopäden ein Wettlauf, wer den ältesten Luxationspatienten eingerenkt hätte. Man kann, wenn man die heroischen Mittel verwendet, die noch in letzten Jahren z. B. FRAENKEL angegeben hat, schließlich in jedem Alter die luxierte Hüfte noch reponieren. Ein auf die Dauer befriedigendes Resultat erhält man dabei aber nicht. Wenn man bei anderen Hüfterkrankungen sieht, wie schnell der Gelenkmechanismus durch Formveränderungen an Kopf und Pfanne schwerstens gestört wird, dann ist man nicht überrascht, wenn eine verspätete Reposition kein befriedigendes funktionelles Resultat ergibt.

In Rücksicht darauf, daß die Deformierung der Gelenkteile mit der Dauer des Bestehens der Luxation rasch fortschreitet, soll man *so früh als möglich reponieren,* und man soll *Hüften, an denen hochgradige Formveränderungen eingetreten sind, anders als mit Reposition behandeln.*

Eine Frühgrenze für den Beginn der Behandlung kenne ich nicht. Ich beginne, sowie die Luxation festgestellt ist. Die jüngsten Kinder, welche ich reponiert habe, waren 6—8 Wochen alt. Aus zwei Gründen verfahren andere Orthopäden anders. Erstens, weil kleine Kinder nicht sauber zu halten sind, und zweitens, weil bei etwas älteren Kindern die primären Repositionsresultate stabiler sind.

Abzuwarten, bis das Kind bettrein geworden ist, hat keinen Zweck. Denn jedes Kind beschmutzt sich wieder, wenn es im Luxationsverband liegt. Mit dem Beschmutzen wird man leicht fertig, *wenn man auch das einseitig luxierte Kind in einen Gipsverband wie ein doppelseitig luxiertes legt.* Ich stelle regelmäßig bei einseitiger Luxation auch das gesunde Bein in rechtwinklige Abduction und gipse es mit ein. Erstens tue ich es wegen der besseren Reinhaltung und zweitens deshalb, weil ich dadurch vermeide, daß die gesunde Hüfte luxiert, während die kranke heilt.

Das kommt vor. Das nicht luxierte Gelenk ist, wie uns das Röntgenbild zeigt, recht häufig auch nicht in Ordnung. Es war daran, zu luxieren. Zwingt jetzt das in starke Abduction gestellte eingerenkte Gelenk seinen Bruder in eine starke Adductionsstellung, dann kann es passieren, daß der nun auswandert. — Sehr unangenehm! Wenn man beide Hüften: gleiche Brüder, gleiche Kappen! behandelt, ist man vor solchen Erlebnissen gesichert.

Was macht man mit Fällen, bei denen die Einrenkungskur nicht zum Erfolg geführt hat?

Wenn der erste Versuch der Einrenkung mißlingt, lege ich in rechtwinkliger Abduction der Hüfte, also in der Stellung, aus welcher beim Lorenzschen Handgriff der Kopf über den hinteren Pfannenrand springt, einen Gipsverband an, genau so wie nach gelungener Einrenkung. Nicht selten gelingt dann der nach 3—4 Tagen wiederholte Versuch. Zu beobachten ist dabei, daß nicht eine Quetschung des Nervus ischiadicus entsteht.

Ist die Reposition zwar geglückt, war es aber unmöglich, sie zu erhalten, so ist der Behandlungsversuch nach ein- bis dreijähriger Pause zu wiederholen. Die primäre Retention ist bei älteren Kindern nach geglückter Reposition durchgehend besser als bei jüngeren. So kommt es nicht selten, daß man ein Gelenk, das man zuerst nicht zusammenhalten konnte, später ganz gut in Reposition erhalten kann.

Ist die unblutige Einrenkungskur als definitiv mißlungen anzusehen, so stellt sich die Frage der *blutigen Einrenkung*, die nach den alten Grundsätzen von HOFFA und LORENZ auszuführen ist, evtl. unter Benutzung des LUDLOFF-schen Schnittes. Ich glaube, daß heute kein Orthopäd in solchem Fall gern an die blutige Operation geht. Die Fälle, welche günstige Resultate mit der blutigen Operation ergeben haben, lassen sich im allgemeinen auch unblutig zu gutem Erfolge führen. Die Fälle, welche auf unblutigem Wege nicht zu gutem Erfolg zu führen sind, geben auch bei blutigem Vorgehen meist Ungenügendes. Bei solcher Rechnung das bei aller Asepsis nicht zu verachtende Risiko der blutigen Operation auf sich zu nehmen, dazu gehört Überwindung.

In dem Operationsrisiko liegt auch ein Grund, weshalb ich mich nicht entschließen kann, die von DEUTSCHLÄNDER angegebene Operation zur Einrenkung veralteter Luxationen aufzunehmen. Alle Achtung vor der Operation als solcher. Aber mir ist der Eingriff für ein nicht lebenbedrohendes Leiden zu groß. Ganz abgesehen davon, daß die Verbildung des Gelenkes meist so stark ist, daß ein genügendes funktionelles Resultat von vornherein ausgeschlossen erscheint. Damit komme ich zur Frage der

Behandlung der veralteten Luxation.

Als veraltete Luxationen sind die Fälle zu bezeichnen, bei denen eine unblutige Einrenkung und evtl. eine blutige Einrenkung nach den Regeln von HOFFA und LORENZ nicht mehr möglich ist.

Eine bestimmte Altersgrenze läßt sich für diese Fälle nicht feststellen. Man stößt bei einem drei- und vierjährigen Kind auf unüberwindliche Schwierigkeiten und es gelingt die Einrenkung bei einem siebzehnjährigen. Nur der Versuch entscheidet. Bei doppelseitiger Luxation mißlingt er im allgemeinen früher als bei einseitiger.

Für die *palliative Behandlung* haben wir zuerst die Mittel, die angewendet wurden, ehe man die Einrenkung kannte. Es kommen in Frage die *Hüftgürtel* und die *Luxationskorsette*. Sind Schmerzen im Gelenk vorhanden, so kann man diese durch nachts anzulegende *Extension* (Gamasche!) lindern. Auch die übrigen Mittel, die sich in der Behandlung von Insuffizienzerkrankungen des Hüftgelenkes bewähren, tun gute Dienste. Bei besonders schweren Schmerzen muß man zu *Hüftstützschienen* greifen.

Mit den Resultaten, die solche Behandlungen ergeben, hat man sich aber von jeher nicht abfinden wollen. HOFFA und LORENZ sind auch hier wieder die ersten gewesen, welche nach neuen Wegen gesucht haben.

HOFFA führte bei einseitiger Luxation eine *schräge subtrochantere Osteotomie* aus. Er wollte durch Verschiebung der Osteotomielinie in der Längsrichtung eine Verlängerung des Beines erreichen. Das erreichte er nicht, aber ein Teil der Operationen ergab, wie ich aus eigener Beobachtung in meiner Assistentenzeit berichten kann, eine deutliche Besserung der Körperfigur und des Gangbildes.

Bei der veralteten doppelseitigen Luxation benutzte HOFFA die sog. *Pseudarthrosenoperation*. Der Beobachtung folgend, daß sich bei manchen Fällen die Kapsel zwischen Kopf und Darmbein durchreibt, daß sich dann eine Nearthrose bildet, und daß dadurch eine Funktionsbesserung entsteht, resezierte HOFFA den Hüftkopf, schnitt die Kapsel gegen die Darmbeinwand kreuzweise durch und verwundete das Darmbein durch Abkratzen mit dem Meißel.

Auch diese Operationen ergaben zum Teil erfreuliche Besserungen.

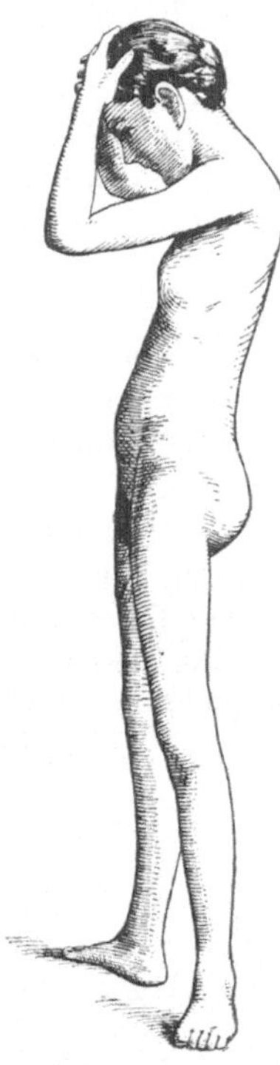

Abb. 282. Veraltete linksseitige Hüftverrenkung, von LORENZ mit *Inversion* behandelt.

LORENZ versuchte, Funktionsbesserungen auf unblutigem Wege durch „*Inversion*" des Gelenkes zu erzielen, d. h. er machte aus der Luxation nach hinten eine Luxation nach vorn. Abb. 282 zeigt einen Patienten, an welchem von LORENZ eine solche Umstellung des Gelenkes ausgeführt worden ist.

LORENZ ging dann auch zur blutigen Operation über, indem er die *Gabelung* des coxalen Femurendes ausführte.

Das Wesen dieser Operation, die LORENZ als seine letzte Gabe an die Orthopädie bezeichnete, besteht darin, daß durch eine schräge, direkt unterhalb des Trochanters ausgeführte Osteotomie der Femurschaft vom coxalen Femurende abgetrennt wird, und daß das dabei entstehende proximale Ende des Femur*schaftes* unter Verschiebung gegen die Trochanterpartie an das Becken herangeschoben wird. Seine Spitze soll sich gegen die Pfanne stemmen. Man versteht das Ziel der Operation am leichtesten, wenn man ein Bild wie Abb. 283 betrachtet. Bild und Erklärung sind aus LORENZ's Buche „Die sogenannte angeborene Hüftverrenkung" entnommen.

Als LORENZ mit der neuen Operation, die er Gabelung oder *Bifurkation* benannte, hervortrat, wurden von anderer Seite, besonders von v. BAYER, Prioritätsansprüche erhoben. Die betreffenden Autoren erklärten, daß sie schon früher subtrochantere Osteotomien zur Behandlung von veralteten angeborenen Hüftluxationen empfohlen, und daß von ihnen ausgeführte Operationen genau solche Röntgenbilder ergeben hätten, wie die von LORENZ als neu beschriebene Operation.

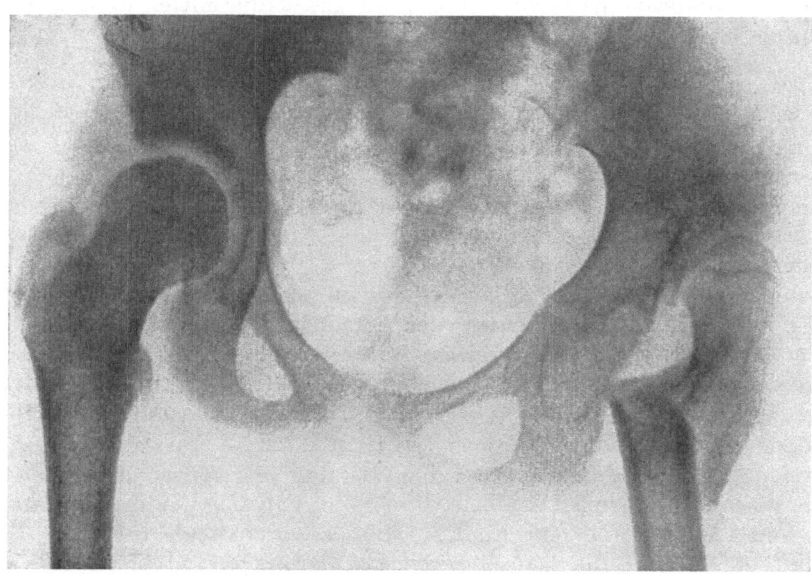

Abb. 283.   Veraltete Hüftluxation behandelt mit *Gabelung*. Die kurze Gabelzinke gegen den Pfannengrund gerichtet. Die lange Zinke (oberes Femurende) reitet auf der ersteren (LORENZ).

Was sie sagten, ist nicht zu bestreiten. Subtrochantere Osteotomien hatten, bevor LORENZ seine Gabelung beschrieb, andere Orthopäden schon längst ausgeführt. Es waren dabei auch Röntgenbilder entstanden, wie sie LORENZ jetzt als Resultate seiner Operation vorführt, und in den entsprechenden Fällen hatte die Osteotomie auch ebenso gute Resultate ergeben, wie dies LORENZ jetzt von seinen Operationen demonstriert. Aber ein Unterschied liegt doch vor. Die Osteotomien, welche schon HOFFA und nach ihm wohl alle anderen operierenden Orthopäden — ich auch — ausgeführt hatten, waren auf Grund ganz andere Überlegungen und mit ganz anderen Zielen ausgeführt worden. Wenn sie das ergaben, was LORENZ jetzt *zielbewußt* anstrebte, so waren es unbeabsichtigte, ja sogar gegen die Absicht entstandene Resultate gewesen. LORENZ *arbeitete nach einem bestimmten Plan und nach neu gesteckten Zielen.* Das ist etwas anderes, und die Operation trägt mit Recht den Namen LORENZ.

Auf einem anderen Weg als LORENZ habe ich selber versucht, bei veralteten Hüftverrenkungen Besserung der Funktion zu erreichen.

Ausgangspunkt wurde mir das Trendelenburgsche Phänomen. Ich habe oben beschrieben, daß bei der Abhebung des der Luxation gegenüberliegenden

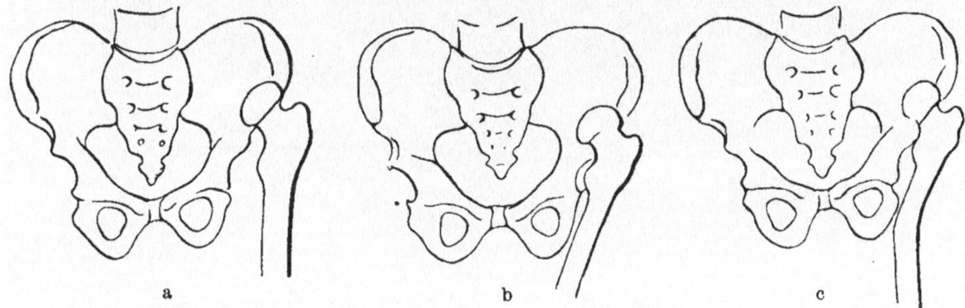

Abb. 284a—c. Schematische Darstellung des TRENDELENBURGschen Phänomens (a u. b) und der Wirkung der tiefen subtrochanteren Osteotomie (c).

Fußes vom Boden die zugehörige Beckenseite niedersinkt, bis der untere Beckenrand Anlage am Femur der luxierten Seite gewinnt, und daß erst danach die völlige Lösung und das Vorsetzen des Fußes im Schritt möglich wird. Ich sagte mir, daß dieser tote Gang der Bewegungsmaschine ausgeschaltet werden müßte, wenn man die *Verklemmung des unteren Beckenrandes gegen das Femur gleich an den Anfang des Schrittes* legt. Die Möglichkeit dazu gibt eine Abknickung des Femurschaftes in der Höhe des unteren Randes des Beckentrichters mit einem nach außen offenen Winkel von entsprechender Größe. Die Abb. 284a, b u. c illustrieren den Gedankengang, der mir vorschwebte. Abb. 284a zeigt die Stellung von Becken und des Femur bei Stand auf beiden Füßen, Abb. 284b das Absinken des Beckens bei Abhebung des gesunden Fußes vom Boden (Trendelenburgsches Phänomen). Abb. 284c bringt die Abknickung des Femur zur Anschauung, welche das Absinken des Beckens nach der gesunden Seite unmöglich macht. Eine Schwierigkeit bestand nur darin, den Knickwinkel genau einzustellen und bis zur Herstellung der festen Verheilung der Osteotomie zu erhalten. Diese Schwierigkeit überwand ich durch meine *Knochenbohrschrauben.* Diese Schrauben bohre ich beiderseits der Osteotomielinie ein. Ich lasse sie aus der wieder geschlossenen Wunde herausragen und finde in ihnen ein Mittel, den Winkel genau einzu stellen, den ich mir berechnet habe. Dadurch, daß ich die Bohrschrauben mit dem Gipsverband fest vereinige, halte ich diesen Winkel fest (s. Allg. Teil, S. 24).

Die *Resultate,* die mit der Lorenzschen Gabelung und die Resultate, welche mit der tiefen subtrochanteren Osteotomie gewonnen werden, dürften sich nicht allzusehr voneinander unterscheiden. Beiden Operationen ist eigen, daß sie, gut gelungen, das Trendelenburgsche Phänomen ausschalten, und daß sie die von der Luxation bedingte, unschöne Veränderung der Rumpflinien beseitigen.

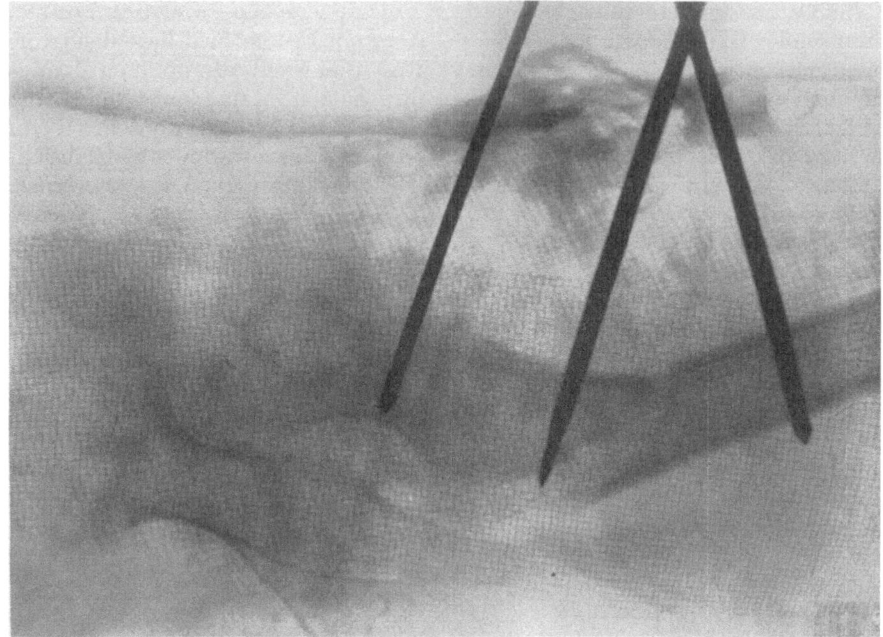

Abb. 286. Der Fall von Abb. 285 kurz nach Ausführung der tiefen subtrochanteren Osteotomie. Das Bild zeigt zwei Nägel im oberen, eine Bohrschraube im unteren Bruchstück. Nägel und Schrauben garantieren die richtige Winkeleinstellung und deren Erhaltung.

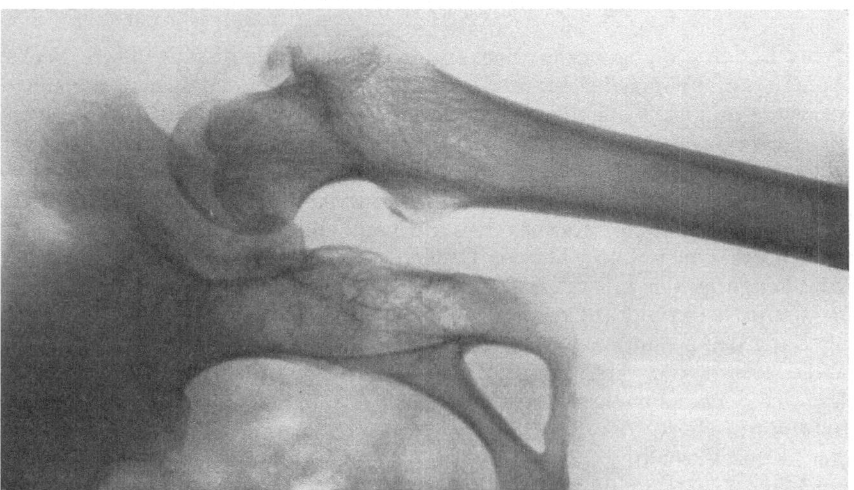

Abb. 285. Veraltete angeborene Luxation des Hüftgelenkes.

LORENZ hat auf dem Orthopädenkongreß in Graz durch Kinovorführungen, ich habe durch Krankenvorstellung auf dem Chirurgenkongreß und auf dem Orthopädenkongreß in Köln gezeigt, daß das Gangbild durch die Operation auch für das geschulte Auge fast normal werden *kann*. Nicht *alle* Fälle gelingen so gut, weder bei der einen, noch bei der anderen Operation.

Ein Vorteil meiner Operation scheint es zu sein, daß dieselbe keine Bewegungsbeschränkung desHüftgelenkes herbeiführt, während sich bei der Lorenzschen Gabelung eine Bewegungseinengung notwendig ergibt. Außerdem erzeugt die Gabelung eine Verkürzung des Femur, weil das distale Frakturende gegen das proximale verschoben wird. Bei der tiefen subtrochanteren Osteotomie entsteht keine reelle Verkürzung, sondern eine *funktionelle Verlängerung*, eben weil das Trendelenburgsche Phänomen, welches eine funktionelle Beinverkürzung bedeutet, zur Ausschaltung kommt. Die Tatsache, daß das Bein nach der Operation auf einmal länger ist, bildet für den Patienten immer eine große Überraschung. Eine Überraschung für den Arzt wird es auch, wenn das Bein, weil die Abknickung an der Osteotomiestelle zu stark gewählt wurde, zu lang geworden ist.

Den *Grad des herzustellenden Knickwinkels* bestimmt man am leichtesten mit Hilfe der Röntgenphotographie. Man läßt in möglichster Adduction der Hüfte eine Aufnahme machen und zeichnet an der Stelle, wo das Femur dem unteren Beckenrande am nächsten steht, nach abwärts eine der Körperachse parallele Linie ein. So erhält man die Stelle für die Osteotomie und den Knickwinkel, der sich dann an den Bohrschrauben mit Hilfe eines Transporteurs leicht einstellen läßt.

Die Bohrschrauben läßt man liegen, bis die Callusentwicklung so weit fortgeschritten ist, daß

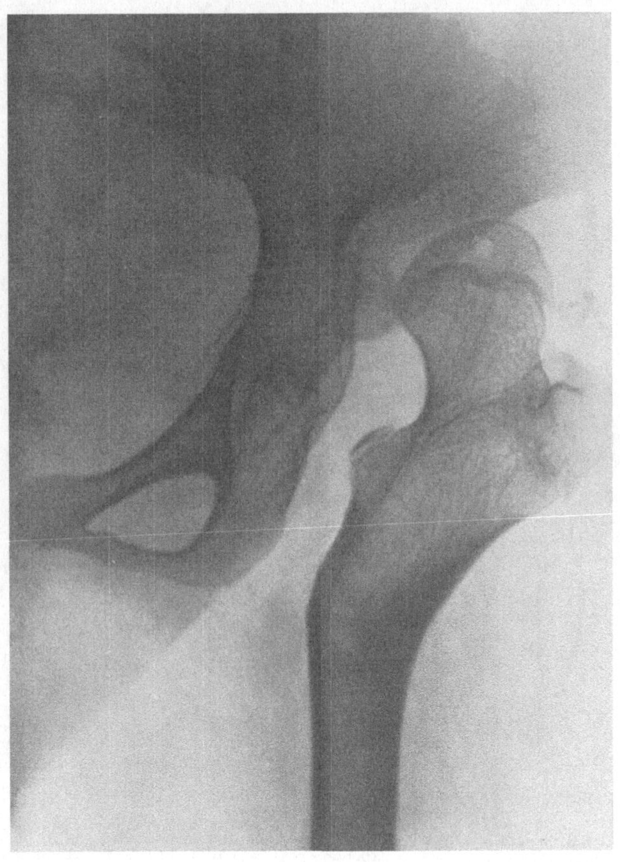

Abb. 287. Anatomisches Ergebnis der tiefen subtrochanteren Osteotomie.

sie entbehrt werden können (4—5 Wochen). Dann dreht man sie aus dem Gipsverband einfach heraus.

Da man bei diesen Operationen ziemlich lange fixieren muß, besteht die Gefahr, daß das festgestellte Knie versteift.

Um dem entgegenzuarbeiten, treibe ich 2—3 Wochen nach Ausführung der Osteotomie einen stumpfen Nagel oberhalb der Kniekondylen quer durch das Femur und verbinde dessen freie Enden mit dem Gipsverband. Danach kann der Unterschenkelteil des Gipsverbandes wegfallen. Das Knie kann bewegt werden, und einer Fixationsversteifung desselben wird vorgebeugt (s. Abb. 9).

Diese Prophylaxe der Fixationsversteifung des Kniegelenkes läßt sich natürlich auch bei zahlreichen anderen Fällen anwenden.

Noch eines muß angeführt werden. Wie bei jeder Adductionscontractur des Hüftgelenkes, bildet sich auch bei jeder lange bestehenden Hüftverrenkung ein Genu valgum aus. Das ist durch die Statik bedingt. Solange die Deformität besteht, fällt dieses Genu valgum, das eben ins Bild gehört, nicht auf. Es tritt aber kosmetisch und funktionell in Erscheinung, wenn die Hüftdeformität korrigiert wurde.

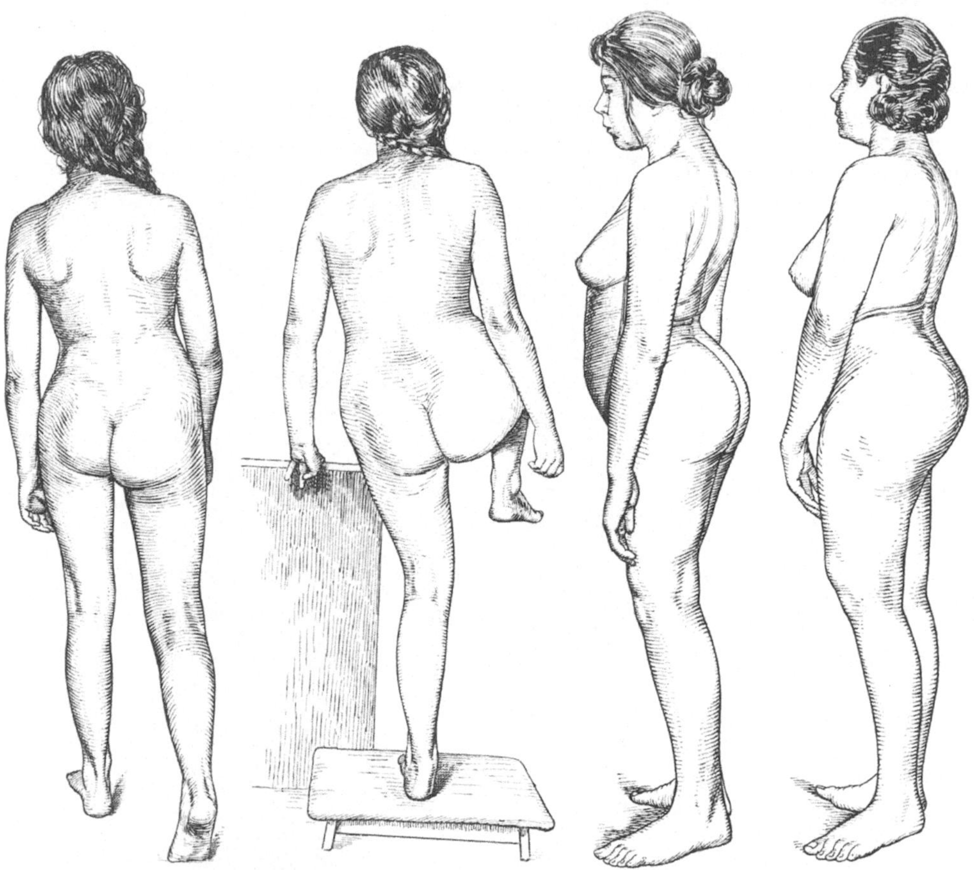

Abb. 288. Veraltete linksseitige angeborene Hüftverrenkung. TRENDELENBURGsches Phänomen.

Abb. 289. Nach der tiefen subtrochanteren Osteotomie ist das TRENDELENBURGsche Phänomen verschwunden.

Abb. 290. Veraltete doppelseitige angeborene Hüftverrenkung. Starke Vertiefung der Lendenlordose.

Abb. 291. Nach doppelseitiger tiefer subtrochanter Osteotomie ist die Rückenlinie annähernd normal.

Die Sache ist nicht schlimm. Denn wie das Genu valgum von der Statik bedingt entstanden ist, so verschwindet es auch wieder, wenn die Statik geändert wird. Nur ausnahmsweise braucht man zu operativer Korrektur zu greifen.

Überblickt man noch einmal das Kapitel von der angeborenen Hüftverrenkung, so kann man konstatieren, daß zwar eine restlose Lösung aller Fragen noch nicht erreicht ist, daß aber in der Zeit von etwa 40 Jahren außerordentliche Fortschritte gemacht worden sind, — Fortschritte, die auf anderen Gebieten der Medizin ihresgleichen suchen.

b) Verbrauchserkrankungen des Hüftgelenks.

Arthritis deformans. Malum senile coxae.
Arthritis tabitorum. Arthritis deformans juvenilis.
Perthessche Hüfterkrankung.

Ein so stark in Anspruch genommenes Gelenk, wie es das Hüftgelenk ist, wird mit der Zeit natürlich verbraucht. Es müssen mit den Jahren die Veränderungen entstehen, welche für das verbrauchte Gelenk charakteristisch sind.

Tatsächlich findet man beim verbrauchten Greis regelmäßig auch an den Hüften die Erscheinungen des Verbrauchs, nämlich eine *Arthritis deformans*. In dem Gesamtbild, welches der verbrauchte Greisenkörper bietet, treten die Veränderungen an der Hüfte aber nicht besonders hervor. Sie werden als selbstverständliche Alterserscheinungen hingenommen. Beachtung findet die Verbrauchserkrankung der Hüfte bei älteren Patienten nur, wenn sie aus dem gewohnten Verhältnis zu den übrigen Verbrauchserscheinungen des Körpers heraustritt, indem sie entweder sich abnorm früh entwickelt oder abnorm hohe Grade erreicht.

In solchem Fall treten auch Beschwerden auf, die im anderen Fall fehlen oder sich nur im allgemeinen Rahmen der Altersbeschwerden halten. Es entstehen *Schmerzen*, die sehr hohe Grade erreichen können, die besonders durch Anstrengung vermehrt werden. Das Gelenk stellt sich in *Adduction* und *Flexion*. Die Beweglichkeit vermindert sich.

Als Ursache der Beweglichkeitsbeschränkung findet sich einesteils die *muskuläre Fixation*, die sich bei allen schmerzhaften Erkrankungen des Hüftgelenks einstellt, andernteils finden sich Veränderungen der knöchernen Bestandteile des Gelenks.

Wie an anderen Gelenken, so kommt es auch an der Hüfte im Fall des Verbrauchs zur *Abschleifung* der aneinander arbeitenden Gelenkteile.

Der obere Kopfpol reibt sich ab. Der vorher kugelrunde Kopf wird walzenförmig. Die Walzenform wird noch mehr ausgeprägt durch die *Randwülste*, welche sich in der Kopf-Halsgrenze anbauen.

Die Pfanne erweist sich gewöhnlich widerstandsfähiger als der Kopf, sie kann sich aber durch Abschleifung nach oben erweitern. Öfter wird der Pfannenboden angegriffen, der durchschliffen werden kann. Der Pfannenboden wölbt sich dann in das Becken vor und sucht sich so den Angriffen des Kopfes zu entziehen.

Sehr frühzeitig treten Randwülste auf, die sich oben an den äußeren Pfannenrand ansetzen und die röntgenologisch charakteristische Bilder geben.

Die Randwülste an Kopf und Pfanne sind ihrem Wesen nach von den Abschleifungen zu trennen. Die Abschleifungen sind die Folgen des mechanischen Verbrauchs. Die Randwülste sind Produkte, welche der lebende Organismus hervorbringt, um sich gegen den Fortschritt des Gelenkverschleißes zu wehren. Die Randwülste verbreitern die aneinander arbeitenden Gelenkflächen. Die Verbreiterung bewirkt, daß die Flächeneinheit eine Verminderung der Arbeitsinanspruchnahme erfährt. Die Produktion der Randwülste verfolgt ganz dieselben Ziele wie die Produktion der Exostosen bei der Spondylitis deformans.

Das erste *objektive Symptom*, welches die Arthritis deformans der Hüfte erzeugt, ist die Verminderung der Abductionsfähigkeit des Gelenkes. Wenn man den Handgriff anwendet, der bei Besprechung der angeborenen Hüftverrenkung beschrieben und abgebildet worden ist (Abb. 258), so bringt man die verminderte Spreizfähigkeit der Beine sich und dem Patienten zur Darstellung. Die Verminderung der Abductionsfähigkeit erklärt sich aus dem Übergang des Kopfes aus der Kugel- in die Walzenform.

20*

Gehen den Abschleifungen des Kopfes nicht Anbildungen von Randwülsten parallel, wie man das besonders bei tabischen Erkrankungen beobachten kann, so entwickelt sich eine Art Schlottergelenk. Der Kopf, der die Pfanne nicht mehr voll ausfüllt, verschiebt sich unter groben Geräuschen in derselben.

Entwickeln sich die Randwülste luxurierend, dann entsteht rasch eine anatomisch bedingte Versteifung des Gelenkes. Das Gelenk wird mächtig verdickt. Man gewinnt nicht selten den Eindruck, als ob ein maligner Tumor anwachse. Wir haben das Bild des *Malum senile coxae.*

Wenn man die Arthritis deformans als Verbrauchskrankheit erklärt, so erhält man damit auch die Erklärung, daß für ihre Entstehung an der Hüfte wie an anderen Gelenken sich eine spezifische Krankheitsursache nicht finden läßt, und daß wir sie entstehen sehen im Anschluß an allerlei Einwirkungen, welche eine *abnorm hohe Inanspruchnahme* oder eine *Minderung der Leistungsfähigkeit* des Gelenks erzeugen. Abnorm hohe Inanspruchnahme ist die Ursache, daß bei Schwerarbeitern, daß in der Bauernbevölkerung die Arthritis deformans der Hüfte besonders häufig gefunden wird. Minderung der Leistungsfähigkeit ist die Ursache, wenn sich das Leiden nach einer Gelenkentzündung, bei einer lokalisierten Erkrankung des Hüftkopfes, nach Traumen, bei frühalternden Frauen, bei einer Tabes entwickelt.

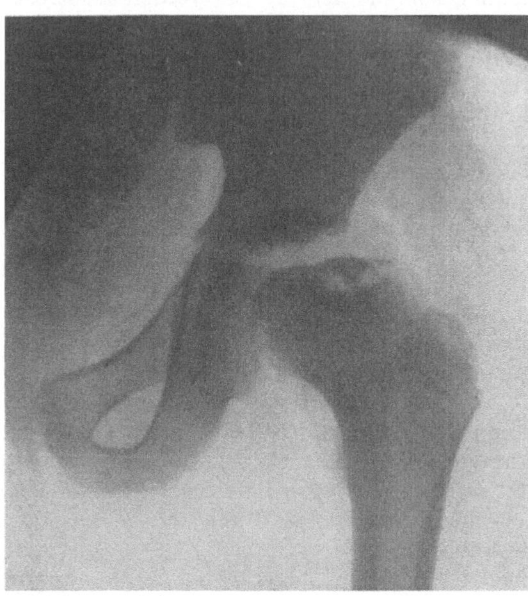

Abb. 292. PERTHESsche Erkrankung des Hüftgelenkes im Röntgenbild.

Freilich ist es nicht immer möglich, die Schädigung, die wir supponieren müssen, scharf zu kennzeichnen. Wie SCHMORL durch seine systematischen Untersuchungen an der Wirbelsäule eine Unmenge von bis dato unbekannten Erkrankungen nachgewiesen hat, die imstande sind, die Leistungsfähigkeit der Wirbelknochen zu schädigen, so gibt es ganz gewiß im Hüftkopf Analoges.

Besonders wenn sich bei jugendlichen Personen eine Arthritis deformans entwickelt, dürften solche noch unbekannte Erkrankungen in Wirksamkeit stehen.

Wenn ich die Perthessche Erkrankung des Hüftgelenkes an die Reihe anschließe, welche ich von Malum senile coxae bis zur Arthritis deformans juvenilis gebildet habe, so geschieht das erstens aus dem Bedürfnis, die Reihe weiter bis zu ihrem natürlichen Ende fortzusetzen, zweitens weil die Suche nach einer spezifischen Krankheitsursache bei der Perthesschen Erkrankung ebenso stecken geblieben ist, wie bei der Arthritis deformans, drittens weil bei der Perthesschen Krankheit immer wieder eine Minderwertigkeit des Hüftkopfes als ätiologisches Moment in Erscheinung tritt.

Die *Perthessche Erkrankung* des Hüftkopfes ist eine Erkrankung des Wachstumsalters. Es entwickelt sich langsam das Bild einer entzündlichen Affektion der Hüfte. Die Patienten klagen über Schmerzen, die nach den Knien zu ausstrahlen. Die Schmerzen steigern sich durch längeres Gehen. Es stellt sich ein deutliches Hüfthinken ein. Wir finden bei stärkerer Entwicklung der Beschwerden die Hüfte muskulär fixiert, wie bei einer tuberkulösen Coxitis. Bei leichten Fällen finden wir nur eine Bewegungsbehinderung in Abductionsrichtung.

Außerordentlich charakteristisch ist das Röntgenbild. Es zeigt eine Abplattung des Kopfes von oben (Abb. 292). Es zeigt weiter einen von obenher fortschreitenden Zerfall des Kopfschattens. Aus dem Kopfschatten lösen sich einzelne Partien ab, die nicht selten eine keilförmige Gestalt haben. Geht der Prozeß weit genug, so zeigt das Röntgenbild zwischen Kopf und Pfanne eine breite Lücke (Abb. 279). Bei genügend fortgesetzter Beobachtung sieht man diese Lücke sich wieder ausfüllen. Der Kopf kann seine normale Rundung wieder gewinnen. Meist bleibt eine Abplattung des oberen Kopfpoles bestehen, sehr häufig auch eine Deformierung des Schenkelhalses (s. Abbildung 293).

Die anatomischen Untersuchungen, die wir besonders AXHAUSEN verdanken, weisen in dem Trümmergebiet, welches das Röntgenbild zeigt, Nekrosen des Knochens nach. Der nekrotische Knochen wird aufgezehrt und durch neugebildeten substituiert. Ähnliche Nekrosen hat AXHAUSEN auch bei der echten Arthritis deformans nachgewiesen. Er führt sie auf Embolien zurück und sieht in denselben hier wie da die Krankheits*ursache*. Mir scheint es wahrscheinlicher,

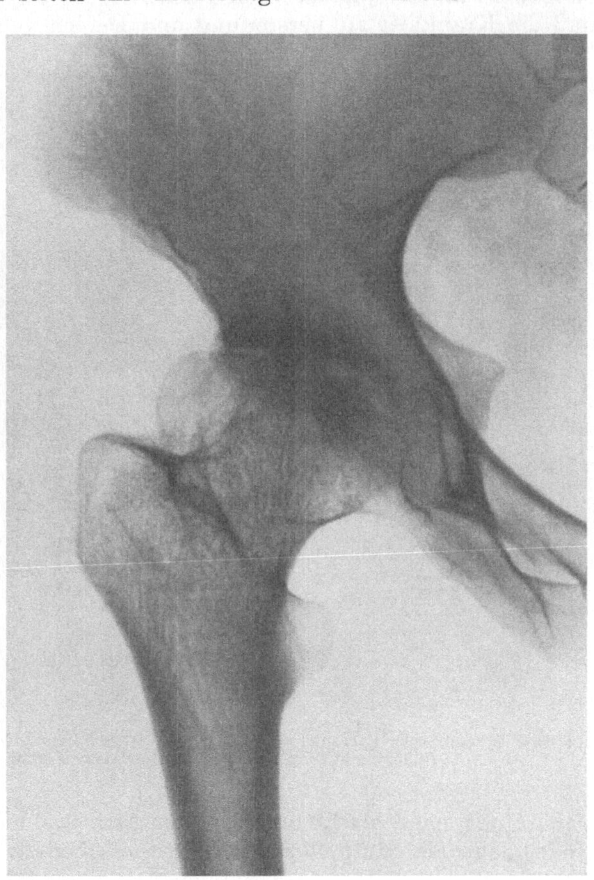

Abb. 293. Mit Abplattung des Kopfes ausgeheilte PERTHESsche Erkrankung des Hüftgelenkes.

daß es sich um Krankheits*folgen* handelt. Es fehlt, wenn man in den Embolien und Nekrosen die Krankheits*ursache* erblickt, die Erklärung dafür, daß sich dieselben immer wieder auf die *eine* Stelle lokalisieren. Bei der von mir gemachten Hypothese gibt sich die Erklärung für die Lokalisation des Krankheitsherdes. *Die Nekrosen finden sich stets zuerst auf der Höhe des Kopfpoles, also dort, wo der Arbeitsdruck auf den Hüftkopf übertragen wird.* Ist überhaupt eine Schädigung des Kopfes durch den Arbeitsdruck möglich, so muß sie sich dort zuerst geltend machen. Man versteht bei dieser Erklärung auch, daß das Röntgenbild bei Perthesscher Erkrankung des Hüftkopfes nicht selten Unregelmäßigkeiten der oberen Pfannenpartien aufweist. Offenbar spielt da in der Pfanne derselbe Prozeß wie im Kopf (s. Abb. 294).

Die *praktische Bedeutung* der Verbrauchserkrankung der Hüfte ist Null, wenn sie sich in einem allgemein verbrauchten Körper findet und im Niveau der übrigen Verbrauchserscheinungen hält. Ein ausgesprochenes Malum senile coxae bedeutet auch für den Hochbetagten eine ernste Krankheit durch die Schmerzen, die es bereitet, vor allem aber durch die Gehbehinderung, die nicht selten so hochgradig wird, daß der Patient an den Stuhl gefesselt ist. Je jünger der Patient, je frischer er im allgemeinen noch ist, um so höher ist die Erkrankung zu bewerten. Bei jugendlichen Patienten ist besonders in Betracht zu ziehen, daß die Krankheit zu Versteifung und Deformstellung des Gelenkes führt. Die

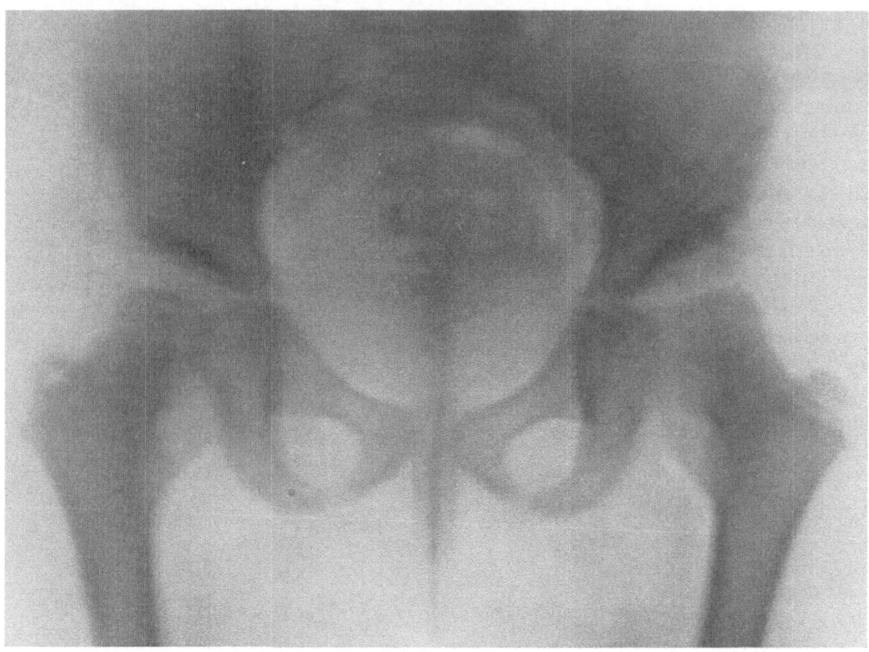

Abb. 294. Perthessche Erkrankung des rechten Hüftgelenkes, nach unblutiger Einrenkung entwickelt. Das Röntgenbild zeigt an der Pfanne stärkere Veränderungen als am Kopf.

Versteifung spielt als Endausgang der Arthritis deformans juvenilis eine größere Rolle, denn als Endprodukt der Perthesschen Erkrankung.

Behandlung.

Wenn es überhaupt Verbrauchserkrankungen des Hüftgelenkes gibt, dann muß die Therapie derselben geführt werden in zwei Richtungen, und diese heißen: *Herabsetzung der Arbeitsinanspruchnahme* und *Steigerung der Leistungsfähigkeit* des Gelenkes.

Nach diesem Gesichtspunkte haben wir schon die *Prophylaxe* zu orientieren. *Es ist unbedingt ein Fehler, wenn man ein Hüftgelenk, welches von Haus aus minderwertig ist, oder das durch irgendeine Schädigung eine Beeinträchtigung seiner Leistungsfähigkeit erhalten hat, einer Übungstherapie unterzieht.* Man kräftigt damit nicht das Gelenk, man hebt nicht seine Leistungsfähigkeit, sondern man erschöpft den geminderten Vorrat seiner Kraft und führt das Gelenk zur Verbrauchskrankheit, die man durch eine Schonungsbehandlung verhüten kann. Genau so ist es bei der Behandlung der entwickelten Erkrankung.

Schon ehe man das Wesen der Hüfterkrankungen, welche hier als Verbrauchskrankheiten zusammengefaßt sind, erkannt hatte, hat praktische Erfahrung
gelehrt, daß dieselben auf Übungstherapie schlecht reagieren, daß Schonung,
besonders Entlastung auf dieselben günstig wirkt. Schon HOFFA behandelte die
Arthritis deformans coxae mit *Entlastung durch Schienenhülsenapparate.* Der
Schienenhülsenapparat wird für die Behandlung der tabischen Gelenkerkrankungen von allen Orthopäden benutzt. Schonung und Entlastung sind in der Behandlung der Perthesschen Erkrankung erfahrungsgemäß die wichtigsten therapeutischen Maßnahmen.

Gerade die gleichmäßige Wirkung derselben Behandlungsmaßnahmen bei
anatomisch zu unterscheidenden Erkrankungen ist ein Band, welches dieselben
zusammenfaßt, und welches ihre Zusammenfassung unter den Begriff der Verbrauchserkrankung nicht nur rechtfertigt, sondern verlangt.

Die Durchführung der Schonungsbehandlung ist nach der Lage der einzelnen
Fälle zu variieren. Für leichte Erkrankungen, in deren Ätiologie gesteigerte
Inanspruchnahme eine ausschlaggebende Rolle spielt, genügt es, wenn wir das
ursächliche Moment ausschalten und eine *Ruhekur mit Extension* durchführen.
Ich pflege 4 Wochen Bettruhe mit Extensionsverband zu verordnen und lasse
dann die Extension nachts mit Hilfe einer Streckgamasche fortsetzen. Handelt
es sich um eine ernstere Erkrankung und liegt das auslösende Moment in einer
Schädigung der Leistungsfähigkeit des Gelenkes, so muß zum *entlastenden
Schienenhülsenapparat* gegriffen werden. Den Apparat muß man lange tragen
lassen. Man darf ihn erst, wenn alle Reizerscheinungen völlig geschwunden sind,
und nur ganz allmählich entziehen. Auf diese Weise bringt man das Gelenk
wieder dazu, daß es seine Arbeit leisten kann, ohne dadurch geschädigt zu werden.
Man braucht keine Sorge zu haben, daß man durch den Stützapparat das Gelenk
der Arbeit entwöhnt. Wie überall, wo wir mit Stützapparaten arbeiten, so sieht
man auch hier, daß der Patient, nachdem er den Gebrauch des Apparates erlernt
hat, diesen eine Zeitlang nicht entbehren kann, daß er ihn aber später ganz
von allein wieder ablegt. Die Zeit, in welcher der Patient nicht ohne Apparat
sein kann, zeigt, wie stützbedürftig das Gelenk tatsächlich ist. Das spon-
tane Wiederablegen des Apparates ist der Ausdruck der Wiedergenesung des
Gelenkes.

Von den Mitteln, welche wir zur Steigerung der Leistungsfähigkeit des
Gelenkes anwenden können, ist in erster Linie zu nennen die *Massage.* Massage
des ganzen Beines mit besonderer Bearbeitung der Hüftmuskulatur wird von
den Patienten regelmäßig wohltuend empfunden. Hydro-therapeutische Anwendungen besonders in Form von Prießnitzumschlägen ebenso. Mit *Diathermie*
muß man insofern vorsichtig sein, als ihrer Anwendung eine ausgiebige Ruhe
folgen muß. Das durchwärmte und stark durchblutete Gelenk ist besonders
empfindlich.

Radioaktive Bäder (Gastein, Landeck, Brambach, Pistyan u. dgl.) wirken
dadurch, daß sie die allgemeine Vitalität und damit auch die Leistungsfähigkeit
der Gelenke heben. Lokale Anwendungen von Fango u. dgl. außerhalb der
Kurorte sind weniger wirksam.

Die moderne *Reizkörpertherapie* gibt häufig gute Resultate, wenn man sie
mit einer Ruhe- und Extensionskur verbindet. Ich pflege kombiniert Caseosan
und Sanathrit zu benutzen, und gebe eine Serie von 12 Einspritzungen innerhalb
4 Wochen. Es wird mit geringster Dosis begonnen und bis zu einer kräftigen
Reaktion gesteigert, dann die Dosis so eingestellt, daß eben eine Reaktion eintritt.

Die Reizkörpertherapie verwende ich nur bei älteren Patienten mit reiner
Arthritis deformans.

Operative Maßnahmen können aus drei Gründen indiziert sein. Wenn eine *Falschstellung* des Hüftgelenkes eine relative Erhöhung seiner Arbeitsinanspruchnahme bedeutet und zur Verbrauchserkrankung führt, so ist die Korrektur der Hüftdeformität indiziert. Finden sich am Kopf*pol* lokalisierte Veränderungen, während man annehmen kann, daß der übrige Kopf gut erhalten ist, so kann man versuchen, durch eine Stellungsänderung des Kopfes die Stelle der Arbeitsübertragung auf einen leistungsfähigeren Teil zu verlegen. In solchem Fall führe ich eine hohe *subtrochantere Osteotomie* wie bei einer Coxa vara aus.

Endlich ist die *Resektion* des Hüftgelenkes indiziert, wenn so schwere Veränderungen entstanden sind, daß keine Aussicht besteht, durch eine konservative Behandlung ein einigermaßen gebrauchsfähiges Gelenk zu erreichen. Dabei können Rücksichten auf die wirtschaftliche Lage des Patienten von ausschlaggebender Bedeutung werden.

Von der Behandlung der eigentlichen Verbrauchserkrankung des Hüftgelenkes ist die Behandlung ihrer *Folgezustände* zu trennen. Wenn eine Arthritis deformans zu einer *Versteifung* des Gelenkes führt, wenn eine Perthessche Erkrankung zu einer *Deformierung* des Hüftkopfes, so gehen daraus für den Patienten Schädigungen hervor, die gleichwertigen Schädigungen aus anderen Ursachen gleichzusetzen sind. Die Behandlung dieser Fälle hat nichts Spezifisches. Sie sind ebenso zu behandeln wie Versteifungen und Deformitäten des Hüftgelenkes aus anderer Ursache. Die Rücksichten, die dabei wegen der Ätiologie zu nehmen sind, ergeben sich aus dem Gesagten.

c) Statische Insuffizienzerkrankung des Hüftgelenkes.

Zwischen Verbrauchserkrankungen und statischen Insuffizienzerkrankungen des Hüftgelenkes ist keine scharfe Grenze zu ziehen. *Ein verbrauchskrankes Hüftgelenk ist statisch minderwertig und ein statisch insuffizientes Gelenk unterliegt vorzeitigem Verbrauch.* Es laufen die Krankheitsbilder, besonders was subjektive Beschwerden und was Therapie anbetrifft, vielfach ineinander. Trotzdem ist es zweckmäßig, sie auseinander zu halten, weil doch Verschiedenheiten vorhanden sind. Ganz besonders machen sich diese Verschiedenheiten in den anatomischen Veränderungen geltend. Während bei der Verbrauchskrankheit in erster Linie Veränderungen entstehen, welche die Gelenkbewegung als ursächliches Moment verraten, z. B. die Schleifspuren der Arthritis deformans, sehen wir bei den statischen Insuffizienzerkrankungen Veränderungen entstehen, welche aus dem Spiel von Tragkraft und Belastung hervorgehen, z. B. Verbiegung des Schenkelhalses. Die Verbrauchskrankheiten machen ihre ersten anatomischen Erscheinungen an den Gelenkflächen, die Insuffizienzerkrankungen deformieren die knöchernen Konstituentien des Gelenkes.

Die Perthessche Erkrankung will sich dieser Scheidung nicht recht fügen. Wir haben sie zu den Verbrauchskrankheiten gestellt. Man kann sie ebenso und vielleicht sogar richtiger unter die Insuffizienzerkrankungen einreihen oder beiden zuzählen. Sie belegt, was eben gesagt worden ist, nämlich, daß eine absolut scharfe Scheidung nicht möglich ist.

Statische Insuffizienzerkrankungen *müssen* an der Hüfte vorkommen, weil die Hüfte statisch in Anspruch genommen wird und weil die statische Inanspruchnahme derselben über die Norm steigen, ebenso die statische Leistungsfähigkeit unter die Norm sinken kann. Der Verlauf der Erkrankung muß dem allgemeinen Schema entsprechen. Sie muß mit einem Stadium des reinen Insuffizienzzustandes beginnen. Es müssen nach kürzerer oder längerer Zeit zu den für dieses Stadium charakteristischen Symptomen anatomische Veränderungen hinzutreten, welche sich als Produkte des Wirkens mechanischer Kräfte erklären lassen. Schließlich müssen, wenn sich das statische Belastungsgleichgewicht wieder herstellt, die Insuffizienzsymptome ausfallen. Wir müssen dann Fälle zur Beobachtung bekommen, wo wir die durch Überlastung bedingte Deformität *ohne* Insuffizienzsymptome vor uns haben. Die Störungen, welche die Deformität an sich verursacht, sind von den Insuffizienzbeschwerden prinzipiell zu scheiden.

Wenn man nach Fällen sucht, die den hier gezeichneten Rahmen ausfüllen, so sind sehr leicht Vertreter der zweiten und der dritten Gruppe gefunden. Ich verweise auf die Coxa vara, die man mit und ohne Schmerzen antrifft. Findet man sie mit Schmerzen, so gehört der Fall in die zweite Gruppe, findet man sie ohne, so in die dritte. In die erste Gruppe gehören Fälle, bei denen wir die Reizsymptome an der Hüfte antreffen wie bei einer schmerzenden Coxa vara, aber eine Deformität vermissen.

Ich will da einen Fall anführen, der mir besonders lehrreich gewesen ist. Als ich noch Assistent von HOFFA war, sah ich einen Bauernknaben von etwa 14 Jahren, der wegen Hüftschmerzen zu uns kam. An der Hüfte, über die der Knabe klagte, konnten wir nichts Krankhaftes nachweisen. Dagegen fand sich die andere Hüfte stark deformiert. HOFFA erklärte die Deformierung — die Coxa vara war noch nicht bekannt — als coxitische Deformität. Er nahm an, daß der Patient aus Dummheit die falsche Hüfte als Sitz seiner Beschwerden angab. Es wurde um die deformierte Hüfte ein Gipsverband gelegt und wir sahen unsere Annahme bestätigt, als unter diesem Verband die Schmerzen verschwanden. Dieser Patient hatte eine Coxa vara. Das Belastungsmißverhältnis, welches die Deformität einst erzeugt hatte, war aber wieder verschwunden und es war zur Zeit der Beobachtung nur die anatomische Formveränderung vorhanden, aber keine Insuffizienzbeschwerden. Dafür war die andere Hüfte aus dem Belastungsgleichgewicht gekommen. Die Schmerzen, über welche der Knabe klagte, waren Insuffizienzbeschwerden. Sie schwanden, als der Patient mit dem Gipsverband um das andere Bein ins Bett gelegt wurde, weil die Belastung ausfiel. Wir hatten also in diesem Fall das dritte und das erste Stadium der Insuffizienzerkrankung an den beiden Hüften eines Patienten.

Ich habe solche Fälle späterhin noch mehr und mit Bewußtsein beobachtet.

Fälle, welche nur das erste Stadium vertreten, kommen in der orthopädischen Praxis nicht gerade sehr häufig, aber regelmäßig vor. Ich habe sie als *Anfangsstadien der Coxa vara* vor langer Zeit beschrieben.

Es handelt sich um Kinder und jugendliche Personen, welche über Hüftschmerzen klagen, und welche zuerst nach längerem Gehen, dann aber ständig hinken. Man findet einen leichten Reizzustand der Hüfte, wie im allerersten Stadium einer Coxitis. Die Schmerzen können sehr lebhaft werden, es kann sich eine ausgesprochene muskuläre Fixation des Hüftgelenkes entwickeln.

Röntgenologisch findet man nichts.

Man kann die Fälle von einer beginnenden tuberkulösen Coxitis zuerst überhaupt nicht unterscheiden. Erst die Beobachtung zeigt, ob es sich um eine statische Insuffizienzerkrankung oder um eine Tuberkulose handelt. Im ersten Fall entwickelt sich eine Belastungsdeformierung der Hüfte, oder der Fall erweist seinen Charakter dadurch, daß unter einer Entlastungsbehandlung die Beschwerden rasch verschwinden. Die tuberkulöse Erkrankung geht ihren Weg weiter. Die Ähnlichkeit der Krankheitsbilder ist der Grund dafür, daß man die Insuffizienzerkrankungen, solange man sie nicht kennt, gewöhnlich als tuberkulöse Coxitis anspricht. Man sieht seine Diagnose bestätigt, wenn unter der Coxitisbehandlung Heilung eintritt. Das günstige Resultat ist aber tatsächlich ein Zufallstreffer.

Die Coxitis behandeln wir mit *Entlastung*. Die Entlastung ist für ein insuffizientes Gelenk noch wirksamer wie für ein tuberkulöses.

Seitdem ich die *Insufficientia coxae* kenne, sind in meiner Praxis die Fälle von tuberkulöser Coxitis sehr viel seltener geworden. Ich beurteile sie auch prognostisch nicht mehr so günstig als vordem.

Die schönen Resultate der konservativ-ambulanten Coxitisbehandlung, auf die ich früher ebenso stolz war wie andere Orthopäden, sind nicht an tuberkulösen Erkrankungen der Hüfte, sondern an statischen Insuffizienzerkrankungen erzielt worden.

Runden wir das über unser Krankheitsbild Gesagte ab, so ist nachzuholen, daß als auslösende Ursache für statische Insuffizienzerkrankungen der Hüfte Berufsarbeit in Frage kommt. Bauernkinder, die vorzeitig zu schwerer Arbeit herangezogen werden, jugendliche Arbeiter auch wieder besonders in der Landwirtschaft erkranken recht häufig. Die Coxa vara statica ist als *Bauern*krankheit ja besonders beschrieben.

Auf dem Weg über die Minderung der Tragfähigkeit lösen die Insufficientia coxae aus sowohl Allgemeinerkrankungen des Knochens wie lokalisierte. Die Hüftschmerzen, über welche an *Osteomalacie* Leidende häufig ganz besonders klagen, sind Insuffizienzschmerzen. Ebenso war es bei der *Hungerosteopathie*, und wenn die kleinen Rachitiker genauer schildern könnten, wo ihnen die Beinchen bei längerem Gehen weh tun, dann würden wir gewiß auch oft genug die Hüfte als Sitz der Schmerzen erkennen und eine Insufficientia coxae rachitica diagnostizieren können. Als lokale Erkrankung kommt *angeborene Minderwertigkeit* des Hüftgelenks in Frage. Wenn bei einer einseitigen angeborenen Hüftverrenkung das nicht verrenkte Gelenk an einem Perthes erkrankt, dann haben wir diese Ätiologie. Ohne Zwang schließen sich daran die Fälle, wo die Perthessche Erkrankung als Nachkrankheit nach Reposition einer Luxation auftritt, und es schließen sich an alle die Fälle von Späterkrankung der eingerenkten angeborenen Hüftverrenkung, die wir oben beschrieben haben.

Von erworbenen Schädigungen sind besonders die aus *Traumen* hervorgehenden zu nennen. Genau so wie Traumen Anlaß werden zu Verbrauchserkrankungen, werden sie auch Anlaß zu Insuffizienzerkrankungen der Hüfte. Ebenso können hier wie dort sehr *geringe* Traumen zur Auslösung der Krankheit führen, und ebenso kann unzweckmäßige Behandlung eine zunächst geringe Schädigung hoch aufzüchten.

Das Stadium der reinen Insuffizienz kann sich lang ausziehen. Es kann dabei mit und ohne Behandlung Heilung eintreten, ohne daß überhaupt eine Deformität entsteht. Es kann aber auch die Deformierung sich so frühzeitig einstellen, daß das Stadium der reinen Insuffizienz nicht zur Beobachtung kommt.

Die entstehenden Deformitäten haben gemeinsam, daß sich ihre Formen durch einen in der Belastungsrichtung wirkenden Druck erklären lassen. Die *klassische Insuffizienzdeformität der Hüfte ist die Coxa vara.* Varianten der Coxa vara sind die Verbildungen des Hüftkopfes, welche wir besonders als Späterkrankung der eingerenkten angeborenen Hüftverrenkung sehen, und die Pfannenerweiterung, die man gelegentlich ebenso beobachtet.

Die praktische Bedeutung der Insuffizienzerkrankungen der Hüfte wird von zwei Momenten bedingt, erstens von der Höhe, welche die Insuffizienzsymptome erreichen, und zweitens von der Höhe der evtl. entstehenden Deformität. Die Insuffizienzschmerzen können so hochgradig werden, daß der Gebrauch des Gelenks für lange Zeit unmöglich ist. Die Deformierungen beeinträchtigen das Gangbild dadurch, daß sie Hinken bedingen. Sie können störend wirken, dadurch, daß sie das Bewegungsfeld beschränken und verlagern. Eine sehr zu beachtende Wirkung besteht darin, daß sie die statische Leistungsfähigkeit des Gelenkes beeinträchtigen. Ein Hüftgelenk mit einer Coxa vara ist weniger leistungsfähig als ein gleiches mit richtig gestelltem Schenkelhals. Auf diese Weise kann die Belastungsdeformität wieder Ursache einer Insuffizienzerkrankung werden. Es kann ein Circulus vitiosus entstehen, zu dessen Zerreißung die Korrektur der Deformität notwendig ist.

Für die *Behandlung* kommt es darauf an, in welchem Stadium die Erkrankung steht. Beim reinen Insuffizienzfall haben wir nur die Herstellung des Belastungsgleichgewichtes zur Aufgabe. Bei Kombinationen von Insuffizienzsymptomen und Deformität haben wir neben dieser Aufgabe die Korrektur der Deformität herbeizuführen. Die Korrektur ist das einzige Ziel der Behandlung, wenn die Deformität ohne Insuffizienzsymptome zur Beobachtung kommt.

In praxi gestaltet sich die Sache so, daß man eine Schonungs- und Kräftigungskur genau mit den Mitteln, wie bei einer Verbrauchskrankheit ansetzt, wenn man eine reine Insufficientia coxae zu behandeln hat, oder wenn die anatomischen Veränderungen so gering sind, daß von ihnen beachtliche Funktionsstörungen nicht ausgehen. Haben wir ein Kombinationsbild, in dem neben Insuffizienzbeschwerden eine funktionstörende Deformierung besteht, so beginnen wir die Behandlung mit der Korrektur der Deformität und legen die Behandlung der Insuffizienz mit der Nachbehandlung der Korrektur zusammen. Auch in den Fällen des dritten Stadiums, wo wir also nur Deformität und keine Insuffizienzsymptome haben, schließen wir an die Korrektur eine solche Nachbehandlung an, weil die Gefahr besteht, daß der Eingriff, welchen die Korrektur erfordert, die Tragkraft des Gelenkes wieder schädigt und zum Wiederaufflackern der Insuffizienzerkrankung führt .

Die Eingriffe, welche wir zur Ausführung notwendig werdender Korrekturen vornehmen, haben nichts Spezifisches, d. h. wir korrigieren eine aus einer statischen Insuffizienzerkrankung hervorgegangene Hüftdeformität genau mit denselben Mittel, wie eine gleichsinnige und gleichschwere Deformität, die aus anderen Ursachen entstanden ist. Wir haben diese Eingriffe schon zum Teil beschrieben bei der Besprechung der Nacherkrankungen der eingerenkten angeborenen Hüftverrenkung, wir werden sie weiter beschreiben unter den Kapiteln Coxa vara und Coxitische Deformität.

d) Coxa vara.

Als *Coxa vara* bezeichnen wir jede Deformierung des coxalen Femurendes, bei welcher der Winkel, den die Achse des Schenkelhalses mit der Achse des Femurschaftes bildet, kleiner als normal ist. Dabei ist es nicht nötig, daß die Abbiegung gerade an der Verbindungsstelle von Schenkelschaft und Schenkel-

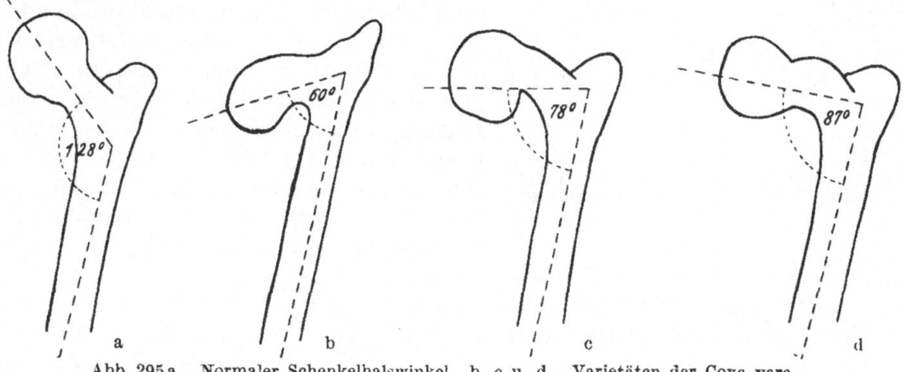

Abb. 295 a. Normaler Schenkelhalswinkel. b, c u. d. Varietäten der Coxa vara.

hals liegt. Auch eine Abwärtsbiegung im Schenkelhals selber und eine Abbiegung des Kopfes gegen den Hals gibt eine Coxa vara. Abb. 295a—d.

Von einer *funktionellen* Coxa vara sprechen wir, wenn durch eine Deformierung des Oberschenkels der Schenkelhals, der an sich mit richtigem Winkel an den Oberschenkel angesetzt ist, beim Auftreten auf das Bein in eine der Horizontalen mehr oder weniger genäherte Richtung eingestellt wird. Das kommt besonders vor bei fehlerhaft geheilten subtrochanteren Frakturen und bei rachitischen Verbiegungen des Oberschenkels,

Der Grad der Deformierung kann sehr verschieden sein. Die schwersten Deformitäten sieht man bei der angeborenen Coxa vara anwachsen.

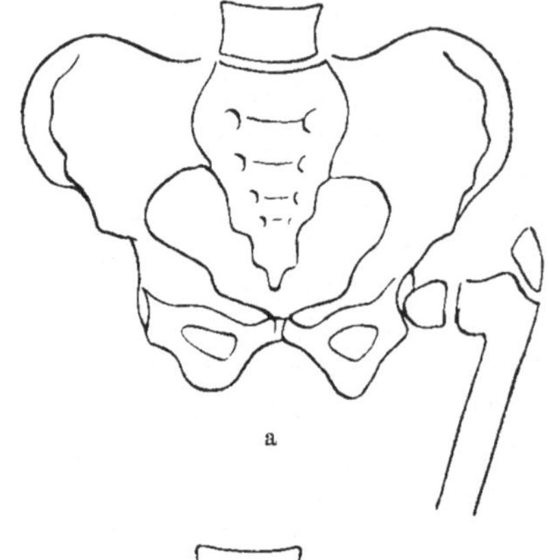

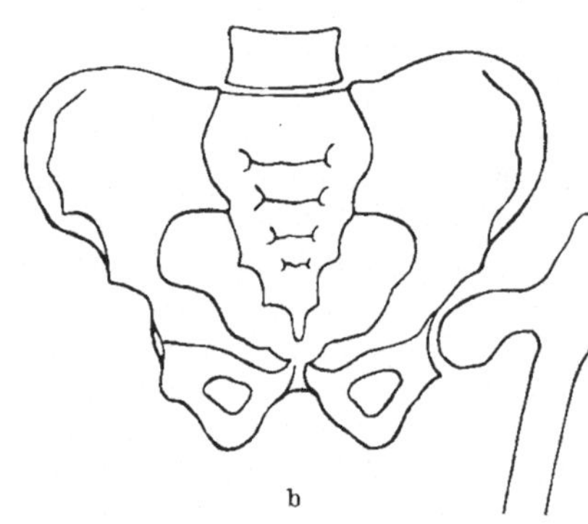

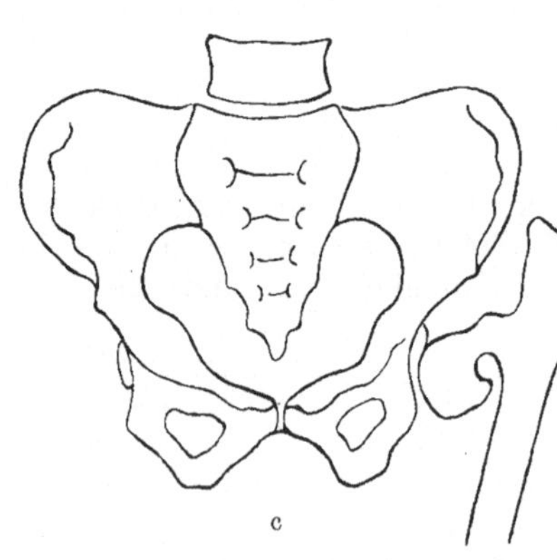

Abb. 296a—c. Die Skizzen illustrieren das Fortschreiten der Deformierung bei angeborener Coxa vara.

Die angeborene Coxa vara.

ist eine nicht häufige, aber doch auch nicht übermäßig seltene Deformität, die sich nicht nur durch ihre Ätiologie von der erworbenen Coxa vara unterscheidet, und die in der Praxis zunächst deshalb Beachtung verdient, weil sie leicht mit einer angeborenen Hüftverrenkung verwechselt werden kann.

Die *Erscheinungen*, welche eine angeborene Coxa vara macht, sind den von der Verrenkung erzeugten sehr ähnlich. Wenn das Kind anfängt zu gehen, zeigt sich ein Gangbild, von dem man zunächst nicht recht weiß, ob es normal ist oder nicht. Allmählich entwickelt sich aber ein deutliches Hinken oder Watscheln, das genau so aussieht wie bei der Luxation.

Untersucht man, so findet man auch alles ebenso wie dort. Nur wenn man unterhalb des Leistenbandes gegen das Hüftgelenk eindrückt, kommt man nicht in einen leeren Raum wie bei der Luxation, sondern man trifft auf den harten Widerstand des in der Pfanne stehenden Kopfes. Stellt man den Oberschenkel in Adduction und Beugung und streicht man an seiner Außenfläche herauf bis über die Spitze des Trochanters, so findet man dafür oberhalb des Trochanters nicht die zweite dem Trochanter ähnliche, harte Rundung, als welche sich bei der Luxation dort der Kopf nachweisen läßt.

Das *Röntgenbild* ist sehr charakteristisch (Abb. 300). Man findet den Schenkelhalswinkel zwar nicht stark, aber deutlich vermindert, und quer durch den Schenkelhals sieht man von oben nach unten eine helle Linie ziehen, die aussieht wie eine Epiphysenfuge. Was diese Linie eigentlich bedeutet, ist noch nicht vollständig geklärt. Es fehlen anatomische Untersuchungen.

Unzweifelhaft ist es, daß mitten durch den Schenkelhals quer eine Zone zieht, durch welche die normale Knochenstruktur nicht hindurchläuft. *Diese Zone ist eine statisch sehr minderwertige Stelle.* Unter dem Druck der Körperlast wird der Kopf in dieser Zone nach abwärts geschoben, oder, was vielleicht richtiger ist zu sagen, der Trochanterteil wird nach oben gepreßt. Die Skizzen 296a—c sollen den Entwicklungsgang der Deformität vom Früh- zum Spätstadium illustrieren. Der Zusammenhang des Kopfteiles mit dem Schaftteil lockert sich bei dieser Entwicklung immer mehr. Mit einem leichten Meißelschlag kann man beide vollständig voneinander trennen, schließlich kann man den Kopf entfernen, selbst ohne daß man ihn scharf vom Schenkelhals abtrennen muß.

Das Leiden führt im Laufe der Jahre zu einer immer gewichtigeren *Funktionsstörung.* Das geringe Hinken, welches in der ersten Jugend bestand, wird stärker und stärker, es treten Schmerzen auf und die Beweglichkeit des Gelenkes vermindert sich in hohem Grade.

Durch eine frühzeitig einsetzende *Behandlung* kann volle Heilung erzielt werden, in späteren Stadien wesentliche Funktionsbesserung. Wie die Behandlung zu führen ist, wollen wir im Zusammenhang mit der Behandlung der nicht angeborenen Coxa· vara besprechen.

Im postfetalen Leben erworbene Coxa vara.

Die Coxa vara ist eine Deformität, welche erst seit verhältnismäßig kurzer Zeit als eine regelmäßig, ja sogar häufig vorkommende Deformität erkannt ist.

Es zogen zuerst die im *Adolescentenalter* als statische Belastungsdeformitäten entstehenden Fälle die Aufmerksamkeit auf sich. Sie gelten auch heute noch als die Coxa vara im engeren Sinne. Wenn man von Coxa vara schlechtweg spricht, so hat man die *Coxa vara adolescentium* im Auge. Es hat Berechtigung, diese Fälle von den übrigen abzugrenzen. Wenn auch in anderen Lebensperioden der Schenkelhals durch

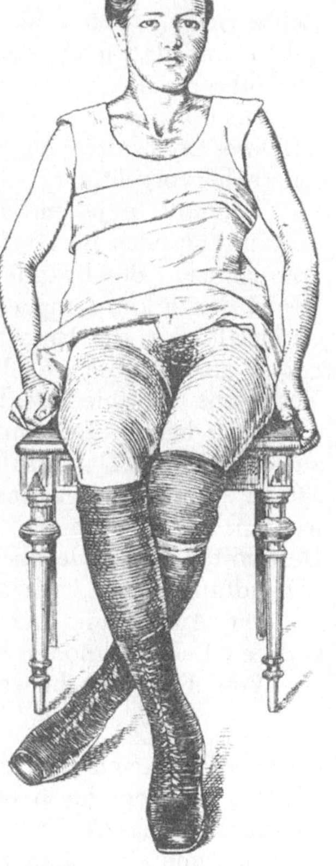

Abb. 297. Die Retroversion des Schenkelhalses bei Coxa vara bewirkt, daß der Patient im Sitzen die Unterschenkel kreuzt.

statische Überlastung abwärts gebogen werden kann, so hat die in der Adolescenz entstehende Deformität doch gewisse eigentümliche Züge.

Unter bald stärker bald schwächer ausgeprägten Erscheinungen einer statischen Insuffizienzerkrankung der Hüfte, wie wir sie oben geschildert haben, biegt sich der Schenkelhals nach abwärts und meist zugleich nach rückwärts. Die Retroversion des Schenkelhalses wirkt sich aus in einer *Außenrotation* des Beines. Diese Außenrotation ist am entwickelten Fall die auffälligste Veränderung, die man am entkleideten Patienten sieht. Sie kann da nicht übersehen werden. Bei geringerer Entwicklung macht sich die Außenrotation schon bemerklich durch eine Kreuzung der Unterschenkel im Sitzen. Abb. 297 zeigt dies. Diese Abbildung läßt auch erkennen, daß die Beugefähigkeit der Hüften stark vermindert ist.

Die Coxa vara adolescentium findet man besonders in der ländlichen Bevölkerung. Die Betroffenen sind gewöhnlich dürftige Personen mit dem Habitus, den man auch oftmals bei Genu valgum adolescentium und bei anderen in der Adoleszenz entstehenden Belastungsdeformitäten antrifft. Das gibt den Hinweis auf die Entstehungsursache. Junge Menschen mit minderwertigem Skelett sind nicht imstande, den hohen Anforderungen der landwirtschaftlichen Arbeit zu genügen. Werden sie diesen Anforderungen ausgesetzt, so akquirieren sie Belastungsdeformitäten, und wenn vom Deformierungsprozeß die Hüfte ausgewählt wird, so entsteht eine Coxa vara.

Für die Praxis ergibt sich daraus die Lehre, daß man schwächliche junge Leute nicht, „damit sie sich durch Arbeit kräftigen", in die Landwirtschaft geben, und daß man junge Arbeiter, die an Coxa vara erkranken, in Sitzberufe überführen soll.

Im übrigen ist die *Behandlung* unter Beobachtung der Tatsache zu führen, daß die Deformität aus einer statischen Insuffizienzerkrankung des Schenkelhalses hervorgeht.

Es muß in jedem Fall zunächst festgestellt werden, ob die Insuffizienzerkrankung noch im Laufen ist oder nicht, und es muß, wenn es der Fall ist, aus dem ganzen Beschwerden- und Störungsbild herausgezogen werden, was zur Insuffizienzerkrankung einerseits und was zur Deformität andererseits gehört. So erhält man die Entscheidung, ob eine Insuffizienzbehandlung, ob eine Korrektur auszuführen ist. Je nachdem, wie diese Frage beantwortet wird, ergeben sich recht verschiedene Behandlungspläne.

Eine leichte Deformität mit hochgradigen Schmerzen braucht man nicht zu korrigieren. Die Insuffizienzbehandlung nach den oben angegebenen Grundsätzen ergibt genügenden Erfolg. Schwerere Deformitäten müssen korrigiert werden, auch wenn sie keine Schmerzen verursachen. Bestanden neben der Deformität noch deutliche Insuffizienzbeschwerden, so ist die Insuffizienzbehandlung der Korrektur anzuschließen.

Die Ausführung der Korrektur erfolgt in derselben Weise wie bei den in anderen Lebensperioden und aus anderer Ätiologie entstandenen Deformitäten. Von diesen ist hervorzuheben die

Coxa vara rachitica,

deren Vorkommen ja verständlich ist. Von der angeborenen Coxa vara unterscheidet sie sich durch das Röntgenbild, welches nicht die für die angeborene charakteristische Aufhellungszone zeigt. In Abb. 300 haben wir eine Coxa vara rachitica und eine Coxa vara congenita nebeneinander. Die Coxa vara rachitica erreicht nicht so hohe Grade wie die angeborene. Im späteren Leben läßt sich die rachitische von der Coxa vara adolescentium noch unterscheiden dadurch, daß die Retroversion, wenn sie überhaupt vorhanden ist, meist nicht so hohe Grade besitzt wie dort in der Regel.

In späteren Lebensperioden entsteht die Coxa vara aus einer Insuffizienzerkrankung, wenn sie sich bei einer *Osteomalacie* entwickelt. *Lokalisierte Erweichungsprozesse* können während jeder Lebensperiode die Deformität hervorrufen. *Entzündliche Prozesse* können auch direkt wirksam sein durch besondere Herdlokalisation.

Häufig verdankt die Coxa vara einem *Trauma* ihre Entstehung. Das Trauma führt direkt zur Deformität, wenn bei einem eingekeilten Schenkelhalsbruch die untere Wand des Schenkelhalses tiefer in die Trochantermasse eingeschlagen wird als die obere. Die Deformität kann indirekt entstehen, wenn ein nicht eingekeilter Schenkelhalsbruch unter entsprechender Dislokation heilt. Sie kann durch nachträgliche Deformierung aus einem anatomisch richtig geheilten Schenkelhalsbruch hervorgehen, und sie kann sich auch nach einem Trauma ausbilden, welches das coxale Femurende getroffen, aber nicht zum Bruch gebracht hat. Auf diese Fälle kommen wir bei der Besprechung der traumatischen Erkrankungen des Hüftgelenkes.

Die *praktische Bedeutung* der Coxa vara ergibt sich daraus, daß sie alles zusammen genommen eine ziemlich häufige Deformität ist, daß die von ihr gesetzten Funktionsstörungen schon bei geringen Deformierungsgraden recht erheblich sind, und daß sie bei weiterer Entwicklung der Deformität sich in raschem Zuge steigern.

Als *Funktionsstörung* kommt in erster Linie die Störung des normalen Gangbildes in Betracht. Der Coxa-vara-Kranke hinkt und watschelt ganz ähnlich wie der Luxationspatient. Das Hinken und Watscheln ist zwar nicht so weich wie bei der Luxation. Aber auch der Geübte ist, wenn er daraus die Differentialdiagnose machen will, Täuschungen ausgesetzt. Es ist immer gut, wenn man in der Praxis die Regel befolgt, erst nachdem das Röntgenbild vorliegt, die Diagnose sicher auszusprechen.

Der Gang wird durch eine Coxa vara nicht nur kosmetisch gestört, sondern er erfordert auch größere Muskelarbeit. Der Patient ermüdet leicht, er bekommt Ermüdungsschmerzen.

Die hochgradigen Deformitäten, wie sie besonders aus der angeborenen Coxa vara herauswachsen, führen zu schweren *Störungen der Beweglichkeit* des Hüftgelenkes. Vor allem leidet die Abduction und die Flexion. Sind dabei beide Hüften betroffen, so kann das zu ganz merkwürdigen Funktionsstörungen führen. Wir werden einen derartigen Fall berichten.

Die *Diagnose* macht keine Schwierigkeiten. Das Röntgenbild zeigt uns nicht nur, daß eine Coxa vara vorliegt, es gibt uns auch Auskunft über den Grad der Deformierung, über besondere Komplikationen sowie auch über die Ätiologie, wenn darüber Zweifel bestehen.

Behandlung.

Soweit Insuffizienzbeschwerden vorhanden sind, müssen sie nach den oben angegebenen Richtlinien behandelt werden. Das folgende bezieht sich nur auf die Korrektur der Deformität.

Ziel der Korrektur muß die Wiederherstellung des richtigen Schenkelhalswinkels durch Aufrichtung des Halses sein.

In Frage kommen *unblutige* und *blutige* Operationen.

Unblutiges Vorgehen ist vor allem von DREHMANN empfohlen, der angibt, daß man durch forcierte Abduction des Beines in der Hüfte eine Aufwärtsbiegung des Schenkelhalses erreichen könne. Das mag möglich sein. Trotzdem habe ich das Verfahren niemals versucht. Ich halte es für zu unsicher und glaube vor allem, daß es unmöglich ist, den Winkel, um den die Aufbiegung erfolgen muß, mit genügender Genauigkeit zu finden und einzustellen.

Von *blutigen* Operationen haben wir solche, die am Schenkelhals selber, und solche, die am Femur angreifen.

A priori haben den Vorzug die ersteren. Denn sie suchen die Deformität direkt an ihrem Sitz anzufassen. Trotzdem führe ich selber solche Operationen nicht aus, und ich empfehle angelegentlich, auf sie zu verzichten. Die am Schenkelhals angreifenden Operationen sind Osteotomien, entweder einfache lineäre oder Keilosteotomien. Die Keilosteotomien sehen auf dem Papier alle sehr einfach und schön aus. Am Lebenden gibt es die schönen glatten Linien und den ausgerechnet genauen Winkel des Keiles nicht. Ich bringe sie wenigstens nicht fertig und — man nehme es mir nicht übel — ich denke, andere auch nicht. Ganz besonders nicht am Schenkelhals, an dem schon eine lineäre Osteotomie eine Operation ist, die keinesfalls zu den einfachsten gehört.

Ich beschränke mich deshalb auf Korrektionsoperationen, die am Femurschaft angreifen. Ich benutze die *hohe subtrochantere Osteotomie* und richte den Schenkelhals auf, dadurch daß ich an der Osteotomiestelle einen nach außen offenen Winkel herstelle. Die Größe dieses Winkels wird berechnet nach dem Grad, um welchen die Aufrichtung des Schenkelhalses erfolgen soll. Zur Einstellung des Winkels und zur Erhaltung desselben benutze ich, wie bei den tiefen subtrochanteren Osteotomien in der Behandlung der veralteten angeborenen Hüftverrenkung, Bohrschrauben beiderseits der Osteotomielinie. An Stelle der oberen Bohrschraube wähle ich gewöhnlich zwei stumpfe Nägel, die sich in die spongiösen Knochenmassen der Trochanterpartie leicht eintreiben lassen und die zusammen besser fixieren als eine Bohrschraube, die in den spongiösen Massen weniger fest sitzt als in fester Corticalis.

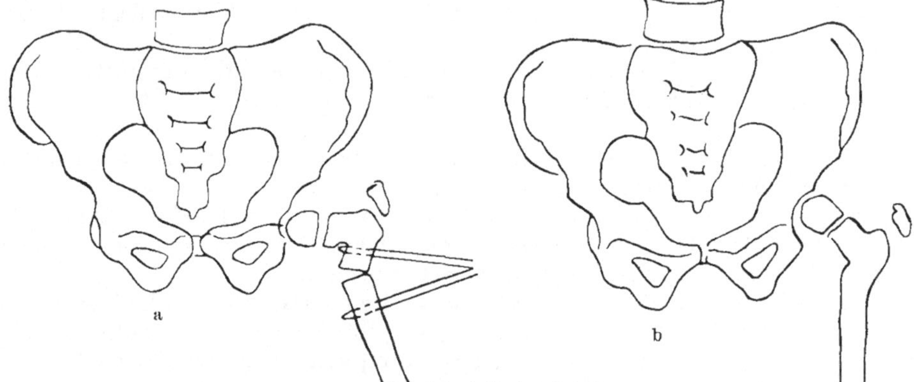

Abb. 298 a u. b demonstrieren die Aufrichtung des Schenkelhalses bei Coxa vara durch hohe subtrochantere Osteotomie unter Benutzung von Bohrschrauben.

Eine solche subtrochantere Osteotomie ist eine sehr einfache Operation und ihre Resultate sind ausgezeichnet.

Der Anwendungsfähigkeit dieser subtrochanteren Osteotomien ist aber eine Grenze gesetzt. Der Schenkelhals darf nicht wesentlich unter die Horizontale abgesunken sein. Vor allem ist sie nicht mehr anwendbar, wenn die exzessiven Grade der veralteten angeborenen Coxa vara erreicht sind, wie sie Abb. 296 b und c zeigen,

Zu einem in diesen Fällen gangbaren Weg führten mich die günstigen Resultate, welche ich mit der tiefen subtrochanteren Osteotomie bei veralteten Luxationen erreicht hatte. Ich sagte mir, wenn ich bei einem solchen Fall den Kopf herausnehme, so erhalte ich eine der veralteten Luxation außerordentlich ähnliche Situation, und ich kann erwarten, daß ich mit derselben Operation, welche bei den veralteten Luxationen so günstige Resultate ergibt, nun auch an den so vorbereiteten Fällen günstige Resultate erreiche. Ich übersetzte diesen Plan (Abb. 299 a und b) in die Praxis und fand meine Erwartungen bestätigt. Ich führe Beispiele an. Der eine Fall betraf einen landwirtschaftlichen Arbeiter. Er wurde durch die Exstirpation des Kopfes und die darauf folgende tiefe subtrochantere Osteotomie in den Stand gesetzt, seine Arbeit voll wieder aufzunehmen.

Der zweite Fall betraf eine erwachsene Patientin. Sie hatte doppelseitige bis zu hohen Graden entwickelte angeborene Coxa vara. Die Beweglichkeit der Hüftgelenke war so eingeschränkt, daß — deshalb suchte die Patientin Behand-

lung — die Kohabitation vollständig unmöglich war. Ich habe diese Patientin
in der angegebenen Weise auf beiden Seiten operiert. Der von ihr gewünschte
Erfolg wurde erreicht. Es wurde aber auch eine Beseitigung der schweren Gangstörung erreicht. Die Patientin wurde schmerzfrei, sie gewann eine für das tägliche Leben absolut genügende Ausdauer, und das Gangbild wurde fast normal.
Ich habe diese Patientin dem Chirurgenkongreß vorgestellt, und man war wohl
allgemein überrascht, daß ein Mensch ohne zwei Schenkelköpfe so gehen könne.

Ein anderer Fall von angeborener Coxa vara hat enttäuscht. Die Deformität
hatte mittlere Grade erreicht. Ich habe eine Aufrichtungsosteotomie ausgeführt.
Ich bin gewöhnt, dadurch völlige, dauernde Heilung eintreten zu sehen. Der
von der Aufhellungszone kopfwärts gelegene Teil des Schenkelhalses wird nach
der Aufstellung des Schenkelhalses nicht mehr am trochanterwärts gelegenen
Teil vorbei nach unten gedrückt, sondern auf diesen Teil drauf. Er bleibt darauf

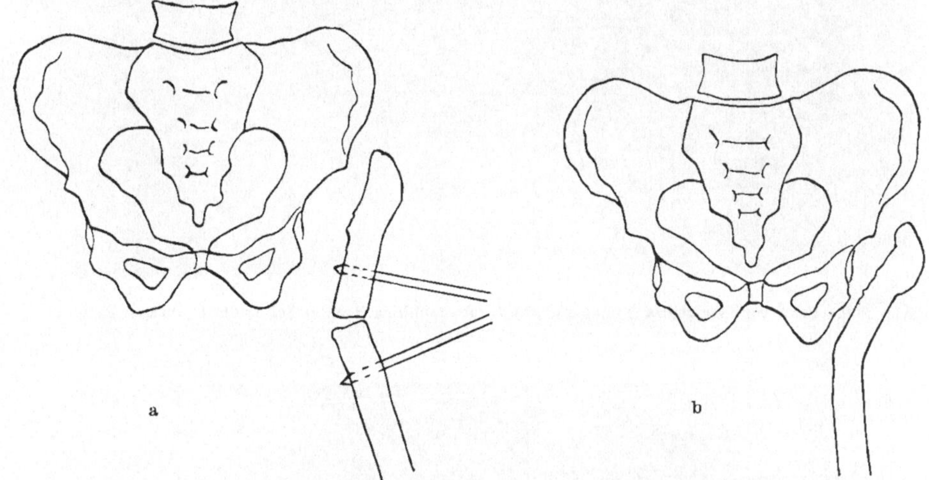

Abb. 299 a u. b. Ist die Deformität so hochgradig, daß die Aufrichtung des Schenkelhalses durch hohe subtrochantere Osteotomie nicht mehr möglich ist, so erreicht man gute funktionelle Resultate durch Resektion
des Kopfes und nachfolgende *tiefe* subtrochantere Osteotomie.

sitzen, und es kommt anscheinend unter der Wirkung des Belastungsdruckes
mit der Zeit zu fester knöcherner Verbindung. Bei der in Frage stehenden
Patientin trat dies nicht ein. Sie hatte zunächst ein recht gutes funktionelles
Resultat. Nach mehreren Jahren traten aber wieder Schmerzen ein. Sie kam
wieder zu mir, und ich fand den Kopf weit nach unten geschoben. Bei der Exstirpation des Kopfes konnte ich mit dem Elevatorium zwischen Kopf und Femur
hinein und den Kopf ohne weiteres herausheben.

In diesem Fall hätte ich besser getan, gleich zuerst die Kopfexstirpation
und die tiefe subtrochantere Osteotomie auszuführen.

Endlich gebe ich noch die Röntgenbilder eines Falles.

Ich sah den Patienten als dreijähriges Kind und gewann das Röntgenbild
Abb. 300. Ich stellte die Diagnose doppelseitige angeborene Coxa vara und
schlug Aufrichtungsosteotomie vor. Der Fall kam nicht zur Operation. Als
der Patient 18 Jahre alt war, sah ich ihn wieder. Das Röntgenbild Abb. 301
zeigte, daß meine frühere Diagnose nicht richtig gewesen war. Damals hatte
eine Kombination von Coxa vara congenita und Coxa vara rachitica bestanden.
Die rachitica war restlos ausgeheilt, die congenita hatte sich so verschlimmert,
daß nur die Kopfresektion und die tiefe subtrochantere Osteotomie in Frage

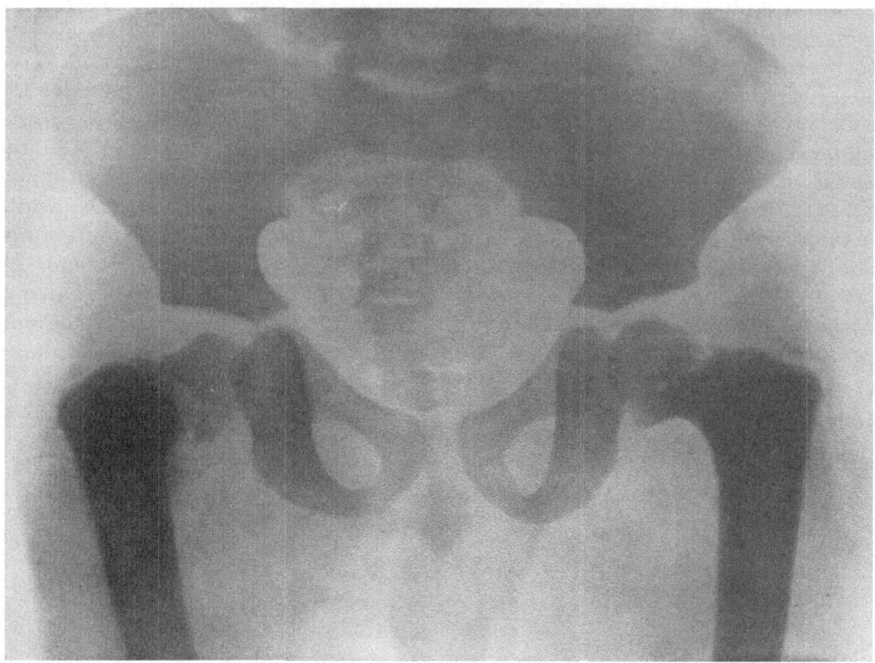

Abb. 300. Coxa vara congenita (links) und Coxa vara rachitica (rechts) bei einem 3 jährigen Patienten.

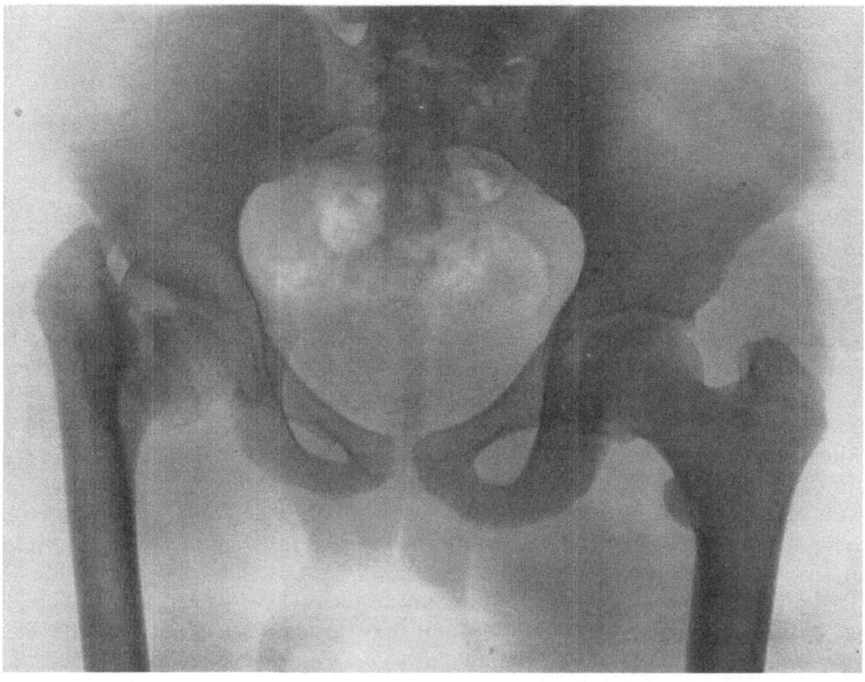

Abb. 301. Der Fall von Abb. 300 im 18. Lebensjahr. Die linksseitige Coxa vara congenita hat sich typisch verschlimmert. Die rechtsseitige Coxa vara rachitica hat sich selber korrigiert.

kam. Das Röntgenbild Abb. 302 zeigt die Situation, welche geschaffen wurde. Das funktionelle Resultat war schmerzfreier, ausdauernder Gang und ein fast normales Gangbild.

e) Coxa valga.

Als Gegenstück zur Coxa vara gibt es natürlich auch eine *Coxa valga*, also eine Deformität, deren charakteristische Eigenschaft die Streckung des Schenkelhalswinkels ist.

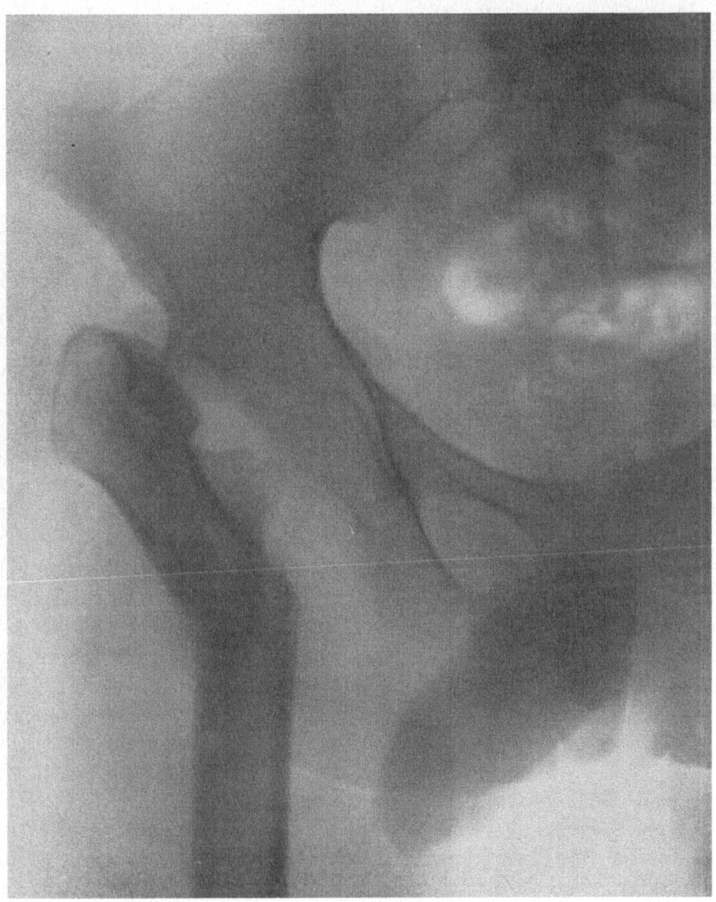

Abb. 302. Zu Abb. 300 u. 301. An der linken Hüfte ist die Resektion des Hüftkopfes und die tiefe subtrochantere Osteomie ausgeführt.

Die Coxa valga kann angeboren beobachtet werden, sie kann im postfetalen Leben als Entlastungsdeformität entstehen in einem gelähmten Bein, das schlaff an der Hüfte herunterhängt, sie kann durch Entzündungen und durch Traumen verursacht werden. Im letzteren Fall geht sie aus eingekeilten Schenkelhalsfrakturen hervor, wenn nicht wie gewöhnlich der Schenkelhals sich mit seinen unteren, sondern mit seinen oberen Partien in die Trochantermasse hineinschlägt.

Am häufigsten wird die Coxa valga durch den Röntgenapparat erzeugt, wenn Verdrehungen des Beines und Verschiebungen der Röhre eine falsche Projektion ergeben. Diese Fälle sind auch die praktisch wichtigsten, denn man kann über sie gelahrte Artikel schreiben.

21*

Von den anderen Fällen kann einmal eine traumatische Coxa valga Anlaß zu operativem Eingreifen werden. Wie man bei einer Coxa vara den Schenkelhals aufrichtet, senkt man ihn dann bei der Coxa valga.

Als Coxa valga *luxans* sind Fälle beschrieben, bei denen eine Steilstellung des Schenkelhalses verbunden ist mit einer ungenügenden Ausbildung der Pfanne. Unter Insuffizierungserscheinungen beobachtet man bei solchen Fällen ein Abwandern des Kopfes aus der Pfanne, wie bei den Nacherkrankungen der eingerenkten Hüftverrenkung, welche wir durch Abb. 280 illustriert haben.

Meiner Meinung trifft die Bezeichnung dieser Fälle das Wesen dieser Erkrankungen, die nichts anderes als eine der angeborenen Luxation verwandte Minderwertigkeit des Hüftgelenkes darstellen, schlecht.

Die Beurteilung der Fälle wie die Behandlung hat ebenso zu erfolgen wie bei jenen Spätreluxationen.

f) Der frische Schenkelhalsbruch

ist zwar wie andere frische Frakturen mehr eine chirurgische als eine orthopädische Angelegenheit, aber er hat für uns Orthopäden Interesse, weil wir die nicht oder schlecht geheilten Schenkelhalsbrüche zur Behandlung bekommen, und weil auch die frischen Frakturen zunehmend beim Orthopäden Behandlung suchen. Stammt doch auch die Behandlung der frischen Schenkelhalsbrüche, welche gegenwärtig besonders zur Aufnahme kommt, von einem Orthopäden: von WHITMAN.

Wir wollen uns mit ein paar kurzen Bemerkungen über die Behandlung des frischen Schenkelhalsbruches begnügen.

Zuerst zur Frage der Behandlung der *eingekeilten* Brüche. Da ist das Wichtigste: unter keinen Umständen die Einkeilung lösen! Mag die Einkeilung geschehen sein, wie sie wolle, man bringt, wenn man sie bestehen läßt, den Patienten erstens immer viel schneller auf die Beine, und man erhält, wenn man eine durch die Einkeilung entstandene Deformität später korrigiert, sicher ein besseres Resultat, als wenn man die Einkeilung löst. Bei der Lösung entstehen neue Zertrümmerungen, und die Wahrscheinlichkeit, daß der gelöste Bruch gelöst bleibt, ist sehr groß. Die Korrektur der Einkeilungsdeformität ist durch subtrochantere Osteotomie auszuführen und gibt sehr gute funktionelle Resultate.

Durch einen Becken und Bein umfassenden, gut sitzenden Gipsverband nimmt man dem Patienten sofort die Schmerzen. Nach kurzer Zeit kann man durch Abschneiden des Unterschenkel- und Fußteiles aus dem Verband eine Gipshose herstellen, und damit kann man den Patienten aufstehen lassen.

Zur *Nachbehandlung* auch der eingekeilten Brüche gehört unbedingt eine *Entlastungsschiene*, aus denselben Gründen wie zur Nachbehandlung der nicht eingekeilten. Diese Gründe besprechen wir später.

Als Behandlungsmethoden für den nicht eingekeilten Bruch konkurrieren, abgesehen von den Fällen, wo von vornherein eine Heilung des Bruches als aussichtslos nicht angestrebt wird, die *Extensionsbehandlung* und die *Gipsverbandbehandlung* in der von WHITMAN angegebenen Durchführung.

Der Extensionsverband bietet den Vorteil, daß er sehr einfach anzulegen ist, und daß die Behandlung mit demselben im Haus des Kranken ausgeführt werden kann. Der Gipsverband erfordert, besonders wenn er so angelegt werden soll, wie WHITMAN vorschreibt, sehr gute Beherrschung der Gipstechnik von seiten des Arztes und unbedingt klinische Behandlung. Trotzdem ist die Gipsverbandbehandlung weit vorzuziehen.

Der Extensionsverband erlaubt ziemlich ausgiebige Bewegungen. Bei diesen Bewegungen reiben sich die Frakturenden, wenn sie überhaupt gegeneinander gebracht werden, aneinander. Der morsche, spongiöse Knochen des gebrochenen Schenkelhalses zerreibt sich dabei, und so entsteht die eigentümliche Erscheinung, welche man bei nicht geheilten Schenkelhalsbrüchen immer beobachtet, nämlich das spurlose Verschwinden des Schenkelhalses. Der Kopf liegt dann direkt dem Femurschaft an (Abb. 303). Durch dieses Reiben der Knochenstümpfe aneinander wird natürlich auch das weiche Gewebe, mit welchem sich die Callusbildung einleitet, immer wieder zerstört, und so erklärt es sich, daß die Zahl der Heilungen des Schenkelhalsbruches bei Behandlung mit dem Extensionsverband geringer ist als bei der Behandlung im Gipsverband.

WHITMAN lehrt, daß man den Gipsverband nicht, wie das üblich war, unter einfacher scharfer Extension anlegen soll, sondern bei *Abduction* und *Innenrotation*. Die Innenrotation soll die Außenrotation, die ja eine regelmäßige Erscheinung des Schenkelhalsbruches ist, korrigieren. Durch die Abduction, die bis an die Grenze der normalen Abduction zu führen ist, soll ein Druck des oberen Pfannenrandes gegen den Schenkelhals entstehen, und dieser Druck soll das distale Frakturende an das proximale heranpressen.

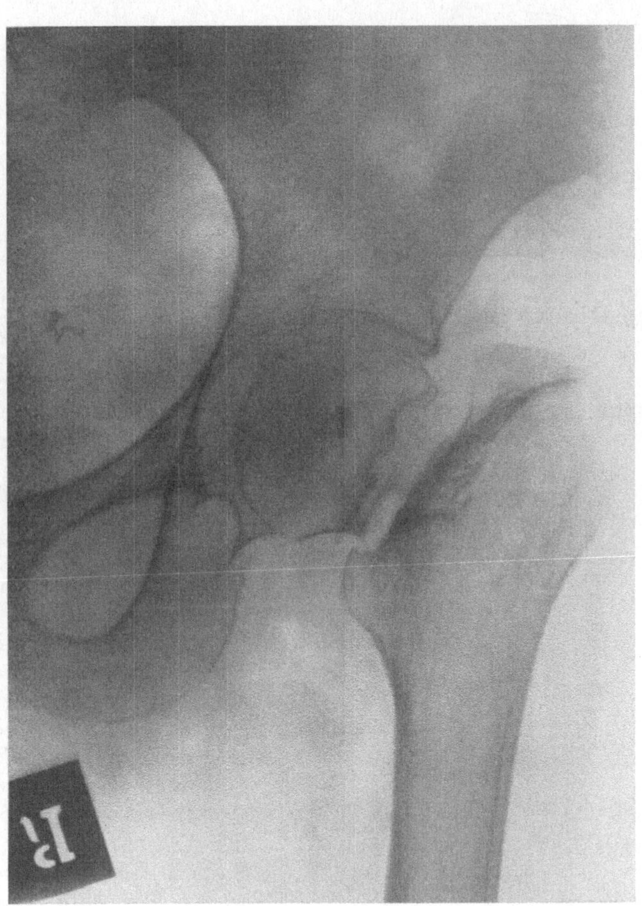

Abb. 303. Pseudarthrose des Schenkelhalses nach Schenkelhalsbruch. Der Schenkelhals ist völlig verschwunden.

WHITMAN illustriert das durch umstehende drei Bilder. Abb. 304a zeigt, wie die Abduction normalerweise ihre Grenze durch Anschlag des Schenkelhalses an den oberen Pfannenrand findet. Abb. 304b zeigt, wie die Dislokation durch Muskelzug erhalten wird. Abb. 304c zeigt, wie durch Herstellung der maximalen Abduction die Frakturenden gegeneinander gebracht und die Muskeln, deren Spannung die Dislokation herbeiführte, entspannt werden. Festgehalten wird das Repositionsresultat durch einen Gipsverband, welcher auf dem Rumpf bis zu den Axillen, unten bis an die Zehen reicht.

Die Berichte, welche über die Behandlungserfolge mit dem Whitmanschen Verfahren erstattet worden sind — meine Erfahrungen sind zu gering, um ein selbständiges Urteil abgeben zu können —, müssen als recht beachtlich angesehen werden. Sie übertreffen jedenfalls alles, was sonst berichtet wird. Daß noch weitere Fortschritte gemacht werden können, unterliegt keinem Zweifel.

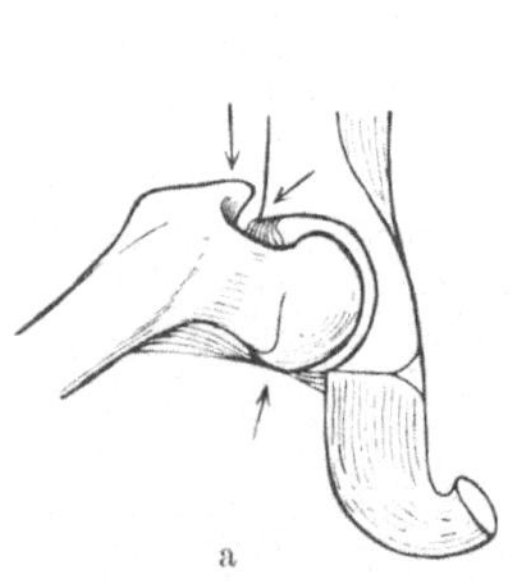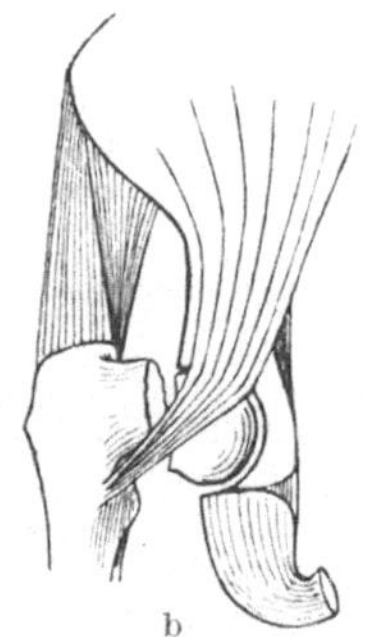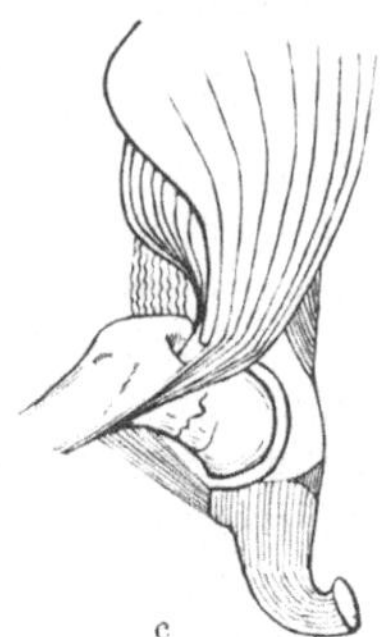

Abb. 304 a—c.   a Bei Abduction des Hüftgelenkes stößt der Schenkelhals an den Pfannenrand.   b Dislocierter Schenkelhalsbruch.   c Durch Druck des Pfannenrandes gegen den Schenkelhals wird die Dislokation beseitigt. (Nach WITHMAN)

g) Die Nachbehandlung frischer und die Behandlung veralteter Schenkelhalsbrüche.

Hat man einen Schenkelhalsbruch zu knöcherner Heilung gebracht, und hat man gar dabei das Glück gehabt, tadellose anatomische Formen zu erreichen, dann liegt es nahe, den Patienten mit der Anordnung zu entlassen, nun recht fleißig zu gehen und die noch vorhandenen leichten Schmerzen, die sich bei Ingebrauchnahme eines frisch geheilten Schenkelhalsbruches ebenso zeigen wie bei irgendeinem anderen frisch geheilten Knochenbruch, nicht weiter zu beachten. Geben wir diesen Rat, und befolgt ihn der Patient auch noch, dann werden wir es erleben, daß der Patient nach einiger Zeit wieder kommt.

Die Schmerzen sind nicht verschwunden, sie sind *heftiger* geworden, und das Gangbild hat sich zu Ungunsten verändert. Das Röntgenbild zeigt an Stelle der normalen Stellung des Schenkelhalses eine *Coxa vara*.

Im Bereich des Schenkelhalses und in der Trochanterpartie bleibt, wie an anderen Stellen, wo der Knochen viel Spongiosa und wenig Corticalis besitzt, Callus viel länger weich und plastisch als in Gebieten mit starker Entwicklung von Corticalis. Setzt man den Callus vorzeitig unter Belastungsdruck, so gibt es die üblichen Folgen der statischen Insuffizienz. Der Kranke bekommt Schmerzen; deshalb sind bei unseren Patienten die erst geringen Gehschmerzen nicht geschwunden, sondern stärker geworden, und der Callus deformiert sich unter dem Druck, dem er nicht gewachsen ist. So entsteht die Coxa vara.

Will man derartige Überraschungen vermeiden, so gebe man dem Patienten nicht die Verordnung, zu üben, sondern zu *schonen*.

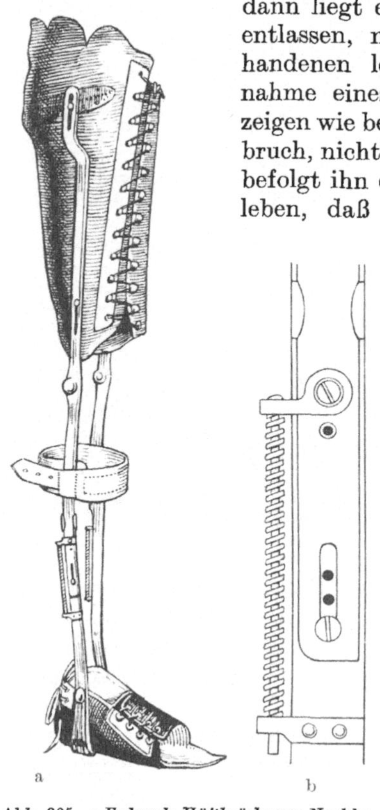

Abb. 305.   a *Federnde Hüftkrücke* zur Nachbehandlung des Schenkelhalsbruches; b stellt den in die Unterschenkelschiene eingebauten Federmechanismus dar.

Man nehme ihm nicht vorzeitig Krücken und Stock, sondern man lasse ihn die Krücken länger benutzen, als er eigentlich möchte, und halte darauf, daß er dann zwei Stöcke benutzt.

Am besten gibt man jedem Patienten mit Schenkelhalsbruch in der Nachbehandlung eine Stützschiene. Diese Schiene ist so zu konstruieren wie Schienen zur Behandlung statischer Insuffizienzerkrankungen der Hüfte. Bewährt hat sich mir gerade für diese Fälle die Einfügung eines Federmechanismus in die Schiene. In der Konstruktion, die ich als *federnde Hüftkrücke* bezeichnet habe, sind die Seitenschienen des Oberschenkels oder des Unterschenkels in zwei Teile zerlegt. Diese zwei Schienen decken sich zum Teil und können eine Strecke weit übereinander hin und her geschoben werden. Zwischen beide Schienen ist eine kräftige Spiralfeder eingesetzt, die sich zusammendrückt, wenn durch die Gleitbewegung eine Verkürzung des ganzen Apparates eintritt. Die Feder macht den Druck des Apparates am Sitzknorren weich, und sie ermöglicht es, dem Schenkelhals einen wechselnden Teil seiner Belastung abzunehmen. Bei straffer Spannung der Feder einen größeren, bei loser Spannung einen geringeren. Man hat es in der Hand, zuerst nahezu vollständige Entlastung einzustellen und den Entlastungsgrad der fortschreitenden Festigung des Callus folgend zu vermindern.

Diese Nachbehandlung ist auszuführen, ganz gleichgültig, ob die Heilung des Bruches ohne oder mit Hinterlassung einer Deformität eingetreten ist.

Die Verordnung eines Entlastungsapparates ist noch notwendiger, wenn die knöcherne Verheilung ausgeblieben und nur eine *fibröse* Vereinigung der Frakturteile eingetreten ist. Hier ist der Hüftstützapparat ohne Federung oder mit einer sehr derben Federung angezeigt, und der Apparat muß dauernd getragen werden, es sei denn, daß doch nach langer Zeit noch eine knöcherne Vereinigung stattfindet und fest genug wird.

Findet auch eine fibröse Verwachsung nicht statt, so entsteht eine außerordentlich ungünstige Situation. Der Schenkelhals verschwindet. Es bildet sich eine lockere *Nearthrose.* Das Femur stellt sich mit dem Trochanter minor gegen die Kopfkugel. Wird das Bein belastet, so ist zwischen Femur und Becken eine nach allen Seiten bewegliche und in ihren Bewegungen unkontrollierbare Kugel eingeschaltet. Das ist ein Mechanismus, der die Wiedergewinnung einer nur einigermaßen genügenden Stehfestigkeit und Gangsicherheit unbedingt ausschließt.

Es gibt auch unter diesen Fällen graduelle Unterschiede. Bei denen, die günstiger sind, kann man mit einem Hüftstützapparat noch Leidliches erreichen, wenn man an demselben einen *Beckenring* anbringt und dadurch unwillkürliche Rotationsbewegungen einigermaßen ausschaltet. Die schwersten Fälle legen auch solche Apparate wieder weg und bleiben bei Krücke und Fahrstuhl.

Operative Maßnahmen kommen in Betracht, wenn der Bruch unter Hinterlassung einer *funktionstörenden Deformität* geheilt ist, und wenn die *Wiedervereinigung* der Fragmente überhaupt *unterblieben* ist.

Die Korrektur von Frakturdeformitäten erfolgt am einfachsten und mit den besten funktionellen Resultaten durch *hohe subtrochantere Osteotomie,* genau in der Art, wie wir diese Operation bei der Coxa-vara-Behandlung besprochen haben. Meist liegt ja auch bei diesen Deformitäten, die entweder aus Einkeilung oder aus Dislokation der Fragmente entstanden sind, eine Verkleinerung des Schenkelhalswinkels vor. Verstellungen der Schenkelhalsrichtung nach vorn oder nach rückwärts, die mit der Abwärtsbiegung oft verbunden sind, korrigieren sich bei der subtrochanteren Osteotomie ganz von selber mit.

Die Aufrichtung des Schenkelhalses — also die Entstehung einer *Coxa valga* — ist ein seltenes Ereignis und stört die Funktion meist so wenig, daß eine Korrektur überflüssig, ja vielleicht schädlich ist. Ich selber habe noch niemals Gelegenheit und Veranlassung gehabt, eine solche Coxa valga zu beseitigen. Gegebenenfalls wäre auch dafür die hohe subtrochantere Osteotomie die angezeigte Operation.

Operationen mit dem Ziel, *einen nicht zur Wiedervereinigung gekommenen Schenkelhalsbruch* doch noch *zur Verwachsung* zu bringen, sind in großer Anzahl angegeben und ausgeführt worden. Sie kommen darin zusammen, daß vom Trochanter her durch den Hals bis in den Kopf eine Schraube, ein Nagel, ein Bolzen aus Elfenbein oder ein Span aus der Tibia eingetrieben wird.

Die Fälle, in denen man mit dieser Operation, deren Schwierigkeit darin liegt, daß man dunkle Ziele verfolgen muß, gute Resultate erwarten kann, dürfen nicht zu alt sein. Wenn man bei frischen Fällen gute Resultate erreicht, so bleibt immer der Einwurf, daß die Heilung vielleicht auch ohne Operation eingetreten wäre. Immerhin, diese Bolzungsoperationen verdienen größere Anwendung, als sie bisher gefunden haben. Sie werden auch sicherlich mehr Verbreitung gewinnen, wahrscheinlich sogar das in jedem Fall sofort anzuwendende Normalverfahren werden, wenn wir einmal mit dem Röntgenapparat direkt den Gang des eingetriebenen Bolzens verfolgen können.

Verzichtet man auf die Bolzungsoperation, oder hat eine solche nicht zum Ziele geführt, so stellt sich die Frage, ob wir durch andere Operationen eine genügende Funktionsverbesserung erzielen können.

Unter allen Umständen muß ein hin- und herschnappender Kopf heraus. Wird er entfernt, so entsteht die Möglichkeit einer festen fibrösen Verbindung zwischen Becken und Oberschenkel. Es kann sich eine *tragfähige* Nearthrose entwickeln, bei der allerdings das Bein in eine funktionell ungünstige Adductionsstellung gerät. Es gilt diese Adductionsstellung zu vermeiden oder zu beseitigen.

Auf die Vermeidung der Adductionsstellung und zugleich auf Herstellung einer festen fibrösen Verbindung zielen die Operationen hin, bei denen nach Entfernung des Kopfes der Stumpf des Femur in die Pfanne eingesetzt und der Trochanter major mit den Muskelansätzen am Femurschaft nach unten verlagert wird.

Ich selber habe einen anderen Weg versucht. Weil meistens am Femur kein Rest des Halses vorhanden ist, der sich in die Pfanne stecken und dauernd darin halten läßt, habe ich veraltete Schenkelhalsbrüche nach dem gleichen Plan wie die hochgradige angeborene Coxa vara operiert. Ich habe den *Kopf exstirpiert* und habe eine *tiefe subtrochantere Osteotomie* angeschlossen. Das gibt sehr gute Resultate, wenn noch eine Kapselverbindung zwischen Becken und Femur besteht, und wenn man diese bei der Operation nicht durchtrennt. Es entwickelt sich aus dieser Verbindung unter dem Gebrauch ein festes Tragband, wie bei manchen angeborenen Luxationen aus dem Ligamentum teres.

Ich halte dafür, daß in den Fällen, wo eine bestehen gebliebene Kapselverbindung diese Entwicklungsmöglichkeit bietet, meine Operation vorzuziehen ist, daß in anderen Fällen die Einpflanzung des Stumpfes und die Abwärtsverlagerung des Trochanters angezeigt ist.

h) Tuberkulöse Hüftgelenkentzündung.

Wir stellen bei der Besprechung der entzündlichen Erkrankungen des Hüftgelenkes die *tuberkulöse* Coxitis voran, — aus zwei Gründen. Erstens weil die tuberkulöse Coxitis von jeher als eine orthopädische Erkrankung $\varkappa\alpha\tau'\,\dot{\varepsilon}\xi o\chi\acute{\eta}\nu$ angesehen wurde, und zweitens weil die Behandlung der tuberkulösen Coxitis das Paradigma für die Behandlung aller anderen entzündlichen Erkrankungen des Hüftgelenkes, die in die Hand des Orthopäden kommen, bildet.

Was der Orthopäd als nützlich in der Behandlung der tuberkulösen Coxitis erkannt und erprobt hat, das verwendet er auch bei Entzündungen, bei denen ein anderer Schädling als der Tuberkelbacillus im Spiele ist.

Pathologie. Die tuberkulöse Hüftgelenkentzündung wird verursacht durch Ansiedlung des Tuberkelbacillus im Hüftgelenk. Man unterscheidet eine synoviale und eine ossale Form. Bei ersterer erfolgt die primäre Ansiedlung im Gelenk selber, in der Synovialis, bei der zweiten bricht ein Herd, der im Kopf oder in der Pfanne entstanden ist, in den Gelenkraum durch. Greift bei der synovialen Form die Entzündung auf Kopf oder Pfanne über, so entstehen Bilder, von denen man nicht sagen kann, ob der Angriffspunkt der Erkrankung hier oder da gelegen hat.

Der Verlauf der Erkrankung ist der gleiche wie an anderen Gelenken. Der Gelenkknorpel überzieht sich mit Granulationen, dem Pannus tuberculosus. Granulationsmassen füllen die Kapseltaschen aus. Es entsteht ein Erguß, der zum Absceß wird und als solcher durch die Kapsel durchbricht. Der Absceß tritt unterhalb des Leistenbandes zutage und meist mehr lateral als der spondylitische Senkungsabsceß. Er durchbricht die Haut, es entstehen Fisteln, aus denen sich zuerst typischer tuberkulöser Eiter entleert. Wie beim spondylitischen Absceß eröffnet die Fistel nicht nur dem tuberkulösen Eiter den Weg zur Entfernung aus dem Körper, sondern auch den Erregern septischer Erkrankungen den Zugang zum kranken Gelenk. Kommt es zur Mischinfektion, so bedeutet das eine sehr große Trübung der Prognose. Profuse Eiterung, Fieber, auch gelegentlich ein Erysipel bringen den Patienten weit herunter. Unter bald besseren, bald schlechteren Zeiten zieht sich die Krankheit Jahre, ja Jahrzehnte hin. Im ungünstigen Fall bringt schließlich der Tod infolge amyloider Degeneration oder infolge einer Miliartuberkulose das Ende.

Heilung kann in jedem Stadium der Krankheit eintreten. Sie kann bei einer primär synovialen Erkrankung stattfinden, ehe und ohne daß diese auf Kopf oder Pfanne übergreift. Sie kann erfolgen, ehe ein Absceß sich bildet. Sie ist auch noch möglich, nachdem ein Absceß zur Fistelbildung und zur sekundären Infektion geführt hat. Man sieht als Orthopäd gar nicht so selten ältere Menschen, die um die Hüfte herum eine Menge Fistelnarben haben, und man erfährt, daß sie lange krank gewesen sind, daß sie nicht einmal, sondern wiederholt bis ans Sterben herunter waren, aber die Coxitis ist schließlich doch ausgeheilt. Freilich, wenn man in diesen Fällen von Heilung spricht, so will man damit nicht sagen, daß die Patienten mit einem gesunden Gelenk aus ihrer Erkrankung herausgekommen sind.

Daß es in einem tuberkulös erkrankten Hüftgelenk zu einer Restitutio ad integrum kommt, ist natürlich *möglich.* Es ist aber eine solche Seltenheit, daß man mit diesen Ausnahmsfällen nicht zu rechnen braucht.

Diesen Satz hätte ich vor 25 und 30 Jahren nicht niedergeschrieben. Ich hätte geschrieben, daß man in einem recht erheblichen Prozentsatz restlose Heilung erzielt, wenn man nur die Patienten zeitig genug in die Behandlung bekommt, und wenn die Behandlung konsequent durchgeführt wird. Ich hätte mich anheischig gemacht, dem, der die Richtigkeit dieses Satzes bezweifelte, die Belegung für meine Behauptung durch Vorstellung einer ganzen Reihe von Patienten zu erbringen.

Woher der Unterschied?

Seit jener Zeit haben wir Hüfterkrankungen kennen gelernt, die klinisch ganz dieselben Erscheinungen machen wie die beginnende tuberkulöse Coxitis: die statischen *Insuffizienzerkrankungen* der Hüfte. Alle diese wurden früher samt und sonders als beginnende tuberkulöse Erkrankungen angesehen und behandelt, und die guten Resultate, welche man dabei erzielte, wurden als Resultate der orthopädischen Coxitisbehandlung registriert. Heute darf man annehmen, daß das, was wir als Glanzresultate angesehen haben, alles Resultate waren, die *nicht* an Tuberkulosen erzielt worden sind. Ja, ich glaube, man kann es als praktische Regel aussprechen: *Eine tuberkulöse Coxitis, welche mit Restitutio ad integrum ausheilt, ist keine gewesen.*

Die Schädigung am Gelenk, welche eine tuberkulöse Coxitis zurückläßt, ist mindestens eine starke *Einschränkung des Bewegungsfeldes.* Ist der Schaden nur dieser, so ist das schon ein selten günstiger Ausgang. In der überwiegenden Mehrzahl entstehen schwere *Destruktionen* der Gelenkkörper. Kopf und Pfanne erleiden Substanzverluste. An Stelle der schönen glatten Rundungen, mit denen Kopf und Pfanne in normalen Hüftgelenken einander gegenüberstehen, entstehen unregelmäßige Flächen mit Höckern und Vertiefungen, die ineinander greifen, und zwischen diesen Flächen bilden sich mehr oder weniger straffe bindegewebige Verwachsungen.

Sehr selten ist dabei wieder die Entstehung von *knöchernen Ankylosen.* So schwer das Gelenk auch destruiert wird, fast stets bleibt eine, wenn auch minimale Beweglichkeit.

Die deformierten Gelenkflächen bedingen auch eine *Deformstellung* des Gelenkes. Die Hüfte stellt sich in Adduction und Flexion. Andere Stellungen, die aus besonderen Ursachen bedingt werden, sind seltene Ausnahmen.

Die Deformstellung der Hüfte wirkt sich auf das ganze Bein aus. Zu der reellen Verkürzung, die durch den Verlust am coxalen Femurende bedingt wird, kommt infolge der Adductions- und Flexionstellung eine *funktionelle* Verkürzung, die viel größer werden kann als die reelle.

Als Fernwirkung der Hüftdeformität erscheint eine *Verstellung der Wirbelsäule.* Die Flexionstellung bedingt beim aufrecht stehenden Patienten eine Lordosierung, die Adduction bedingt eine Seitenausbiegung nach der gesunden Seite, eine sog. statische Skoliose.

Am Bein herunter macht sich die Deformität zunächst am Knie geltend, welches durch die Adduction der Hüfte gezwungen wird, zum Ausgleich ein *Genu valgum* herzustellen.

In schweren Fällen reicht die Wirkung der Hüftdeformität bis zum Fuß herab, der durch die Beinverkürzung gezwungen wird, in *Spitzfußstellung* aufzutreten. Der dauernde Spitzfußgang schädigt die vordere Querwölbung des Fußes, es entsteht ein Spreizfuß. Die Achillessehne schrumpft ein, und es ergibt sich ein Spitzfuß, der nur operativ beseitigt werden kann.

Als eine über das ganze Bein gehende Erscheinung zeigt sich endlich noch eine *Atrophie* der Muskulatur und der Knochen.

So entsteht am Ende einer Coxitis, die nicht außergewöhnlich leicht verläuft, ein Körperbild, das außerordentlich charakteristisch ist, ein Zustand, der eine dauernde schwere Schädigung des Betroffenen für sein ganzes Leben in jeder Beziehung bedeutet.

Rechnet man dazu, daß eine Coxitis sich jahrelang hinzieht, daß der Patient in ihrem Verlauf schwere Schmerzen durchzumachen hat, daß die Pflege eines Coxitiskranken die Familie stark belastet, und daß die Behandlung hohe Kosten verursacht, so ist die ernste Bedeutung, welche eine tuberkulöse Hüftgelenksentzündung besitzt, genügend gekennzeichnet.

Diagnose. Eine in voller Entwicklung stehende tuberkulöse Coxitis zu diagnostizieren, ist kein Kunststück. In solchem Fall sieht auch der Laie, um was es sich handelt. Versehen wird die Diagnose aber in beginnenden Fällen immer wieder, obgleich auf allen Universitäten die Kennzeichen der beginnenden Coxitis den Studenten vorgetragen und vorgeführt werden.

Das Symptom, welches immer und immer wieder zu Beginn einer Coxitis auftritt, und das man immer und immer wieder nicht gewürdigt findet, sind die *Schmerzen im Oberschenkel und im Knie.*

Wenn ein Patient über Schmerzen im Oberschenkel oder über Schmerzen im Knie klagt, dann ist unbedingt, ehe am Oberschenkel und am Knie herumgesucht wird, nachzusehen, ob die Hüfte in Ordnung ist.

Wer sich das nicht zur Regel macht, der wird es immer einmal erleben, daß er eine beginnende Coxitis oder eine andere Hüfterkrankung nicht diagnostiziert. Die Schmerzen im Oberschenkel und Knie sind natürlich nicht Zeichen nur der *tuberkulösen* Coxitis, sondern sie entstehen auch bei anderen entzündlichen Erkrankungen des Hüftgelenkes.

Ob ein Hüftgelenk gesund oder krank ist, darüber gewinnt man am schnellsten Klarheit, wenn man den Spreizversuch machen läßt, den ich bei der Besprechung der Diagnose der angeborenen Hüftverrenkung schon beschrieben habe. Man legt den Patienten auf den Rücken, läßt ihn die Füße bis an das Gesäß heraufziehen und die Knie soweit als möglich auseinander machen (Abb. 258). Ist eine Coxitis auch nur in den ersten Anfängen vorhanden, so kann die kranke Hüfte meist schon nicht soweit *gebeugt* werden, wie die gesunde, ganz gewiß aber erreicht die *Abspreizung* des kranken Beines nicht den Ausschlag, den das gesunde erreicht.

Druck auf das Gelenk ist zu Anfang manchmal nur wenig schmerzhaft. Wenn Schwellungen zu sehen sind, wenn Leistendrüsen geschwollen sind, Abscesse sich vorwölben, dann haben wir schon den Zustand, in welchem die Diagnose der Coxitis nicht mehr als ärztliche Leistung gelten kann.

Ein außerordentlich beachtliches Frühsymptom der Coxitis, das wir ähnlich nur bei der Spondylitis haben, ist das Auftreten von *nächtlichen Schmerzattacken.* Wenn das Kind in tiefen Schlaf fällt, lösen sich die Muskelspasmen, mit denen reflektorisch das kranke Gelenk vor Bewegung bewahrt wird. Kommt jetzt eine Bewegung zustande, so erzeugt sie scharfe Schmerzen, das Kind schreit auf. Es spannt die Muskeln wieder an, und ehe es aus dem Schlaf recht zur Klarheit kommt, ist der Schmerz wieder vorbei.

Selbstverständlich ist eine *Röntgenuntersuchung* vorzunehmen. Im Beginn der Erkrankung ist das Ergebnis gewöhnlich Null. Man sieht vielleicht eine geringere Knochendichte, wenn man mit der gesunden Seite vergleicht. Die gesunde Seite ist deshalb stets mit auf die Platte zu bringen. Mit der Zeit wird eine fleckige Atrophie deutlicher. Sind Destruktionen an Kopf und Pfanne entstanden, so kommen diese zu Gesicht.

Wichtig ist der Befund von Knochenherden im Anfang der Erkrankung, weil sie die Frage stellen, ob man durch ihre Entfernung die Erkrankung coupieren kann.

Differentialdiagnostisch kommen besonders die Verbrauchs- und Insuffizienzerkrankungen der Hüfte in Betracht. Die Perthessche Krankheit ist sehr frühzeitig auf der Röntgenplatte zu erkennen. Gerade darin liegt der Wert der Röntgenuntersuchung beim ersten Auftreten von Beschwerden. Ist eine Coxitis in Anzug, so finden wir nichts oder wenig, handelt es sich um einen Perthesfall, dann haben wir auf dem Röntgenbild meist schon den charakteristischen Befund.

Die Fälle von Insufficientia coxae, aus welchen eine Coxa vara entsteht, lassen sich auf der Röntgenplatte erst dann erkennen, wenn deutliche Formveränderungen des Schenkelhalses eingetreten sind, und wenn eigentlich zur Diagnose die Röntgenplatte nicht mehr notwendig ist. Bis zu einer gewissen Wahrscheinlichkeitsdiagnose reicht die Tatsache, daß diese Fälle von Insufficientia coxae meist erst im Adolescentenalter und sogar gegen dessen Ende auftreten, während die tuberkulöse Coxitis meist in frühen Kinderjahren ihren Anfang nimmt.

Alles zusammen: die Diagnose, daß eine Hüftgelenkserkrankung vorliegt, ist in den frühesten Stadien der tuberkulösen Coxitis möglich. Ob es sich aber um eine *tuberkulöse* Erkrankung handelt, ist mit unbedingter Sicherheit in der ersten Zeit der Erkrankung nicht zu sagen.

Der vorsichtige Praktiker zieht daraus den Schluß, jede Hüfterkrankung, die eine tuberkulöse Coxitis sein *kann*, als solche zu behandeln. Und der erfahrene Praktiker zieht, wenn die Erkrankung unter einer solchen Behandlung glatt und restlos ausheilt, den Schluß, daß es keine *tuberkulöse* Coxitis war.

Behandlung.

Geschichtliches. Die Arbeit, welche unsere Altvorderen in der Behandlung der tuberkulösen Coxitis geleistet haben, verdient es, daß wir ihrer gedenken. Die Verbindung zwischen Coxitis und Orthopädie ergab sich aus der lange dauernden Gehstörung, welche die Krankheit bedingt, und das erste Behandlungsziel war, dem Kranken trotz der bestehenden Schmerzen oder trotz der aus der ausgeheilten Krankheit hinterbliebenen Schädigung des Beines freie Beweglichkeit zu verschaffen. Als Mittel wurden Schienen verwendet, welche das noch kranke Hüftgelenk entlasten und feststellen sollten. Dazu kamen Beinverlängerungsapparate zum Ausgleich der Verkürzungen, welche aus der Hüfterkrankung restierten.

Die Konstruktionen, die im Laufe der Zeit entstanden, sind außerordentlich zahlreich. Es hat so ziemlich jeder Orthopäd „seine" Coxitisschiene gemacht oder wenigstens an der eines anderen eine „Verbesserung" angebracht.

Die Apparate der älteren *deutschen* Orthopäden sind verhältnismäßig einfach, sowohl in ihrer Konstruktion wie in ihrer Ausführung. Sie sind mehr als sie verdienen — nämlich ganz — außer Gebrauch gekommen. Es haben da zwei Momente zusammen gewirkt. Man ist in Deutschland, als die antiseptische Wundbehandlung aufgekommen war, von der althergebrachten konservativen Behandlung der Coxitis zur operativen übergegangen. Als man den damit eingeschlagenen Weg wieder verließ, war HESSING auf dem Plan erschienen und hatte Apparate zur Behandlung der Coxitis ausgearbeitet, die in jeder Beziehung die alten tief in Schatten stellten. Man wendete sich deshalb in Deutschland allgemein der Hessingschen Technik zu. Besonders das Beispiel HOFFAS wurde dabei maßgebend.

Draußen im Ausland verlief die Geschichte der Coxitisbehandlung besonders in *Amerika* anders. Die Amerikaner haben die konservative Behandlung niemals so verlassen, wie es in Deutschland geschehen war. Sie haben die Schienenbehandlung dauernd als die Normalbehandlung geübt. Sie haben versucht, durch Vervollkommnung der Schienen vorwärts zu kommen. Dabei haben sie die alten Schienentypen beibehalten, haben diese aber technisch weiterentwickelt. Sie haben dabei das in den Hessingschen Apparaten so stark zum Ausdruck kommende Hülsenprinzip nicht übernommen, und auch nicht das Prinzip der individuellen Herstellung des Apparates. Der amerikanische Apparat wird heute noch nach bestimmten Mustern in verschiedenen Größen angefertigt, und wird durch Verstellung dem einzelnen Patienten angepaßt. Die technische Ausführung entspricht dem Sinn und der Wertschätzung des Amerikaners für technische Arbeit.

In ihren Grundzügen sind die amerikanischen Schienen (Abb. 306a u. b) gleich, ob sie nun von BRADFORT oder LOVETT, von TIEMANN von PHELPS oder sonst einem Arzt oder Techniker konstruierte „hip splint's" sind. Sie bestehen aus einem kräftigen Stahlstab, der seitlich an das erkrankte Bein gelegt wird, der oben eine Schlinge trägt und unten mit einem Trittstück endet. Der Patient sitzt auf der Schlinge, die oben an den Seitenstab angelegt und unter dem Sitzknorren der kranken Seite durchgezogen ist. Die Seitenschiene ist so lang gestellt, daß der Fuß frei schwebt oder nur mit der Spitze Bodenfühlung gewinnt. Irgendein Verband oder eine Bandage faßt das Bein am Unterschenkel und ermöglicht die Übertragung der Extension, die durch einen in die Seitenschiene eingebauten Mechanismus hergestellt wird.

Die amerikanischen Schienen hatten auch ihren Weg nach Deutschland gefunden. Sie konnten sich aber gegen die nach HESSINGS Beispiel gebauten nicht halten. Gegenwärtig scheint sich dagegen die deutsche Technik in Amerika einzubürgern.

Dieser Abriß der Geschichte der orthopädischen Behandlung der Coxitis muß vervollständigt werden durch einen Bericht über die *Versuche, der Coxitis auf chirurgischem Wege beizukommen.*

Hier ist zuerst die Behandlung mit dem *Brenneisen* zu erwähnen. In der Zeit, welche wir heute in der Medizin als Prähistorie anzusehen gewohnt sind, ist diese Behandlung eifrig geübt worden, und ich halte es nicht für unmöglich, daß sie einmal

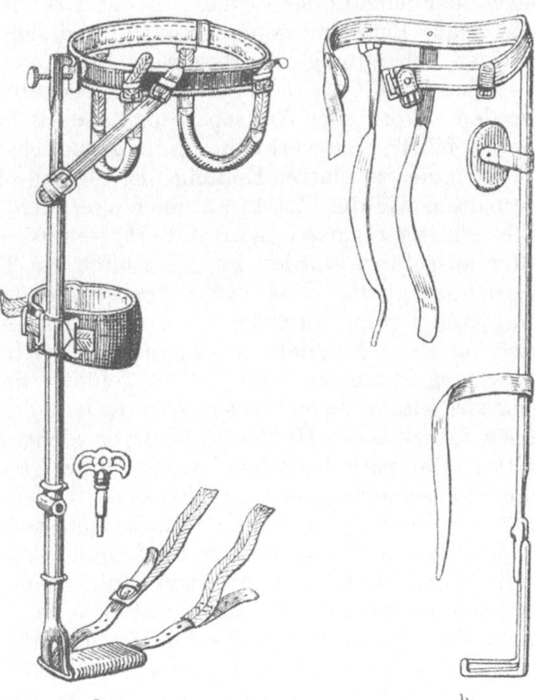

Abb. 306a u. b. Amerikanische Coxitisschienen (nach WITHMAN).

eine fröhliche Auferstehung feiert. Mit dem Brenneisen wurden in der Nähe des Gelenkes flache Wunden gesetzt, diese wurden durch Auflegung reizender Salben offen gehalten. Ziel der Sache war, *ableitend* auf den Krankheitsherd zu wirken. Die Reizkörpertherapie läßt die Idee heute schon nicht mehr ganz absurd erscheinen, und die alten Ärzte sind ganz gewiß auch nicht alle Dummköpfe gewesen.

Die eigentliche operative Behandlung der tuberkulösen Coxitis begann aber erst, als durch VIRCHOW und KOCH die wahre Natur der Erkrankung als einer *tuberkulösen* sicher gestellt war. Vorher hatte man sie als *skrofulös* angesehen und ihren infektiösen Charakter nicht erkannt.

Mit der Feststellung der tuberkulösen Natur änderte sich die Anschauung über die Gefährlichkeit der Coxitis. Bisher hatte man sie als eine Krankheit betrachtet, die zwar lokal schwere Schädigung erzeugt, die aber nicht besonders lebensgefährlich ist. Jetzt auf einmal erfuhr man, daß in dem Krankheitsherd

Keime sitzen, die in den Körper ausgestreut werden können, die durch Aussaat an anderen Stellen neue Herde erzeugen, die aber vor allem durch Überschwemmung des Körpers zur Miliartuberkulose und damit zu raschem Tode führen können. Es war ein gegebener Schluß, wenn man daraus die Indikation ableitete, den Krankheitsherd gründlich und so früh wie möglich aus dem Körper zu entfernen, und es war selbstverständlich, daß man nach dieser Indikation handelte, als die Erkenntnis der tuberkulösen Natur der Coxitis zeitlich etwa mit der Einführung der Antisepsis zusammenfiel.

Als ich Student war, wurde uns die *Resektion des tuberkulös erkrankten Hüftgelenkes als einzig indizierte Behandlung* vorgetragen, und ich erinnere mich noch sehr lebhaft der Stunde, in der RIEDEL uns das erste Tuberkulin zeigte, das er aus Berlin mitgebracht hatte, und sich unter scharfer Ablehnung konservativer Behandlung zur Resektion bekannte.

Viel Freude ist an der Resektion des tuberkulösen Hüftgelenkes nicht erlebt worden. Trotz aller Antisepsis und Asepsis hat die Operation nicht vollständig ihre Gefährlichkeit verloren. Trotz gründlicher Ausräumung führt die Operation nicht immer zu glatter Heilung. Es bleiben oft genug Fisteln, die sich genau so verhalten, wie die Fisteln an einer eiternden, nicht operierten Coxitis. Und ist alles günstig gegangen, so resultiert, wenigstens wenn die Operation im Kindesalter ausgeführt worden ist, schließlich ein Bein mit schwer verminderter Gebrauchsfähigkeit. *Eine starke Verkürzung des Beines entsteht ganz regelmäßig,* und dazu kommt entweder die Ausbildung eines Schlottergelenkes oder die Entstehung einer Ankylose in ungünstiger Stellung.

Diese Resultate haben dazu geführt, daß die Hüftresektion bald wieder sehr viel seltener ausgeführt wurde. Es kam dazu die Erkenntnis, daß die Existenz eines tuberkulösen Herdes im Körper nicht so gefährlich ist, als man gedacht hatte. Die pathologischen Anatomen zeigten, daß so gut wie jeder Mensch einmal in seinem Leben eine lokalisierte Tuberkulose durchmacht, und sie zeigten, daß bei einer tuberkulösen Coxitis sich auch regelmäßig noch andere Herde finden, daß man also mit der Entfernung des Hüftherdes nicht die Tuberkulose radikal aus dem Körper entfernen kann. Man sah ein, daß eine Miliartuberkulose, die sich nach einer Resektion entwickelte, durch die Operation erzeugt, daß nicht die Operation zur Verhütung derselben zu spät gekommen war. Man erinnerte sich endlich auch daran, daß es Menschen gab, die eine tuberkulöse Coxitis überstanden hatten, ohne daß reseziert worden war.

So kam man wieder zur konservativen Behandlung zurück. Die Resektion ist nicht vollständig verlassen, aber doch auf einen geringen Prozentsatz eingeengt worden. Der wesentlich ungünstigere Verlauf, den eine Coxitis nimmt, wenn sie nach der Kinderzeit sich entwickelt, und die Tatsache, daß eine Resektion bei Erwachsenen keine das Bein unbrauchbar machende Wachstumsverkürzung erzeugt, macht die *Resektion besonders zu einer bei Erwachsenen und Halberwachsenen anzuwendenden Behandlung.* Ob man sie bei Kindern ausführen soll, wenn lang bestehende Fisteleiterung die Patienten zum Hinsiechen bringt, das ist eine im gegebenen Fall niemals mit Sicherheit zu entscheidende Frage. Es gibt Kinder, die bis zum Verlöschen herunterkommen, und die schließlich doch wieder gesund werden. Wir haben keine Sicherheit, daß nach der Operation die Fistelei nicht weiter geht, und wir haben immer zu fürchten, daß wir mit dem großen Eingriff, der den Lebensfaden erhalten soll, diesen direkt abreißen.

Es gibt gar keine schwierigere Entscheidung als die der Frage, ob und wann man bei einer Coxitis zum Messer greifen soll.

Seitdem uns der *Röntgenapparat* zuweilen einen noch außerhalb des Gelenkes gelegenen, für Messer und Meißel zugängigen Knochenherd zeigt, gilt im allgemeinen die Indikation, solche Herde operativ zu entfernen. Das scheint mir richtig, obgleich BIER und andere gezeigt haben, daß solche Herde bei konservativer Behandlung, selbst wenn sie Sequester enthalten, ausheilen können.

In der konservativen Behandlung

haben wir die Allgemeinbehandlung und die lokale Behandlung zu unterscheiden.

Die *Allgemeinbehandlung* beruht auf denselben Grundsätzen und arbeitet mit denselben Mitteln, wie die Allgemeinbehandlung der lokalisierten tuberkulösen Erkrankungen überhaupt. Grundlage ist also die Beobachtung, daß der lebende Organismus Abwehrkräfte gegen die Angriffe des Krankheitserregers produzieren und in dem daraus entstehenden Kampf Sieger bleiben kann. Ziel der Behandlung ist es, diese Abwehrkräfte zu entwickeln und ihrer Arbeit alle Hindernisse zu nehmen, die sich nehmen lassen.

Daß eine auf solches Ziel hinarbeitende Behandlung auch der Coxitis gegenüber in hohem Prozentsatze ausgezeichnete Erfolge zeitigen kann, das beweisen die Resultate, welche man bei ROLLIER in *Leysin*, in den von BIER geleiteten Anstalten in *Hohenlychen* sehen kann, die aber auch anderwärts, besonders in Frankreich und bei uns an der Meeresküste erreicht werden.

Natürlich haben diese Resultate dazu angespornt, auch in chirurgischen und orthopädischen Kliniken die Heilkräfte, welche an jenen Orten so schöne Resultate ergeben, zur Anwendung zu bringen. Diese Bestrebungen sind auch nicht erfolglos geblieben. Der Durchschnitt der Erfolge erreicht aber nicht den Durchschnitt in jenen speziell der Behandlung tuberkulöser chirurgischer Erkrankungen gewidmeten Anstalten. Das liegt einmal daran, daß diese Anstalten in Orte gelegt sind, die ausgesucht günstige klimatische Bedingungen bieten, das liegt aber auch daran, daß der Kranke mit einer lokalisierten Tuberkulose, die konservativ behandelt wird, unter dem allgemeinen Krankenmaterial in chirurgischen oder orthopädischen Kliniken, das so viel aktiveres Vorgehen erfordert, mit der Zeit doch gedrückt wird.

Noch weiter bleiben die Resultate gegen das erstrebte Vorbild zurück, wenn man die Behandlung in der Familie, und da womöglich gar unter schlechten Wohnungsverhältnissen, ausführen muß.

Daß die *Strahlentherapie* (Röntgenstrahlen, künstliche Höhensonne) auch in der konservativen Behandlung der Coxitis wohl zu verwenden ist, soll kurz erwähnt werden.

Zur *lokalen konservativen Behandlung* rechnet man im allgemeinen die Einspritzungen von Medikamenten in das erkrankte Gelenk und die Behandlung entstehender Abscesse und Fisteln.

Einspritzungen von *Jodoform* haben eine Zeitlang eine große Rolle gespielt. Es wurde und wird noch Jodoform als Aufschwemmung in Glycerin oder Öl oder als ätherische Lösung injiziert. Das Jodoform hat besseres Ansehen behalten als andere Medikamente, die als Konkurrenten auftraten. Ich injiziere noch Jodoformglycerin im Anschluß an Punktionen von Abscessen und in Fisteln.

Dem *Absceß* und seiner Behandlung müssen ein paar Worte gewidmet werden. Eiter entwickelt sich bei jedem richtigen Coxitisfall im Gelenk. Erreicht seine Produktion eine gewisse Größe, so bricht der Absceß durch die Kapsel und er sucht den Weg an die Oberfläche. *Eine Periode schwerer Schmerzen hat der Patient durchzumachen, wenn der Eiter gegen die Kapsel drückt.* Ist der Kapseldurchbruch erfolgt, so lassen die Schmerzen wieder nach. Es liegt nahe, durch Punktion des Gelenkes in solchem Fall eine Schmerzlinderung zu erzeugen. Solche Linderung ist zu erreichen. Die Punktion des Gelenkes ist aber anders als die Punktion des aus demselben getretenen Abscesses nicht ungefährlich.

Ich habe es wenigstens erlebt, daß der Sohn eines Arztes, der sich bei seinem Kind keine Beschränkung auferlegen konnte, im Anschluß an die Punktion an Miliartuberkulose starb.

Die wichtigsten Hilfsmittel der konservativen Behandlung der tuberkulösen Coxitis sind *Verbände, Schienen* und *orthopädische Apparate.* Ihre Verwendung hat man eigentlich nur im Auge, wenn man von konservativer Coxitisbehandlung spricht.

Der Coxitispatient fühlt eine Linderung seiner Schmerzen, wenn man an seinem kranken Bein zieht, wenn die Hüfte vor Bewegungen geschützt wird, und wenn, im Falle daß er geht, eine Belastung des kranken Beines vermieden wird.

Daß diese Linderung nicht nur eine rein subjektive Empfindung ist, beweist länger fortgesetzte Extension, Fixation und Entlastung. Die günstige Wirkung dieser Maßnahmen tritt dann auch zweifelsfrei objektiv in Erscheinung. *Fixation, Extension, Entlastung* sind die Leistungen, welche Verbände und Apparate in der Coxitisbehandlung zu vollbringen haben.

Beginnen wir mit der *Extension,* so ist deren Ausübung mit Hilfe von Streckverbänden und Gamaschen eine so einfache, eine so leichte und überall aus-

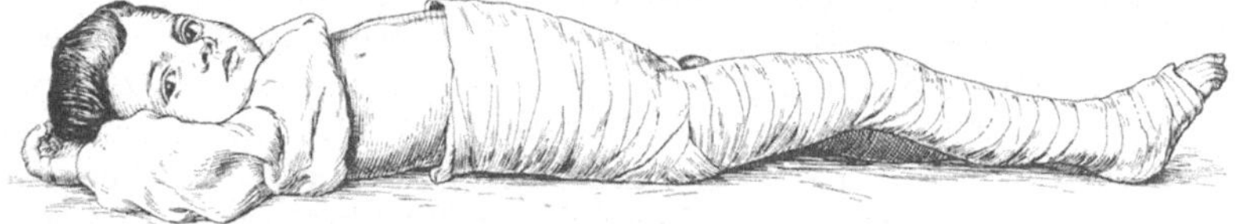

Abb. 307. Gipsverband zu Fixation einer floriden Coxitis.

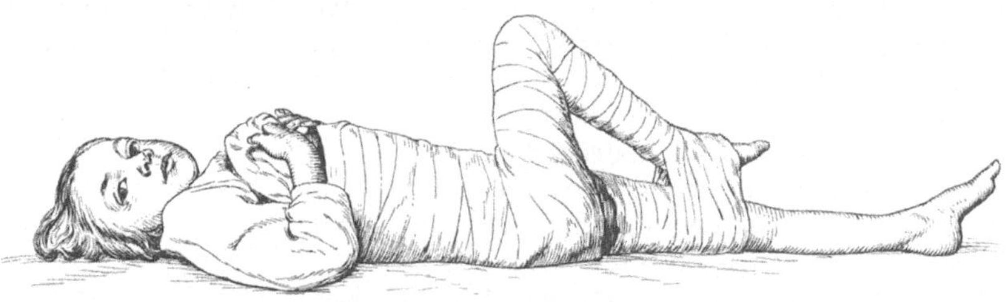

Abb. 308. Deformstehende tuberkulöse Hüftgelenke fixiert man in ihrer deformen Stellung.

zuführende Behandlung, und sie ist in ihrer Wirkung so deutlich, daß sie heute zwar nicht mehr wie vor einiger Zeit als Normalbehandlung der Coxitis gilt, daß sie aber neben anderem überall angewendet wird, wo man Coxitiskranke behandelt.

Der Extensionsverband erlaubt immer noch Gelenkbewegungen in gewissen Grenzen und er bindet den Patienten ans Bett. Das sind Nachteile.

Stellt man die Hüfte in einem *Fixationsverband* gut fest, so erzielt man gewöhnlich vollkommenere Schmerzbeseitigung als mit dem Extensionsverband, und man gewinnt den Vorteil, eine geringere oder größere Bewegungsfreiheit zu bekommen. Ein für die Fixationsbehandlung äußerst geeignetes Mittel entstand im *zirkulären Gipsverband.* Als dieser genügend ausgearbeitet war, fand er in der Coxitisbehandlung auch seine reichliche Verwendung. Besonders LORENZ hat sich für den Gipsverband immer energisch und mit Recht eingesetzt.

Will man mit dem Gipsverband eine Hüfte so ruhig stellen, wie es bei einer hochschmerzhaften, floriden Coxitis notwendig ist, so muß man den Verband bis auf den Thorax heraufgehen lassen, muß ihn am Becken genau anmodellieren und muß ihn bis zu den Zehen herunter führen. Der Bauch muß natürlich Spiel-

raum bekommen entweder durch ein unter den Verband gelegtes weiches Wattepolster oder durch einen Ausschnitt aus dem Verband. Steht das Gelenk in Mittelstellung, so gebe man ihm wie dem Knie einen leichten Grad von Beugung
und der Hüfte eine leichte Abduction. Abb. 307 zeigt einen solchen Verband.
Sind Deformstellungen vorhanden, so lasse man diese zunächst bestehen, und
man scheue sich nicht einen Gipsverband anzulegen, wie Abb. 308 zeigt.

Klingt die Erkrankung ab, so kann man den Verband oben und unten
kürzen, so daß er als Gipshose oben nur das Becken umfaßt und unten bis zum
Knie reicht. Guten Sitz an den Kondylen erreicht man, wenn man vor dem
Erstarren des Gipses oberhalb derselben beiderseits einen dicken Bindenkopf

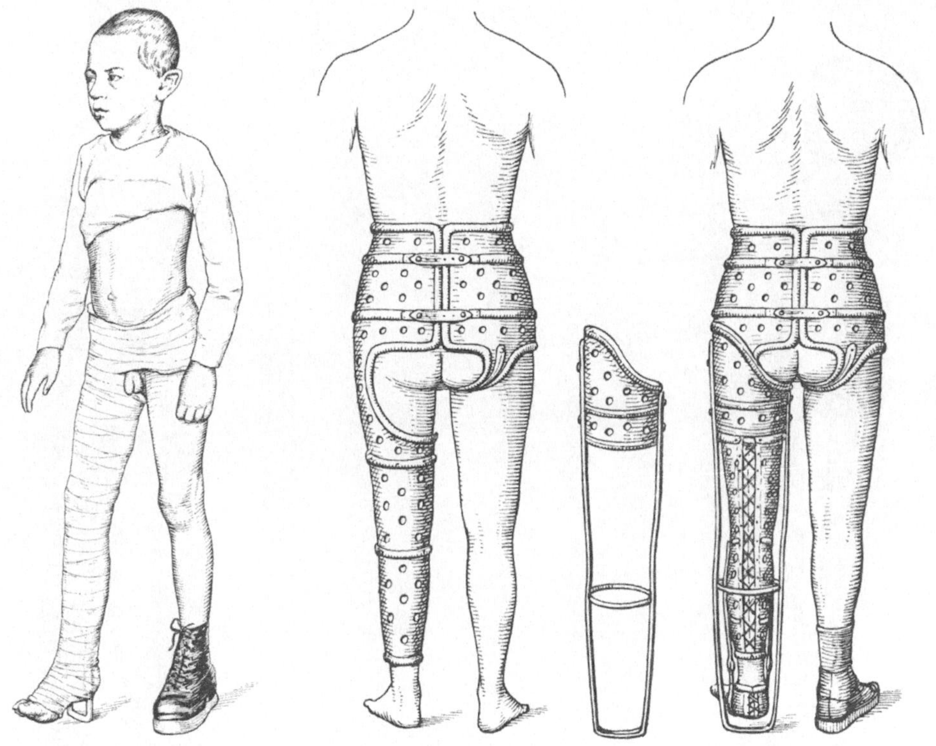

Abb. 309. Gips-Gehverband für Coxitis.   Abb. 310a u. b. Ducroquets Apparat zur Behandlung der tuberkulösen Coxitis. Celluloid-Acetontechnik.

anlegt und diesen durch eine darüber gelegte Binde in den Verband hineindrückt.
Am erstarrten Verband hat man dann ein Paar Vertiefungen, die sich oberhalb
der Kniekondylen anlegen.

An die Gipsverbände wird vielfach, wenn der Patient mit demselben aufstehen soll, ein *Gehbügel* angebracht (Abb. 309). Das ist eine aus Bandeisen
hergestellte U-förmige Schiene, die mit ihren aufsteigenden Ästen an dem Unterschenkelteil des Verbandes befestigt wird, und deren Querteil von der Fußfläche soweit absteht bleibt, daß der Fuß beim Auftreten den Boden gar nicht
oder nur mit Spitzenfühlung erreicht.

Die Entlastung für das Hüftgelenk, die dieser Gehbügel erzielen soll, kann
nur zustande kommen, wenn derselbe ohne Verbindung mit dem Verband bis
herauf an den Sitzknorren geführt wird. Ducroquet hat dementsprechende Konstruktionen ausgeführt, nicht in Gips, sondern in Celluloidtechnik (Abb. 310a u. b).

Wenn man einen *exakt* sitzenden Gipsverband angelegt hat, kann man auf den Gehbügel verzichten. Ist der Patient überhaupt reif dazu, mit dem Verband aufzustehen, dann kann man ihn auch unbeschadet auf den Fuß auftreten lassen.

Erwähnt sei noch, daß man auch mit anderen Fixationsmitteln den Coxitispatienten eine allerdings sehr beschränkte Lösung vom Bett verschaffen kann, die wertvoll wird, wenn schwere Eiterungen den Gebrauch des Gipsverbandes unmöglich machen. In Frage kommen *Gipsbetten*. Abb. 33 zeigt ein solches aus meiner Klinik. Sehr gut zu verwenden ist auch der BRADFORDsche Rahmen, den wir bei Besprechung der Spondylitisbehandlung abgebildet haben (Abb. 227).

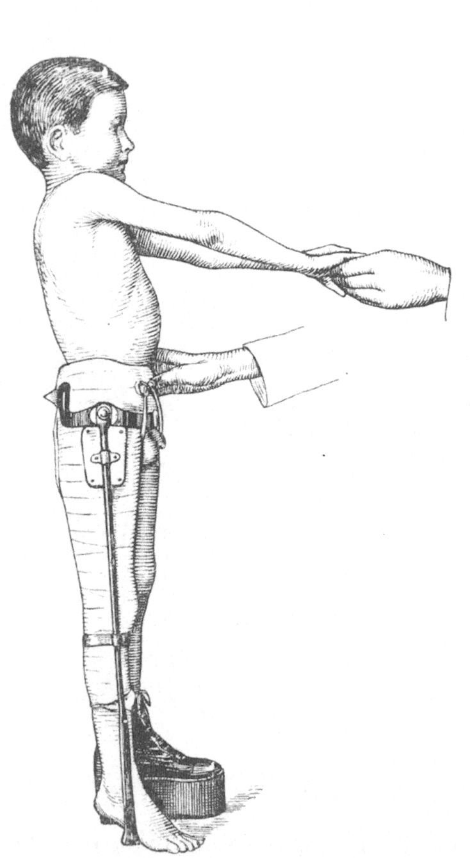

Abb. 311. Amerikanische Coxitisschiene über einen Hüftgipsverband angelegt (nach WHITMAN).

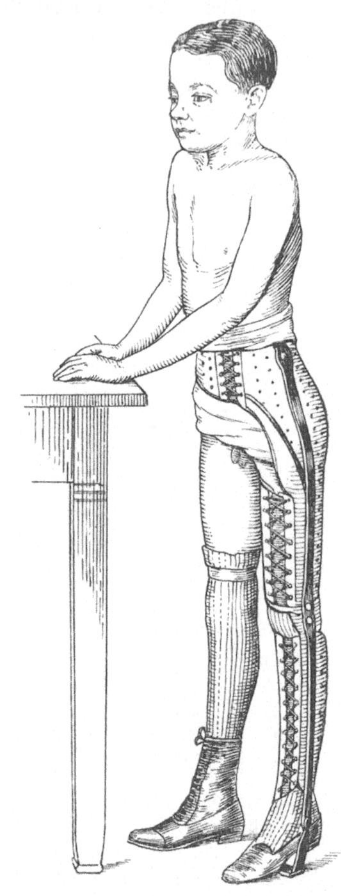

Abb. 312. *Coxitisapparat* von LORENZ, in Celluloid-Plattentechnik hergestellt.

Mit diesem kann man ebenso wie mit dem Gipsbett auch eine Extensionsvorrichtung verbinden.

So Gutes der Gipsverband auch leistet, so hat er doch auch wieder seine Nachteile. Der Verband liegt unabnehmbar fest und alle mit einem lange liegenden Verband verbundenen Nachteile sind dadurch gegeben. Macht man ihn abnehmbar, so geht das Wesentliche seiner Wirkung verloren. Er bietet nicht mehr als ein portativer orthopädischer Apparat, er besitzt einem solchen Apparat gegenüber aber allerlei Nachteile, die besonders im erhöhten Gewicht, in der größeren Zerbrechlichkeit und der mangelhaften Reinhaltung in Erscheinung treten.

Portative Apparate. Von den für die Behandlung der Coxitis angegebenen Apparaten haben wir schon in unserem historischen Rückblick gesprochen.

Unter diesen Apparaten lassen sich die, bei welchen besonders auf Entlastung und Extension Wert gelegt wird, abtrennen von denen, welche besonders die Absicht der Fixation betonen. Und letztere lassen sich wieder einteilen in solche, die sich in ihren Formen stark an den Gipsverband anschließen, und jene, die sich durch die verwendeten Materialien und durch ihre konstruktiv reichere Ausführung als Produkte des Orthopädiemechaniker-Handwerks kennzeichnen.

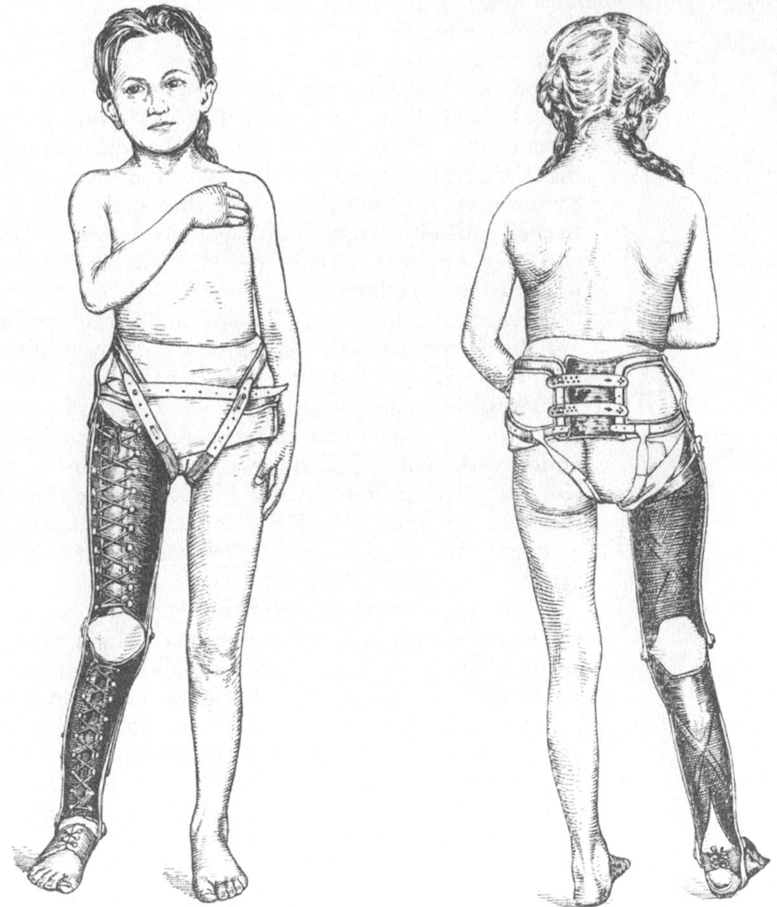

Abb. 313a u. b. Hessings Apparat zur Behandlung der tuberkulösen Coxitis.

Vertreter der ersten Gruppe, die besonders in Amerika verwendet wird, haben wir oben abgebildet. Wir wollen noch erwähnen die Thomas-Schiene, welche auch bei uns in Verbindung mit dem Gipsverband in Gebrauch steht, und wollen durch Wiedergabe einer Abbildung, die von Whitman stammt, zeigen, wie auch die komplizierten amerikanischen Schienen in Verbindung mit dem Gipsverband gebraucht werden können (Abb. 311).

Für die Apparate der zweiten Gruppe ist allgemeines Beispiel eine von Lorenz stammende Konstruktion geworden (Abb. 312). Diese Konstruktion zeigt, daß sie nichts anderes ist als ein abnehmbarer Gipsverband, zu dessen Herstellung nur nicht Gips, sondern *Plattencelluloid* verwendet worden ist. Das

22*

Plattencelluloid ist ein unhandliches Material. Als man die Aceton-Celluloidtechnik erlernte, ging man dazu über, die Apparate in dieser Technik herzustellen. Besonders in Frankreich hat man diese Technik kultiviert. Abb. 310a u. b zeigte einen derartigen Apparat von Ducroquet.

In Deutschland hat man, nachdem schon Beely die Hülsentechnik geübt hatte, allgemein die *Hessingschen Apparate* angenommen. Der Apparat, den Hessing zur Behandlung der Coxitis verwendete, ist derselbe, den er zur Behandlung der angeborenen Hüftverrenkung benutzte (Abb. 313a u. b). Wesentliche Änderungen desselben sind bisher nicht entstanden.

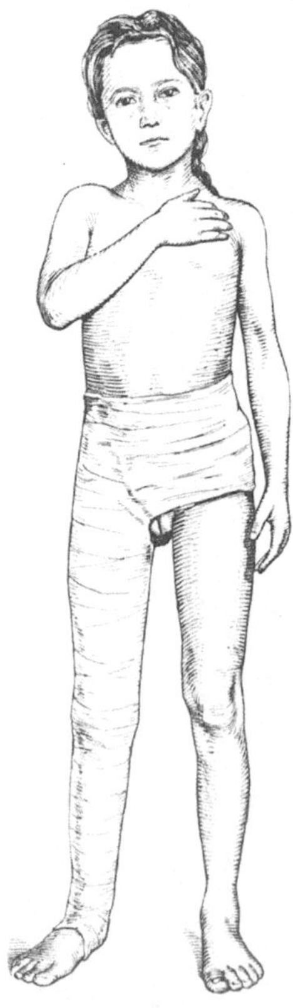

Abb. 314. Patient mit tuberkulöser Coxitis im Leimverband, über den Hessings Apparat gelegt wird.

Vorteile dieser Apparate, die ich auch verwende. sind erstens die gute Fixation, vor allem das feste Erfassen des Beckens, zweitens ihre große Beweglichkeit, die es ermöglicht, sie auch bei schweren Deformstellungen der Hüfte anzulegen, drittens die Möglichkeit, die Verbindung zwischen Becken- und Beinteil in jeder Stellung zu arretieren, viertens ihre ausgiebige Verstellbarkeit, die eine lange Tragdauer gewährleistet. Dadurch wird der Apparat, der in der Anschaffung recht teuer ist, wieder verbilligt,

Aufmerksam möchte ich auf eine Einzelheit machen: auf die *Extension*. Die Extension soll ausgeübt werden mit einer Knöchellasche, von der Bänder durch den Apparatschuh herausgezogen werden. Diese Bänder werden angezogen und unter der Apparatsohle miteinander verknüpft. Soll diese Extension, deren Wirkung einigermaßen problematisch bleibt, nicht ganz zwecklos sein, so muß das Knie in Streckstellung gehalten werden. Es genügt dafür der sogenannte künstliche Quadriceps (s. Abb. 382).

Als ein Vorteil der Hessing-Apparate sei noch hervorgehoben, daß man unter denselben einen *Leimverband* zur Erhöhung der Fixationswirkung anlegen kann. Diese Verbände, die Hessing selber auch viel gebraucht hat, benutze ich, wenn ich einen Patienten, der noch gegen Bewegung des Gelenkes stärker empfindlich ist, in den Apparat bringe. Die Technik des Leimverbandes ist im allgemeinen Teil beschrieben. Abb. 314 zeigt einen Patienten in einem solchen Verband.

Fasse ich nun einmal kurz zusammen, so zeichnet sich die von mir für zweckmäßig gehaltene und geübte Behandlung der Coxitis, abgesehen von etwaigen operativen Eingriffen und abgesehen von der Allgemeinbehandlung in großen Zügen folgendermaßen:

Die Behandlung beginnt mit dem großen Gipsverband, der Patient bleibt in Bettruhe. Tritt ein Abklingen der Schmerzen ein, so wird vom Gipsverband der Fußteil entfernt. Der Patient steht mit dem Verband auf. Er geht mit Krücke und Stock. Ist die Besserung genügend weiter gelaufen, so kommt der Hessing-Apparat, unter dem zunächst noch ein Leimverband getragen wird. Weiterhin fällt der Leimverband weg. Dann wird dem Hüftscharnier zunehmende Bewegungsfreiheit gegeben. Es fällt der Beckenkorb aus. Es wird nur noch die Beinschiene als Entlastungsapparat getragen, damit das genesene, aber noch zu weiche Gelenk nicht überlastet wird, und schließlich wird auch auf diese

Stütze verzichtet. Der Patient behält eine Extensionsgamasche für die Nacht, und zuletzt wird diese weggelegt.

Die Resultate,

die man mit einer solchen Behandlung erreicht, sind, wenn man alle die Mühe und Arbeit zusammenrechnet und dazu die Kosten zählt, nicht so, daß man sehr stolz darauf sein könnte. Nicht immer bleibt das † am Ende der Krankengeschichte erspart. Nur in einem Teil der Fälle, welche man frühzeitig in Behandlung bekam, und bei denen man die Behandlung ungestört durchführen konnte, kommt man mit einem Gelenk davon, bei dem man allenfalls von Restitutio ad integrum sprechen kann. Bei der Mehrzahl ergibt sich schließlich eine starke Minderung der Beweglichkeit des Gelenkes und eine typische Deformstellung in Adduction und Flexion, die durch Destruktion der knöchernen Gelenkteile bedingt ist.

Die *Linderung der Schmerzen*, die wir dem Kranken verschaffen, die *Erleichterung der Pflege*, die *Kürzung der Krankheitsdauer* und die *Verhütung der exzessiven Deformitäten*, die wir bei nicht behandelten Coxitisfällen entstehen sehen, das sind die positiven Leistungen, mit denen wir leider uns heute noch zufrieden geben müssen.

i) Säuglingscoxitis.

Von den entzündlichen Erkrankungen des Hüftgelenkes, welche außer der tuberkulösen Coxitis dem Orthopäden in die Hand kommen, will ich nur die *Säuglingscoxitis* herausheben. Es ist eine Erkrankung, die nicht so selten ist, daß sie keine praktische Bedeutung hätte. Ich will auf dieselbe aufmerksam machen, weil von der *frühzeitigen* Erkennung und Behandlung sehr viel abhängt.

Es handelt sich um eine *gonorrhoische* Erkrankung des Gelenkes, bei der die Infektion während der Geburt von der kranken Mutter aus erfolgt ist.

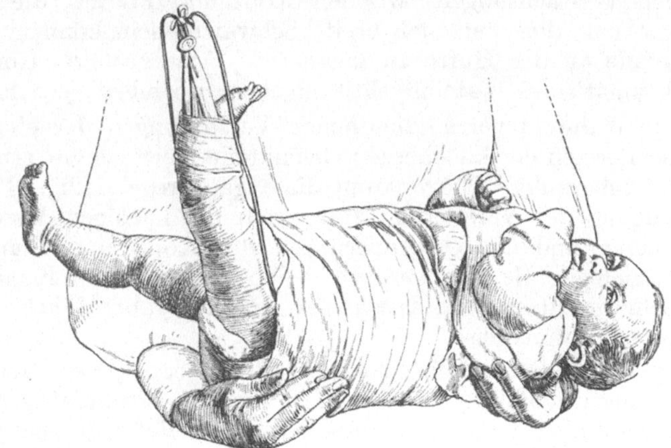

Abb. 315. Extensionsgipsbett zur Behandlung der Säuglingscoxitis und der intra partum entstandenen Oberschenkelfraktur.

Diese Säuglingscoxitiden führen zu sehr schweren Destruktionen des Gelenkes: pathologische Luxation, Zerstörung des Kopfes, schwere Contractur, hochgradige Wachstumsverkürzung.

Wird der Eiter aber rechtzeitig entfernt, was durch Punktion oder Stichincision geschehen kann, und legt man die kleinen Patienten in ein Extensionsgipsbett, wie es Abb. 315 zeigt — ein Gipsbett, das übrigens auch bei der Behandlung einer intra partum entstandenen Oberschenkelfraktur sehr gute Dienste leistet —, so versiegt die Eiterung meist bald, und es resultiert ein gut gebrauchsfähiges Gelenk.

k) Versteifungen des Hüftgelenkes.

Führt *Fruchtwassermangel* zu starker Raumverminderung für den Fetus, so kann neben Contracturen anderer Gelenke auch eine Einschränkung des Bewegungsfeldes für das Hüftgelenk resultieren. In dem Fall, welchen Abb. 1 darstellt, war die Beweglichkeit der Hüften auf ein Minimum reduziert. *Isolierte* angeborene Hüftversteifungen habe ich nicht beobachtet.

Von den Schädlichkeiten, welche im postfetalen Leben zur Versteifung von Gelenken führen, fällt am Hüftgelenk eine aus, welche an anderen Gelenken teilweise große Bedeutung besitzt: *die Fixation durch Verbände.* Während z. B. das Knie unter Fixationsverbänden außerordentlich schnell und schwer versteift, verträgt das gesunde Hüftgelenk Feststellung auf lange Zeit, ohne daß eine Versteifung entsteht. So viel ich Hüftgelenke fixiert habe, nie habe ich Veranlassung gehabt, eine Fixationsversteifung zu behandeln.

Auch *Traumen* spielen in der Ätiologie von Hüftversteifungen eine geringe Rolle. Am häufigsten noch indirekt, indem sie Anlaß zur Entwicklung einer Arthritis deformans geben, und diese in der oben geschilderten Weise zur Versteifung führt.

Bei weitem am häufigsten verdanken Hüftversteifungen *entzündlichen Prozessen* ihre Existenz, und unter diesen Entzündungen spielen wieder zwei eine besondere Rolle: die *gonorrhoische* und die *tuberkulöse.*

Der *anatomische Befund* ist in den Fällen von angeborener Versteifung charakterisiert durch mangelhafte Ausbildung des Gelenkinnenraumes, bei den traumatischen Versteifungen durch unregelmäßige Formveränderungen der knöchernen Gelenkteile. Bei den Versteifungen mit entzündlicher Ätiologie finden sich Verwachsungen zwischen Kopf und Pfanne, die aus einzelnen Strängen bestehen, die aber auch breite Schwarten sein können. Nicht selten kommt es gerade an der Hüfte zu *knöcherner* Verwachsung. Gonorrhöe, akuter Gelenkrheumatismus, Osteomyelitis machen besonders gern knöcherne Ankylosen.

Während bei entzündlichen Versteifungen der eben genannten Ätiologien die Formen der knöchernen Gelenkteile meistens gut erhalten bleiben, verändert die tuberkulöse Erkrankung diese ganz regelmäßig. Es wirken dann zur Erzeugung der Versteifung zusammen die narbigen Verwachsungen im Gelenkinneren und die Deformierungen der Kopf- und Pfannenflächen, welche die ausgiebigen Bewegungen, zu denen die normalen Kugelflächen gehören, nicht mehr gestatten. Zu *knöcherner* Ankylose aber führt eine tuberkulöse Coxitis nur ausnahmsweise.

Versteift ein Hüftgelenk aus dieser oder jener Ursache, so erfolgt die Einengung des Bewegungsfeldes fast niemals gleichmäßig. Das steife Gelenk steht deshalb nicht in Mittelstellung. Es verbindet sich also die Versteifung mit einer Falschstellung. Diese Verbindung ist so regelmäßig, daß im orthopädischen Sprachgebrauch Versteifung und Deformstellung als zusammengehörig betrachtet und als *Hüftcontractur* bezeichnet werden. Es ist das eine Vermengung zweier verschiedener Krankheitszustände, die zu falschen Schlußfolgerungen führen kann. Will man sich vor dieser Gefahr schützen, so muß man sich in jedem Falle klar machen, welche Bedeutung im Bild der Contractur die Versteifung und welche die Falschstellung besitzt.

Die Falschstellung, welche das Gelenk im Fall der Ausbildung einer Contractur in der Regel annimmt, ist *Flexion* und *Adduction.* Besonders für entzündliche Contracturen gilt diese Regel. Die seltenen Ausnahmen, welche man sieht, sind entweder bedingt durch ungewöhnliche Lage von Entzündungsherden — z. B. durch einen osteomyelitischen Herd an der Unterfläche des Schenkelhalses — oder durch therapeutische Maßnahmen.

Der Grad der Deformstellung wechselt in weiten Grenzen. Eine Beziehung zwischen der Schwere der Versteifung und dem Grad der Deformstellung besteht insofern, als zu schweren Deformstellungen auch schwere Versteifungen gehören. Umgekehrt findet sich das Verhältnis nicht.

Das Bild, welches der an einer Hüftcontractur leidende Kranke bietet, ist am charakteristischsten bei einem Erwachsenen, der die Contractur einer unbehandelten tuberkulösen Coxitis verdankt, die er in der Kindheit durchgemacht hat. Wie die *tuberkulöse* Coxitis für die Orthopädie das klassische Beispiel der Hüftgelenksentzündung darstellt, so ist die *tuberkulös-coxitische Deformität* das klassische Beispiel der Hüftcontractur. Wir wollen dasselbe ausführlicher beschreiben. Abbildungen s. S. 347 Abb. 316a und S. 353 Abb. 321a.

Das dem Laienauge auffälligste Symptom ist die *Beinverkürzung.* In leichten Fällen macht sich dieselbe nur durch Erzeugung eines ungleichen Ganges geltend. Der Patient hinkt, er tritt aber noch mit voller Fußfläche auf. Bei schwereren Fällen hebt er die Ferse vom Boden ab. Er stellt den Fuß in Spitzfußhaltung und gleicht damit die Längendifferenz der Beine aus. Genügt das nicht mehr, so knickt er das Knie der gesunden Seite ein und stellt dadurch eine funktionelle Verkürzung dieses Beines her. Erreicht die Deformität höchste Grade, so muß der Patient zur Krücke greifen, die er dann mit dem Bein gewöhnlich so umschlingt, daß das kranke Bein mit Hilfe der Krücke doch eine gewisse Stützarbeit leisten kann. Die Verkürzung setzt sich aus verschiedenen Faktoren zusammen. Der wichtigste ist die funktionelle Verkürzung, welche durch die Deformstellung bedingt wird. Adduction und Flexion der Hüfte erzeugen eine funktionelle Verkürzung, Abduction und Extension eine funktionelle Verlängerung des Beines. Zur funktionellen Verkürzung kommt bei der coxitischen Deformität die reelle, welche durch die Destruktion des coxalen Femurendes gesetzt wird. Sie erreicht besonders hohe Grade, wenn dazu noch eine pathologische Luxation tritt.

Stammt die Deformität aus der Zeit vor Abschluß des Längenwachstums, so finden wir als zweiten Faktor der reellen Verkürzung stets auch eine *Wachstumsverkürzung* des Beines. Diese Wachstumsverkürzung wird in der Regel noch unterstrichen durch eine Arbeitshypertrophie des gesunden Beines, während das kranke Bein nicht nur in seiner Länge, sondern auch in allen anderen Beziehungen ein Zurückbleiben hinter der normalen Entwicklung erkennen läßt. Besonders wichtig ist dabei die Atrophie des Femur, das man bei einem ausgewachsenen Mann in der Dicke eines Fingers antreffen kann, und das dann bei einer zur Korrektur der Deformität ausgeführten Osteotomie nur sehr geringe Neigung zur Callusentwicklung zeigt.

Versteift das Hüftgelenk, so stellt sich zwischen Bein und Wirbelsäule eine straffe Verbindung her, welche die *Wirbelsäule* zwingt, Beinbewegungen, die in der Hüfte nicht mehr möglich sind, durch von ihr ausgeführte Bewegungen zu ersetzen. Das Bein mit einer in Streckstellung versteiften Hüfte wird im Gang durch eine Beugebewegung der unteren Abschnitte der Wirbelsäule vorgebracht. Derselbe Patient beugt die Lendenwirbelsäule, wenn er sich setzt. Ist die Versteifung in Beugestellung erfolgt, so lordosiert der Patient die Wirbelsäule, um mit dem Fuß den Boden zu erreichen. Eine Ad- oder Abductionsstellung zwingt im selben Fall die Wirbelsäule in eine seitliche Biegung, eine sog. statische Skoliose. Die Ausschlagsrichtung dieser Skoliose ist gleichsinnig der Richtung der Hüftstellung.

Der Aufgabe, für das ausgefallene Hüftgelenk als Bewegungsorgan einzutreten, paßt sich die Wirbelsäule so gut an, daß unter günstigen Bedingungen fast voller Ersatz stattfindet. Ein Mensch mit einer Hüfte, die in leichter Flexion und Abduction völlig versteift ist, läßt im gewöhnlichen Gang die schwere Störung auch dem geübten Auge kaum erkennen. Die abnorme und erhöhte Arbeit, die die Wirbelsäule übertragen erhält, macht sich aber mit der Zeit durch eine Erschöpfung ihrer Kraftreserve geltend. Zumindestens erkranken Patienten mit schwerer Hüftcontractur, die nicht abnorm wenig gehen, mit der Zeit alle an *Rückenschmerzen,* und man findet als Ursache dieser Schmerzen die typischen Kennzeichen der *Insufficientia vertebrae.* Gerade diese Schmerzen bringen uns den Patienten, der sich längst mit seiner Hüftcontractur abgefunden hat, wieder in die Sprechstunde.

Echte Deformitäten der Wirbelsäule entstehen im Gefolge von Hüftcontracturen nur selten. Wenn sich die statische Skoliose „fixiert", so spielt dabei die von der Hüfte bedingte Schiefstellung als auslösendes Moment nur eine untergeordnete Rolle. Irgendeine adäquate Schädlichkeit führt zur Skoliosenbildung und die von der Hüfte her bedingte Schiefstellung zeichnet der entstehenden Skoliose die Ausschlagsrichtung vor.

Die praktische Bedeutung

einer Hüftcontractur ergibt sich zuerst und am deutlichsten sichtbar aus der Gangstörung, welche sie verursacht. Dem darüber eben Gesagten sei hinzugefügt, daß schon eine ganz geringe Überschreitung der funktionell günstigen Abductionsstellung eine starke und mit der Vermehrung des Abductionswinkels rasch ansteigende Störung der Gehfähigkeit bedingt.

Dessen muß man sich besonders erinnern, wenn man Stellungskorrekturen bei Hüftcontracturen ausführt.

Während die *Streck*stellung die funktionell beste Stellung für den *Gang* ist, ist für das *Sitzen* die *Beuge*stellung günstiger. Das ist eine wichtige Tatsache, weil die meisten Patienten mit Hüftcontracturen in Sitzberufen tätig sind. Man muß dem Patienten deshalb, ehe man eine Beugecontractur in eine Streckcontractur verwandelt, unbedingt klar machen, daß dem in Aussicht stehenden Gewinn an Gehfähigkeit ein Verlust in der Sitzfähigkeit gegenübersteht. Auch darauf muß man einen solchen Patienten aufmerksam machen, daß ihm nach der Umstellung der Hüfte das Aus- und Anziehen von Schuh und Strumpf Schwierigkeiten bereiten wird.

Endlich ein Punkt, den man unbedingt zur Sprache bringen muß, wenn man weibliche Patienten zu beraten hat: die *Kohabitationsfähigkeit.* Eine Hüftcontractur in ausgesprochener Beugestellung ergibt immer noch Möglichkeiten, ja sogar wenn beide Hüften kontrakt sind. Völlige Versteifung einer Hüfte in Streckstellung bedeutet ein absolutes Hindernis, wenn nicht eine Abductionsstellung damit verbunden ist, die den für das Gehen günstigen Grad schon überschreitet. Erleiden beide Hüftgelenke Einbuße an ihrer Beweglichkeit, dann macht sich die Behinderung schon sehr frühzeitig geltend, wenn sich die Hüften nicht in Beugestellung begeben.

Eine Versteifung *beider* Hüftgelenke gehört überhaupt zu den schwersten Schädigungen, die ein Mensch an seinem Skelett erleiden kann. Die resultierende Gangstörung macht sich zunächst durch die Verkürzung der Schritte geltend. Nimmt die Versteifung zu, so wetzen die Kranken nur noch die Knie aneinander. Sie bringen das Becken mit der Seite des vorzusetzenden Fußes nach vorn, indem sie auf den Fußspitzen des am Boden bleibenden Fußes eine Drehbewegung ausführen. So kommt ein mühseliger, wenig fördernder Gang zustande, in welchem Beuge- und Streckbewegungen im Knie ausgenutzt werden. Ich kenne mehrere Patienten, welche doppelseitige Hüftcontractur blutigen Einrenkungen angeborener Hüftluxationen verdanken. Durch die Operation, die ihnen helfen sollte, ist ihnen das ganze Leben verpfuscht.

Diagnose.

Die Feststellung, daß eine Hüftcontractur vorliegt, ergibt sich bei einer lege artis ausgeführten Untersuchung ohne weiteres. Wir verzichten darauf, diese Untersuchung zu beschreiben.

Mit der Feststellung einer vorhandenen Contractur ist dem Fall aber nicht Genüge getan. Es ist noch festzustellen der *Grad* der *Versteifung* sowie *Richtung* und *Grad* der *Falsch*stellung des Gelenkes.

Der Grad der Versteifung zeigt sich am deutlichsten, wenn man neben dem kranken ein gesundes Gelenk hat, und wenn man mit dem auf dem Rücken liegenden Patienten gleichzeitig gleichsinnige Bewegungen der Hüftgelenke bis an die Grenze der Bewegungsfelder ausführt. Läßt man den Patienten im Stehen aktive Bewegungen ausführen, so verwischt sich das Bild durch die Mitbewegung des Beckens.

Den Grad einer Beugestellung macht man sich anschaulich, indem man den Patienten flach auf den Tisch legt und die Hüfte soweit beugt, daß sich der Rücken, der sich lordotisch eingestellt hatte, in ganzer Länge auf die Tischplatte auflegt.

Adductions- und Abductionsstellungen führt man sich vor Augen, indem man den Patienten vollständig entkleidet, flach auf den Tisch legt und das kranke Bein so einstellt, daß die Längsachse des Körpers genau senkrecht zur Verbindungslinie der Spinae kommt.

Hat man eine doppelseitige Contractur, so muß man schätzen, was man in dieser Weise nicht messen kann.

Ist Form und Grad der Contractur festgestellt, so müssen wir uns ein Bild über den Zustand des Gelenkes selber machen. Zunächst ist festzustellen, ob die ursächliche Erkrankung noch spielt. Dafür gibt uns die Anamnese Anhaltspunkte.

War eine gonorrhoische, eine akut rheumatische, eine metastatisch-septische Erkrankung die Ursache der Contracturbildung, so sind die Infektionserreger verschwunden, wenn sich entzündliche Erscheinungen nicht mehr finden. Hat eine Osteomyelitis am Gelenk gespielt, so können schlafende Herde noch sehr lange vorhanden sein. Im höchsten Grade verdächtig sind in dieser Beziehung Contracturen mit tuberkulöser Genese. Findet man an solchen Gelenken noch Muskelspannungen, klagen die Kranken noch über Schmerzen, entstehen noch nach stärkeren Bewegungen irgendwelche Reizerscheinungen, so muß man unbedingt damit rechnen, daß sich Herde finden, auch wenn Jahrzehnte seit der eigentlichen Erkrankung vergangen sind.

Wichtige Feststellungen erlaubt die *Röntgenuntersuchung.* Sie gibt Auskunft, ob die Formen der knöchernen Gelenkteile erhalten sind, ob knöcherne Verwachsungen und in welchem Ausmaße sie bestehen. Sie zeigt die Stärke und die Dichte des Femur. Für die Frage, ob Entzündungsherde noch vorhanden sind, ist die Röntgenphotographie nur mit Vorsicht zu verwerten. Es können falsche Deutungen so oder so vorkommen.

Die *Prognose*

ist im allgemeinen schlecht. Hat eine Erkrankung des Hüftgelenkes zu einer Versteifung geführt, dann bleibt das Gelenk auch steif. Nur leichte Versteifungen etwa durch akuten Gelenkrheumatismus machen zuweilen eine Ausnahme.

Auch die Fehlstellung bessert sich nicht spontan, es sei denn, daß die Neigung zum Übergang in stärkere Flexion und Adduction, die sich regelmäßig zeigt, irgendwie zu einer Funktionsbesserung führt.

Prophylaxe.

Die Krankheiten, welche zu Hüftcontracturen führen, sind durchgehend so schwerer Art, daß Maßnahmen zur Verhütung der Contractur in ihrer

Behandlung meist nur eine untergeordnete Rolle spielen können. Bei akut infektiösen Entzündungen müssen passive Bewegungen beginnen, sowie und soweit das Gelenk dieselben verträgt. Ob der Zeitpunkt dafür gekommen ist, erkennt man an den Muskelspasmen, welche das entzündete Gelenk fixieren. Werden diese Spasmen durch die Bewegungen vermehrt, so waren sie entweder zu früh oder zu stark ausgeführt. Bei tuberkulösen Erkrankungen sind passive Bewegungen unter allen Umständen zu vermeiden. Hier müssen wir uns damit begnügen, den Druck der knöchernen Gelenkteile gegeneinander herabzusetzen.

Der innere Gelenkdruck, der durch den Zug der gespannten Hüftmuskulatur und, wenn der Patient steht und geht, durch die Körperlast ausgelöst wird, wirkt im Sinne der Erzeugung von Verwachsungen der Gelenkflächen und im Sinne der Deformierung der Gelenkkörper. Wie die Aufhebung dieses Druckes auf das Gelenk wirkt, kann man beobachten, wenn man eine tuberkulöse Coxitis in den Gipsverband bringt. Nimmt man den Verband nach einigen Wochen ab, so findet sich die Hüfte stets beweglicher als vorher.

Man soll auch deshalb akute Hüftgelenksentzündungen mit Extensions- und Fixationsverbänden behandeln und man soll in der Nachbehandlung den Kranken nur mit entlastender Schiene gehen und stehen lassen.

Ein Akt der Prophylaxe, der in der Behandlung jeder Hüfterkrankung, bei der mit Entstehung einer Contractur zu rechnen ist, ausgeführt werden kann und muß, ist die frühzeitige Einstellung des Gelenkes in die Stellung, welche für den Patienten im Fall des Eintrittes einer Versteifung die funktionell günstigste ist.

Behandlung.

Die erste Frage, welche zu beantworten ist, heißt: Kann die *verlorengegangene Beweglichkeit wieder hergestellt* werden? Gelingt dies, so wird die Falschstellung des Gelenkes ohne besondere darauf gerichtete Maßnahme mit beseitigt. Kommt man zur Verneinung der ersten Frage, dann ist weiter zu fragen, ob durch eine *Änderung der Gelenkstellung* eine funktionelle Besserung zu erzielen ist. Was wir oben über die Bedeutung der verschiedenen Falschstellungen gesagt haben, gibt die Unterlage zur Beantwortung dieser Frage.

Für *unblutige Mobilisation* finden wir nur selten günstige Verhältnisse. Nur wenn die Formen des Kopfes und der Pfanne völlig erhalten sind und wenn nur *weiche* Verwachsungen zwischen beiden bestehen, können wir durch passive Bewegungen, die diese Verwachsungen dehnen und zerreiben, den Gelenksspalt wieder öffnen. Man muß dazu den Patienten, wenigstens bei der ersten Sitzung narkotisieren, nicht um nun mit grober Gewalt arbeiten zu können, sondern zur Ausschaltung der reflektorischen Muskelspannung. Nach dem Eingriff stark belasteter Extensionsverband! Kommt man vorwärts, so muß der Patient einen Hüftstützapparat erhalten.

Liegen die Verhältnisse für eine unblutige Mobilisation von vornherein ungünstig, oder führt der Versuch nicht zum Ziel, so stellt sich die Frage der *blutigen Operation.*

Die Aufgabe, das ankylotische Hüftgelenk durch blutige Operation zu mobilisieren, hat zuerst VOLKMANN angegriffen. Die von ihm ausgearbeitete Methode wurde als *Meißelresektion* bezeichnet. Die Operation ist außer Gebrauch gekommen. In unseren modernen Operationslehren wird sie teilweise überhaupt nicht mehr erwähnt. Ich halte es für möglich, daß man dazu kommen wird, sie unter Modifikationen wieder aufzunehmen.

Die alte Vorschrift für die Operation lautet folgendermaßen: An der hinteren, äußeren Seite des Gelenkes wird ein Längsschnitt angelegt, wie zur Resektion nach LANGENBECK. Hierauf wird das Femur etwa 3 cm unterhalb des Trochanter major durchgetrennt. Das obere Ende des Femur wird abgerundet und zugeschnitten, so daß der Querschnitt nicht breiter bleibt als der des Femur etwa in seiner Mitte. Sodann wird durch Herausmeißeln des Schenkelkopfes eine neue, große und möglichst tiefe Pfanne gebildet. Zwischen dem abgerundeten Femurende und der neuen Pfanne muß reichlicher Spielraum bleiben, damit eine neue Ankylose vermieden wird.

Persönliche Erfahrungen mit Meißelresektionen fehlen mir. Aber was HOFFA über Resultate berichtet, die er an Patienten festgestellt hat, welche von seinem Lehrer MAAS operiert waren, erscheint mir durchaus verständlich und beachtlich.

Die Patienten, welche HOFFA beobachtete, hatten doppelseitige Ankylosen gehabt. Sie erlangten bewegliche Hüften und gingen wie Patienten mit *doppelseitiger Luxation*. Hätte man da noch tiefe subtrochantere Osteotomien angefügt, so wären die schon recht befriedigenden Resultate sicher noch wesentlich gebessert worden.

Ich habe in neuerer Zeit wiederholt in Anlehnung an die alte Vorschrift operiert. Ich habe das Femur von der Knochenmasse, die es mit dem Becken verband, losgemeißelt, habe für den freigewordenen Stumpf aus dem Rest dieser Masse ein Widerlager ausgemeißelt und habe es unter Interposition eines freitransplantierten Fettlappens unter Stellungskorrektur gegen dieses Widerlager gestellt.

Die Resultate sind noch zu jung, um ein abschließendes Urteil zu ermöglichen. Die Fälle sehen aber sehr vielversprechend aus. Als Beispiel gebe ich die Patientin, welche Abb. 316a u. b darstellt. Ein Halbjahr nach der Operation bestand eine Beweglichkeit von ein Viertel des normalen Ausmaßes. Die Stellungskorrektur war soweit erreicht, als die Wirbelveränderungen sie gestatteten. Die Patientin ging mit einem Stock ausdauernd, kurze Strecken auch ohne Stock.

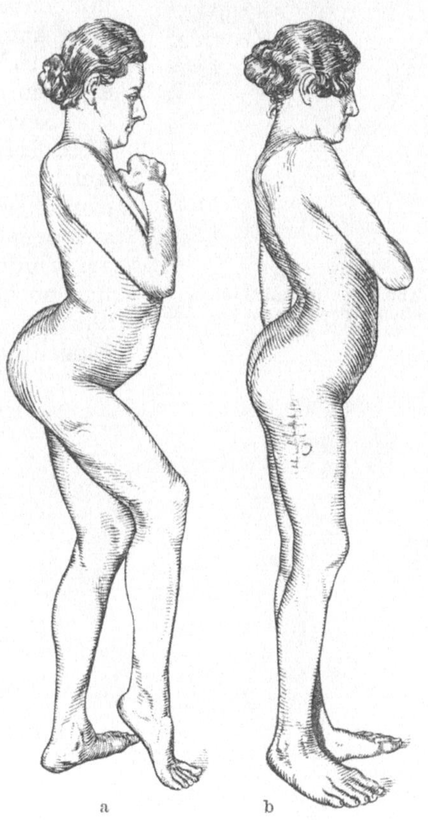

Abb. 316. a Ankylose der rechten Hüfte in schwerer Deformstellung, aus tuberkulöser Coxitis entstanden. b Durch eine modifizierte Meißelresektion wurde eine wesentliche Stellungskorrektur und eine Beweglichkeit von $^1/_4$ der Norm erreicht.

Die Fortschritte, welche die moderne Chirurgie in der Wiederherstellung von Gelenken gemacht hat, haben auch dazu geführt, das ankylotische Hüftgelenk mit *Arthroplastik* zu behandeln. Für die Ausarbeitung der Operation haben sich besonders PAYR und LEXER Verdienste erworben.

Bei der *Gelenkplastik* wird Kopf und Pfanne möglichst in normalen Formen neu gebildet. Es wird ein die knöcherne Wiederverwachsung hindernder Weichteillappen über den neuen Kopf gezogen und der Kopf in die neue Pfanne eingefügt.

Die Durchführung dieses Programmes ist an der Hüfte schwieriger als an fast allen andern in Frage kommenden Gelenken. Die Schwierigkeit wird durch die Unzugängigkeit des Hüftgelenkes bedingt. Die meisten Operateure erleichtern sich den Angriff auf das Gelenk durch temporäre Resektion des Trochanter

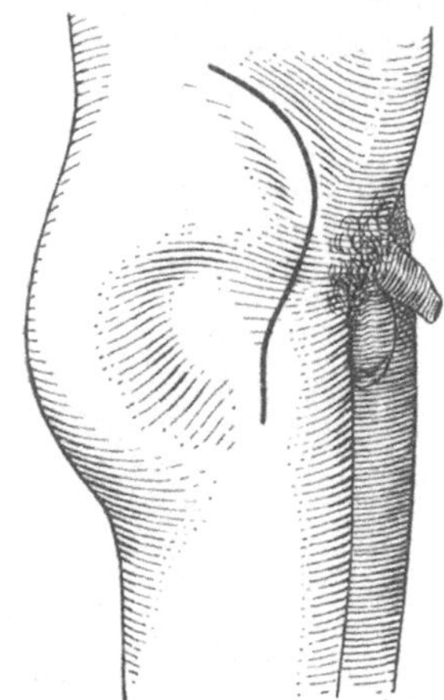

major. Ich habe früher auch so operiert. Man zieht einen Schnitt von der Spina dem vorderen Rand des Glutaeus medius folgend gegen das Femur 3—4 Querfinger breit unter der Spitze des Trochanter major. Der Trochanter wird mit einem nach unten zu spitz werdenden langen Knochenstück abgeschlagen und mit den an ihm ansetzenden Muskeln zurückgeschoben. Nun kommt man an den Schenkelhals heran und kann sich an demselben bis an das Gelenk vorarbeiten.

Neuerdings operiere ich mit dem Schnitt, den Abb. 317 darstellt. Er lehnt sich an den Schnitt, welchen Sprengel für die Resektion des Hüftgelenks empfohlen hat. Der Schnitt geht von der Spina aus auf dem Darmbeinkamm hin bis zu dessen Höhe, am Vorderrand des Tensor fasciae latae zum Femur und an dessen vorderer Begrenzung ein Stück nach abwärts. Vom Vorderrand des Tensor aus wird ein Finger oder ein Elevatorium zwischen Tensor und

Abb. 317. Hautschnitt zur Eröffnung des Zugangs zum Hüftgelenk.

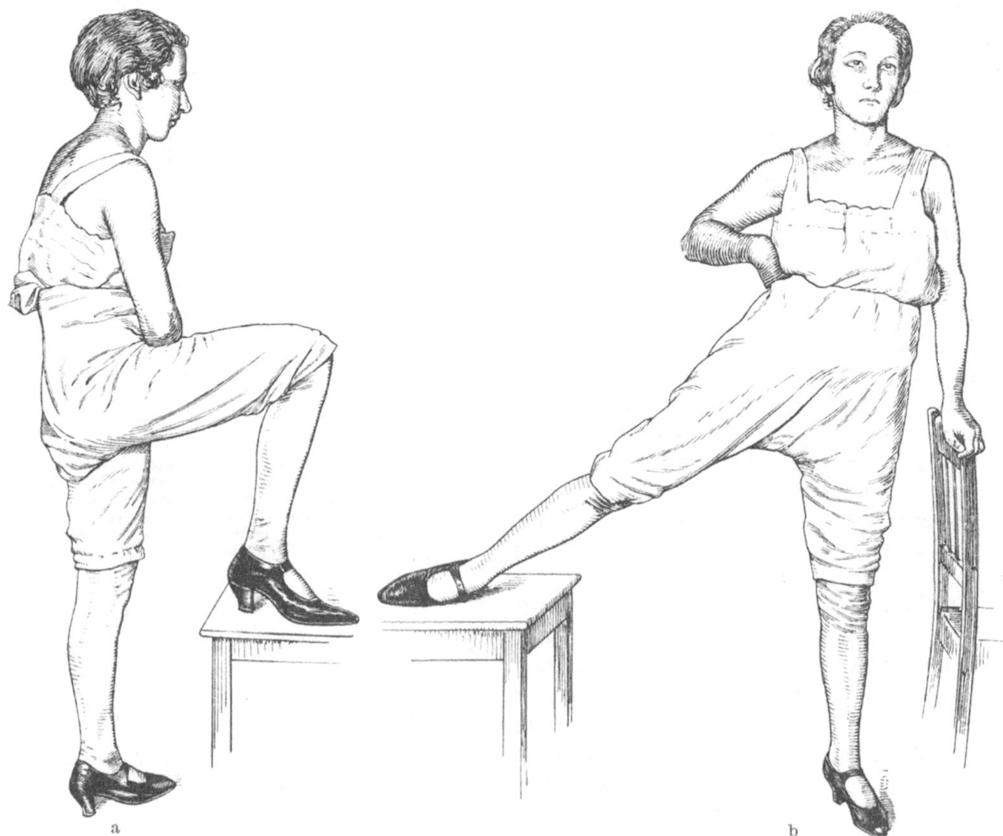

a   b

Abb. 318a u. b. Durch Arthroplastik wurde bei einer Ankylose des rechten Hüftgelenkes die Beweglichkeit erzielt, welche diese Abbildungen zur Anschauung bringen.

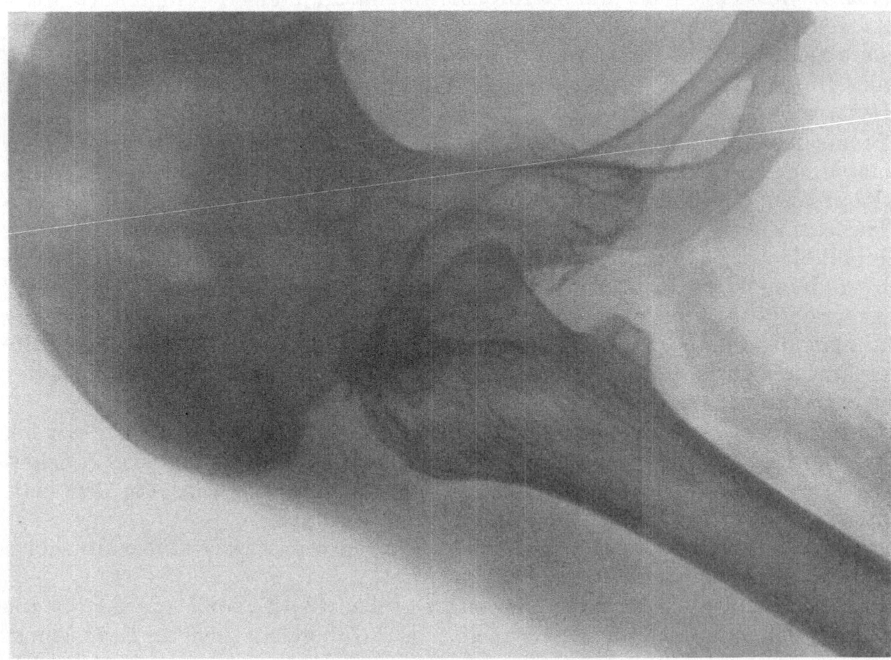

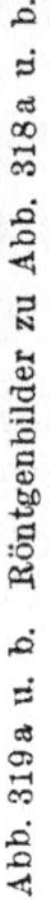

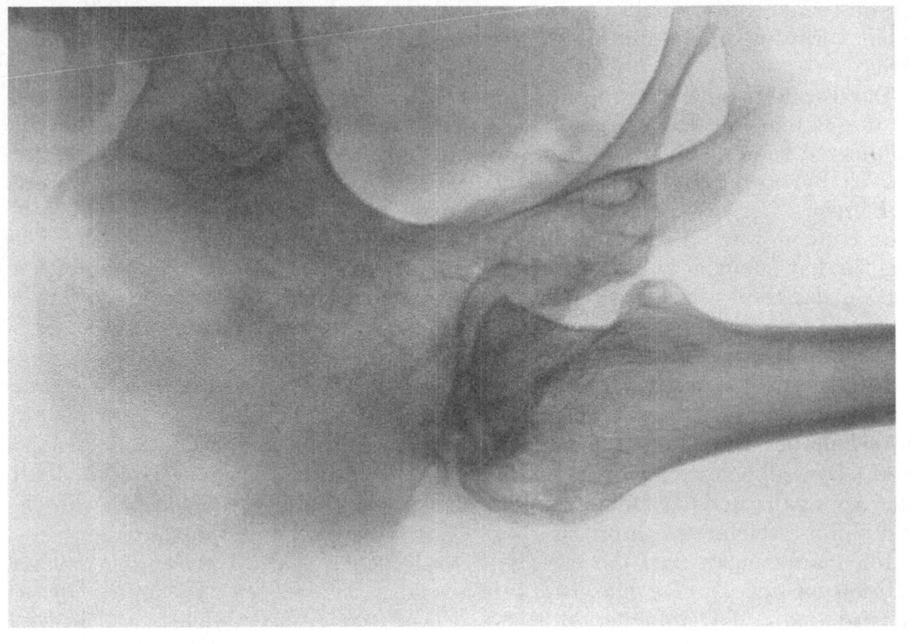

Abb. 319a u. b. Röntgenbilder zu Abb. 318a u. b.

Glutaeus medius einerseits und Darmbeinschaufel andererseits eingeführt. Der Ansatz der abgehobenen Muskelmasse wird unter Mitnahme einer Knochenlamelle abgemeißelt. Nun kommt man bequem von oben und vorn an das Gelenk. Die Wunde schließt sich durch Wiederannähen der abgelösten Muskeln am Darmbeinkamm.

Findet man am zugängig gemachten Gelenk noch einen Spalt, so dringt man mit einem Meißel in denselben ein und kann jetzt durch Bewegungen des Beines den Kopf von der Pfanne absprengen. Hat man eine völlig durchgehende knöcherne Ankylose, so muß man am Pfannenort ein Knochenstück, aus dem sich ein kopfähnliches Gebilde formen läßt, herausschlagen. Der gelöste Kopf wird durch Adduction und Außenrotation in der Wunde zum Vorschein gebracht und zugerichtet. Durch einen Zug mit einer um den Hals gelegten Schlinge macht man die Pfanne zugängig und arbeitet diese aus. Dabei lassen sich die alten schneidenden Löffel, die HOFFA und LORENZ für die Pfannenbildung bei der blutigen Luxationsoperation angegeben haben, gut verwenden.

Es folgt die Überdeckung des Kopfes mit einem Weichteillappen, wozu ich ebenso wie LEXER einen *Unterhautfettlappen* nehme, während PAYR Fascienstreifen aus der Fascia lata empfiehlt. Der Weichteillappen wird um den Hals herum fixiert, und nun folgt die Reposition des Kopfes.

Der Trochanter wird, wenn er abgelöst worden war, etwas unterhalb seines früheren Ansatzes wieder angenagelt.

Für die Nachbehandlung lege ich einen großen *Gipsverband* an, der bis zur Vollendung der Wundheilung liegen bleibt. Dann folgt ein leichter Extensionsverband.

Passive Bewegungen werden nicht ausgeführt. Ich lasse nach der Wundheilung den Patienten mit einem Hüftstützapparat aufstehen und überlasse es ihm, die *Beweglichkeit durch eigenen Gebrauch des Gelenkes* herzustellen. Das gelingt bei Verwendung des Fettlappens als Interpositionsmaterial, wenn die Hüftstützschiene eine vorzeitige Belastung des Gelenkes mit dem ganzen Körpergewicht verhütet, und wenn alles glatt gegangen ist, in durchaus befriedigender Weise.

Das Resultat einer derartigen Operation illustrieren die Abb. 318a u. b. Ich habe die Patientin 1919 operiert, 1923 dem Chirurgenkongreß vorgestellt. Die Abbildungen zeigen den Stand des Falles Anfang 1927. Das Gelenk hat ein fast normales Bewegungsfeld. Die Patientin ist geschäftstätig, den ganzen Tag auf den Beinen. Es bestehen keinerlei Schmerzen, nur ein leichtes Hüfthinken. Dieses Hinken wäre durch eine subtrochantere Osteotomie zu beseitigen. Die Patientin hat meinen dahingehenden Vorschlag ebenso wie andere in gleicher Situation dankend abgelehnt. Nicht unerwähnt sei gelassen, daß die Patientin Mutter geworden ist, was vor der Operation wegen der bestehenden Adductionsstellung der Hüfte unmöglich war.

Interessant ist das Röntgenbild (Abb. 319a u. b). Die Ankylose war aus einer rheumatischen Erkrankung entstanden. Es fand sich bei der Operation ein wohl erhaltener Hüftkopf. Ich habe von demselben nur eine dünne Schale abgetragen. Der reponierte Kopf hatte noch etwa drei Viertel seiner Größe. Jetzt ist der Kopf ganz und der Hals bis auf einen kurzen Stumpf verschwunden. Trotzdem die ausgezeichnete Funktion.

Ich glaube, man darf daraus den Schluß ziehen, daß *es nicht nötig ist, bei der Operation sich um eine gute Kopfform besonders zu bemühen.* Die ganze Operation wird dann viel einfacher und, was wegen der Asepsis wichtig ist, in viel kürzerer Zeit ausführbar. Vor allem aber glaube ich, man darf die Indikation für die Arthroplastik des Hüftgelenkes wesentlich weiter ziehen, als es bisher

allgemein oder zu mindestens von mir geschehen ist. Ich habe als Voraussetzung
für die Möglichkeit der Operation einen gut erhaltenen Hüftkopf gefordert. Diese
Forderung kann wegfallen.

Die Gelenkplastiken führen, das ist kein Zweifel, wenn alles gut verläuft,
auch an der Hüfte zu sehr erfreulichen Resultaten. Trotzdem sind es Operationen, die man nur nach reiflicher Überlegung den Patienten anraten soll. Es
sind große Operationen und bei peinlichster Asepsis, bei Ausführung durch den
geschicktesten Operateur wird das erstrebte Resultat durchaus *nicht immer*
erreicht.

Nach meiner Meinung soll man tuberkulös gewesene Gelenke unbedingt
ausschließen — für sie kommt die Meißelresektion in Frage — und bei aus anderer
Ursache versteiften Gelenken die Gelenkplastik nur anwenden, wenn die Beweglichkeit des Hüftgelenkes für den Patienten ein unbedingtes Erfordernis ist.
Dieses Erfordernis kann vom Beruf gestellt werden und wird von den Bedürfnissen
des täglichen Lebens gestellt, wenn es sich um *doppelseitige* Ankylosen handelt.
In solchem Fall soll man mindestens *ein* Gelenk mobilisieren.

Liegt der Fall für eine unblutige oder blutige Mobilisation ungünstig, so
bleibt uns die Möglichkeit, durch eine *Stellungsänderung des Gelenkes bei Bestehenbleiben der Versteifung* eine *Funktionsverbesserung* herbeizuführen. Auch dafür
haben wir wieder zwei Wege: den der intraartikulären und den der paraartikulären
Korrektur. Bei der intraartikulären führen wir unter Überwindung der entgegen-
stehenden Hindernisse eine Bewegung des Gelenkes bis zur Erreichung der
beabsichtigten Stellung aus. Bei der paraartikulären lassen wir das Gelenk in
der falschen Stellung stehen, wir trennen den Femurschaft vom coxalen Ende
und stellen an der Trennungsstelle eine Knickung ein, welche die Beinachse
in die gewünschte Stellung zum Becken bringt.

Die *intraartikuläre* Korrektur können wir ausführen unter Benutzung des
Extensionsverbandes, des *Gipsverbandes*, sowie unter Benutzung von *portativen
orthopädischen Apparaten;* für die *paraartikulären* haben wir die subtrochantere
Osteotomie.

Die Leistungsfähigkeit des *Extensionsverbandes* ist beschränkt. Man kann
ihn aber bei weichen Contracturen gut benutzen zur Beseitigung von Abductions-
und Adductionsstellungen, weniger für Korrektur von Flexionsstellungen.

Verwenden wir den *Gipsverband,* so können wir die Korrektur in *Etappen*
oder in einem *einzelnen Eingriff* ausführen. Bei der Etappenkorrektur drücken
wir die Hüfte mit sanfter Gewalt soweit gegen die erstrebte Stellung, als sie
sich ohne Auslösung stärkerer Schmerzen eben drücken läßt, halten die erreichte Stellung durch den Gipsverband fest und wiederholen das Manöver
in Zwischenräumen von einer bis mehreren Wochen so oft, bis das Ziel erreicht ist.

Diese Etappenkorrekturen sind besonders angezeigt bei Fällen von tuberkulöser Coxitis, bei denen sich schon eine Falschstellung ausgebildet hat, die Entzündung aber noch nicht ausgeheilt ist. Man verbindet dann die Fixationsbehandlung der Coxitis mit der Korrektur der Deformität. Gerade in solchen Fällen
beobachtet man sehr schön, wie die Fixation im Sinne der Erhaltung der Beweglichkeit des Gelenkes wirkt. Je besser man fixiert hat, um so beweglicher zeigt
sich das Gelenk beim Verbandwechsel, und um so mehr läßt sich die wieder-
gewonnene Beweglichkeit zur Weiterführung der Korrektur ausnützen.

In der geschilderten Ausführung ist die Etappenkorrektur ein absolut un-
gefährliches Verfahren. Sie ist die Methode der Wahl zur Beseitigung der Falschstellung eines tuberkulös erkrankten Hüftgelenkes.

Die Korrektur mittels *einmaligen Eingriffes* erfordert die Anwendung von Narkose, die bei der Etappenkorrektur nicht notwendig ist. Das Becken wird fixiert. Durch Bewegungen vom Bein aus werden die Verwachsungen im Gelenk gesprengt, die Korrektur wird eingestellt und durch Gipsverband festgehalten. Die Fixation des Beckens erreicht man am besten, wenn man dasselbe nicht nur durch Assistentenhände auf den Tisch drücken, sondern auch den gesunden Oberschenkel in der Hüfte maximal beugen läßt. Sehr zweckmäßig ist es, wenn man die Korrektur mit einer forcierten Extension des Gelenkes beginnt. Ich bringe den Patienten auf den Strecktisch und ziehe an beiden Beinen straff an. Dabei korrigiert sich besonders Adduction oder Abduction, während die Flexion sich widerstandsfähiger erweist. Ich löse dann die Extension am gesunden Bein und führe mit demselben eine scharfe Beugebewegung an der Hüfte aus. Die eintretende Streckung der anderen Hüfte dokumentiert sich am sichtbarsten durch die Verminderung der Lordose.

Eine sehr gute Methode zur Korrektur der Hüftcontractur in einer Sitzung, für deren Ausführung man keinen Strecktisch braucht, ist von DOLLINGER

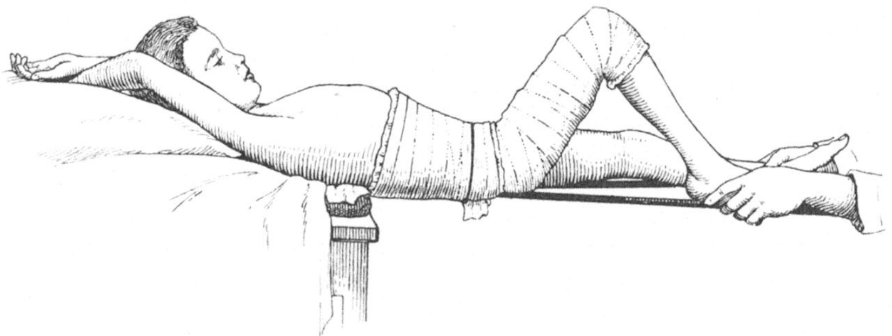

Abb. 320. DOLLINGERs Korrektur der coxitischen Deformitäten auf den Stahlstangen.

angegeben. Für diese Methode benutzt man zwei glatt polierte Stahlstangen oder -rohre von 10—20 mm Durchmesser und $1^1/_2$—$2^1/_2$ m Länge. Die Stangen werden mit einem Ende auf den Operationstisch gelegt, mit dem anderen Ende auf zwei geeignete Unterstützungen (Verbandtische). Sie stoßen mit den auf dem Tisch liegenden Enden unter einem Winkel von 30—40 Grad zusammen. Der Patient wird auf diese Stangen so gelegt, daß er mit Rücken und Kopf auf die Stangen und auf den Operationstisch sich aufstützt. Die kranke Hüfte wird in ihre Deformstellung eingestellt. Es legt sich infolgedessen der Rücken flach auf die Stangen auf. Das gesunde Bein wird an seine Stange angelegt und daran mit Binden festgewickelt (Abb. 320). Es folgt die Anlegung eines Gipsverbandes um Rumpf und Becken, und bei schwierigen Fällen auch um den gesunden Oberschenkel. Ist dieser Verband genügend fest, so wird das kranke Bein an seine Stange herangeführt, und wenn es diese erreicht hat, wird es daran mit einer Fortsetzung des Gipsverbandes festgelegt. Ist der Verband vollständig erstarrt, so werden die Stangen einfach herausgezogen.

Dieses DOLLINGERsche Verfahren arbeitet verhältnismäßig schonend und ergibt recht gute Korrektionsresultate. Abb. 321a u. b zeigen nach DOLLINGER einen Patienten vor und nach Ausführung einer solchen Korrektur.

Portative Apparate zur Korrektur von Hüftcontracturen sind eine ganze Anzahl angegeben worden. Eine Wirkung können nur die entfalten, welche mit sehr guten Fixationsteilen ausgestattet sind. Dieser Forderung genügen einzig die HESSINGschen Konstruktionen, welche das Becken und das Bein fest fassen, und die mit aktiven Vorrichtungen zur Bewegung des Hüftgelenkes in die erstrebte Korrektionsrichtung ausgestattet sind. Das sind sehr große, kostspielige Apparate. Ihre Benutzung fordert lange Zeit, sorgfältige sachverständige Aufsicht, also klinische Behandlung. Man greift deshalb zur Apparatkorrektur nur, wenn man dem Patienten sowieso schon einen Apparat verordnet, also besonders, wenn man eine tuberkulöse Coxitis im Apparat behandelt. Besteht in solchem Fall eine Falschstellung des Gelenkes, so beseitigt man diese dadurch, daß man entsprechende Korrektionsteile an den Apparat ansetzt.

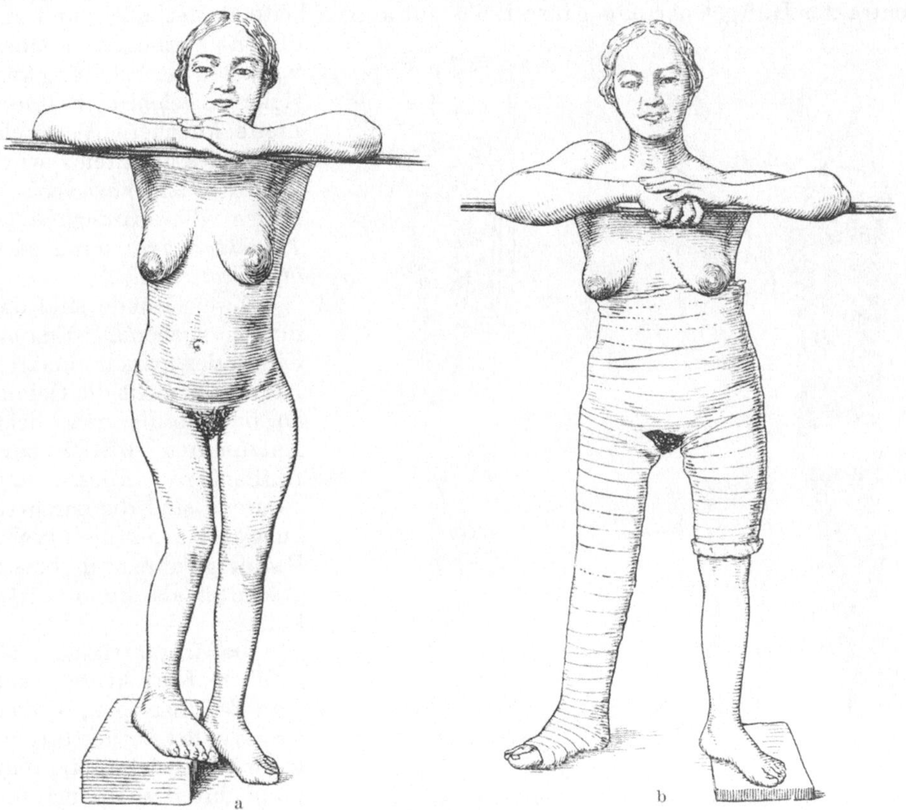

Abb. 321a u. b. a Coxitische Deformität. b Von DOLLINGER auf den Stangen redressiert, im Gipsverband.

HESSING verband zu diesem Zweck mit seinen Apparaten besonders die sogenannte vordere Extension. Das ist eine Konstruktion (Abb. 322), die durch die Wirkung eines Gummizuges im Sinne einer Streckung des Hüftgelenkes arbeitet. HOFFA gab dazu die hintere Extension an, einen auf die Rückseite gelegten Gummizug, der zwischen Hüftbügel und Oberschenkelhülse ausgespannt wird.

Zur Herstellung der Abduction benutzte er eine Konstruktion, die sich einfach auch zur Umwandlung einer Abductionsstellung in eine Adduction umstellen läßt (Abb. 323). Mit dem Beckenkorb ist eine federnde Stahlschiene schiene verbunden, welche über der Außenschiene des Apparates bis nahe an das Knie herabläuft. Ein von der Außenschiene abgehender Stahlstift trägt ein Gewinde. Er ragt mit dem freien Ende durch einen in der federnden Schiene angebrachten Schlitz hindurch. Der Federstab steht von der Außenschiene des

Schanz, Orthopädie.   **23**

Apparates ab. Wird auf den Gewindestift eine Schraubenmutter aufgedreht, so wird der Federstab gegen den Apparat herangezogen. Seine Elastizität kommt in Tätigkeit, und sie übt durch den Apparat auf die in Adduction stehende Hüfte ein im Sinne der Überführung der Adduction in eine Abduction.

Die Umstellung für Korrektur einer Abductionsstellung geschieht durch Anlegung des Federstabes an die Außenschiene des Apparates und durch Verlegung der Schraubenmutter zwischen beide.

Alles zusammen besitzen wir zur intraartikulären Korrektur falschstehender kontrakter Hüftgelenke eine ganze Reihe gut ausgearbeiteter Methoden, und mit diesen Methoden können wir jede Falschstellung korrigieren, welche nicht durch breite, knöcherne Verwachsung festgehalten wird. *Trotzdem ist in den meisten Fällen die paraartikuläre Korrektur der intraartikulären vorzuziehen.*

Zwei Gründe sind dafür maßgebend. Erstens hängt der paraartikulären Korrektur nicht die Gefahr an, daß sie die ursächliche Entzündung wieder zum Aufflackern bringt, und zweitens sind die paraartikulären Korrekturen gegen Rezidivgefahr viel besser geschützt als die intraartikulären.

Daß intraartikulär ausgeführte Korrekturen sehr zum *Rezidiv* neigen, ist eine längst in der Orthopädie erkannte Tatsache. LORENZ empfiehlt deshalb bei der Behandlung der tuberkulösen Coxitis auf die Entstehung einer *knöchernen*

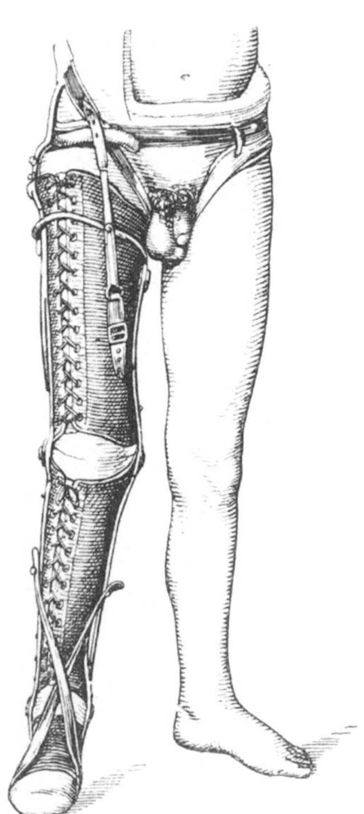

Abb. 322. HESSINGS Coxitisapparat mit *vorderer Extension.*

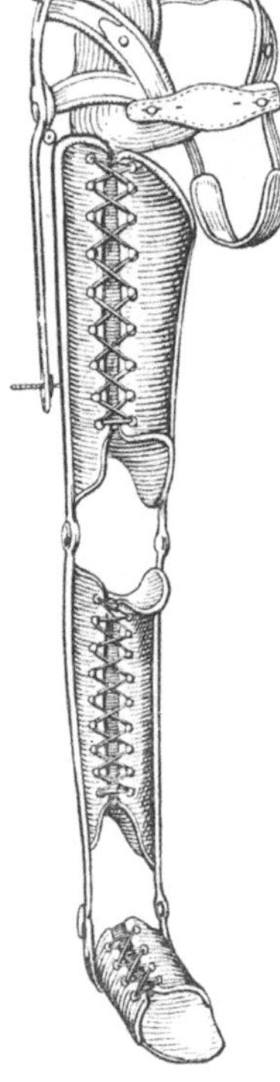

Abb. 323. Coxitisapparat mit Feder zur Korrektur von Ad-und Abductionsstellungen (HOFFA).

Ankylose in guter Stellung hinzuarbeiten. Diese Empfehlung hat sehr viel für sich, nur führt die geringe Neigung des tuberkulösen Gelenkes, eine knöcherne Ankylose entstehen zu lassen, diese Bestrebung meist auf ein totes Gleis.

Die Rezidivneigung erklärt sich aus der *Deformierung der knöchernen Gelenkteile*, welche man bei den meisten Hüftcontracturen findet. Im normalen Gelenk passen Kopf und Pfanne dank ihrer Kugelflächen in jeder Stellung zueinander. Sind diese Flächen verbuckelt und verbeult, wie es bei einer Contractur meistens der Fall ist, so passen sie nur in der einen Stellung zusammen, in der ihre Buckel und Beulen ineinandergreifen. Wir können sie wohl aus dieser Stellung herausbringen, aber wir erhalten ein labiles Gleichgewicht. Sowie wir unsere Zwangsmittel wegnehmen, kehrt das Gelenk in seine stabile Stellung zurück, es stellt sich die Deformstellung, die wir beseitigt hatten, wieder her. Alle aufgewendete Mühe endet mit dem Rezidiv.

Intraartikuläre Korrekturen soll man deshalb nur dann ausführen, wenn erstens jede Möglichkeit der Wiederaufrührung eines alten Entzündungsprozesses ausgeschlossen ist, und wenn zweitens die normalen Kugelflächen an Kopf und Pfanne erhalten geblieben sind. Sonst stets die

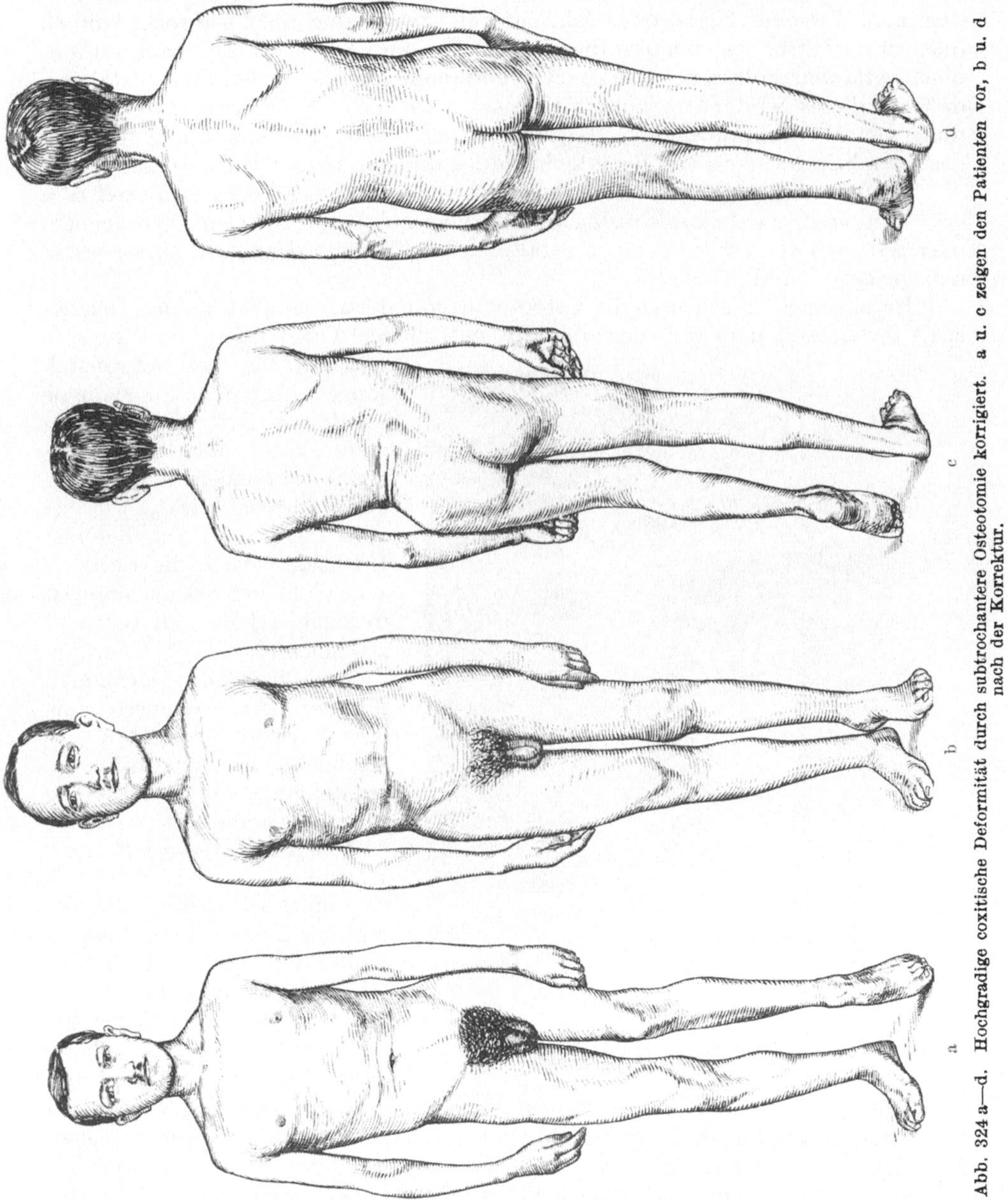

Abb. 324 a—d. Hochgradige coxitische Deformität durch subtrochantere Osteotomie korrigiert. a u. c zeigen den Patienten vor, b u. d nach der Korrektur.

paraartikuläre Korrektur!

Zu ihrer Ausführung benutzen wir die *subtrochantere Osteotomie.* Für Osteoklasie ist die Hüftgegend nicht geeignet. Die Ausführung der Operation geschieht genau so wie in anderen Fällen, bei denen wir die subtrochantere Osteotomie

zur Anwendung bringen. Schwierigkeiten, den Knickwinkel einzustellen, treffen
wir nur bei Contracturen mit ganz besonders schwerer Flexions- und Adductionsstellung. Die stark geschrumpften Muskeln setzen sich in solchem Fall der Herstellung der Korrektur entgegen. Man überwindet den Widerstand durch Abtrennung der an der Spina ansetzenden Muskeln und durch Myotomie der Adductoren. Zweckmäßig ist es in solchem Fall, das Femur nicht wie sonst einfach
quer zu durchtrennen, sondern die Osteotomielinie von vorn-unten nach hinten-
oben verlaufen zu lassen. Das coxale Femurende überdacht dann das distale so,
daß sich dieses bei der Streckung nicht nach vorn verschieben kann. Die Verwendung von Bohrschrauben und Nägeln zur sicheren Einstellung und Erhaltung
des Korrektionswinkels empfiehlt sich wie bei anderen Osteotomien an der Hüfte.

Auf einen wichtigen Punkt ist noch zu verweisen: *An welche Stelle soll man
die subtrochantere Osteotomie verlegen?* Soll man nahe an das Gelenk herangehen,
oder soll man etwa wie bei einer veralteten angeborenen Luxation einen weiter
abliegenden Punkt wählen.

Im allgemeinen soll man die Osteotomie so nahe als möglich an den Gelenkspalt legen, weil man sich dadurch den natürlichen Verhältnissen am meisten
nähert. Nur bei Deformstel-
lungen, bei denen noch eine
erhebliche Beweglichkeit besteht, kann eine tiefe Osteotomie vorzuziehen sein, die
dann ebenso wirkt, wie bei
einer veralteten angeborenen
Luxation. Auch die LORENZ-
sche Gabelungs-Osteotomie ist
in solchen Fällen in Betracht
zu ziehen.

Die *Resultate*, welche man
mit der paraartikulären Korrektur erzielt (Abb. 324a—d),
springen vor allem durch die
entstehende *Beinverlängerung*
und die daraus hervorgehende
Hebung der Gehfähigkeit in die
Augen.

Man bringt die Patienten
von der Krücke los und macht
häufig den Stock und den Verlängerungsstiefel entbehrlich.
Die Wirbelsäule stellt sich gerade ein, etwa schon vorhandene Rückenschmerzen ver-

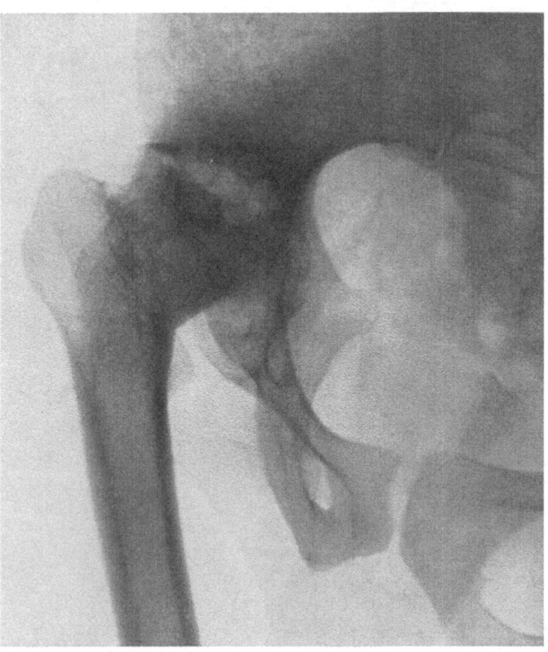

Abb. 325. Röntgenbild zu 324a. Der häufig zu findende
helle Fleck auf der Höhe des Kopfes ist kein aktiver Herd.

schwinden. Das sind alles zusammen Vorteile für den Patienten, welche der
Operation in der Behandlung der Hüftkontractur einen großen Raum verschaffen. Trotzdem darf sie nicht in jedem Fall angewendet werden, weil, wie oben
ausgeführt wurde, dem Gewinn auch Verluste gegenüberstehen, und weil für den
Patienten das, was er verliert, mehr wert sein kann als das, was er gewinnt.

l) Schlottergelenk der Hüfte.

Schußverletzungen der Hüfte, die große Defekte am coxalen Ende des
Femur setzten, hat der Krieg in nicht unbeträchtlicher Zahl gebracht. Die

Schlottergelenke, welche daraus hervorgegangen sind, bedingen schwere Funktionsstörungen. Leistungsfähige operative Verfahren zur Beseitigung dieser Funktionsstörungen scheinen nicht zu existieren. Man muß sich begnügen, den Patienten durch portative Apparate zu leisten, was zu leisten ist.

Die Apparate müssen als *Hüftstützschienen* gearbeitet sein, sie müssen also die Rumpflast am Sitzknorren übernehmen und sie unter Überspringung des ganzen Beines auf den Boden bringen. Zur Vermeidung von Rotationsbewegungen muß ein *Beckenring* mit der Schiene verbunden sein. Stärkere Verkürzung des Beines erfordert meist auch die Anfügung einer Verlängerung an den Fußteil der Schiene.

m) Lähmungen der Hüftmuskeln

kommen besonders bei *Kinderlähmung* und bei den Lähmungen Erwachsener, die mit der Kinderlähmung mehr oder weniger identisch sind, zustande. Es ist natürlich denkbar, daß ausschließlich die Hüftmuskulatur dabei betroffen wird. In praxi findet sich aber die Lähmung der Hüftmuskulatur immer verbunden mit ausgedehnten Lähmungen des ganzen Beines. Bei der Unregelmäßigkeit, mit der diese Lähmungen die verschiedenen Muskelgruppen befallen, entstehen außerordentlich wechselreiche Bilder, sowohl was die Verteilung der Lähmung in der Hüftmuskulatur selber anbetrifft, wie am zugehörigen Bein herunter.

Besonders häufig findet sich die *Glutaealmuskulatur* ganz oder teilweise gelähmt. Bei der hohen Bedeutung, die den Glutaen für die Aufrichtung des Rumpfes zukommt, wirken sich ihre Lähmungen in hohem Grade schädlich an der Möglichkeit des aufrechten Ganges aus, gar noch wenn die Lähmung nicht auf eine Hüfte beschränkt ist.

Bei den meisten Kindern, die infolge von Kinderlähmung zu *Rutschern* oder *Handgängern* werden, ist die Lähmung der Glutaealmuskulatur an beiden Hüften das ausschlaggebende Moment.

Wie an anderen Gelenken bilden sich an den Hüftgelenken mit längerer Dauer der Lähmung *Contracturen* aus. Im Fall der Lähmung der Glutaen *Beugecontracturen*, meist mit einer Adductionskomponente.

Diese Contracturen stören nun ihrerseits wieder. Es gibt Menschen, die mit vollständiger Lähmung der Muskeln einer Hüfte gehen können, und man kann einen Menschen mit vollständiger Lähmung der Muskulatur einer Hüfte regelmäßig dazu bringen, daß er unter Benutzung einer Stützschiene geht, etwa so, wie wenn das Bein nahe an der Hüfte amputiert wäre. Dazu gehört aber unbedingt, daß die Hüfte sich in normaler Stellung befindet. Das Bestehen einer Beugecontractur macht es vollkommen unmöglich.

Die *praktische Bedeutung* der Lähmungen der Hüftmuskulatur ergibt sich daraus, welcher Teil dieser Muskulatur betroffen, wie hoch der Lähmungsgrad ist, ob Contracturen bestehen, und welche Lähmungen und Lähmungsfolgen am übrigen Bein vorhanden sind.

Daraus ergeben sich auch die Richtlinien für die *Behandlung*.

Haben wir eine ziemlich gleichmäßige Parese des ganzen Beines, dann ist der Pflege der Hüftmuskulatur ganz besondere Aufmerksamkeit und Sorgfalt zu widmen. *Bestehen Contracturen an der Hüfte, so sind sie stets zu beseitigen, ehe irgend etwas anderes an dem Bein vorgenommen wird*, z. B. ehe die Streckung einer gleichzeitig bestehenden Kniecontractur und eine Quadricepsplastik ausgeführt wird. Nur dann gibt es eine *scheinbare* Ausnahme von dieser Regel, wenn eine hochgradige Kniecontractur die Korrektur der Hüftdeformität unmöglich macht. In diesem Fall ist die Kniecontractur zuerst anzugreifen, aber zunächst nur mit dem Ziel, dem Angriff auf die Hüftcontractur den Weg zu eröffnen.

Ein solcher Fall ist im Abschnitte ‚Lähmungen des Beines' Abb. 245 a u. b zur Darstellung gebracht.

Für *Muskelplastiken* bietet die Hüfte keine günstigen Verhältnisse. Gelegentlich kann man durch laterale Verschiebung des Ursprungs des Tensor fasciae latae auf dem Darmbein diesem Muskel eine Abductionswirkung geben und dadurch die ausgefallene Glutaeenwirkung teilweise ersetzen. In dem Fall Abb. 246 u. 247 ist dies beiderseits geschehen, und dieser Verschiebung war es in erster Linie zu verdanken, daß das Kind auf die Beine kam.

Gerade bei solchen Fällen beobachtet man häufig, daß Muskeln, die völlig reaktionslos waren, wieder aufwachen, wenn die Beine zum Gehgebrauch kommen, und man sieht nach Jahr und Tag ein Resultat, das man nun und nimmer erwartet hat.

Eine Operation, welche in ihrer Wirkung der Verschiebung des Ansatzes des Tensor fasciae latae nahekommt, ist die von LÖFFLER angegebene sog. *Knopflochoperation.* Häufig findet man das Bein bei Lähmungen in der Hüftmuskulatur stark nach außen gedreht. Ist der Tensor vorhanden, so kann man durch die Knopflochoperation diese Drehung beseitigen oder wenigstens stark vermindern, und das ergibt eine wertvolle Funktionsverbesserung.

Bei stark einwärts rotiertem Bein wird ein Längsschnitt über den Trochanter gelegt. Die Fascie wird gespalten. Mit dem Meißel wird der Trochanter von rückwärts so eingemeißelt, daß sich eine flache Schale aufklappen läßt. In den Spalt wird der hintere Wundrand des Fascienschnittes hineingeschlagen. Durch Naht der Fascienwunde und Vernähung der Fascie mit dem Trochanter wird die hergestellte Situation gesichert.

Die einfache Operation gibt tatsächlich gute Resultate.

Verschiedentlich ist versucht worden, die Bauch- und Rückenmuskulatur zum Ersatz gelähmter Hüftmuskeln heranzuziehen. Der Rectus abdominis läßt sich ohne besondere Schwierigkeit mit dem Rectus femoris verbinden. Auch zwischen den von ihrem Ursprung gelösten Rückenstreckern und den Glutaeen läßt sich eine Verbindung herstellen, wenn man, wie LANGE tut, seidene Sehnen dazwischen setzt. Gewisse Resultate sind mit solchen Operationen auch berichtet worden, und als operative Leistungen verdienen sie unbedingt Interesse und Anerkennung. Ob sie sich jemals allgemeiner Übung erfreuen werden, erscheint mir aber zweifelhaft. Von den Muskeltransplantationen ist so viel erwartet und versprochen worden, was nicht eingetroffen und nicht eingehalten worden ist, daß man gut tut, solchen Operationen gegenüber, wenn sie nicht ganz einfach sind, sich abwartend zu verhalten.

Die *Arthrodese* ist eine Operation, die bei Hüftlähmungen nach meiner Meinung nur ganz ausnahmsweise indiziert ist. Sie kommt nur in Frage, wenn man durch die Versteifung den Patienten vom Apparat befreit. Das ist aber nur selten möglich.

Erwähnt sei schließlich noch, daß man bei Hüftlähmungen auch durch *tiefe subtrochantere Osteotomie* eine Gangbesserung erreichen kann. SIMON hat besonders darauf hingewiesen, und ich kann seine Angaben bestätigen. Die Besserung erklärt sich aus der Verminderung des Trendelenburgschen Phänomens.

15. Oberschenkel.

a) Angeborene Deformitäten.

Angeborene Deformitäten des Oberschenkels sind selten. Praktische Bedeutung haben nur die *intrauterin entstandenen Amputationen* und die *angeborenen Defekte des Femur.*

Die intrauterinen Amputationen,

die durch amniotische Abschnürungen meist an beiden Beinen und in der Form
von hohen Amputationen vorkommen, bedingen genau die Störungen, wie gleiche
Amputationen, die im postfetalen Leben vorgenommen werden. Auch ihre Versorgung ist dieselbe. Wir werden sie im Zusammenhang mit der nicht angeborenen
Amputation des Oberschenkels behandeln.

Hervorgehoben sei nur hier, daß HOEFTMAN gerade an einem Fall von angeborener doppelseitiger hoher Oberschenkelamputation die Richtlinien für die
Versorgung doppelseitiger hoher Oberschenkelamputationen ausgearbeitet hat.

Der angeborene Femurdefekt

erzeugt ein sehr charakteristisches Bild. Das Gesäß geht in eine dicke Muskelmasse über, aus welcher der Unterschenkel, der einschließlich des Fußes auch
nicht immer ganz normal gebildet ist, heraustritt. Das Röntgenbild zeigt, daß
das Femur fehlt, und zwar von seinem oberen Ende her. Der fehlende Teil ist
das eine Mal länger als das andere Mal. Nach dem Knie zu hat der Knochen
seine normale Dicke. Das obere Ende wird dünner. Findet sich ein kleiner Kopf,
so sitzt dieser unter Bildung einer Coxa vara am Femurschaft. Man hat deshalb
auch den angeborenen Femurdefekt mit der angeborenen Coxa vara in Verbindung
gebracht (DREHMANN). Ob mit Recht, ist nicht zu entscheiden.

Was die *Funktion* anbetrifft, so ist es erstaunlich, wie gut tragfähig Beine
mit angeborenem Femurdefekt sind. Ist die Deformität doppelseitig, so laufen
die Patienten mit kurzen Schritten, mit ähnlichem Wackeln wie bei doppelseitiger Hüftverrenkung, aber sie halten sehr gut aus. Bei einseitigem Defekt
macht sich die hochgradige Verkürzung des Beines störend geltend.

Die *Behandlungsfähigkeit* beschränkt sich auf die Möglichkeit, die Beinverkürzung auszugleichen. Von MIKULICZ ist bekannt, daß er durch *Osteotomie*
so etwa wie bei der Coxa vara eine nicht unbeträchtliche Beinverlängerung
erzielt hat. Im geeignet liegenden Fall ein nachahmungswertes Beispiel. Die
Prothese, die sonst immer notwendig ist, wird dadurch freilich nicht unnötig
gemacht werden.

Die *Prothesen* sind als *Verlängerungsapparate* zu konstruieren. Die Einzelheiten für ihren Bau ergeben sich aus dem Grad der Verkürzung, daraus, ob
man den Fuß mit voller Sohle auftreten lassen muß oder kann, ob man ihn in
scharfe Spitzfußstellung bringen und so zur Beinverlängerung verwerten kann usw.
Bekanntgegeben sind Konstruktionen von JOACHIMSTHAL und von DREHMANN.
JOACHIMSTHAL hat den Fuß mit ganzer Sohle zum Auftritt verwendet, DREH-
MANN hat ihn in extreme Spitzfußstellung gestellt.

Erworbene orthopädische Erkrankungen des Oberschenkels.

Wesentlich zahlreicher als die angeborenen Deformitäten des Oberschenkels
sind die erworbenen, zu denen noch in stattlicher Anzahl Funktionsstörungen
treten, die nicht mit Formveränderungen verbunden sind.

Wir beginnen mit einer Krankheit, die man ebensogut wie zu den Erkrankungen des Oberschenkels zu denen der Hüfte rechnen kann, und die eigentlich
weder zu den einen noch zu den anderen gehört, mit der

b) Ischias.

Ischias ist eine Krankheit, die außerordentlich häufig diagnostiziert wird
und für deren Behandlung es eine Menge Mittel gibt. Es ist eine Krankheit,
die zwar für den Kranken sehr schmerzhaft, für den Arzt aber sehr bequem

ist. Es bietet die Diagnose keine Schwierigkeiten, und der Patient macht dem Doktor keine Vorwürfe, wenn die Kur nicht anschlägt. Das Publikum weiß, daß eine Ischias Schmerzen macht, lange dauert, und daß ärztliche Behandlung daran meist nicht viel ändert.

Zum Orthopäden kommen Ischiaskranke, wenn sie anfangen zu hinken, oder wenn sie schief werden. Außerdem sieht der Orthopäd häufig Kranke, bei denen im Bein bestehende Schmerzen für Ischias angesehen worden sind, bei denen sich aber als Grundlage dieser Schmerzen eine Erkrankung des Hüftgelenkes, der Wirbelsäule oder sonst eines Organes erweist.

Das Krankheitsbild der Ischias ist so gut bekannt, daß wir auf eine eingehende Beschreibung hier verzichten können. Als charakteristisches Symptom wird das Auftreten von Schmerzen in den von sensiblen Fasern der Nervus ischiadicus versorgten Gebieten angesehen. Innerhalb dieser Gebiete wechselt die Lokalisation der Schmerzen. Die schmerzhaften Gebiete grenzen sich zuweilen ziemlich scharf nach den Gebieten der einzelnen Ischiadicusstämme ab. Meist lassen sich solche Grenzen aber nur mit gutem Willen finden, und weiterhin wechseln die Schmerzgebiete sehr häufig. Sie wechseln nicht nur in ihrer Lage auf dem erkrankten Bein, sondern sie wechseln sogar ganz die Beine. Bei einer heftigen Ischias im rechten Bein tauchen auch Schmerzen im linken auf, und sie verschwinden sogar rechts, um ganz nach links überzugehen.

Werden die Schmerzen heftig, so fangen die Kranken an zu hinken, sie greifen zum Stock, den sie in der Hand der kranken Seite führen, und sie stellen den Rumpf in eine Deformhaltung, die als *Scoliosis ischiadica* bezeichnet wird. Tritt diese Schiefhaltung im ganzen Krankheitsbild hervor, so spricht man wohl auch von einer *Ischias scoliotica*. Der Rumpf hängt in solchem Fall meist nach der schmerzhaften Seite über. Manche Patienten sind imstande, mit einer eigentümlichen aktiven Rumpfbewegung die Wirbelsäule für eine Zeit in Streckstellung zu bringen. Manche verstehen es auch ebenso, eine Schiefstellung nach der anderen Seite herbeizuführen. Man hat solche Fälle als *Ischias scoliotica alternans* bezeichnet.

Daß Ischiasschmerzen ganz außerordentlich hohe Grade erreichen können, daß sie den Patienten ins Bett zwingen können, ist allgemein bekannt. Weniger, daß bei langer Dauer der Krankheit auch eine Abmagerung des ganzen Beines eintreten kann. Von seiten der motorischen Nerven treten keine nachweisbaren Störungen auf.

Wir haben also das Bild der *Neuralgie* im Gebiet eines Nervens, der sich aus sensiblen und motorischen Teilen zusammensetzt.

Was liegt dieser Neuralgie zugrunde?

Diese Frage ist leicht gestellt und schwer beantwortet. Es sind so viele Untersuchungen an Toten und Lebenden ausgeführt worden und man hat so wenig gefunden! Fanden sich am Nerven pathologische Veränderungen, so war daraus nichts anderes zu schließen, als daß bei dieser und jener Erkrankung des Nervus ischiadicus Schmerzen auftreten, die von Ischiasschmerzen nicht zu scheiden sind. Sonst fand man den Ischiasnerv ohne nachweisbare Veränderungen. *Ein anatomisches Substrat für die Ischias ist also bisher nicht nachgewiesen.*

Diagnose. Als charakteristisches Symptom der Ischias gelten die *Druckpunkte*: Druck auf die *Ischiadicuswurzeln* zwischen Trochanter major und Tuber ischii, auf den Nervus peronaeus hinter dem *Fibulaköpfchen* und auf seinen Endzweig hinter dem *äußeren Knöchel.*

Ganz besonderen Ansehens für die Diagnose der Ischias erfreut sich das Lasèguesche Zeichen. Man legt den Patienten flach auf den Rücken, faßt das erkrankte Bein und beugt dies unter Erhaltung der Streckstellung des Knies in der Hüfte. Während man beim Gesunden diese Bewegung ohne besondere Schmerzen bis an ihre Grenzen führen kann, äußert der *Ischiaskranke heftige Schmerzen, ehe man die Grenze erreicht.*

Als Orthopäd wird man gegen die Diagnose Ischias bedenklich, weil man in der Begleitung von Erkrankungen der Hüfte und der Wirbelsäule Schmerzen im Ischiadicusgebiet kennenlernt, die nach Art und Lage durchaus dem entsprechen, was für die Ischiasschmerzen gilt. Hat man daraus erst den Schluß gezogen, jeden Fall von Schmerzen im Ischiadicusgebiet genau auf etwaige Erkrankungen des Hüftgelenkes, des Beckens und der Wirbelsäule zu untersuchen, dann findet man außerordentlich häufig an diesen Stellen Veränderungen, während man am Nerven selber nichts nachweisen kann. Rechnet man nun noch dazu, daß Erkrankungen der Becken*organe* auch noch als Erzeuger von Ischiasschmerzen tätig werden können, dann möchte man fast die Frage stellen, ob es überhaupt eine Ischias gibt, ob nicht alle im Ischiadicusgebiet auftretenden Schmerzen ausgelöst werden durch *Reize*, welche von Erkrankungen ausgehen, die in der *Nähe der Ischiadicuswurzeln* spielen.

Wollte man diese Frage bejahen, so würde man sicher zu weit gehen.

Die Existenz echter Neuralgien zu leugnen, weil man bei Neuralgien an den Nerven keine anatomischen Veränderungen nachweisen kann, würde heißen, die Erfahrungen der täglichen Praxis negieren, und dem gesunden Menschenverstand ins Gesicht schlagen. *So gut wie es echte Neuralgien an anderen Nerven gibt, so gut gibt es diese auch am Ischiadicus. Nur sind sie da sehr viel seltener als sie heute allgemein diagnostiziert werden.*

Die Diagnose Ischias darf auf keinen Fall gestellt werden, ehe das Vorliegen einer Erkrankung der Beckenorgane, einer Erkrankung des Hüftgelenkes, der knöchernen Teile des Beckens und besonders aber eine Erkrankung des unteren Teiles der Wirbelsäule mit unbedingter Sicherheit ausgeschlossen ist.

Handelt man nach dieser Regel, so findet man am häufigsten — die Fälle mit Beckenerkrankungen kommen selten in die Hand des Orthopäden — aktive *Arthritis deformans*, also eine Insufficientia coxae, und ganz besonders häufig eine *Insufficientia vertebrae* als Verursacherin der Schmerzen, die als Ischias gedeutet worden sind.

Die Schiefhaltung der Wirbelsäule, die als Scoliosis ischiadica bezeichnet wird, ist bei Insuffizienzerkrankungen eine sehr häufig zu beobachtende Erscheinung, mit und ohne Schmerzen im Ischiadicusgebiet. Und das Lasèguesche Phänomen erklärt sich am allerleichtesten von der Wirbelsäule aus. Legt man den Patienten auf den Rücken und hebt man das Bein, wie es zur Hervorbringung dieses Phänomens vorgeschrieben ist, so wird die Lendenwirbelsäule in starke Kyphose gepreßt. Dabei entsteht ein Druck zwischen den Lendenwirbelkörpern. Sind diese in einem Reizzustand, und werden durch den Reizzustand in dem Ischiadicusgebiet ausstrahlende Schmerzen erzeugt, so ruft diese Drucksteigerung natürlich eine Steigerung dieser ausstrahlenden Schmerzen hervor.

Ich glaube, daß Lasègue = + vielmehr für das Bestehen einer Erkrankung in der Lendenwirbelsäule als für das Bestehen einer echten Ischiadicusneuralgie spricht.

Behandlung. Wenn man das eben Gesagte beachtet, dann wird es begreiflich erscheinen, daß in der Behandlung der Ischias besonders die Mittel geschätzt werden, welche sich in der Behandlung von Insuffizienzerkrankungen der Wirbelsäule und der Hüfte bewähren: *Ruhelage* und *Badekuren* mit Anwendungen von Moor, Fango und radioaktiven Wässern. Bei den Ischiaskranken, die dabei ihre Ischias los werden, dürfte es sich meist um keine Ischias handeln. Ebenso wahrscheinlich ist es mir, daß es sich um echte Ischias meist dann handelt, wenn solche Kuren versagen, und wenn dann lokale Behandlungen des Nerven zum Ziele führen.

Wenn man derart scheiden lernt, wird sich vielleicht eine bessere Möglichkeit der Auswahl ergeben für die Fälle, welche einer solchen Lokalbehandlung zuzuführen sind.

Daß die lokalen Eingriffe, wie Dehnung des Ischiadicus, Exstirpation einzelner Teile des Nerven nach STOFFEL, die Einspritzung von Alkohol, Kochsalz u. dgl. in einzelnen Fällen gute Resultate ergeben, unterliegt keinem Zweifel. Daß sie es nicht in allen Fällen tun, beweist aber ebenso reichliche Erfahrung, und beweist die Tatsache, daß keine der zahlreich empfohlenen Lokalbehandlungen zu einer Normalbehandlung der Ischias geworden ist.

c) Verletzungen des Nervus ischiadicus.

In der Friedenspraxis sind Schädigungen des Nervus ischiadicus durch Verletzungen sehr selten. Recht häufig waren sie bei Kriegsverletzten. Der dicke Nervenstrang wird von einem durch den Oberschenkel gehenden Geschoß leicht gefunden.

Schädigungen des Nerven können schon durch den *Druck der Narbe* entstehen, ohne daß der Nerv selber getroffen wurde. Häufiger sind sie durch *direkte* Verletzung bedingt. Die daraus hervorgehenden Störungen variieren, je nachdem, ob der Nerv ganz oder teilweise zerrissen wurde, und nachdem, welche Teile im letzten Fall betroffen worden sind. Außerdem werden Verschiedenheiten gegeben durch die Art der Verheilung, die die Nervenwunde erfährt. Schließt sich der zentrale Stumpf mit Bildung eines Neuroms glatt ab, so ergibt sich eine einfache, motorische und sensible Lähmung. Tritt ein solcher Abschluß nicht ein und verwächst der Nerv auf seinem ganzen Querschnitt oder auf Teilen desselben mit der Umgebung — mit Muskeln oder Knochen — so resultieren daraus hochgradige neuralgische Schmerzen. Dasselbe geschieht, wenn der Nerv seitlich getroffen war, wenn aus der Verletzungsstelle ein *wandständiges Neurom* herausquillt und dieses verwächst. Daß bei Schußverletzungen auch Fremdkörper — Knochensplitter — in den Nerv eingesprengt werden können, und dann lebhafte Schmerzen verursachen, sei nur eben erwähnt.

Behandlung. Bei der *frischen* Verletzung ist selbstverständlich die *Naht* des Nerven auszuführen, wenn dafür nur irgendwie die Möglichkeit gegeben ist. In der Friedenspraxis wird diese Möglichkeit meist gegeben sein. Im Bewegungskrieg war auf Verbandplatz und im Feldlazarett an derartige Operationen nicht zu denken. Als sich im Stellungskrieg die Lazarettverhältnisse mehr den Friedensverhältnissen näherten, waren die Bedingungen dafür günstiger. Ich erinnere mich aber nicht, einen Fall gesehen zu haben, an dem eine primäre Naht des Ischiadicus ausgeführt gewesen wäre. Die Größe der Wunde, ihre Zerfetzung und Verschmutzung hatte wohl abgehalten, in derselben die difficile Operation vorzunehmen. So wurde es Aufgabe der Heimatlazarette, die Folgen der Ischiadicusverletzungen zu beseitigen, nachdem die Wunde sich geschlossen hatte, und so kommen auch heute noch Fälle aus der Kriegszeit in der orthopädischen Praxis nicht allzu selten vor.

Bei den Fällen, wo der Druck einer Narbe den Nerven schädigt, ist es die Hauptsache, daß man das wirksame Agens erkennt. Die Beschwerden des Patienten weisen durchaus nicht immer darauf hin. Es brauchen keine motorischen Störungen zu bestehen, und die Klagen sind zuweilen so unklar, daß man sogar an Simulation denken kann. Meist sind es Schmerzen, die in die Gegend des Knies verlegt werden, die nach Unterschenkel und Fuß heruntergehen, deren Grenzen sich zuweilen mit dem Gebiet einzelner Hautnerven ziemlich decken, im anderen Fall eine solche Deckung aber durchaus vermissen lassen. Auch Lage und Art der Narbe gibt nicht immer sofort den Gedanken, daß es sich um Narbendruck auf den Nerv handelt. Besonders dann, wenn die Narbe gar nicht unmittelbar an den Nerven herankommt. Ich habe Fälle beobachtet und operiert, wo ein großer Substanzverlust und schwere Eiterung eine Narbe hinterlassen hatten, welche die Oberschenkelweichteile nur wie eine lose umgelegte Stauungsbinde leicht einschnürte, und ich habe durch eine ausgiebige Narbenlösung Beseitigung der Beschwerden erzielt. Daß auch bei Narben, die direkt auf den Nerven drücken, deren gründliche Beseitigung die einzige in Frage kommende Therapie ist, braucht nicht gesagt zu werden.

Bestehen Folgen einer Verletzung, die den Nerv selber getroffen hat, so bietet nur der Eingriff am Nerven Aussicht auf einen Erfolg. Bei voller Zerreißung gilt es, die Stümpfe aneinander zu bringen und miteinander zu vernähen.

Schwierigkeiten bieten diese Operationen, die sonst wie andere Nervennähte auszuführen sind, wenn größere Defekte entstanden und die Stümpfe nicht aneinander zu bringen sind. Ich habe dann wie andere durch Umschlagen eines Nervenlappens eine Brücke zu bauen gesucht. Die *Edinger-Röhrchen* haben leider die Hoffnungen, welche sie erweckten, nicht erfüllt. Nicht selten hatten die Verwundeten neben der Nervenzerreißung eine Schußfraktur des Femurs, und war diese, wie gewöhnlich mit starker Verkürzung geheilt, so bot, was dort schädlich war, hier einen Vorteil.

Fand ich einen Ischiadicus, der nicht völlig zerrissen gewesen war und bei dem sich an der Verletzungsstelle ein Narbenknoten gebildet hatte, so habe ich diesen ausgeschnitten und den entstandenen Defekt durch Naht des Perineuriums geschlossen, wie das oben (S. 83) beschrieben ist. Auf den von anderen gemachten und empfohlenen Versuch der inneren Neurolyse habe ich verzichtet.

Die Erfolge, welche ich mit meiner einfachen Operation erreichte, waren bei *wandständigen* Neuromen in der Regel recht erfreulich. Aber auch bei Entfernung tief in den Nervenstamm hinein gehender Knoten zeigte sich in der Regel bald eintretende, fortschreitende Besserung. Volle Klarheit über die Dauerresultate konnte ich mir leider bei den eigenartigen Verhältnissen des Kriegsmaterials nicht verschaffen.

Alles zusammen zeigen die Resultate der Operationen, welche ich am Nervus ischiadicus ausgeführt habe, die merkwürdige Unregelmäßigkeit, welche ich auch an den von anderen Operateuren ausgeführten Operationen beobachten konnte, und über die auch andere Autoren berichtet haben.

Man erhält in dem einen Fall ein überraschend schnelles, günstiges Resultat; man sieht dieses bestehen bleiben und sich weiter bessern, man sieht das Resultat auch wieder sich verschlechtern. Man sieht in anderen Fällen erst sehr viel später einen Erfolg, der dann aber wieder erstaunlich auswachsen kann. Man erlebt aber auch volle Versager.

Irgendwelche, bisher nicht erkannte anatomische Verhältnisse des Nerven müssen da im Spiele sein. Daß es die Blutversorgung sein könnte, ist eine Vermutung, die ich aussprechen möchte, ohne daß ich dafür einen Beweis erbringen kann.

Ergibt die Operation einen Erfolg, so stellt sich in der Regel zuerst die Sensibilität wieder her. Aktive Beweglichkeit kehrt wesentlich seltener und im geringeren Grade zurück, und beides wieder besser in dem vom Nervus tibialis als in dem vom Nervus peronaeus versorgten Gebiet. Zeigt sich von alledem nichts, so wird durch die Operation doch in der Regel ein Erfolg erzielt dadurch, daß die Bildung von trophischen Geschwüren ausbleibt.

Auch das ist ein Erfolg, denn beim trophischen Geschwür hilft nur das Amputationsmesser, das je eher, je besser angesetzt wird.

Werden *Neuralgien* durch Verwachsung des Nerven mit seiner Umgebung erzeugt, so ist die Trennung dieser Verwachsung die gegebene Indikation, und sie ist leicht auszuführen. Es besteht nur die Gefahr, daß der Nerv, dort wo er abgetrennt wurde, oder an anderer Stelle, wieder anwächst.

Zur Verhütung steht die *Umscheidung* des Nerven mit Fett- oder Fascienlappen oder mit sterilen *Kalbsarterien* zur Verfügung. Nach meinen Erfahrungen leistet die Kalbsarterie wesentlich Günstigeres. Mit der Kalbsarterie kann der Nerv nicht verwachsen, man kann deshalb eher erwarten, daß der Nerv seine Wunde mit eigenem Material schließt, als wenn man ihn mit Fett- oder Fascienstreifen umkleidet, mit denen eine Verwachsung möglich ist.

d) Frakturdeformitäten des Oberschenkels.

Auch hier lieferte der Krieg ein großes Material, das sich in den orthopädischen Lazaretten zusammensammelte. Er bot dem Orthopäden reichlich Gelegenheit, sich ein Urteil über die

Behandlung der frischen Oberschenkelfraktur

zu bilden.

Die Patienten waren durchgehend im *Extensionsverband* behandelt worden, nur ein geringer Prozentsatz im *Gipsverband*. Diese letzteren hoben sich von den ersteren schon dadurch ab, daß der Rücktransport leichter vonstatten gegangen war, und daß die Wundheilung günstiger verlief. Es bestätigte sich durchaus, was v. Bergmann schon aus dem russisch-türkischen Krieg 1878 berichtet.

Im übrigen waren die *Resultate der eigentlichen Frakturbehandlung bei den mit Streckverbänden behandelten Fällen schlecht, — ausgesprochen schlecht.*

Schlecht geheilte Oberschenkelbrüche sieht der Orthopäd auch reichlich aus der Friedenspraxis.

Da allgemein auch im Frieden mit Extensionsverbänden behandelt wird, so gibt sich daraus der Schluß, daß die Extensionsbehandlung nicht das leistet, was verlangt werden muß. Gewiß werden mit der Extensionsbehandlung auch gute, ja sehr gute Resultate erzielt, und daß sie regelmäßig zu erzielen sind, hat vor dem Krieg Bardenheuer und im Krieg besonders Böhler bewiesen, und manch anderer Chirurg kann dasselbe von sich behaupten. *Woran liegt es, daß die Methode hier Vorzügliches leistet und daß sie andernfalls versagt?* Der Unterschied ergibt sich daraus, von wem und wo sie ausgeführt wird.

In einer chirurgischen Klinik, deren Chef der Frakturbehandlung selber besonderes Interesse widmet, und deren Personal infolgedessen für die Extensionsbehandlung besonders eingeschult ist, ergibt die Extensionsbehandlung der Oberschenkelbrüche sichere und gute Resultate. Anders anderswo. Der Patient kann wunderschön unter die Wirkung der Extension gesetzt sein, ist der Arzt fort, dann finden sich im Krankenhaus und noch mehr in der Wohnung des Kranken hilfreiche Hände, die dem gequälten Kranken einmal seine Last erleichtern. Kommt der Doktor wieder, dann ist natürlich alles in schönster Ordnung. Was zwischenhinein geschehen ist, wird beileibe nicht verraten. Die Resultate werden dann eben so, wie man sie im Krieg auf den orthopädischen Abteilungen in Serien zusammenstellen konnte.

Der frische Oberschenkelbruch gehört in klinische Behandlung, und in der Klinik, in welcher nicht ein für die Extensionsbehandlung ganz speziell geschultes Personal vorhanden ist, da tut man gut, nicht im Extensionsverband, sondern im Gipsverband zu behandeln.

Im Gipsverband — kein Orthopäd behandelt eine korrektive Osteotomie anders als im Gipsverband. Eine einfache Oberschenkelfraktur zu behandeln, ist eine viel leichtere Aufgabe, als eine korrektive Osteotomie zur gewünschten Heilung zu führen. Was die schwerere Aufgabe lösen läßt, versagt auch an der leichteren nicht. Man muß nur hier und da nach denselben Grundsätzen verfahren.

Bringt man einen frischen Oberschenkelbruch in *Narkose* auf den *Extensionstisch*, so stellt sich durch Anziehen der Extension die Reposition ohne alle Schwierigkeiten her, und legt man dann einen Gipsverband wie nach irgendeiner Oberschenkelosteotomie an, so bleibt die Reposition auch erhalten. Sorge um Fixationsversteifung des Knies braucht man nicht zu haben. Wenn man, wie ich auf Seite 24 angegeben habe, oberhalb des Knies einen Nagel quer durch das Femur schlägt, und die freien Enden dieses Nagels mit dem Gipsverband festlegt, kann man den Gipsverband am Knie abschneiden und Kniebewegungen ausführen lassen, lange ehe die Fraktur konsolidiert ist. Mit dieser Nagelung kann man den Patienten zu einer Zeit aus dem Bett bringen, zu welcher bei Behandlung mit dem Extensionsverband noch lange nicht daran zu denken ist.

Nägel und Bohrschrauben geben auch die Möglichkeit, besonders schwierig zu reponierende und zu retendierende Oberschenkelbrüche sicher zu beherrschen.

Intra partum entstandene Oberschenkelbrüche behandle ich ebenso wie Osteoklasen des Femur in frühem Kindesalter im Extensionsgipsbett, wie Abb. 315 zeigt. Das ist der sonst üblichen Suspensionsbehandlung vorzuziehen, weil das Kind zur Reinigung und Nahrungsaufnahme aufgenommen werden kann, ohne daß die Extension unterbrochen wird.

Frakturdeformitäten des Oberschenkels

beobachtet man in jeder Höhe mit allen möglichen Variationen der Kombination von Dislokationen und in allen denkbaren Graden. Eine allen gemeinsame Eigenschaft ist die Erzeugung einer *Verkürzung* des Beines. Die Verkürzung ist reell, soweit sie durch Dislocatio ad longitudinem erzeugt wird, funktionell, soweit eine winklige Knickung des Femur an der Frakturstelle sie bedingt.

Die *Verkürzung* wird gern als Kriterium für die Beurteilung des Behandlungsresultates und als Maßstab für die Abschätzung der zurückgebliebenen Erwerbsbeschränkung genommen. So und so ist sie nur mit großer Vorsicht zu verwenden. Eine einfache Verkürzung, also eine Frakturdeformität, welche nur eine Verschiebung ad longitudinem zeigt, aber keine Verdrehung der Frakturenden gegeneinander und keine Winkelbildung in der Femurachse hinterlassen hat, bedeutet gar nichts, wenn die Verkürzung nicht 3—4 cm überschreitet, und bei stärkeren Verkürzungen ergibt ein einfacher Verlängerungsschuh eine Leistungsfähigkeit des Beines, welche der Norm zum mindesten sehr nahe kommt.

Ganz anders ist es, wenn *Verdrehungen* und *Winkelbildungen* entstanden sind. Solche Deformitäten bedingen sehr schwere Funktionsstörungen, auch wenn das Meßband nur geringe Verkürzung nachweist, und eine dicke Sohle unter dem Fuß nützt gar nichts.

Liegen solche Deformitäten in der Mitte des Femurschaftes, so werden sie gewöhnlich auch richtig beurteilt, weil auf dem Röntgenbild vor allem die Knickung der Knochenachse gut in Erscheinung tritt. Liegt die Deformität aber am oberen oder am unteren Ende, so kommt es sehr leicht zu ihrer Unterschätzung. Die Deformstellung der kurzen, ober- oder unterhalb der Fraktur hüft- oder kniewärts gelegenen Teile gegen den langen Schaft des Femur fällt wenig in die Augen. Der vorhandene Knickwinkel präsentiert sich auf dem

Röntgenbild durchaus nicht so deutlich wie in der Mitte oder nahe der Mitte des Femurschaftes. Funktionell aber bedeutet die nahe am Gelenk gelegene Deformität ceteris paribus eher noch mehr, als die um die Mitte gelegene.

Frakturdeformitäten am oberen Ende bedingen meist eine funktionelle *Coxa vara*, weil die Abknickung unter Bildung eines medianwärts offenen Winkels erfolgt ist. Auch herab im Femurschaft liegt der Abknickungswinkel meist auf der medialen Seite des Femur, und er dreht sich dabei oftmals etwas nach hinten, selten nach vorn. Die Spitze des Winkels zeigt also meist nach außen und vorn, selten nach außen und hinten.

Am *unteren Ende* des Femur besitzt die Frakturdeformität in der Regel als beherrschende Komponente einen nach *vorn* offenen Winkel. Drehungen nach außen oder innen treten gewöhnlich hinzu. Die Dislocatio ad longitudinem ist ebenso wie bei den am oberen Ende gelegenen Deformitäten meist geringer als bei schlecht geheilten Frakturen im eigentlichen Femurschaft.

Die nahe am Knie gelegenen Bruchdeformitäten bedingen ein typisches Störungsbild, welches häufig nicht richtig gedeutet wird.

Sieht man den Patienten vor sich stehen, oder auf dem Untersuchungstisch liegen, so hat man den Eindruck einer recht guten Frakturheilung. Das Bein ist oberhalb des Knies etwas verdickt, es zeigt aber meist im Aussehen keinen wesentlichen Unterschied gegen das gesunde, weil

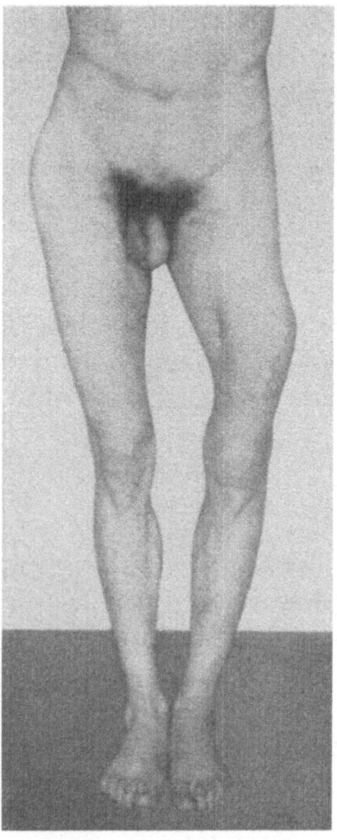 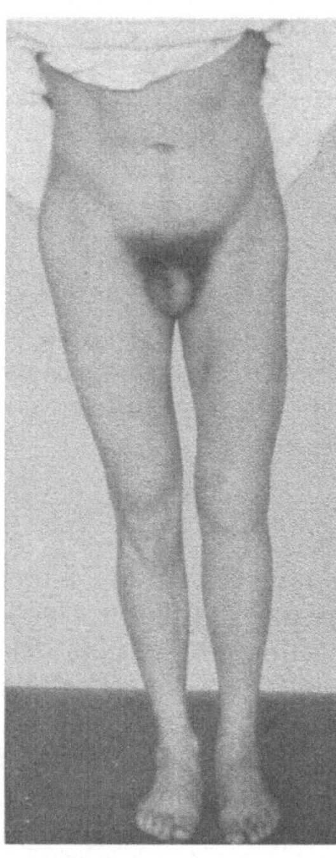

a   b

Abb. 326a u. b. Frakturdeformität des Oberschenkels. Korrektur durch paracallöse Osteotomie. Vor und nach der Behandlung.

die durch die Verdickung des Knochens bedingte Umfangsvermehrung durch die Muskelatrophie einen Ausgleich findet. Macht man an dem glatt liegenden Bein seitliche Kniebewegungen, so sind diese in ziemlichem Ausschlag möglich. Man kann auch eine — scheinbare — Überstreckung des Knies ausführen. Fordert man den Patienten auf, im Stehen das Knie voll durchzudrücken, so überstreckt er das Knie auch aktiv. Der Patient klagt besonders über Unsicherheit im Knie beim Gehen. Die Diagnose lautet gewöhnlich: Schlotterknie infolge Dehnung der Gelenkbänder. Sie ist falsch. Die seitliche Beweglichkeit besteht, weil das Knie bei glatter Lage des Kranken in der Beugung steht, welche der Abknickung des unteren Bruchstückes nach vorn entspricht, und weil der Patient diese Beugestellung für die Streckstellung seines Knies hält. Die seitliche Beweglichkeit ist im gebeugten Knie normal und die anscheinende Überstreckung ist tatsächlich erst die volle Streckung.

Für die *Behandlung* ist zunächst die Notwendigkeit der Behandlung überhaupt abzuwägen. *Harmlose Verkürzungen läßt man bestehen.* Bei Deformitäten,
die sich aus verschiedenen Komponenten zusammensetzen, kann man am ehesten
auf die Beseitigung der Längsverschiebung ganz oder teilweise verzichten. Diese
Erkenntnis ist wichtig, denn gerade die Korrektur der Längsverschiebung macht
besondere Schwierigkeiten, und sie kann dadurch, daß sich die verkürzten Weichteile der neuen Verlängerung des Knochens nicht anpassen wollen, das ganze
Korrektionsresultat beeinträchtigen. *Deformitäten, bei denen Achsenverdrehungen
und Winkelbildungen vorhanden sind,
geben stets die Indikation der Korrektur
dieser Komponenten der Deformität.*

Auszuführen ist die Korrektur auf
dem Wege der *Osteotomie.* Osteoklasien
kommen nur in Frage, so lange eine
Konsolidation des Bruches nicht eingetreten ist.

Die Osteotomie führe ich wie jede
korrektive Osteotomie am Oberschenkel
auf dem *Strecktisch* aus. Bietet die Einstellung der Korrektur und ihre Erhaltung Schwierigkeiten, so benutze ich
Bohrschrauben und Nägel. Das geschieht
regelmäßig, wenn die Operation am oberen oder am unteren Ende des Femur
auszuführen ist, häufig aber auch bei
Operationen im eigentlichen Schaft.

Es liegt nahe, bei solchen Osteotomien die Bruchenden sauber aus der
Callusmasse herauszumeißeln und sie,
wie bei der blutigen Reposition einer
frischen Fraktur, aneinander zu bringen.
Dagegen spricht, daß sich nach einer
solchen Operation recht wenig Neigung
zum Wiederzusammenheilen der Frakturenden zeigt. Zweitens spricht dagegen,
daß eine solche Operation bei Schußfrakturen in ein aseptisch nicht ganz
sicheres Gebiet führt; drittens, daß es
ein sehr großer und schwieriger Eingriff
ist, und viertens, daß man auf viel ein

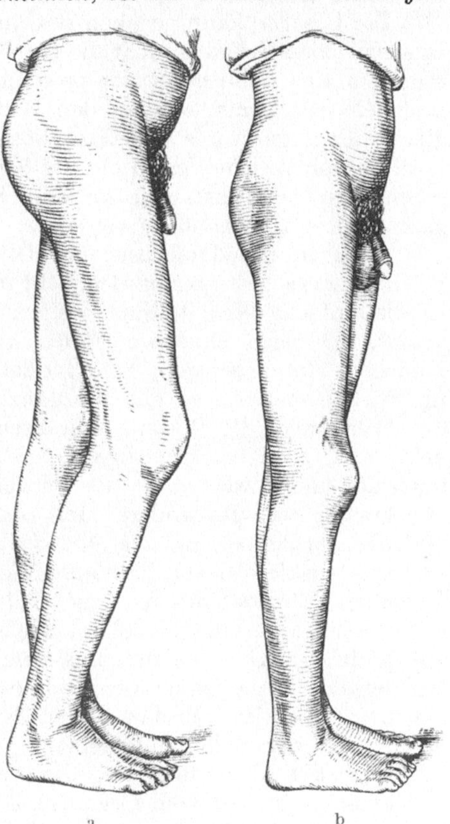

Abb. 327. a Supracondyläre Fraktur des Oberschenkels in Flexionsdislokation geheilt, b durch
paracallöse Osteotomie korrigiert.

fachere Weise ein Resultat erreichen kann, das letzten Endes gewöhnlich besser
ist. Mit einer *neben der Callusmasse* der Frakturdeformität angelegten, mit einer
paracallösen Osteotomie, läßt sich die Achsenrichtung so schön wieder herstellen,
daß ein durchaus befriedigendes funktionelles Resultat erreicht wird. Und
diese Operation ist wesentlich einfacher als das Ausmeißeln der Frakturenden
aus dem Callus und deren Zusammenstellung.

Der Patient, den Abb. 326a und b darstellt, war aktiver Wachtmeister der
Reichswehr. Durch eine paraartikuläre Osteotomie wurde sein deform geheilter
Oberschenkelbruch funktionell soweit beseitigt, daß er weiter dienen konnte.

Abb. 327a und b zeigt einen Patienten mit einer Frakturdeformität, die aus
einer suprakondylären Fraktur hervorgegangen war, und die ungewöhnlicherweise
mit Erzeugung einer Flexionsdeformität geheilt war. Durch eine direkt oberhalb

der alten Fraktur ausgeführte Osteotomie wurde ein für das tägliche Leben und für den Beruf völlig brauchbares Bein erzielt. Auch hier bewährten sich zur Beherrschung des kurzen unteren Frakturstückes Bohrschrauben und Nägel.

e) Pseudarthrose des Oberschenkels.

Fehlerhafte Heilungen von Femurbrüchen sind recht häufig. Ein ziemlich seltenes Vorkommen dagegen ist es, daß ein solcher Bruch überhaupt nicht heilt und daß eine Pseudarthrose entsteht.

Die Ursache kann gegeben sein im Allgemeinzustand des Kranken, der aus irgendwelchen Gründen nicht die Kraft aufbringt, die zur Verbindung der Bruchstücke nötige Callusmasse zu produzieren. Sie kann lokal gegeben sein durch irgendein Hindernis, welches den Bau der Callusbrücke unmöglich macht, obgleich der Organismus das dazu nötige Material nicht vorenthält. Die Interposition von Weichteilen in dünner Schicht kann so zur Pseudarthrose bei Oberschenkelbrüchen führen, die gar keine Schwierigkeiten zu bieten scheinen und die ganz lege artis behandelt werden.

Auch an Pseudarthrosen des Oberschenkels hat der Krieg ein gegen die Friedenspraxis gesteigertes Beobachtungsmaterial gebracht. In diesem Material ist die einfache Weichteilinterposition relativ nicht häufiger als in der Friedenspraxis. Dagegen sind die Fälle, wo eine ausgedehnte Zertrümmerung des Knochens durch schwere Schußverletzung zur Pseudarthrosenbildung führte, im Friedensmaterial so gut wie ganz ausgeschlossen.

Wenn man die Bildung von Pseudarthrosen am Oberschenkel verfolgt, so kann man zwei merkwürdige Dinge beobachten, etwas was der Organismus unterläßt und etwas was er tut, und eines erscheint auf dem ersten Blick so unzweckmäßig wie das andere. Ich meine das *Unterlassen von Callusproduktion* und die *Abrundung und die Abdeckelung der Frakturenden.*

Das Ausbleiben von Callusproduktion ist durchaus nicht immer Folge einer fehlenden Fähigkeit des Körpers, Callus zu produzieren. Die Callusentwicklung bleibt auch aus, oder sie bleibt außerordentlich gering, wenn eine Weichteilinterposition vorhanden ist. Das scheint sehr unzweckmäßig, ist es aber nicht. Der lebende Organismus verschwendet eben nicht Material an eine Aufgabe, die unerfüllbar ist. Er fängt den Brückenschlag gar nicht an, wenn ihm die Möglichkeit zur Vollendung fehlt.

Auch die Abrundung und die Abdeckelung der Frakturenden ist nur unzweckmäßig für den vom Organismus ja nicht vorauszusehenden Fall, daß wir mit einer Pseudarthrosenoperation kommen. Der Körper muß sich darauf einrichten, mit der bestehen bleibenden Pseudarthrose so gut wie möglich auszukommen. Rundet er die Bruchstücke ab, deckelt er den Markraum zu, so ist das der Versuch, an die Stelle der unheilbaren Fraktur eine Arthrose zu setzen. Blieben die Knochen so, wie sie beim Bruch zugerichtet worden sind, so würden die unvermeidlichen Bewegungen viel mehr stören, als sie nach der Annäherung der Fraktur an den Charakter eines Gelenkes störend wirken.

Man sieht, daß manches Unzweckmäßige recht zweckmäßig ist, wenn man es vom richtigen Standpunkt aus betrachtet.

Die *Funktionsstörungen*, welche eine Pseudarthrose des Oberschenkels verursacht, sind immer sehr schwer, sie sind um so schwerer natürlich, je schlaffer die Verbindung im falschen Gelenk ist, sie sind aber auch um so schwerer, je näher die Pseudarthrose der *Mitte* des Femur liegt. An dem oberen und dem unteren Ende des Femur wird eine Pseudarthrose von den Muskeln, welche zum Hüft- oder Kniegelenk treten, noch teilweise mit beherrscht. In der Mitte ist eine solche halbe Ehe ausgeschlossen, weil der eine Partner fehlt.

Das beherrschende Symptom der Funktionstörung ist das *Fehlen der Stand-festigkeit* des Oberschenkels. Sie wieder zu schaffen, ist das wichtigste Ziel der *Behandlung*. Nehmen wir den einfachsten Fall — den Fall einer verzögerten Frakturheilung —, so genügt es, wenn wir den Organismus, der den Anschluß verpaßt hat, mit der Nase darauf stoßen, was er tun soll und was er unterlassen soll. Er soll die Bruchstelle wieder tragfest machen, wir müssen ihm das zeigen, indem wir ihn zwingen, die Bruchstelle zu belasten, und er soll an der Bruchstelle keine Pseudarthrose ausbilden. Wir müssen ihn hindern, diese Stelle zu bewegen.

Ich will das an einem Beispiel beschreiben.

Ein Kollege, ein Mann in den unschönen besten Jahren, kein Hüne, aber ein durchaus gesunder Mensch, bricht den Oberschenkel. Ein ganz glatter Bruch. Behandlung durch einen durchaus auf der Höhe stehenden Chirurgen in dessen Klinik. Nach einem Vierteljahr keine Spur von Callusbildung. Knochennaht. Glatte Wundheilung, aber auch jetzt keine Callusentwicklung. Ein halbes Jahr nach der Fraktur kann das Bein noch nicht aktiv vom Lager gehoben werden. Die Bruchstelle ist ausgiebig zu bewegen.

Der Patient erhält einen *Schienenhülsenapparat*. Der Apparat ist so eingestellt, daß er nicht vollständig entlastet. Am Knie ist ein Feststeller angebracht. Zum Gehen wird damit das Scharnier in Streckstellung arretiert. Im Sitzen wird die Kniebewegung freigegeben.

Unter dem Gebrauch des Apparates beginnt Callusentwicklung, nach drei Vierteljahren ist das Bein tragfest, der Apparat hat sich selber unnötig gemacht.

Tritt eine Konsolidation der Fraktur nicht ein, so muß der Apparat dauernd getragen werden, es sei denn, daß man durch eine *Operation* die Pseudarthrose beseitigt. Die Operation, um deren Ausarbeitung sich besonders LEXER und HOHMANN Verdienste erworben haben, ist nach den für Pseudarthrosenoperationen allgemein gültigen Vorschriften auszuführen. Ich begnüge mich, die wichtigsten Punkte hervorzuheben.

Gründliche Entfernung aller Schwielen und Narben, Beseitigung des Deckels über dem Markraum, Abtragung der Teile des Knochens, welche funktionelle Anpassung an die Pseudarthrosenbildung erkennen lassen, sind unbedingte Erfordernisse, nach deren Erfüllung eine Verheilung der aneinander gestellten Knochenenden erst stattfinden kann. Sicherer wird der Erfolg, wenn man durch Implantation eines Knochenspans, den man in der Regel von der Tibia entnehmen wird, eine direkte Verbindung herstellt. Ob man den Span in die Markhöhle hüben und drüben einschiebt, ob man ihn in eine Rinne legt, die man in den Knochen geschlagen hat, scheint ziemlich belanglos zu sein. Wichtig scheint mir, daß *der Span mit gesundem Mark in enge Berührung* kommt. Ich lege deshalb den Span nicht einfach auf das Femur auf, sondern schlage für denselben eine bis auf das Mark reichende Rinne in die Corticalis.

f) Orthopädische Erkrankungen des Oberschenkels infolge von Entzündungen.

Was hier in Frage kommt, resultiert aus Erkrankungen des Knochens, und da ist es wieder die

Osteomyelitis,

welche als Krankheitserzeugerin weit im Vordergrund steht.

Die Schädigungen, welche sie erzeugt, sind *Verbiegungen* des Femur, *Defekte* an demselben und *Pseudarthrosen.*

Ein Beispiel für Entstehung einer Verbiegung ist auf Seite 57 angeführt. Ein wandständiger Herd hat unter dem abgehobenen Periost eine mit Eiter gefüllte Blase entstehen lassen. Der Druck dieser Blase hat den von der Entzündung erweichten Knochen verbogen.

Als Beispiel der Pseudarthrosenbildung sei ein anderer Fall meiner Beobachtung gebracht. Eine Osteomyelitis hatte unter Bildung eines großen Sequesters auf der Vorderseite des Femur eine Pseudarthrose oberhalb des Knies erzeugt. Nach Entfernung des Sequesters kam diese Pseudarthrose zur Konsolidation. Ein Jahr später bildete sich aus einer Spontanfraktur eine Pseudarthrose kurz unter der Mitte des Femur.

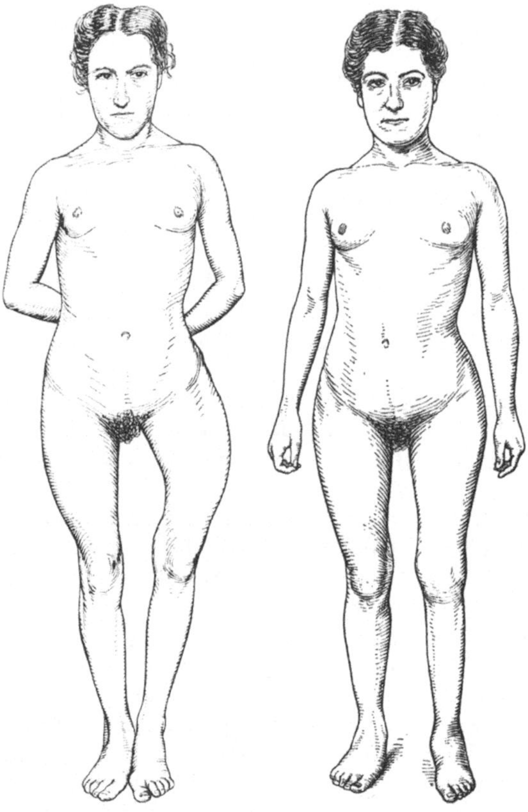

Erwähnt sei noch, daß von einer Osteomyelitis aus vor Abschluß des Längenwachstums durch Schädigung der Wachstumszone eine Verkürzung des Oberschenkels, durch Reizung eine Verlängerung entstehen kann.

Hochgradige Defekte sind von KAREWSKI und anderen beschrieben.

Die Funktionsstörungen sind dieselben, wie wenn entsprechende Veränderungen aus anderen Ursachen entstanden sind.

Behandlung. Bestehen noch Reste der Osteomyelitis, so sind diese nach den gültigen Grundsätzen der Chirurgie zu behandeln. *Verkürzungen* und *Pseudarthrosen* finden ebenso wie gleiche, aus anderen Ursachen entstandene, ihre Versorgung durch Verlängerungs- und Stützapparate.

Verbiegungen sind operativ gerade zu richten. Osteoklasien und Osteotomien sind dabei möglichst in Knochenpartien zu legen, die von der Osteomyelitis

Abb. 328. a Diffuse Ostitis fibrosa des linken Oberschenkels. b Korrektionsresultat.

frei geblieben sind, also nach Art der paracallösen und paraartikulären Korrekturen auszuführen. Geht man in Teile, die krank waren, so hat man nicht nur die Gefahr, einen schlafenden Herd wieder zu wecken, sondern auch die Gefahr, daß man eine Pseudarthrose erhält. Der krank gewesene Knochen hat verminderte Neigung, wieder fest zusammenzuheilen.

Mit beiden Faktoren muß noch viel mehr gerechnet werden, wenn zu entscheiden ist, ob eine osteomyelitische Pseudarthrose operativ angegangen werden soll. Hier ist nur unter ganz besonders günstigen Bedingungen auf die Erreichung des erzielten Resultates zu rechnen.

Ostitis fibrosa

trifft man am Oberschenkel in verschiedenen Formen. Als Teilerscheinung einer über den ganzen Körper verbreiteten generalisierten Ostitis fibrosa besitzt die Erkrankung des Oberschenkels keine praktische Bedeutung.

Isolierte diffuse Erkrankung des Femur ist selten, kommt aber vor (Abbildung 228a und b).

Entwickelt sich das charakteristische Bild der Ostitis fibrosa der Tibia, welche wir bei den Erkrankungen des Unterschenkels zu besprechen haben, bis zu genügender Höhe, so greift die Erkrankung auch auf das Femur über und führt an demselben zu charakteristischen Veränderungen. Wir werden das darüber zu Sagende bei der Besprechung der Ostitis fibrosa tibiae nachholen. Die Behandlung ist dieselbe wie die Behandlung der Ostitis fibrosa tibiae.

Erwähnung getan sei der Fälle, wo uns der pathologische Anatom bei *Cystenbildung* im Oberschenkel die Diagnose Ostitis fibrosa gibt. Ob es sich bei diesen Cystenbildungen tatsächlich um dieselbe Krankheit handelt, wie bei den eben erwähnten Fällen, erscheint mir zweifelhaft.

Bei den cystenbildenden Fällen, die ich beobachtet habe, lag die Cyste in der Trochanterpartie oder in den Kniekondylen.

Breite Eröffnung der Cyste führte in allen Fällen zur Heilung.

16. Knie.

Wir stellen voran die Erkrankungen des Knies, welche aus der Wirkung der vom Knie zu leistenden Arbeit hervorgehen. Sie sind diejenigen, welche den Orthopäden am häufigsten beschäftigen. Die übrigen orthopädischen Erkrankungen ·des Knies besprechen wir folgend in der üblichen Reihe.

a) Statische Insuffizienzerkrankungen des Knies.

Kommt es am Knie zu einer Störung des statischen Belastungsgleichgewichtes, so entsteht genau so wie unter gleichen Bedingungen an jedem anderen Skelettteil ein krankhafter Zustand. Er äußert sich durch Erzeugung von abnormen Ermüdungsgefühlen, durch Erzeugung von Schmerz, durch Produktion entzündungsartiger Reizerscheinungen, durch die Produktion anatomischer Veränderungen. Je nachdem in welchem Stadium wir den Patienten zu sehen bekommen, beobachten wir das reine physiologische Krankheitsbild der Insufficientia genu oder die durch statische Überlastung erzeugte anatomische Veränderung verbunden mit den Erscheinungen der Insufficientia genu, oder endlich die anatomischen Veränderungen ohne die Insuffizienz. Dies letztere dann, wenn nach Produktion der anatomischen Veränderungen das Belastungsgleichgewicht wiedergewonnen wurde.

Insuffizientia genu.

Ganz mit Recht moniert Romich, daß ich in meinen Publikationen über die statischen Insuffizienzerkrankungen von der Insufficientia genu nur eben gesagt habe, daß es sie selbstverständlich gibt. Ich habe sie bisher nicht eingehend beschrieben und begrüße es, daß Romich eine Beschreibung gebracht hat, der ich nur weniges hinzuzufügen habe.

Die Insufficientia genu kennt mindestens in ihrer leichtesten Form jeder ältere Operateur, denn er leidet selber daran. Während die jungen Assistenten am Operationstisch stehen, *sitzt* der ehrwürdige Chef auf seinem Schemel. Warum? — Weil ihm beim Stehen die Knie weh tun, d. h. weil er an einer Insufficientia genu leidet. So wie dem Chirurgen geht es anderen, die ihr Beruf zu andauerndem Stehen zwingt, ebenfalls, nur sind diese meist nicht in der glücklichen Lage, daß eine Schwester ihnen den Schemel hinschiebt. Bei ihnen entwickelte sich denn auch die Insufficientia genu zu höheren Graden. An die Stelle der Ermüdungsgefühle treten ausgesprochene Schmerzen usw.

Die Schmerzen werden ohne scharfe Begrenzung in der ganzen Kniegegend empfunden. Oftmals haben die Patienten das Gefühl einer Völle in der Kniekehle, wenn sie im Sitzen die Knie beugen.

Fast immer findet man, besonders bei Erwachsenen, wenn die Insuffizienzerkrankung zur Entwicklung einer Verbrauchserkrankung des Knies führt, eine Druckempfindlichkeit des inneren Gelenkspaltes. ROMICH bezeichnet dieselbe direkt als typisches Symptom.

Anatomische Veränderungen können *im* Knie entstehen. Ein Beispiel dafür zeigt das Röntgenbild Abb. 329. Hier ist eine Abflachung des Condylus medialis

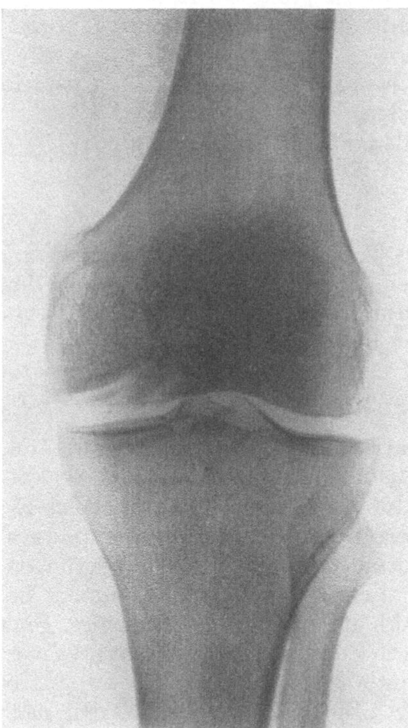

entstanden. Der Patient mußte als Student der Chemie lange im Laboratorium stehen. Er erkrankte unter zunehmenden heftigen Knieschmerzen. Man vermutete eine tuberkulöse Gonitis. Da ich den jungen Herrn früher wegen einer schweren Skoliose behandelt hatte, suchte er mich wieder auf. Die Diagnose gab die Therapie, welche zur Beseitigung der Beschwerden führte. Sicherlich hat in diesem Fall die Minderwertigkeit des Skelettes, welche einst zur Skoliose führte, sich an der Entwicklung der Insuffizienzerkrankung des Knies beteiligt.

Fälle dieser Art sind selten.

Viel häufiger entwickeln sich die *typischen statischen Belastungsdeformitäten* des Knies, das *Genu valgum* oder das *Genu varum.*

Während diese beiden Deformitäten, deren Natur als statische Belastungsdeformitäten ja längst erkannt ist, sich besonders in der Kindheit und Adoleszenz entwickeln, führt bei Erwachsenen die Insuffizienzerkrankung des Knies bei genügender Steigerung regelmäßig zur Auslösung einer *Verbrauchserkrankung* des Knies und erst über diese Erkrankung zum Genu valgum oder Genu varum.

Abb. 329. Abflachung des Condylus medialis infolge statischer Insuffizienzerkrankung des Kniegelenkes.

Die Verbindung zwischen Insuffizienz- und Verbrauchserkrankung ist leicht erklärlich. Ein unter abnorm hoher Belastung arbeitendes Knie verbraucht sich selbstverständlich schneller, und ein Reizzustand am Knie, der aus dauernder Überlastung entsteht, schädigt natürlich auch die Widerstandsfähigkeit der Konstituenten des Gelenkes.

Die Entwicklung eines Genu valgum oder eines Genu varum aus einer Arthritis deformans beobachtet man außerordentlich häufig. Die O-Beine des Greises (Abb. 330) kommen so zustande. Warum sich beim Greis fast stets ein Genu *varum* und nur selten ein Genu valgum entwickelt, weiß ich nicht zu erklären.

Die Ursachen, welche bei rachitischen Kindern das eine Mal ein Genu varum, das andere Mal ein Genu valgum entstehen lassen, können hier zur Erklärung nicht herangezogen werden.

Wenn sich in der Kindheit eine statische Belastungsdeformität des Knies entwickelt, schlägt sie die Bahnen ein, welche ihr von den natürlichen Formen der Beine vorgezeichnet sind. Das Kind wird mit einem physiologischen O-Bein geboren. Im zweiten Lebensjahre wird daraus ein physiologisches X-Bein, dadurch bedingt, daß die oberen Enden der Oberschenkel um die Beckenbreite voneinander getrennt stehen, daß sich die unteren Enden derselben am Knie berühren und daß die Unterschenkel mit ihren Innenflächen aneinander liegen. Verbiegt sich das Bein unter der Wirkung einer statischen Überlastung, so entsteht ein Genu varum, wenn das physiologische O-Bein bei Eintritt des Verbiegungsprozesses noch bestand; ein Genu valgum, wenn sich das physiologische X-Bein schon ausgebildet hatte. Wir sehen deshalb O-Beine bei frühzeitig an Rachitis erkrankenden Kindern entstehen, wir sehen X-Beine bei den Kindern, die im dritten und vierten Lebensjahre an dem „Ansatz zur englischen Krankheit" leiden. Wir sehen bei jugendlichen Patienten regelmäßig X-Beine entstehen, O-Beine nur dann, wenn Reste eines O-Beines aus früher Kindheit noch vorhanden waren.

Die Fälle, wo man bei einem rachitischen Kind O-Bein und X-Bein nebeneinander zu sehen bekommt, erklären sich daraus, daß neben der statischen Belastung noch andere Kräfte deformierend gewirkt haben, z. B. Druck des Armes der Kinderwärterin.

Praktische Bedeutung. Bei kleinen Kindern erreichen die Insuffizienzbeschwerden am Knie selten hohe Grade. Sie treten gewöhnlich nur bei längeren Spaziergängen auf und erwecken im Kinde eine Abneigung gegen die Bewegung in frischer Luft. Zu beachten sind sie deshalb, und deshalb, weil sie die Entwicklung von X- oder O-Beinen ankündigen.

Bei jugendlichen Arbeitern steigern sich die Insuffizienzschmerzen nicht selten zu so hohen Graden, daß sie für den Stehberuf, in dem sich solche Patienten stets befinden, untauglich werden. Bei ihnen macht sich auch wieder das eigenartige Verhältnis geltend, daß die Insuffizienzbeschwerden bei Knochen, die sich leichter deformieren, weniger stark auftreten als bei Knochen, die der

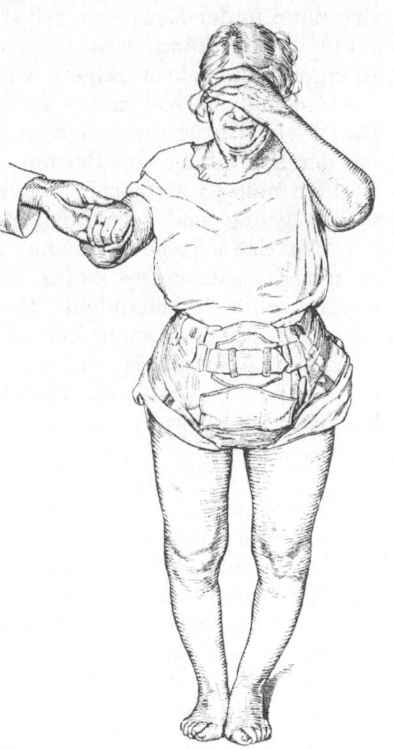

Abb. 330. Das Genu varum des *Greisenalters* findet sich stets in Verbindung mit einer Gonitis deformans.

Verbiegung größeren Widerstand entgegensetzen. Beim Erwachsenen ist die Insufficientia genu besonders als auslösende Ursache und Vorläufer der Gonitis deformans zu bewerten.

Die aus der Insuffizienzerkrankung hervorgehenden Deformitäten sind abzuschätzen nach ihrer Schwere und nach ihrer Befähigung zu Spontankorrektur. Wir werden darauf in den Kapiteln zu sprechen kommen, die dem Genu valgum und varum besonders gewidmet sind.

Diagnose. Wenn man sich bewußt ist, daß es überhaupt statische Insuffizienzerkrankungen des Knies gibt, macht ihre Diagnose keine Schwierigkeiten. Die Beschwerden, welche der Patient angibt, der anamnestische Nachweis einer adäquaten Schädlichkeit, der beschwerdensteigernde Einfluß von langem Stehen, der beschwerdenlindernde von Ruhe, der Ausschluß einer anderen Erkrankung gibt die Diagnose. Wie das Vorhandensein oder Fehlen einer Belastungsdeformität und die Zeichen einer Verbrauchserkrankung diagnostisch zu werten sind, ergibt sich aus dem Gesagten.

Prophylaxe und Behandlung. Kleine Kinder soll man so ernähren, daß sie feste Knochen bekommen, und man soll sie nicht stundenlang auf der Straße spazieren führen, sondern man soll ihnen Gelegenheit geben, im Freien nach Herzenslust zu spielen. Dann behalten sie neben anderem auch gesunde und gerade Knie. Ist es zur Entwicklung der Krankheit gekommen, so sind die wichtigsten Behandlungsmittel das, was als Vorbeugungsmittel genannt worden ist. Massage der Beine in Form von spirituösen Einreibungen, Solbäder, Höhensonne u. dgl. wird man hinzufügen. Schon entstandene Deformitäten korrigieren sich dann in der Regel von selbst. Was zur Unterstützung der Spontankorrektur getan werden kann, was zur Korrektur von Deformitäten, die keine Neigung zu Spontankorrektur zeigen, wird andernorts dargelegt.

Jugendliche soll man vor Übertreibung in sportlichen Übungen bewahren. Da ist viel Unfug auszumerzen. Bei der Berufswahl schütze man Schwächliche vor der Ergreifung von Berufen, die andauerndes Stehen erfordern. Aus solchen Berufen müssen sie heraus, wenn die Erkrankung der Knie zeigt, daß sie nicht kräftig genug sind. Im übrigen genügt eine Ruhekur mit Massage.

Für Erwachsene ist Prophylaxe graue Theorie. Die entwickelte Erkrankung ist mit Entlastung des Knies, zu der in schwersten Fällen eine Schiene benutzt werden muß, zu behandeln. Radioaktive Bäder, Fangopackungen, häufig auch eine kräftige Entfettungskur erhalten wenigstens Berufsfähigkeit.

Endlich empfehle ich, bei Erwachsenen, auch wenn sie nicht über Fußbeschwerden klagen, eine Plattfußeinlage zu geben. Sie wirkt häufig dadurch beschwerdenlindernd, daß sie den Tritt elastischer macht.

b) Genu valgum.

Von Genu valgum — X-Bein — sprechen wir, wenn am Beinschaft *ein Winkel* entsteht, der *nach außen offen* ist und dessen *Spitze in die Kniegelenkgegend* fällt.

Eine solche Winkelbildung ist außer in der ersten Lebensperiode normal. Das Kind wird mit einer leichten Biegung des Beines im Sinne des Genu varum geboren. Im Laufe des ersten Lebensjahres strecken sich die Beinchen richtig aus, und so um die Zeit, wenn das Kind zum freien Laufen gekommen ist, bildet sich das nun weiter bestehen bleibende physiologische X-Bein. Die oberen Enden der Beinsäule stehen um die Entfernung der Hüftgelenke auseinander. Konvergierend laufen die Oberschenkel nach den Knien, wo sie sich berühren. Parallel laufen die Unterschenkel weiter bis zu ihrem Ende, wo sich die inneren Knöchel wieder berühren.

Verschärft sich der Winkel, den Ober- und Unterschenkel miteinander bilden, so entfernen sich die inneren Knöchel voneinander. Das Maß dieser Entfernung gibt als *Knöcheldistanz das einfachste Maß für die Deformität.* Man legt den Patienten glatt auf den Rücken, bringt die Knie bei genau nach aufwärts gerichteter Vorderfläche der Kniescheiben aneinander und bestimmt die jetzt zwischen den inneren Knöcheln vorhandene Entfernung: Knöcheldistanz = x cm, oder = y Querfinger.

Will man mit dieser Messung, die für die Praxis vollständig genügend ist, nicht zufrieden sein, so kann man mit einer Umrißzeichnung leicht das Maß und die Hauptlinien der Deformität festhalten.

Das Genu valgum entsteht in der weit überwiegenden Mehrzahl als *statische Belastungsdeformität*, wie wir im Vorstehenden beschrieben haben. Aber es entsteht auch infolge aller anderen deformierend wirkenden Einflüsse, die am Knie möglich sind. In erster Linie sind *Verletzungen* zu nennen. Frakturen, die durch die Kondylen des Femur oder durch den Tibiakopf gehen, heilen gern unter Erzeugung eines X-Beines. Auch entzündliche Erkrankungen in und am Knie geben den Deformitäten, welche sie erzeugen, gern die laterale Ausschlagsrichtung.

Für die als Belastungsdeformitäten entstehenden Fälle sind zwei Lebensperioden besonders bevorzugt, die *ersten Kinderjahre* und die *Adolescenz*.

In den ersten Kinderjahren gibt die Ursache zur Deformität die Rachitis, indem sie den Knochen erweicht und statisch minderwertig macht. Und da lassen sich wieder zwei Gruppen unterscheiden.

Wir haben erstens das *typische rachitische* Kind, bei dem sich meist neben anderen Verkrümmungen eine X-Beinigkeit ausbildet, und dagegen haben wir

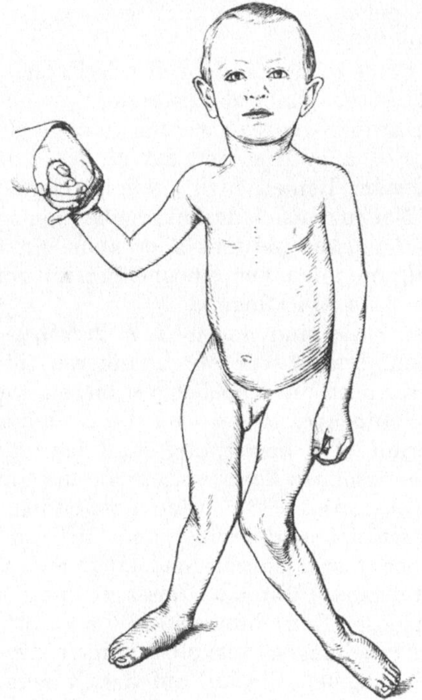

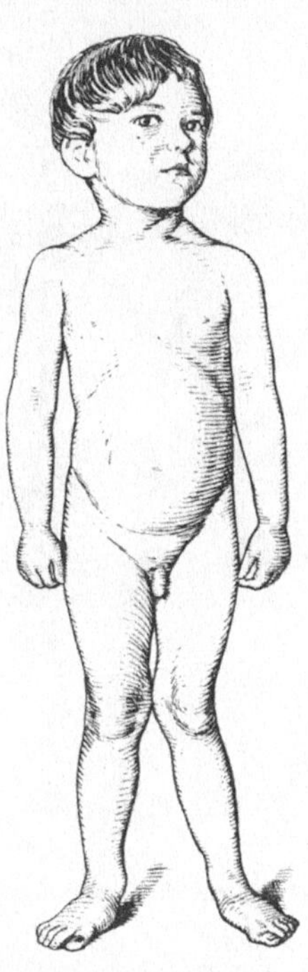

Abb. 331. *Doppelseitiges Genu valgum* aus gemeiner Hungerrachitis entstanden.

Abb. 332. *Doppelseitiges Genu valgum* aus Milchrachitis (Anlage zur englischen Krankheit) entstanden.

als zweite Variation das Kind, welches zur selben Zeit ein frisches, blühendes Kerlchen mit wunderschön geraden Beinen ist, das aber dann später, so etwa um das dritte Lebensjahr herum, an „*Ansatz zur englischen Krankheit*" erkrankt und dabei X-Beine bekommt.

Beide Gruppen entstammen gewöhnlich verschiedenen Gesellschaftskreisen, die erstere den unteren Volksschichten, die andere den oberen. Das Verhältnis dreht sich aber auch um. Ich habe bei der Besprechung der Rachitis die von mir geübte Einteilung der Rachitis in die *gemeine Hungerrachitis* und in die *Milchrachitis* dargelegt (S. 49 ff.). Die X-Beine der hier genannten ersten Gruppe entstehen aus der Hungerrachitis, die der zweiten Gruppe aus der Milchrachitis. Ihre verschiedene Genese zeigt die Verschiedenheit der Formen, welche wir durch Abb. 331 und 332 illustrieren.

Die Kinder, welche *aus Anlage zur englischen Krankheit X-beinig* werden, sind in der Praxis so häufig, daß ich ihnen eine besondere kurze Besprechung widmen will.

Die Eltern bringen ihre gewöhnlich 3—4 Jahre alten Kinder mit der Klage, daß der kleine Liebling schlecht läuft. Sie wollen damit sagen, daß das Kind nicht so anhaltend wie andere gehen will — es hat Insuffizienzbeschwerden —, und daß sein Gang schlecht aussieht.

Die Kinder zeigen ein typisches Bild. Zunächst sind sie sehr nett und adrett angezogen, also gut betreut. Dann sehen sie blaß aus, sind ziemlich dünn und greifen sich *schlaff* an, oder sie sind rot, dick, aber ihre Muskulatur hat nicht die Derbe des gesunden Kindes.

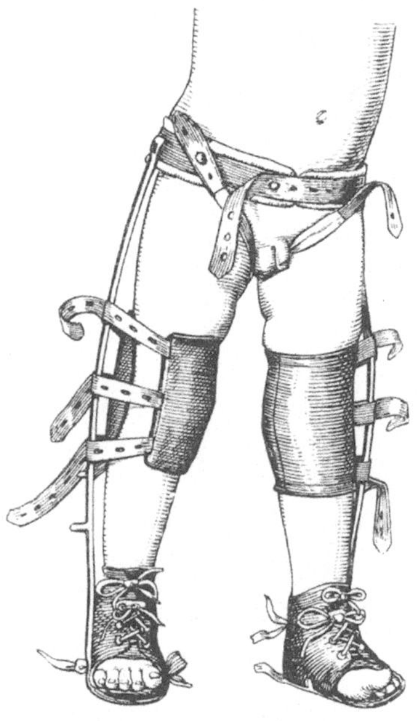

Beim Gehen setzen sie die Fußspitzen einwärts, sie gehen, wie man in Sachsen sagt, „über den Onkel".

Die Beine zeigen die deutliche X-Figur. Diese kommt einesteils dadurch zustande, daß die Fußspitzen einwärts gedreht werden und die Fersen infolgedessen auswärts, und daß die Knie an den innenrotierten Beinen nicht voll durchgedrückt werden. Neben der sich daraus ergebenden *scheinbaren* X-Beinigkeit besteht aber auch ein *echtes* Genu valgum mit einer Knöcheldistanz von gewöhnlich 3—4 Querfingern.

Diese Fälle sind *prognostisch durchaus günstig*. Wenn die alberne Milchtrinkerei, mit der unseren Kindern die Knochen verdorben werden, aufhört, dann *verwachsen* sich die X-Beine. Ist die Deformität so hochgradig, daß man darauf nicht sicher rechnen kann, so genügt eine einfache *Nachtschiene* (Abb. 333). Eine notwendige Verordnung ist neben der einer vernünftigen Kost das Verbot ausgedehnter Spaziergänge. Durch die Mutter auszuführende Massage unter Form von spirituösen Einreibungen und die Verordnung von Plattfußeinlagen vervollständigen die Kur.

Abb. 333. Nachtschiene für Genu valgum.

Die Plattfußeinlagen haben natürlich keinen Einfluß auf das X-Bein. Sie müssen nur gegeben werden, weil bei diesen Fällen stets auch die Fußknochen zu weich sind, als Behandlung für die mit dem X-Bein einhergehende *Insufficientia pedis* und zur Prophylaxe einer daraus hervorgehenden Plattfußbildung.

Die Schiene, welche ich als Nachtschiene verwende, besteht aus einem federnden Stahlstab, der, in zwei Teile geteilt, durch Schlitz und Schraube länger und kürzer gestellt werden kann. Der Stab ist so gebogen, daß er, an die Außenseite des Beines gelegt, im flachen Bogen vom Knie absteht. Das obere Ende ist mit einem Beckenring versehen, das untere mit einer Fußhülse. In der Fußhülse wird der Fuß durch eine Knöchellasche festgehalten, ein Schenkelriemen vollendet die Befestigung am Becken. Der Korrektionszug wird durch eine Lederschlaufe ausgeübt, die an der Schiene in Höhe des Knies befestigt und um das Knie unter mäßiger Spannung herumgezogen wird.

Die *rachitischen Genua valga der anderen Variation*, also die aus der gemeinen schweren Rachitis entstandenen, *sind prognostisch wesentlich ungünstiger* zu beurteilen. Bei ihnen ist auf Beseitigung energischer hinzuarbeiten. Die Prognose dieser Fälle ist um nichts besser, als die der Genua vara, welche in selber Zeit entstehen. Wenn im allgemeinen das kindliche Genu valgum prognostisch einen günstigeren Eindruck macht als das kindliche Genu varum, so entsteht dieser Eindruck nur daraus, daß ein Genu varum aus Ansatz zur englischen Krankheit nicht existiert.

Diese echt rachitischen X-Beine sind gewöhnlich auch viel hochgradiger als die aus der Milchrachitis hervorgegangenen. Wenn sie sich auch bei Ausheilung der Rachitis strecken und sogar manchmal hochgradige Deformitäten voll verschwinden, so bleibt doch oftmals eine Deformität übrig, die sich in der Adoleszenz verschlimmert, oder im späteren Leben Ursache zu einem vorzeitigen Verbrauch der Knie und damit zur Entwicklung einer Arthritis deformans Anlaß gibt.

Man soll deshalb diese Deformität frühzeitig korrigieren.

Als Korrektionsmethoden konkurrieren *Schienen*behandlung, Behandlung durch *Korrektionsverbände* und Korrektions*operationen.*

Die Nachtschiene, die bei den anderen Fällen Genügendes leistet, genügt bei diesen in der Regel nicht. Man muß auch tagsüber Schienen tragen lassen. Dabei kommt man in ein Dilemma. Will man mit den Schienen Korrektionswirkung entfalten, so muß man die Knie in Streckstellung fixieren. Da nun meist beide Beine deform sind, muß man die Kinder mit Schienen, die beide Knie steif stellen, ausrüsten. Damit beschränkt man die Bewegungsfähigkeit des Kindes außerordentlich. Man läuft Gefahr, daß die Kinder stürzen und sich verletzen. Man muß entweder versuchen, einfach durch eine Stützschiene die Beine zu entlasten und dadurch der Selbstkorrektur den Weg frei machen, oder man muß auf die Schienenbehandlung verzichten.

Ich wähle in der Regel das letztere. Die einzige Schiene, die ich als Tagschiene benutze und gelegentlich bei einseitigen rachitischen X-Beinen verwende, ist die von HEUSNER angegebene (Abb. 334).

Diese Schiene ist aus federndem Stahldraht hergestellt. Der Draht ist in Windungen so zusammengebogen, daß eine Rinne entsteht. Unten wird der Draht mit dem Schuh verbunden. Der Rinne, die entsprechend garniert wird, ist eine Form und Biegung gegeben, daß sie an das Bein angelegt werden kann und auf dieses einen Druck im Sinne der Korrektur der Deformität ausübt. Die Kniebewegung wird dabei wohl beschränkt, aber nicht völlig aufgehoben. Der Patient wird deshalb nicht zu unbehilflich, und der leichte, aber dauernde, elastische Druck entwickelt recht beachtliche Korrektionskräfte.

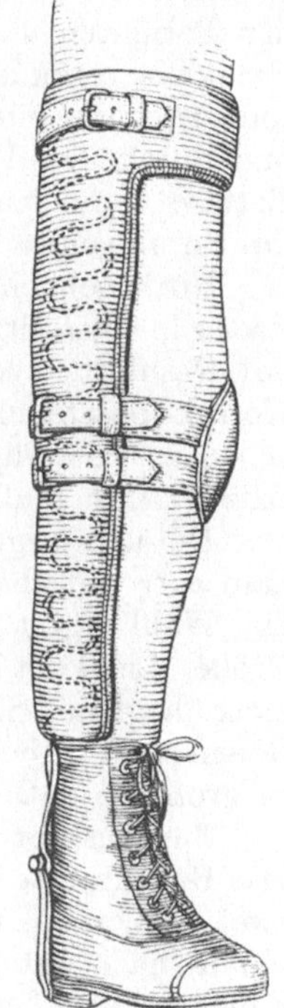

Abb. 334. HEUSNERS *Genu - valgum - Schiene* aus federndem Stahldraht.

Von den angegebenen *Korrektionsverbänden* sind völlig wertlos und wohl auch allgemein verlassen diejenigen, welche durch an die Innenseite des Knies gelegte elastische Züge eine Wirkung erzielen wollen. Der einzige Verband, mit dem man ein X-Bein korrigieren kann, ist der *Gipsverband.* Man kann ihn verwenden, um durch dauernd erhaltenen und erneuerten Druck die Korrektur langsam zu erreichen, oder um eine mit einmaligem Eingriff hergestellte Korrektur bis zur Festigung zu erhalten.

Das erstgenannte Verfahren hat eine große Rolle gespielt, als die Orthopädie vom *Julius Wolffschen Transformationsgesetz* der Knochen beherrscht wurde. Man stellte sich vor, daß das in richtige Stellung gebrachte Bein unter der Wirkung der *Funktion* zum gewollten Umbau veranlaßt würde. Man drückte das Knie, soweit es ohne große Gewaltanwendung ging, in Korrektur, legte einen Gipsverband an und ließ den Patienten in diesem Verband herumgehen. Das *Gehen* war die Funktion, welche korrigierend in Tätigkeit gesetzt werden sollte. Die Verbände wurden der fortschreitenden Korrektur folgend erneuert oder verändert. Man stellte schließlich durch Einfügen von kleinen Schienen Beweglichkeit im Knie her, und ließ die Verbände tragen, bis die Korrektur stand. Alles in allem ein sehr umständliches und lange dauerndes Verfahren. Korrekturen wurden damit aber in durchaus beachtlichem Maße erzielt.

Genau so viel, und das in kürzerer Zeit, kann man erreichen, wenn man den Patienten *nicht* herumgehen läßt, sondern mit dem Verband ins Bett legt. Nicht die veränderte Funktion ist es, die die Umbiegung der Knochen bewirkt, sondern ganz einfach der *Druck*, der beim Anlegen des Verbandes ausgeübt und durch den Verband dauernd erhalten wird. Legt man den Patienten ins Bett, so kann man einen wesentlich stärkeren Druck verwenden, als wenn man ihn herumgehen läßt, und man kommt deshalb schneller zum Ziel.

Noch schneller erreicht man das erstrebte Resultat, wenn man die Korrektur in *einer* Sitzung — forciert — ausführt und den Gipsverband zur Erhaltung des Resultates verwendet. Nur muß man dabei nicht einfach das Gelenk in Korrektionsstellung zwingen, weil man, wenn nicht andere Beschädigungen des Gelenkes entstehen, zu mindestens eine Dehnung des äußeren Seitenbandes erhält. Man muß die Korrektur *paraartikulär* ausführen.

Die unblutige, paraartikuläre Korrektur ist möglich durch Osteoklase oberhalb *oder* unterhalb des Gelenkes, oder durch Osteoklase ober- *und* unterhalb. Die Wahl ergibt sich aus der Lage des Scheitels der Deformität und aus ihrer Größe. Liegt der Scheitel oberhalb des Knies, so legt man dorthin auch die Osteoklase, liegt der Scheitel unterhalb, so ist dort ihr gegebener Platz. Liegt er im Gelenkspalt selber, so verteilt man, und dasselbe tut man, wenn die Deformität so groß ist, daß die Korrektur an *einer* Stelle zu große Umformung erfordert.

Zur Ausführung der Operation sind zahlreiche *Instrumente* erfunden worden. Das Bekannteste ist der *Lorenzsche Osteoklast*. Da wird der Oberschenkel zwischen zwei stählernen, mit Gummiplatten unterlegten Pelotten fest eingeklemmt. Er schaut nach unten gerade mit dem Knie aus der Einspannung heraus. Um das Knie wird eine Lederschlinge gelegt, die mit ihren freien Enden an einer Schraubenspindel angehängt wird. Dreht man die Schraube an, so bricht der Knochen an der Stelle, wo er aus der Einspannung herausragt. Er *soll* es wenigstens —, *manchmal bricht er auch wo anders*. Der Lorenzsche Osteoklast ist vielfach modifiziert worden. Er sowohl wie seine Modifikationen sollen nicht nur zur Osteoklase bei Genu valgum, sondern auch zu anderen Osteoklasen und auch zur Korrektur von Fußdeformitäten verwendet werden.

Ich habe den Lorenzschen besessen und auch Verbesserungen desselben. Sie sind alle denselben Weg gegangen. Ich habe sie abgehenden Assistenten geschenkt, und bei denen sind sie hoffentlich dahin gekommen, wohin sie gehören: ins alte Eisen.

Alle diese Osteoklasten sind *grobe* Instrumente, deren Wirkung sich absolut nicht mit der Sicherheit bestimmen und führen läßt, wie es heute eine orthopädische Operation erfordert.

Osteoklasien führe ich überhaupt nur aus, wenn ich sie mit *der Kraft meiner Hände* ausführen kann, und am Knie nur dann, wenn ich durch Benutzung des *scharfen Keiles* sie genau dorthin legen kann, wo ich sie haben will.

Auf die Schneide des quergestellten scharfen Keils, der im Allgemeinen Teil beschrieben ist (Abb. 12), lege ich das Bein so, daß es mit der medialen Seite aufliegt. Soll die Osteoklase oberhalb des Knies ausgeführt werden, kommt der Keil an den Übergang der Kniekondylen in den Femurschaft zu liegen, wenn unterhalb,an die Grenze von Tibiakopf und Schaft. Nun fasse ich das Bein so nahe wie möglich an dem Unterstützungspunkt und drücke, indem ich mich mit dem ganzen Körpergewicht auf meine Hände lege, den Knochen gegen den Keil. Ich suche ein *Eindrücken* der Corticalis durch die Kante des Keiles zu erreichen. Ist der Knochen nicht allzu hart, so gelingt dies auch, besonders unterhalb des Knies. Abb. 13 läßt eine so erzielte Impression und ihre Korrekturwirkung gut erkennen.

Gelingt das Eindrücken über den Keil nicht, weil der Knochen zu hart ist, dann verzichte ich auf unblutige Korrekturen. *Vor allem verzichte ich auch darauf, den Knochen durch Anlegung von Gipsverbänden und durch Medikamente weich und für die Osteoklase zugängig zu machen.* Ich bin froh, wenn der Knochen hart ist, denn ich weiß nicht, ob es mir gelingt, ihn wieder hart zu machen, wenn ich ihn künstlich erweiche. Außerdem ist mit Recht darauf hingewiesen worden, daß Osteoklasen nach künstlicher Knochenerweichung eine recht beträchtliche Gefahr in Form der *Fettembolie* anhaftet.

Erweist sich die unblutige Korrektur in der geschilderten Weise als nicht ausführbar, so greife ich auch bei Kindern zur blutigen Operation, die bei der Behandlung des X-Beines Adoleszenter und Erwachsener vollständig das Feld beherrscht. Die Operationen werden ebenso wie bei diesen ausgeführt und werden dort beschrieben.

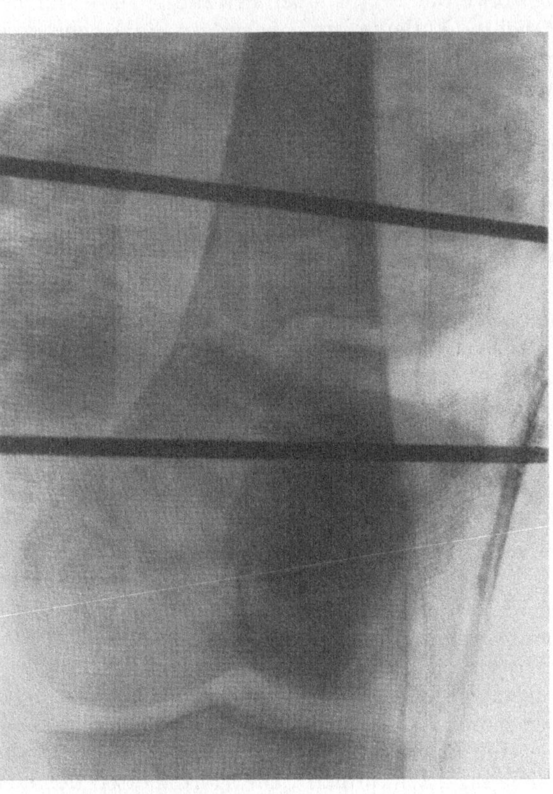

Abb. 335. Das Röntgenbild zeigt eine suprakondyläre Osteotomie zur Korrektur des Genu valgum. Die zur Einstellung und Erhaltung der Korrektur benutzten Nägel liegen ober- und unterhalb der Osteotomie. Das feine Gitterwerk stammt von der zur Verstärkung des Gipsverbandes benutzten Fliegenfenstergaze.

Das in der Adoleszenz entstehende Genu valgum, das

Genu valgum adolescentium

spielt in der orthopädischen Literatur eine große Rolle. Man hat sich besonders mit der Frage der Entstehung der Deformität befaßt. Die doch so einfache Erklärung des Hervorgehens aus einem statischen Belastungsmißverhältnis hat den meisten Autoren nicht genügt, und sie sind dazu gekommen, eine durch Belastungsdruck herbeigeführte Störung der Tätigkeit der Wachstumszonen als Ursache der Deformierung anzusehen. Man hat da übersehen, daß ein *veränderter* Belastungsdruck erst durch die Deformität *entsteht*. Man hat also die Wirkung zur Ursache gemacht. Das Wachstum hat für die Entstehung des

Genu valgum wie für die Entstehung anderer Belastungsdeformitäten nur die Bedeutung, daß wachsender Knochen weich ist und deshalb leichter deformiert wird als der weniger weiche nichtwachsende. Ob der abnorme Druck, der bei einer schon bestehenden Deformität auf die Wachstumszone ausgeübt wird im Sinne der *Verschlimmerung* der Deformität wirken kann, ist eine bisher nicht beantwortete Frage.

Die *praktische Bedeutung* des in der Adoleszenz entstehenden Genu valgum ist, soweit sie sich aus den bei seiner Ausbildung auftretenden Insuffizienzbeschwerden ergibt, oben erwähnt. Im übrigen liegt sie im Grad der Deformität. Leichte X-Beine sind harmlose Schönheitsfehler. Stärker entwickelte haben praktische Bedeutung wieder durch die Prädisposition zur Gonitis deformans, welche sie erzeugen. Die schwersten heben die Gehfähigkeit so gut wie völlig auf.

Behandlung. Nur in ganz leichten Fällen und im Beginn der Deformierung, also solange der Knochen noch weich ist, kann man durch konsequenten Gebrauch von Nachtschienen Korrektionsresultate erzielen. Tagsüber zu tragende Schienen schließen sich von selber aus.

Auch die Behandlung im Gipsverband ist ein so gut wie aussichtsloses Unternehmen. Besonders warne ich vor Korrekturen mit dem Osteoclasten.

Die blutige Operation gibt ohne Gefährdung des Patienten und ohne Schaden für die Beweglichkeit des Knies in kurzer Zeit ein sicheres Resultat.

Blutige Operationen zur Behandlung des Genu valgum sind viele angegeben worden. HOFFA hat deren schon in seinem Lehrbuch eine ganze Liste und eine ganze Seite schematischer Abbildungen zusammengestellt. *Man erreicht die besten Resultate mit der einfachsten Operation, nämlich mit der einfachen linearen Osteotomie.*

MAC EWEN hat die lineäre suprakondyläre Osteotomie zur Korrektur des Genu valgum zuerst benutzt, nach ihm wird sie heute noch benannt und nach seinen Vorschriften ausgeführt.

Nicht verständlich ist mir, warum MAC EWEN bei seinen Osteotomien den Meißel an die *Innenfläche* des Femur angesetzt hat, und warum man ihm darin heute noch allgemein folgt. Man hat nicht nur leichtere Arbeit bei der Operation, sondern auch größere Sicherheit für den Erfolg, wenn man den Meißel *von außen* ansetzt. Ich habe von Anfang an so operiert und war erstaunt, als ich erst hinterher bemerkte, daß ich damit nicht der geltenden Vorschrift folgte.

Ich führe die Operation auf dem Strecktisch aus, in offener Wunde, und wie gesagt, von außen. Die Einzelheiten der Operation zu beschreiben, ist nicht nötig wegen ihrer Einfachheit.

Bei der Osteotomie von außen, also von der Konkavität der Verkrümmung her, braucht man die inneren Lamellen der Corticalis nicht durchzuschlagen. Man knickt sie, sobald der Meißel dafür genügend vorgearbeitet hat, ein, und man erhält nun eine *verzahnte Fraktur.* Das gibt eine große Sicherung gegen den Eintritt einer ungewollten Dislokation. Die Bajonettierung, die als Nachteil der Mac Ewenschen Operation beschrieben worden ist, kommt bei diesem Vorgehen keinesfalls zur Entwicklung.

Bei Einstellung der Korrektur bildet sich eine keilförmige Lücke im Knochen. Diese setzt sich in der Zeit einer normalen Frakturheilung glatt mit Callus aus. Eine keilförmige Osteotomie auf der Innenseite anzulegen, um diese Lücke zu vermeiden, ist völlig unnötig. Im übrigen ist es mit der keilförmigen Osteotomie hier ebenso wie anderwärts. Auf dem Papier ist der Keil viel einfacher zu bilden als am lebenden Menschen.

Die Verwendung von Bohrschrauben und Nägeln ist nicht unbedingt notwendig. Ich habe früher ohne dieselben ebenfalls tadellose Resultate erzielt.

Aber sie geben ohne jede Belastung doch eine erhöhte Sicherheit des Resultates. Man kann mit ihrer Hilfe den Grad der Korrektur viel genauer abmessen als ohne sie. Man fängt mit dem Kondylennagel jeden Druck auf, der auf das Gelenk wirken könnte. Durch Vermeidung solchen Druckes erhält man eine Sicherung gegen Fixationsversteifung des Knies. Fixation ohne Druck im Gelenk verträgt das Knie viel länger als mit Druck. Die Herstellung erstklassiger Fixationspunkte durch Nagel und Schraube erlaubt auch, viel eher durch Öffnung und teilweise Entfernung des Gipsverbandes am Unterschenkel dem Knie eine gewisse Beweglichkeit zu geben (s. Abb. 336).

Der nach der Osteotomie sofort auf dem Strecktisch anzulegende Gipsverband muß das Becken mit umfassen und bis zu den Zehen heruntergeführt werden. Die Einbeziehung des Beckens ist unbedingt nötig, wenn man ohne Bohrschrauben und Nägel arbeitet.

Ist eine Osteotomie unterhalb des Knies notwendig, so führe ich auch diese von der Konkavität her aus. Ist ober- *und* unterhalb zu osteotomieren, so wird zweizeitig operiert.

Die Osteotomie *unterhalb* des Knies von *außen* her ist nicht ganz so einfach wie oberhalb. Wegen der Fibula kann man nicht so gut an die Tibia heran wie an das Femur. Der Meißel kommt nur von außen *und vorn* heran.

Ist die Fibula mit deformiert oder bildet sie sonst ein stärkeres Hindernis für die Herstellung der Korrektur, so wird sie ebenfalls osteotomiert; ich wähle dafür eine etwas tiefer gelegene Stelle. Wird nur die Tibia osteotomiert, so schlage ich nur *einen* Nagel quer durch den Tibiakopf. Gerade bei diesen Fällen bewährt sich der Nagel durch den sicheren Angriffspunkt, den er am Tibiakopf schafft, ganz besonders. Wird auch die Fibula osteotomiert, so setze ich unterhalb der Osteotomie außerdem eine Bohrschraube in die Tibia ein, oder ich schlage kurz über den Malleolen einen Nagel quer durch die Tibia, um jede Möglichkeit einer ungewollten Dislokation auszuschließen.

Ist die Frakturheilung weit genug fortgeschritten, so nehme ich den Gipsverband ab und lege einen *Mumienverband* an. Die Beine werden genau aneinander gelegt. Zwischen die Knie kommt ein ziemlich dickes Wattepolster oder ein Filzring, der wie ein großer Hühneraugenring aussieht. Zwischen die Knöchel kommt ein dünnes Wattepolster, und nun werden die Beine vom Fußgelenk herauf

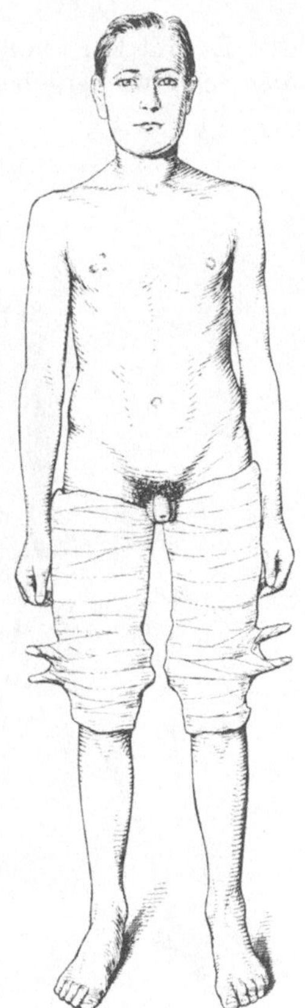

Abb. 336. Patient mit doppelseitigem Genu valgum 5 Wochen nach der Osteotomie. Die Knochennägel ermöglichen ihm, mit beweglichen Knien zu gehen.

bis etwas oberhalb der Knie mit Idealbinden aneinander gewickelt. Sie schienen sich so gegenseitig und zwingen und halten sich in der Form, in der sie endlich, wenn der Patient sich wieder darauf stellt, zusammenpassen sollen.

Die Zeit des Mumienverbandes wird zur Massage und zu leichten Bewegungen benutzt. Ist die Konsolidation endlich beendet, so ist eine weitere *Nachbehandlung* unnötig. *Es genügt, wenn der Patient sein Bein nicht mehr belastet, als der noch immer weiche Callus verträgt.* Die Beweglichkeit des Knies, die trotz aller Vorsicht zunächst vermindert ist, stellt sich ohne besondere Behandlung, besonders ohne Pendelapparat unter dem Gebrauch des Beines wieder vollständig her.

Ein Beispiel für eine derartig erzielte Korrektur geben Abb. 337a und b.

Entwickelt sich aus irgendeinem Grunde ein X-Bein bei einem voll *Erwachsenen*, oder kommt ein Patient mit einem aus der Jugend stammenden erst als Erwachsener in Behandlung, so ist der Fall, was seine praktische Bedeutung anlangt, nach dem im vorstehenden Gesagten zu beurteilen und die eventuelle Korrektur auf blutigem Wege, wie eben beschrieben, auszuführen.

c) Genu varum.

Es gibt Fälle von Genu varum, welche das gewöhnliche Bild des *Genu valgum umgekehrt* wiedergeben, bei dem wir also eine *winklige Knickung* der Beinsäule

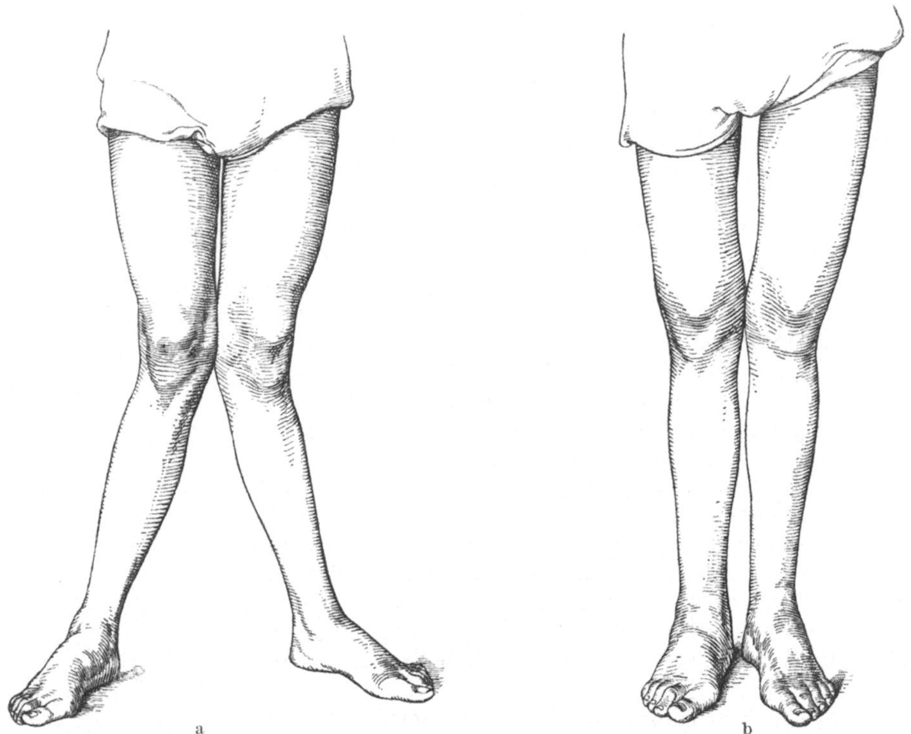

Abb. 337. a Genu valgum adolescentium. b Durch suprakondyläre Osteotomie erzielte Korrektur.

sehen. Der Winkel ist nach der medialen Seite offen, und seine Spitze liegt am Knie. Abb. 338 zeigt einen solchen Fall einschließlich Röntgenbild und auch gleich daneben das Korrektionsresultat (s. Abb. 339 und 340). Das sind aber sehr seltene Fälle.

In der *Regel* wird die Deformität erzeugt durch ein mehr weniger *gleichmäßig über die ganze Beinsäule verbreitete, mit der Konvexität nach außen gerichtete Verkrümmung.*

Als *Maß* für die Deformität benutzt man wie beim Genu valgum die Knöcheldistanz die *Kniedistanz.* Man legt den Patienten auf den Rücken, richtet die Vorderflächen der Knie genau nach vorn, läßt die Knöchel aneinander schließen und stellt fest, wieviel Querfinger oder wieviel Zentimeter die Innenflächen der Knie voneinander entfernt bleiben. Will man die ganze Figur des Beines festhalten, so macht man eine Umreißung.

Sehr zu empfehlen ist es, bei schweren Deformitäten sich Ober- und Unterschenkel in ganzer Länge auf der Röntgenplatte zur Darstellung zu bringen. Man gewinnt dadurch beachtliche Fingerzeige für die bei korrektiven Eingriffen zu wählenden Stellen.

Was über *Pathogenese* des Genu varum zu sagen wäre, ist bei der Besprechung der statischen Insuffizienzerkrankungen des Beinschaftes und besonders auch im Kapitel Genu valgum gesagt.

Auch was zur Frage der *praktischen Bedeutung* zu sagen wäre, ergibt sich aus dem in früheren Kapiteln Gesagten. Nur auf eines möchte ich besonders

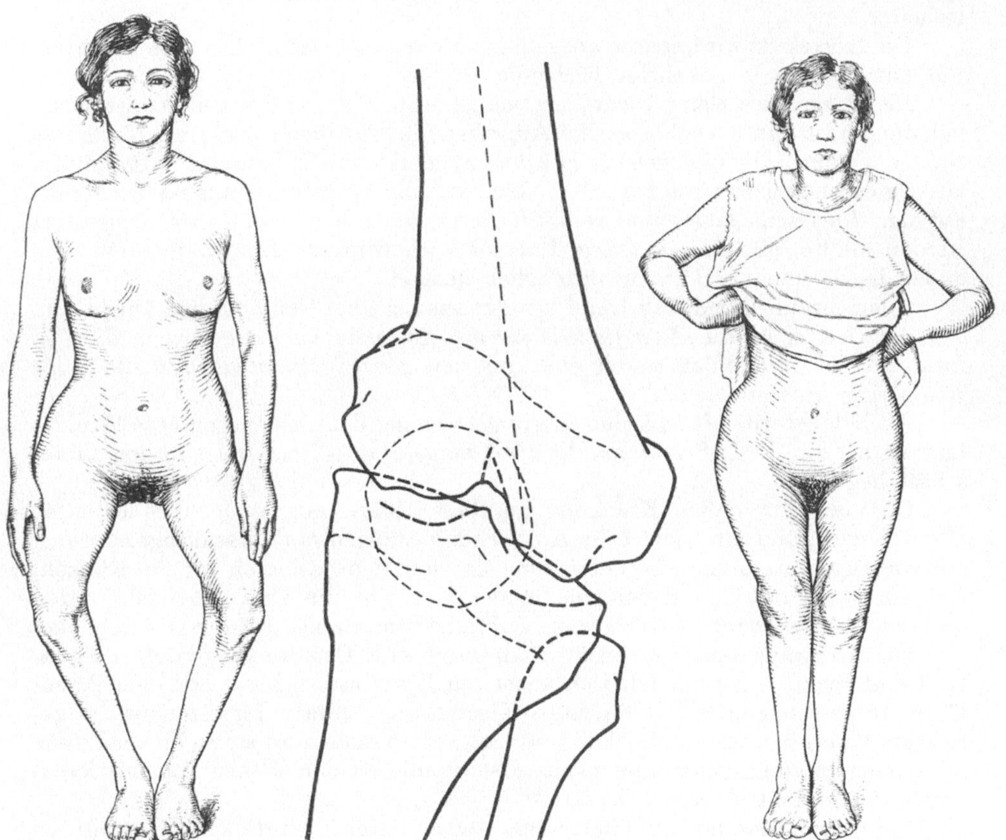

<table>
<tr><td>Abb. 338. Genua vara erzeugt durch Abknickung der Femurepiphyse gegen die Diaphyse. Seltenes Vorkommen.</td><td>Abb. 339. Röntgenpauszeichnung zu Abb. 338.</td><td>Abb. 340. Durch suprakondyläre Osteotomie von innen unter Verwendung SCHANZscher Knochennägel erzielte Korrektur von Abb. 338.</td></tr>
</table>

hinweisen. Es besteht ein merkwürdiger Unterschied zwischen der kosmetischen Wirkung eines Genu valgum und eines gleichstarken Genu varum. Ein Genu valgum wirkt, wenn es sich nicht um eine ganz schwere Deformität handelt, bei weitem nicht so unschön wie ein Genu *varum*. Warum wohl? — Wir haben ein physiologisches Genu valgum. Die Zufügung einer leichten Deformität wirkt als Betonung dieser physiologischen Eigenschaft, so etwa wie die Künstler das Normale, das sie betonen wollen, übertreiben. Ein physiologisches Genu varum gibt es nach der hier nicht in Frage kommenden ersten Kinderzeit nicht. Ein O-Bein ist deshalb ein *absoluter* Fehler der Körperform, der unbedingt und schon in geringster Ausbildung als unschön empfunden wird.

Behandlung.

Wiederholt soll werden, obgleich das auch schon gesagt ist, daß das Genu varum fast ausnahmslos in früher Jugend bei schwerer Rachitis entsteht, und daß das rachitische Genu varum recht wenig Neigung zu *vollständiger* Spontankorrektur besitzt. Die Korrektur ist beim kleinen Kind spielend leicht, später verlangt sie ganz anderes. Es ist ein geringerer Fehler, eine Frühkorrektur auszuführen, die vielleicht unnötig gewesen wäre, als wenn man den Patienten der Notwendigkeit aussetzt, sich einer Spätkorrektur als Erwachsener zu unterziehen.

Die Korrektur wird ebenso ausgeführt wie die Korrektur eines Genu valgum, nur natürlich in umgekehrter Richtung.

Bietet sich das Genu varum, so wie in Abb. 338, als Spiegelbild des Genu valgum, so ist damit auch derselbe Angriffspunkt für die Korrekturmaßnahmen wie beim Genu valgum gegeben. Bei dem abgebildeten Fall ist eine suprakondyläre Osteotomie genau wie bei einem Genu valgum ausgeführt, nur ist der Meißel auf der *Innenseite* angesetzt, weil die Osteotomie hier von *innen* ausgeführt werden mußte, um eine *verzahnte* Fraktur zu gewinnen. Eine Osteotomie von außen hätte eine Verzahnung unmöglich gemacht.

Bohrschrauben und Nägel sind benutzt wie bei einer Genu valgum-Operation.

Schwieriger ist die *Angriffsstelle für die Korrektur* zu finden, wenn die Deformität wie gewöhnlich durch eine auf den *ganzen Beinschaft verteilte große Krümmung* entstanden ist.

Auch dabei tritt oftmals eine allerdings weniger deutlich ausgeprägte Winkelbildung hervor, deren Scheitelpunkt am Übergang des Tibiakopfes in den Tibiaschaft liegt.

Ob man durch eine Knickung an dieser Stelle ein genügendes Resultat erhalten wird, und um wieviel die Abknickung erfolgen muß, das bringt man sich gut vor Augen, wenn man folgendes tut. Man legt den Patienten auf den Rücken, legt die Beine mit den Knien aneinander und läßt die Unterschenkel — den unteren etwas gebeugt — sich kreuzen. Findet man dabei, daß die Oberschenkel sich gut aneinanderlegen, so erhält man durch eine Osteotomie zwischen Tibiakopf und Schaft — es handelt sich meist um Erwachsene, bei denen eine Osteoklasie ausgeschlossen ist — ein gutes Korrektionsresultat. Ist die einwärts gerichtete Kurvatur, welche die Tibia normalerweise macht, zu stark, so wird diese in gleicher Sitzung durch eine zweite Osteotomie an der Grenze von mittlerem und unterem Drittel vermindert.

Die Fibula kann man im allgemeinen stehen lassen. Bei *starken* Deformitäten muß man sie ebenfalls zerbrechen. Wenn zwei Osteotomien in die Tibia gelegt sind, kann das leicht durch freihändige Osteo*klasie* geschehen. Bei nur einer Osteotomie ist es besser, auch an der Fibula eine Osteo*tomie* auszuführen und diese von der Stelle der Tibiaosteotomie etwas weg zu verlegen. Das erleichtert die Sicherung der Korrekturerhaltung, besonders wenn man nicht Bohrschrauben und Nägel benutzt.

Ich benutze sie regelmäßig und gewinne dadurch nicht nur wirklich mechanische Exaktheit für die Einstellung der Korrektur, sondern auch die Möglichkeit, dem Patienten die Kniebewegung frühzeitig freizugeben. Abb. 10a und b zeigt einen solchen Patienten, bei welchem beiderseits zwei Osteotomien an der Tibia ausgeführt sind, vier Wochen nach der Operation. Die Knie können vollständig gebeugt und gestreckt werden.

Hat man eine *sehr hochgradige* Deformität vor sich, so ergibt eine nur am Unterschenkel durchgeführte Korrektur kein genügendes Resultat. Man erhält eine Figur des Beines, welche am treffendsten mit dem *Dackelbein* verglichen

werden kann. Auch das Gangbild verliert bei diesem Ergebnis nicht völlig seine
unschöne Schwerfälligkeit. *Man muß in solchem Fall auch die Kurvatur des
Oberschenkels einbrechen.* Meist genügt *ein* Einbruch des Oberschenkelbogens.
Er wird in die Mitte verlegt. Ganz exzessive Verbiegungen können *zwei* Zer-
brechungen nötig machen, die dann an die obere und an die untere Grenze des
mittleren Drittels zu verlegen sind.

Nimmt man eine Korrektur am Oberschenkel vor, so verschieben sich meist
die am Unterschenkel zu wählenden Zerbrechungsstellen. Man kommt gewöhn-

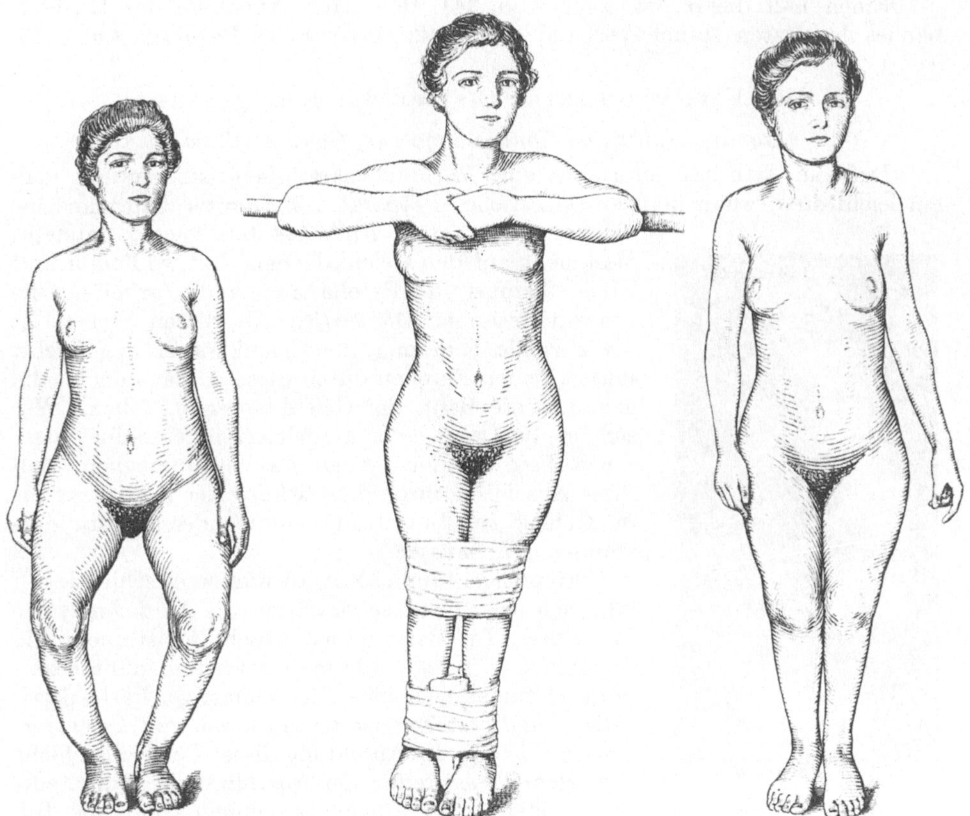

Abb. 341. Genua vara, erzeugt
durch gleichförmige Verbiegung des ganzen Beinschaftes.
Korrektur durch Osteotomie in
Ober- und Unterschenkel.

Abb. 342. Nachdem im Gipsverband die
Callusentwicklung eine gewisse Höhe erreicht hat, wird der Gipsverband durch
den *Mumienverband* ersetzt.

Abb. 343. Das Korrekturresul-
tat zu Abb. 341.

lich mit einer Knickung aus, die man etwas unter die Grenze von Tibiakopf
und Schaft legt.

Die richtige Lokalisation der Knickung des Unterschenkels ist in solchem
Fall nicht ganz leicht. Ich operiere deshalb, wenn ich am Oberschenkel angreifen
muß, in zwei Sitzungen. Ich beginne am Oberschenkel und gehe an den Unterschenkel erst, wenn die Frakturheilung so weit fortgeschritten ist, daß ich die
Beine frei aneinanderlegen und einigermaßen hin und her bewegen kann.

Findet man am Oberschenkel nicht eine gleichmäßige Verteilung der Krümmung, sondern einzelne Abschnitte schärfer gebogen, so muß man auf den Höhen
dieser Biegungen angreifen. Ganz besonders ist das notwendig, wenn kurz unterhalb der Trochanterpartie eine stärkere Kurvatur besteht. Diese muß unbedingt

beseitigt werden, wenn nicht das Gangbild überraschend schlecht bleiben soll. Fälle letzterer Art sind ziemlich häufig. Gerade um sie nicht zu übersehen, ist es wichtig, daß man sich beim Genu varum zum mindesten den ganzen Oberschenkel auf der Röntgenplatte vor Augen bringt.

Die Weiterbehandlung des Falles nach der Osteotomie geschieht genau so wie beim Genu valgum. Auch der Mumienverband wird verwendet, nur kommt jetzt das dickere Polster nicht zwischen die Knie, sondern zwischen die Knöchel. Der Verband wird auch weiter herauf geführt.

Einen Fall dieser Art zeigt Abb. 341, den nach Abnahme des Gipsverbandes benutzten Mumienverband Abb. 342, das erzielte Resultat Abb. 343.

d) Die Verbrauchskrankheiten des Kniegelenkes.

Gonitis deformans, Gonitis crepitans, Gonitis villosa.

Daß die Arthritis deformans eine Verbrauchskrankheit ist, versteht man am leichtesten, wenn man ein klassisches Präparat von Gonitis deformans betrachtet, wie unsere Abb. 344 ein solches darstellt. Man sieht auf den Gelenkflächen, dort wo Femur und Tibia, Femur und Patella aneinander arbeiten, die charakteristischen *Abschliffe*. An diesen Stellen ist die normale Rundung der Gelenkkörper abgeflacht, und es ziehen Furchen durch diese Abflachungen, die genau in die Bahn der Gelenkbewegung fallen. Wer sich je die Lager einer ausgeleierten Maschine angesehen hat, für den ist ein Zweifel unmöglich, daß diese Abschliffe durch die Wirkung der bei der Arbeit im Gelenk zur Entfaltung kommenden Kräfte entstanden sein *müssen*.

Eine Eigentümlichkeit an diesen Abschliffstellen läßt sich aber nicht so erklären: die *Verdichtung der Corticalis*. Im Bereich der Abschliffe ist nicht die Spongiosa freigelegt, wie man erwarten müßte, sondern es findet sich eine elfenbeinartige, harte Corticalis. Ihr Entstehen ist das Produkt von *Lebensvorgängen*. Durch die Anbildung dieser Corticalisschicht wird dem Tiefergreifen der Abschliffe ein Damm entgegengestellt. Wir dürfen annehmen, daß die Bildung dieses Dammes als *Schutzmaßnahme* des lebenden Organismus zu erklären ist.

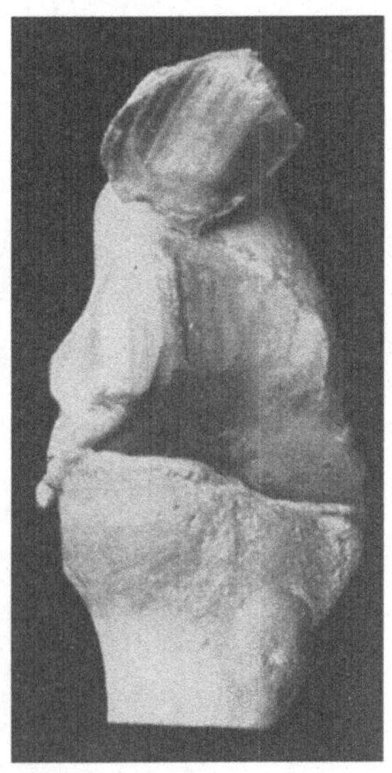

Abb. 344. Gonitis deformans (Sammlung GEIPEL).

Ebenso sind die *Anlagerungen von Knochenmasse*, die wir rings um die Knorpelgrenzen herum sehen, zu erklären. Durch diese Anlagerungen werden die aneinander arbeitenden Gelenkteile verbreitert. Am schönsten sieht man das bei dem abgebildeten Präparat an der Patella. Durch die Verbreiterung der Gelenkflächen wird der Druck auf die Flächen*einheit* vermindert. Dadurch wird auch wieder ein Schutz gegen das Fortschreiten der Abschleifung geschaffen.

Wenn man ein Präparat, welches noch die Weichteile besitzt, untersucht, so findet man da allerlei Zeichen von Entzündung und entzündliche Proliferationen vor allem in Form von Wucherungen der Synovialis, größere oder kleinere Gelenkzotten, Kapselverdickung, nicht allzu selten auch freie Gelenkkörper.

Das anatomische Bild wird kompliziert, wenn die Gonitis deformans nicht das Produkt des Verbrauchs eines *gesunden* Gelenkes ist, sondern wenn irgendeine Gelenkerkrankung zu einer Minderung der Leistungsfähigkeit des Knies geführt hat, und die Gonitis deformans aus dem Verbrauch des *gemindert leistungsfähigen* Gelenkes entstanden ist. Es entwickeln sich auch dann die typischen Erscheinungen der Verbrauchskrankheit, aber es bleiben Produkte der Krankheit, welche die Schädigung der Leistungsfähigkeit erzeugt hat. Es können da sehr komplizierte Bilder entstehen, an denen die Bedeutung der einzelnen Abnormität schwer herauszulesen ist.

Der Verbrauch des Körpers ist eine normale Lebenserscheinung, und so ist es nicht nur selbstverständlich, daß der Greis mit verbrauchtem Körper auch eine Gonitis deformans hat, sondern es ist auch verständlich, daß diese Gonitis deformans des Greises eigentlich nicht als Krankheit angesehen wird. Anders wenn sich die Gonitis deformans in früheren Lebensjahren entwickelt.

Meist spielt sich die Krankheit langsam an, sei es, daß sie Folge überhoch gesteigerten Gebrauches ist, sei es, daß sie aus irgendeiner anderen Erkrankung des Knies herauswächst. Im ersteren Fall führt der Patient die entstehenden Beschwerden ganz richtig auf Übermüdung zurück, im letzteren Fall ist es meist weder dem Arzt noch dem Patienten zum Bewußtsein gekommen, daß sich zur alten Erkrankung eine neue hinzugesellt hat, oder an die Stelle der alten getreten ist. So wird sehr häufig ein Knie mit Arthritis deformans als rheumatisch betrachtet, lange nachdem der Rheumatismus geschwunden ist, und ähnliches.

Eine häufige Ursache der Gonitis deformans sind *Kniedeformitäten.* Bewegen sich inkongruente Gelenkflächen aneinander, so zerarbeiten sich diese ebenso, wie inkongruente Teile in einem Scharnier. Wird durch Kniedeformitäten die Belastungslinie verlagert, so entsteht eine ungleichmäßige Belastung im Gelenk und eine relative Steigerung des Arbeitsdruckes, und beides erzeugt vorzeitigen Verbrauch. *Jeder Mensch, der aus der Jugend ein Genu valgum oder Genu varum übrigbehalten hat, erkrankt vor Eintritt der Seneszenz an Gonitis deformans.*

Die *Beschwerden* sind Ermüdungsgefühle und Schmerzen. Beides wird von Anstrengung gesteigert, von Ruhe gelindert. Sie sind wie bei anderen Knieerkrankungen auch. Ist das Lig. adiposum stark angeschwollen, so finden sich auch Einklemmungserscheinungen.

Nicht immer ist es ganz leicht, bei einem komplizierten Fall zu sagen, welche Beschwerden der eigentlichen Gonitis deformans und welche dem die deformans auslösenden Leiden zuzurechnen sind. Noch schwieriger wird die Differenzierung, wenn die deformans auch noch störende Sekundärerscheinungen produziert hat, also z. B. eine Schwellung des Fettkörpers oder ein Genu varum. Solche Fälle müssen genau aufgelöst werden, ehe man einen Behandlungsplan aufstellen kann.

Verlauf. Die Krankheit zieht sich lange hin. Sie hat progredienten Charakter, es gibt aber lange Zeiten gleichen Standes und es gibt Besserungen, ja funktionelle Heilungen. Die entzündlichen Erscheinungen können ganz verschwinden, und es kann ein Zustand entstehen, in dem zwar noch anatomische Veränderungen vorhanden sind, der Patient aber beschwerdefrei mit seinem Knie Normales leistet.

Bei schweren Fällen kommt es zur Entwicklung von Deformitäten des Knies, meist zu einem Genu varum, gelegentlich aber auch zu einem Genu valgum.

Die *Diagnose* ist schon vor der Röntgenära einfach gewesen, jetzt ist sie noch einfacher geworden. Man unterschied früher von der eigentlichen Gonitis deformans die Gonitis crepitans und die Gonitis villosa. Man sprach von crepitans, wenn man mit der auf die Patella aufgelegten Hand nur ein feines Knirschen bei Gelenkbewegungen fühlte, von villosa, wenn das Knirschen gröber war und wenn auch schon durch die Kapsel Zotten gefühlt werden konnten. Erst wenn deutliche Knochenwucherungen zu fühlen waren, bezeichnete man den Fall als Gonitis deformans. Heute zeigt uns die Röntgenphotographie schon bei der Gonitis crepitans die typischen Spitzen an der Patella, denen bald die ausgezogenen Ecken am Tibiakopf folgen.

Behandlung. Daß man bei der Gonitis deformans eine *Schonungsbehandlung* ausführen muß, hatte die Praxis schon lange gelehrt, ehe die von mir gegebene Erklärung der Gonitis deformans als Verbrauchskrankheit des Knies die Erfahrung der Praxis verständlich machte.

Die Dickleibigkeit, die man bei vielen Patienten findet, wird von diesen schon selber als Ursache und adäquate Schädlichkeit für ihre Knieerkrankung erkannt. Die Beseitigung derselben ist leider auch hier meist leichter gefordert als erreicht. Besonders schließt die Knieerkrankung, die sonst bei Dickleibigkeit so gern gegebene Verordnung aus, daß der Patient viel gehen soll. Die Abmagerung muß ohne diese Verordnung durchgeführt werden.

Zu *vermeiden* sind die *Pendelübungen*, die bei manchen anderen Knieerkrankungen gut zu verwenden sind.

Zu *vermeiden* ist auch *direkte Massage des Gelenkes.* Unwissende Masseure bemühen sich gern, die „Ausschwitzungen" am Gelenk zu zerreiben. Die Gelenkzotten und die Knochenappositionen, welche sie als Ausschwitzungen bezeichnen, reizen sie nur durch ihre Bearbeitung. Die Beschwerden werden gesteigert. Massage wirkt aber zweckmäßig, wenn man das ganze Bein massiert und besonders die Kniestreckmuskulatur, die meist atrophisch ist.

Eine sehr günstige Wirkung entfaltet *Extension,* die man eine kurze Zeit dauernd in Bettruhe ausüben läßt, dann nur nachts.

Reizkörpertherapie gibt wie bei anderen Gelenkerkrankungen so auch bei der Gonitis deformans nicht in allen Fällen, aber doch häufig beträchtliche Linderung.

Die Verkleinerung des vergrößerten Fettkörpers kann notwendig werden.

Als Kurorte kommen solche mit radioaktiven Wässern und Schlamm in Frage. Die Anwendung leicht radioaktiver Präparate kann auch ohne Aufsuchen von Kurorten geschehen.

Röntgenbestrahlungen wirken häufig momentan schmerzlindernd. In anderen Fällen versagen sie vollständig. Vielleicht fehlt es noch an der richtigen Dosierung.

Bei hoch entwickelten und rasch sich verschlimmernden Fällen ist *Entlastung* durch einen ganzen *Beinapparat* unbedingt erforderlich.

Ist eine Schädlichkeit noch wirksam, so muß diese beseitigt werden. Besonders sind Falschstellungen des Knies (Genu varum oder Genu valgum) zu korrigieren, auch dann, wenn sie Folgeerscheinungen der Gonitis deformans sind. Sie machen das kranke Gelenk noch kränker, ebenso wie sie das gesunde Gelenk zur Erkrankung bringen.

e) Gonitis tabidorum.

Die Knieerkrankung der Tabiker ist nichts anderes als eine *echte Arthritis deformans.* Die Erkrankung des Zentralnervensystems schädigt die Festigkeit der knöchernen Gelenkteile, der schwerfällige Gang wirkt von der anderen Seite als Steigerung der Inanspruchnahme, gar noch wenn der typische Tabikergang zur Entwicklung gekommen ist. Es kommen dabei die schwersten Formen der Arthritis deformans zur Entwicklung (Abb. 345). Es kann die Arthropathie aber auch ein sehr frühes Symptom der Krankheit sein. Man soll es sich deshalb zur Regel machen, bei jeder Gonitis deformans kurz das Zentralnervensystem einer Prüfung zu unterziehen. Andere Erkrankungen desselben können ebenso wie die Tabes wirken.

Als Behandlung kommt nur *Schienenbehandlung* in Frage. Mit der Schiene (Abb. 346) läßt sich aber oftmals eine schon ganz verlorengegangene Gehfähigkeit leidlich wieder herstellen.

f) Angeborene Luxation des Kniegelenkes.

Die angeborene Verrenkung des Kniegelenkes ist eine sehr seltene Deformität. Unter den etwa 40 000 Patienten, die ich bisher in meiner Praxis beobachtet habe, habe ich nur ein paar einzelne Fälle gesehen. Eingehend beschäftigt haben sich mit der Deformität MUSKAT, der 1897 aus der Literatur 82 Fälle zusammen-

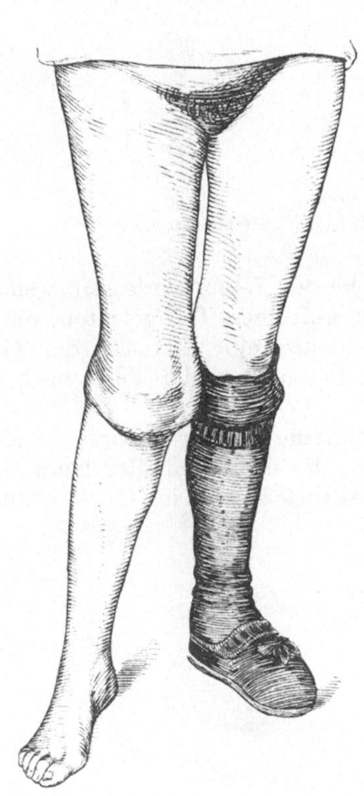

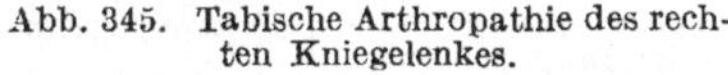

Abb. 345. Tabische Arthropathie des rechten Kniegelenkes.

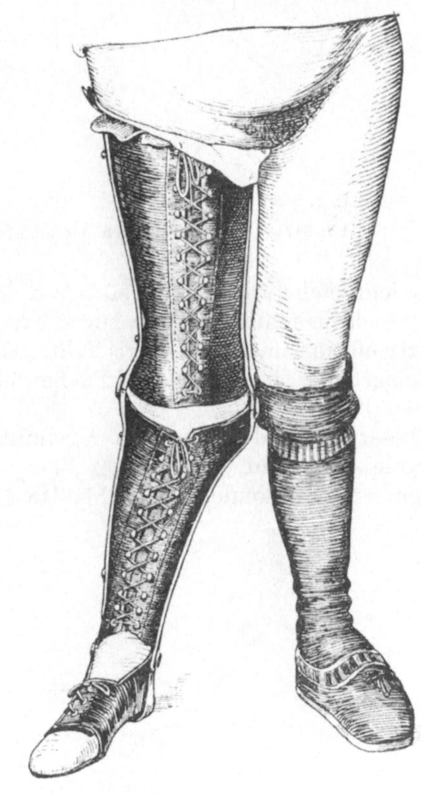

Abb. 346. Durch Stützapparat Gehfähigkeit wiederhergestellt.

stellte, und DREHMANN, der diese Zahl 1899 auf 127 steigern konnte. Diesen beiden Autoren verdanken wir nicht nur die Zusammenstellung der Beobachtungen, sondern auch die Aufklärung des bis dahin dunkel gebliebenen Krankheitsbildes.

Es handelt sich bei der angeborenen Luxation des Kniegelenkes um eine Verschiebung der Tibia — innerhalb des Gelenkschlauches — nach vorn. Luxationen nach der Seite und nach hinten sind auch beschrieben, sie sind aber so selten, daß für sie ein typisches Bild noch nicht aufgestellt werden konnte, und sie sind so selten, daß sie in der orthopädischen Praxis keine Rolle spielen.

Den Weg, den die Tibia bei ihrer Luxation zurücklegt, hat DREHMANN anschaulich zur Darstellung gebracht durch die drei Skizzen, welche wir in Abb. 347a—c reproduzieren.

Um zu verstehen, daß Abb. 347 a auch schon eine Luxation bedeutet, muß man sich erinnern, daß im Knie zwei Gelenke vereinigt sind: erstens das Gelenk zwischen Femur und Tibia und zweitens das Gelenk zwischen Femur und Patella. Wenn sich die Tibia zum Femur so einstellt, wie Abb. 347 a darstellt, dann hat

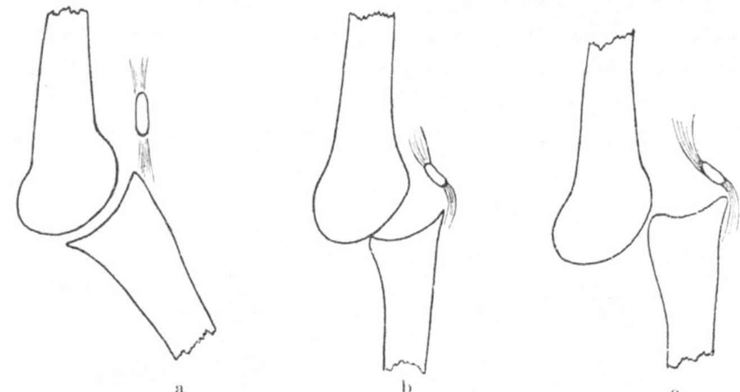

Abb. 347 a—c. Die 3 Stadien der angeborenen Knieluxation (nach DREHMANN).

ihre Gelenkfläche schon den Teil der Gelenkfläche des Femur verlassen, welcher der Articulatio femoro-tibialis zugehört. Sie ist auf einen Teil getreten, der in die Articulatio femoro-patellaris fällt. Es besteht also eine Luxation der Tibia im Kniegelenk, obgleich Gelenkflächenteile des Femur und der Tibia noch aneinander liegen.

Dieser Zustand findet sich regelmäßig, wenn die Kinder geboren werden. Das Knie steht dann nicht in der Beugestellung, die sich normaliter beim Neugeborenen findet, sondern, wie Abb. 348 zum Ausdruck bringt, in Überstreckung.

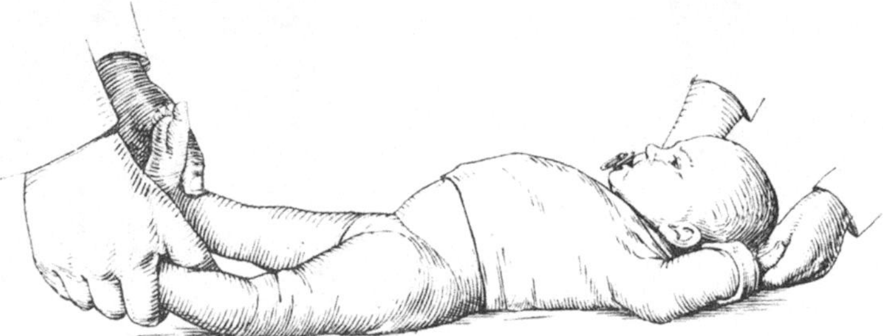

Abb. 348. Säugling mit *angeborener Luxation beider Knie* und beider Hüften. Alle 4 Gelenke wurden in einer Sitzung eingerenkt; volles Resultat.

Werden Beugebewegungen ausgeführt, so gleitet die Gelenkfläche der Tibia nicht wie unter normalen Verhältnissen auf den Kondylenflächen nach hinten, sondern sie klemmt sich mit ihrem Hinterrand gegen die Gelenkfläche des Femur. Es entsteht ein Hypomochlion, um welches eine Abhebelung des vorderen Teiles der tibialen Gelenkfläche von der femoralen stattfindet. DREHMANN bezeichnet den Stand, der sich daraus ergibt, als zweites Stadium der Luxation. Das dritte Stadium entsteht, wenn das Kind auf die Beine kommt. Der Druck der Körperlast schiebt dann den Tibiakopf vor der Gelenkfläche des unteren Femurendes in die Höhe.

Wenn man die Kinder kurz nach der Geburt zu sehen bekommt, so findet man ein Bild, welches, bevor man das richtige Verständnis für die Fälle gewonnen hatte, als *angeborenes Genu recurvatum* beschrieben worden ist. Das Knie steht in *Überstreckung*. Vor dem Knie liegen ein paar Querfalten. In der Kniekehle fühlt man direkt unter der Haut die Kondylen des Femur.

Beugt man das Knie, so kommt es vor, daß sich unter einem deutlichen Repositionsgeräusch die normale Stellung des Knies herstellt. Damit hat dann der ganze Fall seine Erledigung gefunden.

Stellt sich dieses glückliche Ereignis nicht ein, so kommt man bei der Beugung bald an eine Stelle, wo eine Weiterführung derselben die Gefahr der Erzeugung einer Fraktur oder einer Epiphysenlösung heraufführt. Solche Frakturen sind auch beschrieben.

Der Widerstand, auf welchen man bei der passiven Beugung schließlich trifft, ist eigenartig *federnd*. Man vergißt dieses Federn nicht, wenn man es einmal gefühlt hat.

Wie dieser eigenartige Widerstand entsteht, hat MUSKAT erklärt und durch die Skizze, welche wir in Abb. 349 wiedergeben, sehr gut anschaulich gemacht.

Eine regelmäßige Teilerscheinung der Luxation ist die *Luxation der Kniebeugemuskeln* über die Femurkondylen nach vorn. Streckt man das luxierte Knie, so werden die Beugemuskeln gespannt, und das Federn, welches man bei der Streckung fühlt, entsteht durch Anspannung dieser Muskeln.

Diese Verlagerung der Beugemuskulatur hat aber auch Wichtigkeit für die Aufrechterhaltung und für die Weiterentwicklung der Verrenkung. Wie man aus der Skizze leicht herauslesen kann, wirken die verlagerten Beugemuskeln nicht mehr als Beuger, sondern als Strecker. Sie ziehen die luxierte Tibia weiter in die Richtung ihrer Abwanderung und verhindern, dadurch daß sie sich vor die Femurkondylen legen, das Rückgleiten der Tibiagelenkflächen an ihre richtige Stelle.

Die angeborene Knieluxation ist auffällig häufig doppelseitig, und sie ist auch häufig mit anderen Deformitäten verbunden. Findet sich diese Verbindung, so sind die anderen Deformitäten regelmäßig intrauterine Belastungsdeformitäten, z. B. Hüftverrenkungen und Klumpfüße. Die sich daraus ergebende Vermutung, daß auch die Kniedeformität eine intrauterine Belastungsdeformität ist, wird bestätigt durch die regelmäßige Beobachtung, daß die Beinchen der Kinder nicht in ihrer normalen Beugehaltung auf die Welt kommen. Sie

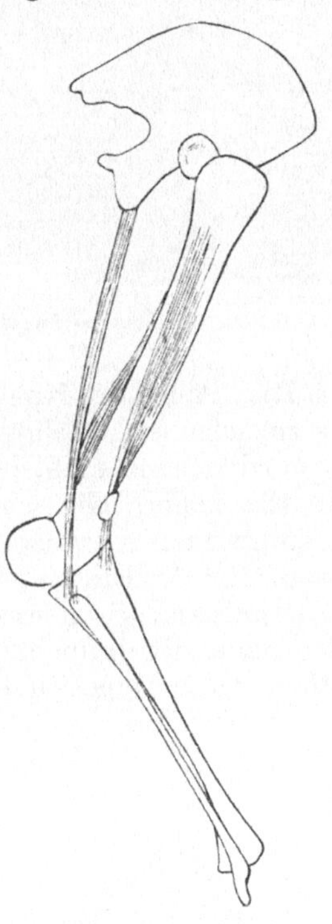

Abb. 349. Die Verlagerung der Kniebeugesehnen bei angeborener Knieluxation (nach MUSKAT).

liegen mit gestrecktem oder überstrecktem Knie an der Vorderfläche des Rumpfes. Gegenteilige Behauptungen, die man gelegentlich von der Mutter solcher Patienten hört, beruhen auf erklärlichen Beobachtungsfehlern.

Die *Diagnose* ist, wenn man das DREHMANNsche erste Stadium kennt, und wenn man sich durch das Röntgenbild nicht irre machen läßt, nicht schwer. Das Röntgenbild (Abb. 350) zeigt das Knie in leichter Überstreckung oder auch nur Femur und Tibia in gleiche Richtung gestellt. Es fehlt also nur die Beugestellung, welche das Knie des gesunden Kleinkindes auf der Röntgenplatte zeigt.

Als *Behandlung* steht nur die Einrenkung in Frage. Sie wird, wie schon oben gesagt, zuweilen ungewollt ausgeführt. Gelingt es nicht, sie durch eine einfache

Beugung des Knies zu erreichen, so muß man einen Handgriff versuchen, der
an die Einrenkung einer Daumenluxation sich anschließt.

Man vermehrt (Narkose!) zunächst die Hyperextension des Gelenkes und
sucht dann, während die Überstreckung langsam vermindert wird, mit Druck
der Daumen auf die Vorderfläche des Tibiakopfes und Gegendruck mit den Fingern

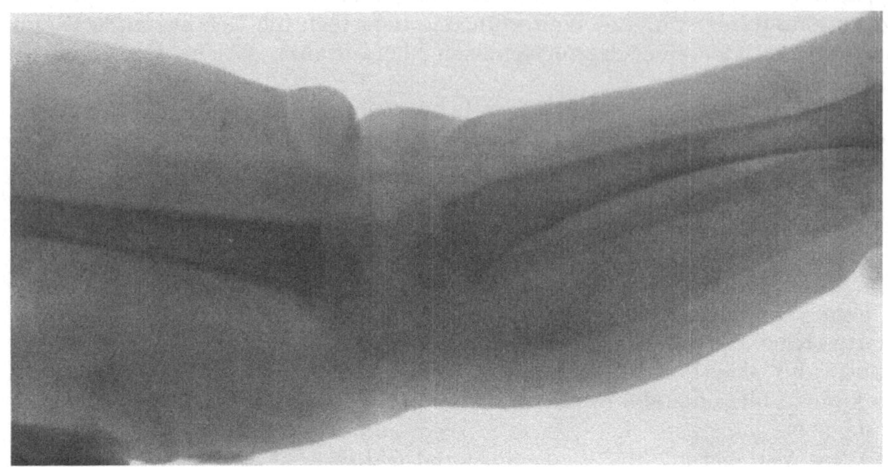

Abb. 350. Angeborene Luxation des Knies bei einem 4 Monate alten Kind im Röntgenbild.

auf die Rückfläche der Kondylen die Gelenkfläche der Tibia an der der Kondylen
hinter zu schieben. Gelingt die Verschiebung, so ist sofort die Beugung des
Knies möglich, und einfache Einstellung des Knies in Beugung sichert den Bestand. Ein kleines Gipsschienchen genügt dazu.

Kommt man nicht zum Ziele, so kann man versuchen, das Gelenk durch
Extension für die Einrenkung vorzubreiten, etwa wie man eine schwierige Hüftluxation präparatorisch extendiert.

Ich habe mir dafür einen Apparat gebaut, der mir bei einer doppelseitigen
Luxation, deren Reposition nicht gelungen war, auch ein volles Resultat ergab

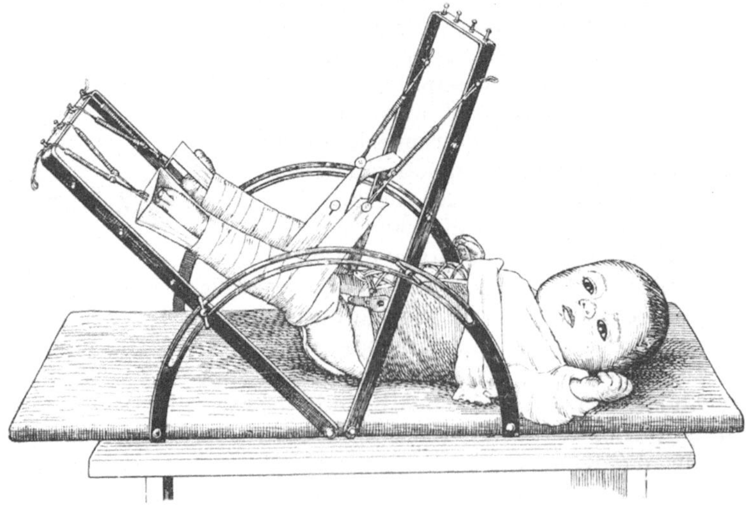

Abb. 351. Apparat zur Einrenkung der angeborenen Knieverrenkung.

(Abb. 351). Der kleine Patient ist auf einem mit Stoff bespannten Rahmen
fixiert. Zwei über den Rahmen geführte Bügel, die verschieden eingestellt
werden können, geben die Möglichkeit, den Zug zu
variieren und verschiedene Zugkräfte zu kombinieren.

Blutige Operationen habe ich noch nicht ausgeführt. Ist man dazu gezwungen, so wird die Reposition der Beugemuskeln wahrscheinlich der wichtigste
Akt der Operation sein. Sollte sich gegebenenfalls damit das Ziel nicht erreichen lassen, so würde man die
Seitenbänder und die Kapsel zu durchschneiden haben.

g) Der angeborene Defekt der Patella
ist verschiedentlich beschrieben worden. In dem Fall,
welchen Abb. 352 a—c darstellen, ist nicht nur diese

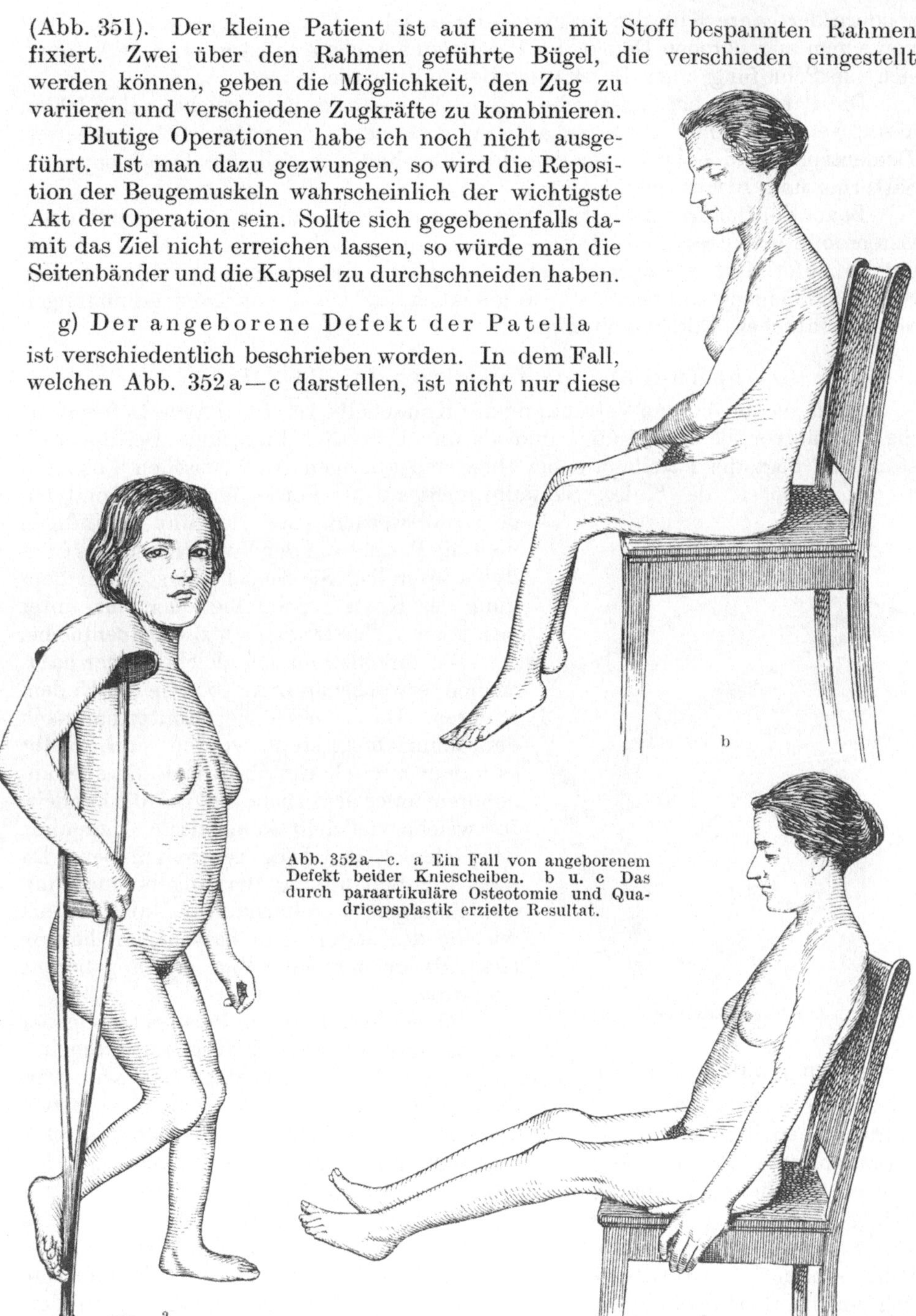

Abb. 352a—c. a Ein Fall von angeborenem
Defekt beider Kniescheiben. b u. c Das
durch paraartikuläre Osteotomie und Quadricepsplastik erzielte Resultat.

Diagnose gestellt, sondern auch der Versuch gemacht worden, die fehlende
Patella operativ zu ersetzen.

Es fehlten bei dieser Patientin auf beiden Seiten nicht nur die Kniescheiben, sondern der ganze Kniestreckmuskel. Ist es schon falsch, in einem solchen Fall von einem angeborenen Defekt der Patella zu sprechen, so ist es noch verkehrter, sich die Schaffung einer Patella als Behandlungsziel zu setzen.

Die Patella ist ein Einschiebsel in die Kniestrecksehne, welches ruhig fehlen kann, wenn nur sonst der Streckapparat vorhanden ist und ordentlich arbeitet. Dementsprechend habe ich in dem hier abgebildeten Fall den Quadriceps aus Sartorius und Biceps gebildet.

Bevor die Quadricepsplastik ausgeführt wurde, war durch eine paraartikuläre Osteotomie die Streckstellung des Gelenkes hergestellt worden. Die Korrektur der Fußdeformität wurde nebenbei mit erledigt. Die Patientin geht heute ohne Stock und Schiene und berichtet mir glücklich, daß sie an den Tanzvergnügungen des heimatlichen Dorfes teilnimmt.

h) Angeborene Luxation der Patella.

Auch die angeborene Verrenkung der Kniescheibe ist eine seltene Deformität. Sie kommt vor als vollständige und als unvollständige Luxation. Bei der vollständigen liegt die Patella wie bei einer vollständigen traumatischen Luxation an der Außenseite des Knies. Sie kann nicht auf die Vorderfläche der Kondylen gebracht werden. Bei der unvollständigen liegt die Patella auf der Vorderfläche des Condylus lateralis. Sie verschiebt sich bei Beugung des Knies regelmäßig oder nur unter besonderen Umständen an die Außenfläche.

Die unvollständigen gleichen einer habituellen, erworbenen Luxation wie ein Ei dem anderen. Da sie noch nie unmittelbar nach der Geburt festgestellt worden sind, bleibt es immer zweifelhaft, ob es sich um eine angeborene oder erworbene Deformität handelt, für welche vielleicht kongenitale Anomalien des Gelenkes den Weg geöffnet haben. Da auch die Behandlung der angeborenen unvollständigen Patellarluxation dieselbe ist wie die der erworbenen habituellen, besprechen wir hier nur die *vollständige* angeborene Luxation.

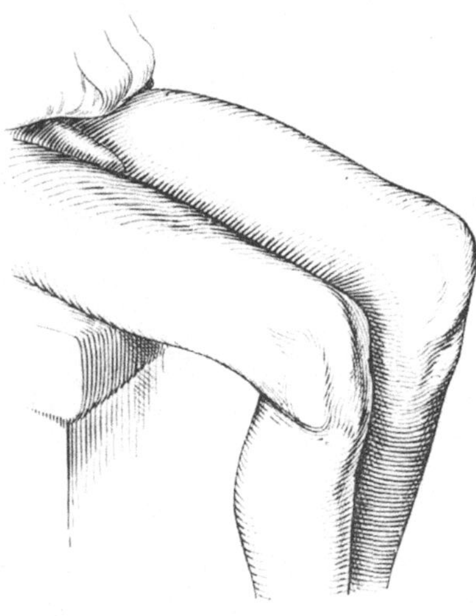

Abb. 353. Angeborene Luxation der rechten Patella.

Ich benutze dafür ein Beispiel aus eigener Praxis, das mir instruktiv genug erscheint.

Der Patient (Abb. 353) kam im Alter von 25 Jahren zu mir. Das Knie war, solange er wußte, krumm. Drei Jahre vorher war er in einer sehr angesehenen chirurgischen Klinik am Knie operiert worden. Wahrscheinlich hatte man eine suprakondyläre Osteotomie nach MacEwen ausgeführt. Wenigstens fand sich eine entsprechende Narbe oberhalb des Condylus medialis. Ein nennenswerter Erfolg war nicht erzielt worden, die Luxation der Patella bestand jedenfalls genau so, wie wenn keine Behandlung stattgefunden hätte. Der Patient suchte Hilfe, weil er durch starke Schmerzen im Knie arbeitsunfähig war. Es handelte sich um Insuffizienzschmerzen, deren Auftreten in einem statisch derartig minderwertigen Gelenk nicht wundernehmen konnte.

Das Knie stand in Flexion, Abduction und Außenrotation. Es konnte über die im Bilde dargestellte Stellung hinaus zwar noch gebeugt, aber nicht gestreckt werden.

Die Patella lag fest an der Außenseite des Condylus lateralis. Verschiebungen waren nur in ganz geringem Maße möglich.

Mein Plan war, durch Verschiebung der Tuberositas tibiae auf die mediale Tibiafläche die Zugrichtung der Kniestreckmuskulatur zu verändern. Ich sagte mir, daß die Patella dieser Richtungsänderung nur würde folgen können, wenn sie von der Fessel, mit der die geschrumpfte Kapsel sie am Condylus lateralis hielt, gründlich befreit sein würde. Ich schlug die Tuberositas ab und löste den ganzen Kniestreckapparat wie bei einer blutigen Mobilisation des Knies weit herauf. Zwischen lateralem Rand der Patella und dem Condylus fand sich die verkürzte Kapsel mächtig verdickt. Nach dem lateralen Kapselschnitt ließ sich die Patella ohne Schwierigkeit auf die Vorderfläche der Kondylen bringen. Es ließ sich aber auch das Knie strecken und das Genu valgum verschwand. Die Tuberositas wurde auf der medialen Fläche der Tibia angenagelt.

Das Repositionsresultat erhielt sich. Es war weder eine suprakondyläre Osteotomie noch eine Anlagerung des Sartorius an den medialen Rand der Patella nötig. Mit beiden Operationen hatte ich eigentlich gerechnet.

Das Endresultat war ein Knie in guter Stellung mit aktiver Beweglichkeit von über 90 Grad.

i) Die habituelle Luxation der Patella.

Die *habituelle* Luxation der Patella entsteht entweder aus einer *traumatischen*, oder sie entwickelt sich nach und nach. Im ersten Fall kommt es zunächst nur durch Wiedereinwirkung erheblicher Kräfte zu einer neuen Verrenkung. Allmählich gehören immer geringere Kräfte dazu. Je leichter die Luxation eintritt, um so geringere Beschwerden verursacht sie dem Patienten und um so leichter gelingt auch die Reposition. War zuerst noch ärztliche Hilfe notwendig, so erlernt der Patient allmählich, die Patella selber wieder auf den richtigen Platz zurückzubefördern.

Bei den anderen Fällen ist die Entstehungsgeschichte anders. Die Kranken können meist nicht bestimmt angeben, wann sie die erste Luxation erlebten. Das Knie „schnappt eben aus" — das tut es schon seit wer weiß wie lange. Auch diese Patienten bringen die Patella allein wieder zurück, sie brauchen dazu meist nicht einmal die Hände, sie haben eine Bewegung des Knies herausgefunden, bei der die Reposition von allein stattfindet.

Bei höchster Entwicklung luxiert sich die Patella bei jeder Beugung des Gelenkes und reponiert sich bei jeder Streckung.

Das Leiden selber stört die Patienten meist auffällig wenig. Wenn die Kniescheibe sich glatt hin und her schiebt, fühlen sie sich gewöhnlich nur durch das Geräusch, das dabei entstehen *kann*, belästigt. Es entsteht nicht immer. Mit der Zeit aber macht sich die Luxation doch als schwere Schädigung geltend. Wie eine Uhr, in der ein Sandkörnchen herumbummelt, sich vorzeitig verbraucht, so verbraucht sich auch der feine Mechanismus des Knies durch das Bestehen einer habituellen Luxation. Es entstehen Schmerzen, und es entwickelt sich eine typische Gonitis deformans — die Verbrauchskrankheit des Kniegelenkes.

Da dieser Ausgang ganz sicher ist, so ist die Indikation gegeben, *die Luxation zu beseitigen, möglichst ehe die Arthritis deformans zur Entwicklung gekommen ist.*

Die *Diagnose* ergibt sich ohne weiteres, wenn bei jeder Kniebeugung die Luxation eintritt, oder wenn man sie durch einfachen Fingerdruck herstellen kann. Zuweilen gelingt dies aber nicht, auch nicht, wenn man stark drückt. Besonders wenn die Luxation noch unter Schmerzen vor sich geht, spannt der Patient seine Kniemuskulatur und verhindert das Ausgleiten der Patella, das nur bei voller Ablenkung der Aufmerksamkeit entsteht. In solchem Fall ist man für die Diagnose auf die Angaben des Patienten angewiesen.

Für die *Behandlung* gibt es einen Fingerzeig, daß Patienten oftmals auf das Knie eine Binde wickeln und dadurch Erleichterung finden. Trotzdem ist es nicht zu empfehlen, *Wickelung* zu verordnen oder *Kniekappen* zu geben, weil unter denselben eine Atrophie der Kniemuskulatur eintritt und dann der anfängliche Erfolg wieder verlorengeht. Die einzige Bandage, welche ich gelegentlich verordne, ist die von HAUDEK (Abb. 354). Ich habe Patienten beobachtet, die damit jahrelang ihr Auskommen fanden.

Als Normalbehandlung muß die *Operation* betrachtet werden. Auszuführen ist sie je nach den die Luxation bedingenden Ursachen verschieden.

Am einfachsten liegen die Fälle, welche aus einer traumatischen Luxation hervorgegangen sind. Da haben wir einen Kapselriß auf der medialen Seite gehabt. Es ist eine Verlängerung der zwischen medialem Rand der Patella und dem Condylus medialis gelegenen Kapselteile entstanden. Nehmen wir eine Kürzung vor, so können wir erwarten, daß die Patella wieder auf ihrem richtigen Platz gehalten wird, wie sie vordem gehalten wurde.

Eine *Kapselraffung* führt tatsächlich regelmäßig zum Erfolg. Ihre Ausführung ist sehr einfach. Eine Eröffnung des Gelenkes kann umgangen werden, wenn man die Synovialis schont.

Diese Operation ist auch für schleichend entstandene habituelle Luxationen empfohlen worden. Sie gibt auch ein Resultat, aber dieses *Resultat bleibt nicht bestehen*. Es kommt zum Rezidiv, weil die Ursachen der Luxation nicht beseitigt werden.

Bei diesen Fällen findet man gewöhnlich ein ziemlich beträchtliches *Genu valgum* mit einer Außenrotation des Unterschenkels. Dadurch wird die Zugrichtung der Streckmuskulatur verlagert. Meist besteht wohl auch eine Abflachung der Vorderfläche des Condylus lateralis, die nur am Lebenden nicht unbedingt sicher nachgewiesen werden kann. Wenn sie besteht, so erleichtert sie das Abgleiten der Patella nach außen. Die eigentlich wirksame Kraft ist aber der Seitenschub, welcher durch die veränderte Zugrichtung des Quadriceps entsteht.

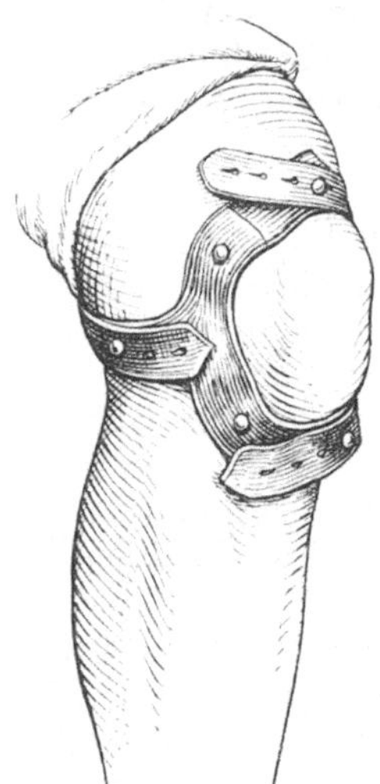

Abb. 354. HAUDEKs Bandage für habituelle Luxation der Patella.

Will man ein Dauerresultat, so muß die *Zugrichtung normal gestaltet* werden.

Es genügt im allgemeinen, wenn man durch eine *suprakondyläre Osteotomie* das Genu valgum korrigiert und dabei durch Einwärtsdrehung des unteren Bruchstückes auch die Außenrotation des Unterschenkels beseitigt. Man kann ruhig etwas überkorrigieren.

Auf die *Verlagerung der Tuberositas tibiae* kann man gewöhnlich verzichten. In besonders schweren Fällen habe ich aber nicht nur diese Verlagerung ausgeführt, sondern auch noch den *Sartorius* an den medialen Rand der Patella herangebracht.

Ich habe dabei den Sartorius, dessen Ansatzpunkt nicht abgetrennt wird, bis handbreit oberhalb der Patella aus seinem Bett gehoben und ihn an den medialen Rand der Patella festgelegt.

Die Beobachtung, welche ich an dem oben beschriebenen Fall von angeborener Luxation gemacht habe, läßt es zweckmäßig erscheinen, in Fällen, wo die Patella nicht vollständig auf den Condylus medialis gebracht werden kann, durch einen Längsschnitt die lateralen Kapselpartien zu zertrennen.

k) Folgen des Kniescheibenbruches.

Bemerkungen zur Behandlung des frischen Kniescheibenbruches.

Die Patienten, welche ich wegen Folgen von Kniescheibenbrüchen in Behandlung bekam, lassen sich in zwei Gruppen scheiden: in solche, bei denen eine *Verheilung der Fraktur durch Callus* oder durch eine straffe, fibröse Narbe entstanden war, und in solche, bei welchen eine solche *Verheilung nicht* stattgefunden hatte.

Bei Fällen der ersten Gruppe findet man zwischen den ehemaligen Bruchstücken der Patella eine schmale Interpositionsmasse, die man meist als eine Rinne fühlt.

Solche Resultate gelten im allgemeinen als durchaus genügend. In der ersten Zeit ist auch der Patient zufrieden. Die Beschwerden stellen sich erst ein, wenn er schon lange aus der Behandlung als geheilt entlassen worden ist.

In dem Mechanismus des Knies macht sich die veränderte Anatomie der Patella wie andere ähnliche Veränderungen dadurch geltend, daß das Gelenk vorzeitig verbraucht wird. Es entstehen deshalb keine spezifischen Störungen, sondern die regelmäßigen Erscheinungen der Verbrauchskrankheit: Schmerzen, Reizsymptome, Arthritis deformans.

Auffällig groß war unter den von mir behandelten derartigen Fällen die Zahl derer, wo die Kniescheibe nicht rein quer, sondern mehr oder weniger in der *Längsrichtung* gebrochen gewesen war. Hier hatte die Patella eine *Verbreiterung* erfahren, und die abnorm breite Patella schliff auf den Vorderflächen der Kniekondylen. Erfolgt bei einem reinen Querbruch eine Verlagerung, so findet ein solches Schleifen nicht statt.

Man sollte daraus den Schluß ziehen, daß bei Schräg- und Längsbrüchen ganz besonders auf genaueste Adaptation der Bruchstücke zu sehen ist.

Die Patienten, bei denen eine feste Verwachsung zwischen den Bruchstücken nicht eingetreten ist, kommen nicht wegen *Schmerzen* zum Orthopäden, sondern wegen einer eigentümlichen *Unsicherheit des Ganges*. Sie klagen, daß sie stark behindert sind, wenn sie treppab oder bergab gehen müssen, und sie klagen darüber, daß sie zu Fall kommen, wenn sie unversehens mit der Fußspitze hängen bleiben. Auf glattem, ebenem Boden können sie anstandslos gehen. Je größer die Diastase der Bruchstücke geworden ist, um so mehr macht sich diese Gangstörung geltend, die im übrigen sich vollständig mit dem Störungsbild bei einer reinen *Quadricepslähmung* deckt.

Behandlung. Bei den Fällen, wo sich nur ein vergrößerter Umfang der Patella, aber eine feste Vereinigung der Bruchstücke findet, fällt einem der Entschluß schwer, durch *Beseitigung der Interpositionsmasse die Patella wieder auf ihre normale Größe zu reduzieren.* Und doch ist das die einzige Therapie, die zu einem wirklichen Resultat führen kann. Mit Wärmeanwendungen, Massage u. dgl. kann man wohl eine temporäre, aber keine dauernde Besserung erzielen.

Meißelt man die Bruchlinie aus, so muß man scharfe Flächen bilden, die ganz genau aneinander passen, und man muß diese fest aneinanderbringen. Eine mit Stahldraht unter Benutzung der Spannzange angelegte Matratzennaht besorgt dies.

Der Patient kann das operierte Knie sehr bald wieder gebrauchen, und er wird seine Schmerzen los.

Stößt man auf eine *lose Diastase,* so wird man natürlich ebenso verfahren, wenn sich die Bruchstücke noch aneinander ziehen lassen, und *wenn durch das*

Zusammenbringen derselben nicht eine Verkürzung des Quadriceps erzeugt wird, die die Wiedergewinnung voller Beugefähigkeit des Knies ausschließt.

Kann die Anlegung der Bruchstücke aneinander erst durch Hilfsoperationen (Abmeißeln der Tuberositas tibiae, Einkerbung der Quadricepssehne) erreicht werden, dann ist mit der Entstehung eines starken Beugungsdefektes unbedingt zu rechnen. Man tut besser, dann auf die Wiedervereinigung der Bruchstücke zu verzichten, und den ganzen Fall *wie eine Quadricepslähmung zu behandeln.*

Die von mir dazu angegebene Operation ist in Abb. 355a und b dargestellt. Es wird der Sartorius benutzt, um die Lücke im Kniestreckapparat zu überbrücken. Ein Hautschnitt wird gezogen vom Ansatz des Muskels in der Mitte zwischen Patella und Condylus medialis herauf bis zur Mitte des Oberschenkels. Durch Ablösung der Haut nach rückwärts kommt man an den Sartorius, der unter Erhaltung des Ansatzes aus seinem

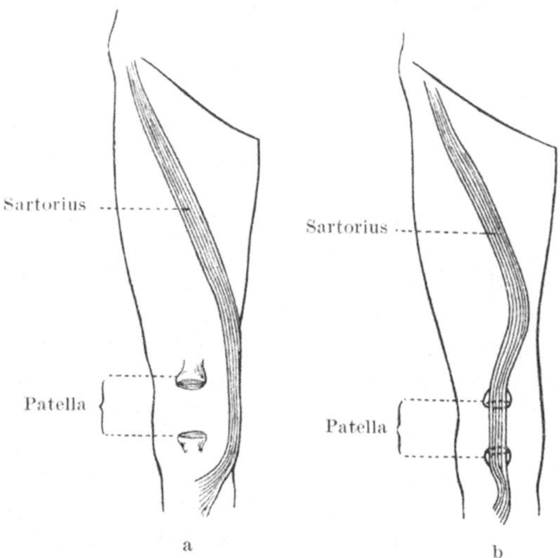

Abb. 355a u. b. Sartoriusverlagerung bei veraltetem Bruch der Patella (nach Schanz).

Bett gehoben wird. Durch Ablösung der Haut nach vorn zu kommt man an das Ligamentum patellae, die Bruchstücke der Patella und an die Quadricepssehne. In die Vorderflächen der Bruchstücke werden Rinnen eingemeißelt, der Sartorius in dieselben eingeschlagen. Er wird am Ligamentum patellae, an den Bruchstücken und an der Quadricepssehne durch Naht befestigt. Deckt eine Narbenschicht das Gelenk, so wird eine Eröffnung desselben vermieden.

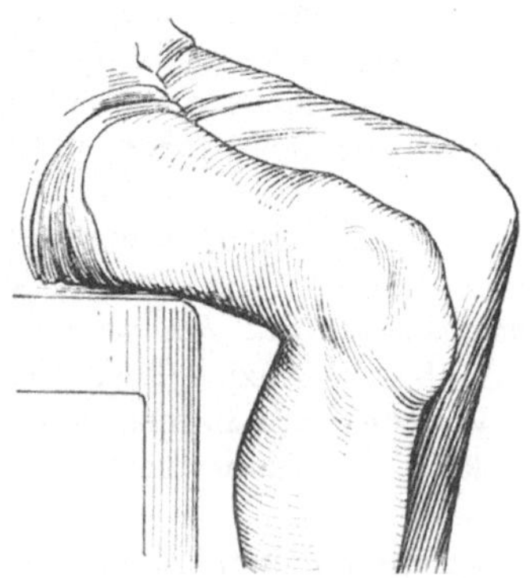

Abb. 356. Veralteter Bruch der rechten Kniescheibe. 12 cm Diastase.

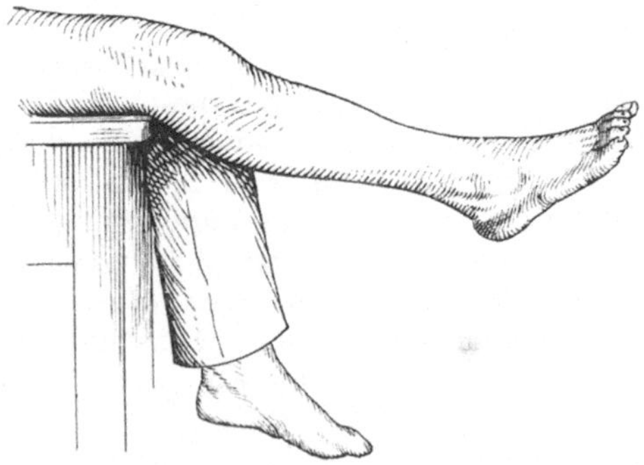

Abb. 357. Durch Sartoriusverlagerung wurde bei Erhaltung der Beugefähigkeit diese Streckfähigkeit erreicht.

Diese Operationen ergeben *sehr gute funktionelle Resultate.* Der Patient, von welchem die beiden Abb. 356 und 357 stammen, hatte eine Diastase von 12 cm. Er wurde instand gesetzt, die Treppe auf und ab im Laufschritt zu nehmen. Ich habe ihn seinerzeit dem Chirurgenkongreß vorgestellt.

Noch einen Fall möchte ich anführen, weil er mir Fingerzeige zu geben scheint dafür, wie man in einem frischen Fall die Naht der Patella ausführen soll.

Bei diesen Patienten war um die gebrochene Kniescheibe ein starker Silberdraht gelegt, also eine sogenannte Cerclage ausgeführt worden. Mehrere Jahre, nachdem dies geschehen, kam er wegen hochgradiger Schmerzen zu mir. Es fand sich eine beträchtliche Umfangsvermehrung der Patella, die einesteils entstanden war, weil die Bruchstücke nicht straff aneinander gekommen waren, andererseits aber durch periostitische Wucherungen rings um die Patella. Führt man den Draht rings um die Patella herum, so muß man, um die Bruchstücke zusammenzudrücken, viel größere Kraft anwenden als bei querer Naht. Wendet man große Gewalt an, so entsteht die Gefahr, daß sich die Bruchstücke gegeneinander aufstellen, was bei Matratzennaht unmöglich ist. Endlich liegt der ringsum geführte Draht an einer mechanisch besonders in Anspruch genommenen Stelle (Verbindung der Patella mit Sehnen und Kapsel) und daraus können schädliche Reizerscheinungen entstehen.

Es ist die ja auch viel einfachere *quere Naht* der Cerclage vorzuziehen und durchaus als Normalbehandlung des frischen Kniescheibenbruches anzusehen. *Macht ein Sternbruch die Cerclage notwendig, so ist der Draht nach Heilung der Fraktur wieder zu entfernen.*

l) Hintere Patellarkontusion (HAGLUND).

Osteochondritis patellae traumatica.

Bei Patienten mit Kniebeschwerden findet man gelegentlich das Röntgenbild, von dem Abb. 358 ein typisches Beispiel wiedergibt. Die der Femurfläche zugewendete Begrenzungslinie ist nicht gerade oder leicht konvex, sondern zeigt eine Konkavität. Verschiebungen der Patella auf der Femurfläche verursachen grobe, weder ausgesprochen *weiche* noch ausgesprochen *harte* Reibegeräusche.

Die Kranken führen das Leiden fast stets auf ein Trauma zurück, welches wieder meist die Patella bei gebeugtem Knie so getroffen hat, daß dieselbe gegen die Unterfläche der Kniekondylen geschlagen wurde.

Bei der Eröffnung des Kniegelenks findet man den Knorpelüberzug der Patella schwer degeneriert. Die Oberfläche hat ihre spiegelnde Glätte verloren, sie ist aufgefasert. Der Knorpel knirscht eigenartig unter dem Messer. An der Stelle der auf dem Röntgenbild sichtbaren Konkavität findet man eine Grube.

Ich habe die Rückfläche der Patella so weit abgetragen, bis ich auf normal erscheinende Knochen-

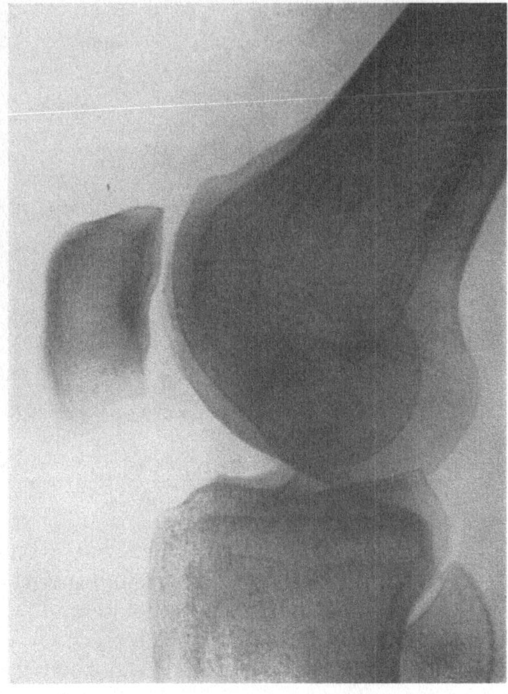

Abb. 358. Osteochondritis patellae traumatica.

massen kam, und habe Beschwerdefreiheit erreicht, allerdings erst lange Zeit nach der Operation.

m) Frakturen des Kniegelenkes.

Frakturen im unteren Ende des Femur und im oberen Ende der Tibia, bei welchen die Bruchlinie durch den Gelenkraum läuft, brauchen lange bis zur Heilung und hinterlassen gewöhnlich erhebliche Störungen.

Schon geringe *Dislokationen* wirken sich aus durch Erzeugung falscher Stellungen des Unterschenkels. War an der Außenseite des Tibiakopfes ein Stück abgesprungen, so wird dies etwas nach unten verschoben, und es entsteht ein Genu valgum. An der Innenseite ganz ebenso ein Genu varum.

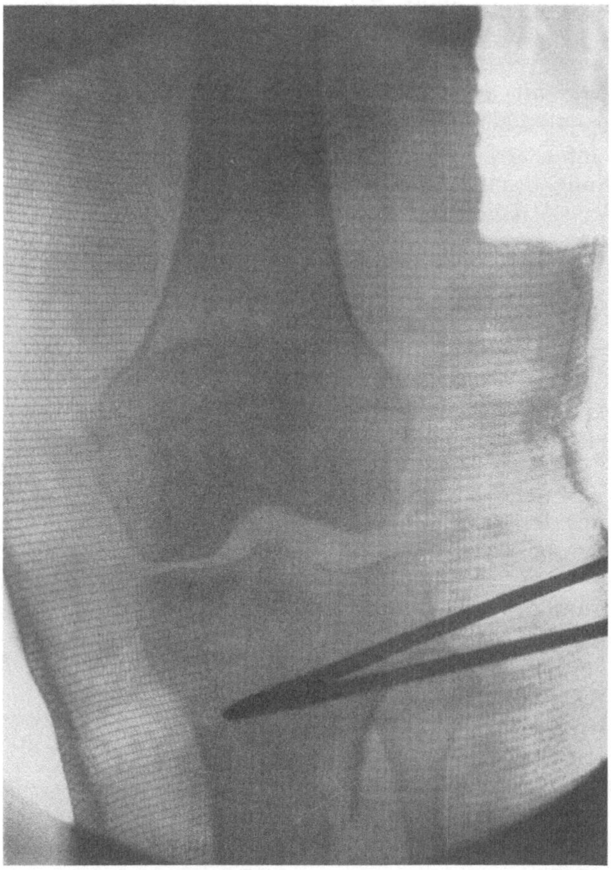

Die von der Dislokation erzeugte *Inkongruenz der Gelenkflächen* führt zunächst zu einer Verminderung der Beweglichkeit, und sie führt im längeren Verlauf unbedingt zu einer Arthritis deformans.

Dazu kommt noch die *Fixationsversteifung*, welche wegen der langen Dauer des Heilungsprozesses regelmäßig eintritt. Alles zusammen besagt, daß die primäre Behandlung der Fraktur auf eine *peinlich genaue Adaption* der Bruchstücke eingestellt werden muß.

Bei Benutzung des *Strecktisches* gelingt es, einfache Abscheerungsbrüche durch mäßigen Zug und Fingerdruck exakt zu reponieren. Auch bei komplizierten Fällen bewährt sich das Verfahren, nur muß man etwas stärkere Kräfte zur Entfaltung bringen und darf nicht gerade Unmögliches als Resultat verlangen.

Abb. 359. Abscheerungsbruch des Tibiakopfes, auf dem Extensionstisch reponiert und durch Knochennägel im Gipsverband fixiert.

In dem Fall, von welchem das Röntgenbild Abb. 359 stammt, fand ich die Fraktur 3 Wochen nach ihrem Eintritt und nach ebenso langer Extensionsbehandlung noch völlig verschieblich. Die auf dem Strecktisch hergestellte Anlagerung des äußeren Fragmentes erhielt ich durch Eintreiben zweier *Nägel* in divergierender Richtung und Einarbeiten der herausstehenden Nagelenden in den Gipsverband.

Die Nägel wurden nach 3 Wochen wieder entfernt.

Gerade für solche Fälle habe ich meinen Nägeln als Kopf einen Vierkant gegeben. Beim Ausziehen eines Nagels mit dem gewöhnlichen Rundkopf besteht die Gefahr, daß man das angenagelte Knochenstück wieder losreißt. Setzt man

an den Vierkant die Bohrleier, so löst eine einfache Umdrehung die Verklemmung
des Nagels, und er kann glatt ausgezogen werden.

In der *Nachbehandlung* habe ich der hier erwähnten Patientin einen *Stützapparat* gegeben, und ich tue das in analogen Fällen regelmäßig, aus folgenden
Gründen: Der Callus bleibt am Knie ebenso wie oben in der Trochanterpartie
lange weich. Belastet man vorzeitig, so bildet sich unter dem Belastungsdruck wie
am Trochanter eine Coxa vara so am Knie eine *Verbreiterung des verletzten Gelenk-
teiles*, ob das nun das untere Ende des Femur oder das obere Ende der Tibia ist.

War so gut behandelt, daß primär keine Frakturdeformität entstanden ist,
so entwickelt sich sekundär eine Belastungsdeformität, die genau so stört wie eine
zurückgebliebene primäre Frakturdeformität gestört hätte.

Will man das vermeiden, so muß man wie nach einem Schenkelhalsbruch
lange Zeit entlasten, und man darf *die Fixationsversteifung nicht mit forcierten
Bewegungen angreifen.* Schon Pendelübungen sind nur mit großer Vorsicht zu
verwenden.

Besorgnisse, daß man durch eine solche Schonungsbehandlung eine schwere,
dauernde Versteifung groß zieht, braucht man nicht zu haben. Einen Defekt
an der Beugefähigkeit wird man immer erhalten. Der Defekt wird aber letzten
Endes kleiner sein, wenn man die Schonungsbehandlung durchführt, als wenn
man mit scharfen Bewegungen arbeitet.

Bekommt man eine Frakturdeformität des Knies in die Hand, bei welcher
die Bruchstücke schon so fest miteinander verwachsen sind, daß eine glatte
Absprengung mit dem in die Bruchlinie
eingeführten Meißel nicht mehr möglich
ist, dann stellt sich die Frage, ob man die
dislozierte Partie wieder frei mit dem
Meißel abtrennen soll. Ich habe bisher
immer darauf verzichtet. Ich fürchte, daß
ich im Gelenk die alte Bruchlinie nicht
genau treffe, und daß die blutige Reposition dann doch keine Kongruenz der Gelenkflächen ergibt. Ich habe deshalb durch
paraartikuläre Osteotomie die Falschstellung
des Unterschenkels (Genu valgum oder
Genu varum) beseitigt und glaube, daß
die Beschränkung, welche ich mir auferlegt
habe, richtig war.

n) Knochenlösung am Condylus medialis femoris.

Ein Krankheitsbild, welches sich besonders durch den typischen *Röntgenbefund* charakterisiert, ist wohl auch zu den
traumatischen Erkrankungen des Knies
zu rechnen.

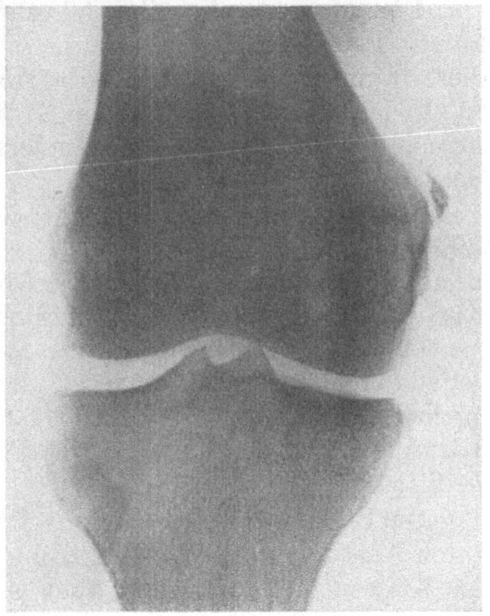

Abb. 360. Knochenablösung am Condylus medialis femoris (STIEDAscher Schatten).

Die Patienten klagen über lebhafte Schmerzen, die sie in die Gegend des
Condylus medialis verlegen, die sie aber nicht so scharf lokalisieren, wie man
nach dem Röntgenbild und dem bei der Operation zu erhebenden anatomischen
Befund eigentlich erwarten möchte. Sie führen ihre Schmerzen gewöhnlich auf
ein Trauma zurück, wissen aber zuweilen auch ein Trauma nicht zu bezeichnen.

Bei der Abtastung kommt man — meist etwas oberhalb seiner höchsten
Erhebung — auf dem Condylus medialis zu einer Stelle, an der Druck scharfe

Schmerzen erzeugt. An dieser Stelle zeigt dann das *Röntgenbild einen kleinen Schatten*, der der Seitenlinie des Femur parallel läuft und durch einen schmalen Zwischenraum von dieser getrennt ist.

Schneidet man ein, so trifft man ein kleines Knochenstückchen, das sich abheben läßt. Unter diesem findet man meist eine flache Grube im Condylus, aus welcher sich dieses Stückchen offensichtlich abgelöst hat.

Durch *Beseitigung des abgelösten Teiles erhält man glatte Beseitigung aller Beschwerden.*

Man erklärt diese Fälle im allgemeinen als Aussprengung durch das Ligamentum collaterale mediale. Diese Erklärung kann insofern nicht recht befriedigen, als die Absprengung oberhalb des Ansatzes dieses Ligamentes liegt. Es scheint mir wahrscheinlich, daß es sich um einen Prozeß handelt, der mit der Osteochondritis dissecans in Parallele zu stellen ist.

o) Osteochondritis dissecans genu.

Das Krankheitsbild ist zuerst von FRANZ KÖNIG beschrieben worden, und die dazu erschienenen Publikationen, unter denen besonders die von LUDLOFF sich auszeichnen, bestätigen immer wieder, daß FRANZ KÖNIG ein ausgezeichneter Beobachter gewesen ist. Die von ihm gegebene Beschreibung enthält alle wesentlichen Züge.

Das Wesentliche der Erkrankung ist die *Ablösung linsenförmiger* und meist auch ungefähr *linsengroßer Stücke* aus überknorpelten Gelenkflächen.

Die kranke Stelle gibt sich zuerst durch eine leichte gelbliche Verfärbung kund. Es bildet sich dann um diese Verfärbung eine Demarkationslinie. In dieser Linie erfolgt allmählich die Ablösung. Das abgelöste Stück bleibt entweder an Ort und Stelle in der flachen Grube, die durch seine Abhebung entstanden ist, sitzen, oder es geht auf die Wanderschaft und treibt sich als Corpus liberum im Gelenk herum.

Als wirksame Schädlichkeit werden von den Patienten meist *Traumen* angegeben, und man kann sich wohl vorstellen, daß durch ein Trauma eine circumscripte Nekrose verursacht worden ist, und daß die Ablösung des Knorpel-Knochenstückchens die Eliminierung eines nekrotisierten Teiles bedeutet. Dafür spricht, daß die Herde meistens an Stellen sitzen, an denen sich Traumen besonders geltend machen können: an der Unterfläche der Kondylen, besonders des Condylus medialis, und an der Rückseite der Patella. Diese Lage spricht auch für die traumatische Natur des Leidens, wenn der Patient ein Trauma nicht zu bezeichnen weiß.

Die Beschwerden bestehen in *Schmerzen* bei *Bewegungen* des Knies, sie können durch Anstrengung hohe Steigerung erfahren. Einen bestimmten Punkt als Sitz der Schmerzen kann der Patient gewöhnlich nicht bezeichnen. Ein Symptom, das man fast als pathognomonisch bezeichnen kann, ist, daß man bei rechtwinklig gebeugtem Kniegelenk durch mäßiges Beklopfen der Patella lebhafte Schmerzen auslösen kann.

Hat sich das Knorpel-Knochenstückchen zum freien Gelenkkörper umgewandelt, so macht es die typischen Erscheinungen eines solchen.

Als *Behandlung* kommt nur die Operation in Frage. Im Beginn der Erkrankung, wo man nur eine verfärbte, leicht vorgewölbte Knorpelpartie antrifft, ist durch Umschneidung dieses Stück mit den Knochenteilen, die daran hängen bleiben, zu entfernen. Ist die Lösung schon eingeleitet oder vollendet, ist nur eine Glättung des Bettes auszuführen. Ist ein Corpus liberum entstanden, so ist es nach Art dieser zu behandeln.

Wenn man einen Fall von Osteochondritis dissecans angreift, so ist es besonders wichtig, daß man sich einen guten Überblick über das Gelenkinnere verschafft. Einfache Längsschnitte geben nur beschränkten Einblick.

Spaltet man mit einem Längsschnitt das Ligamentum patellae, die Patella selber und die Quadricepssehne, so stellt sich, wenn man den Schnitt auseinanderzieht und das Gelenk beugt, dessen Innenfläche in ganzer Ausdehnung dem Auge dar. Immerhin ist dies ein Schnitt, zu dessen Ausführung man sich nicht gern entschließt.

Der von PAYR *angegebene Schnitt* erscheint als geringere Verletzung. Ich habe ihn, nachdem ich früher mit einfachen Längsschnitten medial und lateral der Patella gearbeitet habe, für alle Operationen aufgenommen, bei denen es mir daran liegt, einen guten Überblick über das Gelenk zu gewinnen. Der Schnitt beginnt medial von der Tuberositias tibiae, läuft am Ligamentum patellae herauf, umzieht die Patella etwa einen Querfinger von ihrem Rand bleibend bis zum Ansatz der Quadricepssehne an der Patella, dann biegt er wieder nach oben und endet in der Höhe der Umschlagsstelle der Gelenkkapsel. Die in den oberen Teil des Schnittes fallenden Fasern des Vastus medialis werden mit einer dünnen Sehnenschicht, welche die Wiederannähung erleichtert, von der Quadricepssehne abgetrennt. Ist die Kapsel in der von dem Schnitt vorgezeichneten Linie durchschnitten, so kann man die Patella aufklappen und ihre Hinterfläche zum Vorschein bringen. Beugt man das Knie, so läßt sich die Patella nach außen luxieren und es treten die Unterflächen der Kondylen in ganzer Ausdehnung hervor.

Dieser Schnitt bewährt sich auch besonders, wenn man fahndet nach einer

p) Meniscusverletzung.

Die Meniscusverletzungen sind recht häufig geworden, seitdem der *Fußball* und das *Skilaufen* Volkssport geworden sind. Beim Fußballspiel entstehen sie in ganz typischer Weise. Der Spieler will den Ball mit der Innenseite des Fußes anstoßen, er rotiert dazu den im Knie leicht gebeugten Unterschenkel nach außen. In der Ausführung des Stoßes kommt er an ein Hindernis. Er stürzt. Heftiger Schmerz. Er muß mit dem Spiel aufhören.

Nach einer Initialperiode, die mehr oder weniger bei jeder frischen inneren Knieverletzung gleich ist, entwickelt sich das charakteristische Bild, das meistens nicht ganz zu Recht als Meniscus*luxation* bezeichnet wird.

Der Patient hat für gewöhnlich gar keine oder nur geringe Schmerzen, die sich dann besonders beim Treppab- und Bergabgehen geltend machen. Plötzlich und ganz unvermutet treten bei irgendeinem ungewohnten und nicht überwachten Tritt, besonders aber wenn der Fuß unvermutet hängen bleibt, heftige Schmerzen ein. Der Patient kann das Knie aus der Beugestellung, in die es sich eingestellt hat, nur herausführen, indem er die Kniemuskulatur erschlaffen läßt, und evtl. unter Zuhilfenahme der Hände ganz vorsichtige Bewegungen ausführt. Nach solchem Ereignis bestehen zunächst eine Zeitlang wieder heftigere Beschwerden; es stellt sich der alte Zustand dann aber wieder allmählich her.

Das Ganze bedeutet einen sehr unangenehmen Zustand, der besonders von Sportsleuten empfunden wird, denn Fußballspielen und Skilaufen sind ausgeschlossen.

Die *Diagnose* ist eigentlich schon gegeben, wenn der Patient seine Beschwerden in der geschilderten Form darstellt, und wenn er einen typischen Unfall als Ausgangspunkt bezeichnet. Es kommt kaum etwas anderes in Frage.

Bei der objektiven Untersuchung findet man als besonders charakteristisches Symptom eine *kleine Beschränkung der Streckfähigkeit* und auch der *Beugefähigkeit* des Gelenkes. Der Patient drückt das kranke Knie nicht so durch wie das gesunde. Beim Beugen in der Rückenlage zieht er den Fuß nicht so weit an das Gesäß heran wie auf der gesunden Seite. Versucht man Streck- oder Beugebewegung passiv weiter zu führen, so wehrt der Patient unter heftigen Schmerzäußerungen ab.

Im inneren Gelenkspalt fühlt man vor dem Ligamentum collaterale mediale zuweilen den Meniscus etwas vorstehen. Druck auf den harten, kantigen Wulst verursacht Schmerzen. Doch ist nicht immer Druckschmerz vorhanden. Am äußeren Gelenkspalt habe ich das Vorstehen des Meniscus noch nicht beobachtet, auch nicht in Fällen, wo sich bei der Operation der äußere Meniscus als der verletzte fand.

Die Verletzungen des äußeren Meniscus sind übrigens sehr viel seltener als die des inneren.

Das Röntgenbild gibt auch mit der Buckyblende keinen Befund. Nur durch Lufteinblasung kann man einen *dislozierten* abgerissenen Meniscus zur Anschauung bringen.

Als *Behandlung* kommt nur die operative Entfernung des verletzten Meniscus in Frage.

Ist der mediale sicher als Sünder erkannt, so genügt ein kurzer medialer Längsschnitt, in dem sich der Meniscus sofort einstellt, wenn er mit seinen vorderen Partien weit von der Kapsel abgetrennt ist. Er wird mit einer Kugelzange gefaßt, herausgezogen und so weit hinten im Gelenk abgeschnitten, als man bei Beugung des Gelenkes hinterkommen kann. Der rückbleibende Stumpf verschwindet in der Tiefe. Ich habe noch niemals Störungen von ihm ausgehen sehen.

Genügt der durch den kurzen Schnitt geschaffene Überblick nicht, so schafft man sich durch Weiterführung desselben nach Art des eben beschriebenen *Payrschen Schnittes* größeren Überblick. Findet man gegen seine Erwartung den inneren Meniscus unverletzt, so genügt der Payrsche Schnitt auch für die Revision und eventuelle Entfernung des lateralen. Will man von vornherein an diesen, so legt man natürlich den Schnitt an die laterale Seite des Knies.

An die Meniscusverletzungen schließen wir zuerst an das

q) Corpus liberum genu.

Die „Gelenkmaus" im Knie ist so bekannt, und ihre Diagnose ist so einfach und die Therapie so klar umschrieben, daß ich darüber nicht weiter sprechen will.

Ich begnüge mich, für die Operation einen *praktischen* Rat zu geben. Er ist einfach, aber ich habe erlebt, daß er nicht befolgt wurde, und daß infolgedessen auch ein recht guter Operateur nicht zu Fache kam.

Der Rat geht dahin, daß man die Maus vor Beginn der Operation unter allen Umständen *harpuniert*. Es genügt als Harpune eine starke Punktionsnadel; auch eine Häkelnadel läßt sich gelegentlich sehr gut verwenden. Es ist erstaunlich, wie gern die Maus, die so schön zu fühlen war, verschwindet, wenn man ihr mit dem Operationsmesser ans Leben geht.

Ein Beschwerdebild, das an das Bild der Meniscusverletzung häufig recht anklingt, wird verursacht durch das

r) Ganglion des Kniegelenkes.

Das Ganglion habe ich häufiger im äußeren als im inneren Gelenkspalt gefunden. Die Patienten klagen über Schmerzen und bezeichnen als Sitz derselben meist klar eine kleine Geschwulst, die sich im Gelenkspalt findet. Die Geschwulst ist rundlich, das scheidet sie von einem vorgeschobenen Meniscus, sie fühlt sich auch nicht so hart wie ein solcher an, sondern prallelastisch.

Bei der Incision findet man den typischen Inhalt des Ganglion, eine gallertige Flüssigkeit.

Sorgfältiges Abschälen der Geschwulst bis an den Stiel und Auskratzen des ins Gelenk führenden Kanals sichern vor Rezidiv.

s) Zerreißung der Kreuzbänder.

Die Zerreißung der Kreuzbänder des Kniegelenks gehört zu den *seltenen* Folgen von Knieverletzungen. Sie kommt nur durch *schwere Gewalteinwirkungen* zustande, oftmals in Verbindung mit Frakturen des Unterschenkels.

Die für das Leiden typische Erscheinung ist, daß die *Gelenkflächen vorwärts und rückwärts aneinander verschoben werden* können — das Schubladenphänomen. Diese Verschiebung findet bei manchen Bewegungen plötzlich statt und es entsteht das Bild des *schnellenden Knies*. Die meisten Fälle, die unter dieser Bezeichnung beschrieben worden sind, gehören wohl hierher.

Seitdem man das Wesen der Störung erkannt hat, ist als Behandlungsziel natürlich die *Wiederherstellung der Kreuzbänder* aufzustellen. Über Versuche sind verschiedene Berichte vorhanden, von denen mir besonders die von WITTEK beachtlich erscheinen. Persönliche Erfahrungen besitze ich nicht.

Mit Apparaten, die man als Kniekappen herstellt oder als ganze Beinapparate, wenn die Kniekappe nicht Genügendes leistet, kann man eine gewisse Funktionsbesserung erzielen.

Ein deutliches Verschieben der Gelenkfläche der Tibia an der des Femur, welches an das Gleiten bei Abriß der Kreuzbänder erinnerte, habe ich beobachtet in dem Fall, von welchem das Röntgenbild Abb. 361 stammt. Hier hat die Abschleifung des Condylus lateralis zu einer Lockerung der Kreuzbänder geführt und denselben Effekt ergeben, wie ein Abriß derselben.

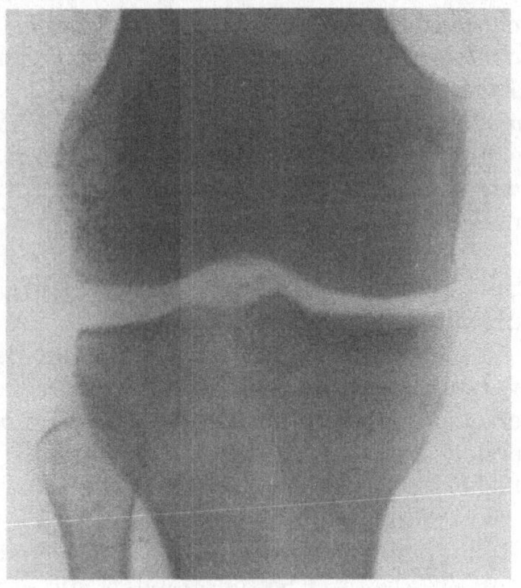

Abb. 361. Abflachung des Condylus lateralis, welche Schubladenphänomen erzeugte.

t) Veraltete Luxationen des Knies.

Sind schon frische Luxationen des Knies große Seltenheiten, so sind es veraltete noch viel mehr. Ich selber habe noch keinen Fall beobachtet. Ich will aber daran erinnern, daß KAREWSKI einen Fall mitgeteilt hat, der insofern bemerkenswert erscheint, als trotz der schweren anatomischen Veränderungen eine überraschend günstige Funktion vorhanden war. Die Patientin verrichtete ein Jahr nach der Verletzung wieder ihre Tätigkeit als landwirtschaftliche Arbeiterin.

u) Das Schlottergelenk des Knies.

entsteht, wenn bei Verletzungen eines der beiden oder beide Seitenbänder zerreißen, und es entsteht zweitens als unerwünschte Folge von Extensionsverbänden, mit denen zu lange und unter Verwendung zu hoher Gewichte am Unterschenkel gezogen wurde. Wenn Ergüsse lange Zeit im Knie bestehen, so hinterlassen sie auch eine gewisse Schlaffheit der Kapsel, doch bleiben dabei die Seitenbänder, die hauptsächlich für die Gelenkfestigkeit in Frage kommen, gewöhnlich ganz intakt, es sind nur die weicheren Kapselteile gedehnt. Man findet deshalb kein ausgesprochenes Schlottern. Greifen ernste Entzündungsprozesse auch die Seitenbänder an, so treten mit der Abheilung starke Verwachsungen der Gelenkflächen ein, und es kommt auch da nicht zum Schlottergelenk.

Die *Funktionsstörungen*, über welche die Patienten klagen, sind Schwäche im Bein und Unsicherheit im Knie, die sich, wie bei den meisten Knieerkrankungen besonders beim Gang über unebenen Weg und bergab und treppab geltend machen.

Da zu jeder regelrechten Knieuntersuchung die Prüfung auf seitliche Beweglichkeit gehört, kann das Bestehen eines Schlotterknies eigentlich nicht übersehen werden. Die *seitliche Beweglichkeit bei voller Streckung* des Knies ist sein charakteristisches Symptom. *Hüten muß man sich nur vor der Fehldiagnose Schlotterknie bei den Fällen, wo eine nahe am Gelenk mit Recurvation geheilte Fraktur auch seitliche Beweglichkeit ergibt bei einer Stellung des Knies, die leicht als volle Streckung imponiert, die es aber nicht ist.* Auf diese Fälle haben wir schon im Kapitel Frakturdeformitäten des Oberschenkels aufmerksam gemacht; wir werden bei Besprechung der Frakturdeformitäten des Unterschenkels nochmal darauf zurückkommen.

Verlauf. Im großen und ganzen scheint das Schlotterknie Neigung zur Spontanheilung zu haben. Ich möchte das wenigstens aus den Fällen schließen, die ich behandelt habe.

Behandlung. Ich bin noch nicht dazu gekommen, einen operativen Eingriff vorzunehmen, so nahe es liegt, gerissene Seitenbänder durch eine Plastik zu ersetzen. Lange berichtet ja auch günstige Erfolge, die er mit *seidenen* Bändern erzielt hat. Ich würde gegebenenfalls Fascienstreifen vorziehen. Aber ich bin bisher, wie gesagt, mit konservativer Behandlung ausgekommen.

Ich suche durch *Massage* usw. die als Kapselspanner am Knie eine wichtige Rolle spielende Muskulatur zu entwickeln und gebe einen einfachen Apparat. Dieser besteht aus zwei Seitenschienen, die etwa bis in die Mitte von Ober- und Unterschenkel reichen und in der Gegend des Knies ein Scharnier tragen. Festgelegt werden die Schienen durch Spangen und Riemen oder durch Schnürhülsen.

Der Apparat hat in der Hauptsache vielleicht psychische Wirkung, aber die Patienten tragen ihn gern. Sie legen ihn schließlich ab, wenn sie seiner nicht mehr bedürfen.

Sollte man mit einer solchen Behandlung nicht sein Auskommen finden, so kämen Hülsenapparate für das ganze Bein in Frage. Dies auch, wenn etwa eine Bänderplastik nicht zum Ziel geführt haben sollte. Eine operative Versteifung dürfte der Behandlung mit dem Apparat kaum jemals vorzuziehen sein.

Gegenstücke zu den schweren *Pseudarthrosen* an Hüfte und Oberschenkel, die man als Folge von Schußbrüchen sieht, habe ich am Knie nicht beobachtet. Das erklärt sich wohl aus der engen Nachbarschaft, welche am Knie zwischen Knochen und Gefäßbündel besteht. Findet am Knie eine so schwere Knochenzertrümmerung statt, wie sie an Hüfte und Oberschenkel zu diesen Pseudarthrosen führt, dann wird das Gefäßbündel so in Mitleidenschaft gezogen, daß die primäre Amputation unbedingt erforderlich ist. Sollte doch etwas Derartiges existieren, so müßte man einen Apparat, der wie eine Prothese wirkt, geben.

Entzündliche Erkrankungen des Kniegelenkes.

v) Hydrops genu.

Ich stelle den Hydrops genu an die Spitze der entzündlichen Knieerkrankungen, weil die Ansammlung eines serösen Ergusses das charakteristischste Symptom leichter Entzündungen der Synovialis des Kniegelenkes ist. Auch wenn der Hydrops aus einem traumatischen Hämarthros entsteht, ist das Trauma nur die indirekte Ursache des Hydrops. Das Blut, welches in das Gelenk ergossen worden ist, hat als Reiz gewirkt und hat eine Entzündung der Synovialis erzeugt.

Da die Behandlung des *Hämarthros* in diesen Fällen zur Prophylaxe des Hydrops gehört, seien dazu einige Worte gesagt, obgleich der Hämarthros sonst eine rein chirurgische Angelegenheit ist. Ich bestätige, daß die von BIER empfohlene Auswaschung des Gelenkes mit Carbollösung gute Resultate gibt. Das Gelenk wird mit einem dicken Troikart punktiert, der Bluterguß wird entleert und mit 4prozentiger wässeriger Carbollösung wird nachgespült. Der Patient wird durch den Eingriff schmerzfrei. Es kommt meist nicht zur Entwicklung eines Hydrops.

Der *Hydrops genu* gehört zu den *häufigen* Leiden. In manchen Kreisen — bei Reitern — ist er so häufig, daß er als unangenehme, aber nicht zu vermeidende Beigabe zum Beruf angesehen wird. Damit ist auch gesagt, daß zu mindestens diese Form — das ‚Kniewasser‘ der Reiter — keine besonders schädigende Bedeutung besitzt.

Diagnose. Das charakteristische Symptom des Ergusses ins Kniegelenk wird den Studenten schon so gründlich vorgeführt, daß hierüber nichts zu sagen nötig ist. Eine Probepunktion zeigt den Charakter des Ergusses und sichert vor Verwechslung des Hydrops mit anderen Ergüssen.

Behandlung. So schnell die einmalige Entleerung des Hydrops durch *Punktion* ausgeführt ist, so lange dauert es, ihn dauernd zu beseitigen. Und schließlich, wenn die Heilung eingetreten ist, bleibt immer noch die Frage, ob es mehr eine Spontanheilung oder der Erfolg unserer Kunst gewesen ist.

Ist eine stärkere Kapselspannung vorhanden, so ist die Indikation zur Punktion immer gegeben, und man kann wohl versuchen, durch eine an die Punktion anschließende Auswaschung des Gelenkes mit Carbolwasser eine „Umstimmung" herbeizuführen. Einen mäßigen Erguß, der die Kapsel nicht überdehnt, immer und immer wieder zu punktieren, hat keinen Zweck. Hier kommt man am ehesten voran, wenn man ursächliche Schädlichkeiten ausschließt und das Knie *schonen* läßt, wenn man dazu *Massage* weniger des Knies als der *Oberschenkelmuskulatur* ausführt, und besonders wenn man die alte *Schwammkompression* anwendet.

Die Schwammkompression ist ein heute wenig mehr bekanntes Mittel, welches ich aber schätze, seitdem ich es bei HOFFA kennen gelernt habe. Man legt in die Kniekehle eine rinnenförmige, leicht gepolsterte Pappschiene, umgibt das Knie mit großen, angefeuchteten Badeschwämmen und wickelt das Ganze mit breiten Binden — Idealbinden — fest an. Es entsteht ein weicher elastischer Druck, mit dem sich die Wirkung feuchter Wärme verbindet.

Diese Schwammkompressionsverbände, die sich der Patient leicht für die Nacht selber anlegen kann, wirken in der Tat bei Hydrops genu so, daß auch der Kritische die Wirkung nicht gut negieren kann. Sie wirken übrigens auch gut bei entzündlichen Kapselschwellungen infolge von Rheumatismus und ähnlichem.

Ist der Hydrops genu nur eine Teilerscheinung einer schweren Knieerkrankung, etwa einer schweren Arthritis deformans, so ist eine besondere Behandlung desselben nur unter besonderen Umständen indiziert und bietet nur Aussicht auf Erfolg, wenn das Grundleiden entsprechende Behandlung findet.

Zu erwähnen ist, daß es auch einen *intermittierenden Hydrops genu* gibt. Der Erguß stellt sich in unregelmäßigen Zwischenräumen meist in beiden Gelenken ein und verschwindet nach einiger Zeit wieder. Nach der Regel, was man nicht definieren kann, das sieht man als Neurose an, ist auch dieser intermittierende Erguß als *nervös* bezeichnet worden. Wer sich damit befriedigt, mag dabei bleiben. Ich sage lieber, ich weiß nicht, woher der intermittierende Hydrops genu stammt. Die Patienten, welche ich beobachtet habe, waren übrigens alle weiblichen Geschlechts.

w) Entzündliche Wucherung der Plica adiposa genu.

HOFFAsche Krankheit.

Der Raum zwischen der Hinterfläche des Ligamentum patellae und den Gelenkflächen des Knies ist konstruktiv leer. Als Füllsel ist die Fettmasse eingeschoben, die als Plica adiposa bezeichnet wird. Als echtes, funktionell bedeutungsloses Füllsel variiert diese Plica außerordentlich. Sie ist zuweilen kaum angedeutet. In anderen Fällen ist sie stark entwickelt. Sie reicht mit zungenförmigen Fortsätzen weit ins Gelenk hinein, und sie tut das auch nicht. *Ist sie stark entwickelt und sind lange Zungen vorhanden, so gehört nur eine geringe Anschwellung dazu, um dem Fettgebilde den ihm zur Verfügung stehenden Raum zu verengern.* Es entstehen Einklemmungserscheinungen. Jede neue Einklemmung führt wieder zu neuer Reizung und Anschwellung und so kann schließlich der Fettkörper fast bis zur Hühnereigröße heranwachsen. In den einfachen und reinen Fällen gibt ein Trauma den Anstoß zur ersten Schwellung, aus der sich im Circulus vitiosus die Weiterentwicklung ergibt.

Natürlich kann jede andere Reizung, z. B. eine Entzündung im Gelenk ebenso wirken. In solchem Fall ist die Anschwellung des Fettkörpers eine Teilerscheinung, die zunächst nur im Rahmen der ursächlichen Entzündung zu bewerten ist. Die Vergrößerung des Fettkörpers kann aber nach Ausheilung der Entzündung, auch nach einer Tuberkulose bestehen bleiben und nun selbständig starke Beschwerden erzeugen.

Die *Beschwerden* sind wie gesagt *Einklemmungsbeschwerden*. Sie treten in einzelnen Anfällen auf, wenn das Leiden noch nicht volle Entwicklung erreicht hat. Mit der Zeit entsteht der Zustand einer Dauereinklemmung.

Die Patienten können das Knie nicht mehr vollständig strecken. Der Versuch macht sehr starke Schmerzen. Sie gehen mit gebeugtem Knie, sie nehmen wegen der bei jeder Belastung auftretenden Schmerzen den Stock, ja die Krücke zur Stütze.

Diagnose. Man sieht am gestreckten Knie beiderseits des Ligamentum patellae sich eine flache Schwellung vorwölben. Die Schwellung fühlt sich ziemlich derb an, man kann sie durch Druck auf die eine Seite auf der anderen zu stärkerer Vorwölbung bringen. Es entsteht aber nicht das Gefühl der Fluktuation. Druck auf die Schwellung schmerzt. Passive Streckversuche lösen heftige Schmerzäußerungen aus.

Behandlung. Eine konservative Behandlung mit Massage — nicht der erkrankten Partie selber, sondern der Kniemuskulatur —, Schwammkompression, Fango u. dgl. bringt bei leichten Fällen nicht selten genügende Besserung.

In schweren Fällen kommt man nicht um die Operation, die in der *Exstirpation* der verdickten Fettmasse zu bestehen hat. Ein Längsschnitt an der medialen Seite eröffnet das Gelenk genügend. Ich suche bei der Exstirpation die Synovialis soweit zu erhalten, daß sie zur Deckung der inneren Wunde benutzt werden kann. Es stellt sich dann nach der Operation die volle Beweglichkeit des Gelenkes schnell wieder her.

Sehr wichtig ist es, bei dieser Operation auf sorgfältige Blutstillung zu sehen. Die Blutung aus der degenerierten Fettmasse ist auffällig stark.

x) Arthropathische Quadricepsatrophie.

Ein Krankheitsbild von großer praktischer Bedeutung ist die Quadricepsatrophie, welche besonders häufig nach traumatischen Erkrankungen des Kniegelenkes, aber auch nach entzündlichen von allerlei Art zurückbleibt.

Eine Atrophie des Quadriceps tritt bei Kniegelenkserkrankungen auffällig schnell ein, schon nach wenig Tagen ist sie nachweisbar, selbst dann, wenn das Gelenk nicht fixiert wurde. Man hat deshalb, besonders HOFFA hat diese Anschauung vertreten, *nervöse* Beziehungen für die Entwicklung dieser Atrophie als Erklärung herangezogen. Ob damit mehr als eine Verlegenheitserklärung gebracht worden ist, lasse ich dahin gestellt. Auffällig erscheint mir, daß ich bei langbestehender arthropathischer Quadricepsatrophie röntgenologisch einen Unterschied in der Knochendichte finden konnte. Die Knochenzeichnung war am kranken Knie deutlich dünner als am gesunden. Ob es sich da um einen regelmäßigen Befund handelt, muß weitere Beobachtung lehren. Zeigt es sich so, so muß gefragt werden, ob es sich für die Quadricepsatrophie um Folge oder Ursache handelt.

Die Quadricepsatrophie verschwindet nach dem Grundsatz: Cessante causa, cessat effectus, in der Regel nach Ausheilung der Knieerkrankung. In manchen Fällen folgt sie dieser alten Regel aber nicht. Die Gründe sind unbekannt. Jedenfalls bleibt dann ein Zustand zurück, der vom Patienten sehr lästig empfunden wird. Das Leiden kann sogar progredienten Charakter zeigen.

Die Kranken klagen über *Schmerzen* im Knie, über *Schwäche*, über *Unsicherheit* des Ganges, sie geben an, daß sie besonders auf unebenen Boden und bergab und treppab behindert seien. Sitz der Schmerzen an einer bestimmten Stelle des Knies können sie nicht angeben. Überhaupt zeigt das ganze Beschwerdebild etwas Verschwommenes. *Man kann fast sagen, es sei für die Quadricepsatrophie charakteristisch, daß die Beschwerden, welche der Patient vorbringt, nichts Charakteristisches haben.*

Die Funktionsstörung kann, besonders wenn beide Knie betroffen sind, so hochgradig werden, daß die Patienten gezwungen sind, die Krücke zu benutzen. Die Benutzung von Stock und von Wickelbinde oder Kniekappe sieht man sehr häufig.

Diagnose. Bei der Untersuchung findet man am Knie gewöhnlich selber nichts oder wenigstens nicht genug, um daraus eine Erklärung für Beschwerden und Funktionsstörung entnehmen zu können. Die ursächliche Erkrankung des Gelenkes ist längst ausgeheilt oder bis auf bedeutungslose Reste zurückgegangen.

Eine deutliche Differenz zwischen beiden Beinen findet man, wenn man mit je einer Hand gleichmäßig die Muskelmasse vorn auf dem Femur erfaßt und abhebt. Die Masse, welche man auf der kranken Seite in die Hand bekommt, ist geringer als auf der gesunden. Eine Umfangsdifferenz läßt sich mit dem Bandmaß feststellen. Der Patient ist aber imstande, das Bein mit gestrecktem Knie vom Lager zu erheben. Mit dem Handrücken fühlt man die Vorderfläche der kranken Seite zuweilen kühler als die der gesunden. Im ganzen ist der Befund nicht besonders in die Augen springend. Daß die Quadricepsatrophie häufig nicht erkannt wird, und daß gelegentlich die Patienten in den Verdacht der Simulation kommen, erklärt sich daraus.

Behandlung. Man muß die Kraft des geschwächten Muskels mit allen Mitteln entwickeln. *Massage und Elektrisationen, Prießnitzpackungen bringen rasch eine Linderung* der Beschwerden. Mit gymnastischen Übungen darf man nur *langsam* beginnen und muß vorsichtig dosieren, sonst bewirken sie Beschwerdesteigerung. Stützmittel sind ebenso *langsam* zu entziehen.

Die Besserung tritt bei solcher Behandlung, wie gesagt, rasch ein, aber sie will nach einiger Zeit nicht mehr recht Fortschritte machen. *Die letzten Reste der Beschwerden verschwinden erst unter längerem normalen Gebrauch des Knies.* Man tut gut, die Patienten vor Beginn der Behandlung darauf aufmerksam zu machen.

y) Tuberkulöse Kniegelenksentzündung.

Von allen infektiösen Entzündungen des Kniegelenks ist für die praktische Orthopädie genau so wie für die Chirurgie die wichtigste die tuberkulöse Entzündung. Im chirurgischen Unterricht wird das Krankheitsbild so ausführlich vorgeführt, und in chirurgischen Lehrbüchern findet man dasselbe so vorzüglich beschrieben, daß wir hier auf eine allgemeine Schilderung gut und gern verzichten können. Besonders verwiesen sei auf die klassische Schilderung, welche FRANZ KÖNIG gegeben hat. Sie ist heute 30 Jahre alt, aber sie ist und bleibt *klassisch*.

Die Gonitis tuberculosa ist eine häufige Erkrankung. 30% aller tuberkulösen Gelenkerkrankungen betreffen das Knie. Sie ist häufiger bei Kindern als bei Erwachsenen und Greisen. Die Prognose ist quoad vitam im allgemeinen günstig, verschlechtert sich aber mit zunehmendem Lebensalter. Quoad functionem ist sie wesentlich ungünstiger.

Anatomisch unterscheidet man synoviale Erkrankungen von ossalen und teilt diese in primär und sekundär ossale Formen. Klinisch unterscheidet man die drei Formen des *Hydrops tuberculosus, der Granulationstuberkulose und der tuberkulösen eitrigen Entzündung.*

Die Erkrankung zieht sich zu mindestens Monate, gewöhnlich Jahre hin. Es entwickelt sich meist das typische Bild des unter einer schweren lokalisierten Tuberkulose leidenden Allgemeinzustandes, ganz besonders wenn Fisteln aufgebrochen sind und als Pforten zu sekundärer Infektion des Gelenkes gedient haben. Letaler Ausgang durch Miliartuberkulose ist seltener als bei Coxitis.

Heilung kann in jedem Stadium der Krankheit eintreten. War es nicht über die Entwicklung eines Hydrops tuberculosus hinausgekommen, so kann das Ergebnis fast eine Restitutio ad integrum sein. Eine Beweglichkeitsbeschränkung bleibt aber auch in diesen günstigsten Fällen zurück.

Auch ossale Formen können mit überraschend guter Funktion zur Ausheilung kommen, besonders unter der Sonnenbehandlung nach ROLLIER und bei der Freiluftbehandlung, wie sie z. B. nach BIER in Hohenlychen, und wie sie an der deutschen und besonders an der französischen Meeresküste ausgeübt wird. Berichten möchte ich, daß ROLLIER die primär ossalen Formen, was Heilungsneigung anbetrifft, sogar günstiger beurteilt, als die rein synovialen.

Frißt die Tuberkulose die Gelenkflächen an, kommt es zur Abscedierung und Fistelbildung, so erfolgt die Heilung nur unter Hinterlassung schwerer Funktionsschädigung. Es kommt zu schwerer *Versteifung* und zur Entwicklung der typischen *gonitischen Deformität.* Mit beiden werden wir uns besonders beschäftigen. Hier wollen wir nur die Gonitis tuberculosa als solche im Auge behalten.

Die *Diagnose* macht keine Schwierigkeit. Vor allem nicht in den Fällen, welche von vornherein das Bild des Tumor albus präsentieren. Verwechslungen können vorkommen mit dem einfachen Hydrops genu, sowie mit der Knieerkrankung bei hereditärer Lues und mit der Knieerkrankung der Bluter. Auf die beiden letztgenannten Erkrankungen kommen wir noch zu sprechen.

Für die Differenzierung gegen den Hydrops simplex genügt meist die Anamnese, beachtlich ist auch, daß bei Kindern ein solcher Hydrops fast nicht vorkommt.

HOFFA lehrte uns, mit fest anliegenden Fingerspitzen beiderseits am Rand
der Patella in die Höhe zu streichen und, wenn dabei Schmerz erzeugt würde,
dies als Frühsymptom der tuberkulösen Erkrankung des Knies zu deuten.
Mindestens ist dieses Symptom als die Diagnose sehr wahrscheinlich machend
zu verwerten.

Das Röntgenbild sagt, so lange die Diagnose zweifelhaft ist, gewöhnlich
nicht viel. Man findet auch bei einer Tuberkulose, die sich als primär ossal
erweist, zunächst nur eine beim Vergleich mit der anderen Seite deutliche Aufhellung der Zeichnung. Späterhin gibt die Röntgenplatte eine sehr klare Darstellung der Veränderungen am Knochen.

Behandlung. Die *Allgemeinbehandlung* ist, ob sie in besonderen Anstalten
für Knochen- und Gelenktuberkulosen, ob sie in Kliniken oder im Heim des
Kranken geführt wird, genau dieselbe wie bei jeder lokalisierten Tuberkulose.

Die in Spezialanstalten gegebenen, besonders günstigen klimatischen und
sonst in Frage kommenden Bedingungen lassen in der *Lokalbehandlung* dort mit
geringeren Mitteln auskommen, als in der orthopädischen, der chirurgischen
Klinik oder im Heim des Kranken. Meist begnügt man sich dort mit leichter
Fixation des Gelenkes durch wenig belastete Extension und durch Lagerung
zwischen Sandsäcken. Die kleinen chirurgischen Eingriffe erfolgen wie anderwärts, wenn sie notwendig sind. In klinischer Behandlung unter anderen chirurgischen oder orthopädischen Kranken und noch mehr bei ambulanter Behandlung
tritt die Lokalbehandlung wesentlich mehr in den Vordergrund.

Fixation, Entlastung und Extension sind wie bei der Lokalbehandlung der
Coxitis die Mittel, welche in der Lokalbehandlung der Gonitis tuberculosa un-
bestritten herrschen.

Der vollkommenste Fixationsverband ist auch hier der *zirkuläre Gipsverband.*
Er muß, wenn das Knie wirklich vollkommen fixiert werden soll, oben auch
das Becken fest umschließen und muß unten bis an die Zehen reichen. Er sieht
also genau so aus, wie der oben abgebildete Gipsverband zur Behandlung der
Coxitis (Abb. 307). Nur kann man den Beckenteil bei einer Gonitis schmäler
halten.

Derselbe Verband gibt, wenn er nur fest anliegt, auch die nötige *Entlastung,*
wenn wir den Patienten mit dem Verband aufstehen lassen.

Die Anwendung von *Gehbügeln* hat nur Zweck, wenn man den Verband ums
Knie selber und um den Unterschenkel ziemlich lose anlegt und durch eine
Knöchellasche den Fuß gegen den Gehbügel zieht. Nur so kann eine Herum-
führung der Körperlast um das Knie und zugleich eine ambulante Extension
des Gelenkes erreicht werden. Man kann aber ruhig darauf verzichten.

Der *Extensionsverband* kommt bei der Gonitis weniger zur Anwendung als
bei der Coxitis. Als Mittel zur Beseitigung etwa schon gebildeter Deformitäten
ist er nur mit Vorsicht zu benutzen. Wir werden darauf noch kommen.

Läßt man in den Spezialanstalten — mit Recht — die Gonitiskranken
lange liegen, so bestrebt man sich in der allgemein chirurgischen und in der
orthopädischen Klinik und noch mehr bei Behandlung im Haus des Patienten,
ihn möglichst bald aus dem Bett und in freie Bewegung zu bringen. Die Möglichkeit dazu bieten die *portativen Apparate.*

Auch hier steht wieder eine große Auswahl zur Verfügung. Im großen
ganzen sind es dieselben Apparate, welche auch für die ambulante Behandlung
der Coxitis angegeben worden sind. Es fehlt ihnen nur der Hüftteil, der bei
den meisten Coxitisapparaten vorhanden ist.

Auf den Hüftteil kann man tatsächlich verzichten, weil man zur ambulanten
Apparatbehandlung nur dann übergehen kann und soll, wenn die Freigabe der

Bewegungen im Hüftgelenk für das kranke Knie keine schädigende Wirkung mehr ausübt.

Ich benutze, wie bei der Coxitis, nur *Schienenhülsenapparate*, die in der HESSINGschen Technik ausgeführt sind (Abb. 362). Unter den Apparat lege ich eine dünne Hartlederhülse, welche nach oben bis in die Mitte des Oberschenkels und nach unten bis über die Mitte des Unterschenkels reicht. Wie der Leimverband bei der Coxitis, gibt diese Hülse eine große Sicherung der Fixation. Einen Leimverband braucht man am Knie nicht zu verwenden, weil die Hülse dasselbe leistet und dabei abnehmbar ist. An der Hüfte ist eine ebensolche *abnehmbare* Hülse aus technischen Gründen ausgeschlossen.

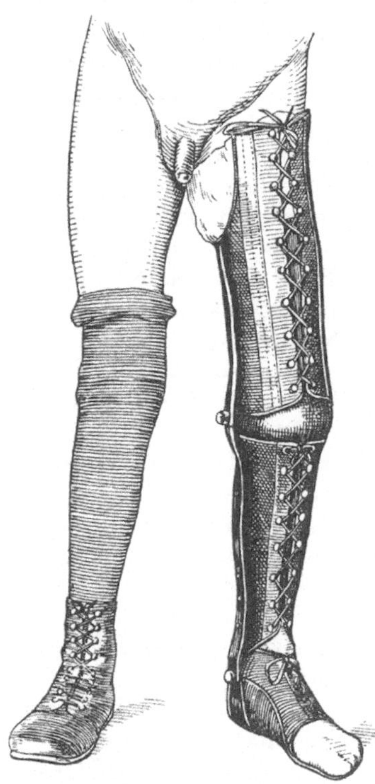

Abb. 362. Schienenhülsenapparat zur Behandlung der tuberkulösen Gonitis.

Geht die Heilung voran, so wird zunächst die Hülse abgelegt. Dann wird ganz langsam steigend dem Kniescharnier Beweglichkeit gegeben, die Entlastungswirkung wird vermindert durch Abrücken des oberen Apparatrandes vom Sitzknorren.

In dieserForm lasse ich den Apparat aber, auch wenn ich überzeugt bin, daß die Tuberkulose vollständig ausgeheilt ist, noch sehr lange tragen. Das geschieht, um das von der Entzündung erweichte Gelenk vor Überlastung und vor daraus hervorgehender Schädigung zu schützen. Die Bedeutung der gerade auf diesem Weg und nur indirekt von der Tuberkulose erzeugten Schädigungen des Gelenkes ist viel größer als man denkt. Auch hier bewährt sich der alte orthopädische Grundsatz: *Wer die meiste Geduld hat, macht die besten Kuren.*

Chirurgische Eingriffe kommen als die sogenannten kleinen Eingriffe (Punktion, Injektion, Incision) in Frage und als größere mit dem Ziel der Entfernung des Knochenherdes.

Um die kleinen Eingriffe kommt auch der nicht herum, der unter denkbar günstigen Allgemeinbedingungen arbeitet, und der die konservative Behandlung zum unbedingten Prinzip erhoben hat.

Wesentlich günstiger als an der Hüfte liegen am Knie die Verhältnisse für den *großen* chirurgischen Eingriff. Das Knie ist viel zugängiger für die Diagnose und ist auch zugängiger für das chirurgische Messer. Es war selbstverständlich, daß man beim Aufziehen der antiseptischen Ära der Knietuberkulose mit der *Radikaloperation* auf den Leib rückte. Die Erfahrungen haben die Hoffnungen, mit denen man ins Feld zog, leider nicht voll erfüllt. Heute ist die operative Behandlung wohl überall auf die *Beseitigung von noch außerhalb des Gelenkes gelegenen Herden und auf die Resektion bei Erwachsenen eingeschränkt.*

Kann man hoffen, durch rechtzeitige Entfernung eines Herdes den Einbruch ins Gelenk zu verhüten, dann ist die Herdentfernung zweifellos indiziert. Ist der Einbruch erfolgt, so kann man über die Zweckmäßigkeit der Operation schon im Zweifel sein.

Bei *Erwachsenen* und besonders in höheren Jahren ist die Resektion angezeigt, weil man auch unter günstigen Bedingungen wenig Aussicht auf Ausheilung unter konservativer Behandlung hat. Man wird sich zur Erfüllung dieser Indikation leicht entschließen, weil die Erreichung einer festen, gut tragfähigen Ankylose sicher erwartet werden kann, und weil eine nachträgliche Deformierung wie bei einer Resektion im Kindesalter nicht zu befürchten ist.

Resektionen im *Kindesalter* geben primär dasselbe Resultat wie bei Erwachsenen. Diese Resultate bleiben aber nicht bestehen. Es bilden sich *Resektionsdeformitäten*, welche wir besonders besprechen werden.

Bei der *Ausführung der Knieresektion* empfehle ich je einen kräftigen, stumpfen SCHANZschen Nagel quer durch die Kondylen und durch den Tibiakopf zu treiben, und die freien Enden der Nägel mit dem Gipsverband zu verbinden. Man erhält dadurch eine absolute Fixation. Diese erspart dem Patienten viel Schmerzen, weil auch die geringsten Bewegungen der Resektionsflächen gegeneinander ausgeschlossen sind, und sie verhütet, daß unter dem Fixationsverband eine Verschiebung der Resektionsflächen gegeneinander eintritt, die das Resultat beeinträchtigen könnte.

Die Lage der Nägel gibt Abb. 11 wieder.

z) Die Resektionsdeformitäten des Knies.

Deformstellungen des resezierten Knies kommen, wenn man nicht, wie eben angegeben, mit den SCHANZschen Nägeln arbeitet, nicht so selten in dem nach der Operation angelegten Fixationsverband zustande. Der Oberschenkel folgt seiner Neigung, sich in Außenrotation zu stellen, weil er als Walze in dem Zylinder des Verbandes gegen diese Drehung nur wenig Widerstand findet. Der Unterschenkel ist mit dem Fuß festgelegt. Er kann die Außenrotation nicht mitmachen. Es ergibt sich zwischen Ober- und Unterschenkel eine Verdrehung, die sich, wenn der Patient wieder aufsteht, als Einwärtsdrehung des Unterschenkels und des Fußes geltend macht. Damit zugleich findet eine Abbiegung des Unterschenkels nach innen statt, weil die Weichteile am oberen Teil des Oberschenkels innen viel mehr zusammengedrückt werden können als außen. So kommt zu der *Innenrotation des Unterschenkels* auch ein *Genu varum* hinzu.

Als Beispiel für eine solche Resektionsdeformität, die sich als *primäre* von den gleich zu beschreibenden sekundären unterscheiden läßt, sei Abb. 363 a gebracht. Das Korrektionsresultat (Abb. 363 b) ist erzielt durch eine oberhalb der Resektion von medial her angelegte lineäre Osteotomie. Es ist also eine Art paraartikulärer Korrektur ausgeführt. Die Korrektur wurde hergestellt und bis zur Konsolidation des Callus gesichert durch einen unterhalb der Osteotomie durch den Femur geschlagenen stumpfen Nagel und durch eine oberhalb der Osteotomie in den Femur eingedrehte Bohrschraube.

Bei *Kindern* sind solche *primäre* Resektionsdeformitäten seltener als bei Erwachsenen, weil die dünnen Weichteile des Kindes nicht so leicht Verschiebungen im Gipsverband entstehen lassen, wie die dicken Weichteilmassen am Oberschenkel des Erwachsenen, besonders von weiblichen Patienten.

Ist es die Regel, daß eine Knieresektion im Kindesalter primär ein gut geformtes, tragfähiges Bein ergibt, so ist es ebenso *die Regel, daß sich dieses Resultat nach gegebener Zeit ganz anders präsentiert.* Die Ankylose bleibt bestehen, aber an der Stelle derselben verändert sich das Bein. Es entsteht eine *Beugung* und zu dieser Beugung tritt eine *Innenrotation* und eine *Adduction* des Unterschenkels. Wir sehen sekundär das Bild entstehen, welches wir eben als primäre Resektionsdeformität beschrieben haben.

Der Grad der Deformität wechselt in weiten Grenzen. Man sieht Fälle, die noch keine allzu schweren Form- oder Funktionsstörungen bedingen, und solche, welche das Bein für den Gebrauch völlig untauglich machen. Abb. 364a und b zeigt einen Vertreter der einen Gruppe. Abb. 365a und b einen Vertreter der anderen.

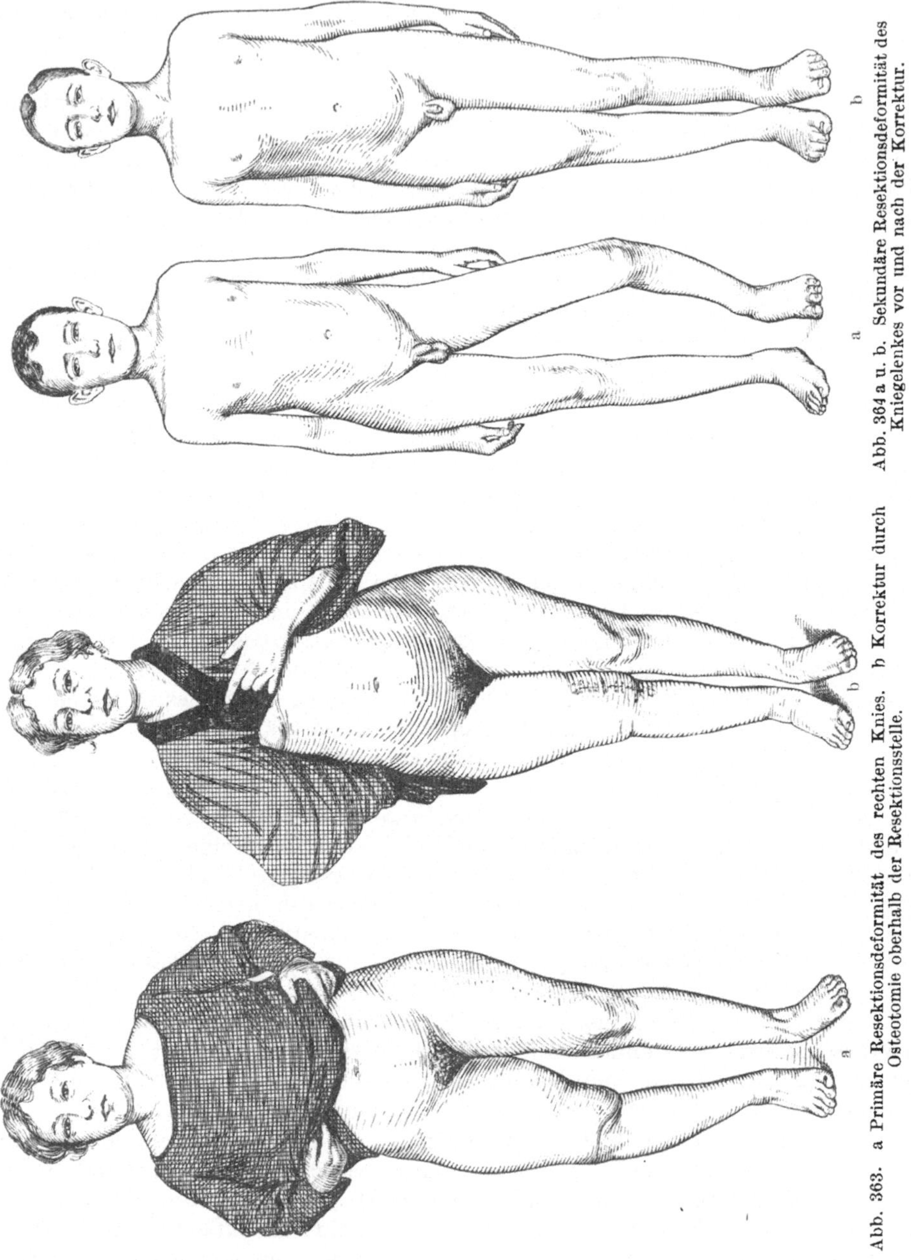

Die Korrektur ist im ersten Fall (Abb. 364a und b) durch treppenförmige Osteotomie der Tibia dicht unterhalb des Kopfes, im zweiten (Abb. 365a und b) durch bogenförmige Keilresektion erreicht, wie sie HELFERICH angegeben hat. In den leichtesten Fällen genügt eine einfache Osteotomie am oberen Ende der Tibia.

Wie kommen diese sekundären Resektionsdeformitäten zustande?

Erstens hat die Resektion die Wachstumslinien an Femur und Tibia geschädigt, und daraus ergibt sich eine Wachstumsverkürzung. Zweitens ist eine Differenz in der Wachstumsenergie von Tibia und Fibula geschaffen worden.

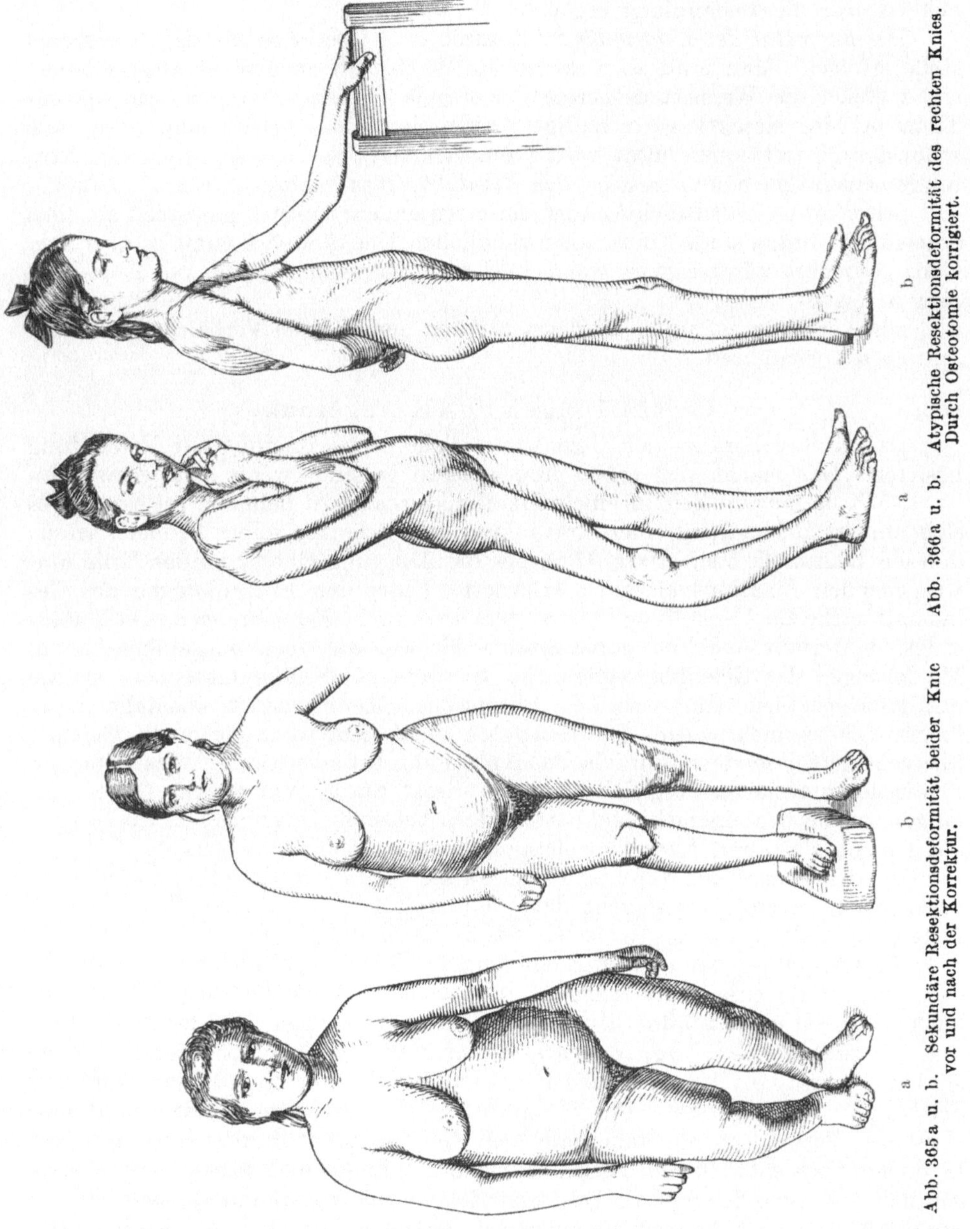

Abb. 365a u. b. Sekundäre Resektionsdeformität beider Knie vor und nach der Korrektur.

Abb. 366a u. b. Atypische Resektionsdeformität des rechten Knies. Durch Osteotomie korrigiert.

Die Tibia ist gehemmt, die Fibula wächst mit normaler Energie weiter. Das Fibulaköpfchen rückt an der Tibia aufwärts. Der Malleolus externus tritt tiefer. Es entsteht eine Gewalteinwirkung auf die Tibia im Sinne einer Innenrotation und im Sinne der Erzeugung eines Genu varum. Ob diese Wachstumsdifferenz auch ursächlich für die Beugung der Resektionsstelle wirksam ist, oder ob hier statische Überlastung der weichen Partien eine Rolle spielt, lasse ich dahingestellt.

Die Bedeutung des ungehinderten Längenwachstums der Fibula für das Zustandekommen der Deformität zu erkennen, ist wichtig, weil sich daraus Schlüsse für die Behandlung ergeben.

Die *Korrektur der Deformität* muß durch eine Operation an der Resektionsstelle erfolgen. Man muß aber, wenn das Wachstum noch nicht abgeschlossen ist, zugleich die Wachstumsenergie der Fibula ebenso schädigen, wie die der Tibia bei der Resektion geschädigt worden ist, sonst erhält man nach dem schönsten Korrektionsresultat wieder ein Rezidiv. Es ist also neben der Korrektionsoperation eine *Resektion* des *Fibulaköpfchens* auszuführen.

Selten ist es, daß Resektionsdeformitäten andere Formen gewinnen als eben gezeichnet worden sind. Unter ungewöhnlichen Umständen kommt es aber vor. Ganz besonders störend ist es, wenn ein Genu recurvatum entsteht, wie Abb. 366 a und b zeigen.

Die Korrektur ist unter Berücksichtigung der anderen Verhältnisse wie beschrieben auszuführen.

α) Versteifungen des Kniegelenkes.

Das Knie gehört zu den Gelenken, welche große Neigung zur Versteifung besitzen. Das macht sich schon unangenehm geltend, wenn man gezwungen ist, das Knie längere Zeit in einen Fixationsverband zu nehmen, sei es, daß es sich um die Behandlung einer Erkrankung des Gelenkes selber handelt, sei es, daß ein Beinbruch oder etwas Ähnliches die Anlegung eines über das Knie hinweggehenden Fixationsverbandes erfordert. Unter den Erkrankungen des Gelenkes, welche zur Versteifung führen, stehen voran die *Entzündungen*. Die Tuberkulose hinterläßt auch im günstigsten Fall, wie wir oben ausgeführt haben, Minderungen der Gelenkbeweglichkeit. Schwere akute Rheumatismen, welche das Knie befallen, tun dasselbe. Chronische Rheumatismen ebenfalls, zwar langsam, aber auch sicher. Die *Gonorrhöe* sucht sich, wenn sie in die Gelenke übergeht, mit besonderer Vorliebe das Knie und führt zu schweren Versteifungen. Septische Infektionen desgleichen, ob sie direkt durch Wunden ins Gelenk gelangen, ob sie von einem benachbarten Herd bei einer Osteomyelitis übertragen werden, ob sie durch Keimverschleppung von weither entstehen.

Mit der Versteifung kann sich ein gewisser Grad von *Schlottergelenk*bildung verknüpfen, besonders geschieht das, wenn mit lang dauernder Fixation eine Extension, welche auf das Knie wirkte, in Verbindung trat.

Die Versteifung kann durch Einengung des Bewegungsfeldes von der Streckoder von der Beugeseite her erfolgen. In unbehandelten Fällen liegt der Beweglichkeitsverlust mehr auf der Streckseite, in behandelten mehr auf der Beugeseite.

Die *anatomischen Veränderungen*, welche man bei Knieversteifungen findet, sind am geringsten bei der Fixationsversteifung. Hier findet man nur eine Schrumpfung der Kapsel. Der Gelenkraum wird dadurch verengert. Bindegewebige Verwachsungen innerhalb des Gelenkraumes finden sich nur bei besonders hoch entwickelten Fällen. Regelmäßig finden sich solche Verwachsungen neben Kapselschrumpfung bei Versteifungen, die aus Entzündungen hervorgegangen sind. Sie können in einzelnen Strängen bestehen, es können aber auch Ausfüllungen des ganzen Innenraumes mit schwartigen Massen gefunden werden.

Der Knochen kann sich in zweierlei Form beteiligen. Erstens können die Gelenkflächen Formen annehmen, die eine ausgiebige Bewegung unmöglich machen, selbst wenn keine Verwachsungen bestünden. Das findet man besonders, wenn tuberkulöse Entzündung die Versteifung erzeugt hat.

Zweitens kann sich der Knochen beteiligen dadurch, daß knöcherne Verwachsungen zustande kommen, also echte *Ankylosen*. Das geschieht besonders nach septischen Erkrankungen. Bemerkenswert ist, daß eine größere Neigung zur knöchernen Verwachsung zwischen Patella und Femur als zwischen Femur und Tibia besteht. Das zeigt sich besonders bei tuberkulösen Erkrankungen, die knöcherne Ankylosen zwischen Femur und Tibia nur sehr selten bilden, zwischen Femur und Patella aber recht häufig hinterlassen.

Für die praktische *Bewertung* kommen vor allem zwei Momente in Betracht: die Größe der Einschränkung des Bewegungsfeldes und die Verteilung der Einschränkung auf die Beuge- und Streckseite desselben. Die Schädigung des Patienten ist um so größer, je *mehr* das Bewegungsfeld eingeschränkt ist, und sie wird weiter um so größer, je mehr die Einschränkung auf der *Streckseite* des Bewegungsfeldes liegt. Das erstere ist selbstverständlich, das zweite muß ich erklären.

Steht ein Knie in voller Streckung und kann es aus dieser nur wenig gebeugt werden, so ist ein sehr großer Bewegungsdefekt vorhanden, der aber nur auf der Beugeseite liegt. Ein Knie, das in voller Beugung steht und das nur wenig gestreckt werden kann, hat denselben Bewegungsdefekt, dieser liegt aber völlig auf der *Streckseite*. Bei einem Knie, welches weder voll gestreckt noch voll gebeugt werden kann, verteilt sich die Einengung des Bewegungsfeldes auf beide Seiten.

Der Verlust auf der Beugeseite kann sehr groß werden, ehe er erhebliche Störungen praktisch in Erscheinung treten läßt. *Auch ein geringer Rest von Gelenkbeweglichkeit genügt bei gerade stehendem Knie für das tägliche Leben,* während ein diesem Rest gleichgroßer Verlust auf der Streckseite ernste Schädigung herbeiführt, ein größerer Verlust das Bein für den praktischen Gebrauch unfähig macht.

Die *Prognose* ist verschieden. Bei knöchernen Ankylosen ist Wiederkehr von Beweglichkeit ganz ausgeschlossen. Auch die Fälle, wo schwere Veränderungen der Gelenkoberflächen entstanden sind, wie nach schweren Tuberkulosen, schließen wesentliche Hebung der Beweglichkeit aus. Unter den entzündlichen Versteifungen, bei welchen nur bindegewebige Verwachsungen bestehen, sind die rheumatischen verhältnismäßig günstig zu beurteilen. Bei ihnen findet sich, wenn nur der Rheumatismus voll ausheilt, die Bewegung gewöhnlich, wenn auch nicht vollständig ein. Eigentümlich ist das Verhalten der gonorrhoischen. Da bildet sich ein gewisses Bewegungsfeld und an den Grenzen dieses Feldes entsteht eine harte Hemmung, welche weder Spontanheilung noch ärztliche Kunst zu überwinden vermögen.

Diagnose. Die Feststellung, daß eine Bewegungsbeschränkung der Kniegelenke vorliegt, erfordert keine ärztliche Kunst. Die Diagnose hat sich auf die Feststellung der *Art der Gelenkveränderungen* zu richten. Ihre Ergebnisse sind die Grundlagen für die Beantwortung der Frage, ob Wiederherstellung der Beweglichkeit möglich ist, und welche therapeutischen Wege dafür einzuschlagen sind.

Behandlung. Am einfachsten ist die Sache bei der *Fixationsversteifung.* Da diese unter der Hand des Arztes entsteht, genügt es eigentlich, sie durch genügende *Prophylaxe* zu verhüten.

Feststellungen des Kniegelenkes sind nur, wenn wirklich erforderlich, anzuwenden. Sie sind auf denkbar kürzeste Zeit zu beschränken. Es ist baldigst das Gelenk wieder in Bewegung zu setzen. Ist ein Beweglichkeitsverlust zu erwarten, so ist er nicht auf die Streckseite des Bewegungsfeldes, sondern auf die Beugeseite zu verlegen.

Also: *Gipsverbände nicht zu lange liegen lassen,* besonders nicht bei Reizzuständen im Knie. Passive und aktive Bewegungen auch schon bei Patienten, die nur mit gestrecktem Bein lange glatt auf dem Rücken liegen müssen. *Knie, die steif werden, in Streckstellung halten.*

Erfordern neben dem Gelenk gelegene Verletzungen, wie Frakturen oder Osteotomien, lange Fixation, so kann man das Knie aus dem Verband bringen, ehe es Schaden erleidet, wenn man die Schanzschen Nägel benutzt, wie das schon beschrieben und abgebildet ist (Abb. 10a und b).

Entsteht trotz aller Sorgfalt eine Fixationsversteifung, so braucht man das auch nicht allzu schwer zu nehmen. Sie verschwindet meist unter dem Gebrauch des Beines ganz von selber wieder. Eine mediko-mechanische Behandlung ist kaum dazu nötig.

Mediko-mechanische Behandlung hat ihr besonderes Feld bei den rheumatischen Erkrankungen. Man beschränke sich nicht auf Massage und Pendelübungen, sondern gebe Biersche Stauung, Heißluftbäder, Moor- und Fangopackungen, Prießnitzumschläge u. dgl. dazu.

Extension bei wechselnder Einstellung des Knies in bestmögliche Beugung und Streckung bringt sichtliche Förderung einer solchen Kur.

Orthopädische Apparate, die wechselweise das Gelenk in größte Streckung und Beugung drängen, wirken ebenso. In Frage kommt vor allen Dingen der sehr einfache Apparat, den Scheede im Krieg ausgearbeitet hat (Abb. 367). In Fällen, wo der Entzündungsprozeß noch Entlastung des Gelenkes wünschenswert macht, gebe ich Schienenhülsenapparate und lasse durch Federzug zeitweise strecken, durch Gummizug zeitweise beugen. Ein solcher Apparat gibt auch bei einer nicht zu sehr veralteten gonorrhoischen Versteifung noch befriedigende Erfolge.

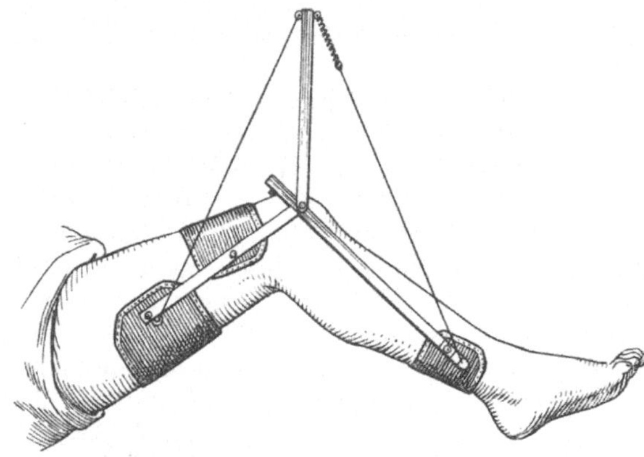
Abb. 367. Scheedes Apparat zur Behandlung von *Knieversteifungen.*

Von Einspritzungen ins Gelenk, die ich mit Fibrolysin und auch mit Pepsin ausgeführt habe, sah ich keinen Nutzen, vom Brisement forcé nur Schaden.

Voraussetzung für einen auf dem beschriebenen Weg zu erreichenden Erfolg ist, daß die knöchernen Gelenkkörper in ihrer Form gut erhalten sind. Sind diese stark verändert, wie es nach schweren tuberkulösen Erkrankungen die Regel ist, dann spare man sich unnütze Arbeit und dem Patienten unnütze Qual. Auch mit all den schönen Apparaten, von denen wir bei der Korrektur der gonitischen Deformität noch zu reden haben, erreicht man keine Erweiterung des Bewegungsfeldes.

Es gibt aber einen Weg, auf welchem wir dem Patienten sehr häufig praktisch bedeutungsvollen Gewinn verschaffen können. Meist ist ja ein Beweglichkeitsrest vorhanden. Er liegt aber an funktionell ungünstiger Stelle. *Durch seine Verlegung an funktionell günstige Stelle können wir dem Patienten nützen.*

Um dies verständlich zu machen, habe ich oben die Ausführungen über die Verteilung der Einschränkung des Bewegungsfeldes auf Streck- und Beugeseite gemacht.

Ein Rest des Bewegungsfeldes, welcher um die Mitte desselben herum liegt,
oder mit anderen Worten, bei einem in 90° Beugung stehenden Knie nützt
eine Beweglichkeit sehr wenig.

Verlegen wir diese eingeschränkte Beweglichkeit an die Grenze der Streckung
oder, was dasselbe besagt, bringen wir das gebeugte Knie in Streckung, *so ver-*
schaffen wir dem Patienten
ein Knie, das zwar auch nicht
beweglicher als vorher gewor-
den ist, dessen beschränkte Be-
weglichkeit aber einen ganz an-
deren praktischen Wert besitzt.

Diese Werterhöhung ist
mit sehr leichten Mitteln, mit
einer suprakondylären Osteoklase oder Osteotomie zu erreichen (Abb. 368). Es ist
mir nicht recht verständlich,
warum man die Verlagerung
des Bewegungsfeldes nicht
viel häufiger ausführt, als
heute noch allgemein ge-
schieht. Vielleicht liegt es
daran, daß in unseren Lehrbüchern und Operationslehren die in Frage stehenden
Fälle allgemein unter dem
Kapitel der Kniegelenkdefor-
mitäten behandelt werden.

Mit der *Deformität* findet
sich mancher ab, der sich
gern operieren läßt, wenn
man ihm klarmacht, daß er
zu einer besseren Ausnützung

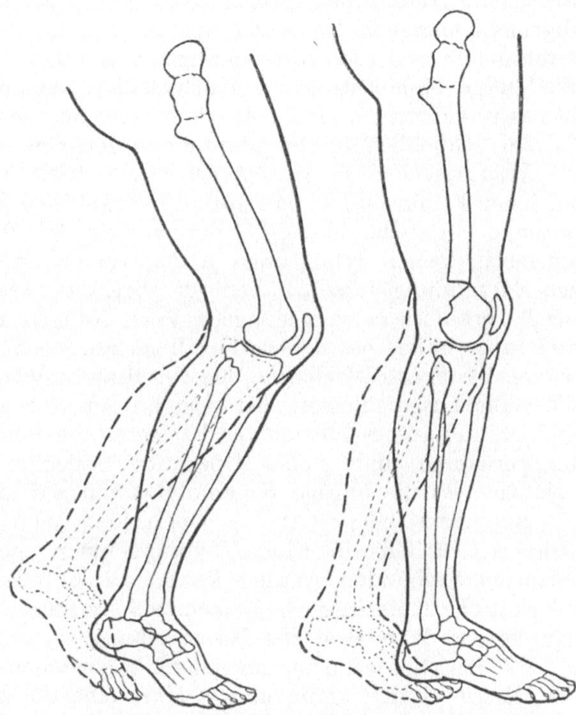

Abb. 368. Verlegung eines Bewegungsfeldes an funktionell günstigere
Stelle durch suprakondyläre Osteotomie.

des Restes seiner Kniebeweglichkeit gebracht werden kann.

Blutige Mobilisation des versteiften Kniegelenkes.

Zur Operation *im* Gelenk bin ich zuerst geschritten *bei knöcherner Ver-*
wachsung zwischen Femur und Patella. Man stößt auf Fälle, wo zwischen Femur
und Tibia noch gute Bewegungsmöglichkeit besteht, wo aber eine Ankylose der
Patella verhindert, daß diese Bewegungsmöglichkeit sich steigert, und wo sie verhindert, daß diese Bewegung aktiv ausgenützt wird. Ich habe zuerst den prä-
patellaren Schleimbeutel als gestielten Lappen unter die abgelöste Patella gelegt.
Die damit erreichte Beweglichkeit war aber doch nicht genügend. Ich ging zu frei
transplantierten Fettlappen über, wie ich sie seit langem bei allen Gelenkplastiken
benutze, und unterfütterte damit die Patella.

Sehr wichtig ist es, daß man wie bei einer Plastik des ganzen Kniegelenkes,
nicht nur die Patella ablöst und unterfüttert, sondern daß man die Ablösung
und Unterfütterung unter der Quadricepssehne bis hinauf in gesundes Gleitgewebe vornimmt. Bei solcher Ausführung ergibt die Lösung der ankylotischen
Patella recht befriedigende Resultate, — nur die tuberkulösen Deformitäten
im Wachstumsalter erfüllen die gehegten Erwartungen meist nicht. Wir kommen
darauf noch zu sprechen.

27*

Ist eine knöcherne Verwachsung auch zwischen Femur und Tibia eingetreten, so ist die Wiedergewinnung von Beweglichkeit nur auf dem Wege der Neubildung des ganzen Gelenkes möglich.

Um die blutige *Mobilisation des Kniegelenkes* hat sich vor allem PAYR hohe Verdienste erworben. Die Grundsätze, welche er für die Anwendung des Verfahrens aufgestellt hat, gelten allgemein, und nach seinen Anweisungen wird allgemein operiert. Natürlich hat auch PAYR Vorarbeiter gehabt, und selbstverständlich sind auch Abweichungen von seinen Vorschriften denkbar. Ich habe die blutige Mobilisation des Kniegelenkes aufgenommen, ehe die Mitteilungen PAYRS erschienen, und bin den von mir eingeschlagenen Weg weitergegangen. Es war schließlich in der Hauptspur derselbe, den auch PAYR gegangen ist.

Was zunächst die *Auswahl der Fälle* betrifft, so kommen nur solche in Frage, bei denen Femur und Tibia knöchern verwachsen sind, und bei denen eine Mobilisation der Patella oder eine Verlagerung des Bewegungsfeldes, wie oben beschrieben, keinen genügenden Erfolg verspricht. Weiter nur Fälle, bei denen der Entzündungsprozeß unbedingt abgelaufen ist. Dadurch werden zahlreiche aus Tuberkulose hervorgegangene Versteifungen ausgeschlossen. Ausgeschlossen sind auch Fälle, bei denen die Operation noch eine Störung des Wachstums erzeugen oder wo Wachstum das Resultat beeinträchtigen könnte. Es sind also alle Fälle ausgeschlossen, bei denen noch eine offene Epiphysenlinie besteht. Endlich sind ausgeschlossen alle Patienten, bei denen aus irgendwelchen Gründen die Vornahme einer *großen* Operation Bedenken verursacht, denn eine *große* Operation ist die blutige Kniemobilisation auf alle Fälle.

Besonders *indiziert* ist die Operation, wenn an dem versteiften Knie aus anderen Gründen ein Eingriff vorzunehmen ist, mit dem die Mobilisationsoperation verbunden werden kann. Diese Situation ist gegeben, wenn das ankylotische Knie in einer Deformstellung steht, die eine Korrektur unbedingt erfordert, z. B. eine starke Beugestellung.

Ziel der Operation ist, ein Gelenk herzustellen, welches in *voller Streckstellung voll belastet* werden kann, und welches eine die *normalen Grenzen möglichst erreichende Beugefähigkeit* besitzt. Zu vermeiden ist der Eintritt abnormer Beweglichkeit, also der Eintritt von Überstreckbarkeit und seitlicher Beweglichkeit. *Ungenügende Tragfähigkeit und abnorme Beweglichkeit sind so große Nachteile, daß ihre Vermeidung durch eine Beschränkung im Grad der Beweglichkeit nicht zu hoch erkauft wird.* Das soll heißen, es ist besser, ein gut tragfähiges, aber minderbewegliches Gelenk herzustellen, als ein ausgiebiger bewegliches, welches nicht ebenso gut tragfähig ist, welches überstreckbar ist oder seitlich bewegt werden kann.

Die *Ausführung der Operation* beginnt mit einem großen bogenförmigen Hautschnitt, der in der Höhe der Tuberositas tibiae ansetzt und beiderseits über die Kondylen bis nahe an die Mitte des Oberschenkels heraufgeführt wird. Über der Tuberositas wird ein kurzer Längsschnitt abwärts auf die Tibiakante geführt. Die Tuberositas wird mit dem Meißel abgeschlagen, das Ligamentum patellae abpräpariert. Die Patella wird abgeschlagen. Der ganze Streckapparat wird so weit herauf abgelöst, bis man aus allen Narben hinaus ist und in loses Gleitgewebe gelangt. Die Rückfläche der Patella wird geglättet. Narbengewebe wird von der Rückseite des Strecktraktes abgetragen.

Es folgt die Ausschneidung des Gelenkes. Dazu werden von den verwachsenen Knochenpartien die Reste der Kapsel so weit abgetragen, bis durch die Kniekehle hindurch ein Elevatorium gesteckt werden kann, welches dort die Weichteile vom Knochen abhebt, und welches vor allem Gefäße und Nerven vor der Säge schützt.

Die Säge wird angesetzt und geführt wie bei einer HELFFERICHschen osteo-
plastischen Resektion des Kniegelenkes. Sie folgt im Bogen dem Kniegelenkspalt. Die letzten Lamellen zerbreche ich, damit ja nicht eine Verletzung der
edlen Kniekehlengebilde vorkommen kann.

Schwartige Massen in der Kniekehle werden entfernt. Die Sägeflächen
werden so zugerichtet, daß sie bei voller Streckung gut aneinanderliegen, daß
sie bei Beugung aneinandergleiten und in guter breiter Berührung bleiben.
Leichter Zug am Fuß muß ein mäßiges Klaffen des neuen Gelenkspaltes ergeben.

Jetzt wird die Wunde mit Tuchklammern provisorisch geschlossen und das
Interpositionsmaterial herbeigeschafft. Ich nehme *Unterhautfettlappen* entweder

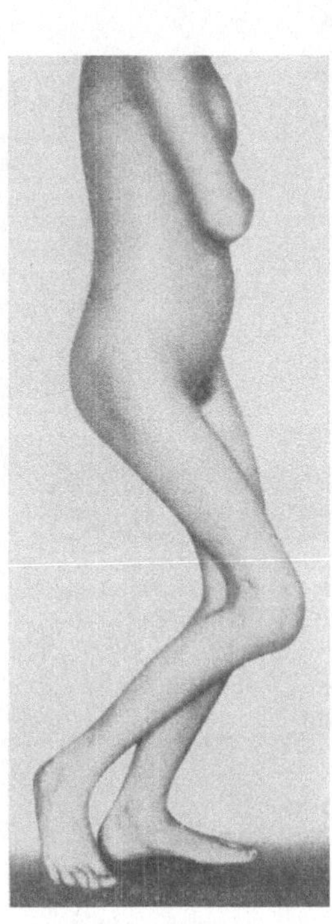

Abb. 369. Ankylose des rechten Kniegelenkes.

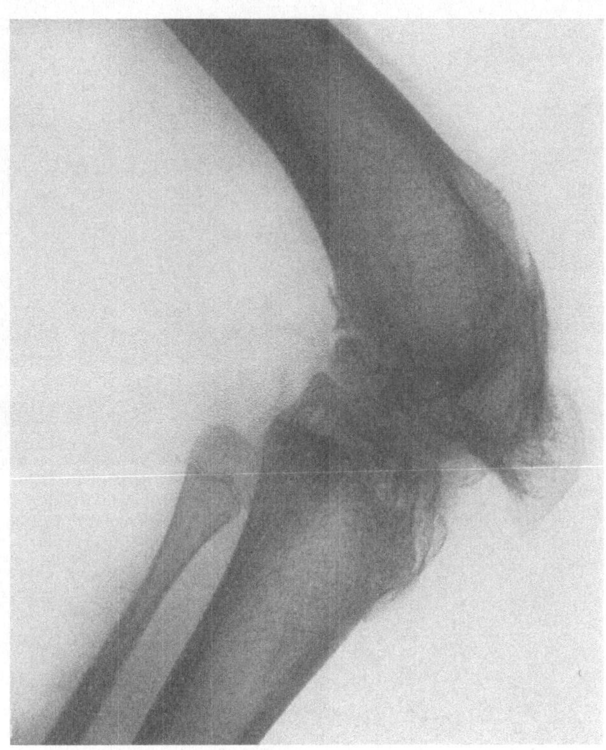

Abb. 370. Röntgenbild zu Abb. 369.

aus der Vorderfläche des gesunden Oberschenkels oder vom Bauch, also *ungestielte* Lappen. PAYR bevorzugt gestielte Fascienstreifen aus der Fascia lata,
die er unter Umklappung ins Gelenk einschlägt.

Ich habe zuerst einen *gestielten* Unterhautfettlappen aus der Vorderfläche
des Oberschenkels genommen. Das war technisch schwierig. Ich bin, als ich mich
überzeugt hatte, daß bei diesem Lappen die Ernährung durch den Stiel sehr
problematisch ist, und daß ungestielte Lappen genau so gut einheilen, auch am
Knie zum ungestielten Lappen übergegangen, bin aber beim Unterhautfettlappen
geblieben. Ich glaube, daß das Fett sich ganz besonders als Interpositionsmaterial eignet.

Mit dem Fettlappen wird, nachdem die provisorisch geschlossene Wunde
wieder geöffnet ist, das Femurende überzogen. An den Seiten der neuen Gelenkfläche lasse ich den Lappen etwas überstehen und befestige ihn durch Catgut-

nähte an den Kapselresten. In der Kniekehle wird er heraufgeschoben, soweit das Femur losgelöst ist, ebenso wird vorn der ganze Strecktrakt unterfüttert bis ins gesunde Gleitgewebe hinein.

Jetzt wird der Strecktrakt wieder zurückgeschlagen und durch Annagelung der Tuberositas etwas unterhalb ihres früheren Platzes angeheftet. Naht, Wundverband. Gipsverband vom Becken bis zu den Zehen.

Passive Bewegungen in der Nachbehandlung, auf deren frühzeitigen Beginn und energische Ausführung die meisten Operateure besonderen Wert legen, lasse

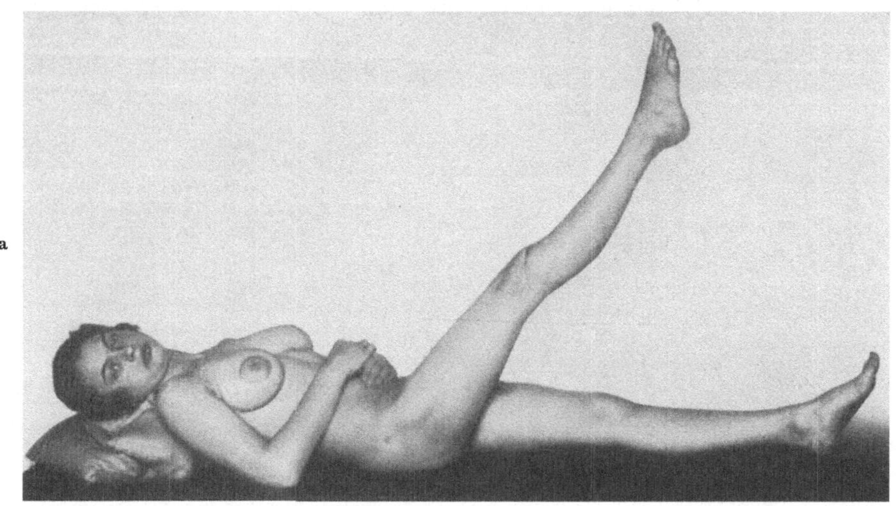

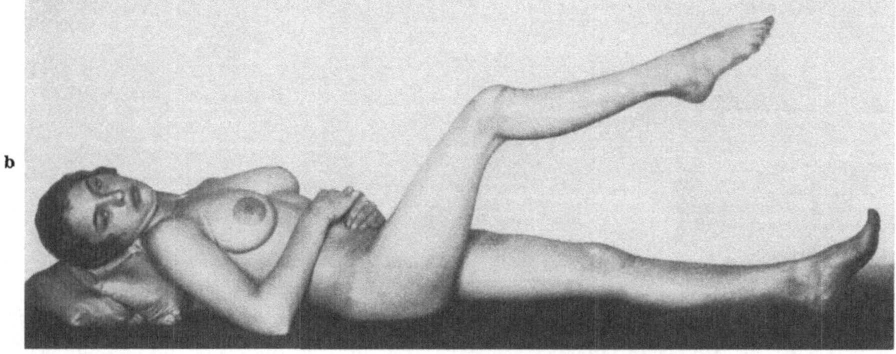

Abb. 371a u. b.   Behandlungsresultat zu Abb. 369.

ich nicht ausführen. Sie mögen bei Verwendung von Fascien als Interpositionsmaterial nötig sein. Bei Verwendung von Fettlappen sind sie zu entbehren, und man erspart dem Patienten durch ihre Vermeidung zu mindestens viel Schmerzen. Ich lasse den Operierten bis zur völligen Wundheilung ruhig liegen, lasse ihn dann mit dem Gipsverband aufstehen und gebe später einen *Schienenhülsenapparat,* welcher das Knie festhält und das Bein nicht vollkommen, aber doch in hohem Maße entlastet.

Allmählich gebe ich dem Apparat Beweglichkeit. Der Patient kann schon frühzeitig kleine Bewegungen im neuen Gelenk ohne Schmerzen ausführen.

Das weiche Fettgewebe verschiebt sich genügend. Allmählich bildet sich in dem Fett eine schleimbeutelartige Gelenkhöhle; diese erweitert sich, und der Bewegungsausschlag wird unter dem einfachen Gebrauch des Beines größer.

Die Schiene lasse ich den Patienten so lange tragen, bis er sie schließlich nach 1—2 Jahren selber weglegt.

Das Resultat einer solchen Behandlung zeigen die Abb. 369—372.

Die Patientin hatte aus einer tuberkulösen Gonitis eine Ankylose in Beugestellung akquiriert. Zwei Jahre nach der Operation ging sie ausdauernd ohne Schiene und hatte eine aktive Beweglichkeit von etwa 60. Keine Überstreckbarkeit, keine seitliche Beweglichkeit des Knies.

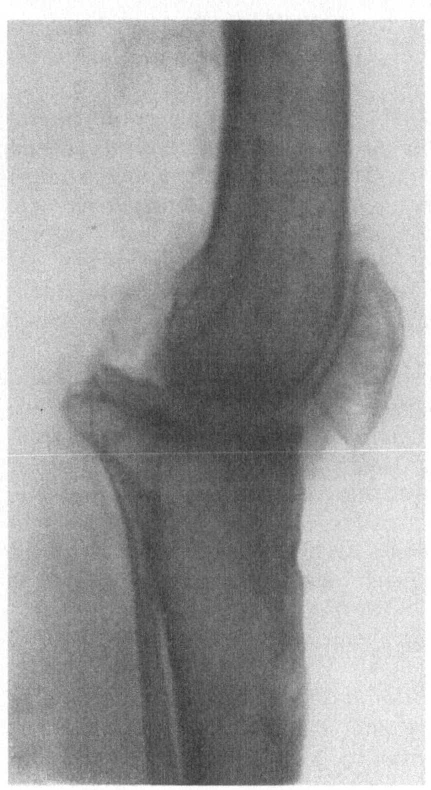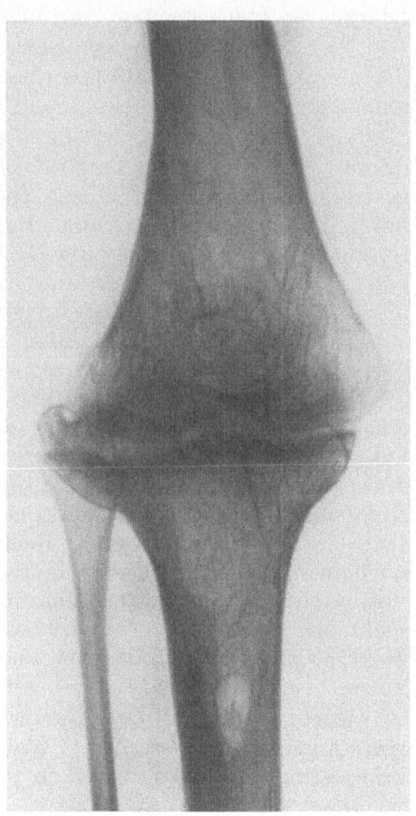

a   Abb. 372a u. b. Röntgenbilder zu Abb. 371.   b

Das Röntgenbild (Abb. 372a und b) zeigt eine Verdichtung der Knochenmasse parallel zur Gelenklinie. Ich erkläre das als quere Abbindung der Spongiosa wie am normalen Gelenk und lege darauf besonderen Wert. Ich glaube, daß das Ausbleiben der Arthritis deformans dieser Abbindung zu verdanken ist. Arthritis deformans entsteht ja so häufig in neugebildeten Knien, daß ihre Entstehung schon als regelmäßig bezeichnet worden ist. Ich glaube, sie ist zu vermeiden, wenn man durch die von mir geübte Schonung des neuen Gelenkes dem Körper Zeit gibt, die wie ein Besen frei in der Schnittstelle stehenden Spongiosabälkchen quer abzubinden.

Mit der erzielten Beweglichkeit von 60° ist meine Patientin hoch zufrieden, und ich befriedige mich auch damit. Ich habe größere Beweglichkeit zu oft mit mangelhafter Tragfähigkeit erkauft gesehen.

β) Gonitische Deformität.

Entzündungen des Kniegelenkes führen häufig zur Entstehung von Deformitäten. Schon sehr bald nach Ausbruch der Krankheit findet man das Gelenk in einer Beugestellung. Zieht sich die Krankheit lange hin, wie eine Tuberkulose, so vermehrt sich die Beugung, und es gesellt sich zu ihr noch eine *Abduction* und eine *Außenrotation* des Unterschenkels im Kniegelenk, gleichzeitig findet eine *Subluxation* des Tibiakopfes innerhalb des Gelenkraumes nach hinten und außen statt. Alles zusammen also eine sehr komplizierte Formveränderung des Knies, die man nicht als eine stehengebliebene Bewegung auffassen kann, obgleich mit dieser Deformitätenbildung stets eine starke Einengung des Bewegungsfeldes, also eine Gelenkversteifung, einhergeht.

Man hat viel darüber geschrieben, welche Kräfte bei dem Zustandekommen der gonitischen Deformität wirksam seien. Zu einer vollständigen Klärung ist man aber noch nicht gekommen.

Die Beugestellung, welche die ganze Deformierung einleitet, erklärt sich daraus, daß das gebeugte Knie einen größeren Fassungsraum besitzt als das gestreckte. Ein entzündlicher Erguß steht deshalb bei Kniebeugung weniger unter Druck als bei Streckung. Es ist verständlich, daß der Patient zur Erleichterung seiner Beschwerden die Beugestellung einnimmt. Jenseits einer Beugung von 45° wird der Gelenkraum aber wieder verkleinert. Warum wirkt das nicht einer Steigerung der Beugung über 45° entgegen? Schon eine nicht zu beantwortende Frage. Auch Abduction, Außenrotation und Subluxation lassen sich aus der Veränderung des Fassungsraumes nicht erklären. Man hat die Differenz zwischen Beuge- und Streckmuskulatur herangezogen. Die Streckmuskulatur atrophiert schneller als die Beugemuskulatur. Man hat auf die Lähmungsdeformitäten hingewiesen, bei denen auch zuweilen aus einer Quadricepslähmung mit Erhaltung der Beuger Deformitäten entstehen, die alle Komponenten der gonitischen Deformität besitzen. Es mag etwas daran sein, aber als reinlich aufgehende Rechnung will mir diese Erklärung auch nicht erscheinen. Warum zeigt ein blutig mobilisiertes Kniegelenk gar keine Neigung, eine gonitische Deformität auszubilden, obgleich das Verhältnis der Muskeln zueinander gar nicht geändert worden ist? Warum ist die Tendenz zur Entwicklung der Deformität so besonders intensiv beim wachsenden Kind, warum ist sie beim Erwachsenen geringer?

Mikulicz und Ludloff versuchten die Bildung der Deformität aus Wachstumsvorgängen zu erklären. Wahrscheinlich sind sie der Lösung der Frage nahegekommen. Aber irgendein dunkler Punkt ist auch von ihnen nicht aufgeklärt worden.

Wir müssen uns begnügen mit der Tatsache, daß wir die deformierenden Kräfte noch nicht vollständig kennen, und müssen dies aussprechen, um den Ansporn zur weiteren Forschung zu geben.

Das Bild, welches die gonitische Deformität uns vor Augen stellt, ist nicht zu verkennen. Bei *leichten* Deformitäten tritt besonders die *Beugung* in Erscheinung, sie beherrscht auch weiterhin das Gesamtbild. Die anderen Komponenten der Deformität sind leicht angedeutet auch schon früh zu erkennen, sie werden mit der Steigerung der Beugung immer deutlicher. Im ganzen besteht zwischen den einzelnen Komponenten Parallelität, so daß zu einer hohen Beugung auch eine hohe Abduction, Außenrotation und Subluxation gehört. Gelegentlich tritt aber die eine oder andere Komponente stärker hervor, ohne daß man sagen könnte, warum dies geschieht, und ohne daß der Charakter des Gesamtbildes wesentlich geändert würde.

Das Röntgenbild zeigt uns nicht nur die Veränderungen im Gelenk selber, sondern es zeigt uns auch, daß ein Teil der Beugekomponente der Deformität zustande kommt durch Verbiegung des Femurschaftes. Man kannte diese Verbiegung schon vor der Röntgenära, hielt sie aber für eine ungewöhnliche Erscheinung. Jetzt wissen wir, daß sie bei jeder lange bestehenden gonitischen

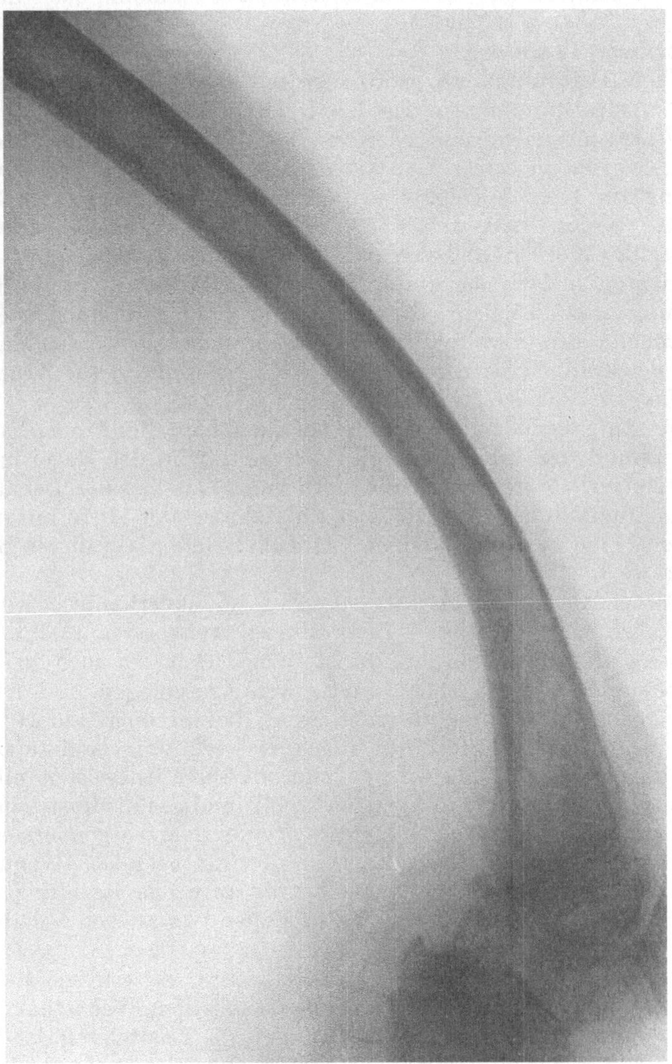

Abb. 373. Verbiegung des Femur bei gonitischer Deformität.

Deformität nachzuweisen ist. Das führt auf die Mitwirkung der Belastung in der Entstehung der Deformität hin. An der Verbiegung des Femurschaftes ist zweifellos der Druck der Körperlast beteiligt, die auf den winklig gebogenen Stab der Beinsäule mit großer Macht einwirkt. Zuviel Bedeutung darf man diesem Druck aber auch wieder nicht zusprechen, denn die Verbiegung des Femur kommt auch bei den Deformitäten zur Beobachtung, bei deren Entstehung die

Körperlast nicht mitgewirkt haben kann, weil der Patient nicht mehr gehen konnte.

Wichtig ist, daß die *Entwicklung knöcherner Verwachsung im Gelenk die Entwicklung und die Weiterbildung der gonitischen Deformität nicht unmöglich macht*. Das Tempo wird allerdings verzögert, und die höchsten Grade der Deformität werden nicht erreicht, wenn eine mehr oder weniger vollkommene Ankylosierung eintritt.

Die *praktische Bedeutung* der gonitischen Deformität ist groß, erstens deswegen, weil die zahlreichen tuberkulösen Knieerkrankungen des Kindesalters fast alle unter Hinterlassung von Deformitäten ausheilen, und zweitens deshalb, weil das Knie durch die Deformierung sehr viel an seiner Gebrauchsfähigkeit einbüßt. Die pathologische Winkelbildung am Knie bedingt eine funktionelle Verkürzung des Beines, die Tragkraft des Knies wird durch die Winkelung schwer geschädigt, von der Verunstaltung des Körpers und von dem Beweglichkeitsausfall ganz abgesehen.

Die Patienten suchen sich durch allerlei Behelfe besonders die funktionelle Beinverkürzung auszugleichen. Sie greifen zur Sohlenerhöhung, sie schnallen sich eigentümliche, primitive Sitzkrücken an ihr Bein, sie stützen sich an einen in der Hand der kranken Seite getragenen Stock, sie müssen zur Krücke greifen.

Behandlung.

Die erste Aufgabe der Behandlung ist auch hier die *Prophylaxe*. Da die Patienten während der Entstehung der Deformität in der Regel in ärztlicher Behandlung stehen, so ergibt sich die Forderung, daß bei der Behandlung der ursächlichen Entzündung zugleich die Entstehung der Deformität verhütet werde, und daß eine etwa vorhandene Deformität innerhalb dieser Behandlung mit beseitigt wird.

Diese Forderung ist immer ausgesprochen und anerkannt worden. Wenn man trotzdem so viele gonitische Deformitäten sieht, so muß ihre Erfüllung doch wohl schwieriger sein als ihre Aufstellung. Dem ist auch so.

Ich habe mich mit mancher Gonitis herumgeschlagen und habe es auf allerlei Art versucht, aber ich kann nicht sagen, daß ich imstande wäre, die Entstehung einer gonitischen Deformität sicher zu verhüten. Andere Orthopäden werden, wenn man sie aufs Gewissen fragt, dasselbe antworten müssen. Ja, ich habe gonitische Deformitäten korrigiert, vollständig, mit drastischen Mitteln, habe ein Rezidiv erhalten, habe das Rezidiv noch einmal vorgenommen, womöglich noch energischer, und bin wieder beim Rezidiv geendet. Wenn keine genügende Nachbehandlung stattgefunden hätte, wäre das Rezidiv ja erklärlich gewesen. Ich habe es aber auch gesehen in Fällen, wo an der Nachbehandlung gar nichts fehlte.

Es müssen eben doch noch Kräfte im Spiel sein, die wir nicht beherrschen, weil wir sie nicht kennen. Irgendwie müssen sie mit dem Wachstum zusammenhängen, denn die Fälle, in denen es nicht gelingt, die Entstehung der Deformität zu verhindern und in denen man nach Korrektur der Deformität Rezidive erhält, liegen in der *Wachstums*periode.

Um nicht ein zu pessimistisches Urteil entstehen zu lassen, sei gesagt, daß auch bei wachsenden Kindern Ausheilung der Gonitis ohne Deformität erfolgen kann. Bei leichten Fällen und bei entsprechender Behandlung ist es sogar die Regel.

Wenn man die *Korrektur* einer gonitischen Deformität ausführen will, dann tut man gut, sich ein von einer schweren Deformität stammendes Präparat aufzuschneiden und anzusehen, man erspart sich dadurch viel unnötige Arbeit und dem Patienten unnötige Qualen und Ausgaben. Man findet den Gelenkraum bis zum Verschwinden eingeengt, man findet die Gelenkflächen schwer verändert. Statt der glatten zueinander passenden Flächen Erhebungen und Vertiefungen in unregelmäßiger Folge, die Gelenkflächen außerdem bedeckt mit fest angewachsenen Bindegewebsbildungen. Fragt man sich: Ist es möglich, in einem solchen Gelenk die Flächen von Tibia und Femur so aneinander zu verschieben, daß eine Streckstellung erreicht wird, so ist die einzige Antwort: „Ausgeschlossen".

Damit ist zugleich ein Urteil gesprochen, das die Erfahrungen der Praxis immer wieder bestätigen. *Jede mit einer Verschiebung der Gelenkflächen arbeitende Korrektur ist von vornherein zum Mißerfolg verurteilt, wenn die Gelenkflächen von Femur und Tibia nicht mehr ausgiebig aneinander verschoben werden können.* Mit diesem Satz wird die Anwendungsmöglichkeit der intraartikulären Korrektionsmethoden auf ein enges Gebiet eingeschränkt.

Schon bei leichten Deformitäten stellt sich bei Durchführung der Korrektur ein beachtliches Hindernis ein. Die Tibiafläche gleitet bei der Streckbewegung auf den Gelenkflächen der Kondylen nach vorn. Stellt sich dieser Wanderung ein Widerstand entgegen, so stemmt sich die Tibiafläche mit ihrer vorderen Kante an und sie wird mit ihren rückwärtigen Partien von der Gelenkfläche des Femur abgehebelt. Um diesen Mechanismus zu vermeiden, muß man mit der die Gelenkstreckung erzielenden Kraft stets eine extendierende verbinden, und man muß beide gut miteinander abstimmen. Auch die Extension allein oder im Übergewicht würde die Abhebelung der Tibiafläche erzeugen.

Zur Ausführung der Korrektur kann man den *Extensionsverband* benutzen. Man beginnt mit der Extension bei *Deformstellung* und geht ganz allmählich aus derselben heraus. Man kann den *Gipsverband* benutzen und die Korrektur

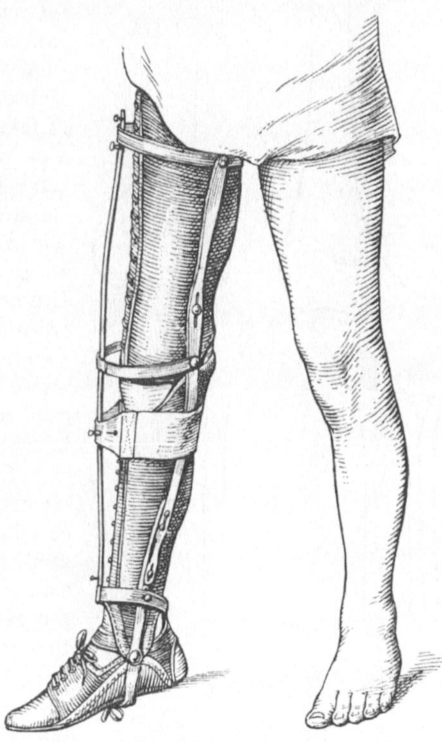

Abb. 374. Portativer Apparat zur Korrektur der gonitischen Deformität.

mit ganz kleinen Schritten nach Art der Etappenkorrektur ausführen. Man kann nach MOMMSEN quengeln. Man kann schließlich einen von den vielen Korrektions*apparaten* benutzen, die angegeben worden sind, und von denen eine Überzahl in meinem *Handbuch der orthopädischen Technik* beschrieben und abgebildet ist. Um wenigstens ein Beispiel zu bringen, will ich eine Konstruktion von mir anführen (Abb. 374). Es ist ein Schienenhülsenapparat mit Extensionsgamasche. Vorn herunter ist eine federnde Stahlklinge gelegt, deren freies unteres Ende an die Seitenschienen des Apparates herangezogen und angeknöpft eine Streckwirkung auf das Kniescharnier entfaltet. Die Unterschenkelhülse ist nicht wie gewöhnlich unten und oben an die Seitenschienen festgeschraubt, sondern nur unten. Ein elastischer Zug ist von der Federklinge um den oberen Umfang der Unterschenkelhülse herumgeführt und dreht diese in ihrer unteren Verbindung mit den Seitenschienen nach vorn.

Es ist das eine Konstruktion, die gewiß ebenso schön ausgerechnet ist wie die BRAATZsche Sektorenschiene und anderes, und die ebenso viel leistet wie diese: auf dem Papier alles, am Körper sehr viel weniger.

Ich bin im Laufe der Jahre von diesen Apparat-Korrekturen gonitischer Deformitäten fast ganz abgekommen. Ich korrigiere die Deformität *intraartikulär*, soweit sie sich bei der Behandlung der Gonitis im Gipsverband oder in der einfachen Schiene ohne Schwierigkeiten korrigieren läßt. Sonst führe ich die *paraartikuläre* Korrektur aus, die viel schneller und sicherer das erstrebte Ziel erreichen läßt.

Die *paraartikuläre Korrektur* läßt die Gelenkflächen in der Verbindung, in die sie sich zueinander begeben haben, und stellt an der Verbindung des Gelenkteils mit dem Beinschaft eine *Ausgleichdeformität* her. Man knickt an der Verbindungsstelle im umgekehrten Sinn der Deformität um so viel, daß die richtige Achsenrichtung des ganzen Beines gewonnen wird. Man führt die Abknickung in einfachen Fällen oberhalb des Knies aus, wie Abb. 35a und b und Abb. 368 illustrieren. Besondere Fälle lassen es zweckmäßig erscheinen unterhalb des Knies zu osteotomieren, wie Abb. 375 zeigt. Hat eine Wachstumverkürzung der Tibia ein starkes Genu varum mit Innenrotation des Fußes erzeugt, so gibt die treppenförmige Osteotomie, welche Abb. 376 darstellt, die Möglichkeit, die Längendifferenz zwischen Tibia und Fibula auszugleichen und den davon gebildeten Teil der Deformität zu korrigieren.

Ein wesentlicher Vorteil der paraartikulären Korrektur der gonitischen Deformität ist es, daß man die restierende Beweglichkeit, die auch noch so gering, doch höchst wertvoll ist, sicher nicht schädigt, und daß man das Bewegungsfeld an die funktionell günstigste Stelle bringt.

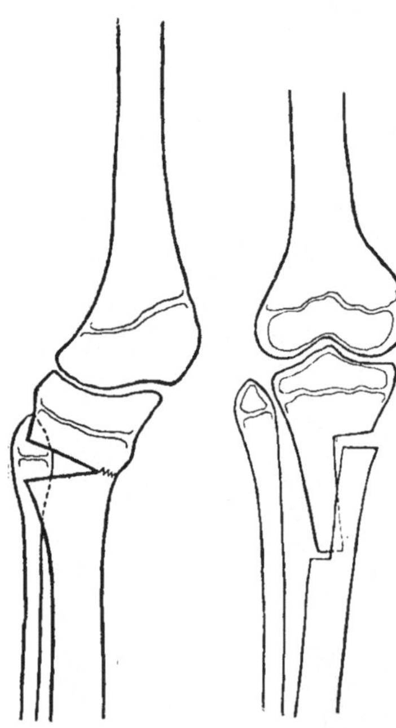

Abb. 375.   Abb 376.

Abb. 375. Paraartikuläre Korrektur einer gonitischen Deformität durch lineäre Osteotomie der Tibia.
Abb. 376. Paraartikuläre Korrektur einer gonitischen Deformität durch treppenförmige Osteotomie der Tibia.

Nur im alleräußersten Notfall darf die Korrektur unter Opferung eines Restes der Gelenkbeweglichkeit ausgeführt werden. Resektionen sind deshalb nur statthaft, wenn durch die paraartikuläre Korrektur das Ziel nicht mehr erreicht werden kann. Das sind die ganz exzessiven Deformitäten.

Auszuführen sind die Resektionen dann nach dem Verfahren von HELFFERICH als bogenförmige Keilresektion. Nach derselben Art reseziert man auch bei ankylotischen Deformitäten, bei welchen man nicht eine Mobilisation ausführen will.

γ) Knieerkrankung der Bluter.

Blutungen in die Knie sind bei Hämophilen ein häufiges Vorkommnis. Gewöhnlich saugt sich der Erguß unter Ruhe und feuchtwarmen Umschlägen bald wieder auf. Der Patient lernt das Nötige selber tun, und wenn er in die Jahre kommt, wo die Blutungsneigung nachläßt, dann hören auch die Ergüsse ins Knie auf. Das Knie ist ohne dauernde Schädigung durchgekommen.

In anderen Fällen geht die Sache aber auch anders. Es bleibt nach einer Blutung ein Reizzustand zurück, der sich steigert, selbst ohne daß neue Ergüsse in das Gelenk beobachtet werden, und es entwickelt sich gradatim ein Bild, das einer tuberkulösen Gonitis gleicht wie ein Ei dem anderen. In der Zeit, wo man die Knietuberkulose gern operativ angriff, sind folgenschwere Verwechslungen selbst allerbesten Chirurgen vorgekommen.

Da der Patient sich der Gefahr durchaus nicht immer bewußt ist, muß man es sich zur Regel machen, *nach Bluteranamnese zu forschen, ehe man bei einer Knietuberkulose das Messer ansetzt.*

Die *Behandlung* des Bluterknies ist im übrigen genau so zu führen wie die eines tuberkulösen Knies.

Ein Fall, den ich beobachten konnte, lehrt, daß beim Bluter auch andere als die bisher bekannten Veränderungen eintreten können. Es handelt sich um ein Mitglied einer bekannten Bluterfamilie. Als Kind erlitt der Patient zahlreiche Ergüsse in beide Knie. Er wurde sehr sorgfältig behandelt. Vor allem wurde viele Jahre das Gehen vollständig vermieden. Die Röntgenkontrolle zeigte, daß sich in beiden Knien eine typische *Arthritis deformans* entwickelte. Die Erscheinungen der Arthritis deformans wurden immer deutlicher, während umgekehrt die Ergüsse ins Gelenk seltener wurden und die Leistungsfähigkeit der Knie sich hob. Das letzte Röntgenbild zeigt bei sehr dünner Spongiosa ausgeprägte arthritische *Wülste.* Der Fall ist ein Beleg dafür, daß bei Arthritis deformans die Wulstungen Produkte von Heilungsbestrebungen des Körpers sind. Hier ist die Besserung der Leistungsfähigkeit der Gelenke sicher nicht zuletzt den für Arthritis deformans charakteristischen Randwülsten zu danken.

δ) Knieerkrankung bei hereditärer Lues.

Den Ophthalmologen ist die Knieerkrankung bei hereditärer Lues besser bekannt als den Chirurgen und Orthopäden. Bei parenchymatöser Keratitis findet sich nicht selten ein *der Erkrankung der Cornea ähnlicher Prozeß auf den Gelenkflächen des Knies* ein und führt zur Produktion eines *serösen Ergusses.* Der Erguß macht nicht viel Beschwerden, und er verschwindet restlos unter der antiluetischen Behandlung der Keratitis. Die Patienten kommen deshalb gewöhnlich nicht in andere Behandlung als in ophthalmologische. Immerhin muß man das Krankheitsbild kennen, denn wie es Fälle von Keratitis ohne Knieaffektion gibt, so dreht sich das Verhältnis auch um.

Da die Erkrankung meist *beide* Knie befällt, so macht ein *doppelseitiger Kniegelenkserguß die Diagnose Lues schon sehr wahrscheinlich.* Dazu kommt der im ganzen mildere Verlauf, der die luetische Erkrankung gegenüber der tuberkulösen auszeichnet.

Heute, wo uns WASSERMANN die Diagnose der Lues soweit gefördert hat, hat es keine Schwierigkeit, die Unterscheidung völlig zu sichern. Letzten Endes tut man gut, bei jeder Gonitis tuberculosa auch einmal Jod zu geben. Man erlebt manchmal freudige Überraschung.

ε) Lähmungen der Kniemuskulatur und Lähmungsdeformitäten des Kniegelenkes.

Die Lähmungen der Kniemuskulatur, welche der Orthopäd zu sehen bekommt, sind fast ausschließlich durch die *Kinderlähmung* erzeugt. Kommt eine Lähmung mit anderer Ätiologie vor, so ist der für den Orthopäden wichtige Effekt so konform, daß die Kinderlähmungsfälle immer wieder als Paradigma für Beurteilung und Behandlung dienen können.

Die Kinderlähmung zeigt, wenn sie die Kniemuskulatur in Mitleidenschaft zieht, genau dieselben Eigenheiten, wie wenn sie andere Muskelgebiete befällt:

Unregelmäßigkeit in der Auswahl der Muskeln und Wechsel in der Schwere
der produzierten Lähmungszustände.

Lähmungen der Kniemuskulatur können — es ist sehr selten — ohne Lähmungen in anderen Muskelgebieten auftreten. Meist sind daneben Lähmungen
in der Fußmuskulatur vorhanden, und diese sind wieder meist schwerer als die
Lähmungen in der Kniemuskulatur. Weniger, aber immer noch sehr häufig sind
neben Kniemuskeln auch Hüftmuskeln betroffen, und der Lähmungsgrad ist
an der Hüfte dann wieder meist geringer als am Knie.

Es kann die Knielähmung sich nur an einem Bein finden, es kann aber auch
das zweite an dem Gesamtbild sich mit einer Lähmung beteiligen, und ganz
besonders ungünstig wird der Fall, wenn am zweiten Bein auch eine Knielähmung
vorhanden ist.

Am Knie selber wieder findet man nur in den allerschwersten Fällen eine
Lähmung aller Muskeln. Meist bleibt ein aktionsfähiger Rest, der, je nachdem
wie groß er ist, und wo er liegt, verschiedenen Wert besitzt. Können Beugemuskeln, wie man das auch bei schweren Lähmungen oft findet, eben noch aktiv
zu Zuckungen gebracht werden, so hat das keine funktionelle Bedeutung. Kann
durch ihre Kontraktion noch eine aktive Beugung ausgeführt werden, so ist
das schon recht wertvoll, weniger der Beugung des Knies wegen als weil die
Beugemuskeln eine wichtige Barriere gegen die Entstehung eines Genu recurvatum
bilden. Diese Leistung macht sich schon geltend, wenn den Beugemuskeln auch
nur ein mäßiger Teil ihrer Kraft geblieben ist.

Von außerordentlichem Wert ist der kleinste Rest aktiver Beweglichkeit
auf der Streckseite. Es kann zwar ein Mensch mit einer Quadricepslähmung
eine erstaunlich gute Gehfähigkeit besitzen. Es ist dann aber doch noch ein Rest
von Quadricepsfunktion vorhanden, und der Fall illustriert die Bedeutung,
welche dieser geringe Rest besitzt.

Unter allen Knielähmungen hebt sich der Fall der

Quadricepslähmung

so heraus, daß wir ihn im Zusammenhang besprechen müssen.

Die Hauptbedeutung, welche der Quadriceps für den Gang des Menschen
besitzt, ist nicht die, den Unterschenkel vorzustrecken. Der Schwung, den das
ganze Bein von der Hüfte aus erhält, schleudert auch den Unterschenkel im Knie
nach vorn. Deshalb kann ein Mensch mit einer Quadricepslähmung auf glattem
Boden so gehen, daß man kaum eine Störung des normalen Gangbildes bemerkt.
Die Hauptarbeit, welche der Muskel zu leisten hat, ist die, *das Knie standfest zu
machen*, wenn die Standfestigkeit nicht durch Bänderhemmung garantiert wird.

Wenn wir mit durchgedrücktem Knie uns hinstellen, dann können wir die
ganze Oberschenkelmuskulatur erschlaffen lassen, die Knie knicken deshalb nicht
ein. Die Schwerlinie läuft vor dem Drehpunkt des Kniegelenkes herunter und
die Schwerkraft fixiert das Knie, indem es dasselbe gegen die Bänderhemmung
preßt.

Klopft man einem so Stehenden mit der Hand unerwartet in die Kniekehle,
so knickt er ein und fällt auf die Knie, wenn es ihm nicht durch eine rasche
Kontraktion des Quadriceps gelingt, den Sturz aufzufangen. Ganz dasselbe
geschieht, wenn man im ruhigen Schlendergang und mit auf irgendeinen Gegenstand konzentrierter Aufmerksamkeit mit der Fußspitze an einem Hindernis
wie an einer Türschwelle oder an einem Teppichrand hängen bleibt. Das Knie
ist in dem Moment, wo es die Körperlast übernehmen soll, noch nicht bis zum
Zusammenspiel von Schwerkraft und Bänderhemmung gestreckt, es bricht unter
der Belastung nach vorn ein.

Außerordentlich wichtig ist die Quadricepsarbeit beim Treppab- und beim Bergabgehen, wo die Standfestigkeit des Knies eben nur durch Quadricepsarbeit erreicht werden kann. Was ein Quadriceps beim Bergabgehen leisten muß, das fühlt man recht gut, wenn man auf dem Rückweg von einer Bergbesteigung ist.

Die Bedeutung, welche eine Quadricepslähmung besitzt, liegt in erster Linie darin, daß sie den Gang unsicher macht, daß der Gelähmte durch kleine Hindernisse, über die er stolpert, zum Stürzen kommt, und sie liegt weiter darin, daß sie ihn im Treppab- und Bergabgehen bis zur Unmöglichkeit behindert.

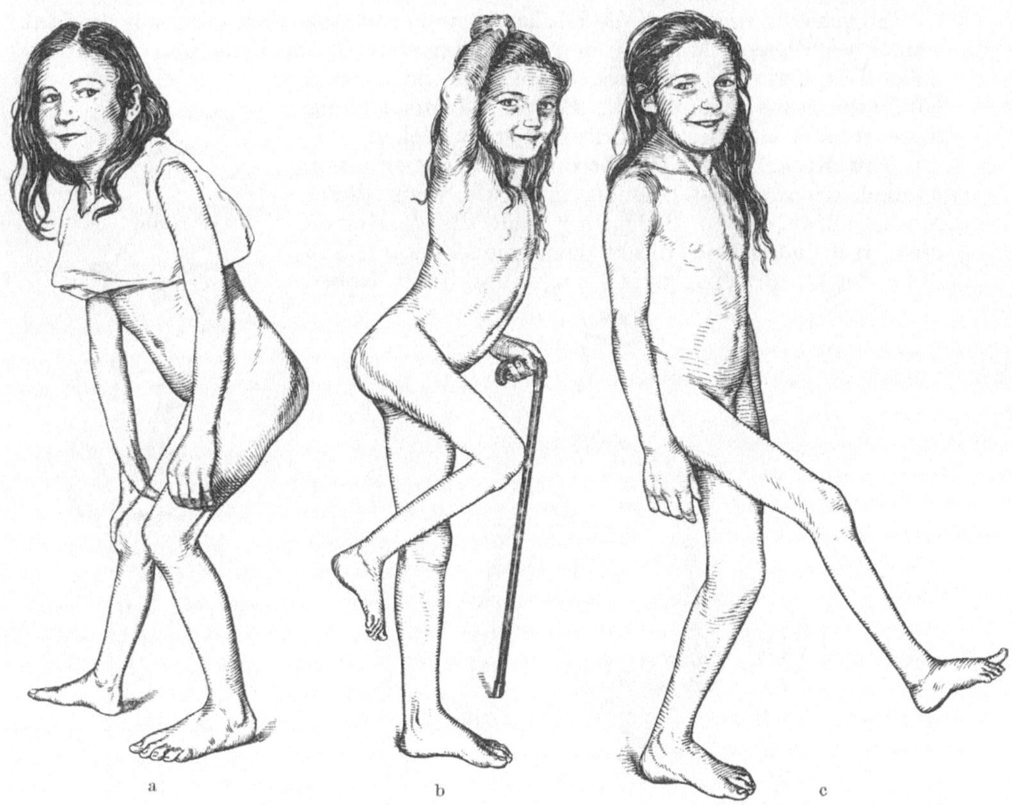

Abb. 377. a Rechtsseitige Quadricepslähmung mit Beugecontractur. Durch Aufstützen der Hand auf das Knie macht die Patientin das Bein tragfähig. b u. c Aktive Beweglichkeit des Knies nach ausgeführter Quadricepsplastik.

Teilweise lernen die Patienten die Schädigung dadurch mildern, daß sie das Knie in Überstreckung bringen, also ein Genu recurvatum erzeugen, und daß sie das Bein in Außenrotation stellen. Es fangen dann die Seitenbänder manchen Stoß auf, der das Knie zum Einknicken bringen könnte.

Wenn man sich die Quadricepsfunktion, wie hier geschehen, am eigenen Knie klar macht, so bemerkt man, daß die Kraftleistung, welche der Muskel zur Herstellung der Standfestigkeit des Knies aufbringen muß, in verschiedenen Situationen sehr verschieden ist. Sie ist Null bei voller Streckung, d. h. leichter Überstreckung des Knies, und sie ist sehr bedeutend, wenn wir uns in tiefe Kniebeuge begeben.

Um das Knie nahe an voller Streckung zu halten — das ist die Leistung, welche der Quadriceps beim Hängenbleiben der Fußspitze zu erfüllen hat —, braucht es nur eine sehr geringe Kraftanwendung. *Das ist eine außerordentlich wichtige Erkenntnis*, denn sie besagt uns, daß schon die geringsten Reste der Quadricepsfunktion hohe Bedeutung besitzen, und sie besagt uns, daß wir einem Quadricepsgelähmten einen großen Dienst erweisen, wenn wir auch nur eine sehr geringe Arbeitsfähigkeit des Quadriceps wieder herstellen.

Es gibt keine Lähmungsoperation am ganzen Körper, die sich funktionell so gut auswertet wie die Quadricepsplastik.

Es finden sich am gelähmten Knie auch recht häufig die Verhältnisse für die *Quadricepsplastik* günstig.

So gehässig es ist, daß die Kinderlähmung mit besonderer Vorliebe die funktionell wichtigsten Muskeln und dementsprechend am Knie den Quadriceps außer Tätigkeit setzt, so bietet sie am Knie wieder recht häufig durch die Schonung der Beuger die Möglichkeit, diese zum Ersatz des Quadriceps heranzuziehen.

Ein Muskel findet sich besonders oft gut erhalten, nämlich der *Sartorius*. Es ist fast, wie wenn dieser Muskel, über dessen Bedeutung sich die Anatomen nicht recht einig sind, direkt dazu gemacht wäre, daß er bei der Quadricepsplastik Verwendung finde. Neben

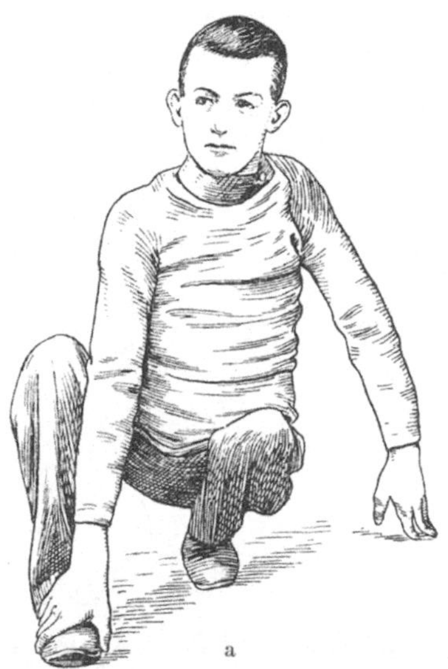
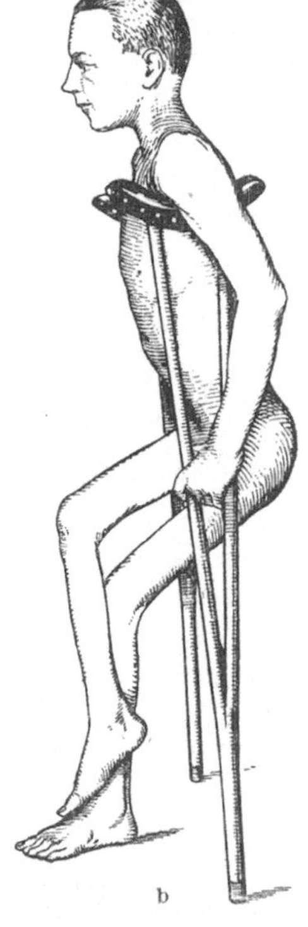

Abb. 378a—d. Doppelseitige Lähmung des Quadriceps. a Zum Gehen ohne Krücken benutzt Patient die Hände. b u. c. Zum Gehen mit Krücken verschlingt der Patient die Beine so, daß sie zusammen den dritten Stützpunkt geben. d Durch verschiedene Operationen, deren wichtigste Quadricepsplastiken waren, wurde Gehfähigkeit ohne Stützen erreicht.

dem Sartorius findet man meistens auch den *Biceps* gut erhalten und beide zusammen bieten das beste Material für die Operation. Die medialen Beugemuskeln und der Tensor geben nur minderwertigen Ersatz, wenn Sartorius und Biceps nicht vorhanden sind.

Bei der *Ausführung der Operation* kommt es darauf an, die Ersatzmuskeln in feste Verbindung mit dem Sehnenapparat des Quadriceps zu bringen und die Verlaufsrichtung der transplantierten Muskeln so zu gestalten, daß ihre Arbeit den möglichst großen Nutzeffekt bringt.

Ich lasse den Sartorius an seinem Ansatzpunkt stehen, bringe ihn vor das Ligamentum patellae, vor Patella und vor den unteren Teil der Quadricepssehne und befestige ihn auf dieser Strecke sicher durch Naht. In die Patella schlage ich nach Zurückklappen der vordersten Schichten eine flache Rinne und nähe die Periostknochenlappen wieder über dem eingelagerten Sartorius zusammen. Den Biceps löse ich mit einem möglichst großen sehnigen Stück ab, ziehe ihn durch einen queren Schlitz, den ich direkt oberhalb der Patella in die Quadricepssehne steche, hindurch, schlage das freie Ende um und vernähe mit Quadricepssehne, Sartorius und Patella.

Die Schnitte zur Ablösung der zu transplantierenden Muskeln führe ich am Oberschenkel weit herauf, und ich löse diese Muskeln soweit los, als es in Rücksicht auf Nerven- und Gefäßversorgung möglich ist. Ich führe sie in gerader

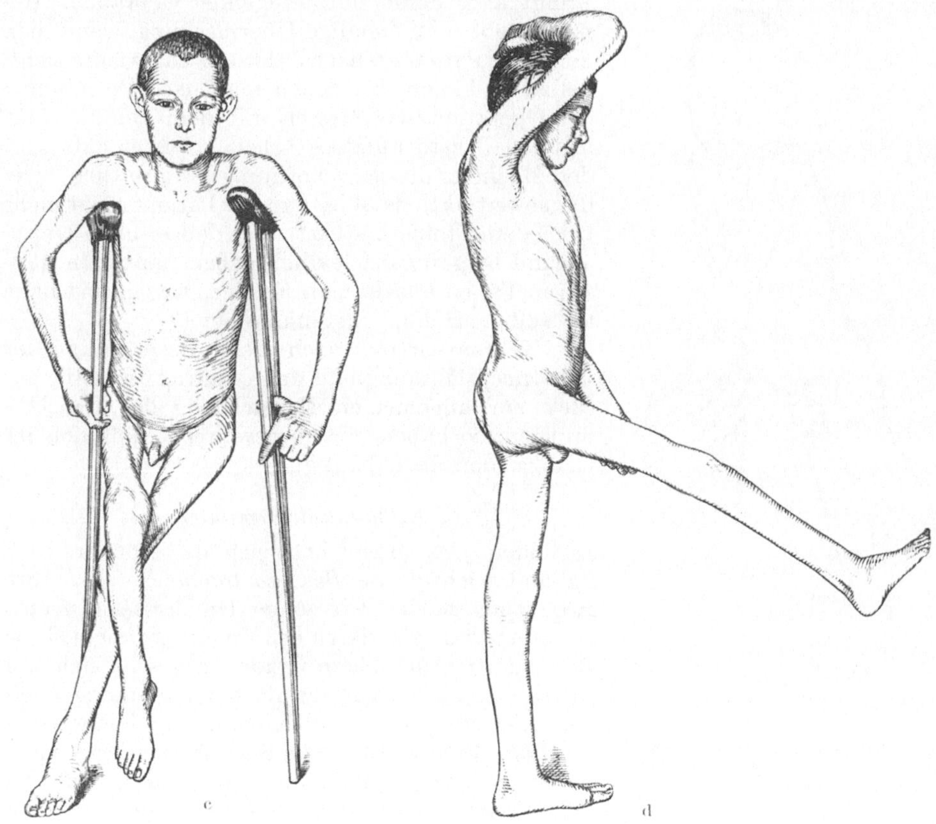

Abb. 378 c, d.

Linie auf ihren neuen Ansatzpunkt zu. Das ist notwendig, damit Winkelbildung vermieden wird, die die Kraftausnutzung der Muskeln beeinträchtigen würde.

Bestand eine *Beugecontractur* des Knies, so verschwindet diese, wenn sie nur geringen Grades war, während der Ausführung der Operation. Bei etwas höherem Grade findet man bei Ablösung des Biceps einen straff gespannten Fascienstrang, der zur Fascia lata gehört. Durch Einkerbung dieses Stranges erreicht man dann die volle Kniestreckung. Eine volle Kniestreckung muß unbedingt bestehen oder erreicht werden, wenn eine Quadricepsplastik Erfolg haben soll.

Stößt man auf einen Fall, wo im Gefolge der Lähmung eine schwere Kniecontractur entstanden ist, die sich mit den einfachen genannten Mitteln nicht beseitigen läßt, dann ist vor der Quadricepsplastik die Korrektur dieser Deformität auszuführen. Da in solchem Fall meist intraartikuläre Veränderungen vorliegen, die eine Wiedereinbeziehung der vorderen Gelenkteile in die Bewegung unmöglich machen, so wird man die Streckstellung des Knies gewöhnlich auf dem Weg der paraartikulären Korrektur wie bei einer gonitischen Deformität herzustellen haben.

Nachbehandlung der Quadricepsplastik: Man wartet im Gipsverband die Wundheilung ab und läßt den Patienten dann mit dem Gipsverband aufstehen. Ganz allmählich wird ihm die Stütze entzogen. Dabei natürlich Pflege der Muskulatur durch Massage usw. Die wichtigste Förderung der Muskulatur bringt aber deren nutzbringender Gebrauch. Immer erlebt man freudige Überraschung, wenn man derartige Patienten nach Jahr und Tag wieder sieht. Selbst in Fällen, bei denen man nach Beendigung der Operation das Messer mit dem Gefühl weglegte, daß man nutzlose Arbeit geleistet hat, werden Muskeln, die ganz hoffnungslos aussahen, wieder soweit aktionsfähig, daß der Patient nicht mehr bei jedem Stolpern stürzt, und daß er auch treppab und bergab ganz leidlich gehen kann. In günstigen Fällen erzielt man Erfolge, welche bis nahe an völlige Heilung herankommen.

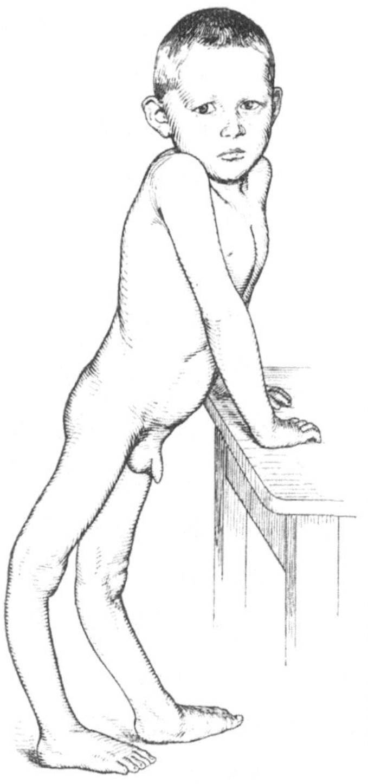

Kehren wir nun nach dieser Besprechung der Quadricepslähmung und der Quadricepsplastik zurück zur allgemeinen Betrachtung der Knielähmungen, so haben wir zu erwähnen, daß sich im Gefolge derselben häufig

Lähmungsdeformitäten

ausbilden. Aus diesen hebt sich als besonders häufig und wichtig die *Beugecontractur* heraus. Ihre Bedeutung hatten wir schon bei der Quadricepslähmung und -plastik zu erwähnen. Erreicht diese Beugecontractur höhere Grade, so gesellt sich wie bei der gonitischen Deformität zur Beugung auch eine *Abduction*, eine *Außenrotation* und eine *Subluxation*. Eine vollständige Klärung der dabei wirksamen Kräfte ist auch hier nicht zu geben. Es dürften im ganzen dieselben sein, die auch die gonitischen Deformitäten erzeugen.

Abb. 379. Doppelseitiges *Genu recurvatum paralyticum* infolge Kinderlähmung.

Der Beugecontractur folgt der Häufigkeit nach das *Genu recurvatum paralyticum*. Das Bild dieser Deformität (Abb. 378) ist außerordentlich charakteristisch und nicht zu verkennen.

Für einen Teil der Patienten bewirkt das Genu recurvatum, solange es nicht übermäßig hohe Grade erreicht, direkt eine Funktionsbesserung, indem es die automatische Standfestigkeit erhöht. Aus diesem Grund haben wir früher ja auch, da wir die Quadricepsplastik noch nicht kannten, Quadricepslähmungen mit Herstellung eines Genu recurvatum durch suprakondyläre Osteoklase oder Osteotomie behandelt. Schwere Recurvationen stören den Gang aber ganz außerordentlich.

Das Genu recurvatum bildet sich besonders aus, wenn die Kniebeuger schwer gelähmt sind. Man vermißt es aber auch bei solcher Lähmung. Es findet sich dann gewöhnlich ein leidlich erhaltener Gastrocnemius, aber auch nicht immer. In solchem Fall verhindert allein besonders kräftige Bänderhemmung die Entstehung der Deformität. Von Fernwirkungen kommt der *Spitzfuß* in Betracht. Um mit ganzer Sohle auf den Boden zu kommen, drücken Spitzfußpatienten das Knie in Überstreckung. In solchem Fall ist durch Geradestellung des Fußes auch die Recurvation des Knies zu beseitigen.

Ausknicken des Knies nach der Seite und dadurch Erzeugung eines *paralytischen Genu valgum* oder *Genu varum* ist immer Teilerscheinung einer sehr schweren Lähmung.

Für die *Behandlung* der Fälle, wo sich die Lähmung nicht so verteilt wie bei der Quadricepslähmung, die zur Quadricepsplastik geeignet ist, haben wir leider keine Behandlungsmethoden, die Analoges leisten. Es kommen in Frage die therapeutischen Mittel, mit denen wir allgemein die Kraft gelähmter Muskeln heben, portative Apparate und von operativen Eingriffen die Arthrodese.

Wie in allen Kinderlähmungsfällen, so bringt eine *Massagebehandlung*, wie ich es kurz nennen will, auch bei Knielähmungen nur Vorteil, wenn sie mit äußerster Geduld geführt wird. Der Arzt kann solche Ausdauer nicht entwickeln, weil er vor Langeweile dabei umkommt, und weil der Patient ihn nicht bezahlen kann. Am besten lernt man die Mutter an und hält ihre Arbeit unter Kontrolle.

Portative Apparate kommen in Frage, wenn dem Knie fehlende Standfestigkeit verschafft werden soll. Man muß sich bestreben, mit möglichst einfachen Apparaten auszukommen (s. Abb. 380) und man muß deshalb individualisieren. Das vollkommenste leistet der Schienenhülsenapparat, der als ganzer Beinapparat gegeben wird. Legt man an einem solchen Apparat (Abb. 381) das Kniescharnier hinter die Gelenkachse, so erreicht man eine Sicherung der Standfestigkeit des Knies wie sie ein Genu recurvatum ergibt, *ohne*

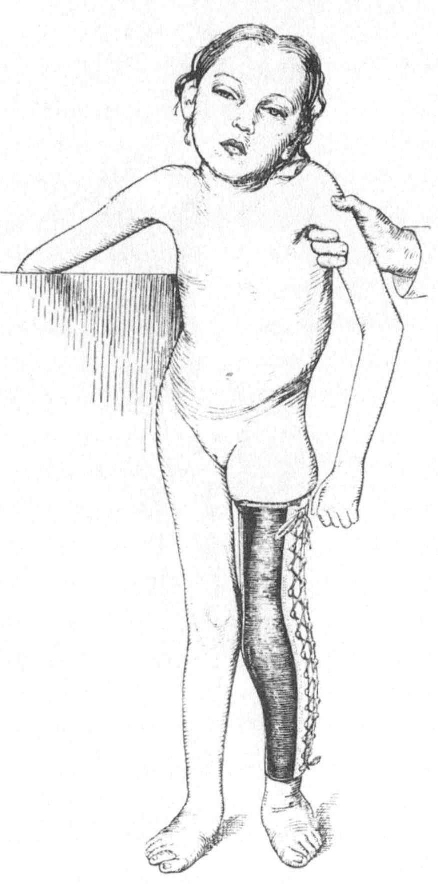

Abb. 380. *Genu varum paralyticum* durch Hartlederkapsel in Korrektionsstellung gehalten und tragfähig gemacht.

daß ein Genu recurvatum besteht oder hergestellt werden muß. Gibt man einen künstlichen Quadriceps, wie Abb. 382 zeigt, so wird die Sicherung noch gesteigert, und man kann damit auch eine leichte Beugecontractur funktionell unschädlich machen, ja sogar langsam korrigieren.

Als Dauerapparat eignet sich eine solche Konstruktion weniger, weil sie die Beugung des Knies behindert. Will man den Patienten im Gehen völlig sichern, ihm aber für das Sitzen die Beugefähigkeit erhalten, so fügt man der Konstruktion in Abb. 381 einen Kniefeststeller hinzu.

Ein solcher Apparat genügt für den schwersten Fall von Knielähmungen, und er genügt auch meistens, wenn die Knielähmung mit einer Hüftlähmung kompliziert ist. Es ist oft erstaunlich, wie solche Patienten auf dem Apparat balancieren lernen.

Hat man leichtere Knielähmungsfälle zu behandeln, so läßt man von einem solchen Apparat wegfallen, was irgendwie entbehrlich ist.

Natürlich hat der Apparat seine großen Nachteile und man sucht, ihn, wenn nur irgend möglich, entbehrlich zu machen. Es wird deshalb von manchen Orthopäden die Ausführung der *Arthrodese* gefordert, wenn ein Fall von Knielähmung nicht anders als mit Apparat Standfestigkeit erlangen kann. Obgleich

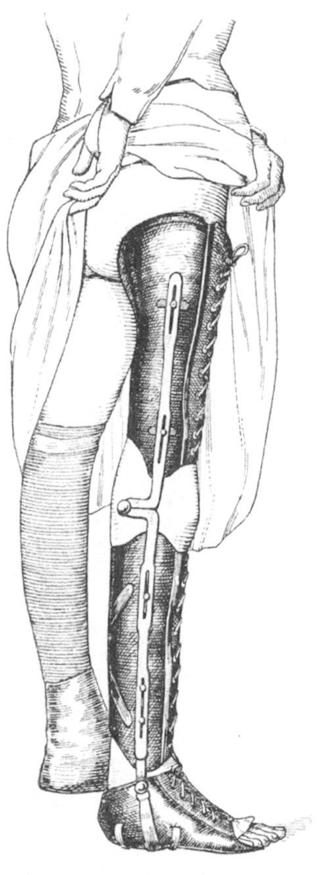

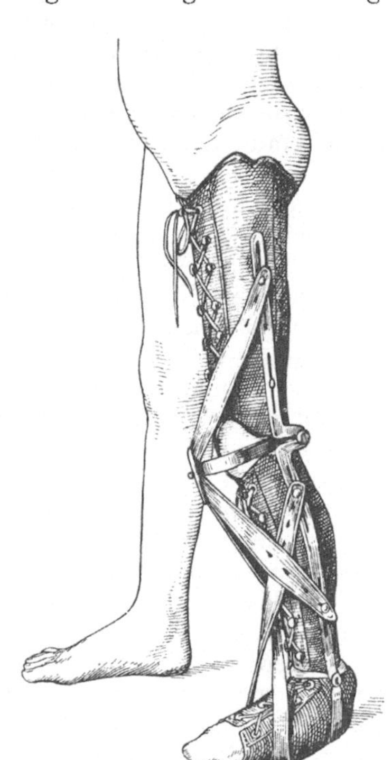

Abb. 381. Apparat für Quadricepslähmung. Kniescharnier nach rückwärts verlagert.

Abb. 382. Apparat für Quadricepslähmung mit Beugecontractur. Künstlicher Quadriceps.

ich sonst gewiß ein operationsfreudiger Orthopäde bin, führe ich in solchem Fall die Arthrodese nicht aus, sondern bleibe beim Apparat. Die Gründe dafür habe ich bei Besprechung der Lähmungen des ganzen Beines S. 271 dargelegt.

17. Unterschenkel.

Angeborene Deformitäten
kommen am Unterschenkel ganz in der Art zur Beobachtung, wie an anderen Extremitätenabschnitten. Man beobachtet angeborene *Amputationen*, amniotische Schnürfurchen als Vorstufen der Amputation, man beobachtet Knochendefekte, die Tibia und Fibula betreffen können, und die ganze oder teilweise Defekte in größerer oder geringer Ausdehnung sein können.

Große praktische Bedeutung besitzen sie wegen der Seltenheit ihres Vorkommens alle zusammen nicht. Zu behandeln sind sie nach den Richtlinien,

die uns die Behandlung der Deformitäten geben, die zwar aus anderen Ursachen
entstanden sind, aber im Effekt ihnen gleichkommen.

Eine angeborene Deformität des Unterschenkels nimmt eine Sonderstellung
ein:

a) der angeborene Bruch des Unterschenkels.

Es ist das erstens die Deformität, welche unter allen angeborenen Deformitäten des Unterschenkels die häufigste ist, weiter ist das Bild derselben außerordentlich typisch, und endlich stellt die Behandlung dieser Deformität den Orthopäden vor eine noch nicht gelöste, schwierige Aufgabe.

Bei den fraglichen Patienten fällt bald nach der Geburt auf, daß der Unterschenkel nicht in Ordnung

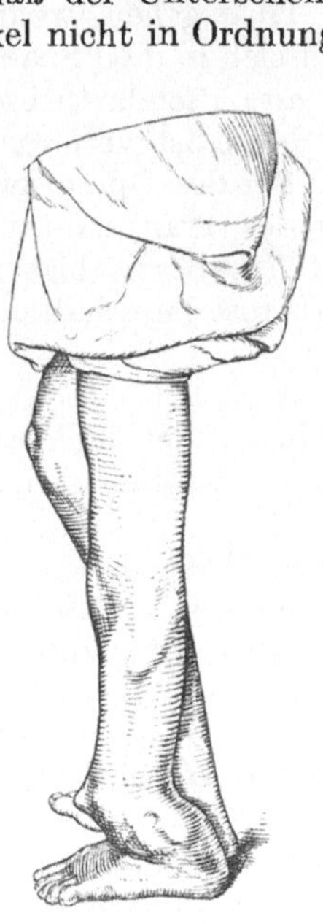

Abb. 383. Erwachsener mit *angeborenem Bruch* des Unterschenkels.

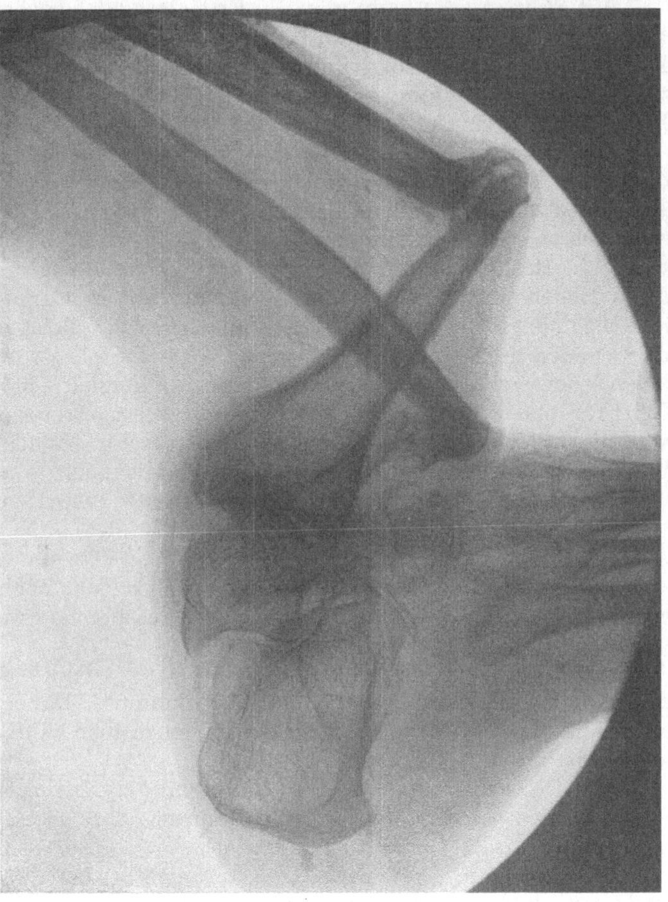

Abb. 384. Röntgenbild zu Abb. 383.

ist, und die Kinder werden mit der ausgesprochenen Vermutung gebracht, es
sei ihnen von der Hebamme oder vom Arzt bei Leistung der Geburtshilfe das
Beinchen gebrochen worden. Man findet die später so deutliche Abknickung
des Unterschenkels nur eben angedeutet, und man findet eine abnorme Beweglichkeit zwischen unterem und mittlerem Drittel des Unterschenkels.

Auf der Röntgenphotographie zeigt sich am Knochen schon der typische
Befund. Es besteht an Tibia und Fibula zwischen mittlerem und unterem
Drittel, und zwar immer genau an dieser typischen Stelle, eine Unterbrechung
der Kontinuität. Wir haben aber nicht das Bild wie bei einer traumatischen

Fraktur, sondern die Knochen spitzen sich nach der Unterbrechungsstelle hin zu und sie stehen sich mit ganz dünnen Spitzen durch eine Lücke getrennt gegenüber.

Mit der Zeit wird die Winkelbildung, die zuerst nur eben angedeutet war, immer deutlicher. Die Spitze des Winkels zeigt immer gerade nach vorn. Eine gewisse Tragfähigkeit gewinnt der Unterschenkel. Die Patienten lernen laufen. Schließlich legt sich der unterhalb der Frakturstelle gelegene Teil des Unterschenkels auf den Fußrücken auf.

Die Patienten sind an Geh- und Stehfähigkeit schwer geschädigt.

Mit *Stützschienen* kann man die Erreichung der höchsten Grade der Deformität verhindern und man kann Geh- und Stehfähigkeit heben. Das ist natürlich kein befriedigender Erfolg, und man versucht deshalb immer wieder auf *operativem* Weg eine Heilung zu erzielen. Viel Erfolg haben aber diese Bemühungen bisher nicht gezeitigt.

Die einfache Knochennaht hat nie einen Erfolg. Sie schädigt höchstens dadurch, daß sie noch Narbengewebe zwischen die Knochenspitzen bringt. Aber auch mit der Spaneinpflanzung, die bei anderen Pseudarthrosen des Unterschenkels so schöne Resultate ergibt, erreicht man in diesen Fällen nur ausnahmsweise ein Resultat. Man muß sehr kräftige und lange Späne nehmen und mit ihren Enden weit hinein in das obere und untere Ende der Tibia gehen, wenn man sich einige Hoffnung auf Erfolg machen will. Meist bildet sich in dem Span, der wunderschön eingeheilt ist, genau an der Stelle, wo die alte Pseudarthrose lag, wieder eine Pseudarthrose, und der anfänglich schöne Erfolg ist verloren. Ich habe einen einzigen Fall, wo dies nicht eingetreten ist. Bei der Operation war die Deformität voll korrigiert. Trotz fester Einheilung des Transplantats bildete sich wieder eine Ausbiegung der Tibia nach vorn. Ich habe sie bisher noch nicht angegriffen, weil ich fürchte, wieder eine Pseudarthrose zu erhalten.

Traumatische Deformitäten.

Die Behandlung des Unterschenkelbruches steht noch nicht auf der denkbar größten Höhe. Das darf man als Orthopäd aussprechen wegen der Häufigkeit der

b) Frakturdeformitäten des Unterschenkels,

die man zu sehen und zu behandeln bekommt. Dabei nimmt das Publikum im allgemeinen ein mangelhaftes Resultat noch sehr häufig als etwas Unabänderliches hin.

Die Deformitäten entstehen dadurch, daß Dislokationen nicht oder nur *unvollkommen beseitigt* werden, und dadurch, daß *unzweckmäßige Behandlungsmaßnahmen direkt Dislokationen erzeugen.*

Beachtet man, wie vielerlei Dislokationen bei Unterschenkelbrüchen möglich sind, und wie die Dislokationen sich an verschiedenen Stellen des Unterschenkels verschieden auswirken, so versteht man, daß sich als Frakturdeformitäten recht verschiedenartige Bilder präsentieren, und daß auch die funktionelle Bedeutung derselben recht verschieden sein muß.

Den geringsten Schaden bedeutet eine *einfache Verkürzung.* Nach Unterschenkelbrüchen. erreicht dieselbe ja auch nie die Höhe wie manchmal nach Oberschenkelbrüchen. Eine kleine *Absatzerhöhung* genügt in solchen Fällen, wenn sie überhaupt notwendig ist, zum vollen *funktionellen* Ausgleich.

Größere Bedeutung haben *Verdrehungen* des Unterschenkels, weil sie sich am Fuß auswirken, den sie aus seiner Richtung bringen, und den sie dadurch unter ungünstige Arbeitsbedingungen setzen.

Am ungünstigsten wirken sich *Knickungen der Unterschenkelachse* aus, weil erstens der geknickte Unterschenkel selber weniger tragfähig ist als der gerade, und weil zweitens die Knickung nicht nur ebenfalls den Fuß unter ungünstige Arbeitsbedingungen stellt, sondern auch im Knie die Belastungslinie verlegt und dadurch zur Schädigung des Knies Anlaß gibt.

Das Maß der Verkürzung ist bei Frakturdeformitäten des Unterschenkels ebenso wie bei solchen des Oberschenkels nicht geeignet, als Maß für die Funktionsstörung zu dienen.

Ich will aus der Menge der zur Beobachtung kommenden Bilder nacheinander einzelne besprechen, die besondere Bedeutung haben, und die eine gewisse Gruppeneinteilung ermöglichen.

Ich beginne mit den *Deformitäten,* welche man nach am *oberen Ende* des Unterschenkels gelegenen Frakturen zu sehen bekommt. Da sieht man zunächst Fälle, welche ganz in Parallele zu stellen sind zu denen, wo aus einer Fraktur am unteren Ende des Femur ein *funktionelles Genu recurvatum* hervorgegangen ist (s. S. 366).

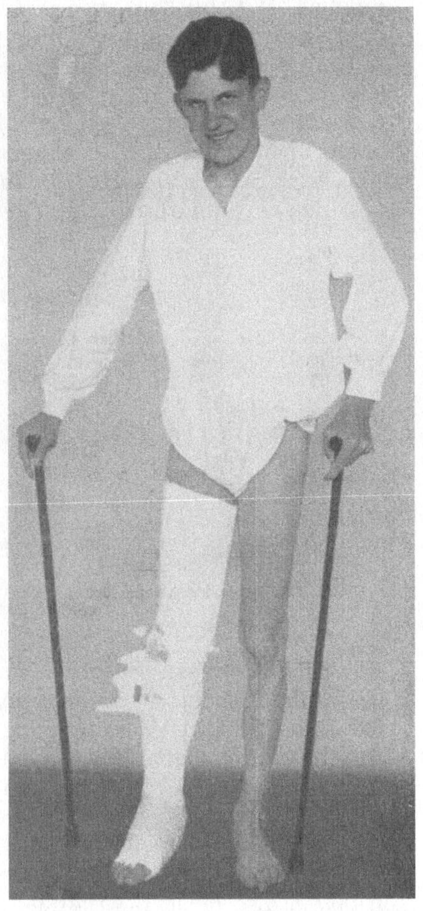

Abb. 386. Korrektur durch Osteotomie unter Verwendung von Bohrschrauben u. Knochennägeln. Der Patient im Gipsverband.

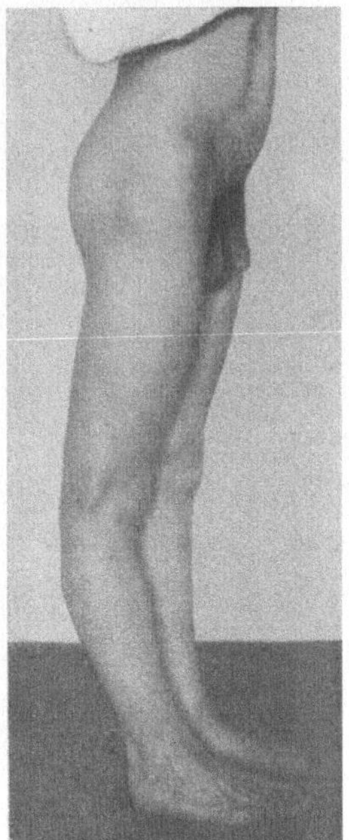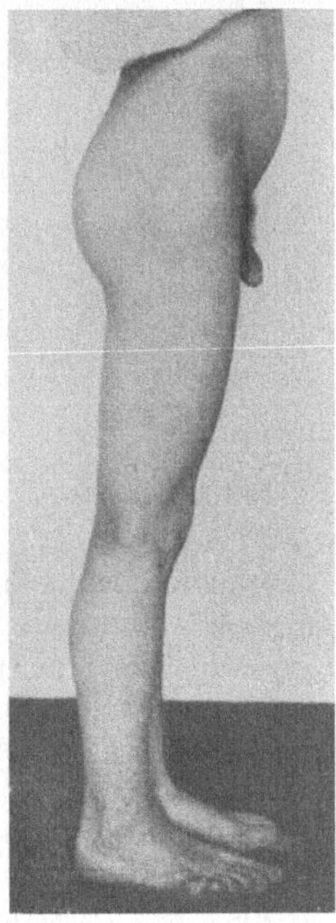

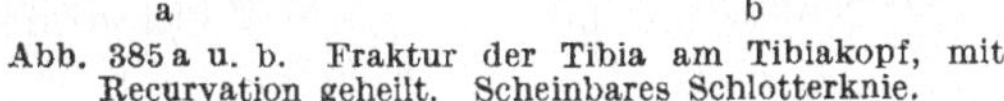

a　　　　　b

Abb. 385a u. b. Fraktur der Tibia am Tibiakopf, mit Recurvation geheilt. Scheinbares Schlotterknie.

Der Patient, welchen Abb. 385a und b zeigt, hatte eine Einkeilungsfraktur am Tibiakopf, die nicht reponiert worden war. Es war eine Überstreckbarkeit des Knies und ein Genu valgum entstanden. Ein Gutachter hatte die Diagnose Schlotterknie gestellt. Er hatte verkannt, daß eine Abknickung zwischen Tibiakopf und Schaft vorlag und daß die seitliche Beweglichkeit deshalb bestand, weil der Patient das Knie beim Gehen und im Liegen nicht voll streckte.

Die Korrektur wurde erreicht durch Osteotomie der Tibia. Schanzsche Nägel und Bohrschrauben ermöglichten, das kurze, kniewärts gelegene Stück so zu beherrschen, wie es zur Erreichung des Resultates notwendig war. Abb. 385 zeigt den Patienten im Gipsverband.

Frakturen, die etwas tiefer gelegen sind, hinterlassen nicht selten eine Deformität, die als *Genu varum* imponiert, besonders wenn die Fibula nicht mit gebrochen war. Es erfolgt eine Verkürzungsverschiebung an der Tibia und eine Einwärtsdrehung des Unterschenkels. Die verlagerte Belastung im Knie führt zu vorzeitiger Verbrauchserkrankung. Wegen Knieschmerzen und mit Erscheinungen von Arthritis deformans suchen diese Patienten Behandlung.

Durch eine Osteotomie, die so angelegt wird, daß eine Längsverschiebung möglich ist (Abb. 376), bringt man diese Fälle zur Korrektur.

Seitliche Abknickungen der mittleren Abschnitte nach außen sind so auffällig, und ihre Behandlung durch Osteotomie ist so einfach, daß es genügt, sie zu erwähnen. Es möge aber doch ausgesprochen sein, daß man bei der Operation zuerst an die Fibula gehen muß, damit man bei der Arbeit an der Tibia nicht von der Fibula her gestört wird.

Nach dem *unteren Ende* zu findet man besonders häufig eine Frakturdeformität, deren charakteristisches Merkmal das *Fehlen der leichten Einwärtsbiegung*

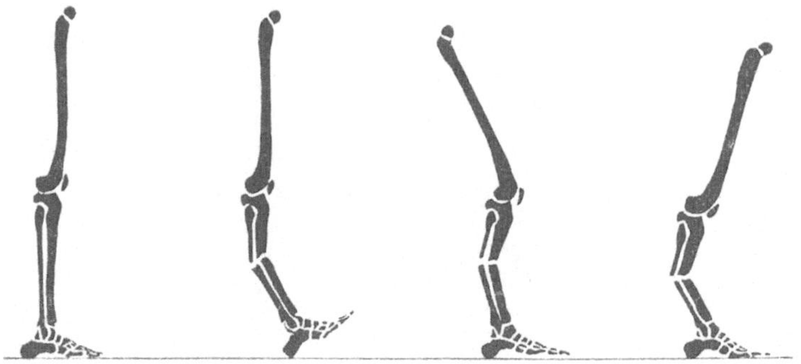

Abb. 387. Die Funktionsstörung, welche durch Heilung einer Unterschenkelfraktur mit Recurvation entsteht, zeigt POTEL durch diese Skizzen.

der Tibiakante ist. In einer fein geschwungenen Linie biegt sich ja normalerweise die Tibiakante im unteren Drittel nach innen ab. Wird die Tibiakante bei einer Frakturbehandlung in ganz gerade Richtung gebracht, so bedeutet das für den Fuß die Einstellung in eine Valgusstellung und nach Jahrzehnten kann sich diese Verstellung des Fußes als Ursache einer Insufficientia pedis geltend machen.

Sehr häufige Deformitäten, die besonders im Kriegsmaterial in Serien zu beobachten waren, sind gekennzeichnet durch Bildung eines nach *vorn offenen Winkels*, also einer Deformität, die man als *Crus recurvatum* bezeichnen kann. Die Recurvationen entstehen geradezu mit Notwendigkeit, wenn die Volkmannsche Schiene zum Fixationsverband benutzt wird. Da diese Schiene im Krieg gern zur Behandlung von Schußfrakturen verwendet wurde, erklärt sich die Häufigkeit der Deformität im Kriegsmaterial.

Die Wirkung dieser Deformität bei näherer Lage am Knie haben wir schon besprochen. Ihre Bedeutung, wenn sie mehr im Schaft gelegen ist, zeigt sehr anschaulich eine Abbildung, die ich POTEL entnehme. (Abb. 387.) Daß ein solches Crus recurvatum für den Patienten eine Crux ist, braucht nicht bewiesen zu werden.

Besonders schwierig gestaltet sich die Korrektur solcher Deformitäten, wenn die Abknickung so nahe am Fußgelenk liegt, wie Abb. 388 a zeigt. Unter

Verwendung von Bohrschrauben und Knochennägeln erreicht man aber auch in solchen Fällen volle Resultate (Abb. 388b). Ich hatte hier zwei Bohrschrauben oberhalb der Osteotomie in die Tibia eingesetzt und durch den Calcaneus einen Nagel geschlagen.

Frakturen der untersten Enden des Unterschenkels, die *Knöchelbrüche*, ergeben außerordentlich häufig mangelhafte Heilungsresultate. Es sollen da durchaus nicht übertriebene Forderungen gestellt werden. Spurlose Heilung, so daß auch auf dem Röntgenbild nichts Abnormes zu sehen ist, kann nicht gefordert werden. Callusmassen, die die Knöchel verdicken, und auf der Platte erkennbare Reste der Fraktur sind unvermeidlich und auch ohne Schaden. Aber Dislokationen, welche den Fuß in eine Abductions- oder Adductionsstellung bringen, können vermieden werden, und müssen, wenn sie entstanden sind, Korrektur finden, weil sie die Gehfähigkeit des Patienten dauernd in schwerster Form beeinträchtigen.

Wiederherstellung der Fraktur in offener Wunde, genaue Reposition, Erhaltung der Reposition durch Nagelung und Gipsverband ist die gegebene Behandlung. Zur *Nachbehandlung* gehört ein gut stützender *Schienenhülsenapparat*, der so lange getragen werden muß, bis der Callus so fest geworden ist, daß nicht nur eine Deformation desselben unter dem Druck der Körperlast ausgeschlossen erscheint, sondern so lange, bis die Belastung des

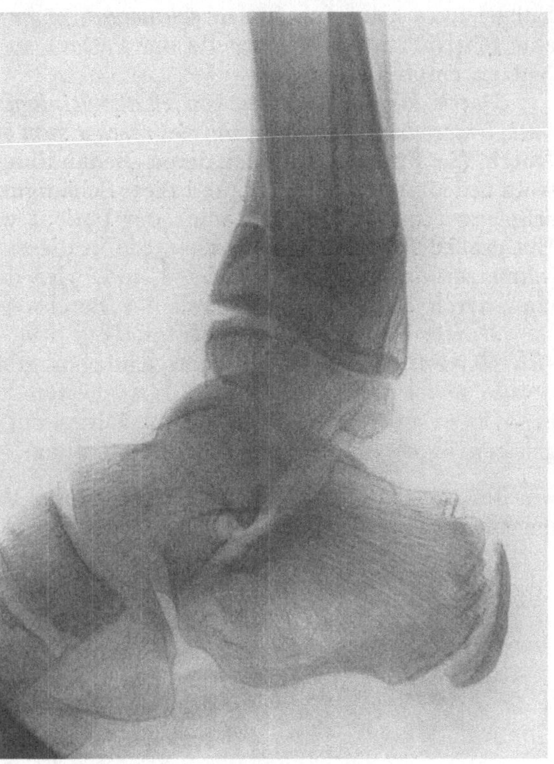

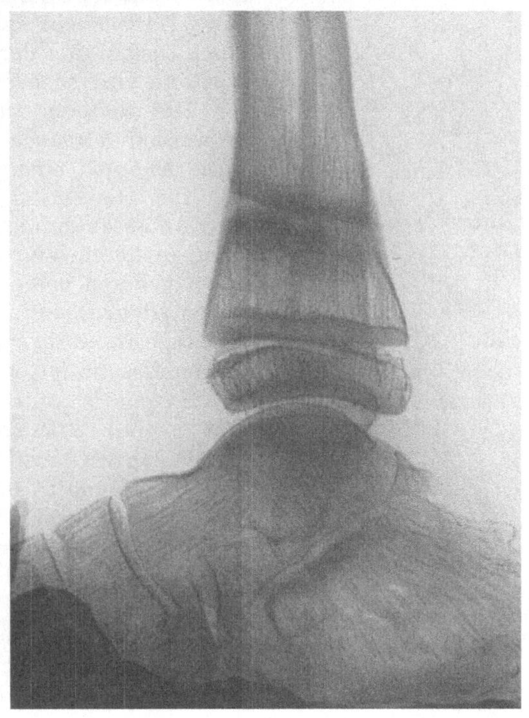

Abb. 388a u. b. Fraktur der Tibia nahe am Fußgelenk mit Recurvation geheilt. Durch Osteotomie unter Verwendung von Bohrschrauben und Knochennägeln erzielte Korrektur.

Fußgelenkes keine Insuffizienzschmerzen mehr verursacht. Dann wird er durch eine Plattfußeinlage ersetzt, die der Patient so lange trägt, als er dadurch noch Nutzen empfindet.

Durch das Tragenlassen von Plattfußeinlagen bringt man überhaupt Patienten nach Unterschenkelbrüchen sehr viel rascher zum beschwerdefreien Gehen und Stehen. Durch die Fraktur und bei deren Behandlung wird die Tragkraft des Fußes stets bedeutend geschädigt, und diese Schädigung macht sich durch Insuffizienzschmerzen im Fuß geltend, wenn der Patient wieder auf das geheilte Bein tritt. Ein großer Teil der Beschwerden, die in dieser Zeit bestehen, sind Insuffizienzschmerzen des Fußes. Daß sie es sind, wird durch die Tatsache bewiesen, daß man durch Einlagen diesen Teil der Beschwerden beseitigen kann.

Mediko-mechanische Nachbehandlung von Unterschenkelbrüchen kann man sich meistens sparen, wenn man Einlagen gibt und den Patienten sein Bein gerade soviel gebrauchen läßt, als es leisten kann. Darauf allerdings, daß er es soviel gebraucht, muß man sehen. Patienten, die das nicht können oder wollen, gehören in mediko-mechanische Behandlung.

Im Anschluß an die Besprechung der Frakturdeformitäten ein paar Bemerkungen über

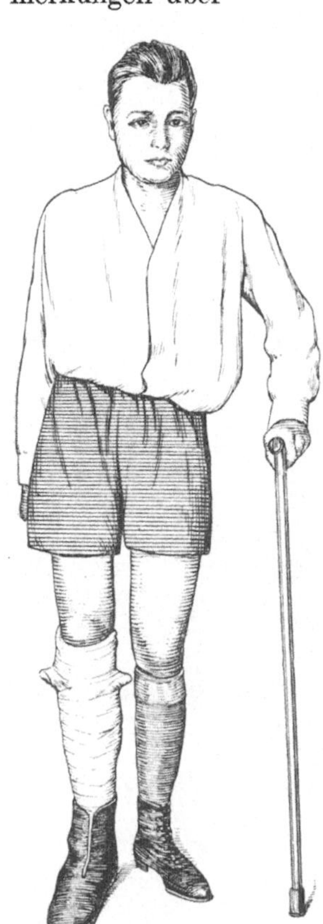

Abb. 389. *Ambulante Behandlung des Unterschenkelbruches.* Gipsverband mit SCHANZschem Knochennagel verbunden ermöglicht frühzeitige Belastung des gebrochenen Unterschenkels bei freigegebenem Kniegelenk.

die Behandlung des frischen Unterschenkelbruches.

Der größte Sünder, dem man die meisten Frakturdeformitäten des Unterschenkels verdankt, ist ein Lehrsatz, der sich wie eine ewige Krankheit in der Frakturbehandlung fortpflanzt: *der Satz, daß man das Fußgelenk während der Frakturheilung in rechtwinklige Dorsalflexion stellen müsse.* Die rechtwinklige Dorsalflexion ist eine *Zwangsstellung* des Fußgelenkes. Stellt man sie ein, so entsteht eine Spannung in der Wadenmuskulatur. Diese sucht ihren Ausgleich und findet ihn in einer Dislokation der Frakturenden. Die schönste Reposition wird so beeinträchtigt.

Des weiteren *wird zu wenig genau reponiert,* und es werden *Verbände verwendet,* welche *die Reposition nicht genügend erhalten* können.

Die Reposition eines Unterschenkelbruches muß in *Narkose* ausgeführt werden. Die exakte Reposition kann nicht ein *einzelner* aus freier Hand vornehmen. Dazu gehören geschulte Hilfskräfte. Und ein ordentlicher Gipsverband endlich, der allein imstande ist, die Reposition zu erhalten, kann nur angelegt werden, wenn alles nötige Material und Instrumentarium gut beisammen ist, und wenn geschulte Hilfskräfte vorhanden sind. *Alles das gibt es nur in einem entsprechend eingerichteten Operationszimmer.*

Daraus ergibt sich die Forderung, daß ein frischer Unterschenkelbruch ins *Krankenhaus* gehört, und daß er dort so lange bleiben muß, bis die Entlassung ohne Gefährdung des Resultates erfolgen kann.

Gewiß bedeutet die Erfüllung dieser Forderung eine Beeinträchtigung der praktischen Ärzte, die jetzt den Unterschenkelbruch im Hause des Patienten behandeln. Aber das Interesse des Patienten steht vor dem des Arztes, und im übrigen wird jeder praktische Arzt, der einen Schadenersatzprozeß wegen eines schlecht geheilten Unterschenkelbruches durchgemacht hat, gern meinen Forderungen zustimmen.

Daß man Unterschenkelbrüche auch sehr gut *ambulant* behandeln kann, will ich durch Wiedergabe eines Falles belegen. Der junge Mann, welchen Abb. 389 zeigt, hatte beim Skilaufen einen Torsionsbruch der Tibia akquiriert. Die Verhakung der Knochenenden machte eine exakte unblutige Reposition unmöglich. Ich reponierte 8 Tage nach der Verletzung in offener Wunde, vereinigte die Fraktur durch eine Drahtumschlingung, schlug durch den Tibiakopf einen Nagel und verband dessen freie Enden mit dem Gipsverband. 4 Tage nach der Operation konnte der Patient das Bett verlassen. 8 Tage nach der Operation stellte ich ihn der Dresdener ärztlichen Gesellschaft vor. Der Patient mußte, um ins Versammlungslokal zu kommen, zwei Treppen herauf und herunter gehen.

c) Pseudarthrosen des Unterschenkels.

Handelt es sich nur um eine *verzögerte Frakturheilung*, so gibt man, ganz analog wie bei verzögerter Heilung eines Oberschenkelbruches, eine Stützschiene

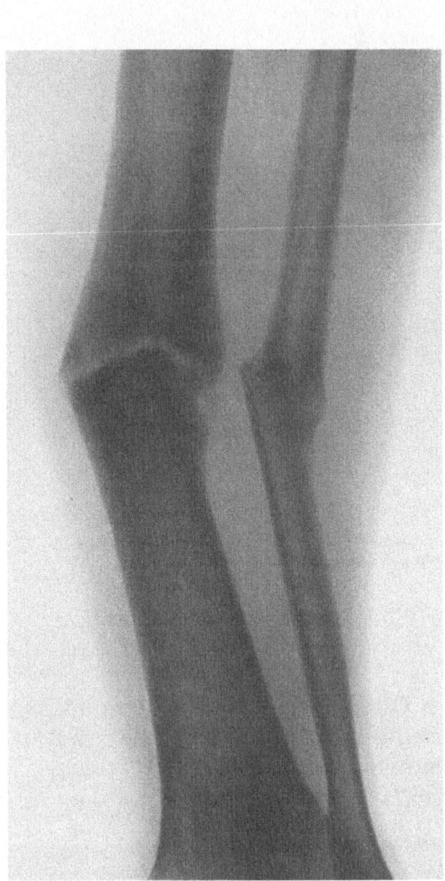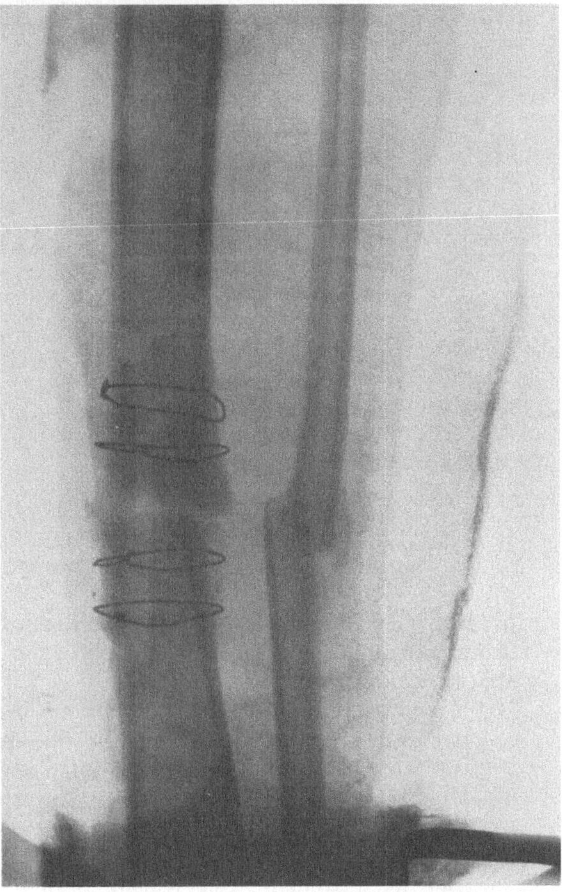

a   b

Abb. 390. a Pseudarthrose der Tibia mit seitlicher Abknickung nach Fraktur entstanden. b Beseitigung der Pseudarthrose und Korrektur der Deformitäten durch Spanimplantation.

und läßt den Patienten in dieser Schiene sich seine Fraktur *festlaufen*. Ist eine *richtige Pseudarthrose* entstanden, weil sich Weichteile zwischen die Bruchenden geklemmt haben, oder weil etwa infolge einer Schußverletzung große Knochenstücke verloren gegangen sind, so ist durch *Spanimplantation* unter Beseitigung störender Zwischenlagerungen die Lücke zu überbrücken. Gerade am Unterschenkel geben diese Operationen sehr gute Resultate.

Bestand eine Deformität neben der Pseudarthrose, so ist diese bei der Spanimplantation mit zu beseitigen. Abb. 390a u. b zeigen einen derartigen Fall.

Bei der traumatischen Pseudarthrose des Unterschenkels handelt es sich meist um eine Pseudarthrose der *Tibia*. Die Fibula ist entweder intakt ge-

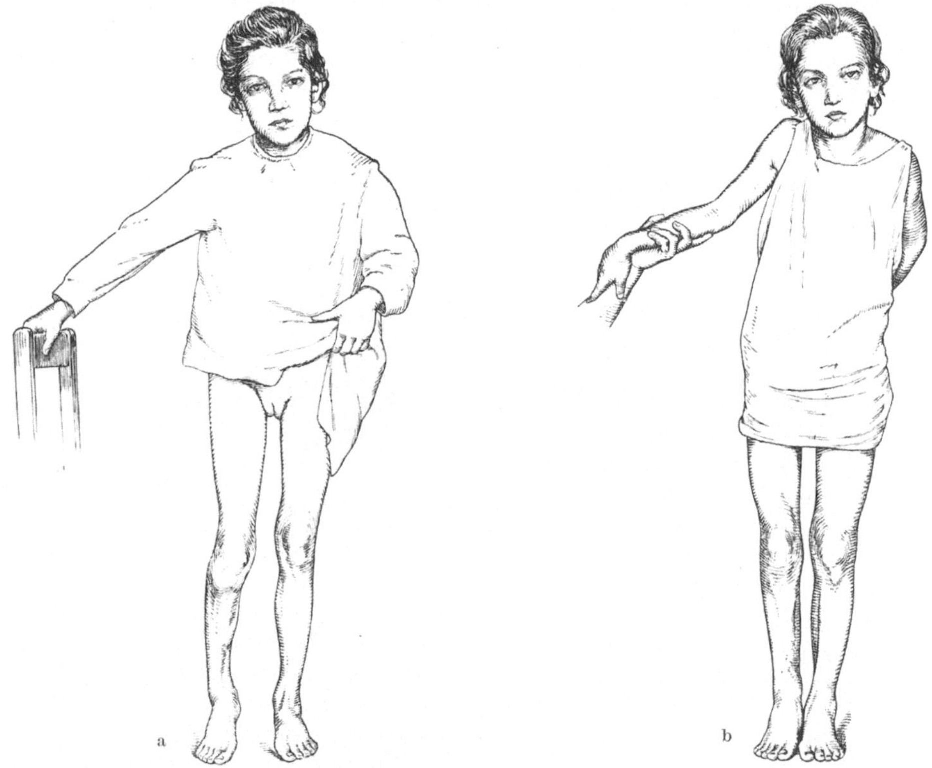

Abb. 391. a *Osteomyelitische Pseudarthrose der rechten Tibia.* b Durch Resektion des Fibulaköpfchens mit der Epiphysenlinie, Osteotomie der Fibula und Spanimplantation erzieltes Resultat.

blieben oder wieder fest verheilt. Will man die Tibia wieder zur Konsolidation bringen, so muß man die Fibula zerbrechen. *Erst nach Frakturierung der Fibula heilt die Tibia zusammen.*

Auch die Pseudarthrosen, welche infolge von Osteomyelitis entstanden sind, ergeben mit Spanimplantationen behandelt durchgehend gute Resultate. Sie sind prognostisch günstiger zu beurteilen als ebenso entstandene Pseudarthrosen des Oberschenkels. Als Beispiel sei Abb. 391a u. b. gebracht. In diesen Fällen ist die Frakturierung der Fibula weniger notwendig als bei den Frakturpseudarthrosen.

Bei der Patientin, welche Abb. 391a u. b darstellt, konnte ich viele Jahre nach der Operation eine Tibia feststellen, die von einer gesunden kaum zu unterscheiden war.

Bei solchen osteomyelitischen Pseudarthrosen stößt man gewöhnlich auf eine große, über die ganze Tibia herunterziehende adhärente Narbe. Man muß vermeiden, daß die Narbe im Anschluß an die Operation zerfällt und dann natürlich das Operationsresultat zunichte macht. In solchen Fällen operiere ich in zwei Zeiten. Ich beseitige zunächst die Narbe und lasse die Knochenoperation später folgen.

Schneidet man die Narbe nur aus, so lassen sich die Wundränder nicht aneinander bringen. Das geht erst, wenn man über die Mitte von Außen- und Innenseite des Unterschenkels lange Hautschnitte legt und die Haut zwischen der breiten Wunde vorn und den Entspannungsschnitten unterminiert. Jetzt erhält man die Tibia mit guter Haut gedeckt und in dieser Haut eine feine, verschiebliche Längsnarbe. Breite Narben, die dort aber nicht stören, bilden sich aus den Entspannungsschnitten.

d) Schlattersche Krankheit.

Das als *Schlattersche Krankheit* bezeichnete Leiden findet man fast ausschließlich bei männlichen Patienten, die um 14 Jahre herum alt sind. Sie klagen über *Schmerzen am Knie* und man findet eine *Vergrößerung der Tuberositas tibiae*, die als deutlicher Höcker heraustritt, wenn man das Bein von der Seite her betrachtet.

Das *Röntgenbild* (Abb. 392) erweckt den Eindruck, als sei die Tuberositas von ihrem Ansatz abgetrennt. Eine solche Abtrennung liegt aber nicht vor. Es liegt nur zwischen dem Knochenkern der Tuberositas und der Tibia eine verbreiterte Epiphysenlinie. Als *anatomische Grundlage* der Erkrankung findet sich eine Störung der Wachstumsvorgänge in dieser Epiphysenlinie. Als *Ursache* der Erkrankung ist wohl der Zug der Streckmuskulatur an der noch nicht genügend festen Verbindung von Tuberositas und Tibia anzusehen.

Man erhält rasche Beseitigung der Beschwerden, wenn man die *erkrankte Epiphysenlinie verwundet* und ihr Zeit zum Abheilen gibt. Ich schlage

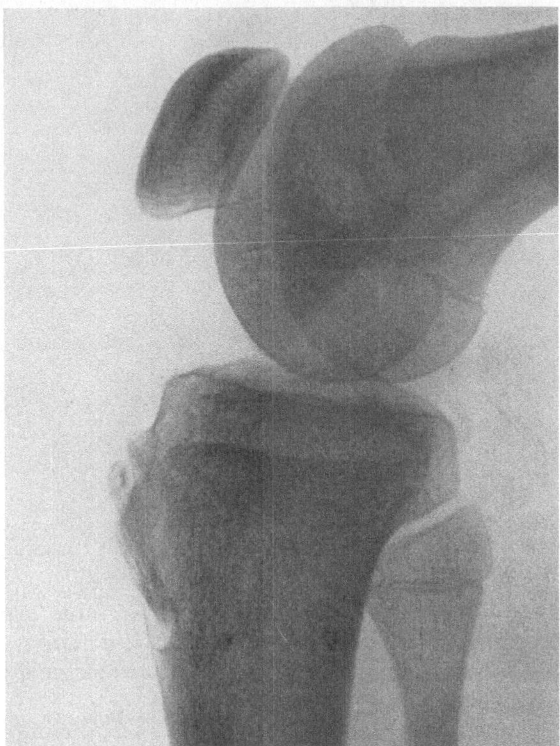

Abb. 392. Schlattersche Krankheit.

mit schmalem Meißel mehrere sich kreuzende Schläge durch die Tuberositas durch bis in die Knochenmasse der Tibia und verordne nach Wundheilung noch mehrwöchentliche Schonung.

e) Osteomyelitische Deformitäten des Unterschenkels.

Außer zur Entwicklung der schon erwähnten Pseudarthrosen können osteomyelitische Erkrankungen der Tibia auch zur *Verlängerung*, zur *Verkürzung* und zu vollständigem *Verlust* der Tibia führen.

Verlängerungen entstehen, wenn ein in der Nähe einer Epiphysenlinie liegender Herd mäßige Reize bis zur Epiphysenlinie schickt und diese mit einer Steigerung ihrer Arbeit antwortet. Die Verlängerungen sind in der Regel nicht sehr groß, aber sie machen sich störend geltend, weil eine *ungleiche Länge zwischen Tibia und Fibula* entsteht. Abb. 37 zeigt infolge einer solchen Ungleichheit eine Valgusstellung des rechten Fußes.

Wesentlich häufiger sind *Verkürzungen*, die dadurch entstanden sind, daß die Osteomyelitis auf die Epiphysenlinie übergegriffen und sie direkt zerstört

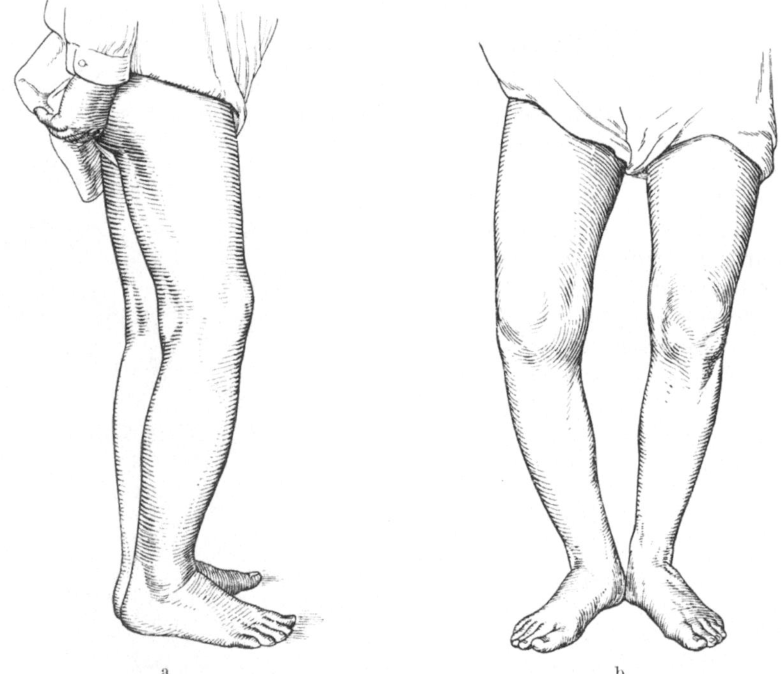

Abb. 393 a und b. Ostitis fibrosa der rechten Tibia.

hat, oder dadurch, daß von einem der Linie benachbarten Herd so starke Reize übergingen, daß sie ihre Arbeit einstellte. Unter der Wirkung der weiter wachsenden Fibula entsteht dann eine Einwärtsbiegung und Einwärtsdrehung des Unterschenkels.

Schon bei Pseudarthrosen der Tibia, die infolge von Osteomyelitis entstanden sind, kann man beobachten, daß die *Fibula hypertrophiert* und einen Teil der Arbeitsleistung, zu welcher die Tibia unfähig geworden ist, übernimmt. Noch deutlicher wird dies, *wenn die Tibia völlig verloren geht*. Trotz des schweren Verlustes ist es möglich, daß durch das Eintreten der Fibula für die Tibia eine leidliche Gebrauchsfähigkeit des Unterschenkels entsteht.

Beobachtungen dieser Art sind therapeutisch verwendet worden. Wenn man die Fibula aus ihrer seitlichen Stellung bringt und direkt in die vom Oberschenkel zum Fußgelenk ziehende Achse stellt, so wird ihre Tragkraft wesentlich besser ausgenützt. Operationen dieser Art, die besonders BARDENHEUER ausgeführt hat, geben in der Tat sehr gute Resultate.

f) Ostitis fibrosa der Tibia.

Die Diagnose „Ostitis fibrosa" gibt uns der pathologische Anatom bei Erkrankungen der Tibia, die klinisch nicht einheitlich sind. Unter diesen hebt sich aber ein Bild heraus, das man als *Ostitis fibrosa tibiae* κατ' ἐξοχήν bezeichnen kann, weil dabei ein typisches Beschwerde- und Deformitätenbild entsteht.

Die Patienten erkranken — nicht selten nach einem Schlag gegen die Schienbeinkante — mit Schmerzen in den oberen Bezirken des Schienbeines. Die Gegend der Schmerzen schwillt leicht an, sie fühlt sich warm an. Es dauert nicht lange, so zeigt die Schienbeinkante eine Ausbiegung nach vorn. Die Biegung wird stärker und sie verteilt sich über immer weitere Abschnitte, auch die Verdickung des Knochens schreitet entsprechend weiter fort. Zur Verbiegung nach vorn gesellt sich eine Biegung nach innen, im Sinne eines Genu varum. Schließlich sieht man das ganz typische Bild, welches Abb. 393a u. b zeigen.

Langsam greift die Deformierung auch auf den Oberschenkel über und man sieht dann das ganze Bein in einem großen gleichmäßigen Bogen nach vorn und nach außen verbogen.

Das Röntgenbild zeigt in dem erkrankten Knochen die Knochenstruktur verwischt. Die ganze Masse des Knochens scheint dunkler, so daß man auf einen durch Kalkansammlung besonders hart gewordenen Knochen schließen möchte. *Man findet aber, wenn man bei einer Operation an den Knochen kommt, diesen nicht hart und spröde, sondern weich und außerordentlich blutreich.*

Die Patienten sind durch die Erkrankung stark behindert, sie haben nicht nur Schmerzen, sondern sie können nur sehr wenig gehen, weil im Gehen und Stehen die Schmerzen rasch zunehmen.

Für die *Behandlung* machte ich eine willkommene Beobachtung an dem ersten Patienten, den ich mit dieser Ostitis fibrosa tibiae in Behandlung bekam. Dem Patienten war gesagt, daß sein Leiden unheilbar sei, und er hatte sich damit abgefunden, er wollte nur einigermaßen wieder gehen können. Ich gab ihm einen Entlastungsapparat mit Kniefeststeller (Abb. 394).

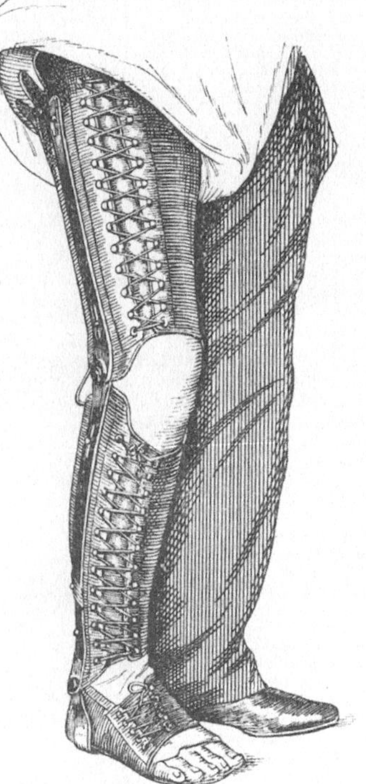

Abb. 394. Ostitis fibrosa der Tibia mit Entlastungsapparat behandelt. Die Beugestellung des Knies erfordert die Anbringung eines Kniefeststellers.

Damit wurde nicht nur die gewünschte Gehfähigkeit erzielt, sondern *unter dem Tragen des Apparates heilte zur Überraschung von Patient und Arzt auch die Ostitis fibrosa ab.* Der Patient konnte seinen Apparat wieder weglegen. Die übriggebliebene Deformität störte ihn nicht soviel, daß er sie sich korrigieren lassen wollte.

Seitdem behandle ich diese Fälle regelmäßig mit Entlastungsapparat und sie *heilen unter dem Apparat ganz regelmäßig aus.*

Sind *erhebliche* Deformitäten vorhanden, so leite ich die Behandlung mit deren *Korrektur* ein. Abb. 40a und b zeigen einen solchen Fall. Es handelte sich um eine Turnlehrerin, die zwar nicht den *Turn*unterricht wieder aufgenommen hat, aber sonst zwei Jahre nach Beginn der Behandlung wieder ohne Apparat als Lehrerin voll tätig ist.

g) Luetische Erkrankungen der Tibia

führen zu ähnlichen Bildern wie die Ostitis fibrosa der Tibia (s. Abb. 38). Sie betreffen aber Kinder, während die Ostitis fibrosa nur bei Erwachsenen beobachtet wird.

h) Die rachitischen Deformitäten des Unterschenkels

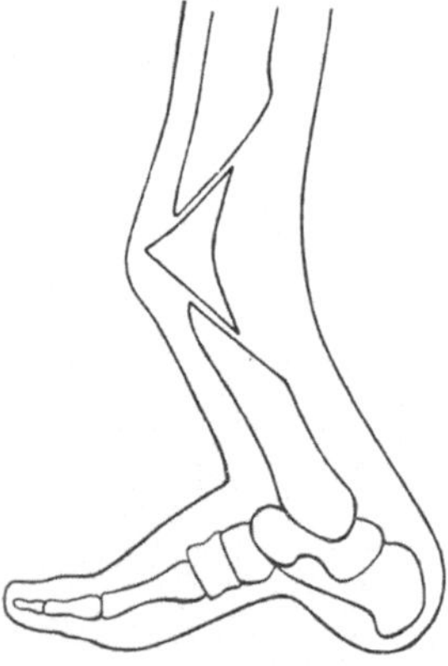

Abb. 395. KRUKENBERGS Keilosteotomie zur Korrektur schwerer rachitischer Unterschenkelverbiegungen.

haben wir schon bei Besprechung der rachitischen Deformitäten des Beinschaftes zum großen Teil abgehandelt. Wir müssen auf dieselben aber doch noch zurückkommen, weil sie am Unterschenkel zwar nicht ganz isoliert vorkommen, wohl aber da so scharfe Formveränderungen erzeugen, daß sie aus dem Rahmen, der die Deformitäten des ganzen Beinschaftes zusammenfaßt, einigermaßen herausfallen.

Es gehören dazu die Fälle, wo nach dem unteren Teil der Tibia zu eine ziemlich scharfe Abbiegung nach innen besteht: das *Crus varum*. Es gehören weiter dazu die Fälle, wo die Tibia in der Hauptsache eine nach vorn gerichtete Ausbiegung zeigt: das *Säbelbein*.

Wenn diese Deformitäten nicht allzu hohe Grade erreicht haben, so korrigieren sie sich leicht durch Osteoklase oder Osteotomie, die man nötigenfalls an zwei Stellen ausführt. Bei den *hochgradigen Verbiegungen* erreicht man damit aber keine recht genügenden Resultate.

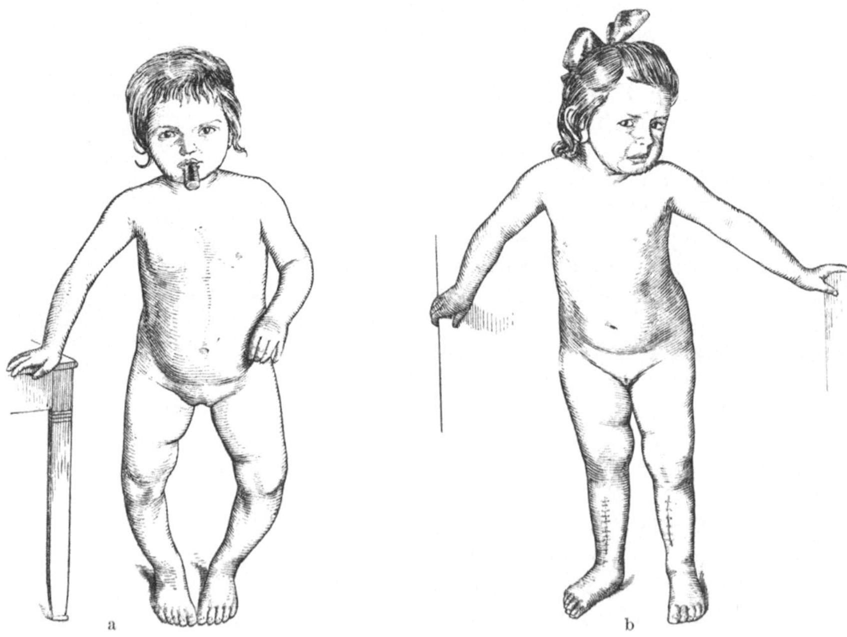

Abb. 396. a Rachitische Genua vara. b Korrektur durch Osteotomie in der Mitte des Oberschenkels und durch *Aufsplitterung* der Tibia nach KIRSCHNER.

Einen Fortschritt bedeutete es da, besonders für die Fälle von Säbelbein, als KRUCKENBERG die *Keilosteotomie* angab, welche Abb. 395 zeigt. Eine mutige Fortentwicklung dieser Idee war es, als SPRINGER zur *Segmentierung* der *Tibia* überging.

SPRINGER nimmt das ganze Mittelstück der Tibia, nachdem er das Periost ringsherum abgelöst hat, aus dem Körper, spannt es in einen Schraubstock und zersägt es durch Querschnitte in eine Anzahl ziemlich niedriger *Segmente*. Diese Segmente bringt er in den Periostschlauch zurück und reiht sie so aneinander, daß eine schön gestreckte Tibia entsteht. Periostschlauch und Haut werden durch Naht geschlossen. Ein Gipsverband erhält das Korrektionsresultat. Die Segmente heilen wunderschön wieder ein und das Resultat ist eine wohlgeformte Tibia, die den schweren Eingriff nicht mehr erkennen läßt.

Man kann auch auf einfachere Weise zum Ziele kommen, wenn man die Tibiadiaphyse nicht ganz aus dem Periostschlauch nimmt, sondern das Periost nach Längsspaltung nur so weit zurückschiebt, daß man den Knochen mit einer Hohlmeißelzange in kleine Stücke zerbeißen kann.

Ein ausgezeichnetes Verfahren ist auch die *Aufsplitterung* von KIRSCHNER. Man zieht einen langen Schnitt über die Tibiafläche, schiebt das Periost zurück und schlägt mit dem längs- und schräggestelltenMeißel die Tibia in Splitter, bis durch Druck und Zug die Korrektionsstellung hergestellt werden kann. Dann schließt man den Periostschlauch wieder durch Naht. Hautnaht, Gipsverband.

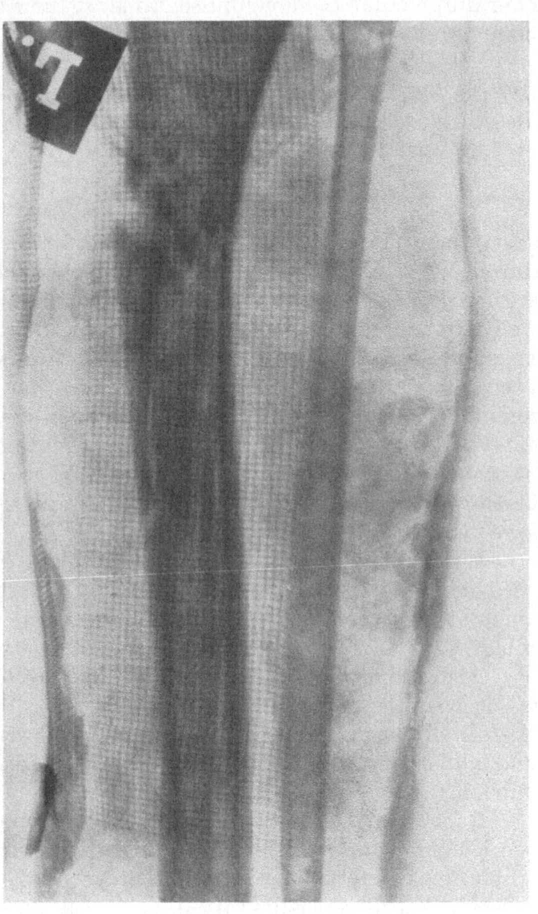

Abb. 397. Aufsplitterung der Tibia nach KIRSCHNER.

Es ist erstaunlich, wie rasch derartig zersplitterte Knochen wieder tragfähig werden und wie bald das Röntgenbild wieder eine normale Struktur zeigt. Ich führe die Aufsplitterung, seitdem ich dies erprobt habe, mit besonderer Vorliebe aus, nachdem ich früher das Zerbeißen mit der Hohlmeißelzange geübt habe.

Bei dem Kinde, welches Abb. 396a u. b zeigen, ist am Oberschenkel beiderseits eine lineäre Osteotomie, an den Unterschenkeln die Aufsplitterung zur Korrektur benutzt. Abb. 397 zeigt im Röntgenbild die Aufsplitterung der linken Tibia. Auch bei dem Erwachsenen, welcher in Abb. 243a—e dargestellt ist, ist an den Schienbeinen mit Aufsplitterung gearbeitet.

18. Unterschenkel-Fußgelenk.

Angeborene Deformitäten von praktischer Bedeutung gibt es nicht.

Von traumatischen Deformitäten ist die seltene *veraltete Luxation* zu erwähnen. Ihre Behandlung besteht in blutiger Einrenkung. Lehnt der Patient die Operation ab oder kann sie aus irgendeinem Grund nicht ausgeführt werden, so kann man durch einfachen Stützapparat, meist schon durch eine Stiefelschiene oder durch einen Schienenhülsenapparat für Fuß und Unterschenkel eine wesentliche Funktionsverbesserung erreichen.

Die häufigsten traumatischen Deformitäten des Fußgelenkes entstehen durch *fehlerhaft geheilte Knöchelbrüche*. Wir haben diese unter den Frakturdeformitäten des Unterschenkels behandelt.

Ein paar kurze Bemerkungen über

a) die Behandlung des frischen Knöchelbruches

seien hier gebracht. Vielfach begnügt man sich zunächst mit Ruhigstellung durch Verbände, die Fuß und Unterschenkel einbeziehen, und man reponiert erst nach Verschwinden der Bruchgeschwulst. Ich halte das für unzweckmäßig, weil zum mindesten Zeit verloren wird. Bekomme ich einen frischen Knöchelbruch in die Hand, so reponiere ich sofort in Narkose und lege sofort einen Gipsverband an, der vom Oberschenkel über das gebeugte Knie bis zu den Zehen reicht und der auch mit schmalen Streifen zwischen den Zehen durchgeht. Nur so erhält man eine wirklich exakte Fixation des Fußgelenkes. Damit nicht Stauungen entstehen können, wird der Verband nach Erstarren von den Zehen bis zur Mitte des Unterschenkels herauf mit Hilfe einer dort untergelegten Giglisäge aufgeschnitten.

Wird der Verband durch Zurückgehen der Bruchgeschwulst zu locker, so wird er erneuert. Auf alle Fälle wird er erneuert, ehe der Patient mit dem Verband aufsteht. Dieser Gehgipsverband wird dann nur über Fuß und Unterschenkel gelegt.

Abduction oder Adduction des Fußes stelle ich im Verband nicht ein, ebensowenig wie eine rechtwinklige Dorsalflexion. Der Fuß kommt in seine natürliche Mittelstellung. Dabei erreicht man am leichtesten die Adaptation der Fragmente und außerdem wird die Herstellung von dislozierend wirkenden Kräften vermieden.

Nach dem Gipsverband erhält der Patient einen großen Pflasterverband, wie ich ihn bei der Behandlung der Insufficientia pedis beschreiben werde. Er erhält eine Stiefelschiene und eine Stützeinlage, wie sie dort ebenfalls beschrieben werden. Mit diesen Hilfsmitteln läuft sich dann der Patient ein. Etwas Massage, Fangoumschläge u. dgl. befördern die Wiedergewinnung der vollen Gebrauchsfähigkeit. Auf Pendelübungen und sonstige Gymnastik kann man verzichten. Unter Umständen schaden sie dadurch, daß sie von dem verletzten Gelenk mehr verlangen, als es leisten kann.

Bei einfachen *frischen Distorsionen* des Fußgelenkes verfahre ich ähnlich, nur bleibt der Gipsverband weg. Die Behandlung beginnt also mit dem Pflasterverband und der Patient erhält, wenn er zu gehen beginnt, eine Stützeinlage. Auf eine Stiefelschiene kann meistens verzichtet werden.

Besondere Beachtung verdienen die Distorsionen, bei denen eine *Zerreißung der Bänderverbindung zwischen den unteren Enden der Tibia und der Fibula* stattgefunden hat. Diese Fälle sind häufig. Man findet eine scharfe Druckempfindlichkeit vorn im Fußgelenkspalt einwärts vom inneren Knöchel. Die Verletzungen haben besondere Bedeutung, weil sie eine *Lockerung der Malleolen-*

gabel hinterlassen. Diese Lockerung ist funktionell außerordentlich störend. Wenn Patienten nach einer einfachen Distorsion ewig über Schwäche im Fuß klagen und darüber, daß sie leicht mit dem Fuß umknicken, handelt es sich

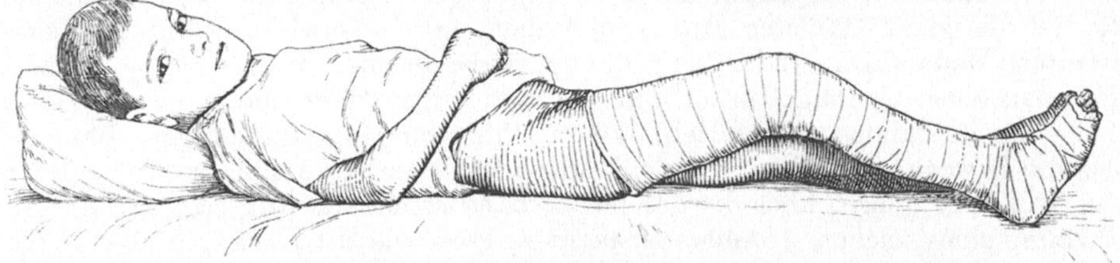

Abb. 398. Der Gipsverband zur Fixierung eines tuberkulösen Fußgelenkes muß bei gebeugtem Knie vom Oberschenkel bis zu den Zehen geführt werden.

meistens um eine solche Lockerung der Malleolengabel. Am veralteten Fall kann man nichts anderes tun, als ihn nach der Art der Behandlung der Insuffi-cientia pedis zu versorgen.

In frischen Fällen lagere ich den verletzten Fuß mit der Außenseite des Gelenkes auf einen Sandsack und führe mit geballter Faust einen derben Hieb auf die Gegend des Malleolus internus. Ich drücke dann mit beiden Händen die Malleolen zusammen und lege einen Gipsverband an, der diesen Druck erhält. Nach 10—14 Tagen folgt Pflasterverband usw.

Von den *entzündlichen Erkrankungen des Fußgelenkes* steht voran

b) die tuberkulöse Entzündung.

Sie ist seltener als die gleiche Erkrankung des Knies und der Hüfte, besitzt aber doch erhebliche praktische Bedeutung, weil sie nicht oder unzweckmäßig behandelt, stets schwere Gebrauchsstörungen hinterläßt. Diese Hinterlassenschaft läßt sich vermeiden oder vermindern.

Die Behandlung ist nach den allgemeinen Grundsätzen zu führen. Wir begnügen uns, die besonders am Fußgelenk gegebenen und zu beobachtenden Verhältnisse zu besprechen.

Der Fixationsverband für das Fußgelenk muß vom Oberschenkel über das gebeugte Knie bis zu den Zehen heruntergeführt werden, und auch hier wieder müssen *Streifen zwischen*

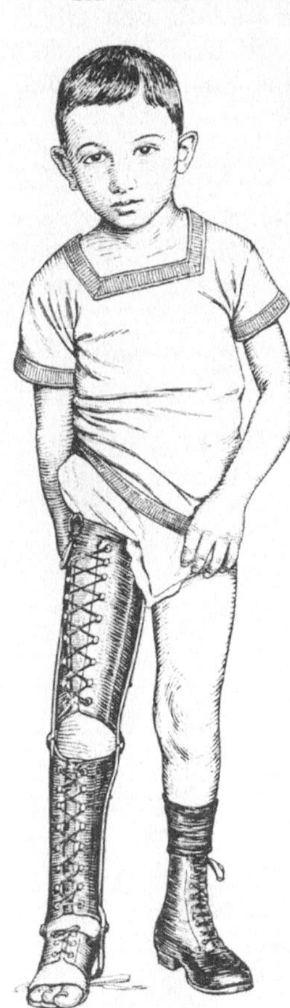

Abb. 399. Der Apparat zur Entlastung des tuberkulösen Fußgelenkes muß die Körperlast am Sitzknorren übernehmen.

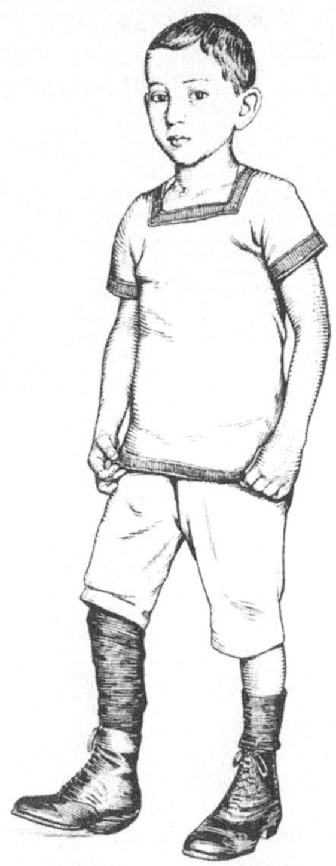

Abb. 400. Die Bewegung des Fußgelenkes durch die Hebelwirkung des Fußes wird durch den *Abroller* ausgeschaltet.

den Zehen durchgeführt sein, sonst bekommt man das Fußgelenk nicht zu wirk-
licher Ruhigstellung und man hält es nicht in der Stellung, die man ihm bei der
Verbandanlegung gegeben hat (Abb. 398).

Will man den Patienten mit dem Gipsverband gehen lassen, so zeigt sich
die Schwierigkeit, daß der Fuß beim Gehen mit Hebelwirkung am Fußgelenk
arbeitet. Man muß entweder den Fuß vom Boden fernhalten; das gelingt dadurch,
daß man einen Gehbügel unter den Verband setzt. Oder man muß die Unterfläche des Verbandes so gestalten, daß eine Abrollung stattfinden kann, ohne daß
sich die Bewegung auf das Fußgelenk auswirkt. Dazu muß man der Sohlenfläche
eine Rundung geben, über die der im Verband steckende Fuß sich abrollt. Die
Wirkung eines solchen Abrollers ist nicht so groß wie die eines Gehbügels. Man
tut gut, zuerst den Gehbügel zu verwenden und dann auf den Abroller überzugehen.

Ist der nötige Heilungsgrad erreicht, so wird der Verband durch einen
portativen Apparat ersetzt. In diesem Apparat, der bis zum Sitzknorren heraufgehen muß, muß man zunächst den Patienten mit in Streckung festgestelltem
Knie gehen lassen, natürlich muß auch das Fußscharnier festgestellt sein
(Abb. 399). Der Rollabsatz kommt unter den über dem Apparat zu tragenden
Stiefel (Abb. 400). Allmählich gibt man das Knie frei, man läßt den Oberschenkelteil wegfallen. Man gibt dem Fußscharnier Beweglichkeit und läßt
den Apparat oder eine einfache Stiefelschiene tragen, bis eine Entlastung
nicht mehr notwendig ist.

c) Ankylose des Unterschenkel-Fußgelenkes.

Kommt es dazu, so stört sie — bei nicht dislocierter Stellung — sehr
wenig. Das untere Sprunggelenk und die übrigen Fußwurzelgelenke gleichen
den Beweglichkeitsdefekt ohne Schwierigkeiten aus. Das gilt auch von Anky-

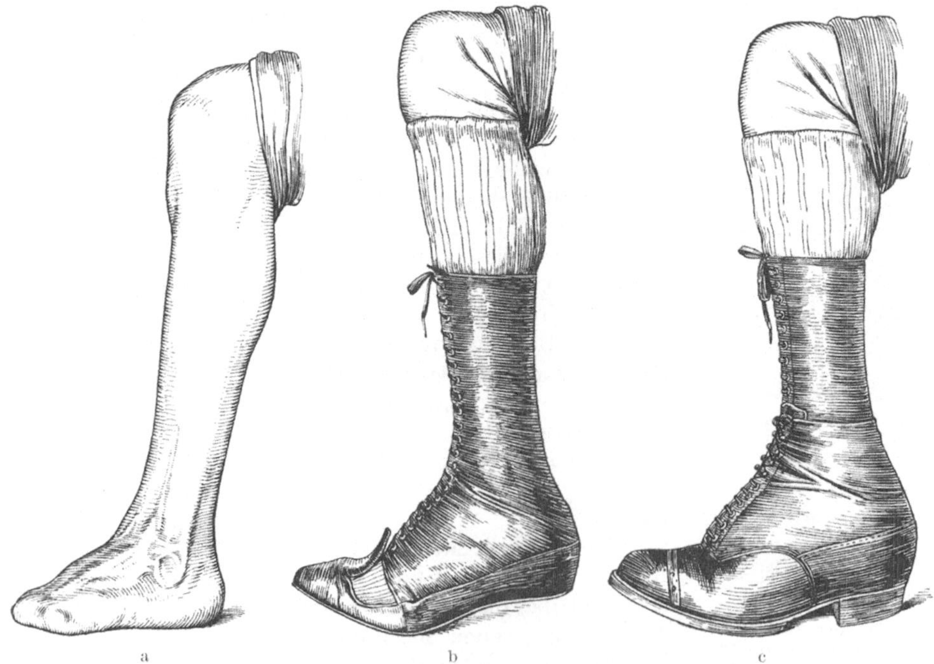

Abb. 401a—c. Fuß mit ankylotischem Fußgelenk, ohne Zehen. Durch Stulp und Schuh gute Gehfunktion
erreicht.

losen, die aus anderer Ursache als aus tuberkulösen Entzündungen entstanden sind. Nur wenn auch das untere Sprunggelenk und die Fußwurzelgelenke mit ankylosieren, erhält man einen Fuß, der schwer in seiner Gebrauchsfähigkeit gestört ist.

Bei diesen Fällen hat man die operative Mobilisierung des Fußgelenkes in ernste Erwägung zu ziehen. PAYR hat dafür Vorschriften gegeben und über gute Resultate berichtet. Ich habe mich bisher noch nicht zu einer blutigen Mobilisation des Fußgelenkes entschließen können, da ich befürchte, daß ein solches Gelenk nicht die feste Führung gewinnt, welche das normale Fußgelenk besitzt, und welche zur genügenden Funktion dieses Gelenkes unbedingt notwendig ist.

In einem Fall, wo nach Schußverletzung eine volle Ankylosierung des Fußes und eine starre Beugecontractur aller Zehen entstanden war, habe ich ein sehr gutes funktionelles Resultat auf folgende Weise erreicht.

Ich habe die Zehen amputiert (Abb. 401 a) und habe unter den Fußstumpf eine Korksohle mit Rollfläche gelegt. Abb. 401 b zeigt die Konstruktion, über welche ein normaler Stiefel zu ziehen ist.

Von entzündlichen Erkrankungen des Fußgelenkes nicht tuberkulöser Art kommen in der orthopädischen Praxis besonders

d) chronisch rheumatische Entzündungen

vor. Die Behandlung besteht abgesehen von der Behandlung des Rheumatismus in Anwendung von Stützapparaten, die das erkrankte Gelenk entlasten. Aus dem, was über die Behandlung der tuberkulösen Fußgelenkentzündung gesagt ist, ergibt sich das Nötige für die Wahl des Stützmittels in einem derartigen Fall.

e) Die Verbrauchskrankheit des Fußgelenkes, Arthritis deformans.

Wie andere Gelenke verbraucht sich auch das Fußgelenk, und es entwickelt sich dabei das Bild der *Arthritis deformans* (Abb. 402). Alles was wir an früherer Stelle über Verbrauchskrankheit und Arthritis deformans gesagt haben, gilt mutatis mutandis auch für das Fußgelenk. Außerordentlich schwere Veränderungen kann uns das Röntgenbild zeigen. (Abb. 403.) Fälle dieser Art geben immer die Vermutung, daß eine Tabes die letzte Ursache sein könnte. Man sichere sich vor Übersehen dieser Ursache dadurch, daß man bei jedem Fall von Arthritis deformans des Fußgelenkes nach einer Erkrankung des Zentralnervensystems forscht.

Die Beschwerden der Patienten stehen nicht immer mit dem anatomischen Befund in Einklang. Wir haben dasselbe Verhältnis wie an Hüfte und Knie, das sich aus der Verbindung der Verbrauchskrankheit mit der statischen Insuffizienzerkrankung ergibt. Die Verbrauchserscheinungen allein machen keine besonders großen Beschwerden. Verbinden sie sich nicht mit Insuffizienzerkrankungen, so haben wir starke anatomische Veränderungen und nur wenig subjektive Beschwerden. Spie-

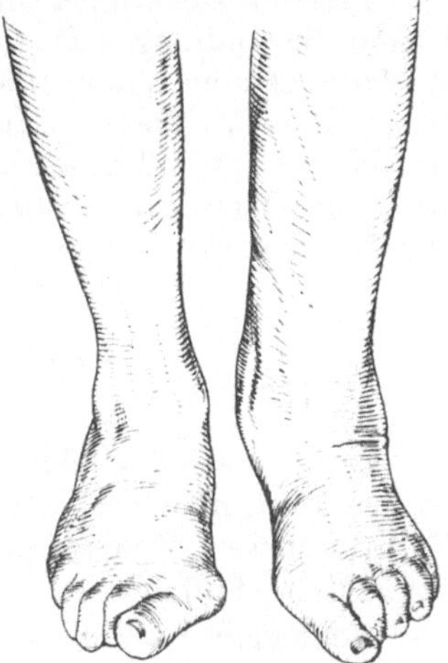

Abb. 402. Schwere Arthritis deformans beider Fußgelenke. Hochgradig verbrauchte Füße. Hallux valgus.

len Insuffizienzzustände in dem Krankheitsbild als Ursache oder Folge eine größere Rolle, so finden wir bei vielleicht nur minimalen anatomischen Veränderungen starke Beschwerden.

Die *Behandlung* geht wieder darauf aus, durch Schonung das erkrankte Gelenk vor weiterem Verbrauch zu schützen und ihm durch alle in Frage kommenden Mittel neue Kraft zuzuführen. Zur Durchführung der Schonung bieten *portative Apparate* brauchbare Hilfsmittel. Je nach der Schwere des Falles ist ein mehr oder weniger entlastender Apparat zu verwenden: Stiefelschiene, Schienenhülsenapparat für Fuß und Unterschenkel, Schienenhülsenapparat für das ganze Bein.

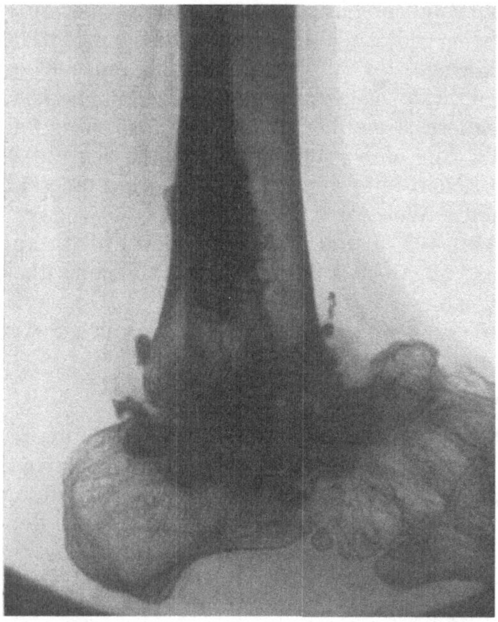

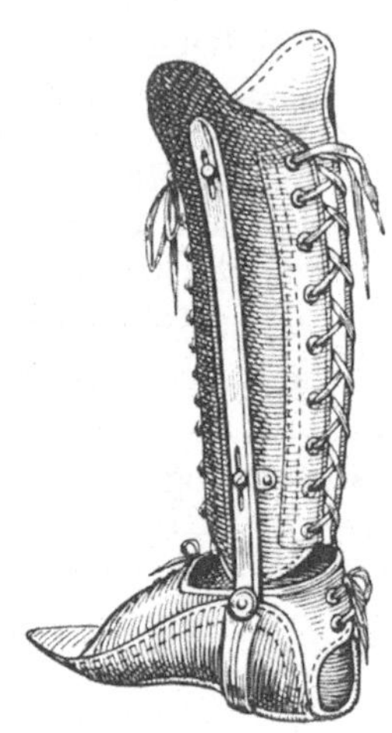

Abb. 403. Hochgradige Arthritis deformans des Fußgelenkes.

Abb. 404. Stützapparat für das Fußgelenk.

Besonders erwähnen möchte ich einen Apparat, den DOLLINGER zur ambulanten Behandlung von Unterschenkelbrüchen empfohlen hat, weil dieser die Ausladungen des Tibiakopfes als Stützpunkt zu verwenden sucht. Für Frakturbehandlung ist dieser Stützpunkt nicht leistungsfähig genug. Aber Apparate, welche eine gute Entlastung des Fußgelenkes herbeiführen sollen, arbeite ich, wenn ein Heraufgreifen an den Sitzknorren nicht unbedingt nötig ist, gern nach der Art des DOLLINGERschen (Abb. 404).

19. Orthopädische Erkrankungen des Fußes.

a) Der Fuß.

Wenn man sich klar machen will, *welche Aufgaben unser Fuß zu erfüllen hat,* so kann man das sehr einfach tun, indem man einmal mit *ausgeschaltetem* Fuß durch sein Zimmer geht, und wenn man denselben Weg zurück mit *eingeschaltetem* Fuß macht.

Hebt man die Fußspitze vom Boden, so daß man nur auf den Fersen steht, so ist der Fuß ausgeschaltet. Geht man jetzt, so stößt die Ferse hart auf den Boden. Man hört den harten Stoß, und man fühlt ihn durch den ganzen Körper gehen. Setzt man den Fuß wieder voll auf, so *wird der Tritt federnd weich.* Man hört den Tritt, auch wenn ein fester Stiefel getragen wird, kaum, und der Stoß, den man eben beim Aufsetzen jedes Fußes durch den Körper gehen fühlte, ist verschwunden.

Zählt man die Schritte, die man zum Durchschreiten des Zimmers brauchte, so ergibt sich beim Gang *mit ausgeschaltetem Fuß eine wesentlich höhere Zahl* als beim Gang mit eingeschaltetem Fuß.

Daraus ergibt sich, daß erstens der Fuß als *Feder* wirkt. Wie die zwischen Achse und Aufbau an einem Wagen eingefügte Feder die Stöße abfängt, die durch die Bewegung des Wagens über die Unebenheiten des Weges entstehen, so *fängt die Fußfeder die Stöße auf, welche entstehen, wenn die Körperlast durch Vermittlung des Beines auf den Boden gestellt wird.*

Die Differenz zwischen der Zahl der Schritte, welche wir beim Gehen mit ausgeschaltetem und mit eingeschaltetem Fuß zum Durchmessen des gleichen Weges gebrauchen, erklärt sich daraus, daß bei ausgeschaltetem Fuß der Schrittertrag sich nur aus dem *Schreitwinkel* und aus der *Länge der Beine* ergibt, daß aber bei *eingeschaltetem Fuß noch eine Fußlänge hinzu kommt.* Das ist ungefähr ein Drittel des Maßes, welches sich aus Schreitwinkel und Beinlänge ergibt.

Beschäftigen wir uns noch etwas mehr mit diesen beiden Ergebnissen unseres einfachen Experimentes, so zeigt sich, daß der *Vergleich des Fußes mit der Wagenfeder auch nach der Form ganz treffend* erscheint.

Die Wagenfeder besteht aus zwei Blattfedern, die mit ihren Konkavitäten gegeneinander gerichtet und mit ihren Enden gelenkig miteinander verbunden

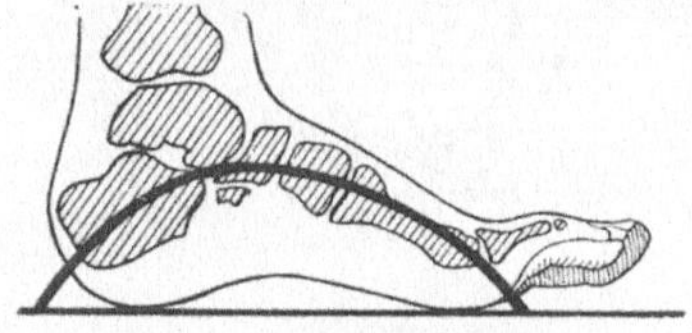

Abb. 405. Der Fuß ist eine Feder, die mit der Wagenfeder in Parallele gestellt werden kann.

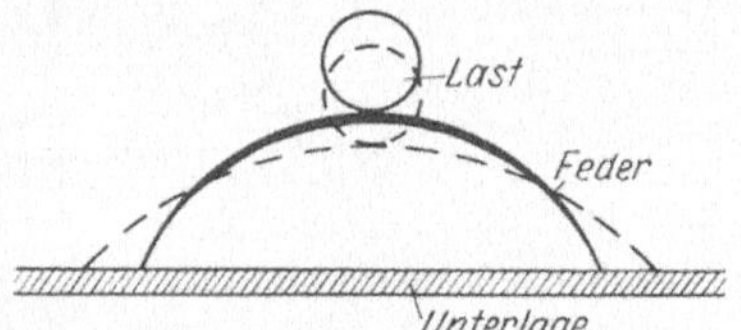

Abb. 406. Diese Skizze zeigt wie die Fußfeder durch Belastung zur Arbeit am Boden gezwungen wird.

sind. Unter der Mitte der unteren Feder liegt die Achse der Räder. Über der Mitte der oberen Feder liegt die Verbindung mit dem Wagenkasten. Beide Verbindungen sind fest.

Der Fuß (Abb. 405) zeigt, wenn wir ihn längs schneiden, eine Reihe von Knochen, die in einem flachen Bogen zusammengesetzt, und die durch straffe Bänder und eine große Muskelmasse miteinander verbunden sind. Die Last wird durch die Unterschenkelknochen, die mit der Höhe der Wölbung verbunden sind, übertragen. Daß der Fuß *federt*, kann man einfach ausprobieren dadurch, daß man vom gebeugten Knie aus durch den Unterschenkel kräftig auf den Fuß drückt und den Druck wieder abschwellen läßt.

Von der Wagenfeder unterscheidet sich die Fußfeder nur dadurch, daß die Wagenfeder *zweiteilig* konstruiert ist, daß im Fuß aber nur *ein* Teil dieser Konstruktion, nämlich der obere, Verwendung gefunden hat.

Die Folge davon ist, daß die Fußfeder mit ihrem *vorderen* und ihrem *hinteren Ende auf dem Boden aufgestützt* ist, und daß diese Enden am Boden arbeiten müssen. Wenn Last auf die Fußfeder gelegt wird, so müssen die beiden Fußpunkte der Fußfeder, auf dem Boden hingleitend, sich voneinander entfernen. (Abb. 406.) Auf die Verwertung dieser Feststellung kommen wir später.

Verfolgen wir jetzt die *Arbeit des Fußes, aus der sich die Vergrößerung des Schrittertrages ergibt.* Wir stellen den Fuß des im Schritt vorgeschwungenen Beines mit der *Ferse* auf. Wir lassen die in diesem Moment vom Fußboden abstehende Fußspitze auf den Boden niedersinken. Zu gleicher Zeit schiebt sich der Oberkörper vor. Die Körperlast verlegt sich von dem zurückgebliebenen

Fuß auf den vorgesetzten. Sie drückt diesen Fuß zuerst mit der Ferse fest auf die Bodenfläche. Die Arbeitslinie des Fußes am Boden schiebt sich dann nach dem Vorderfuß vor. Während sich der zurückgebliebene Fuß vom Boden löst und vorgeschwungen wird, wandert die Arbeitslinie zum Vorderfuß und sie rollt genau in dem Moment über die Fußspitze hinaus, wo der vorgeschwungene andere Fuß wieder Boden gewinnt. Und nun spielt sich an diesem Fuß der ganze Vorgang wieder ebenso ab.

Ich habe den Ausdruck gebraucht, die Arbeitslinie *rollt* über die Fußspitze hinaus. Daß es sich hier tatsächlich um ein Rollen handelt, ist schon immer beobachtet worden und findet seinen Ausdruck dadurch, daß man eben vom *Abrollen* des Fußes spricht. Es lohnt sich, den Vorgang noch mehr in seine Einzelheiten zu verfolgen.

Wenn bei der beschriebenen Arbeit des Fußes am Boden die Arbeitslinie unter dem Vorderfuß hinläuft, fühlt man ganz deutlich, daß der Druck zuerst

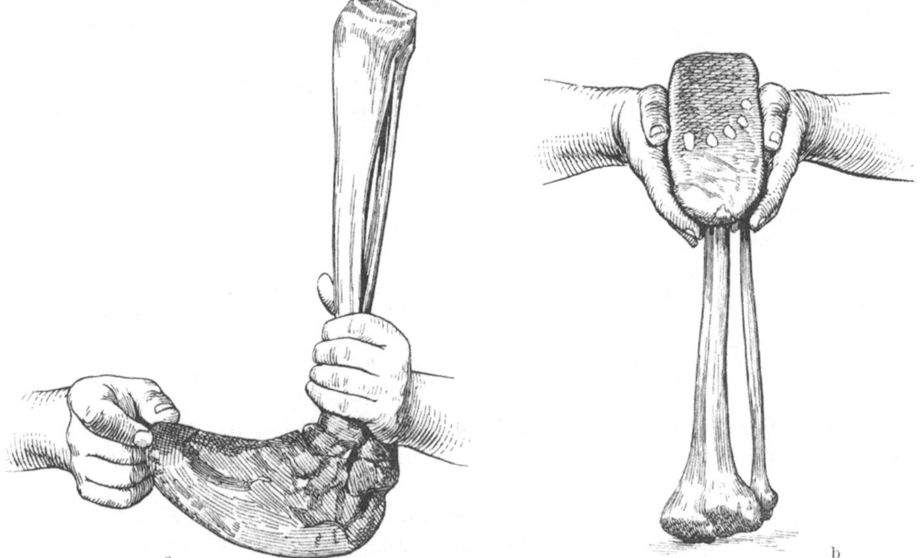

Abb. 407a u. b.   Die Köpfchen der Mittelfußknochen stehen in der Mantelfläche eines Zylinders.
Mit Plastilin läßt sich diese Stellung anschaulich machen.

vom Großzehenballen und Kleinzehenballen übernommen wird, und man fühlt, daß der stärkste Druck zunächst etwas fersenwärts von den Köpfchen des Metatarsus I und V liegt. Geht die Bewegung weiter, so schiebt sich die Drucklinie unter diese beiden Köpfchen. Sie gleitet über dieselben hin und verläßt zuerst das Köpfchen V, das ja kürzer ist, dann das Köpfchen I. Sie läuft weiter auf Köpfchen IV, III und II.

Wenn sich die Arbeitslinie den Zehen nähert, biegen sich diese nach oben. Sie bleiben fest am Boden liegen, übernehmen aber nicht die Last. In dem Augenblick, wo die Arbeitslinie über die Reihe der *Köpfchen* hinauskommt, hat der andere Fuß wieder mit der Ferse den Boden gewonnen und nimmt die Last ab. *Die Zehen stoßen mit einer aktiven Plantarflexion den Fuß vom Boden ab* und geben der Bewegung, mit der nun der vom Boden gelöste Fuß vorgebracht wird, ihren elastischen Schwung.

Wenn man sich die *Abrollung des Fußes* und die *Rollfläche*, in der dieselbe vor sich geht, vor Augen stellen will, so kann man das mit Hilfe eines Fußskelettes und einer plastischen Masse leicht tun. *Am normalen Fußskelett stehen die Unterflächen der Mittelfußköpfchen in der Mantelfläche eines Zylinders.* Legt man an die Unterseite eines solchen Skelettes eine Masse Plastilin so, daß die Köpfchen gerade aus dieser Masse herausragen und gibt man dem Plastilin durch wiegende Bewegungen auf einer Tischplatte die Form, die durch die Stellung der Köpfchen vorgezeichnet ist, so erhält man eine gekrümmte Fläche, welche einen Ausschnitt aus einem Zylindermantel darstellt (Abb. 407 a u. b). *In der Fläche dieses Zylinders wandert die Arbeitslinie des Fußes über den Vorderfuß, wenn der Fuß abgerollt wird.*

Der Gewinn für die Schrittlänge, der aus der Arbeit des Fußes am Boden sich ergibt, kommt dadurch zustande, daß der Fuß mit der *Ferse* aufgesetzt und mit dem Vorderfuß abgestoßen wird. *Zu der Länge des Schrittes, die sich aus Schreitwinkel und Beinlänge errechnet, wird durch die Mitarbeit des Fußes eine Fußlänge hinzugefügt.*

Die Arbeit, welche unser Fuß leistet, wenn wir *stehen,* beschränkt sich auf ein feines Spiel, mit welchem er die fortwährenden Schwankungen des Körpers begleitet, und mit welchem er für die Erhaltung des Gleichgewichtes sorgt. Daß wir imstande sind, so ruhig zu stehen, wie es z. B. zum Zielen und Schießen notwendig ist, danken wir dieser Arbeit der Füße. Die Stellung, welche der stehende Schütze einnimmt, ist die, in welcher dieses Spiel der Füße die günstigsten Wirkungsmöglichkeiten hat.

Die *Tragleistung,* welche der Fuß zu erfüllen hat, wenn wir stehen, ist eigentlich keine Arbeit, denn sie bringt keinen Nutzen, sie ist eine Folge der Konstruktion, die den Fuß auch dann unter Druck hält, wenn er keine Gelegenheit hat, seine Arbeitsaufgaben zu erfüllen. Trotzdem ist die beim Stehen vom Fuß zu erfüllende Tragleistung ein physiologisch sehr wichtiger Posten. Die Traginanspruchnahme des Fußes ist außerordentlich groß, gerade beim Stehen wegen der langen gleichmäßigen Belastung. Beim Gehen hat die Fußfeder immer wieder Gelegenheit, zurückzufedern und sich zu neuer Arbeit zu erholen. Beim Stehen werden diese Erholungspausen nur in längeren Zwischenräumen und viel unvollkommener geschaffen dadurch, daß bald der eine, bald der andere Fuß mehr belastet wird. *Langes Stehen strengt deshalb den Fuß viel mehr an als langes Gehen.*

Mit diesen kurzen Ausführungen über die vom Fuß beim Gehen und Stehen zu leistende Arbeit können wir uns hier begnügen. In dem Kulturkreis, in dem wir leben und arbeiten, hat der Fuß weitere Arbeit nicht zu verrichten. Daß in anderen Kulturkreisen das anders ist, daß es Völker gibt, für die der Fuß ein wichtiges Kletterorgan ist, daß er als Greiforgan gebraucht wird, das sind gewiß Tatsachen, die völker- und menschenkundliches Interesse haben. Für die *Orthopädie* sind sie bedeutungslos. Ebenso ist es für die Orthopädie bedeutungslos, daß verschiedene Menschenrassen sich auch im Aufbau ihrer Füße unterscheiden. Diese Unterschiede besagen nur, daß die Ausführung der Fußkonstruktion in bestimmten Grenzen variieren kann, ohne daß die Leistungsfähigkeit des Fußes dadurch leidet.

Die Leistungsfähigkeit des Fußes hängt ab von der Qualität der *Fußknochen,* von der Qualität der die Knochen verbindenden *Bändermassen,* von der Leistungsfähigkeit der *Fußmuskulatur* sowie von der *Form* des Fußes.

Die Qualität des *Knochens* ist um so höher, je härter und je elastischer sein Material und je größer die in die Fußknochen verbaute Materialmasse ist.

Die Qualität der *Bänder* steigt mit deren Zugfestigkeit und mit der Menge des vorhandenen Materials.

Bei der *Muskulatur* ist es ebenso.

Die *Form des Fußes* hat insofern für die Leistungsfähigkeit Bedeutung, als eine Feder bei gleichbleibendem Material innerhalb gewisser Grenzen um so leistungsfähiger ist, je höher sie gewölbt ist. Auch am Fuß bedingt — innerhalb gewisser Grenzen — eine *höhere* Wölbung bei sonst gleichem Material eine *größere* Leistungsfähigkeit. Keinesfalls darf aber aus dem Vorhandensein einer höheren Wölbung auf eine höhere Leistungsfähigkeit und aus dem Vorhandensein einer flacheren Wölbung auf eine niedrigere Leistungsfähigkeit ohne weiteres geschlossen werden. Aus der Mitwirkung der anderen für die Leistungsfähigkeit des Fußes bedeutungsvollen Faktoren kann sich die Differenz nicht nur ausgleichen, sondern sogar umkehren.

Wenn man sich die Füße verschiedener Menschen auf ihre Leistungsfähigkeit hin ansieht, so findet man solche, die im Gehen und Stehen sehr Hohes leisten, durchaus nicht besonders hoch gewölbt. Der richtige Bauernfuß ist groß. Es steckt eine große Knochenmasse, Bändermasse und auch eine große, derbe Muskelmasse darin. Hoch gewölbt ist er nicht. Der Bauerngang ist ausdauernd, aber er zeichnet sich nicht durch Elastizität aus.

Der Fuß des Städters ist kleiner, er ist schmäler, er enthält weniger Knochen, Bänder und Muskelmaterial, aber seine Wölbung ist höher. Am größten ist der Unterschied zum sogenannten Aristokratenfuß, den man bei männlichen und weiblichen Mitgliedern alter Adelsgeschlechter findet, und den mancher mit Hilfe enger Stiefel mehr qualvoll als erfolgreich herzustellen sucht. Der Gang des Städters ist *elastischer* als der des Bauern. Ebenso ausdauernd wird er nur unter Ausnützung der Hilfe, welche ihm der *Stiefel* bietet. Mit dieser Hilfe müssen wir uns nun beschäftigen.

Ehe ich dazu übergehe, kann ich es aber doch nicht unterlassen, die eben angedeutete Linie etwas auszuziehen.

In einer von mir bei Enke-Stuttgart erschienenen Abhandlung „*Fuß und Schuh*" habe ich die Trittspuren von vier etwa gleichgroßen Männern zusammengestellt: von einem Neger von der Ostküste Afrikas, von einem deutschen Bauern, einem Deutschen, dessen Familie seit 400 Jahren in der Stadt wohnt, und einem Mitglied einer deutschen Adelsfamilie mit über tausendjährigem Stammbaum. Die Zusammenstellung dieser Trittspuren zeigt, daß unter dem Einfluß der Kultur der Fuß kleiner wird. Spricht man diesen Satz aus, so taucht auf einmal von dem bei uns erreichten Punkt allerdings noch in weiter Ferne, aber doch unbedingt in der Richtung der laufenden Linie der *Chinesinnenfuß* auf.

Der Chinesinnenfuß ist nicht eine sinnlose Quälerei kleiner Mädchen, sondern er ist das Produkt der Entwicklung des Fußes, die wir auch im europäischen Kulturkreis begonnen haben. In der fünftausend Jahre älteren Kultur der Chinesen ist diese Entwicklung nur sehr viel weiter gelaufen. Sie hat einen Punkt erreicht, an dem sie sich, da sie nicht mehr vorwärts kann, wahrscheinlich überschlagen wird.

Verfolgt man dieselben Verhältnisse an der *Hand*, so sieht man ganz gleiches wie am Fuß, und wie am Ende der Reihe, die der Fuß bildet, der Chinesinnenfuß, so steht am Ende der Reihe, welche die „Bratzen" des Bauern, die Hand des Städters und die Aristokratenhand mit den gepflegten Nägeln bilden, die Hand des chinesischen Mandarinen mit dem riesigen Daumennagel. Die Dame der chinesischen Aristokratie dokumentiert mit ihren Krüppelfüßchen, daß sie nicht zu gehen braucht, und der Mandarin mit seinem Nagel, daß er nicht von seiner Hände Arbeit lebt.

Nun aber wieder zurück zum

b) Stiefel,

und zu der Hilfe, welche er unserem Fuß bei seiner Arbeit leistet.

Wir müssen mit etwas *Kostümgeschichte* und etwas *Völkerkunde* beginnen. Von Haus aus ist der Fuß des Menschen nackt. Frühzeitig meldete sich das Bedürfnis nach Schutz vor Verletzung und Kälte. Die Einhüllung in Tierfelle war das gegebene Abwehrmittel, das sich im *Mokassin* der Indianer bis heute erhalten und das in der *Obanke*, die im Südosten Europas noch getragen wird, noch keine *wesentliche* Weiterentwicklung erfahren hat. Im *Filzstiefel*, der in Mittelasien getragen wird, und im Pelzstiefel der Eskimos haben wir eine Weiterentwicklung nach der Seite des Wärmeschutzes.

Die *Sandale* verzichtet auf den Schutz des Fußrückens, sie legt eine dicke Sohle unter den Fuß, die aus einem schlechten Wärmeleiter hergestellt wird. Schutz vor Bodenhitze ist die wesentliche von der Sandale gesuchte Wirkung. Wir finden die Sandale deshalb in heißen Wüsten und Steppen.

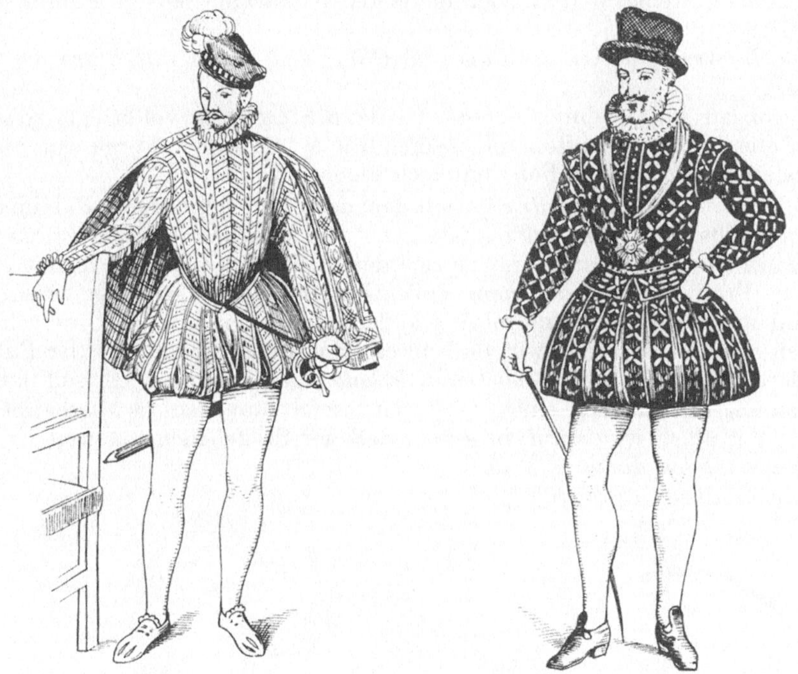

Abb. 408. Französische Tracht um 1560. König KARL IX   HEINRICH IV. von Frankreich. (1600.)
(Nach FALKE.)

Unser Stiefel, so wie er heute ein Bestandteil der europäischen Kleidung ist, ist hervorgegangen aus Schuhen, die wie die Obanke den Fuß ziemlich lose einhüllen. Der *Bundschuh*, der im Bauernkrieg das Zeichen der Aufständischen war, ist der Ausgangspunkt der Entwicklung. Modespiele veränderten ihn in den höheren Volkskreisen zum *Schnabelschuh*, oder zum *Kuhmaul*, aber das waren nur Änderungen der äußeren Form. Ein Entwicklungsansatz ist nur darin zu erkennen, daß er durch Schnürung zu festem Sitz gebracht wurde.

Gegen Ende des 16. Jahrhunderts taucht auf einmal in Frankreich — wer ihn erfunden hat, ist natürlich nicht bekannt — der moderne Stiefel auf. Heinrich IV. (Abb. 408) ist der älteste Träger eines solchen, den ich sicher nachweisen konnte. Der Halbschuh, welchen er auf unserem Bilde trägt, hat *festen Sitz des Oberleders*, er besitzt einen *Absatz*. Zwischen Absatz und Sohle findet sich das *Gelenk*, und endlich ist die *Sohle* als besonderer Teil aus hartem Leder gearbeitet. Fester Sitz des Oberleders, der Absatz, das zwischen Absatz und Sohle gelegene Zwischenstück — das Gelenk — und die *Kappe*, die man auf diesem Bild zwar nicht sehen kann, deren Vorhandensein sich aber aus dem ganzen Schnitt des Stiefels ergibt, und die *harte Sohle*, das sind die Charakteristica, welche den modernen Stiefel von dem alten Schuh, möge derselbe ausgeführt sein wie er wolle, unterscheiden.

Diesen Stiefel ziehen wir an, wenn wir uns zu einer Tätigkeit fertig machen, bei deren Verrichtung der Fuß Geh- und Steharbeit zu leisten hat. Jeder im europäischen Kulturkreis Lebende tut dies. Auch der Nichteuropäer, wenn er in diesen Kulturkreis eintritt. Dem schwarzen Rekruten werden, wenn er in ein europäisches Heer eingestellt wird, europäische Stiefel angezogen. Warum? Kein Armeeführer wäre so blöde, sich die Ausgaben für Stiefel zu machen, wenn der schwarze Bruder barfuß oder in Sandalen dasselbe leisten könnte wie im europäischen Stiefel.

Die Leistungsfähigkeit des Fußes für Gehen und Stehen wird durch den Stiefel gesteigert.

Verfolgen wir, wodurch der Stiefel diese Steigerung vollbringt, so stoßen wir auf alle die Eigenschaften, die unseren Stiefel von seinem Vorgänger, aus dem er entstanden ist, dem Schuh, unterscheiden.

Da ist zunächst der *straffe Sitz*, mit dem das Oberleder unseren Fuß im Stiefel zusammenfaßt. Dieses Zusammenfassen hat die Wirkung, die wir von so vielen Fußkranken suchen sehen, wenn sie sich den Fuß bandagieren, d. h. mit Binden wickeln. Probieren wir an einem Fußskelett, indem wir mit der einen Hand den Fuß zusammenfassen und mit der anderen von oben mit den Unterschenkelknochen drücken, so sehen wir, daß unsere Hand das Eindrücken der Fußfeder behindert. *Ein ordentlicher Stiefel muß deshalb ordentlich sitzen.* Er soll natürlich nicht zu eng sein, aber in einem zu engen Stiefel kann man ja überhaupt nicht laufen. Vor allem ist darauf zu sehen, daß der Stiefel nicht zu weit ist. *Viel mehr Füße werden durch zu weite als zu enge Stiefel geschädigt.*

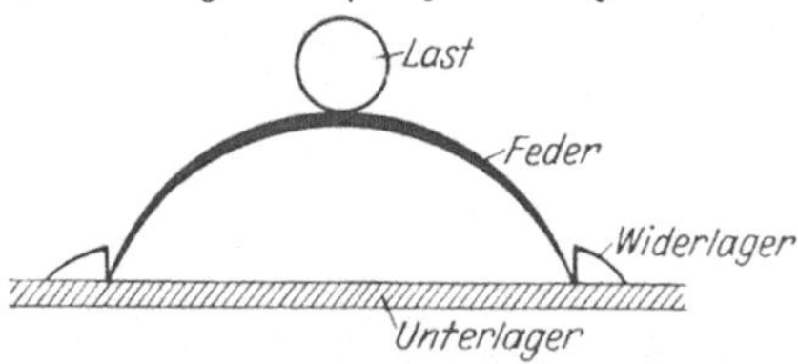

Abb. 409. Legt man an die Enden der Feder, die Abb. 406 zeigt, Widerlager, so geben diese der Feder eine Arbeitshilfe.

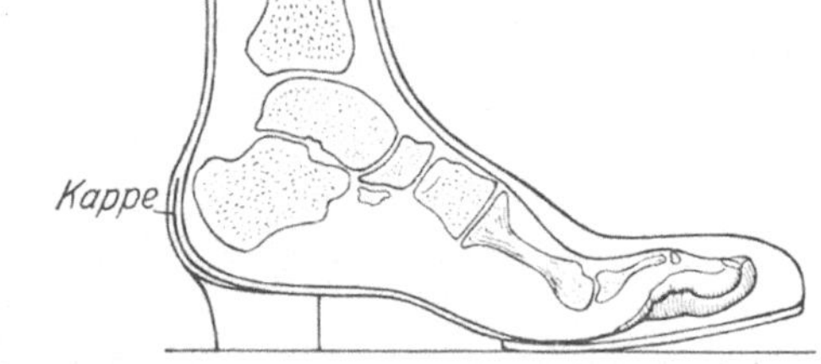

Abb. 410. Die Kappe unseres Stiefels gibt dem hinteren Fußpunkt der Fußfeder ein Widerlager.

Fragen wir gleich nach der Bedeutung der *Kappe*, so muß ich da verweisen auf die Skizze, welche das Niederdrücken der Fußfeder durch die Körperlast darstellen soll (Abb. 406). Drückt sich die Feder ein, so entfernen sich ihre Fußpunkte voneinander. Legt man an die Enden der Feder Widerlager, wie Abb. 409 zeigt, so gibt man der Feder eine Arbeitshilfe. Auf dem weichen Gartenboden des Paradieses, für welchen der Fuß des Menschen gemacht ist, fand er diese Arbeitshilfe. Die Enden der Fußfeder drückten sich in den Boden. Auch der rauhe, ungeglättete Boden, auf dem Naturvölker leben, bietet sie. Nicht aber die glatte Diele und die harte, geebnete Straße, auf welcher der Europäer heute lebt. Unsere glatten, harten Fußböden bedingen eine hohe Steigerung der von unseren Füßen geforderten Arbeitsleistung. Der Stiefel ist durch diese Steigerung notwendig geworden, und eine seiner Aufgaben ist die, der Fußfeder die Widerlager zu bieten, welche Abb. 409 in schematischer Zeichnung zur Darstellung bringt. Dieses Widerlager bietet zunächst die *Kappe*, die ganz wie die Widerlager in dieser Skizze sich an den hinteren Fußpunkt der Fußfeder, an die Ferse, legt (Abb. 410).

Die Wirkung der Kappe als Widerlager für die Fußfeder kann sich nur recht entfalten, wenn auch auf der Gegenseite ein *zweites* Widerlager angelegt wird. Dieses zweite Widerlager bildet in unserem Stiefel die *trichterförmige Verengerung*, welche derselbe nach seiner Spitze zu eingeht. In diesen Trichter hinein schiebt sich der Vorderfuß, wenn die Fußfeder eingedrückt wird, und der zunehmende Widerstand, welchen der Vorderfuß in diesem Trichter findet, ist das Widerlager für den vorderen Fußpunkt der Fußfeder.

Daraus ergibt sich der Schluß, daß der *Vorderstiefel eine trichterförmige Verengerung bilden* muß. Er braucht deshalb nicht spitz zu sein und am wenigsten die Zehen zu beengen.

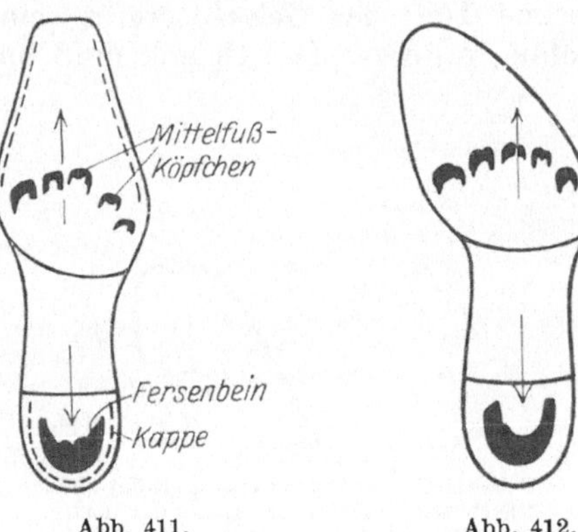

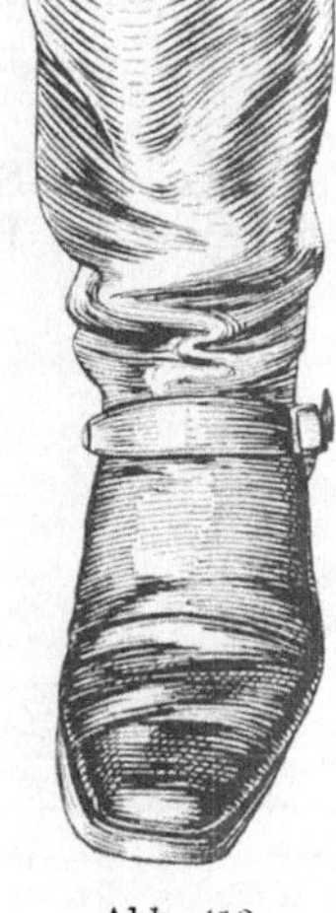

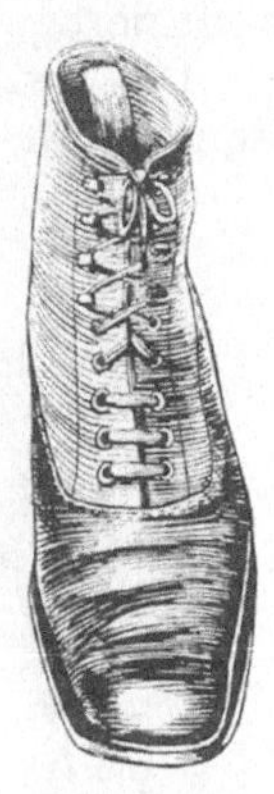

Abb. 411.   Abb. 412.   Abb. 413.   Abb. 414.

Abb. 411. Das Widerlager für den vorderen Fußpunkt bildet die trichterförmige Verengerung unseres Stiefels nach seiner Spitze zu.

Abb. 412. Bei einem nach der MEYERschen Linie gebauten Stiefel schieben sich die Zehen gegen die Außenseite des Oberleders.

Abb. 413. Der nach der MEYERschen Linie gebaute Stiefel zeigt das Oberleder nach außen über den Sohlenrand geschoben.

Abb. 414. Der achsengerade Stiefel, am gleichen Fuß zur gleichen Zeit getragen, zeigt das Oberleder nicht abgeschoben.

Damit der Vorderteil des Stiefels seine Wirkung als Gegenlager für den vorderen Fußpunkt der Fußfeder wirklich entfalten kann, ist es notwendig, daß er dem hinteren Widerlager, der Kappe, in direkter Linie gegenüber steht (Abb. 411). Die Stiefelsohle darf deshalb nicht nach innen abgebogen sein, wie einst MEYER lehrte (Abb. 412). Bei einem nach der Meyerschen Linie gebauten Stiefel schieben sich die Zehen nach außen gegen das Oberleder, sie werden gedrückt und schieben das Oberleder über den Sohlenrand hinaus. Ein von mir einst getragener Reitstiefel (Abb. 413) läßt das sehr schön erkennen. Der ebenfalls von mir und in derselben Zeit getragene aber achsengerade Stiefel zeigt das Oberleder unverschoben auf der Sohle (Abb. 414).

Ein sehr interessanter Bestandteil des Stiefels ist der *Absatz*. Seine Bedeutung ergibt sich, wenn man in einen nicht im Stiefel steckenden (Abb. 405) und in einen im Stiefel steckenden Fuß eine die Fußfeder schematisierende Linie zeichnet (Abb. 415). Man sieht, daß sich die Fußfeder in dem Absatz fortsetzt. *Der Absatz bedeutet eine Verlängerung und eine Erhöhung der Fußfeder.* Seine Wirkung ist eine Erhöhung der Elastizität des Fußes.

Wer sich von der Richtigkeit dieser Feststellung überzeugen will, der braucht nur einmal mit einem Stiefel, von dem er den Absatz verloren hat, zu gehen. Er wird erstaunt sein, wie plump und hölzern sein Gang ist, und er wird froh sein, wenn er einen Schuster erreicht, der ihm den Absatz aufnagelt und damit den Stiefel und seinen Träger wieder in „*Schwung*" bringt.

Also *der Absatz erhöht die Elastizität unseres Fußes und unseres Ganges*. Wo es darauf ankommt, eine solche Erhöhung zu erreichen, da muß man einen *hohen* Absatz wählen. Unsere Damenwelt hat das schon lange herausgefunden. Dort wo sie auf elfengleiches Schweben Wert legen, da tragen die Damen den *Stöckelabsatz*. Mit diesem wird nicht nur eine bedeutende Erhöhung und Verlängerung der Fußfeder erreicht, sondern auch noch eine *Überbiegung* derselben. Wie Skizze 416 zur Darstellung bringen soll, biegt sich das hintere Ende der Fußfeder beim Stöckelabsatz nach vorn um. Daraus ergibt sich beim Gehen eine Vor- und Rückwärtsbewegung des Stöckels und daraus erklärt sich die Elastizität des Ganges, den die elegante Dame im Salon und auf dem Tanzsaal produziert.

Der zwischen Absatz und Sohle gelegene Teil, das *Gelenk*, ergibt seine Eignung zur Unterstützung der Fußfeder ohne weiteres. Das Gelenk muß nur

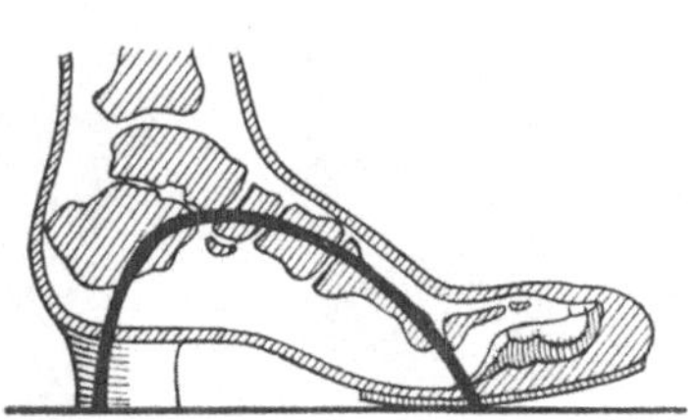

Abb. 415. Der Absatz bewirkt eine künstliche Verlängerung und Erhöhung der Fußfeder.

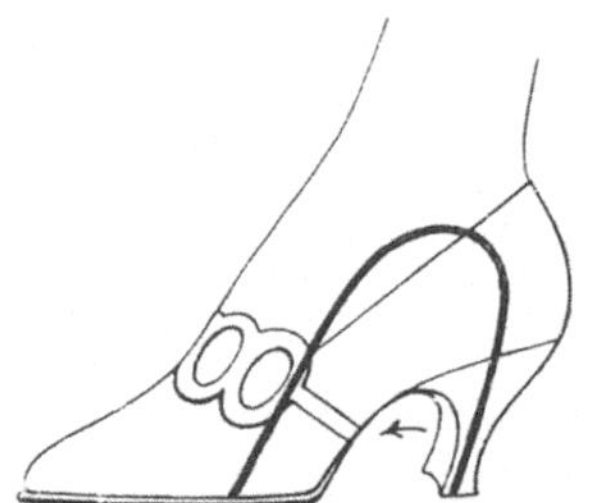

Abb. 416. Der Stöckelabsatz erhöht und überbiegt die Fußfeder. Daher der hochelastische Gang der Dame, die Stöckelschuhe trägt.

hoch gewölbt — „hochgesprengt" sagt der Schuhmacher — werden und aus tragfähigem Material hergestellt sein, dann stellt es sich als eine *Hilfsfeder* unter die Fußfeder. Unsere Schuhmacher wissen diese Wirkung durch Einarbeitung einer kleinen Stahlfeder, der sogenannten Gelenkfeder, noch zu steigern.

Endlich kommt noch die *Sohle*, die am modernen Stiefel aus einem derben Stück Leder gearbeitet ist. Wenn wir den Fuß abrollen, wie ich das oben beschrieben habe, so biegt sich die Sohle in die Zylinderfläche, über welche die Abrollung geht, hinein. Dadurch wird eine Verbreiterung der Druckwirkung an der Unterfläche des Fußes bewirkt, und dies bedeutet eine Schonung des Fußes. Außerdem federt die Sohle beim Abheben des Fußes in ihre Strecklage zurück. Sie hilft also den Zehen beim Abstoßen des Fußes.

Daraus ergibt sich die Erklärung für die sonst auffällige Tatsache, daß man als Marschstiefel nicht solche mit leichten Sohlen trägt, sondern solche mit derben Doppelsohlen. Und wer so klug ist, auch noch scharfkantige Zwecken in die Sohle zu schlagen, der läuft trotz der Gewichtserhöhung noch leichter, weil sich die Zwecken in den Boden einkrallen und das Zurückgleiten des Fußes beim Vorschieben der Körperlast verhindern. Unsere Sportläufer benutzen zum selben Zweck lange Nägel, die sich auf dem weichen Boden der Rennbahn natürlich besser eignen als die kurzen Zwecken. Die Buschmänner biegen zum selben Zweck ihre für die Laufjagd bestimmten Sandalen mit der Spitze nach unten.

Macht man sich klar, was in unserem Stiefel alles für merkwürdige Eigenschaften darinnen stecken, so gewinnt man nicht nur höchst beachtliche Fingerzeige, wie man den Stiefel zur Behandlung von Fußerkrankungen verwenden kann, sondern man gewinnt auch Achtung vor den Leuten, die den Stiefel erfunden und bis zu seiner Höhe entwickelt haben. Schuhmacher und Schuhfabrikanten sind es gewesen. Nicht Ärzte und am allerwenigsten Orthopäden. Wenn in unseren Büchern so viel über die Sünden der Schuster gepredigt wird, so ist das nichts anderes als ein Zugestehen eigener Unkenntnis.

c) Die statischen Insuffizienzerkrankungen des Fußes.

Wir setzen an die Spitze aller Fußerkrankungen die statischen Insuffizienzerkrankungen, erstens weil sie aus der spezifischen Arbeit des Fußes hervorgehen, zweitens weil alle anderen Fußerkrankungen zusammen nicht die praktische Bedeutung besitzen wie die Insuffizienzerkrankungen, und drittens weil man bei fast allen anderen Fußerkrankungen immer wieder auf Insuffizienzerkrankungen stößt, die in das Krankheitsbild hineinspielen und dieses Bild undurchsichtig machen, wenn man nicht die Erscheinungen der Insuffizienzerkrankung kennt.

Zur Aufstellung der ganzen Lehre von den statischen Insuffizienzerkrankungen bin ich durch Beobachtungen am Fuß gekommen. Von alters her findet sich in jedem Lehrbuch der Chirurgie ein Kapitel über Plattfuß und Plattfußschmerzen. Es besagt, daß der Plattfuß Schmerzen bestimmten Charakters verursache. Es fiel mir auf, daß ich *Füße* fand, *die vollkommen normal gewölbt waren,* und die *Patienten klagten im höchsten Grade über Schmerzen,* die ganz genau dem Charakter der Plattfußschmerzen entsprachen. *Genau wie*

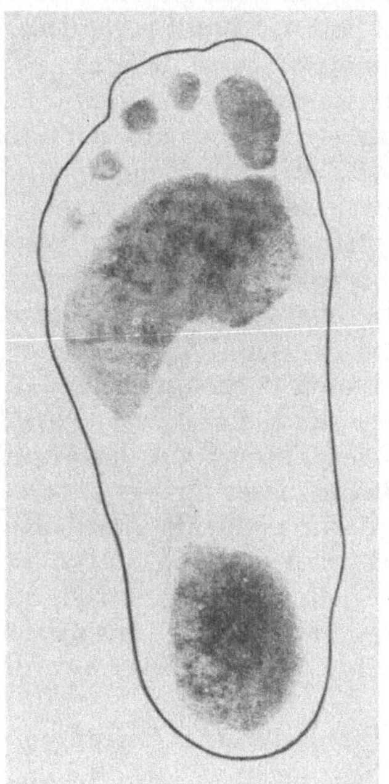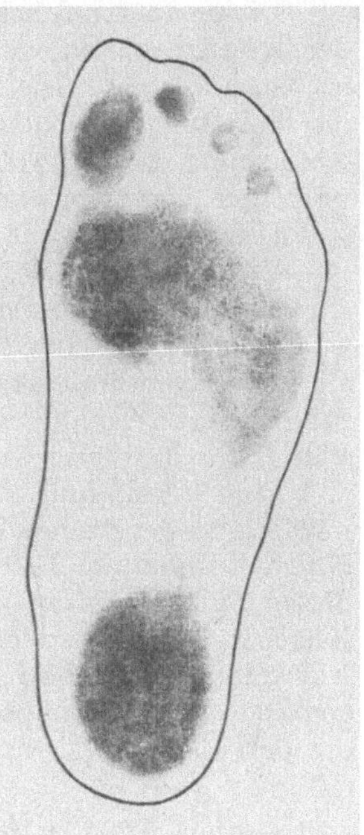

Abb. 417. Auch bei ausgesprochenen Hohlfüßen findet man *Plattfußschmerzen!*

gleiche Schmerzen bei ausgesprochenem Plattfuß verschwanden auch diese Schmerzen an den Nichtplattfüßen, wenn ich sie mit Plattfußeinlagen behandelte.

Ich fand dieselben Schmerzen und behandelte sie mit gutem Erfolg nicht nur bei Füßen mit normaler Wölbung, sondern auch bei *ausgesprochenen Hohlfüßen,* ja sogar bei leichten Klumpfußrezidiven. Abb. 417 gibt die Trittspur einer Patientin, die an schweren Insuffizienzschmerzen litt und die durch „Plattfußeinlagen" glatt geheilt wurde. Und auf der anderen Seite sah ich *Menschen mit Plattfüßen,* ja mit schweren Plattfüßen, *die trotz starker Inanspruchnahme ihrer Füße keine Spur von Plattfußschmerzen hatten.*

Es mußte eine Erklärung gesucht werden, die diese Widersprüche beseitigte. Ich fand sie in der Aufstellung des Krankheitsbegriffes der *Insufficientia pedis*. *Ein Fuß, der die geforderte statische Leistung zu erfüllen imstande ist,* der also im statischen Gleichgewicht steht, *arbeitet, ohne daß Schmerzen* oder andere Störungen *entstehen, ganz gleich ob er eine normale oder eine übernormale oder eine unternormale Wölbung besitzt.* Und *ein Fuß,* der die zur geforderten Leistung gehörende Kraft nicht besitzt, *der also aus dem statischen Gleichgewichte geraten ist, erkrankt.* Es entstehen die für diesen Zustand typischen Schmerzen und anatomischen Veränderungen. Ganz gleichgültig ist es dabei, ob der Fuß eine normale, eine übernormale oder eine unternormale Wölbung hat. Auch an einem ausgesprochenen Hohlfuß oder an einem Klumpfußrezidiv *kann* das Belastungsgleichgewicht gestört werden. Notwendig entsteht dann eine statische Insuffizienzerkrankung.

Die *Verbindung zwischen der Insuffizienzerkrankung und dem Plattfuß ergibt* sich dadurch, daß *bei genügend langer Dauer* einer Überlastung das Fußgewölbe eingedrückt werden muß. Es entsteht eine Abflachung der Wölbung. Es entsteht ein *Plattfuß.*

Dieser Plattfuß schmerzt, an diesem Plattfuß finden sich andere Zeichen der Insuffizienz, solange das Belastungsmißverhältnis, aus dem er hervorgegangen ist, noch besteht. Die Schmerzen verschwinden, wenn aus irgendeinem Grund das Belastungsgleichgewicht wieder gewonnen wurde. Der Plattfuß aber — die Abflachung der Fußwölbung —, welcher aus der Störung des Belastungsgleichgewichtes hervorgegangen ist, bleibt bestehen.

Das sind dann die Plattfüße *ohne* Schmerzen.

Von den *statischen* Plattfüßen, die in der geschilderten Weise entstehen, sind zu scheiden die Füße, bei denen aus irgendeinem anderen Grund die Fußwölbung verflacht oder verlorengegangen ist. Daher gehören die *flachen Füße* als Rasseeigentümlichkeit, z. B. der Juden. Weiter gehören daher die Flachfüße, die auch bei anderen Rassen vorkommen, und die ausgeprägten *angeborenen* Plattfüße. Teilweise gehören auch *Lähmungsplattfüße* hierher.

Eine Verbindung zwischen diesen und der Insufficientia pedis besteht nur insofern, als der flachen Wölbung dieser Füße eine verminderte statische Leistungsfähigkeit anhaftet. Erfolgt dafür nicht ein Ausgleich dadurch, daß weniger von diesen Füßen gefordert wird, oder dadurch, daß diese Füße ein besonders gutes Knochen-, Bänder- oder Muskelmaterial besitzen, so wirkt die Abflachung der Fußwölbung als Prädisposition zu einer Insuffizienzerkrankung, die an die gegebene Form anknüpfend ihre typischen Beschwerden und Formveränderungen erzeugt.

Die praktische Bedeutung,

welche *diese* Art Plattfüße besitzt, liegt ganz in dieser Prädisposition.

Die praktische Bedeutung der Insuffizienzerkrankung liegt so gut wie ganz in den *Beschwerden*: in den Schmerzen, in der Störung der Geh- und Stehfähigkeit, welche sie erzeugt. Die Plattfußbildung, die aus ihr hervorgeht, ist demgegenüber von außerordentlich geringer praktischer Bedeutung. *Den meisten Menschen ist es vollständig gleichgültig, ob sie einen hochgewölbten oder einen Plattfuß haben, wenn sie nur ohne Schmerzen und mit der Ausdauer, die das tägliche Leben und der Beruf fordern, gehen und stehen können.*

Der Kranke, welcher mit Plattfußschmerzen id est Insuffizienzbeschwerden zu uns kommt, will diese *Schmerzen* los werden, er will im täglichen Leben und in der Berufsarbeit von seinen Füßen nicht behindert sein. Leisten wir ihm *das* durch unsere Behandlung, so ist er voll befriedigt. Können wir dabei auch eine etwaige Veränderung der Form seines Fußes korrigieren, — gut, so genügen wir seinem und unserem Schönheitsbedürfnis. *Falsch ist es aber, wenn wir durch Korrektur der etwaigen fehlerhaften Form den Kranken von seinen Beschwerden befreien wollen.* Die Beschwerden werden von der Fehlform nicht erzeugt und lassen sich durch Korrektur der Fehlform infolgedessen nicht beseitigen. Wohl aber besteht die Gefahr, daß wir durch Eingriffe, welche die Form korrigieren, den Fuß erst recht schwächen, und daß wir als Enderfolg einen zwar schöneren, aber leistungsunfähigeren Fuß erhalten. Damit ist dem Kranken selten gedient.

Die Beschwerden,

welche eine Insufficientia pedis macht, sind zuerst einfache *Ermüdungsgefühle*, die sich von den Gefühlen, die wir nach ermüdendem Gehen und Stehen empfinden, durch nichts anderes unterscheiden, als daß sie schon nach abnorm geringer Leistung auftreten und daß sie nicht wie normale Ermüdungsgefühle nach kurzen Ruhezeiten verschwinden. Steigert sich die Erkrankung, so treten zu den Ermüdungsgefühlen *Schmerzen*. Die Lokalisation dieser Schmerzen wechselt ebenso sehr wie ihre Höhe. *Die alte Lehre, daß sich der Plattfußschmerz an bestimmten Stellen lokalisiere, ist absolut falsch und hat zu zahlreichen Fehldiagnosen geführt.*

Gewisse Lieblingsstellen für Insuffizienzschmerzen gibt es. Als solche sind zu nennen die Gegend des Fußgelenkes und da besonders die Umgebung des äußeren Knöchels. Weiter die Mitte des Fußrückens, der Innenrand der Fußwölbung. An der Sohle empfinden die Kranken häufig Schmerzen gerade in der Mitte. An der Ferse gerade *unter* der Ferse und rings um die Ferse herum. Am Vorderfuß sind Lieblingsstellen der Großzehenballen und die Gegend der mittleren Metatarsalköpfchen. Zuweilen klagen die Patienten über ganz außerordentlich lästige, brennende Schmerzen in den mittleren Zehen.

Häufig ziehen die Schmerzen herauf in das Bein. Sie werden im Schienbein oder in der Wade empfunden, ja sie gehen herauf bis ins Knie, in die Hüfte und ins Kreuz.

Sind die Schmerzen bis zu einiger Höhe gelangt, dann gewinnen sie Einfluß auf mancherlei im täglichen Leben des Patienten. Der Kranke sucht Gehen und Stehen zu vermeiden. Ist zu großes Körpergewicht die Ursache der Erkrankung, so wird er jetzt noch dicker. Beim Gehen sucht er, wenn ein Fuß stärker erkrankt ist, die nach diesem abschüssige Seite des Weges. Er vermeidet jedes Steinchen auf dem Boden, geht im Bogen um holpriges Pflaster herum, usw.

Bei so hoher Entwicklung der Beschwerden wird der *Tritt unelastisch und hart*. Man hört den Fußkranken auf der Straße schon unter Gesunden durch sein lautes Tapsen heraus.

Nach wieder weiterer Steigerung wird der Kranke unfähig, den Fuß am Boden abzurollen. Er setzt ihn wie ein Stück Holz auf und hebt ihn ebenso wieder ab. Frei aufgehoben kann der Fuß aber richtig bewegt werden.

Bei höchster Steigerung wird der Kranke einfach unfähig, zu gehen und zu stehen. Er wird *bettlägerig*.

Objektive Symptome und Untersuchung.

Wenn ein solcher Patient zu uns kommt, so kann man häufig schon an seinem *Schuhwerk* die Diagnose machen. Man sieht *abgetragene* und *vertretene* Schuhe oder sogenannte leichte Schuhe (Filzschuhe und Pantoffel), wo diese zur Gesamterscheinung ihres Trägers durchaus nicht passen. Man sieht den *schwerfälligen Gang* in den in Frage kommenden Fällen.

Läßt man ausziehen, so *sieht man an den Füßen meist gar nichts Pathologisches*.

Es ist in den letzten Jahren aufgekommen, „*Knickfüßigkeit*" zu suchen und zu finden. Eine gewisse Valgität des Fußes ist so häufig, daß man diese Valgität durchaus nicht anders als eine Variation bezeichnen kann. Mit der Leistungsfähigkeit des Fußes hat sie absolut nichts zu tun. Man kann tausend Menschen mit Pes valgus finden, die Beschwerden haben, und tausend daneben stellen, die keine haben. Die Diagnose Knickfuß ist einfach aus dem Bestreben entstanden, für Beschwerden eine anatomische Unterlage zu finden, für die sich keine finden läßt, weil sie eben nicht Folge einer *anatomischen*, sondern Folge einer *physiologischen* Störung sind.

Bei unseren Patienten findet man also meist normal gewölbte Füße. Man findet die Wölbung aber auch abnorm hoch, und man findet sie ebenso flacher als normal. Die Fälle, bei denen man sicher sagen kann, daß eine Abflachung aus der statischen Überlastung entstanden ist, welche die *derzeitigen* Beschwerden verursacht, sind verhältnismäßig selten.

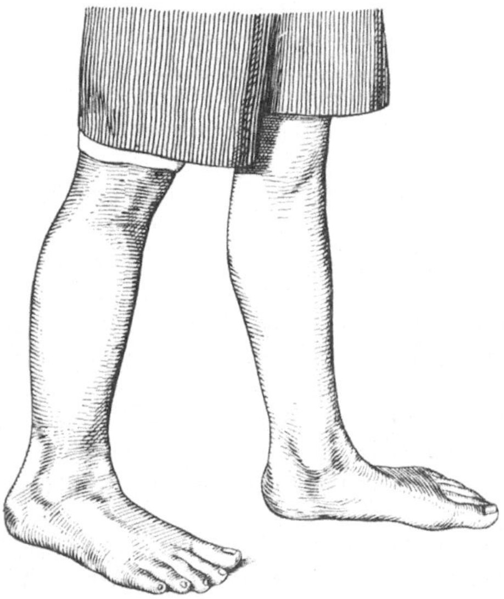

Abgesehen von der großen Fußform findet man sehr häufig *Schwellungen*, die sich entweder über den ganzen Fuß als Ödeme verbreiten oder sich an bestimmten Stellen lokalisieren.

Solche lokalisierte Schwellungen liegen am äußeren Knöchel — die „*Säckchen*", die man besonders bei erwachsenen weiblichen Patienten sieht —, sie liegen auch gern am Ansatzpunkt der Achillessehne. Bestehen dort Schmerzen, so haben wir das typische Bild der *Achillodynie*. Schwellungen, die weniger sichtbar als fühlbar sind, findet man *in* der Achillessehne und *in* der Plantarfascie.

Abb. 418. Auffällig gestreckte Zehen sind ein Kennzeichen für geringe Leistungsfähigkeit der Füße.

Prüft man auf *Druckempfindlichkeit*, so findet man solche meist an den Stellen der stärksten Schmerzen. Besonders häufig zeigt sie sich an den mittleren Metatarsalköpfchen, in der Mitte und am Ansatzpunkt der Plantarfascie sowie rings um den Calcaneus herum.

Ein regelmäßiger Bestandteil meiner Untersuchung ist die Ausführung einer *passiven Supination*. Ich fasse den Fuß und drehe ihn rasch in Supination. Hat der Patient stärkere Beschwerden, so äußert er im Moment der Supination lebhafte Schmerzen. Man kann daraus gut ein Urteil über die Höhe der Beschwerden gewinnen.

Bei dieser passiven Supination springen gelegentlich die Sehnen der Pronationsmuskeln strangartig hervor. Das bedeutet den Anfang der *Fixation des Fußes durch Muskelspasmen*. Man pflegt den Zustand, in dem der Fuß durch Muskelspasmen in einer Pronationsstellung festgestellt wird, als spastisch fixierten, entzündlichen *Platt*fuß zu bezeichnen. Ich halte diese Bezeichnung für irreführend, da man dabei einen Plattfuß durchaus nicht immer findet. Das Fußgewölbe ist meist sogar gut erhalten. Bis sich dieses eindrückt, hat es gute Weile. Es müssen dazu erst die nötigen Umformungen am Knochen und an den Bändern erfolgen.

Sehr häufig sieht man *Veränderungen am Vorderfuß*. Es gibt da *abnorme Formen der Zehen*. Davon sind zu nennen auffällig gestreckte Zehen, die immer ein Zeichen für einen wenig leistungsfähigen Fuß sind (Abb. 418). Dann haben wir *Verschiebungen der Zehen* übereinander, meist verbunden mit einem *Hallux valgus.* Bei diesem die übliche Rötung der Haut und die Schleimbeutelbildung. Auf und zwischen den Zehen Hühneraugen. *Schwielen unter den Mittelfußköpfchen II und III,* unter der Beere der Großzehe. *Unguis incarnatus, Wachstumsstörungen der Zehennägel.* Zwischen den Zehen *Hautentzündungen.* Ein sehr häufiger Befund ist übermäßige Schweißsekretion mit und ohne Entwicklung lieblicher Düfte.

Diagnose.

Die Diagnose kann man als *Wahrscheinlichkeitsdiagnose* stellen. Nimmt man bei allen Kranken, die wegen Fußbeschwerden zum Orthopäden kommen, an, daß es sich um Insufficientia pedis handelt, so trifft man in 95 % das Richtige. Das ist ein Prozentsatz richtiger Diagnosen, der nicht überall erreicht wird. Will man nicht so unwissenschaftlich und bequem arbeiten, so beachte man zuerst den *Einfluß von Belastung und Entlastung auf die Beschwerden.* Arbeit steigert, Ruhe lindert die Beschwerden. Dabei erhält man vom Patienten auf entsprechende Frage meist die Auskunft, daß die *ersten* Schritte nach der Ruhe, also morgens aus dem Bett, tagsüber nach längerem Sitzen, besonders schmerzhaft sind, und daß die Steigerung der Beschwerden nach einem Einlaufen wieder verschwindet. Im Laufe des Tages steigen unter dem Gebrauch der Füße aber die Beschwerden fort und fort an.

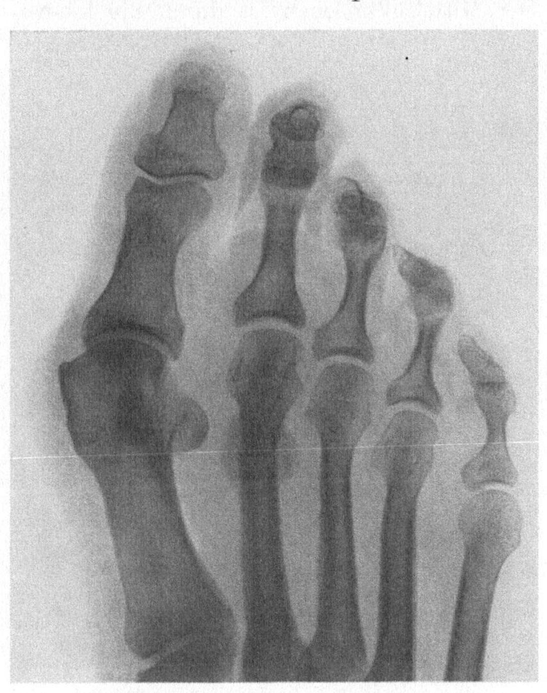

Abb. 419. Mittelfußbruch. Bruchlinie mit Callus an Metatarsus II.

Untersucht man dann den Fuß, achtet man auf das, was oben gesagt wurde, und achtet man auf alle Erscheinungen, die nicht in den eben gezeichneten Rahmen passen, dann wird man selten dazu kommen, eine Insufficientia pedis zu diagnostizieren, wo eine andere Erkrankung im Spiele ist, und man wird ebenso wieder kaum eine Insuffizienz für etwas anderes nehmen, als sie ist.

Röntgenuntersuchungen kann man sich meistens ersparen. Sie ergeben gewöhnlich einen normalen Befund. Sitzen die Schmerzen am Ansatz der Plantarfascie, so findet man nicht selten einen *Calcanussporn* (Abb. 447). Er ist nichts anderes als ein Produkt der Insuffizienzerkrankung. Beschwerden macht er nur, wenn er so groß wird, daß er wie eine in den Stiefel gelegte Erbse drückt. Dann muß er entfernt werden. Sonst verschwinden die Schmerzen in seiner Gegend glatt, wenn die Insuffizienzerkrankung beseitigt wird.

Dasselbe ist es mit den ähnlichen Gebilden am Ansatz der Achillessehne.

In den letzten Jahren ist vielfach die *Apophysitis calcanei* als besonderes Krankheitsbild beschrieben worden. Man findet bei jugendlichen Patienten, die

30*

über Fersenschmerzen klagen, häufig auf dem Röntgenbild die Endschichten der Calcaneus durch eine unregelmäßige Epiphysenlinie abgetrennt. Auch diese Fälle sind statische Insuffizienzerkrankungen und die Veränderungen an der Epiphysenlinie sind nicht Ursache, sondern *Folge* der Erkrankung. Der Behandlungserfolg beweist es. Mit einer Insuffizienzkur werden auch diese Kranken beschwerdefrei.

Bei starken Schmerzen im Mittelfuß zeigt die Röntgenphotographie gelegentlich den *Mittelfußbruch,* entweder eine ausgeprägte Bruchlinie mit Callus oder nur Callusbildung allein (Abb. 419).

Diese Mittelfußbrüche sind, wie auch WALTER MÜLLER neuerdings ausgeführt hat, nichts anderes als Folgen von Insuffizienzerkrankungen der Füße. Der Mittelfußknochen ist durch die kleinen Biegungen, welche bei der Geharbeit an ihm entstehen, *allmählich* durchgebrochen worden, genau so wie ein Eisendraht durchbricht, wenn man ihn zwar mit ganz geringem Ausschlag, aber häufig genug hin- und herbiegt.

Bei Beschwerden am Vorderfuß zeigt das Röntgenbild zuweilen Abflachung der Wölbung der Mittelfußköpfchen. Meist findet man die Veränderung am Köpfchen II oder III. Sie findet sich aber auch am Köpfchen I. Bei jugendlichen Personen ist das als *Köhlersche Krankheit* (Abb. 420) beschrieben worden, und man hat sie in Parallele zur Perthesschen Hüfterkrankung gestellt. Das ist sicher mit Recht geschehen. Ebenso sicher ist es aber auch falsch, wenn man diese Erkrankung der Mittelfußköpfchen auf embolische Prozesse und ähnliches zurückführen will. Wie kommen denn die Embolien ausgerechnet immer an *diese* Stelle? Wenn ich die Krankheit auf Schädigungen durch Arbeit zurückführe, so erklärt sich ihre Lokalisation. Sie liegt immer an der Stelle, wo besonderer Arbeitsdruck entsteht.

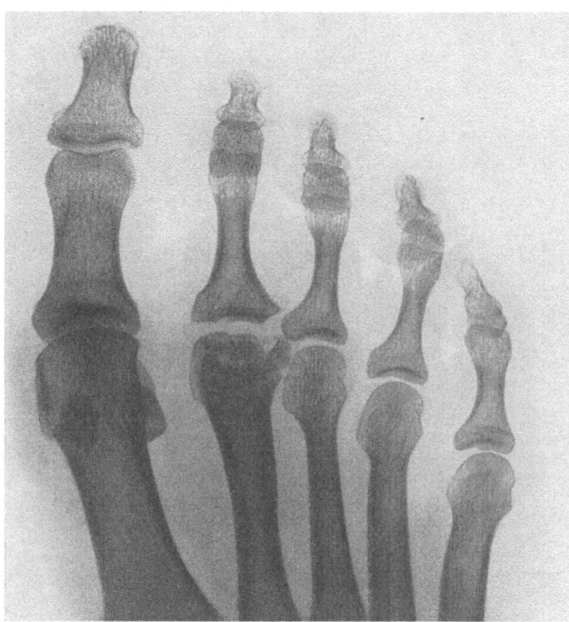

Abb. 420. KÖHLERS Erkrankung des Capitulum Metatarsi II.

Ursachen und Vorkommen der Insufficientia pedis.

Die *Ursachen,* welche für die Entstehung von Insufficientia pedis in Frage kommen, wirken entweder durch eine *Steigerung* der dem Fuß zugemuteten *Tragarbeit* oder durch eine *Minderung* der im Fuß vorhandenen *Tragkraft.* Selbstverständlich kann sich beides kombinieren. Die Steigerung der Arbeit kann sich ergeben aus einer *Erhöhung* der zu tragenden *Last* und aus einer *Verlängerung* der *Zeit,* in der Tragarbeit zu leisten ist. Zunahme an Körpergewicht, berufliche Notwendigkeit, Lasten zu tragen, überlange zu stehen, erklärt die Häufigkeit der Insufficientia pedis bei dicken Männern und Frauen, bei Schwerarbeitern, bei Kellnern, Verkäuferinnen u. dgl. Schädigungen der Tragkraft des Fußes ergeben sich bei allerlei entzündlichen, bei traumatischen Erkrankungen der Füße und des Unterschenkels. Die Schmerzen, die nach rheumatischen Fußgelenksentzündungen, nach wiederholten Gichtanfällen zurückbleiben, die sich ewig hinziehenden Schmerzen nach Distorsionen des Fußgelenkes sind der Ausdruck einer auf diesem Wege entstandenen Insuffizienz. Auf die nach Unterschenkelbrüchen zurückbleibenden Insuffizienzbeschwerden und deren Bedeutung und Behandlung habe ich bei Besprechung der Unterschenkelbrüche schon hingewiesen.

Die größte Masse der Insuffizienzerkrankungen des Fußes aber erzeugt, und zur *Volkskrankheit* macht die Insufficientia pedis *unser glatter, harter Fußboden,* auf dem zu leben besonders wir Stadtbewohner gezwungen sind. In der Landbevölkerung, die bei ihrer Arbeit einen weichen und rauhen Boden findet, sind Fußerkrankungen ganz unvergleichlich viel seltener als in der Stadtbevölkerung, obgleich der Bauer in seiner Arbeit noch viel mehr auf den Füßen ist als der Städter, und obgleich die Landbevölkerung in der Arbeit viel unvollkommeneres Schuhwerk als die Stadtbevölkerung trägt. Dieser Unterschied

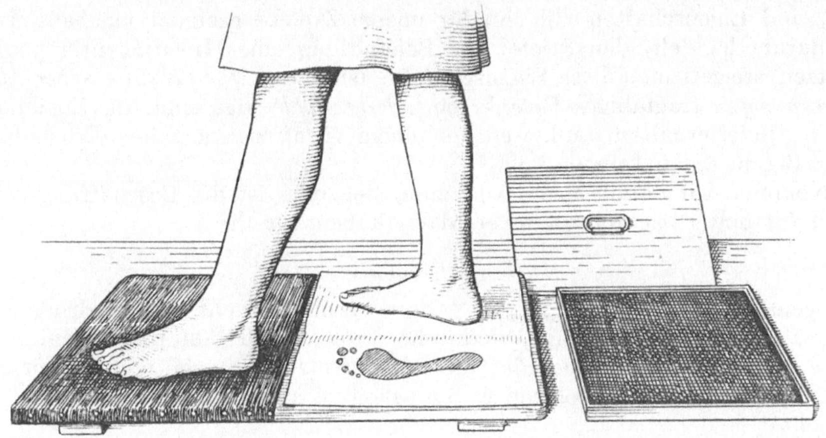

Abb. 421. Herstellung des Fußabdruckes.

erklärt es auch, daß Orthopäden in Ländern mit hauptsächlich ländlicher Bevölkerung mit Fußkrankheiten viel weniger zu tun haben, als wir Orthopäden in den Großstädten.

Behandlung.

Die Behandlung muß sich den *Ausgleich des Belastungsmißverhältnisses,* welches die Krankheit erzeugt und unterhält, *zum Ziele setzen.* Wenn wir uns erinnern, wie zahlreich und wie verschieden die Ursachen der Störung des Belastungsgleichgewichtes sind, dann möchte man meinen, daß verschiedene Fälle von Insufficientia pedis sehr verschieden behandelt werden müßten. In praxi gestaltet sich die Sache aber äußerst einfach, ja geradezu eintönig. Wie an keiner anderen Stelle des Körpers haben wir am Fuß vorzügliche Mittel, mit denen wir zunächst *palliativ* das Belastungsmißverhältnis ausschalten können. Und wenn wir dies tun, *dann ist der Körper meistens so freundlich, das übrige zu besorgen.* Wenn wir dem Fuß den Teil der Last abnehmen, den er zu tragen nicht imstande ist, so stellen wir den Organismus in die Lage, den Fuß in den Grenzen seiner Leistungsfähigkeit arbeiten zu lassen, ohne daß Schmerzen entstehen. Der Organismus findet Zeit und nutzt sie, die Arbeitsfähigkeit des Fußes zu steigern bis zur Höhe, die zur Erfüllung seiner Aufgabe erforderlich ist.

Dem Fuß so viel Arbeit abnehmen, als für seine Kraft zu viel ist, ihn aber das leisten zu lassen, was er leisten kann, ihn keinesfalls ganz außer Arbeit zu setzen, *das ist das A und O der Behandlung der Insufficientia pedis.*

Auf Anordnungen, die eine direkte Hebung der Fußkraft bewirken sollen, kann man meistens verzichten. Man wird sie geben, wo eine besondere Schwere der Erkrankung oder andere besondere Verhältnisse sie erfordern. Man soll aber von solchen Verordnungen nicht zu viel erwarten. Ganz gewiß soll man solche Verordnungen nicht in den Vordergrund der Behandlung stellen, oder gar sie allein geben. Man zieht die Krankheit unnötig hin und zieht dem Kranken das Geld unnötig aus der Tasche.

Welche Mittel haben wir, um dem Fuß bei seiner Arbeit Last abzunehmen?

Das erste Mittel ist da der *Stiefel.* Meine Ausführungen über den Stiefel hatten die Absicht, zu zeigen, wie der Stiefel diese Aufgabe erfüllen kann, und worauf wir bei einem Stiefel achten müssen, wenn er zur Behandlung einer Insufficientia pedis dienen soll.

Alles das, was ich als spezifische Eigenschaften unseres Stiefels bezeichnet habe, sind Eigenschaften, die ihn für unsere Zwecke geeignet machen. Wo es sich darum handelt, den Stiefel zur Behandlung einer Insufficientia pedis zu benützen, steigert man diese Eigenschaften. *Guter Sitz, feste Kappe, hoher Absatz, hochgesprengtes* tragfähiges Gelenk, eine *derbe Sohle*, das sind die Eigenheiten, die ein Stiefel erhalten muß, wenn er einem Insuffizienzkranken Erleichterung seiner Beschwerden bringen soll.

Kommen wir damit noch nicht zum Ziel, oder ist die Beschaffung solcher Stiefel für den Patienten zu teuer, dann haben wir die

Stützeinlage,

die sogenannte *Plattfußeinlage.* Ich gebrauche mit Absicht den Ausdruck Stützeinlage, nicht Plattfußeinlage, denn die Einlage soll den insuffizienten Fuß *stützen* ganz gleich, ob es ein Plattfuß ist oder nicht. Sie soll nicht einen Plattfuß zu einem normal gewölbten Fuß machen. Das soll sie nicht, und das *kann* sie nicht.

Wenn die Stützeinlage den Fuß stützen soll, so muß sie, da der Fuß eine *Feder* ist, auch wieder eine *Feder* sein. Eine Feder kann man nur mit einer Feder stützen. Das gibt scharfe Direktiven für den Bau der Einlage. *Sie muß aus federndem Material* hergestellt werden, sie muß sich *der Form der Fußfeder anpassen*, und sie muß so *tragfähig* sein, daß sie den Überschuß von Last, der für den Fuß zu viel ist, übernehmen kann.

Um zu zeigen, wie ich diesen Forderungen zu genügen suche, will ich beschreiben, wie ich meine Einlagen herstelle.

Zunächst wird ein Fußabdruck gemacht. Der Patient stellt sich auf ein Stempelkissen und tritt von da auf ein Blatt Papier (Abb. 421). Mit senkrecht gehaltenem Bleistift werden die Füße umrissen. Der Patient tritt nach vorn vom Papier herunter. Auf dem Papier steht in Stempelfarbe die Trittspur. In diese Trittspur zeichne ich die Schablonenlinie der Einlage ein, wie Abb. 422 a u. b zeigt.

Nach der Schablone wird aus einer etwa 3 mm starken *Celluloidplatte* die Einlage ausgeschnitten. Sie wird in kochendem Wasser weich gemacht. Ich wickle sie in ein Handtuch und gebe ihr mit dem Druck meiner Hände die Wölbung, welche mir für den Fall geeignet erscheint. Die Celluloideinlage wird in kaltem Wasser abgeschreckt und dem Patienten in den Stiefel gelegt. Er probiert, wie er damit gehen kann. Empfindet er Beschwerden, so wird abgeändert. Ist eine Form gewonnen, welche dem Patienten zusagt, so wird diese Celluloideinlage in die Werkstatt gegeben. Dort stellt der Arbeiter nach dem Celluloid-

modell eine Einlage aus einem *federnden Blech* her. Abb. 423 zeigt eine Probiereinlage aus Celluloid. Abb. 424 eine Einlage aus Duranablech für einen hochgewölbten Damenfuß, Abb. 425 eine ebensolche Einlage für einen anatomischen
Plattfuß.

Als Blech verwende ich immer wieder *Durana*. Alles andere hat sich weniger
bewährt. Aluminium und Aluminiumlegierungen sind zwar leichter, aber weniger
elastisch und weniger dauerhaft. Das nichtrostende Stahlblech ist auch nicht
so angenehm zu tragen wie Durana.
Rostende Stahlbleche sind wegen der
Rostbildung ganz ungeeignet.

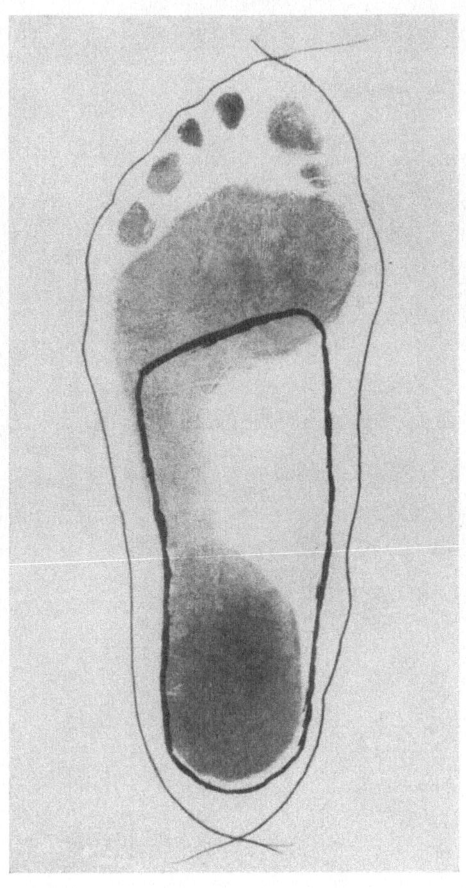
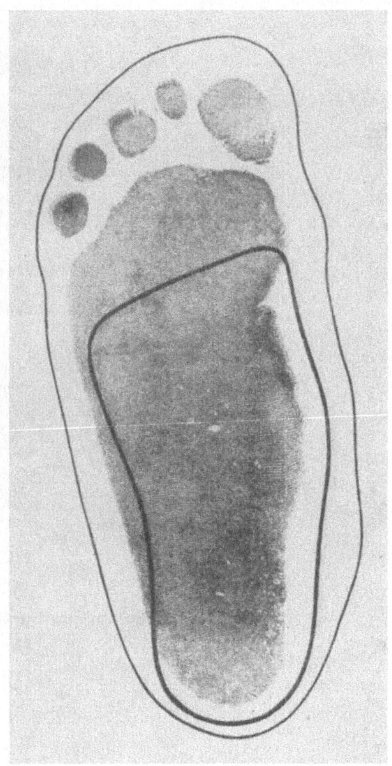

a   b

Abb. 422a u. b. Fußabdruck mit eingezeichneter Schablone für die Stützeinlage. a Von einem Fuß mit
normaler Wölbung. b Von einem Fuß mit verminderter Wölbung.

An die Vorderkante der Metalleinlage lasse ich einen schmalen Lederstreifen
annieten. Dadurch wird die Stiefelsohle geschont, und seitliche Verschiebungen
der Einlage im Stiefel werden behindert.

Die fertige Einlage passe ich noch besonders dem Patienten an. Ich führe
Änderungen mit dem Hammer auf dem Bleiklotz selber aus (Abb. 426).

Gibt der Patient an, daß ihm die Einlage Erleichterung verschafft, und daß
sie keinen unangenehmen Druck erzeugt, so erhält er die Anordnung, daß er sie
von früh an benutzen, daß er sich in den ersten Tagen aber *schonen* soll. Sollten
stärkere Beschwerden eintreten, so soll er sich in Kürze wieder vorstellen.
Anderenfalls soll er sich nach 1—2 Wochen präsentieren. Diese Wiedervorstellung

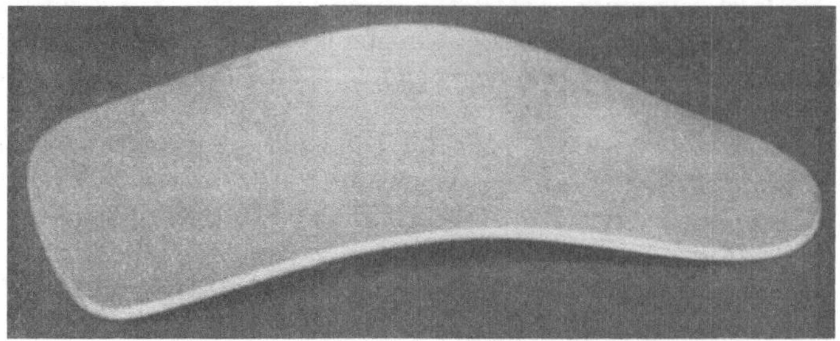

Abb. 423. Probiereinlage aus Celluloid.

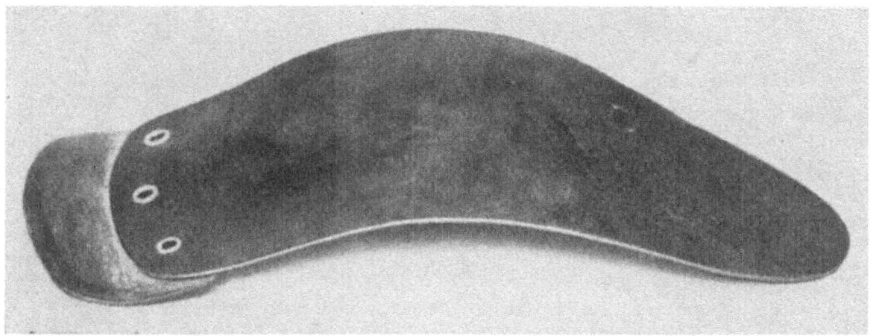

Abb. 424. Einlage aus Duranablech für einen hochgewölbten Damenfuß.

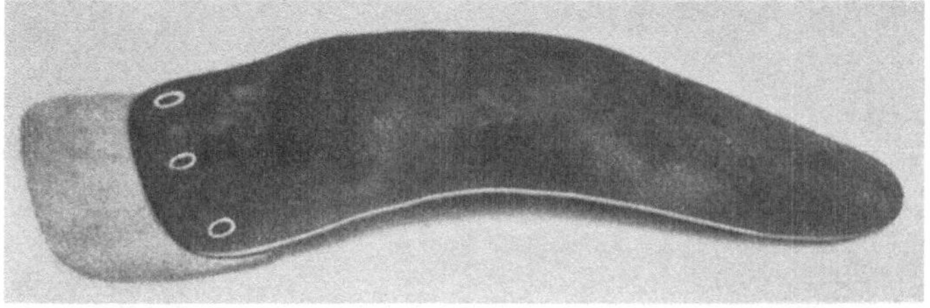

Abb. 425. Einlage aus Duranablech für einen anatomischen Plattfuß.

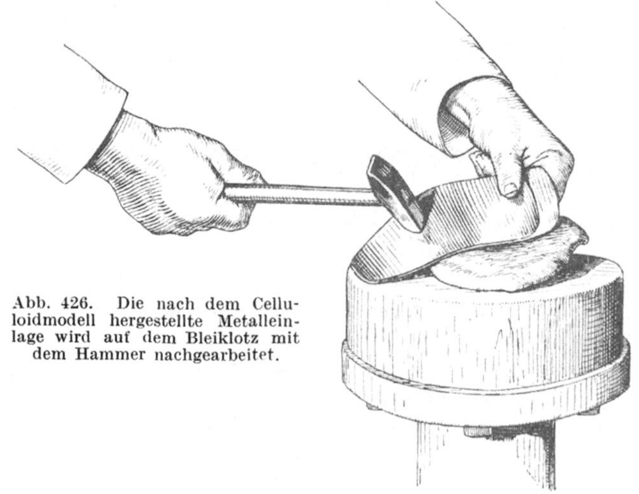

Abb. 426. Die nach dem Celluloidmodell hergestellte Metalleinlage wird auf dem Bleiklotz mit dem Hammer nachgearbeitet.

ist notwendig, denn *unter der Wirkung der Einlage ändert sich der Fuß, und die Einlage muß dieser Änderung folgend geändert werden.* Bei der Wiedervorstellung wird die Einlage erhöht. Das geschieht, wenn nötig, noch ein oder mehrere Male. Meist ist der Fall aber mit der ersten Erhöhung definitiv beendigt. *Der Patient*

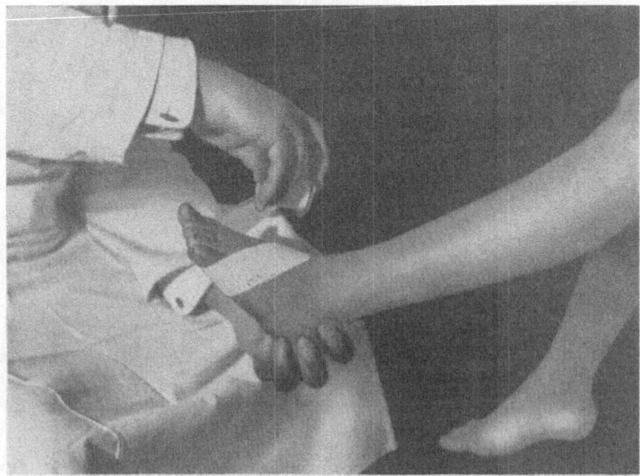

Abb. 427. Fuß-Unterschenkelpflasterverband. Erste Tour.

trägt die Einlage so lange als er sie braucht. Das heißt so lange, als er eine Erleichterung durch dieselbe empfindet.

Mit dieser so einfachen Behandlung finden die allermeisten Fälle von Insufficientia pedis ihre Erledigung. Nur in besonders schwierigen Fällen verwende ich andere Einlagen und gebe ich andere Ordinationen.

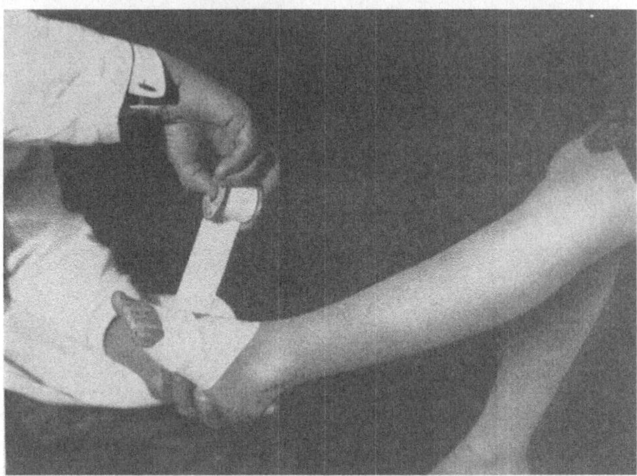

Abb. 428. Fuß-Unterschenkelpflasterverband. Der ersten Tour folgend werden sich dachziegelförmig deckende Touren bis an das Fußgelenk herangelegt.

Sind *starke Schwellungen* vorhanden, so leite ich die Behandlung mit einem *Pflasterverband* ein. Dieser beginnt mit einem schmalen Pflasterstreifen, der auf der Mitte des Fußrückens angesetzt wird (Abb. 427). Der Streifen wird über den Kleinzehenballen geführt, unter der Fußsohle bei leichtem Zusammendrücken des Vorderfußes durch zum Großzehenballen, und über diesen hinweg wieder zum Fußrücken, wo er seinen Anfang kreuzt. Dort wird er abgeschnitten. Es folgen Touren, die ebenso geführt werden und die sich dachziegelförmig

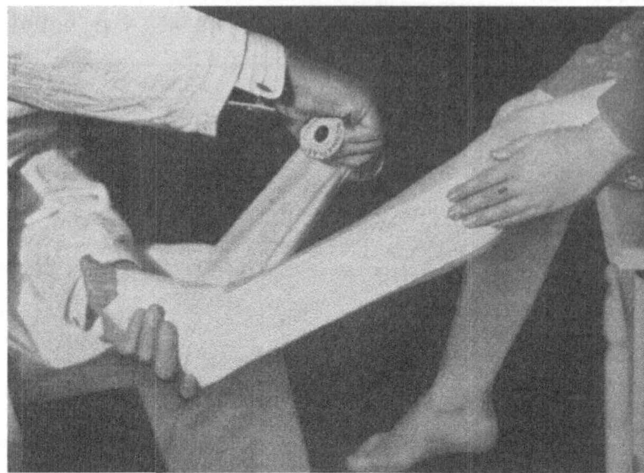

Abb. 429. Fuß-Unterschenkelpflasterverband. Nach Einhüllung des Fußes werden seitlich an den Unterschenkel breite Pflasterstreifen gelegt, welche steigbügelförmig unter der Fußsohle durchgeführt werden.

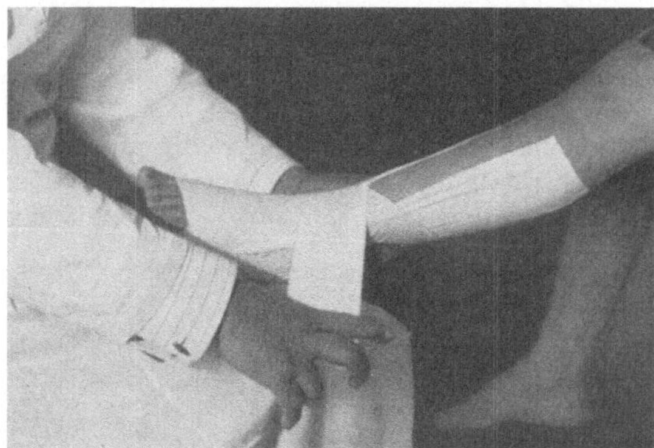

Abb. 430. Fuß-Unterschenkel-Pflasterverband. Die an den Unterschenkel gelegten Längsstreifen werden durch Zirkeltouren zusammengefaßt.

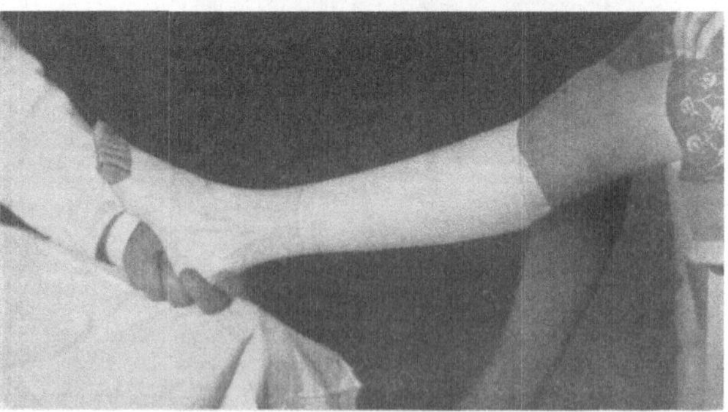

Abb. 431. Fuß-Unterschenkelpflasterverband, fertig bis auf Überwicklung mit Mull- oder Idealbinde.

decken (Abb. 428), bis heran an das Fußgelenk. Nun wird ein breiter Streifen genommen, am Unterschenkel in der Höhe des Fibulaköpfchens angesetzt, an der Außenseite des Unterschenkels über den äußeren Knöchel herunter geführt, steigbügelartig um die Fußsohle herum und über den Innenrand des Fußes zum Fußrücken herauf (Abb. 429). Ein zweiter ebenso verlaufender Streifen kommt an die Innenfläche des Unterschenkels. Diese beiden Streifen werden durch zirkuläre Touren angelegt (Abb. 430). Jede Tour kommt für sich und wird abgeschnitten, wenn sie geschlossen ist. So ist schließlich der Fuß vom Zehenansatz und der Unterschenkel bis herauf an das Knie in Pflaster eingepackt (Abb. 431). Eine übergelegte Mullbinde oder Idealbinde schließt den ganzen Verband ab.

Diese Pflasterverbände bringen auch bei hochgradigen Schmerzen sofort eine bedeutende Linderung. Schwellungen gehen unter denselben rasch zurück. Man muß den Verband der Abschwellung folgend erneuern.

Ein weiteres Behandlungsmittel, welches ich bei schweren Fällen benutze, ist die *Stiefelschiene.* So bezeichne ich einen einfachen Apparat, der aus zwei Seitenschienen besteht, die in Höhe des Fußgelenkes ein Scharnier besitzen, oben durch Spange und Riemen zusammengehalten werden und unten durch ein Steigbügelstück mit dem Stiefel vereinigt sind (Abb. 432). Eine Lederlasche, die innen am Stiefel angesetzt ist, sich an den inneren Knöchel legt und mit je einem Riemen vor und hinter dem Fußgelenk herum zur Außenschiene geführt wird, füge ich

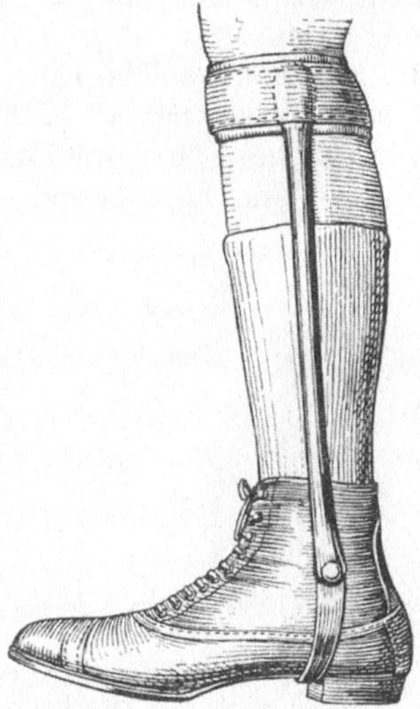

Abb. 432. Stiefelschiene.

hinzu, wenn eine ausgesprochene Valgusstellung des Fußes besteht.

Schienenhülsenapparate, die Fuß und Unterschenkel umfassen, gebe ich nur in ganz besonders schweren Fällen. Vorgekommen ist es auch schon, daß ich einen Hülsenapparat für das *ganze* Bein gegeben habe. Es handelte sich um einen Patienten, der so lange und so schwer litt, daß er von mir die Amputation des Fußes forderte. Durch den Apparat wurde auch dieser Kranke schmerzfrei. Er konnte später den Apparat wieder weglegen, und schließlich konnte er jede Stütze entbehren.

Andere als die hier beschriebenen Konstruktionen benutze ich nur unter besonderen Bedingungen. Hin und wieder verwende ich eine Einlage, die ich *Modelleinlage* nenne, weil zu ihrer Herstellung die Anfertigung eines Gipsmodelles notwendig ist. Abb. 433a u. b zeigt diese Einlage. Sie besteht aus Hartleder, einer Auflage von Stahlschienen auf dem Leder und einem Überzug von Celluloid. Diese Modelleinlage hat weniger Federwirkung als die gewöhnliche Metalleinlage, aber sie faßt den Fuß besser von den Seiten her zusammen. Wo es besonders darauf ankommt, die *Querwölbung* zu stützen, bietet sie Vorteile.

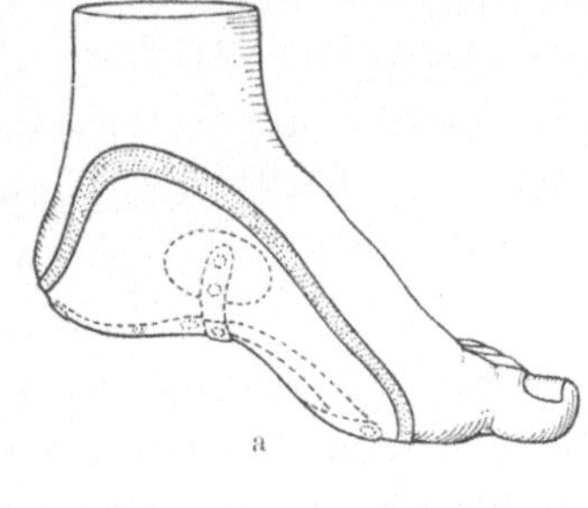

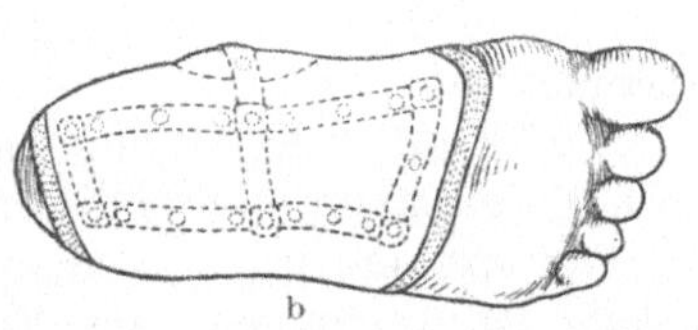

Abb. 433a u. b. Die *Modelleinlage* stützt besonders die Querwölbung.

Sonst verwende ich zur Herstellung von Einlagen Gipsmodelle nicht. Es ist das eine viel zu umständliche Arbeit, und außerdem bietet mir das Gipsmodell erst die Form für die Einlage, nachdem es besonders zugerichtet worden ist. Da ist es schon einfacher, gleich die gesuchte Form der Einlage selber zu geben.

Andere Orthopäden denken und verfahren anders und rühmen auch ihre Resultate. Es führen eben viele Wege nach Rom. Den Weg, den ich hier beschrieben habe, gehe ich seit 30 Jahren, und er hat sich mir bewährt. Als eine Anerkennung der Richtigkeit dieses Weges kann ich es ansehen, daß die Industrie in den Einlagen, die sie fabrikmäßig herstellt und auf den Markt bringt, immer mehr das Material und die Formen annimmt, die ich hier beschrieben habe. Es gibt heute solche Einlagen, die man für einfache Fälle recht gut verwenden kann. Was sonst an käuflichen Einlagen am Markt ist, tut auch recht häufig gute Dienste. Es gibt Patienten, die auf das eine oder andere Modell schwören. Man soll sie dabei lassen. Wird die nötige Reklame gemacht, so kommen solche Einlagen eine Zeitlang besonders in Aufnahme. Nach ihrer Zeit verschwinden sie wieder, wie vor kurzem die Pneumette.

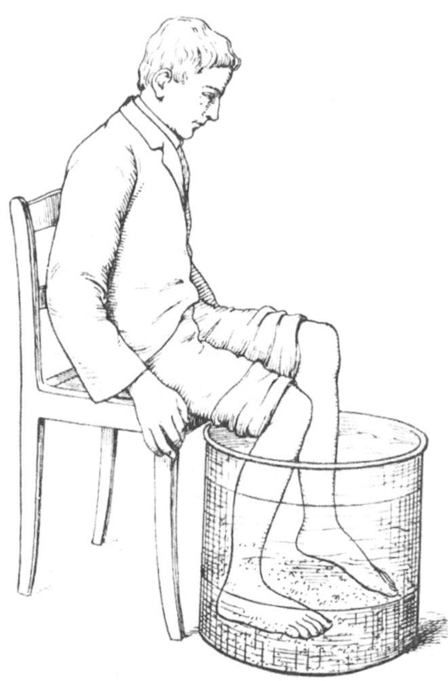

Abb. 434. Sand-Wasserbad.

Ich habe oben gesagt, daß mit der Verordnung einer ihren Dienst tuenden Einlage im allgemeinen die ganze Behandlung der Insufficientia pedis erledigt ist. Das ist auch der Fall. Trotzdem pflege ich meinen Patienten noch ein paar Verordnungen zu geben. Die erste Verordnung ist, daß sie sich morgens und abends Fuß und Unterschenkel mit einer spirituösen Einreibung kräftig einreiben sollen. Das soll eine Art Massage sein.

Dann gebe ich eine Verordnung besonders für den Sommer und für die Ferienzeit. Der Patient soll täglich eine halbe Stunde in feuchtem Gras oder auf feuchtem Sand barfuß gehen, soll sich dann ebenso lange hinlegen und die Beine in eine warme Decke gut einwickeln. Dadurch wird ein intensiver Reiz auf den Fuß gesetzt, und dem Körper wird Zeit und Gelegenheit gegeben, diesen Reiz zu verarbeiten.

Ist keine Gelegenheit für dieses Barfußgehen, so verordne ich gelegentlich *Sand-Wasserbäder*. In einem Gefäß, das zum Teil mit Sand, sonst mit Wasser gefüllt ist, soll der Patient 15—20 Minuten herumplantschen und sich dann legen (Abb. 434). Auch *Zweizellenbäder* mit faradischem Strom verordne ich nicht selten. Sie bewähren sich besonders bei hartnäckigen Ödemen.

Bäder, die viele Patienten aufsuchen, weil sie ihre Fußschmerzen für rheumatisch halten, kann man völlig entbehren. Sucht der Patient aus anderen Gründen ein Bad auf, so sind die *radioaktiven* Quellen auch in diesen Fällen von Vorteil. Lokale Anwendungen von Moor und ähnlichem kann man zum mindesten entbehren. Es ist eine eigentümliche Erscheinung, daß gerade Insuffizienzpatienten von warmen Fußbädern keinen Nutzen gewinnen. Anscheinend wird der Fuß zu weich.

Die *Erfolge* dieser Behandlung sind häufig direkt überraschend. Mit dem Einlegen der Einlagen sind die Beschwerden wie mit einem Schlag beseitigt, und der Patient guckt seinen Doktor ganz erstaunt an. Ganz bleiben die

Schmerzen aber gewöhnlich nicht fort. Der Patient muß sich an das Tragen der Einlage etwas gewöhnen. Dann kann er sie eine Zeitlang nicht entbehren und schließlich legt er sie weg, weil er sie nicht mehr braucht. Wiederanstieg von Beschwerden bald nach Ingebrauchnahme der Einlagen stammt gewöhnlich daher, daß die Fußfeder unter der Wirkung der Einlage sich wieder höher gewölbt hat, und daß sie dadurch von ihrer Stütze abgekommen ist. Der Patient fühlt dann neben neuen Schmerzen die Einlage als Fremdkörper und verlangt, daß man die Wölbung *niedriger* machen soll. Man muß sie *höher* machen.

In Fällen, wo man außer der Einlage noch anderes anwendet (Pflasterverband, Stiefelschiene), läßt man diese Mittel, wenn sie entbehrlich geworden sind, wegfallen; man kommt auf die Einlage allein und schließlich wird auch diese entbehrlich.

Ist es *im Laufe einer Insuffizienzerkrankung zu einer ausgeprägten muskulären Fixation* des Fußes gekommen, so bedeutet das eine *schwere Komplikation.* Die Patienten haben sehr starke Schmerzen, und es dauert sehr lange Zeit, bis die Behandlung, zu der neben der Einlage unbedingt eine Stiefelschiene erforderlich ist, eine Lösung der Fixation herbeiführt.

Gibt man in solchem Fall Gipsverband und stellt man im Gipsverband — am besten in Narkose — den Fuß in eine Varusstellung, so bringt man zunächst eine Linderung. Aber wenn der Patient wieder auf den Fuß tritt, dann stellt sich die Fixation doch wieder ein. Genau dasselbe ist es, wenn man durch Einspritzung von Cocain ins Gelenk oder in die Muskulatur eine Lösung des Krampfes herbeiführt.

Eine Zeitlang habe ich bei solchen Patienten *Sehnentransplantationen* ausgeführt. Ich habe den Peronaeus longus in den Tibialis posticus verpflanzt und habe den Tibialis anticus durch den Extensor hallucis longus verstärkt. Auch damit habe ich keine befriedigenden Erfolge erzielt.

Endlich habe ich die *Vereisung* des Nervus peronaeus nach MÜLLER aufgenommen, und diese Behandlung scheint mir mehr zu leisten als alles, was ich bisher versucht habe.

Der Nerv wird am Fibulaköpfchen freigelegt. Ein kleiner Tupfer wird untergeschoben, rings herum wird durch Tupfer abgedeckt. Es folgt Besprühung mit *Äthylchlorid* bis der Nerv hart ist. Dann Entfernung der Tupfer und Schluß der Wunde.

Die Lähmung der Peronaeen, welche nach der Operation da ist, macht dem Patienten wenig Beschwerden. Er geht mit Stiefelschiene und Einlage tadellos und die Funktion des Nerven stellt sich in ein paar Monaten wieder vollständig ein. Eine Wiederkehr der Fixation habe ich bisher nicht beobachtet.

Hat der Fuß *anatomische Veränderungen* erlitten, so reparieren sich diese unter der Insuffizienzbehandlung, soweit sie durch *Selbstkorrektur* reparabel sind. Die Fußwölbung stellt sich wieder her, wenn sie nur durch ein Ermatten der Feder erniedrigt war. Ein durch Knochenveränderungen ausgezeichneter Plattfuß korrigiert sich natürlich nicht. Aber bei der geringen Bedeutung, die die Fußform für die Funktion hat, kann man dem Patienten ruhig seinen Plattfuß belassen, wenn er damit gut laufen kann.

Will man doch eine Korrektur des Fußes ausführen, so verfährt man nach den Regeln, die bei der Korrektur jedes Plattfußes, auch des nicht aus einer Insuffizienzerkrankung hervorgegangenen, zu befolgen sind, und die wir andern Orts besprechen werden.

Die kleinen anatomischen Veränderungen, wie Calcaneussporn u. dgl. werden durch Beseitigung der Insuffizienzbeschwerden bedeutungslos, wenn sie nicht eine solche Größe erlangt haben, daß sie ihrerseits stören. In diesem Fall ge-

winnen sie die Bedeutung einer selbständigen Krankheit und sind als solche
zu behandeln. Wir schließen ihre Besprechung hier an.
Die wichtigste unter ihnen ist

d) der Hallux valgus.

Frostballen nennt das *Volk* den Hallux valgus, weil es glaubt, daß eine
Erfrierung die Ursache des Leidens sei. In *unseren Büchern* steht, daß der Hallux
valgus durch den Druck spitzer Stiefel zustande komme. *Es ist eines so falsch
wie das andere.*

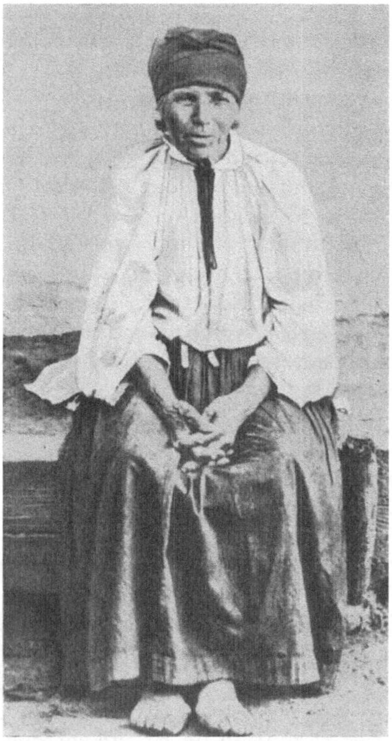

Abb. 435. Kleinrussische Bäuerin, nach einer
Ansichtspostkarte. In allen Büchern steht, daß
der Hallux valgus durch spitze Schuhe erzeugt
wird. Preisrätsel: Wie kommt diese Frau zu
ihrem Hallux valgus?

Keiner der Patienten, der angibt, daß
er „Frost" am Fuß habe, kann angeben,
wann er sich die Erfrierung zugezogen hat,
und man kann beliebig viele Menschen finden, die Hallux valgus haben, aber niemals
Gelegenheit hatten, sich den Fuß durch
Frost zu schädigen. Als Frostschaden wird
der Hallux valgus angesehen, weil die Haut
über dem Ballen häufig wie nach einer Erfrierung gerötet ist, und weil bei Gehen in
Kälte und Nässe gern Schmerzen im Ballen
auftreten.

Zu der Meinung, daß die Verstellung
der Großzehen durch spitze Stiefel erzeugt
werde, ist man gekommen, weil man Patienten mit Hallux valgus spitze Stiefel tragen
sieht. Eine Verbindung von Hallux valgus
und spitzen Stiefeln besteht, aber in bezug
auf Ursache und Wirkung ist sie gerade umgedreht. *An einem Fuß mit Hallux valgus
kann man keinen anderen als einen spitzen
Stiefel tragen.* Macht man die Stiefelspitze
breit, so legt sich der medial der Großzehe
leer bleibende Raum zusammen, und der
breit *gemachte* Stiefel wird im Effekt wieder spitz.

Wenn der Hallux valgus durch den
Druck spitzer Stiefel entstünde, dann dürfte
er nicht bei Leuten vorkommen, die nie
spitze Stiefel getragen haben, oder gar bei
Leuten, die ihr ganzes Leben barfuß gegangen sind. Gerade bei solchen sieht
man ihn aber ganz besonders häufig. Schon VOLKMANN hat darauf hingewiesen,
daß der Hallux valgus ein Leiden besonders der *unteren* Volksschicht ist, nicht
aber der Kreise, in welchen man enge und spitze Stiefel trägt. Im übrigen bleibt
der Hallux valgus von dem Wechsel der Mode, die bald spitze, bald breite Stiefel-
spitzen bevorzugt, völlig unberührt. Niemand hat einen Wechsel seiner Häufigkeit nachweisen können.

Wenn man draußen in Ländern reist, in denen die Bevölkerung meist keine,
ganz gewiß aber keine *spitzen* Stiefel trägt, dann kann man den Hallux valgus
so viel sehen wie man will. Man sehe sich auf beistehender Abbildung 435, welche
eine kleinrussische Bäuerin zeigt, die Füße an. Wie kommt diese Frau zu ihrem
klassischen Hallux valgus, wenn der Hallux valgus durch spitze Schuhe erzeugt wird?

Wenn der Hallux valgus nicht aus Frostschädigung entsteht und auch nicht aus dem Druck des spitzen Stiefels, also *wie entsteht er?*

Nehmen wir uns wieder ein Fußskelett in die Hand, so sehen wir, daß dasselbe nicht nur die Längswölbung, mit der wir uns bisher beschäftigt haben, besitzt, sondern auch eine *Querwölbung* (Abb. 436). Die Querwölbung wird im Mittelfuß nach vorn zu immer deutlicher. Ihre Fußpunkte sind schließlich die Unter-

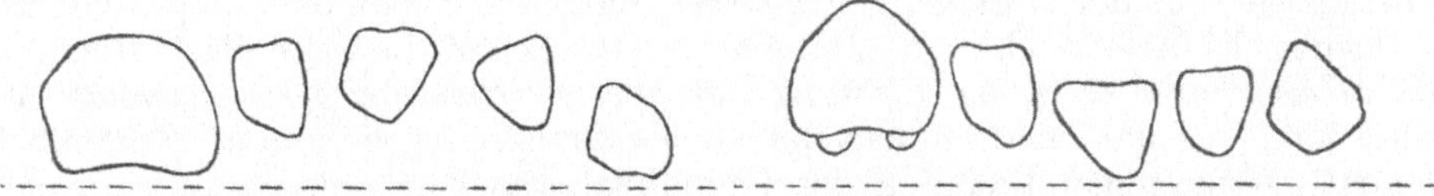

Abb. 436. Die Querwölbung des Fußes. Schnitt durch die vordere Partie des Mittelfußes. Abb. 437. Schnitt durch die vordere Partie des Mittelfußes bei eingedrückter Querwölbung.

flächen der Metatarsusköpfchen I und V. Auch in dieser Querwölbung ist eine Federung. Der Gewohnheit halber wollen wir aber die Bezeichnung Wölbung beibehalten.

Wird die Querwölbung überlastet, so drückt sie sich natürlich auch nieder (Abb. 437).

Bei diesem Niederdrücken muß ein Schub entstehen, der die Fußpunkte voneinander entfernt. Auf die Zehen setzt sich dieser Schub nicht fort, denn sie sind nicht in die Querwölbung einbezogen, es fehlt die dazu nötige feste Verbindung untereinander. Der Schub nach der Seite, der auf die Köpfchen I und V

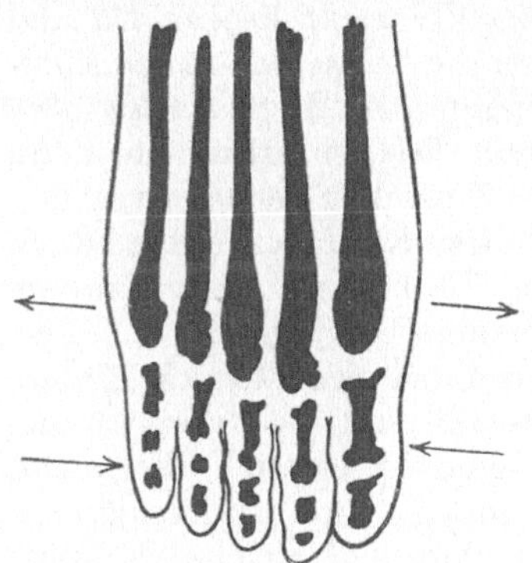

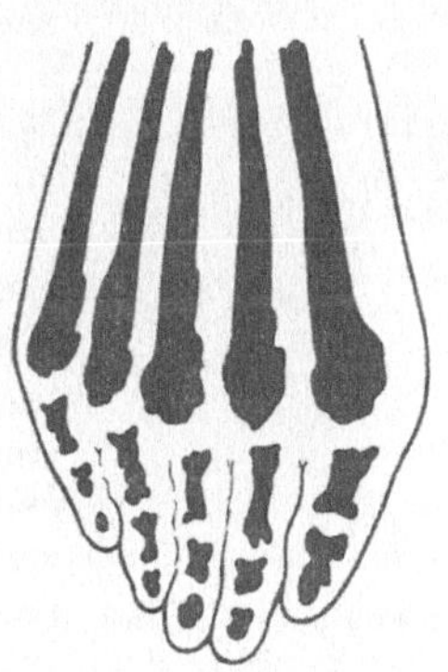

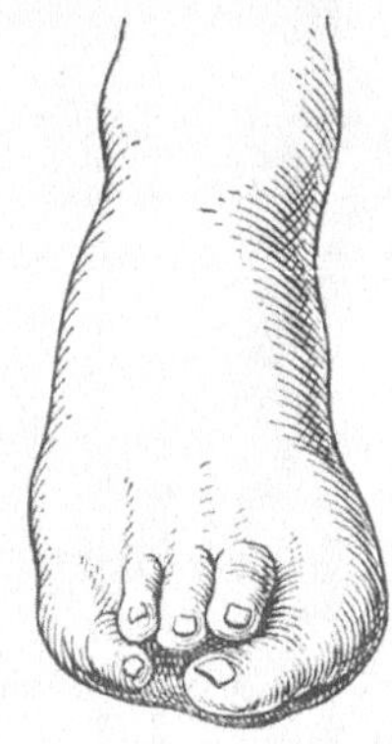

Abb. 438. Bei Niederdrücken der Querwölbung des Fußes entsteht ein Schub, welcher die Köpfchen der Metatarsi I u. V voneinander entfernt, die Zehenspitzen aber aneinanderdrückt. Abb. 439. Das Ergebnis dieser Schubwirkungen soll durch diese Skizze illustriert werden. Abb. 440. Typisches Bild des Hallux valgus. Pendant zu Abb. 439.

wirkt, und der die Zehen nicht trifft, muß sich an diesen als ein entgegengesetzter Schub auswirken. Es muß also ein Schub entstehen, der die Zehenspitzen zusammenbringt. Skizze 438 und 439 sollen dies anschaulich machen.

Rechnen wir zusammen, so *muß ein Eindrücken der Querwölbung eine Abflachung des Fußrückens über den Vorderfuß herüber erzeugen, es muß Großzehen- und Kleinzehenballen voneinander* entfernen; es muß also der Fuß vorn breiter werden, und es *müssen die Zehen mit ihren Spitzen sich einander nähern.*

Sehen wir nun uns einen Hallux-valgus-Fuß an, so finden wir an ihm ganz typisch alles, was hier berechnet worden ist (Abb. 440). Und daraus ergibt sich für den, der rechnen kann, notwendig der Schluß, daß der *Hallux valgus eben ein Produkt des Eindrückens der Querwölbung* des Vorderfußes sein *muß.*

Wenn man sich die Wirkung der Abflachung der Querwölbung klar machen will, so kann man das mit einem einfachen Experiment. Man nimmt einen Fuß mit mittlerem Hallux valgus (Abb. 441 a), setzt Daumen und Finger einer Hand an Groß- und Kleinballen und drückt beide Ballen gegeneinander. Sofort wölbt sich die Querwölbung auf und die Zehen gehen auseinander. Sie lassen direkt Zwischenräume zwischeneinander entstehen (Abb. 441 b).

Ist der Hallux durch das Niederdrücken der Querwölbung aus seiner Richtung abgelenkt, so verschiebt sich die Stelle, mit der er am Boden arbeitet, von seiner Unterfläche nach der *medialen Seitenfläche*. Man sieht das an der entsprechenden Verlegung der Arbeitsschwiele. Je mehr der Druck auf die Seitenfläche kommt, *um so mehr wirkt er in der Richtung einer Verschlimmerung der Deformität*. Er führt fort, was das Niedersinken der Querwölbung eingeleitet hat. Schließlich kommt es zur vollen Luxation der Grundphalanx.

Wenn ein Fuß unter statischer Insuffizienz erkrankt, so kann sich die Querwölbung verschieden daran beteiligen. Die Längsfeder kann stark affiziert werden, und die Querwölbung kann völlig außer dem Spiele bleiben. Das Verhältnis kann sich aber auch umdrehen, und es können alle zwischen beiden Extremen gelegenen Möglichkeiten gegeben werden. Beteiligt sich die Querwölbung an der Erkrankung, so macht sich das durch Auftreten von *Beschwerden* geltend, *die hauptsächlich im Vorderfuß liegen*. Da sind zu allererst die *Schmerzen an den Köpfchen der mittleren Metatarsalknochen* zu nennen. Das ist erklärlich, denn durch das Einsinken der Querwölbung kommen diese Köpfchen unter Druck gegen den Fußboden. Dafür sind sie nicht gebaut. Bei jugendlichen Personen kann dabei die *Köhlersche Krankheit* entstehen, und die Arbeit an diesen Köpfchen ist es auch, die, wenn sie lange genug wirkt, die *Metatarsalfraktur* erzeugt, auf welche wir oben zu sprechen kamen.

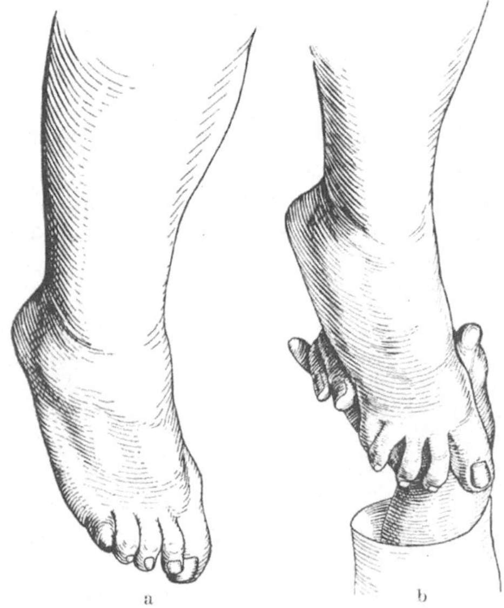

Abb. 441 a u. b. Stellt man an einem Fuß mit mäßigem Hallux valgus durch Drücken auf Groß- und Kleinballen die Querwölbung her, so verschwindet der Hallux valgus. Die Zehen spreizen sich auseinander.

Unter den schmerzenden Köpfchen entstehen *Hautschwielen* durch den abnormen Druck, den die Haut zwischen Boden und Köpfchen erleidet. Die *Schmerzen in den Zehen*, die wir oben beschrieben haben, gehören auch zu den besonderen Beschwerden der Insuffizienz der Querwölbung. Auch die Hühneraugen, welche die Zehen in lieblichem Kranz schmücken, und die Schwielen, die sich unter den Groß- und Kleinzehenballen und auch unter der Großzehenbeere einfinden.

Der langsam heraustretende Ballen ist nicht immer Sitz besonderer Schmerzen. Er kann es aber sein. Bilden sich um das Großzehengrundgelenk *Exostosen*, so kann an diesen scharfer Schmerz durch Stiefeldruck erzeugt werden. Geht die Entwicklung weiter, so reibt sich die Haut über dem Ballen am Stiefel. Unter der Haut bildet sich der bekannte *Schleimbeutel*. Dieser kann sich durchreiben und infizieren, und es bildet sich das Bild des *fistelnden Schleimbeutels*.

Wie der Ballen heraustritt und größer wird, so wendet sich die Großzehe nach der Seite. Die übrigen Zehen weichen vor ihrem Anrücken aus und stellen sich ebenfalls in Valgität ein, oder sie schieben sich übereinander. Die Kleinzehe,

die sich demselben Druck folgend, der die Großzehe zu ihr hinüberschiebt, groß-
zehenwärts abbiegt, vollendet die umgekehrt fächerförmige Zusammenlegung
der Zehen.

Die praktische Bedeutung

des Hallux valgus wird gegeben durch die *primären Insuffizienzschmerzen,* dann
durch die *Schmerzen,* welche an dem erkrankten *Großzehengrundgelenk* bei und
infolge der Deformierung entstehen, und endlich durch die *Einbuße an Leistungsfähigkeit,* welche der Fuß durch die Deformität sich bilden.

Die Bedeutung der Insuffizienzschmerzen ergibt sich aus dem, was oben
darüber gesagt ist. Die Schmerzen, welche durch die Veränderungen am Großzehengrundgelenk entstehen, sind die von Schleimbeutelentzündungen ausgehenden, von Exostosendruck entstehenden und endlich die Schmerzen, welche
von den arthritischen Veränderungen hervorgerufen werden, die in dem aus seiner
Richtung gekommenen Gelenk sich bilden.

Die Deformität selber endlich stört ihren Besitzer dadurch, daß er kein
normales Schuhwerk tragen kann und nur schwer passendes gemacht bekommt.
Dazu kommt die Störung in seinem Gang. Der Gang verliert an Elastizität,
weil die oben geschilderte, dem Schritt Schwung gebende Arbeit der Zehen
geschädigt ist.

Behandlung.

Sie muß verschieden sein, je nachdem, welches Ziel ihr gestellt wird. Nehmen
wir den einfachsten und häufigsten Fall, daß ein Patient wegen seiner *Insuffizienzschmerzen* zu uns kommt, und daß wir einen *leichten* Hallux valgus
finden, der *selber* noch keine größeren Beschwerden und Gehstörungen macht.
Hier haben wir einfach die Insufficientia pedis zu behandeln, und wir leisten
dem Patienten alles, wenn wir ihm seine Schmerzen wegnehmen. Haben wir
einen *fistelnden Schleimbeutel, drückende Exostosen,* starke *arthritische* Veränderungen, eine *funktionsstörende Schiefstellung* des Hallux, so sind die *dadurch* geforderten Maßnahmen zu treffen. Sie sind stets aber mit einer Behandlung
der Insuffizienz zu verbinden.

Für die Behandlung der *Insuffizienzbeschwerden des Vorderfußes* haben wir
ein sehr einfaches und wirksames Mittel. Wir brauchen nur den Bogen der Querwölbung zu spannen und zu stützen. Dazu kann man die zwei vordersten Touren
des Pflasterverbandes benutzen, den ich zur Behandlung schwerer Insuffizienzerkrankung des ganzen Fußes beschrieben habe. Das Pflaster trägt sich aber
nicht solange angenehm am Fuß, wie man diese Behandlung fortsetzen muß.
Ich habe mir deshalb einen Ersatz durch meinen *Vorderfußverband* geschaffen.

Ich bestreiche ganz dünn mit einer Klebmasse den Fuß ringsherum von
seiner Mitte bis zu den Zehenansätzen. Als Klebmassen sind geeignet die
Klebflüssigkeiten, welche ich oben (S. 29) zur Benutzung für Extensionsverbände empfohlen habe. Ich gebrauche das *Haftan,* weil es am billigsten ist.
Ist die Lösungsflüssigkeit so weit verdunstet, daß man eine leichte Klebrigkeit
fühlt, so setze ich eine 6—8 cm breite Idealbinde auf der Mitte des Fußrückens an, gehe über den Kleinzehenballen, indem ich den Fuß seitlich leicht
zusammendrücke, unten durch zum Großzehenballen, über diesen zum Fußrücken
(Abb. 442), und führe die Binde in einer zweiten Tour so um den Fuß herum,
daß die distale Kante der zweiten Tour gerade die proximale der ersten deckt
(Abb. 443). Nach Überkreuzung ihres Anfangs wird die Binde abgeschnitten.
Der darüber gezogene Strumpf hält den Verband fest. Ohne jede Beschädigung
der Haut kann die Binde wieder abgewickelt werden. Wenn nicht eine Idiosyn-
krasie gegen das Klebmittel besteht, und wenn der Patient nicht zu viel von dem
Klebmittel aufträgt, kann dieser Verband jahrelang benutzt werden.

Die Anlegung des Vorderfußverbandes erlernt der Patient selber. Er lernt auch bald, wie straff er ihn anlegen kann und muß.

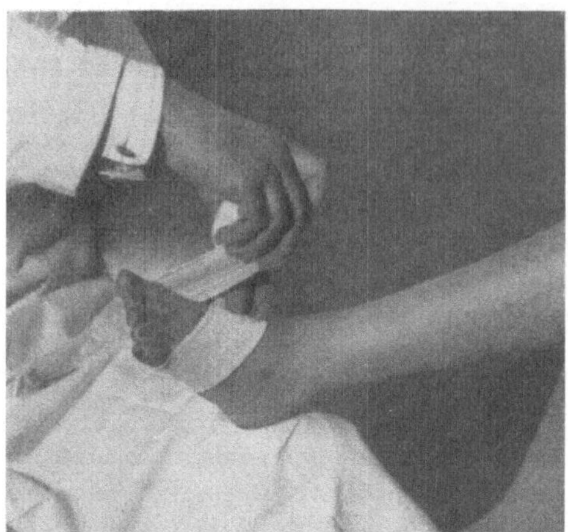
Abb. 442. Vorderfußverband. Erste Tour.

Dieser Verband hat sich mir in langjähriger Anwendung außerordentlich bewährt. Ich habe wiederholt versucht, ihn durch Leder- oder Gummibandagen zu ersetzen. Alle Versuche haben nie etwas Einfacheres und Wirksameres zustande gebracht.

Findet sich ein besonders schmerzhaftes Mittelfußköpfchen und unter diesem vielleicht ein Hühnerauge oder eine Hornschwiele, so lege ich diese Stelle unter dem Vorderfußverband durch einen Hühneraugenring hohl.

Auch in den Fällen, wo die Insuffizienzschmerzen nur am Vorderfuß auftreten, gehört zur Behandlung eine *Stützeinlage*. Wenn man den Vorderfußverband verordnet, kann man die Einlage so nehmen und lassen, wie sie zur Stützung der Längsfeder gemacht und geeignet ist. Die Auflagen und Aufwölbungen an der Vorderfläche solcher Einlagen, die von manchen Orthopäden benutzt werden, sind entbehrlich.

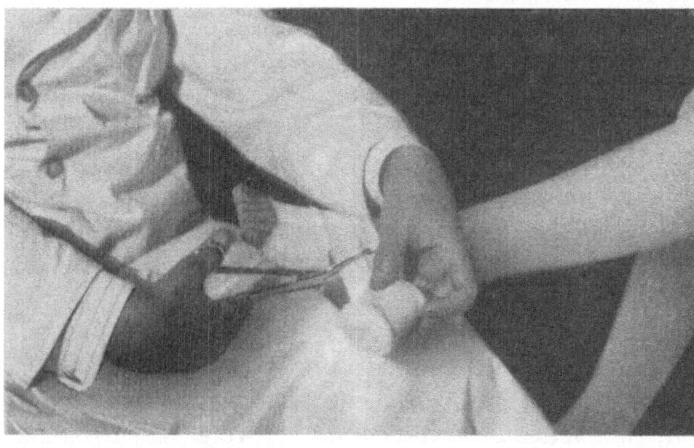
Abb. 443. Vorderfußverband. Zweite Tour.

Korrektur der Deformität des Hallux valgus.

Leichtere Deformitäten verschwinden, wenn man die geschilderte Insuffizienzbehandlung mit genügender Ausdauer fortsetzt. *Schwerere* Deformitäten sind nur *operativ* zu korrigieren.

In jedem Schuhmacherladen und erst recht in jedem Bandagistengeschäft werden Vorrichtungen zur Beseitigung des Hallux valgus *ohne* Operation angeboten. Es gibt auch eine ganze Reihe von Konstruktionen, die die Namen bekannter Ärzte tragen. In meinem Handbuch der orthopädischen Technik mußte ich sie verzeichnen. Hier seien sie mit der Erklärung abgefertigt, daß sie *alle nichts taugen*. Wenn man die Ursache des Hallux valgus kennt, und wenn man die Veränderungen kennt, die im Ballengelenk vorhanden sind, dann weiß man, daß alle diese schönen Bandagen nichts leisten *können*.

Die *operative Korrektur* des Hallux valgus hat eine Literatur, zu der die Bedeutung, welche die Deformität besitzt, man möge sie noch so hoch einschätzen, in keinem Verhältnis steht. Ein Zeichen dafür, daß sich zahlreiche Operateure versuchten, eine Aufgabe zu lösen, die ihnen noch nicht genügend gelöst erschien, die vielleicht auch nicht vollständig zu lösen ist.

Von allem, was angegeben worden ist, halte ich nur zwei Operationen für wirklich beachtlich: die *Resektion* des *Köpfchens* des Metatarsus I und die *Ludloffsche Osteotomie* des Metatarsus I.

Die *Resektion* besticht durch die Einfachheit des Verfahrens und sie ergibt kosmetisch und funktionell Resultate, mit denen der Patient gewöhnlich durchaus zufrieden ist. Der Fuß erreicht nicht die Leistungsfähigkeit eines normalen, aber bei einer schweren Deformität wird eine bedeutende Leistungsbesserung sicher erzielt.

Die *Ludloffsche Operation* ist für mich die Normaloperation geworden. Ich pflege sie folgendermaßen auszuführen. Der Hautschnitt beginnt distal

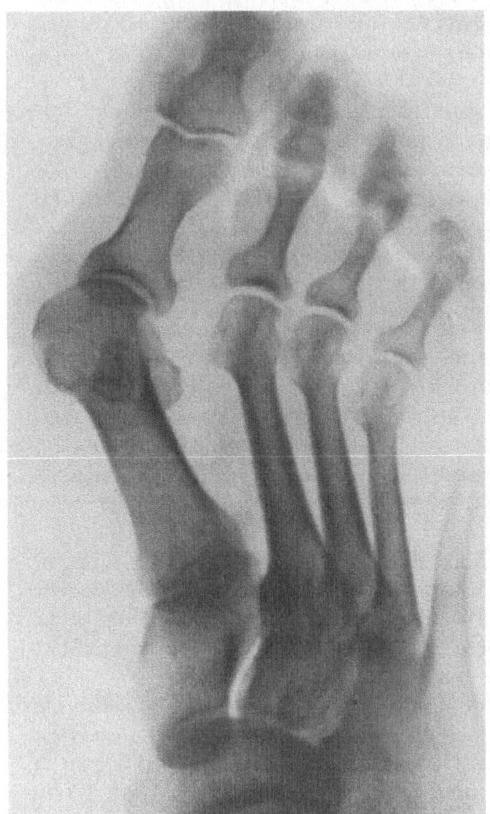
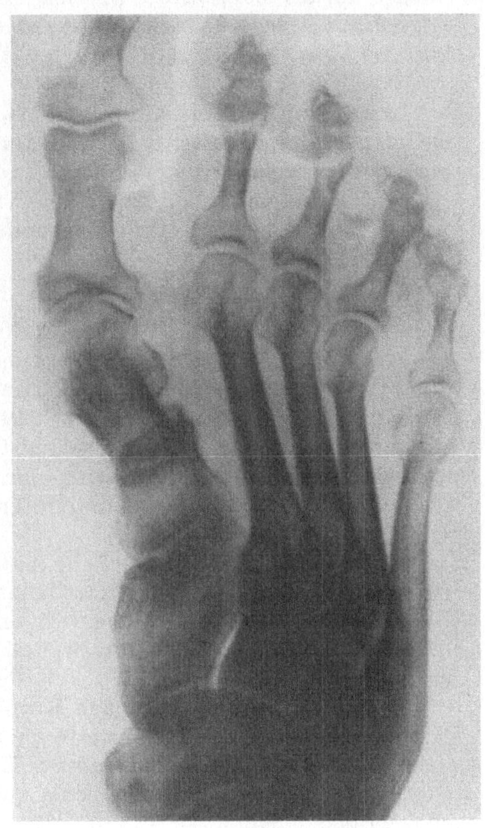

a   b

Abb. 444a u. b. Hallux valgus. a vor, b nach Korrektur durch Osteotomie im Metatarsus I.

des Ballens, zieht über den Ballen und an der medialen Fläche des Metatarsus I bis nahe an dessen Basis. Über dem Ballen wird die Haut zurückpräpariert, so daß die Bindegewebsmasse, welche das Gelenk deckt einschließlich des Schleimbeutels mit dem Gelenk in Zusammenhang bleibt. Mit einem Winkelschnitt und durch Abpräparieren wird diese Bindegewebsmasse von der Exostose gelöst und das Gelenk eröffnet. Der zipflige Lappen bleibt mit der Basis der Grundphalanx verbunden. Die freigelegte Exostose wird mit Meißel oder Hohlmeißelzange abgetragen. Nun wird der Hautschnitt bis auf den Schaft des Metatarsus vertieft und das Periost so weit abgelöst, daß eine einfache quere Osteotomie nahe der Basis des Metatarsus ausgeführt werden kann. Ist der Knochen durch-

31*

trennt, so luxiere ich das distale Frakturende und beiße mit der Hohlmeißelzange von diesem so viel ab, daß eine Lücke entsteht, die etwa 3—4 mm beträgt
und die sich nach unten etwas erweitert. Ich trage dabei die Corticalis weiter
ab, als die Spongiosa. Nun stelle ich die Bruchstücke wieder zusammen und sehe,
ob sich bei ihrer Zusammenpassung die gewünschte Form ergibt. Der Metatarsus soll gekürzt werden und eine Knickung nach abwärts bekommen. Ist Länge
und Form der Knochenstücke richtig, so wird der Periostschlauch durch Naht
geschlossen. Es wird eine Naht durch den Bindegewebszipfel, der an der Basis
der Phalanx I hängt, durchgestochen, diese Naht wird in den dem Metatarsus
anliegenden Weichteilen weiter geführt bis an die Basis des Metatarsus, dann
wieder zurück zum Zipfel an der Phalanx I. Sie wird straff angezogen und
geknotet. *Beim Anziehen dieser Naht stellt sich der Hallux in die gewünschte
Streckstellung.* Es folgt Hautnaht, Wundversorgung und Fixation im Gipsverband.

Man kann den Patienten bald etwas aufstehen lassen, wenn er nur auf dem
äußeren Fußrand auftritt. Bis der Fuß auch unter Benutzung einer guten Einlage wieder richtig tragfähig wird, vergehen immer ein paar Monate.

Vorderfußverband und Einlage müssen nach der Operation lange benutzt
werden, damit nicht Teilrezidive entstehen.

e) Deformitäten der mittleren Zehen.

Sind bei der Entwicklung des Hallux valgus die übrigen Zehen aus der Reihe
gequetscht worden, so finden sie sich nach Korrektur des Hallux meist ganz
allein wieder auf ihren richtigen Platz zurück. Öfters als die dritte und vierte
Zehe machte die zweite Schwierigkeiten. Sie ist diejenige, welche meist zuerst
und am weitesten aus der Reihe gedrückt wird. Sie stellt sich dabei in Beugestellung: *Hammerzehe.* Die Korrektur dieser Beugung ist besonders erwünscht,
da sich auf der Höhe des ersten Interphalangealgelenks gern ein schmerzendes
Hühnerauge entwickelt.

Es ist beliebt, die zweite Zehe in solchem Fall zu exartikulieren. Man erlebt
nicht viel Freude an dieser Exartikulation, denn der Hallux nimmt die Gelegenheit wahr, den frei gewordenen Raum auszufüllen, indem er sich noch mehr
umbiegt; und wie er vorher die zweite Zehe aus der Reihe gedrückt hat, so drückt
er nun die dritte heraus, und läßt diese zur Hammerzehe werden.

Bleibt die zweite Zehe nach Korrektur der Falschstellung der Großzehe als
Hammerzehe stehen, so beseitigt man diese Falschstellung leicht durch *Resektion
der distalen Hälfte der Grundphalanx.* Diese Operation kann man auch mit gutem
Resultat benutzen, wenn man sonst aus einem Grunde einmal eine Hammerzehe
zu korrigieren hat.

Die zur Behandlung der Hammerzehen angegeben Einschubsohlen, Gummipolster und dergleichen sind ebenso wertlos wie die entsprechenden Vorrichtungen
zur Korrektur des Hallux valgus.

f) Hallux flexus.

Eine äußerst unangenehme Deformität der Großzehe entsteht, wenn sich
dieselbe bei einer Insuffizienzerkrankung nicht in Abduction, sondern in *Flexion*
einstellt. Warum sie das gelegentlich tut, kann ich nicht erklären. Es geschieht
aber nicht übermäßig selten, und die Patienten sind außerordentlich belästigt.
Sie weisen nicht auf die verlorengegangene Fähigkeit hin, die Großzehe dorsal
zu flektieren, sondern sie klagen nur sehr lebhaft über *Gehbehinderung nach Art
aller Fußinsuffizienzkranken.* Man muß deshalb stets prüfen, ob die Großzehe

so weit in Dorsalflexion zu bringen ist, wie für ein glattes Gehen notwendig. Es ist das eine ziemlich hohe Dorsalflexion.

Wenn man Behinderung findet, so steht um die Gelenkfläche des Metatarsusköpfchens in der Regel ein Wall wie ein Randwulst bei Arthritis deformans. Ich habe früher diesen Wall abgetragen, habe aber keine befriedigenden Resultate dabei erzielt.

Seitdem ich *aus der Grundphalanx des Hallux einen Keil herausnehme* und *die Phalanx* entsprechend *nach oben knicke*, wie Skizzen 445 a—c zeigen, habe ich das Mittel zur Behandlung dieser Fälle gefunden.

Die kleine, einfache Operation wird von den Patienten dankbarst quittiert. Sie können auf einmal wieder flott laufen, und können meist auch bald auf Einlagen und Vorderfußverband verzichten. —

Um die kleinen Leiden, die man bei Fußkranken so häufig findet, im Zusammenhang zu erledigen, beginnen wir mit dem häufigsten, den

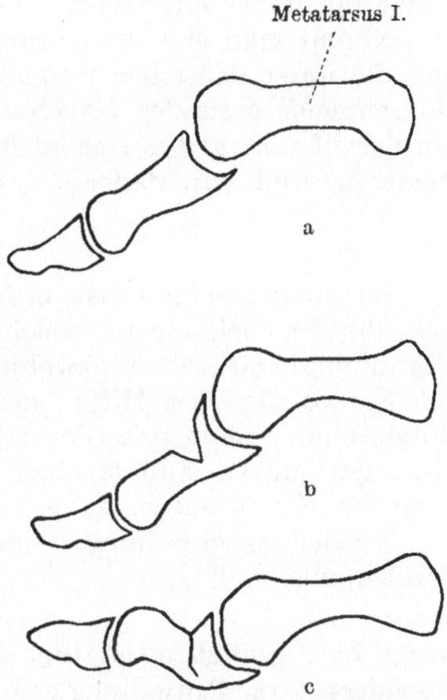

g) Hühneraugen.

Hühneraugen findet man nur an insuffizienten Füßen, wenigstens schmerzen sie nur an solchen. Man kann sie mit den bekannten Mitteln so oft entfernen, als man will, sie kommen wieder, wenn man nicht die Insufficientia pedis beseitigt. Beseitigt man diese, so werden die Hühneraugen schmerzlos und

Metatarsus I.

Abb. 445a—c. Behandlung des Halluxflexus durch Keilosteotomie an der Grundphalanx der Großzehe. Schematische Darstellung.

verschwinden. Da Hühneraugenentwicklung besonders auftritt bei Insuffizienz der Querwölbung, ist der *Vorderfußverband* das spezifische Behandlungsmittel. Ein Hühneraugenring kann bei besonderen Schmerzen angezeigt sein, bis der Vorderfußverband seine Wirkung entfaltet hat.

Ein nicht seltenes Leiden, welches sich mit Insuffizienzschmerzen verbindet, oder Schmerzen verursacht, die Insuffizienzschmerzen sehr ähnlich sind, sind

h) Warzen in der Fußsohle,

die gewöhnlich gerade an den Stellen auftreten, welche beim Gehen und Stehen besonders unter Druck kommen, also in der Haut des Großzehenballens oder des Kleinzehenballens, unter den mittleren Köpfchen und an ähnlichen Stellen. Die Verhornung der Warzen und ihrer Umgebung läßt die Diagnose nicht immer auf dem ersten Blick machen. Man verwechselt leicht mit Hühneraugen und Schwielen.

Man verschafft dem Patienten große Erleichterung, wenn man ihn von seinen Warzen befreit. Ich unterspritze mit Novocain, mache einen kleinen Längsschnitt und kratze mit dem scharfen Löffel aus.

Zwischen den Zehen entwickelt sich nicht selten eine kleine *Eiterung*. Man sieht, wenn man die Zehen auseinanderzieht, ein Hautgebiet völlig weiß, in der Mitte dieser Stelle eine kleine Öffnung, in der hellrot die von der Epidermis entblößte Haut schimmert. Man erzielt rasch Heilung, wenn man die weiß verfärbte, abgehobene Epidermisschicht wegschneidet und mit Rivanol verbindet. Es genügt, wenn man ein wenig mit Rivanollösung 1 : 1000 getränkte Watte zwischen die Zehen klemmt. Der Patient kann das selber tun.

Auffällig häufig sieht man bei Fußkranken

i) Wachstumsstörungen der Zehennägel,

ganz besonders die Störung, welche als Onychogryphie bezeichnet wird. Der Patient hütet den ungestalteten Nagel mit aller Sorgfalt und die Pedikure unterstützt ihn dabei mit treuer Ausdauer.

Nimmt man eine Meißelzange und schneidet man fest drauf los den Nagel und die unter denselben liegenden verhornten Epidermismassen weg, so bleibt ein schmaler gesunder Nagelsaum übrig, und dieser schiebt sich, wenn man nur darauf achtet, daß sich nicht wieder Massen unter ihm ansammeln, langsam wieder so weit vor, daß ein ganz hübscher Nagel entsteht.

k) Schweißfuß.

Wie unangenehm er ist, brauche ich nicht zu schildern. Gewöhnlich mildern sich die Erscheinungen, welche er verursacht, wenn man die Insuffizienzerkrankung, mit der er gewöhnlich verbunden ist, behandelt.

Ein vorzügliches Mittel, den Fuß geruchfrei und trocken zu machen, sind Einpinselungen mit 10% Formalin. Ich lasse sie eine Woche lang jeden Abend über den ganzen Fuß machen und dann aussetzen. Nach ein paar Wochen kann die Kur wiederholt werden.

Bei den Anschwellungen am Ansatz der Achillessehne, die ALBERT mit der Bezeichnung

l) Achillodynie

belegt hat, genügt meist die reine Insuffizienzbehandlung. Wird durch eine besonders starke Schwellung eine Störung gesetzt, so exstirpiert man die zwischen Ansatz der Sehne und dem Calcaneus gelegene Fettmasse. Einen Schleimbeutel findet man dabei gewöhnlich nicht. *Exostosen* am Calcaneus um den Ansatz der Achillessehne herum, müssen entfernt werden, wenn sie sich an der Kappe des Stiefels reiben.

Die Anschwellung der Achillessehne, die man besonders nach starken Anstrengungen entstehen sieht und die ich als

m) Achillitis traumatica

beschrieben habe, wird unter *Pflasterverbänden* (Abb. 427—431) neben der sonstigen Insuffizienzbehandlung rasch beschwerdefrei, aber es dauert meist ziemlich lange, bis die Anschwellung verschwunden ist.

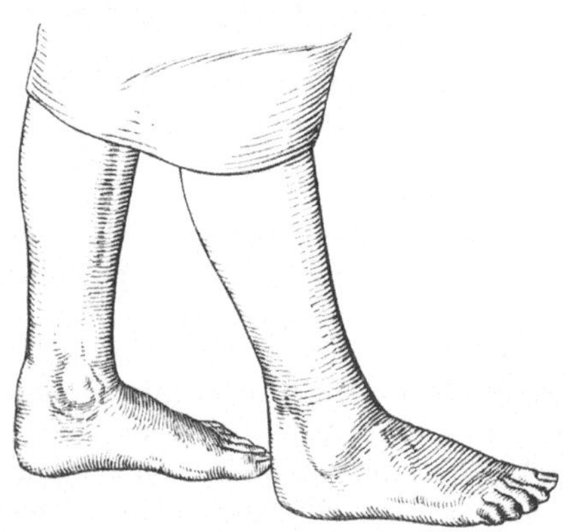

Abb. 446. Achillitis traumatica am linken Fuß.

n) Der Calcaneussporn

ist nur zu beseitigen, wenn er so groß ist, daß er drückt. Der Schnitt ist als Kappenschnitt an die Grenzen der Sohlenhaut zu legen. Meist sind die Patienten von dem Erfolg der Operation weniger befriedigt als der Arzt, weil die Schmerzen doch nicht durch den Druck des Sporns bedingt waren und nach dessen Entfernung deshalb nicht verschwunden sind. Mindestens muß die *Insuffizienzbehandlung vor der Operation* sehr sorgfältig und ausdauernd geführt sein und sie muß auch nach der Operation fortgesetzt werden.

o) Varicen und Unterschenkelgeschwüre

sind sehr häufig bei Fußpatienten.

Die *Varicen* behandle ich mit *hoher Unterbindung der Vena saphena magna* und *Einspritzung von 50—100 ccm Pregl-Lösung in den peripheren Stumpf der Vene.* Es wird dadurch eine obliterierende Endophlebitis erzeugt, die zur Beseitigung der Krampfadern führt. Auch ein bei *Endophlebitis* sehr rasch zum Erfolg führendes Verfahren.

Die LINSERschen Einspritzungen von 10—15 prozentiger Kochsalzlösung verwende ich, wenn nur einzelne Krampfaderknoten oder nur kurze dünne Stränge vorhanden sind.

Zur Säuberung von *Unterschenkelgeschwüren* benutze ich *Rivanolverbände.* Es ist erstaunlich, wie rasch man damit eine schöne rote Granulationsfläche erhält. In Verbindung mit der Rivanolbehandlung verwende ich *Zinkleimverbände,* die von der Zehenwurzel bis an das Knie reichen. Die auf das Ulcus

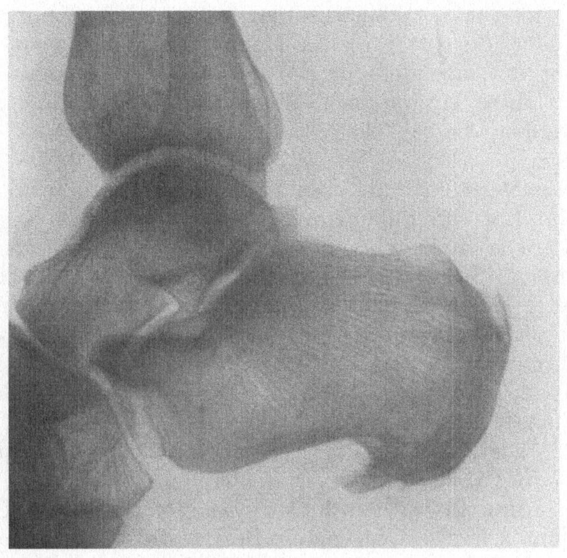

Abb. 447. Calcaneussporn.

gelegte Rivanolkompresse bleibt unter dem Zinkleimverband liegen.

Kehren wir zur gewohnten Systematik zurück, so ist zu berichten, daß als

p) angeborene Deformitäten des Fußes

allerlei *Defekte, Spaltbildungen und Bildung überzähliger Teile* vorkommen. Sie haben durch ihre Seltenheit wenig praktische Bedeutung. Spezifische Behandlungsregeln lassen sich für diese Deformitäten wegen ihrer außerordentlichen Variabilität nicht aufstellen.

Die *Varietäten an den Fußwurzelknochen,* welche wir in so vielerlei Formen durch das Röntgenverfahren kennen gelernt haben, besitzen insofern praktische Bedeutung, als sie mit Krankheitsfolgen, besonders mit Folgen von Verletzungen verwechselt werden können. Irgendwelche funktionelle Bedeutung besitzen sie aber samt und sonders nicht.

Nur das *Os tibiale* macht eine gewisse Ausnahme. Es kommt nicht allzu selten vor, daß jugendliche Personen über Schmerzen klagen und als Sitz derselben einen kleinen Höcker vor und unter dem inneren Knöchel angeben. Das Röntgenbild zeigt auf der Tuberositas ossis navicularis wie ein Sesambeinchen einen kleinen Knochen. Die Schmerzen verschwinden meist unter einer Insuffizienzbehandlung (Pflasterverband und Einlage). Kommt es nicht zu Beschwerdefreiheit, so muß man den kleinen Knochen exstirpieren.

Praktisch wichtige angeborene Deformitäten des Fußes sind der angeborene *Plattfuß* und der angeborene *Klumpfuß.* Wir werden sie besprechen im Zusammenhang mit den gleichsinnigen Deformitäten, welche aus anderer Ätiologie hervorgehen. In diesem Rahmen werden sie besondere Beachtung finden.

q) Traumatische Erkrankungen des Fußes.

Von diesen haben besonderes Interesse für die Orthopädie alle die, welche durch Schwächung der Tragkraft des Fußes Anlaß zur Entwicklung von Insuffizienzerkrankungen geben. In dieser Wirkung kommen fast alle Fußverletzungen zusammen.

Formveränderungen des Fußes, welche durch Traumen bedingt werden, klingen an die Bilder des Plattfußes und des Klumpfußes und an die Deformitätenbilder, die aus Fußlähmungen entstehen, so an, daß sich die Verwendung des dort zu sagenden für die traumatischen Deformitäten von selber ergibt.

Eine traumatische Erkrankung des Fußes soll aber besonders angeführt werden, die ich als

traumatische Osteomalacie

bezeichnen möchte. Die Fälle sind nicht häufig, kommen aber in einem großen Material von Fußerkrankungen mit gewisser Regelmäßigkeit zur Beobachtung.

Die Patienten geben an, daß sie irgendein *kleines* Trauma des Fußes erlitten haben. Sie sind mit dem Fuß umgeknickt, es hat ein leichter Stoß ihren Fuß getroffen. Sie hatten zuerst geringe Beschwerden, die der Verletzung entsprachen. Diese Beschwerden sind aber nicht weniger geworden, sondern sie haben sich vermehrt. Behandlung wurde zuerst meist überhaupt nicht gesucht, als sie später so oder so einsetzte, war sie nicht imstande, dem Fortschritt des Leidens Einhalt zu tun.

Die Patienten kommen schwer hinkend am Stock oder auch an der Krücke, ja im Fahrstuhl.

Man findet den Fuß *diffus geschwollen*. Auf dem Fußrücken ist in einem nicht scharf abgegrenzten Bezirk die Schwellung stärker. *Druck*, der bis auf den Knochen geht, *macht lebhafte Schmerzen*. Man hat den Eindruck, eine Tuberkulose der Fußwurzel vor sich zu haben. Es handelt sich aber nicht um eine solche. Der weitere Verlauf beweist das unzweifelhaft. *Es kommt nie zu einer Eiterung*, nie zu einer Einschmelzung.

Das *Röntgenbild* gibt eine außerordentlich *dünne* und *auffällig feine Zeichnung der Struktur*, zeigt also große Kalkarmut des Knochens.

In einem Fall, bei welchem ich aus der Basis des Metatarsus V ein Knochenstückchen entnahm, das sich mit dem Messer einfach herausschneiden ließ, erhielt ich vom pathologischen Anatom die Diagnose *Ostitis fibrosa*.

Die Beschwerden können so hochgradig werden, daß man eine Absetzung des Fußes in Betracht zieht. Schließlich, meist allerdings erst nach Jahr und Tag und nach mancherlei Auf und Ab, heilen die Fälle aber doch aus.

Therapeutisch habe ich trotz allerlei Versuchen noch nichts anderes erreicht als durch eine Behandlung nach Art der Behandlung der Insuffizienzerkrankungen die Beschwerden der Kranken zu lindern, und sie mit Stützapparaten einigermaßen auf den Beinen zu halten, bis die Spontanheilung eintrat.

Vom *traumatischen Ödem*, das man am Fuß ebenso wie an der Hand sieht, unterscheiden sich diese Fälle dadurch, daß sich die Schwellung bei ihnen weich, beim traumatischen Ödem aber *hart* anfühlt.

Zwischen der traumatischen Osteomalacie und der

Erkrankung des Os naviculare,

welche als *Köhlersche Krankheit* bezeichnet wird, bestehen vielleicht verwandtschaftliche Beziehungen. Diese Erkrankung kommt bei Kindern vor. Traumen scheinen in ihrer Entstehung eine Rolle zu spielen.

Das *Röntgenbild* zeigt den Knochenkern des Naviculare abnorm schmal, aber verdichtet, meist in einzelne Stücke zerfallen oder ausgefranst. Man hat also ein Bild, daß in manchen Beziehungen an die PERTHESsche Erkrankung der Hüfte erinnert.

Die Patienten klagen über Gehschmerzen. Die Gegend des Os naviculare ist druckempfindlich. Die Wölbung des Fußes ist manchmal abgeflacht, manchmal auch erhöht, gewöhnlich aber unverändert.

Behandelt man die Fälle nach den Grundsätzen der Behandlung der Insufficientia pedis, so erhält man sofort eine Linderung der Beschwerden, und über eine Zeit können die Patienten auch ohne Stützmittel wieder beschwerdefrei gehen.

r) Entzündliche Erkrankungen des Fußes.

Von diesen ist zunächst die *Tuberkulose der Fußwurzelknochen und Gelenke* zu erwähnen. Es gilt für dieselbe, was für die Tuberkulose des Fußgelenkes gesagt worden ist.

Die anderen entzündlichen Erkrankungen, unter denen besonders *Gicht* und *Rheumatismus* zu nennen sind, gewinnen für den Orthopäden und die Orthopädie für sie Bedeutung dadurch, daß sie ganz wie die Verletzungen des Fußes *Anlaß werden zur Entwicklung von Insuffizienzerkrankungen*. Sie schädigen die Tragkraft des Fußes, und die daraus hervorgehenden Störungen fügen sich zu den Störungen, welche die Erkrankung direkt macht, hinzu. Heilt die ursächliche Entzündung, so verschwindet deshalb die Insuffizienz noch lange nicht. Die Kunst des Arztes ist, die Insuffizienzbeschwerden nach ihrer Natur rechtzeitig zu erkennen und durch ihre Behandlung dem Kranken diese Beschwerden zu nehmen. Viele Menschen, die an „Gichtfüßen", an „rheumatischen Fußerkrankungen" zu leiden glauben, sind ihre Gicht oder ihren Rheumatismus längst los. Gicht- und Rheumatismuskuren bringen sie nicht vorwärts, eine einfache Insuffizienzbehandlung, die häufig nur in der Versorgung mit einer gut passenden Stützeinlage besteht, macht sie auf einmal gesund.

In der Besprechung der Deformitäten des Fußes stelle ich den

s) Plattfuß

voran, weil wir diese Deformität bei der Besprechung der Insuffizienzerkrankungen kennengelernt haben, und weil sie einfachere Verhältnisse bietet als der Klumpfuß, der sonst in der Systematik der Fußdeformitäten die erste Stelle einnimmt.

Als *Plattfuß* bezeichnen wir einen Fuß, der seine Wölbung entweder nicht in normaler Höhe ausgebildet oder an der normalen Höhe seiner Wölbung Einbuße erlitten hat. Da die Höhe der Wölbung des normalen Fußes in nicht geringer Breite variiert, ist es unmöglich, eine *scharfe* Grenze zwischen normalem Fuß und Plattfuß zu ziehen. Wenn ein Fuß, dessen Wölbung an der oberen Grenze der Variationsbreite lag, Einbuße an der Wölbung erleidet, so braucht er ziemlich lange Zeit, bis er über die untere Grenze der Variationsbreite niedersinkt. Plattfuß wurde *dieser* Fuß aber in dem Moment, wo er die *ihm* vom Haus aus eigene Wölbung zu strecken begonnen hat.

Die eigentümliche Form, welche unser Fuß besitzt — hinten schmal, nach vorn breiter werdend, die innere Seitenlinie länger als die äußere, die innere Kante auch höher aufgebogen als die äußere, die vordere Begrenzung von innen nach außen sich verkürzend —, gibt die Möglichkeit eines einfachen Niedersinkens der Fußwölbung nur für den Fall, daß der hintere Schenkel, der vom Fersenbein gebildet wird, sich verkürzt.

Führt ein *Kompressionsbruch des Fersenbeins zu einem traumatischen Plattfuß*, so erhalten wir eine Minderung der Fußwölbung ohne jede weitere Änderung der Fußform.

Anders, wenn der Fuß sich mit seinen vor dem Fußgelenk liegenden Teilen oder der *ganze* Fuß sich beteiligt. In diesem Fall muß sich die größere Länge seiner inneren Begrenzungslinie geltend machen. War die Längslinie des Fußes bei normaler Wölbung eine gerade Linie, so muß sie, je mehr der Scheitel der Wölbung sich der Bodenfläche nähert, um so mehr sich so verbiegen, daß an ihrer Außenseite eine Konkavität entsteht.

Man bringt sich das am einfachsten vor Augen, wenn man sich eine Celluloideinlage, wie ich sie als Mustereinlage bei der Insufficientia pedis benutze (Abb. 423), nimmt, und sich eine Umreißungslinie erstens von der hoch aufgebogenen und zweitens von der wieder ganz flach gemachten Einlage nebeneinander stellt (s. Abb. 448). Es entsteht aus der zuerst geraden oder leicht konvexen äußeren Seitenlinie eine konkave Linie. Die mediale Seitenlinie, die gerade war, wird konvex, die vordere Begrenzungslinie dreht sich nach außen.

Genau diese Formveränderungen geht auch ein Fuß ein, wenn er unter Beteiligung seiner vor dem Fußgelenk gelegenen Teile Schaden an der Höhe seiner Wölbung erleidet. Der innere Fußrand verliert die geradlinige Begrenzung, er gewinnt eine konvexe Biegung, der äußere Fußrand eine konkave. Die Zehen drehen sich nach außen und ebenso dreht sich die Ferse nach außen. In der Verbindungslinie von Unterschenkel und Fuß bildet sich ein nach außen offener Winkel. Der so entstandene Plattfuß ist also auch ein Valgus.

Betrachtet man einen ausgebildeten Plattfuß, so sieht man, daß derselbe mit der ganzen Breite der Sohlenfläche auf dem Boden aufliegt. Vor und unter dem inneren Knöchel sieht man den knöchelähnlichen Vorsprung herausragen, der vom Volk als „doppelter Knöchel" bezeichnet wird. Er ist das Os naviculare, welches aus der inneren Begrenzungslinie des Fußes herausragt.

Der ganze Fuß sieht lang und schmal aus. Er ist bei seiner Niederbiegung auch länger geworden. Die Verschmälerung ist aber nur relativ. Die Breite des Fußes ist gleich geblieben, nur das Verhältnis von Breite zur Länge ist anders geworden.

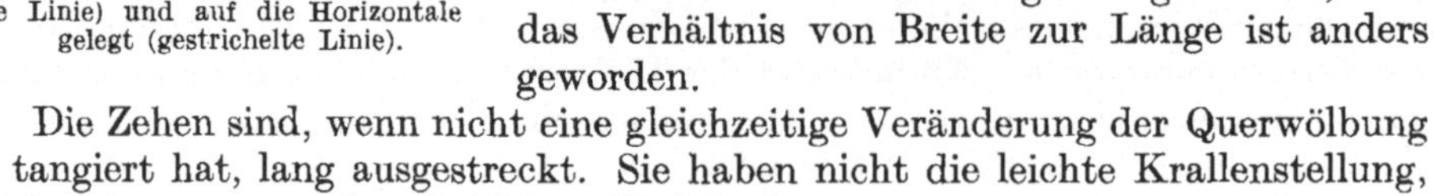

Abb. 448. Umreißungslinie derselben Plattfußeinlage aufgebogen (ausgezogene Linie) und auf die Horizontale gelegt (gestrichelte Linie).

Die Zehen sind, wenn nicht eine gleichzeitige Veränderung der Querwölbung sie tangiert hat, lang ausgestreckt. Sie haben nicht die leichte Krallenstellung, welche sie am normalen, kräftigen Fuß besitzen.

Betrachtet man Fuß und Unterschenkel von der Rückseite, so zeigt die Achillessehne, die nach außen abbiegt, die eingetretene Valgusstellung auch des hinteren Bogens der Fußwölbung.

Zu diesen typischen, von der Fußkonstruktion bedingten Formveränderungen können allerlei andere hinzutreten, die mit der Entstehung des Plattfußes in Verbindung stehen können, wenn sie irgendwie schädigend auf die Tragkraft des Fußes eingewirkt haben. Sie können auch Folge der Insuffizienzerkrankung sein, sie können vor allem Folge sein eines mit dem Niedersinken der Längswölbung einhergehenden Niedersinkens der Querwölbung. Im letzten Fall haben wir die schon beschriebenen Veränderungen, besonders den Hallux valgus. Eine notwendige Verbindung ist das aber nicht. Hallux valgus ist zwar bei Plattfuß häufig, aber nicht immer zu finden.

Von den *gelegentlich* an Plattfüßen zu beobachtenden Nebenbefunden will ich einen herausgreifen, der mir interessant erscheint.

Bei gewöhnlich nicht sehr hochgradigen Plattfüßen findet man auf dem Fußrücken häufig kleine Erhöhungen, welche das Volk als „*Überbein*" bezeichnet. Abb. 449 zeigt ein solches Überbein sehr deutlich. Diese Erhöhungen entstehen durch Wülste, welche sich an den Rändern der an den betreffenden Stellen liegenden Gelenke von Fußwurzelknochen bilden.

Wenn man diese Wülste mit den *Exostosen der Spondylitis deformans* vergleicht, so springt die Ähnlichkeit in die Augen. Hier wie dort haben wir Knochenanbildungen, die sich korrespondierend gegenüberstehen, und die dort liegen, wo die Drucklinie durch die beiden aneinander arbeitenden Knochen geht. *Diese Exostosen auf der Oberfläche der Fußwurzelknochen sind funktionell genau das gleiche, wie die Exostosen in den Konkavitäten von Wirbelsäulen, die sich infolge von Überlastung verbiegen*: Schutzmaßnahmen, mit welchen sich der lebende Organismus dem Fortschreiten der Verbiegungen — hier dem Niederbiegen der Fußwölbung — entgegenstemmt. An der Wirbelsäule liegen sie in den Konkavitäten der Biegungen, am Fuß müssen sie natürlich auf der Konvexität der Wölbung liegen.

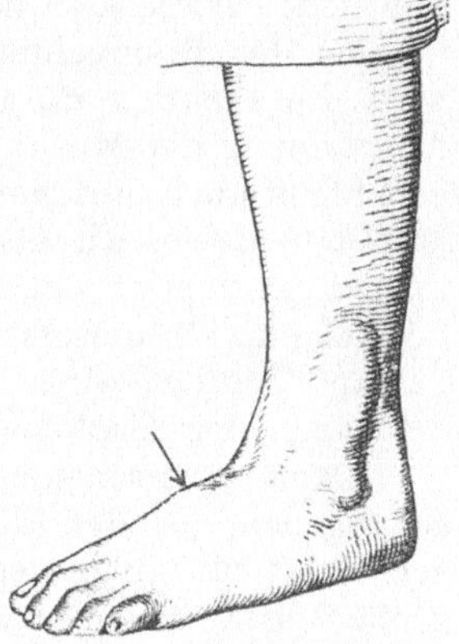

Abb. 449. Das „Überbein" am Fuß.

Vergleicht man die Anatomie eines Plattfußes weiter mit der eines gesunden, so findet man allerlei Veränderungen, die sich in drei Gruppen einteilen lassen, erstens *Veränderungen*, die *nach mechanischen Gesetzen* beim Niederlegen der Fußwölbung eintreten mußten, zweitens *Veränderungen*, welche als *Abwehrmaßnahmen* vom lebenden Organismus produziert worden sind, und drittens *Veränderungen*, welche durch die *veränderte Form des Fußes* ausgelöst worden sind. Zu letzteren gehören vor allem die Veränderungen an Gelenkbezirken, die außer Tätigkeit gesetzt worden sind. Alles zusammen findet man *alle Bestandteile* des Fußes am Plattfuß anders als am normalen.

Alle diese Veränderungen hier aufzuzählen, will ich mir und dem Leser ersparen. Es gibt vorzügliche Beschreibungen in der Literatur (HOFFA, LORENZ, JOACHIMSTHAL). Wer sich gegenwärtig hält, daß und was abnorme Befunde Verschiedenes bedeuten können, dem wird es nicht schwer werden, für die abnormen Befunde an einem Plattfuß die richtige Erklärung zu finden.

Unterscheidung verschiedener Gruppen des Plattfußes.

Aus wissenschaftlichen und praktischen Gründen ist es zweckmäßig, die Plattfüße in Gruppen einzuteilen. Man kann Gruppen bilden erstens nach der *Schwere der Deformität*, zweitens nach der *Beteiligung der am Aufbau der Fußwölbung mitwirkenden Organe*, drittens nach den *Ursachen, welche dem Fuß seine normale Wölbung genommen haben.*

Nach der *Schwere der Deformität* unterscheidet man *leichte, mittlere* und *hochgradige* Plattfüße. Von leichtem Plattfuß spricht man, wenn die Wölbung noch nahe an der normalen liegt. Von mittleren, wenn die Wölbung deutlich abgeflacht ist, der innere Fußrand aber noch nicht auf dem Boden aufgekommen ist. Von hochgradigen, wenn dieser Stand erreicht wurde. Die Deformität kann so hochgradig werden, daß sich die Fußwölbung nicht nur ganz abflacht, sondern sich sogar überbiegt. Der Fuß sitzt dann am Unterschenkel wie der Hut eines Pilzes auf seinem Stiel.

Nach der Beteiligung der am Aufbau der Wölbung mitwirkenden Teile ergibt sich ein Unterschied, wenn nur die Weichteile — Bänder und Muskeln — nachgegeben haben, und wenn die Knochen Formveränderungen eingegangen sind. Man kann also scheiden *tendinöse* und *muskuläre* Plattfüße von *ossären*.

Füße der ersten Gruppe drücken sich nieder, wenn sie belastet werden. Im Moment der Entlastung stellt sich die Fußwölbung ganz oder teilweise wieder her. Mindestens ist sie durch leichten Händedruck wieder zu gewinnen.

Es ist zweckmäßiger, wenn man solche Füße nicht als Plattfüße, sondern als *weiche* Füße bezeichnet.

Sind die Knochen verändert, so verändert sich die Wölbung unter der Wirkung der Belastung nur in den Grenzen, in denen auch am normalen Fuß unter gleichen Bedingungen eine Veränderung eintritt.

Wenn man den ossären Plattfuß auch als fixierten bezeichnet, so darf man ihn nicht verwechseln mit dem sogenannten *fixierten entzündlichen* Plattfuß, den wir bei der Besprechung der Insufficientia pedis kennengelernt haben. Hier wird die Fixation durch Knochenveränderung bedingt, dort durch spastische Anspannung der Muskulatur. Beides ist wesensverschieden. Diese Verschiedenheit bleibt auch bestehen, wenn beides zu gleicher Zeit am gleichen Fuß zu finden ist. Dann haben wir eben an einem Fuß, der durch Änderung seiner Knochenformen platt geworden ist, eine spastische Anspannung der Muskulatur, welche von einem an diesem deformierten Fuß bestehenden schweren Insuffizienzzustand bedingt wird.

Nach der Ätiologie grenzen wir erstens den *angeborenen Plattfuß* ab.

Dann unterscheiden wir den aus *statischer Insuffizienz*erkrankung hervorgegangenen, also den Plattfuß, der seiner Ätiologie nach eine *statische Belastungsdeformität* ist. In dieser Gruppe steckt die große Masse der Plattfüße, eine so große Masse, daß man auch da wieder eine Unterteilung eintreten lassen muß.

Wir *unterteilen* nach der Ätiologie der Insuffizienzerkrankung, aus welcher die Deformierung hervorgegangen ist. Wir unterscheiden den rachitischen Plattfuß von dem des Adolescenten. Wir sprechen vom *statischen* Plattfuß im engeren Sinne, wenn eine Steigerung der Tragarbeit den Fuß niedergedrückt hat. Wir sprechen vom *traumatischen* Plattfuß, wenn nach einem Trauma eine Schwächung der Tragkraft eingetreten ist und das Trauma indirekt über diese Schädigung zur Plattfußbildung Anlaß gegeben hat. Wir sprechen vom *entzündlichen* Plattfuß, wenn entzündliche Erkrankungen ebenso gewirkt haben.

Eine ätiologisch zu unterscheidende, sehr wichtige Gruppe sind endlich die Plattfüße, welche aus Lähmungen der an der Erhaltung der Fußwölbung beteiligten Muskulatur hervorgehen: die *paralytischen Plattfüße*.

Über die

Ätiologie

der häufigsten und wichtigsten Formen des Plattfußes, der aus statischen Insuffizienzerkrankungen hervorgehenden, haben wir oben ausführlich gesprochen. Wir brauchen das hier nicht zu wiederholen.

Der *angeborene* Plattfuß entsteht durch falsche Druckwirkungen auf den Fetus. Häufig geschieht dies derart, daß sich beide Füße ineinander schlingen, daß dann der eine Fuß den anderen zum Plattfuß formt, und dieser sich für den erwiesenen Liebesdienst dadurch revanchiert, daß er den Bruder zum Klumpfuß macht. Am neugeborenen Kind kann man die deformierten Füße glatt aneinanderpassen. In anderen Fällen liegt der Fuß des Neugeborenen mit der Rückenfläche an der Vorderfläche des Unterschenkels. Er ist zwischen dem Körper des Fetus und der Uteruswand flachgedrückt worden.

Die *Rachitis* läßt zunächst einen tendinös-muskulären Plattfuß entstehen. Die Knochen behalten lange die richtige Form. Sie werden meist nur bei hochgradiger Rachitis verändert. Bei dem sogenannten Ansatz zur englichen Krankheit tritt dies ganz besonders hervor. Aus den *weichen Füßen* dieser Kinder stellt sich mit der Festigung und Kräftigung des ganzen Körpers auch ein gut gewölbter Fuß her.

In der *Adolescenz* wirken zur Bildung der Plattfüße die Faktoren zusammen, welche diese Lebensperiode auch sonst durch die Erzeugung von Belastungsdeformitäten auszeichnen: plötzlich eintretende hohe Berufsanstrengung und die physiologische Minderwertigkeit des Skelettes in diesem Lebensalter.

Im späteren Leben führen besonders Berufsanstrengung und Fettleibigkeit zur Entwicklung des Plattfußes. Besonders häufig entstehen Plattfüße bei beleibten Frauen im Klimakterium. Gerade an solchen Fällen kann man wieder beobachten, daß die Theorien, welche mit Störungen des Wachstums zur Erklärung der Entstehung von Belastungsdeformitäten arbeiten, nicht richtig sein können. Die Fälle, wo sich ein Plattfuß nach Vollendung des Wachstums ausbildet, gibt es massenhaft. Wie entstehen sie, wenn das Wachstum bei der Entstehung von Belastungsdeformitäten eine ausschlaggebende Rolle spielt? —

Wir wollen jetzt zunächst bringen, was sich über alle diese Gruppen Gemeinsames sagen läßt und dann, was für jede Gruppe Besonderes gesagt werden muß.

Da ist zunächst die Feststellung, ob ein gegebener Fuß ein Plattfuß ist oder nicht.

Die Diagnose

des Plattfußes macht im allgemeinen keine Schwierigkeiten. Man muß nur abscheiden die Fälle von Flachfüßigkeit als Rasseeigentümlichkeit (Neger, Juden) und man muß festzustellen suchen, ob ein Fuß, dessen Wölbung noch in den Grenzen der normalen Variationsbreite liegt, etwa vordem eine besonders hohe Wölbung besessen hat.

Der Grad der Deformität läßt sich für praktische Zwecke genügend durch Trittspur und Umreißungslinie zur Darstellung bringen. Die alte, noch von VOLKMANN stammende Darstellung (Abb. 450) illustriert die Unterschiede ausgezeichnet.

Praktische Bedeutung.

Bei der Besprechung der Insufficientia pedis haben wir schon ausgeführt, daß es für die Leistungsfähigkeit eines Fußes durchaus nicht allein auf die Höhe der Fußwölbung ankommt, und dies muß hier zuerst wieder ausgesprochen werden. Es muß wieder und wieder betont werden, daß die Schmerzen, welche land-

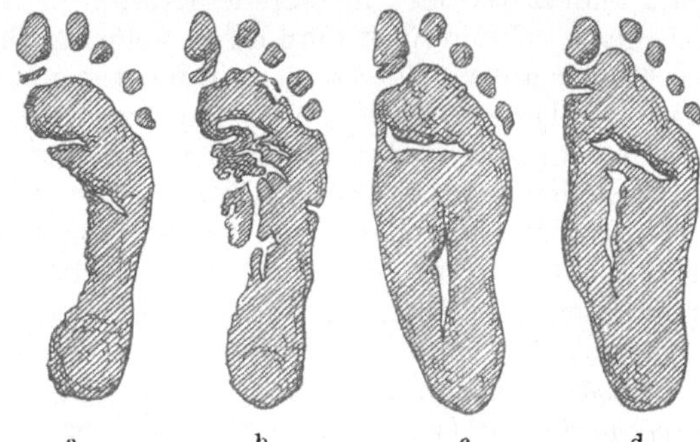

Abb. 450. a Trittspur eines normal gewölbten Fußes. b, c u. d Trittspuren abgeflachter Füße (nach VOLKMANN).

läufig als Plattfußbeschwerden bezeichnet werden, auch wenn sie an einem Plattfuß beobachtet werden, nicht von dessen *Abplattung* bedingt sind, sondern daß sie eben *Insuffizienzschmerzen sind*. Mit der Abplattung des Fußes stehen sie nur insofern in Verbindung, als die Abplattung aus derselben Störung des Belastungsgleichgewichtes hervorgegangen ist wie die Insuffizienzschmerzen, oder aber dadurch, daß die Abplattung der Fußwölbung Ursache für eine Störung des Belastungsgleichgewichtes und damit indirekte Ursache von Insuffizienzbeschwerden wurde.

Die Bedeutung der Deformität des Plattfußes liegt erstens darin, daß sie eine statische Minderwertigkeit des Fußes bedingt. Die flacher gebogene Feder leistet, wenn sonst alles gleich bleibt, weniger als die höher gebogene. Ein Plattfuß mit einem besonders guten Knochen- und Muskelmaterial leistet aber statisch dasselbe, wie ein hochgewölbter mit nur durchschnittlichem Knochen- und Muskelmaterial.

Ein Verlust an der Höhe der Fußwölbung wirkt sich aber unbedingt aus in einer *Minderung der Elastizität* der Fußfeder, und diese Minderung erscheint im Gangbild des Plattfüßigen. Der *Gang wird unelastisch*. Die Einbuße an Elastizität sucht der Plattfüßige auszugleichen dadurch, daß er sich in den Knien wiegt. Er geht „knieschüssig". Und er sucht sie weiter auszugleichen durch Hilfsbewegungen der Arme, die er im Tempo des Schrittes weit ausgiebiger schwingt als der Nichtplattfüßige. Man erkennt deshalb den „Plattfußindianer" an seinem Gang schon auf weite Entfernung.

Diese Störung des Gangbildes ist zunächst ein Schönheitsfehler. Der unelastische Gang strengt aber auch stärker an. Der Plattfüßige ist deshalb im Marschieren vermindert leistungsfähig. Das schließt aber nicht aus, daß schwer Plattfüßige auch ganz Bedeutendes zu Fuße leisten.

Alles zusammen ist die praktische Bedeutung des Plattfußes nicht besonders groß. Dessen muß man sich bewußt sein, wenn man vor die Frage der

Behandlung

tritt. Die Aufwendungen, welche die Behandlung erfordert, müssen im Gleichgewicht bleiben mit dem Nutzen, den sie dem Kranken bringen können.

Natürlich kann die Behandlung nur in einer *Korrektur der Deformität* bestehen. Sie muß sich also Herstellung oder Wiederherstellung der normalen Fußwölbung zum Ziele setzen.

Am leichtesten und mit den einfachsten Mitteln erreicht man das Ziel beim *angeborenen Plattfuß* leichteren Grades. Der angeborene Plattfuß hat überhaupt ganz anders als der angeborene Klumpfuß sehr erhebliche Neigung zur Selbstkorrektur. Unterstützt man diese Neigung durch Manipulationen, zu denen man die Mutter anlernt, so stellt sich meist schon eine genügende Fußform her. Will man Bandagierung des Fußes hinzunehmen, so wird das auch Vorteil bringen. Ein regelrechtes Redressement ist bei angeborenem Plattfuß selten notwendig.

Bei den tendinösen und muskulären *rachitischen* Deformitäten — bei den „Weichfüßen" der Kinder — genügt es, wenn man sie durch Einlage solange stützt, bis der Fuß genügende Festigkeit gewonnen hat. Massage in Form von spirituösen Einreibungen und was Ähnliches bei der Insufficientia pedis noch angegeben ist, hilft, diesen Zustand schneller herbeiführen.

Ossäre Deformitäten rachitischer oder anderer Herkunft müssen durch *Umformung der Fußknochen* korrigiert werden. Die Methoden, welche dafür zur Anwendung kommen können, sind alle, die wir zur Umformung von Knochen besitzen.

Wenn man solche Umformung am Fuße ausführt, so darf man sich nicht durch die in den Fußwurzelgelenken vorhandene Beweglichkeit irreführen lassen. Man kann durch Forcieren dieser Beweglichkeit auch einem ossären Plattfuß eine Wölbung geben. Diese Wölbung bleibt, wenn man sie lang genug im Gipsverband festhält, auch eine Zeitlang sogar unter Belastung bestehen. Sie verschwindet aber mit der Zeit unbedingt wieder. Die *intraartikuläre* Korrektur geht unter der Wirkung der Belastung stets wieder verloren.

Wenn man nach der alten Art das Redressement mit der Hand oder über den Keil ausführt, erzeugt man nichts anderes als eine solche intraartikuläre, id est Scheinkorrektur, und man erhält sicher ein Rezidiv.

Will man mehr, so muß man wirklich an den *Knochen* heran. Dafür hat zuerst FERDINAND SCHULTZE in seinen mächtigen Osteoklasten brauchbare Instrumente geschaffen. SCHULTZE lehrte, daß man die Fußknochen zuerst zu einem weichen Brei zerdrücken muß. Aus diesem Brei läßt sich dann die gewünschte Knochenform herstellen. Lange genug fixiert und langsam auf Belastung übergeführt, nehmen die Knochen die neue Form für die Dauer an.

Die SCHULTZEschen Osteoklasten sind Instrumente, in die wohl wenig Orthopäden ihre eigenen Füße oder die ihrer Kinder hineinstecken möchten. Ich stecke auch die meiner Patienten nicht hinein. Ich habe deshalb Plattfuß-korrekturen sehr wenig ausgeführt, bis ich in dem *Osteoklast* von ALSBERG (Abb. 14) ein Instrument in die Hände bekam, welches gerade für die Platt-fußkorrekturen Ausgezeichnetes leistet.

Man lagert den Fuß des Patienten auf das Sandkissen und läßt ihn durch einen Assistenten, der das Kissen zusammenbiegt, festhalten. Nun setzt man die Druckpelotte — am besten eignet sich die halbmondförmige — von der Seiten- und Unterfläche dort an dem inneren Fußrand, wo die Wölbung die höchste Stelle gewinnen soll. Die Schraube wird angedreht, die Pelotte drückt sich tief in den Fuß hinein. Auf einmal hört man ein knirschendes Geräusch: es ist eine Infraktion der Fußwurzelknochen unter der Pelotte entstanden. Nimmt man den Fuß aus dem Apparat und drückt man ihn in der Längsrichtung zusammen, so stellt sich die Fußwölbung sogar in übernormaler Höhe her. Gewöhnlich hat man mit *einem* Einpressen der Pelotte noch nicht das volle Resultat. Man wiederholt unter Benutzung verschiedener Pelotten und verschiedener Angriffs-stellen, bis die Korrektur *im* Knochen sicher erreicht ist.

Das Resultat wird in Überkorrektur im Gipsverband festgehalten. Der Verband muß wie alle Fußfixationsverbände vom Oberschenkel über das gebeugte Knie bis an die Zehen gehen und dort mit schmalen Streifen auch zwischen den Zehen durchgeführt werden.

Der Eingriff wird sehr gut vertragen. Die Patienten haben danach viel weniger Schmerzen als bei einem Redressement nach alter Methode. Auch An-schwellungen des Fußes treten gewöhnlich nicht ein. Durch Aufschneiden des Gipsverbandes mit einer auf dem Fußrücken gelegten Giglisäge öffnet man aber der Sicherheit halber ein Ventil für eine etwaige Schwellung.

Der erste Gipsverband bleibt mehrere Wochen liegen, dann wird der Ober-schenkelteil entfernt. Ein Filzabsatz wird unter die Sohle gegeben, und der Patient fängt an, mit dem Gipsverband herumzugehen. Nach 8—12 Wochen wird der Gipsverband durch einen Pflasterverband ersetzt. Der Patient erhält einen ordentlichen Schnürstiefel mit Einlage und findet sich allmählich wieder zum vollen Gebrauch seiner Füße zurück.

Derart geführte Korrekturbehandlungen geben bei Kindern und Halb-erwachsenen so schöne Erfolge, daß ich sie für dieses Lebensalter angelegentlich empfehle.

Bei Erwachsenen habe ich den ALSBERGschen Osteoklasten zur Korrektur von Plattfüßen noch nicht versucht, und zwar einfach aus dem Grunde, weil ich Erwachsene, die sich Plattfüße korrigieren lassen wollen, nicht zur Be-handlung bekomme.

Gewiß sehe ich massenhaft erwachsene Patienten, die Plattfüße haben, aber die kommen zu mir, weil sie *Schmerzen* haben, nicht wegen der Form ihrer Füße.

Diese Schmerzen werden durch die Insuffizienzbehandlung beseitigt, der Kranke hat seinen Zweck erreicht. Seine Plattfüße behält er, sie stören ihn nicht.

Will doch ein Erwachsener eine Plattfußkorrektur ausgeführt haben, so warne ich ihn. *Es ist sehr wahrscheinlich, daß der korrigierte Fuß für lange Zeit viel weniger leistet als der jetzt bestehende Plattfuß.* Der Eingriff am Skelett setzt die Tragfähigkeit des Fußes stark herab und es dauert lange, bis sich diese Schädigung wieder ausgleichen kann.

Daß ich blutigen *Operationen* zur Korrektur der Plattfüße kühl gegenüberstehe, ergibt sich aus dem Gesagten.

Vor 30 Jahren erfreute sich eine Zeitlang die *Gleichsche Osteotomie des Calcaneus* großen Ansehens. Sie besteht darin, daß das Fersenbein quer durchtrennt und der rückwärtige Teil mit dem Ansatz der Achillessehne nach abwärts geschoben wird. Eine Fußwölbung stellt diese Operation her, aber sie macht aus einem Plattfuß keinen normalen.

Keilexcisionen aus der Fußwurzel von der medialen Seite her bringen die Gestalt des Fußes schon eher an die Norm heran. Es sind aber auch dies im Verhältnis zum Objekt schwere Eingriffe.

Immerhin sind die GLEICHsche Operation und die Keilexcision zwei Operationen, die zur Korrektur schwerer Plattfüße eher als alle anderen Operationen in Frage kommen. Wenn man nicht mehr von ihnen erwartet, als sie leisten können, und wenn man durch eine entsprechend lange Stützbehandlung dem Fuß Gelegenheit geben kann, sich von dem Eingriff zu erholen, dann kann man von ihnen gelegentlich Gebrauch machen.

Beim *Lähmungsplattfuß* tritt zur Aufgabe der Korrektur der Deformität die Aufgabe, die ursächliche Lähmung auszuschalten.

Der Plattfuß als Lähmungsfolge entsteht, wenn der Musculus tibialis anticus und der tibialis posticus ausfallen; meist geschieht es infolge einer Kinderlähmung. Der Fuß kippt dann nach innen, und unter dem Druck der Körperlast biegt sich das Fußgewölbe nieder. Die Formen der Fußknochen bleiben gewöhnlich lange gut erhalten. Man kann deshalb durch passive Bewegung der inneren Fußgelenke meist ohne Schwierigkeit die richtige Fußform wieder herstellen. Meist besteht eine ausgiebige Beweglichkeit im Talonaviculargelenk, und diese Beweglichkeit wird ausgenutzt, um den Fuß durch starke Pronation in die falsche Form zu stellen.

Die *Behandlungsfähigkeit* dieser Fälle hängt ab von dem Befund, den die Muskulatur bietet. Finden sich Muskeln, welche sich als Kraftspender für die beiden Tibiales verwenden lassen, und ist die Muskelmasse, welche wir denselben zuführen können, stark genug, um sie auf volle oder annähernd volle Leistungsfähigkeit zu heben, dann gibt deren *Transplantation* ein ausgezeichnetes Resultat. Sind derart günstige Verhältnisse nicht vorhanden, so ist durch eine Muskeltransplantation nichts zu erreichen.

Als Kraftspender kommt für den Tibialis anticus besonders der Peronaeus longus in Frage. Auch der Großzehenstrecker läßt sich nicht selten noch zur Unterstützung heranziehen. Die peripheren Stümpfe werden mit dem Peronaeus brevis und mit dem gemeinsamen Zehenstrecker verbunden. Die Verbindung zwischen Kraftnehmer und Kraftspender erfolgt oberhalb des Ligamentum cruciatum, ohne Eröffnung des Faches für den Tibialis anticus. Dadurch wird die Abductionskomponente in der Wirkung des transplantierten Peronaeus ausgeschaltet.

Als Kraftspender für den Tibialis posticus benutze ich gern einen Zipfel der Achillessehne, der bis hinauf in die Muskulatur abgespalten wird. Dadurch wird der gelähmte Muskel an die mächtige Wadenmuskulatur angehängt. Das gibt eine kräftige Wirkung, vorausgesetzt, daß eine kräftige Wadenmuskulatur vorhanden ist. Eine Anleihe bei den Beugern der Zehen kann man allenfalls zur Unterstützung machen, indem man den langen Beuger des Hallux transplantiert und seinen peripheren Stumpf mit den übrigen Zehenbeugern vereinigt. Für sich allein ist der Großzehenbeuger aber zu schwach, um den Tibialis posticus zu ersetzen.

Eine Operation, die ich der Muskeltransplantation bei paralytischem Plattfuß meistens hinzusetze, ist die *Arthrodese* des *Talonaviculargelenkes.* Schaltet man die Beweglichkeit des, wie gesagt, meist überbeweglichen Gelenkes aus, so wird das Fußgewölbe von den beiden Tibialismuskeln viel leichter gehalten als ohne dies.

Ist wenig Muskelmaterial vorhanden, das sich zur Transplantation eignet, so füge ich auch die *Arthrodese des oberen Sprunggelenkes* hinzu. Man erhält dadurch keine volle Versteifung des Fußes, da das untere Sprunggelenk und das vor dem Naviculare liegende Gelenk frei bleibt. Der Rest der vorhandenen und neu verteilten Muskelmasse findet in der verbliebenen geringen Beweglichkeit die Möglichkeit, sich nutzbringend zu betätigen.

Die günstigen Erfolge, welche mit solchen Operationen erzielt werden, haben auch Anlaß gegeben, bei Plattfüßen anderer Ätiologie Muskelverpflanzungen auszuführen. Ich habe das, wie oben schon gesagt, besonders bei spastisch fixierten insuffizienten Füßen getan. Die Erfolge haben die Erwartungen nicht gedeckt.

t) Klumpfuß.

Neben der Skoliose hat in der Orthopädie früher der *Klumpfuß* eine dominierende Stellung eingenommen, die in den älteren Lehrbüchern durch den Umfang des Kapitels, in welchem der Klumpfuß behandelt wird, ihren Ausdruck findet. Heute besitzt der Klumpfuß diese Bedeutung nicht mehr. Das Arbeitsgebiet der Orthopädie hat sich soweit ausgedehnt, daß die Zahl der Klumpfüße in der Gesamtzahl der Patienten einer orthopädischen Praxis eine recht kleine geworden ist. Trotzdem besitzt der Klumpfuß auch heute noch für jeden Orthopäden hohes Interesse, dies aber deshalb, weil er ein besonders *schwieriges Behandlungsobjekt* darstellt.

Als *Klumpfuß* (*Pes varus*) bezeichnen wir einen Fuß, der umgedreht zum Plattfuß, eine *Erhöhung des Fußgewölbes* erkennen läßt, bei dem aber diese Erhöhung nicht gleichmäßig über die ganze Breite, sondern mehr am Innenrand erfolgt ist. Die ungleiche Erhöhung der Wölbung bewirkt die Einstellung des Fußes in eine *Supinationsstellung.* Häufig fügt sich dazu noch eine Spitzfußstellung. Wir sprechen dann von *Spitzklumpfuß*, Pes equinovarus.

Wie sich beim Plattfuß der Innenrand des Fußes der Bodenfläche nähert, so entfernt er sich von ihr beim Klumpfuß. Diese in die Augen springende Erscheinung kann zur Beurteilung der Schwere der Deformität benutzt werden. Wir sprechen von *leichtem* Klumpfuß, wenn noch Teile der Sohlen*fläche* sich auf den Boden auflegen. Wir sprechen von *mittlerem* Klumpfuß, wenn der Fuß mit der Außenkante auftritt, und wir sprechen schließlich von *schwerem* Klumpfuß, wenn der *Fußrücken* zur Stützfläche wird.

Wir unterscheiden den *nicht-fixierten* und den *fixierten* Klumpfuß.

Als nicht-fixierten Klumpfuß bezeichnen wir einen Fuß, der richtig auf den Boden gestellt und belastet, normale Formen zeigt, beim Aufheben vom Boden aber die Form des Klumpfußes annimmt. Als fixierten Klumpfuß bezeichnen wir einen Fuß, der die Fehlform behält.

Bei den Füßen, die den Wechsel der Form nicht im vollen Ausmaß zeigen, sprechen wir von *teilweise* fixiertem Klumpfuß.

An der Bildung des Klumpfußes sind ebenso wie an der Bildung des Plattfußes die Fußknochen und die Weichteile beteiligt, welche diese Knochen zusammenhalten, also Bänder und Muskeln.

Für die Entstehung der Fixation spielen die Weichteile, besonders die Bänder eine viel größere Rolle als beim Plattfuß. Ein Klumpfuß kann stark fixiert sein — nur durch Bänderschrumpfung —, ohne daß die Knochen selber entsprechend umgeformt sind. Das findet sich besonders bei Lähmungsklumpfüßen. Bei den angeborenen Klumpfüßen geht die durch Weichteilveränderung und durch Knochenumformung bedingte Fixation parallel.

Anatomische Veränderungen findet man beim Klumpfuß in allen Teilen des Fußes.

Die Haut zeigt nicht selten bei angeborenem Klumpfuß Stellen, die durch intrauterinen Druck gelitten haben. Kommt der Klumpfüßige zum Laufen, so gewinnt die Fußsohle an den Stellen, welche nicht unter Druck gelangen, nicht die normale Dicke und Festigkeit. Dafür entstehen an den Stellen, wo abnormer Druck stattfindet, Verdickungen der Epidermis, unter diesen Hautpartien Schleimbeutel. Muskeln, Sehnen und Bänder zeigen abnormes Verhalten in ihrer Länge und Stärke. So wie sie im normalen Fuß zum Fußskelett passen, so sind sie auf die veränderte Skelettform eingestellt.

Außerordentlich große Formveränderungen zeigen bei schwerem und da wieder besonders beim angeborenen Klumpfuß die *Knochen*. Abbildungen und

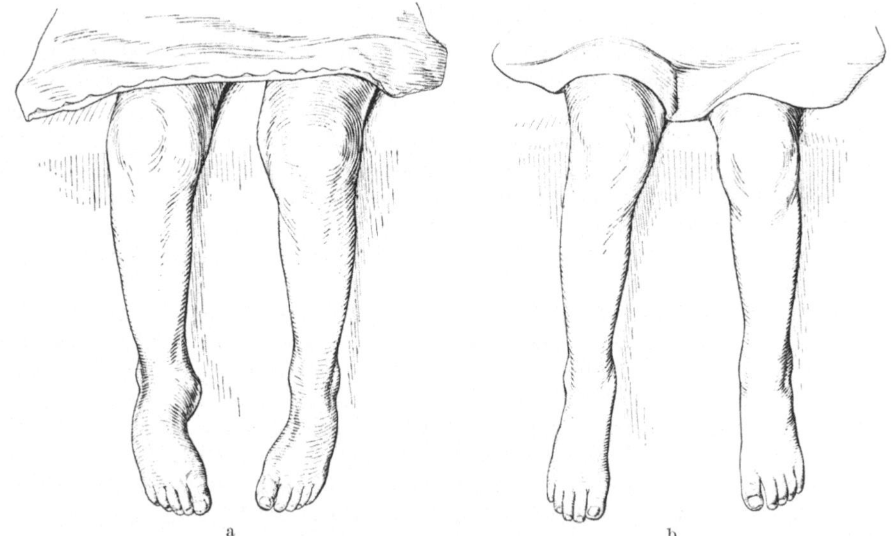

Abb. 451. a Pes adductus oder Metatarsus varus, eine Varietät des angeborenen Klumpfußes. b Das durch Redressement erzielte Resultat.

Beschreibungen findet man im HOFFAschen Lehrbuch der orthopädischen Chirurgie und im JOACHIMSTHALschen Handbuch der orthopädischen Chirurgie — und anderswo.

Angeführt und abgebildet sei eine Deformität des Fußes, die von jeher bekannt und als eine Unterform des Klumpfußes betrachtet wurde, die man aber neuerdings als *Pes adductus* oder *Metatarsus varus* beschrieben hat (Abb. 451 a u. b). Hier steht der Fuß richtig zum Unterschenkel im Fußgelenk, auch Ferse und Fußwurzel zeigen normale Form und Stellung. Erst der Mittelfuß biegt nach innen ab. Diese Abbiegung kann noch mehr nach vorn verlegt sein bis in die

Zehengelenke. Dann haben wir eine Schiefstellung der Zehen, die besonders an der Großzehe auffällig wird, und für die man die Bezeichnung *Hallux varus* gebrauchen kann. Nach Klumpfußkorrekturen bleibt zuweilen ein solcher Hallux varus zurück.

Einteilung. Neben der schon gegebenen Einteilung der Klumpfüße nach dem Grad der Deformität in leichte, mittlere und schwere, und neben der Einteilung in nicht fixierte und fixierte, haben wir die Einteilung nach der *Ätiologie.*

Der *angeborene Klumpfuß* gilt als Prototyp nicht nur, weil er der häufigste ist, sondern auch weil er die Deformität in den reinsten Formen zur Anschauung bringt.

Traumen und *Entzündungen* führen nur selten zur Klumpfußbildung, dagegen recht häufig *Lähmungen,* und diese wieder einesteils als schlaffe Lähmungen der Extensions- und Pronationsmuskulatur, andernteils als Krampflähmung der Flexoren und der Supinatoren. Hier ist es die schlaffe Kinderlähmung, da ist es die Krampflähmung — die LITTLEsche Krankheit — und die spastische Halbseitenlähmung, welche hauptsächlich in Betracht kommen.

Ätiologie. Der *angeborene* Klumpfuß ist eine *intrauterine Belastungsdeformität.* Das ergibt sich erstens aus den Druckspuren, die man an der Haut von Klumpfüßen nicht selten kurz nach der Geburt erkennen kann. Zweitens ergibt sich das aus dem Zusammenvorkommen mit anderen intrauterinen Belastungsdeformitäten. Die Verbindung eines angeborenen Klumpfußes mit einem angeborenen Plattfuß haben wir oben schon erwähnt. Die Verbindung von Klumpfuß und angeborener Hüftverrenkung ist nicht übermäßig selten.

In neuerer Zeit hat man gefunden, daß beim angeborenen Klumpfuß recht häufig eine *Spina bifida occulta* besteht. Die Verbindung mit einer nicht okkulten ist schon früher beobachtet worden. Man hat den Schluß gezogen, daß zwischen beidem ein ätiologischer Zusammenhang besteht. Das scheint auch zu sein, wenigstens für eine Anzahl der Fälle. Es ist jedenfalls auffällig, daß man gerade bei besonders schwierig zu behandelnden angeborenen Klumpfüßen häufig Spina bifida occulta nachweisen kann. Wie der wahrscheinliche Zusammenhang ist, kann noch nicht gesagt werden.

Heredität läßt sich zuweilen nachweisen. JOACHIMSTHAL bildet eine ganze Familie mit schweren Klumpfüßen ab.

Eine interessante Beobachtung wurde in der *Kriegszeit* gemacht. Es tauchten auf einmal in der Praxis erstaunlich viele frische Fälle von angeborenem Klumpfuß auf. In meinem Material war die Steigerung von $2\,^0/_{00}$ auf $14\,^0/_{00}$. Andere Orthopäden (BLENKE) berichteten, durch meine Mitteilung angeregt, dasselbe. Einen Erklärungsversuch für diese merkwürdige Erscheinung wage ich nicht zu machen. Vielleicht kann aber daraus zu schließen sein, daß die alten Orthopäden, die so viel über den Klumpfuß geschrieben haben, auch mehr Klumpfüße zu behandeln hatten als wir. Nach dem Krieg ist die Zahl der Fälle ungefähr wieder ebenso hoch wie vor demselben.

Aus *schlaffen Lähmungen* gehen Klumpfüße hervor, wenn die vom Nervus peronaeus versorgte Muskulatur ausfällt. Für das Gebiet des Peronaeus zeigt die Kinderlähmung eine besondere Vorliebe. Bei den günstig verlaufenden Kinderlähmungen bleibt gewöhnlich mindestens eine Schwäche in den Peronaen einer Seite und verursacht den leichtesten Grad eines nicht fixierten Spitzklumpfußes. Auch bei schweren Lähmungen bleibt der Lähmungsklumpfuß lange unfixiert. Dann aber bildet sich durch Bänderschrumpfung eine Fixation und schließlich formen sich auch die Knochen um. Beim Erwachsenen ist es oftmals nicht möglich, anders als durch die Anamnese zu unterscheiden, ob man einen angeborenen Klumpfuß oder einen aus einer Kinderlähmung hervorgegangenen vor sich hat.

Lähmungen im Peronaealgebiet aus anderer Ursache als Kinderlähmung bekam man vor dem Krieg recht selten zu sehen, gelegentlich als Folge langer Arbeit in tiefer Hocke, als Bleilähmung, zuweilen auch als Folge von Druck eines Gipsverbandes auf den Nerven. Recht häufig waren die Peronaeuslähmungen aber im Kriegsmaterial, vor allem bei den aus den Feldschlachten stammenden Verwundeten. Der liegend feuernde Schütze wird leicht am rechten Arm getroffen und erleidet eine Radialiszerreißung, und außerdem am rechten Bein gerade dort, wo der Peronaeus das Fibulaköpfchen passiert.

Die *Diagnose* des Klumpfußes macht keinerlei Schwierigkeiten. Nur bei den leichtesten Graden des unfixierten Klumpfußes muß man den Gang des Patienten genau beobachten, damit man das leichte Zurückbleiben der Fußspitze beim Abheben des Fußes und die leichte Einwärtsdrehung derselben beim Vorschwingen nicht übersieht.

Praktische Bedeutung.

Zunächst bedingt der Klumpfuß, wenn er einige Höhe erreicht, eine sehr bedeutende *Verunstaltung.* Deshalb bringen uns auch Eltern von Klumpfußkindern die Patienten gleich nach der Geburt. Diese Verunstaltung verursacht später eine nicht zu verachtende Schwierigkeit bei der Beschaffung von Schuhzeug.

Kommen die Kinder auf die Füße, so lernen sie trotz der Deformität zunächst ziemlich gut gehen. *Schmerzen* treten erst später auf, wenn sich die Körperlast für die verkleinerte Auftrittsfläche des Fußes zu groß erweist. Entzündungen der überlasteten Stellen können das Gehen zeitweise überhaupt unmöglich machen.

Der Gang der Klumpfüßigen ist schwerfällig, stoßend und wenig fördernd. Die Ursache dafür liegt darin, daß die Federwirkung des Fußes ausfällt. Das gibt den schwerfälligen, stoßenden Gang. Wenig fördernd ist er, weil die Verlängerung des Schrittmaßes durch den abrollenden Fuß fehlt, die wir oben beschrieben haben.

Der unfixierte, *paralytische* Klumpfuß stört den Patienten zunächst sehr wenig. Schon das Tragen eines guten Schnürstiefels bringt fast normale Gehfähigkeit. Zu beachten ist aber, daß alle Lähmungsklumpfüße die größte Neigung haben, sich fort und fort zu verschlimmern. Was wir heute noch rein als Peronaeusparese oder Peronaeuslähmung bezeichnen, weil eine Formveränderung des Fußes noch nicht zu erkennen ist, das ist in Jahr und Tag ein deutlicher Klumpfuß. Und hat die Klumpfußbildung erst eine gewisse Höhe erreicht, dann wirkt die Belastung des Fußes beim Gehen, die zuerst der Bildung der Deformität entgegenarbeitete, im Sinne der Steigerung der Deformität.

Im Bilde der *spastischen Lähmung* tritt die Fußdeformität nicht so deutlich hervor, wie meistens im Bild der schlaffen Lähmungen, weil sich die spastischen Lähmungen gewöhnlich auf den ganzen Körper oder wenigstens auf große Körperabschnitte erstrecken, die schlaffen Lähmungen dagegen sich häufig nur auf den Fuß auswirken. Trotzdem hat bei den spastischen Lähmungen die Falschstellung des Fußes große praktische Bedeutung. Für Little-Kinder, die im ganzen in der Beherrschung ihrer Bewegungen schwer gestört sind, ist es von besonderer Bedeutung, daß sie mit ganzer Fußfläche den Boden gewinnen. Auch der ältere Apoplektiker wird durch das Schleifen der Fußspitze im Gang stark behindert. Für ihn kommt die Gefahr des Hängenbleibens, Stolperns und Stürzens wesentlich in Betracht. Man sollte viel mehr, als es jetzt noch geschieht, auch solchen Patienten wieder die Möglichkeit verschaffen, mit ganzer Sohle aufzutreten.

Behandlung.

Wir besprechen zuerst die *Behandlung des angeborenen Klumpfußes.*

Die erste Frage, die hier zu beantworten ist, geht dahin, *wann soll die Behandlung beginnen?*

Die Eltern, die uns ihren Neugeborenen bringen, wünschen, daß wir sofort zugreifen, und erwarten vom baldigen Beginn der Behandlung baldige Heilung. Soviel dafür spricht und so gern ich sonst, z. B. bei der angeborenen Hüftver-

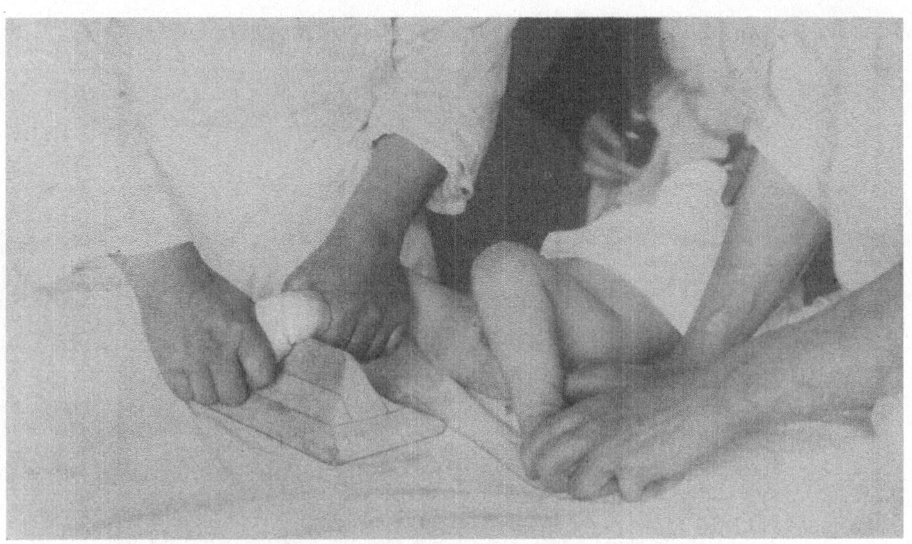

Abb. 452. Ausführung des Klumpfuß-Redressements unter Benutzung des scharfen Keils.

renkung, frühzeitig zugreife, lehne ich beim Klumpfuß die Frühbehandlung ab. Andere Orthopäden entscheiden sich anders. Meine Gründe sind diese: Die Frühbehandlung führt nur zum vollen Erfolg, wenn Arzt und Angehörige des Patienten mit besonderer Sorgfalt und Geduld arbeiten. Diese Bedingungen sind nicht oft gegeben und daraus folgt, daß nur in einem geringen Prozentsatz durch die Frühbehandlung der Fall seine Erledigung findet. Meist muß schließlich doch noch zu der Behandlung gegriffen werden, die ich als Spätbehandlung im Auge habe. Es ist dann durch die Frühbehandlung nichts gewonnen.

Ich begnüge mich bei kleinen Kindern mit der Verordnung korrigierender Manipulationen. Das ist eine Verordnung hauptsächlich zur Beruhigung der Mutter. *Die wirkliche Behandlung beginne ich so, daß der Fuß in Korrek-*

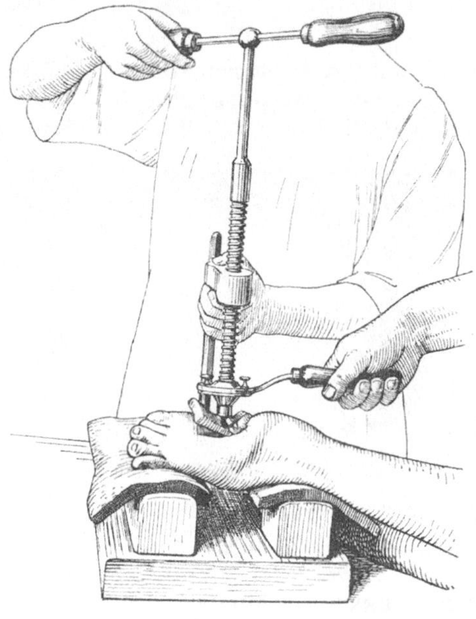

Abb. 453. Redressement des Klumpfußes durch ALSBERGS Redresseur.

tionsstellung belastungsfähig ist, wenn das Kind anfängt, auf den Fuß aufzutreten.
Das Auftreten auf den Fuß ist dann gleich ein Mittel, das Korrektionsresultat
zu sichern.

Die Korrektur wird ausgeführt durch *unblutiges Redressement* und sie wird
durch *Gipsverband* festgehalten.

Die Ausführung des Redressement habe ich im Laufe der Jahrzehnte geändert. Zuerst habe ich mit geringen Kräften gearbeitet und habe eine Reihe

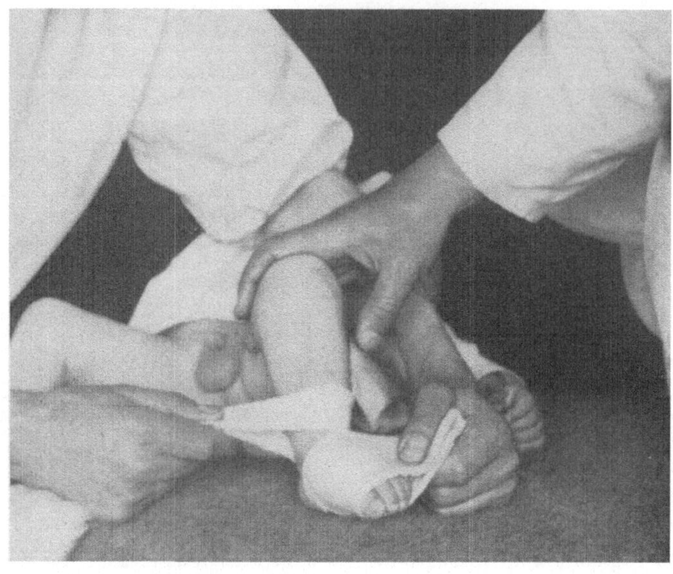

Abb. 454. Bei Anlegung des Gipsverbandes wird der weich gemachte Fuß mit Filzzügeln in Überkorrektur
gehalten.

von Korrekturen nacheinander ausgeführt. Das war Arbeit nach Art des Etappenredressement, wie es JULIUS WOLFF gelehrt hat. Ich habe dann immer mehr
versucht, die ganze Arbeit in *einer* Sitzung zu erledigen. Dazu habe ich zeitweise

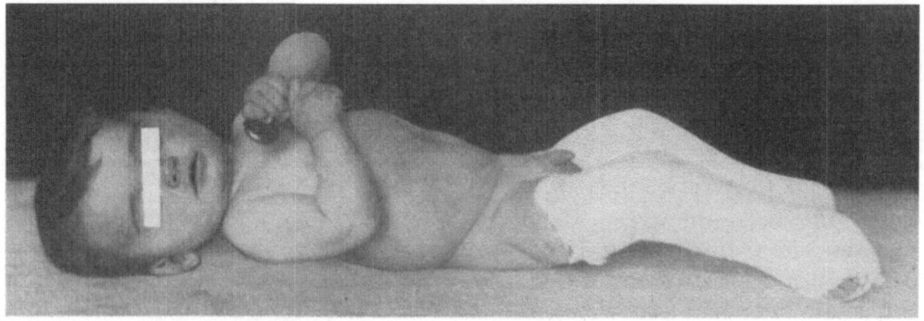

Abb. 455. Der Gipsverband wird bei gebeugtem Knie bis auf den Oberschenkel geführt. Zwischen den
Zehen werden schwache Verbindungen durchgelegt.

den LORENZschen Redresseur, dann den scharfen Keil benutzt (s. Abb. 452).
Seitdem ich den ALSBERGschen Osteoklasten besitze, arbeite ich ausschließlich
mit ihm (Abb. 453). Man arbeite genau so, wie bei der Korrektur eines Plattfußes

(s. S. 495). Natürlich muß man den Fuß so einstellen, daß die Infraktion der Fußwurzel von oben außen her erfolgt. Man tut gut, einen ziemlichen Grad von Überkorrektur einzustellen und allmählich auf die richtige Form zurückzugehen. Man vermeidet so ein Zuwenig.

Den Gipsverband lasse ich auch nach der Klumpfußkorrektur hoch oben am Oberschenkel beginnen, führe ihn über das gebeugte Knie bis zu den Zehenansätzen und lege zwischen den Zehen hindurch schmale Verbindungen. Einen

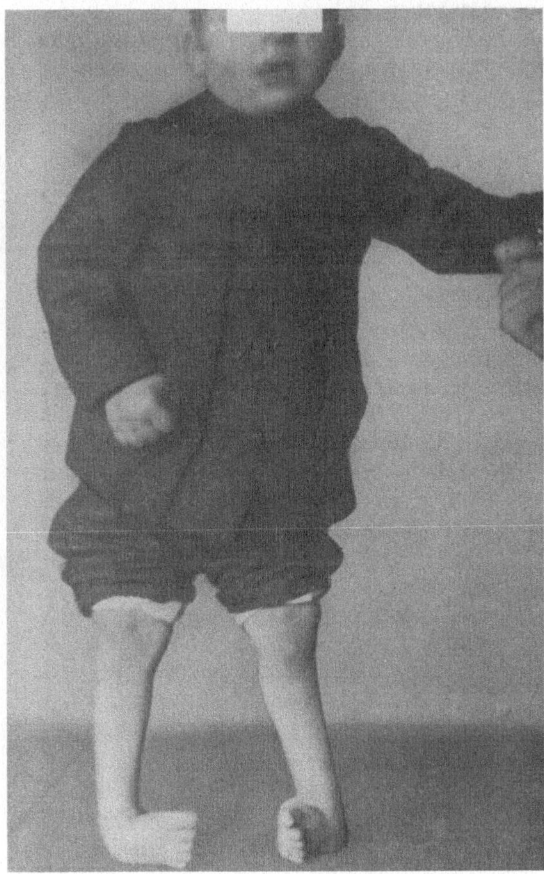
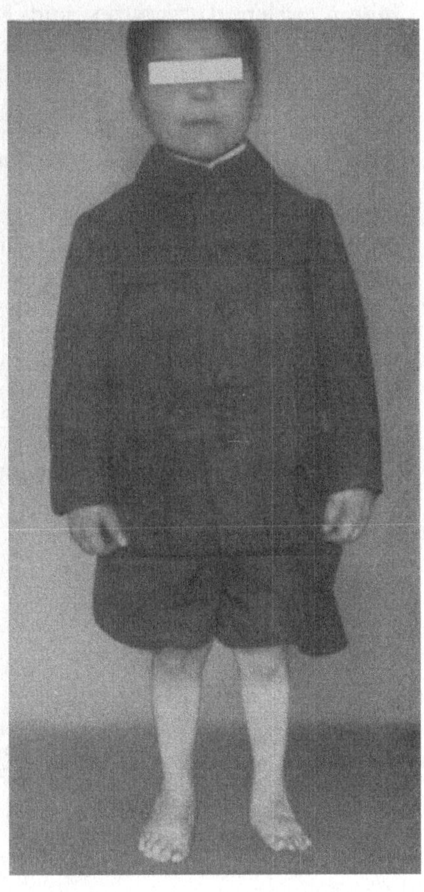

a   b

Abb. 456 a u. b. Doppelseitiger angeborener Klumpfuß und das durch Redressement erzielte Behandlungsresultat.

solchen Gipsverband bringt die Mutter nicht in der Hand mit, wenn sie das Kind wieder zur Vorstellung bringt. Aufsägen des Verbandes über dem Fußrücken bis auf den Unterschenkel mit einer untergelegten Giglisäge sichert auch in diesem Fall vor Stauung bei etwaiger Schwellung. Die Schwellung ist nach Redressement mit dem Alsbergschen Instrument übrigens genau wie bei der Plattfußkorrektur viel geringer wie nach einer Korrektur über dem Keil. Auch die Schmerzen, die der Patient nach der Operation bekommt, sind geringer.

Den großen Gipsverband lasse ich mit nötigem Verbandwechsel etwa 6 Wochen liegen, dann fällt der Oberschenkelteil weg. Der Unterschenkel-Fußverband wird zum *Gehverband* gemacht. Etwa 3 Monate nach Beginn der Behandlung tritt an Stelle des Gipsverbandes ein *Pflasterverband* und dieser fällt weg, wenn das Füßchen keine Neigung zum Rezidiv erkennen läßt.

Eine *Nachbehandlung* mit Schienen oder Lagerungsapparaten steht nicht in meinem Behandlungsprogramm. *Macht sich eine Nachbehandlung nötig, dann war die Korrektur nicht genügend.* Man tut am besten, nochmals ein regelrechtes Redressement auszuführen. Die Nachbehandlungsschiene verhütet das Rezidiv nicht.

Die *Frühbehandlung*, die ich zwar nicht übe, kann ich doch nicht übergehen. Ich will beschreiben, was ich für die besten Methoden halte. Es sind die Verfahren, welche OETTINGEN und FINCK angegeben haben.

OETTINGEN stellt den Fuß soweit in Korrektur, als ohne Anwendung von Gewalt möglich ist. Er bestreicht den Fuß mit einer dünnen Klebmasse und wickelt eine weiche Körperbinde so um den Fuß und um den Oberschenkel des im Knie gebeugten Beines, daß der vollendete Verband den Fuß in Korrektionsstellung hält. Lockert sich der Fuß aus dem Verband, so wird dieser erneuert.

Das FINCKsche Verfahren ist ziemlich ähnlich. Andere, z. B. SPRENGEL, haben auch ähnliches angegeben.

FINCK legt an den Fuß eine leicht gepolsterte Blechsohle mit aufgestelltem Innenrand und setzt zwischen Außenrand der Sohle und Oberschenkel leichte Gummizüge ein, die den Fuß in die Korrektionsstellung ziehen.

Apparatbehandlung des Klumpfußes. Die alten Orthopäden, die den Gipsverband noch nicht hatten, haben den Klumpfuß mit *Lagerungsapparaten* und mit *portativen Apparaten* behandelt, und wenn man die alten Berichte liest, an deren Wahrheit nicht zu zweifeln ist, so sieht man, daß sie dabei recht erfreuliche Erfolge erzielt haben. Trotzdem wenden wir heute diese Methoden nicht mehr an. Sie erfordern außerordentlich lange Zeit und führen nur zum Erfolg, wenn die Behandlung klinisch geführt wird. Für heute sind solche Kuren viel zu teuer und viel zu umständlich.

Hat ein Redressement nicht den vollen Erfolg gegeben und will man dasselbe nicht wiederholen, so kann man aus dem Arsenal dieser Schienen Konstruktionen finden, die als *Nachbehandlungsschienen* verwendet werden können. Ich nenne besonders als Nachtapparat die *Heusnersche Serpentine* (Abb. 457). Sie hat den Nachteil, daß sie auf beide Füße zugleich und gleichstark einwirkt. Für nur *einen* Fuß

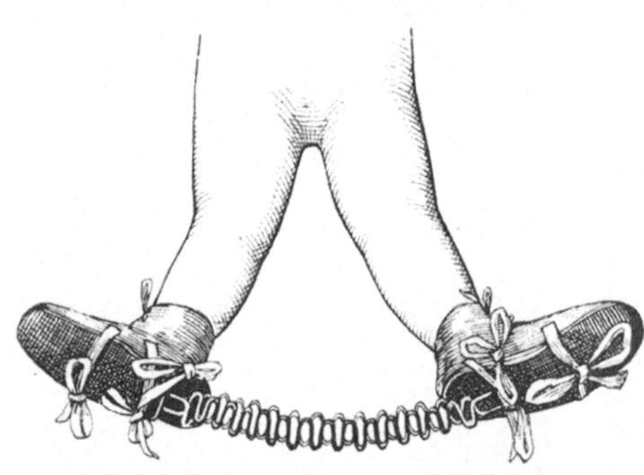

Abb. 457. HEUSNERS Serpentine zur Nachbehandlung des Klumpfußredressements.

empfiehlt sich als Nachtapparat die FINCKsche Sohle. Für den Tag kommt ein Schienenhülsenapparat in Betracht, in dem der Fuß durch Knöchellasche auf die Sohle gebunden wird.

Wenden wir uns zu den *blutigen Operationen*, so ist zuerst zu besprechen die *Achillotomie*. Als die Tenotomie erfunden war, suchte sie sich als Lieblingsobjekt die Achillessehne. Es wurde Lehrsatz, daß jede Klumpfußkorrektur mit einer Achillotomie zu beginnen habe. Führte die erste Korrektur nicht zum Erfolg, so wurde die zweite wieder mit der Achillotomie begonnen. Manche Patienten brachten es bis zu einem halben Dutzend Achillotomien und mehr. Den Klumpfuß behielten sie, aber die Wade wurden sie los.

Wenn man die Achillessehne durchschneidet, so zieht sich die Wadenmuskulatur ein Stück zurück, und wenn man die Achillotomie genügend oft wiederholt,

dann bleibt von der ganzen Wade nur ein kleiner oben an der Kniekehle sitzender
Rest. Der Klumpfuß bleibt der Achillotomie wegen ruhig bestehen. Es wird
nur die Situation für am Fuß angreifende Korrektionsmaßnahmen verschlechtert.
Wenn man, wie es zum Redressement gehört, die Fußsohle ausrollt, so bietet
die *anstehende* Achillessehne den festen Punkt, gegen den man arbeiten kann.
Schneidet man sie durch, so nimmt man sich diesen festen Punkt. *Man erhält
im besten Fall einen Fuß, dessen Sohle nicht genügend ausgerollt ist.*

*Man soll deshalb unter keinem Fall die Achillessehne zu Anfang einer Klump-
fußkorrektionskur durchschneiden.* Erweist sich später, daß sie zu kurz ist,
so ist die Durchschneidung leicht nachgeholt. Sie schadet nicht mehr, wenn der
Fuß ausgerollt ist. *Meist ist die Achillotomie aber überhaupt nicht notwendig.*

Eine Operation, welche ich häufig dem Redressement folgen lasse, ist die
Luxation der Peronealsehnen. Wenn nach einem Redressement ein Rezidiv
eintritt, so beginnt es damit, daß sich die Fußwurzel in die Lücke, welche zwischen
Strecksehnen und Peronealsehnen liegt, hineinschiebt. Ich schließe diese Lücke,
indem ich die Peronealsehnen dorthin verlagere. Da-
bei erhalten die Peronaeen in ihrer Wirkung an Stelle
der Beugekomponente eine *Streck*komponente. Auch
das kommt der Sicherung des Resultates zugute.

Die Ausführung der Operation ist einfach. Durch
einen langen Schnitt werden die Peronaeen und ihre
Sehnen freigelegt. Die Haut mit dem Unterhautfettgewebe wird nach vorn zu genügend abgelöst. Die
aus ihren Scheiden genommenen Sehnen werden über
den äußeren Knöchel nach vorn luxiert. Durch Einnähen werden sie soviel gekürzt, daß sie in der neuen
Richtung gerade anstehen. Der Hautlappen wird zurückgeschlagen, die Wunde durch Nähte geschlossen.
Abb. 458 zeigt die Operationsnarbe und die Lage der
verlagerten Sehnen.

Diese Operation ist auch bei anderen Fällen mit
gutem Erfolg zu verwenden, z. B. auch bei *Chopart-*
und *Lisfrancstümpfen.*

Von Operationen, die direkt am *Fußskelett* angreifen, habe ich allerlei versucht. Ich verwende seit
langem nur noch in ganz besonders hartnäckigen Fällen eine *Einmeißelung* der *Fußwurzel*, indem ich den
Meißel in der Gegend des Os naviculare ansetze und
ihn einmal nach außen und vorn und einmal nach

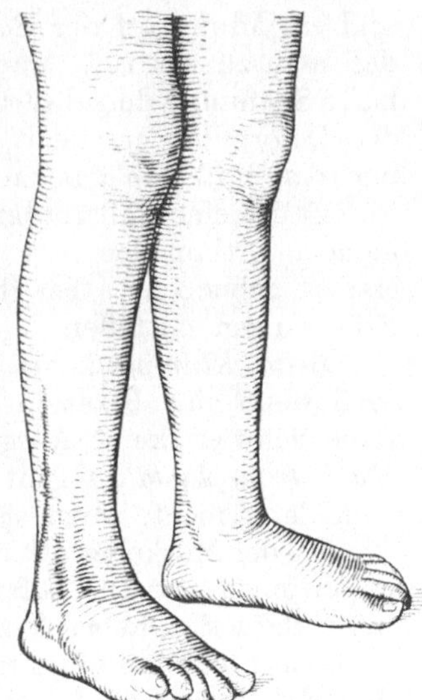

Abb. 458. Rechtsseitiger Klumpfuß behandelt mit Redressement
und *Peronaeusluxation.*

außen und hinten soweit eintreibe, daß bei korrigierendem Druck eine Verschiebung der Meißelflächen gegeneinander stattfindet.

Die große Menge der zur Korrektur des angeborenen Klumpfußes angegebenen blutigen Operationen zu besprechen, fehlt der Raum. Ich glaube,
es ist darunter auch nicht eine Methode, die wirklich Zufriedenstellendes leistet.
Sonst wären es ihrer nicht so viele. Daß man in dem einen Fall einmal von dieser,
das andere Mal von jener Operation Gebrauch macht, ist selbstverständlich.

Überblickt man die eigenen und die

Resultate,

die man von anderen sieht, so ergibt sich, daß man eine gewisse Anzahl von
Klumpfüßen mit *jeder* Methode und geradezu spielend leicht zu Dauer-
korrektur bringen kann. Dann gibt es eine Anzahl, die man unter großen

Schwierigkeiten schließlich doch beherrscht, und endlich kommt eine Anzahl von Fällen, die in der Orthopädie sehr treffend „*rebellische Klumpfüße*" genannt werden, und an denen sich auch die besten Meister mit nur ungenügendem Erfolg die Zähne ausgebissen haben. Wenn ein Orthopäd glaubt, daß bei *seiner* Behandlung Rezidive nicht vorkommen, dann muß er einmal beim Nachbarkollegen nachfragen. Dort findet er seine Klumpfußrezidive, genau so, wie er die Rezidive des Nachbars in seiner Sprechstunde begrüßen kann.

Bei den

aus einer *Lähmung* hervorgegangenen *Klumpfüßen*

modifiziert sich die Behandlung durch die auf die Lähmung zu nehmenden Rücksichten.

Am einfachsten ist der Fall, wenn es sich um eine *spastische* Lähmung handelt. Da sich diese Klumpfüße nicht fixieren, genügt es, wenn man die Achillessehne soviel verlängert, daß die Ferse den Boden gewinnt und wenn man durch eine Luxation eines oder beider Peronaeen ein Plus auf der Streckseite und ein Minus auf der Beugeseite schafft. Dabei gibt es eine Gefahr, nämlich daß man zu viel tut. Man erhält dann einen *Pes calcaneus*, der durch krampfhafte Spannung dorsalwärts und in Abduction gezogen wird. Dieses Umschlagen der Deformität geschieht schon, wenn man eine Achillotomie ausgeführt hat und den Fuß dabei in zu starke Dorsalflexion einstellte.

Es ist eine außerordentlich häßliche und schwer störende Deformität, und keinem Orthopäden, der viel operiert, sind solche unangenehmen Erlebnisse erspart geblieben. Über ihre Behandlung werde ich beim Pes calcaneus meine Erfahrungen mitteilen.

Beim Klumpfuß, der aus einer schlaffen Lähmung entstanden ist, macht, auch wenn eine Fixation eingetreten ist, die Korrektur der Deformität meist keine Schwierigkeit. Ausgiebig muß aber korrigiert werden, ehe man an eine *Muskeltransplantation* geht. Die Transplantation allein korrigiert die Deformität auch dann nicht, wenn sie mit allerbestem Material ausgeführt werden kann.

Bei der Muskelverpflanzung kommt es hauptsächlich darauf an, einen Muskel zu gewinnen, der am Außenrand des Fußes vorn ansetzt und der die Fußspitze unter Abduction heben kann. Hier gibt wieder meist die *Luxation der Peronaeen* das Gesuchte. Man führt sie aus, wie beschrieben, verlegt den Ansatz der Sehnen aber noch etwas nach vorn auf den Metatarsus V.

Findet man die Peronaeen nicht kräftig genug, so kann man häufig durch einen Zipfel der Achillessehne, der bis hinauf in den Muskel abgespalten wird, den Peronaeen, die natürlich auch luxiert werden, eine genügende Kraftmenge zuführen. Ich beobachte einen so von mir operierten Fall seit 25 Jahren. Das Resultat hat sich tadellos erhalten.

Findet sich auch dafür nicht das geeignete Material, dann kann man gelegentlich den Tibialis anticus an den Metatarsus V anlegen. Die Entstehung eines Plattfußes ist kaum zu befürchten.

Ist auch diese Möglichkeit ausgeschlossen, dann ist auf ein erfreuliches Resultat durch eine Muskeltransplantation kaum zu hoffen. Die komplizierten Operationspläne, die angegeben worden sind, und die man in der Orthopädischen Operationslehre von VULPIUS und STOFFEL findet, sind interessante Experimente, aber nicht mehr.

Nervenoperationen geben, nach STOFFEL ausgeführt, bei spastischen Lähmungen sehr schöne Augenblickserfolge. Aber an den Dauerresultaten erlebt man selten Freude. Auch der stark geschwächte Nerv erholt sich wieder, — wenn er es nicht soll, viel schneller als wenn man darauf wartet.

Über die Behandlung der Peronaeusverletzungen am Oberschenkel ist oben schon gesprochen worden. Leichte Beschädigungen des Nerven in der Gegend des Fibulaköpfchens heilen schneller, wenn man den Nerv frei legt und seine Umscheidung weit spaltet. Schußverletzungen des Nerven in dieser Gegend bieten für operative Wiederherstellung des Zusammenhanges kaum günstige Verhältnisse.

Will man eine Peronaeuslähmung nicht operativ angreifen, so muß man sich für diese Fälle von sogenanntem *Hängefuß* mit der Gangverbesserung begnügen, welche eine einfache Schiene ergibt. Das Modell, welches sich nach meinen Erfahrungen am besten bewährt hat, zeigt Abb. 459. Es ist von BLENCKE, aber auch von anderen erfunden und empfohlen worden.

Zum Schluß noch ein paar Worte über die *Grenzen, welche der Klumpfußkorrektur gezogen* sind. Bei Kindern und bei Erwachsenen niedrigeren Alters kann und soll man jede, auch die schwerste Deformität frisch angreifen. Anders bei Erwachsenen höheren Alters, die ja auch zuweilen wegen der zunehmenden Gehbehinderung zu uns kommen. Hier handelt es sich meist um die allerschwersten Formen der Deformität. Ich habe mich bisher nicht entschließen können, solchen Patienten ein Redressement vorzuschlagen. Wiederholt habe ich die Amputation des Fußes empfohlen. Die Patienten haben aber regelmäßig abgelehnt. Der Mensch trennt sich auch von einem unbrauchbaren und lästigen Glied nicht gern.

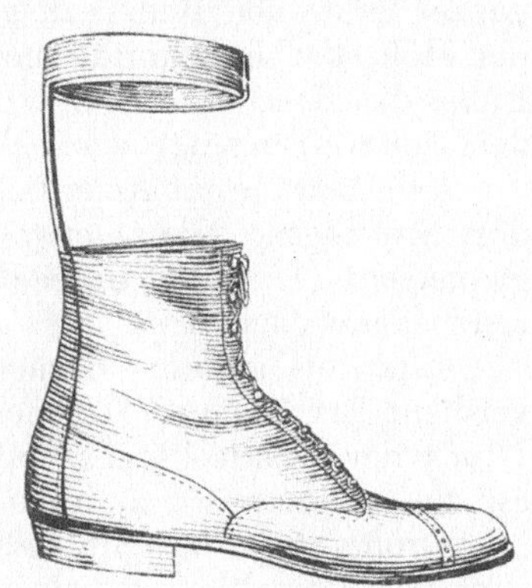

Abb. 459. Schienenstiefel für schlaffe Peronaeuslähmung.

In solchen Fällen muß man sich darauf beschränken, durch einen geeigneten Stiefel einigermaßen Gehfähigkeit herzustellen. Bei dem *Stiefel* kommt es darauf an, den umgedrehten Fuß wie in einem Becher unter gleichmäßiger Verteilung des Druckes aufzufangen. Man gewinnt die richtige Form, wenn man den in den Modellgipsverband eingehüllten Fuß in einen Sandsack treten läßt und den Sack ringsherum gut andrückt. Am fertigen Stiefel muß die Sohlenfläche nicht wie gewöhnlich gerade flach sein, sondern so gebogen, daß eine Abrollung möglich ist.

u) Spitzfuß.

Als *Spitzfuß*, Pes equinus, bezeichnen wir einen Fuß, der beim Auftreten mit der Ferse nicht den Boden gewinnt. Der Abstand, der bleibt, wenn die Fußspitze aufgesetzt wird, ist verschieden und bietet ein Maß zur Kennzeichnung der Schwere der Deformität. In schweren Fällen kommen nur die Mittelfußköpfchen und die maximal dorsal flektierten Zehen auf den Boden. In schwersten schlägt der Fuß um, und der Fußrücken wird zur Auftrittsfläche.

Die Einstellung des Fußes in eine Spitzfußstellung gibt eine funktionelle Verlängerung des Beines. Das kann zum Nachteil wie auch zum Vorteil des Patienten werden. Zum Nachteil, wenn das kranke Bein dieselbe Länge besitzt wie das gesunde. Die Verlängerung macht dann beide Beine störend ungleich. Ist das kranke Bein kürzer, so kann die Spitzfußstellung einen funktionellen Ausgleich der Beindifferenz herbeiführen.

Die Einstellung des Fußes in Spitzfußstellung benutzen Patienten mit Beinverkürzungen regelmäßig instinktiv. Die Haltung des Fußes fixiert sich im Laufe der Jahre, dadurch daß sich Muskeln und Bänder entsprechend umändern.

Von den eben genannten Fällen abgesehen, sind die häufigste Ursache des Spitzfußes Lähmungen der *Fußstreckmuskeln* infolge von Kinderlähmung.

Die Fußspitze hängt zuerst nur schlaff herunter, sie ist ohne Schwierigkeit passiv bis zur normalen Dorsalflexion zu heben. Allmählich verkürzt sich die Achillessehne, die Ausgiebigkeit der Dorsalflexion mindert sich entsprechend, und selbst wenn wieder Aktion in die Fußstreckmuskulatur kommt, hört das Absinken der Fußspitze nicht ganz auf. Keinesfalls korrigiert sich dadurch die Deformität.

Für den Gang entsteht eine sehr deutliche Störung. Der Patient hebt beim Vorsetzen des Beines den Fuß unter Beugung des Knies so hoch in die Höhe, bis sich die Fußspitze, die am Boden klebt, gelöst hat, und schwingt nun erst den Fuß vor. Um bei schon eingetretener Verkürzung der Achillessehne mit ganzer Sohle den Boden zu gewinnen, überstreckt er das Knie. Ist dies wegen der Höhe der Deformität nicht mehr möglich, so beugt er beim Aufsetzen des Fußes das Knie so weit, daß die funktionelle Verlängerung des Beines, die durch den Spitzfuß erzeugt wird, durch die Kniebeugung ihren Ausgleich findet.

Der übernormal große Belastungsdruck, welcher den Vorderfuß trifft, erzeugt dort Störungen. Die Querwölbung drückt sich ein. Der Vorderfuß wird breitgequetscht. Die Haut unter dem Vorderfuß verdickt sich, es bilden sich schmerzende Schwielen.

Eine aus anderer Ursache als Lähmung entstehende Art des Spitzfußes verdient Erwähnung. Ich meine den Fall, wo bei bettlägerigen Patienten durch Druck der Bettdecke ein Spitzfuß erzeugt wird. Sache des Pflegepersonals ist es, diese Deformität zu vermeiden.

Große Sorge besteht, daß durch Gipsverbände, die den Fuß nicht in rechtwinkliger Dorsalflexion halten, ein Spitzfuß erzeugt wird. Ich habe mich dazu an anderer Stelle schon geäußert. Ich wiederhole hier, daß in der Zeit, welche eine Frakturheilung braucht, sicher kein Spitzfuß entsteht, wenn man den Fuß in die Spitzfußstellung bringt, die er im ruhigen Schlaf einnimmt. Fixation in der *Schlafstellung* halten alle Gelenke lange Zeit ohne Schaden aus.

Bei der *Behandlung* des Spitzfußes, der nicht aus einer Lähmung entstanden ist, kommt es in der Hauptsache darauf an, die Achillessehne so lang zu machen, daß der notwendige Grad von Dorsalflexion wieder erreicht ist. Bei den aus Lähmungen hervorgegangenen Spitzfüßen kommt dazu die Aufgabe, die Dorsalflexion so in Tätigkeit zu setzen, daß eine Wiederkehr der Deformität unmöglich wird.

Die *Verlängerung der Achillessehne* läßt sich in leichtesten Fällen recht gut auf *unblutigem* Wege durch Dehnung erreichen. Ist diese Möglichkeit gegeben, so ist sie zu benutzen in allen Fällen, wo auf die Erhaltung der vollen Wirkung der Wadenmuskulatur Wert zu legen ist. Will man im Gegenteil eine Schwächung dieser Muskulatur — das liegt besonders vor, wenn der Spitzfuß einer spastischen Lähmung seine Existenz verdankt —, so ist die Korrektur operativ durch Verlängerung der Achillessehne auszuführen. Bei spastischen Lähmungen wähle man dazu nicht die einfache Achillotomie, die leicht eine zu große Verlängerung ergibt, sondern man führe eine plastische Verlängerung in offener Wunde aus und sichere sich durch Naht gegen eine ungewollte größere Verlängerung der Sehne durch Muskelzug.

Will man die Achillessehne *unblutig* dehnen, so kann man dazu etappenweise den Gipsverband benutzen, man kann quengeln. Recht gut arbeitet es sich auch mit einem portativen Apparat, der aus einem Schienenhülsenapparat für Fuß und Unterschenkel besteht, in dem der Fuß durch eine Knöchellasche auf der Apparatsohle festgelegt und die Fußspitze durch gekreuzte Gummizüge nach oben gehoben wird.

Soll der Apparat dauernd getragen werden, so ist dafür der Schienenhülsenapparat zu schwer. Man ersetzt ihn, nachdem man die Korrektur erledigt hat, durch einen leichten Apparat: eine Stiefelschiene mit Spitzfußzügen, oder durch den Apparat, den wir als Peronaeusschiene (Abb. 459) abgebildet haben.

Für *Sehnentransplantation* auf die gelähmten Fußstrecker findet sich gewöhnlich kein genügendes Material. Am häufigsten kann noch der Peronaeus longus in die Fußstrecker verpflanzt werden. Sehr häufig muß man sich mit einer Raffung und Verknotung der Fußstrecker begnügen. Dabei erzielt man aber auch oftmals recht erfreuliche Resultate. Man legt die Sehnen oberhalb des Ligamentum cruciatum frei, kürzt sie durch Einnähen und näht sie untereinander fest zusammen. So bildet sich ein Knoten oberhalb des Ligamentes, der das Durchgleiten der Sehnen durch ihre Fächer verhindert, aber das Anziehen durch die Muskeln erlaubt. Die Muskeln erholen sich unter den günstigeren Arbeitsbedingungen, die ihnen durch diese Operation geschafft werden, häufig soweit, daß sie der beschränkten Aufgabe, die ihnen zugewiesen bleibt, vollkommen genügen können.

Will man den *Spitzfuß therapeutisch* zur Verlängerung eines Beines *herstellen*, so tut man das am besten zunächst unter Verzicht auf operative Verkürzung der Achillessehne durch einen *Verlängerungsstiefel*. Man stellt unter den Fuß eine keilförmige Erhöhung, die gerade die gewünschte Verlängerung ergibt. Die Verkürzung der Achillessehne stellt sich unter dem Gebrauch des Verlängerungsstiefels von selber her. Es dauert länger, als wenn man operativ verkürzt. Man läuft aber nicht Gefahr, daß man den Grad der notwendigen Verkürzung nicht genau trifft.

Verlängerungsstiefel derselben Art benutzt man, wenn sich ein Spitzfuß bei

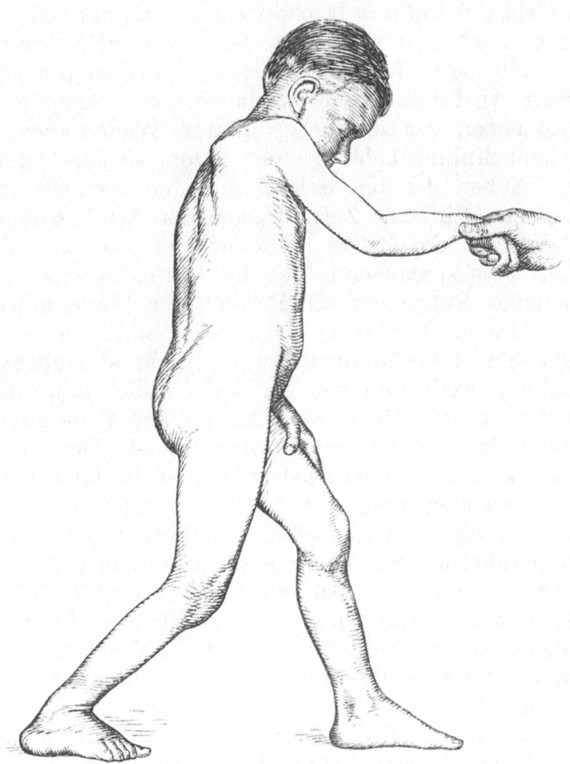

Abb. 460. Hakenfuß, aus schlaffer Lähmung der Wadenmuskulatur entstanden. Der Fuß klebt am Boden.

einer Beinverkürzung mit gerade richtigem Winkel hergestellt hat. Es gibt Schuhmacher, welche solche Stiefel mit großem Geschick arbeiten. Besonders zu beachten ist, daß der Absatz unter die Längsachse des Unterschenkels gelegt wird, und daß man der Unterfläche des Sohlenteils die Rundung gibt, die zur Abrollung des Fußes am Boden notwendig ist.

v) Hakenfuß.

Als *Hakenfuß*, Pes calcaneus, bezeichnen wir eine Fußdeformität, deren charakteristische Erscheinung darin besteht, daß die Ferse niedersinkt, sich in gleiche Richtung mit der Längsachse des Unterschenkels stellt, ja nach vorn zu überkippt. Man findet in der Literatur auch die Bezeichnung *Hackenfuß*, womit bezeichnet werden soll, daß der Fuß mit der Hacke = Ferse auftritt. Mir scheint die Bezeichnung Hakenfuß, weil der Fuß mit dem Unterschenkel einen Haken bildet, richtiger.

Der Hakenfuß bildet sich, wenn die Wadenmuskulatur aus irgendeinem Grund außer Tätigkeit gesetzt wurde. Zuerst ist die Form des Fußes nicht verändert. Erst nach und nach erfolgt das Tiefertreten des Fersenbeines. Zuerst wirkt die Körperlast seiner Verstellung entgegen. Ist aber der Punkt erreicht, wo die Ferse unter einem von oben her auf den Fuß wirkenden Druck nach vorn umkippt, dann treibt die Körperlast die Deformierung rasch vorwärts. Bei der Bildung der Deformität verkürzt sich die Unterfläche des Fußes, es bildet sich in der Fußsohle vor der Ferse eine quere Falte. Die Trittfläche der Ferse verschiebt sich auf ihre Rückseite, sogar auf ihre Oberseite. An der Haut des Vorderfußes sieht man, daß er an der Geharbeit sich nicht in richtiger Weise beteiligt.

Ätiologie. Die Ausschaltung der Wadenmuskulatur, welche zum Hakenfuß führt, wird meistens durch die *Kinderlähmung* gesetzt. Dabei ist es nicht selten, daß neben der schwer gelähmten Wadenmuskulatur sich die übrigen Unterschenkelfußmuskeln in recht gutem Zustande befinden.

Neben der Kinderlähmung sind *Verletzungen* als ätiologisch wirksam zu nennen. Einfache Zerreißungen der Achillessehne, wie sie beim Sport, ja beim Gang auf der Straße merkwürdigerweise zuweilen vorkommen, führen nicht zum ausgesprochenen Bild des Pes calcaneus, sondern nur zu denselben funktionellen Störungen wie Paresen der Wadenmuskulatur.

Offene Durchtrennungen der Achillessehne, wie sie als Sensenschnitt oder Glasschnitt vorkommen, wirken mehr als subcutane. Bei der subcutanen Zerreißung stellt sich wie bei der Achillotomie eine Narbenverbindung zwischen den Stümpfen wieder her. Bei offenen Verletzungen fehlt der Schlauch, der zur Herstellung dieser Verbindung nötig ist. Der obere Sehnenstumpf zieht sich weit zurück, und es entwickelt sich eine hochgradige Deformität.

Das ausgeprägte Bild des Pes calcaneus entsteht aber auch nach Durchschneidung der Achillessehne, die in therapeutischer Absicht bei Krampflähmung ausgeführt wurde. Wenn man bei einem LITTLE-Fall einfach eine Achillotomie ausführt und den Fuß im Gipsverband in *Über*korrektur stellt, schlägt der Krampf um. Die Fußstrecker kommen in Contractur und ziehen die Fußspitze hoch. An der Achillessehne heilt die Tenotomiewunde entweder überhaupt nicht oder unter Einsetzung eines langen dünnen Narbenstückes, welches der Wadenmuskulatur unmöglich macht, als Antagonist gegen die Fußstrecker zu wirken.

Praktische Bedeutung. Der Hakenfuß bedeutet eine sehr schwere Störung der Gehfähigkeit. Schon die Ausschaltung der Achillesmuskeln an sich stört in hohem Grade. Je höhere Grade die Deformität erreicht, um so mehr wächst auch die Störung an. Bezeichnend ist, daß der Patient den Fuß am Boden nicht abrollen, daß er sich mit dem kranken Bein beim Gang nicht vorstoßen kann. Er sucht und findet teilweise Ausgleich dadurch, daß er beim Vorbringen des anderen Beines im Schreiten das Knie in Beugung gehen läßt (Abb. 460). Durch den nun *schräg nach hinten unten* gegen den Fuß drückenden Unterschenkel wird die Fußfläche an den Boden gedrückt. Die breite flächenhafte Auflage des Fußes auf den Boden bietet nun einigermaßen den festen Punkt, gegen den die Körperlast vorgeschoben werden kann. Diese Gangstörung sieht man schon nach einer Sportzerreißung der Achillessehne zwar nicht sehr hochgradig entwickelt, aber dem Auge des Kenners sofort erkennbar. Die übelsten Fälle von Pes calcaneus sind die, wo die Deformität unseren Bemühungen, bei einer spastischen Lähmung Besserung zu erreichen, ihre Existenz verdankt (Abb. 461). Meist entsteht da die Deformität auf beiden Seiten, sie hat Neigung, sich zu hohen Graden auszuwachsen, und das Gangbild wird ganz besonders ungünstig, weil der Patient, durch seine Spasmen behindert, die Ausgleichs- und Hilfsbewegungen nicht so wie ein sonst Gesunder ausführen kann. Es ist ein höchst unschönes Bild, wenn man einen solchen Patienten auf der Straße sieht, gar noch, wenn man selber die unglückliche Operation ausgeführt hat.

Behandlung. Sehr wichtig ist, was die therapeutischen Hakenfüße anbetrifft, die Prophylaxe. Wir verweisen auf das oben Gesagte.

Frische *Verletzungen der Achillessehne* sind zu nähen. Bei veralteten ist durch Sehnenplastik die Lücke zu überbrücken. Man darf ruhig dabei den Fuß in Spitzfußstellung bringen. Diese Spitzfüße korrigieren sich wieder durch den Gebrauch. Zum Ausfüllen der Lücke kann man Seidenfäden nach Art der seidenen Sehnen von LANGE benutzen. Man kann auch einen Fascienstreifen

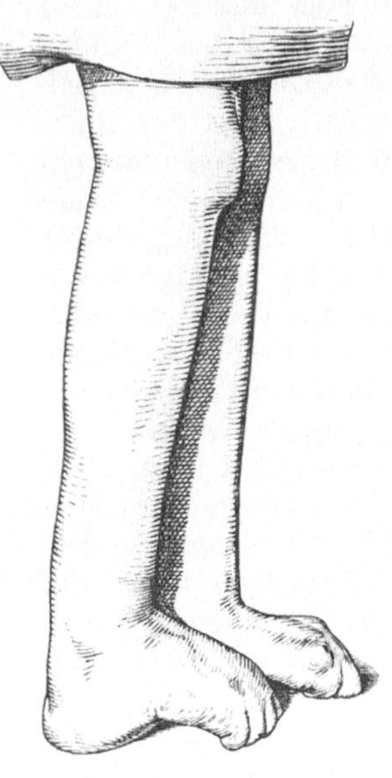

Abb. 461. Pes calcaneus bei LITT-LEscher Krankheit durch Achillo-tomie und Überkorrektur erzeugt.

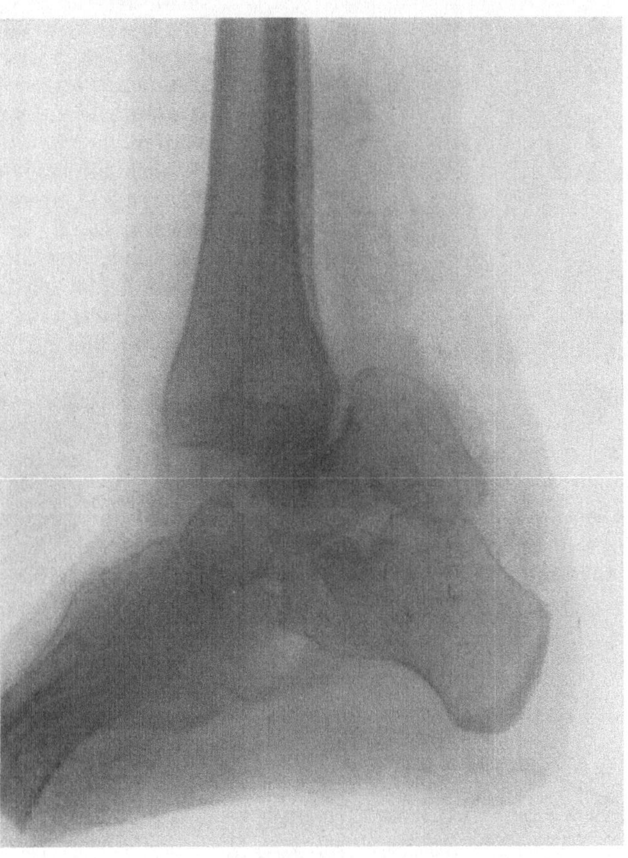

Abb. 462. Das Resultat einer Luxationsarthrodese im Röntgenbild.

nehmen. Weder die Seidenfäden, noch die Fascienstreifen sind selber imstande, die hohen Anforderungen, die an eine Achillessehne gestellt werden, auszuhalten. Sie haben nur als Leitbahnen für die Narbenverbindung zu dienen, die sich an ihnen herstellt, und die die Lücke ebenso wie nach einer Achillotomie ausfüllt.

Bei den aus *Kinderlähmung* entstehenden Deformitäten liegt es nahe, durch eine Raffung der Achillessehne wenigstens eine Besserung zu erstreben. Das gibt bei schlaffen Lähmungen höchstens einen geringen Erfolg, bei spastischen Lähmungen ganz sicher einen vollen Mißerfolg.

Muskelverpflanzungen kann man versuchen, wenn *neben der gelähmten Wade* ein kräftiger Peronaeus longus und ein kräftiger langer Beuger des Hallux zur

Verfügung stehen. Zu einer genügenden Wirkung reicht aber die so zu gewinnende Muskelmasse nicht aus, wenn in der Wade nicht noch Reserven stecken, die unter dem Reiz der Kraftzufuhr wieder aufwachen. Heranholung von Muskeln von der Vorderfläche des Unterschenkels oder gar vom Oberschenkel sind Experimente, denen der Erfolg versagt bleiben muß.

Die besten Resultate erreicht man beim Pes calcaneus mit einer Operation, die ich als *Luxationsarthrodese* zu bezeichnen pflege.

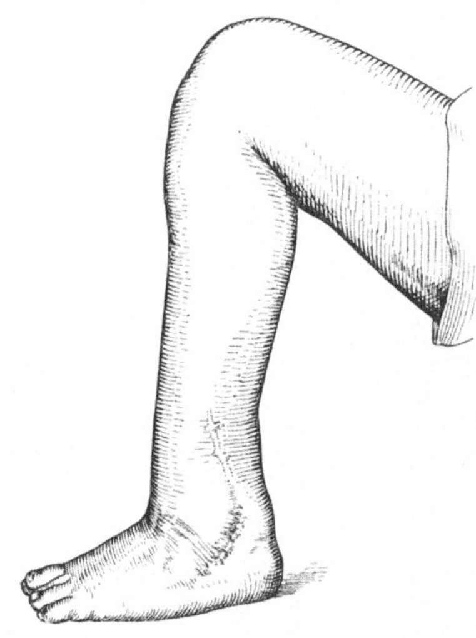

Abb. 463. Resultat einer Luxationsarthrodese.

Das Wesen ist *eine Verlagerung der Verbindung zwischen Unterschenkel und Fuß nach vorn, gerade vor das natürliche Fußgelenk.* Die Operation ist ähnlich, wie ich sie mir ausgebildet habe, schon vor längerem von Whitman angegeben worden. Sie ist aber in Deutschland auffällig wenig bekannt geworden.

Ich führe sie so aus, daß von zwei seitlich vom Unterschenkel bogenförmig zum äußeren und inneren Fußrand geführten Schnitten aus die Gelenkverbindung ringsherum gelöst wird, natürlich unter Schonung aller Sehnen usw. Von den aus den Wunden luxierten Gelenkflächen werden die Knorpelüberzüge entfernt. Nun wird auf der Oberfläche des Collum tali und des Naviculare ein Bett zurecht gemacht, in welches die zugerichtete Unterfläche der Tibia eingebettet wird. Der Fuß wird dabei in mäßige Spitzfußstellung gebracht. Die Streckersehnen müssen am Dorsum pedis vorwärts so weit gelöst werden, daß sie sich nicht an der Vorderkante der Tibiagelenkfläche reiben. Ein paar schräg durch das untere Tibiaende in den Fuß getriebene

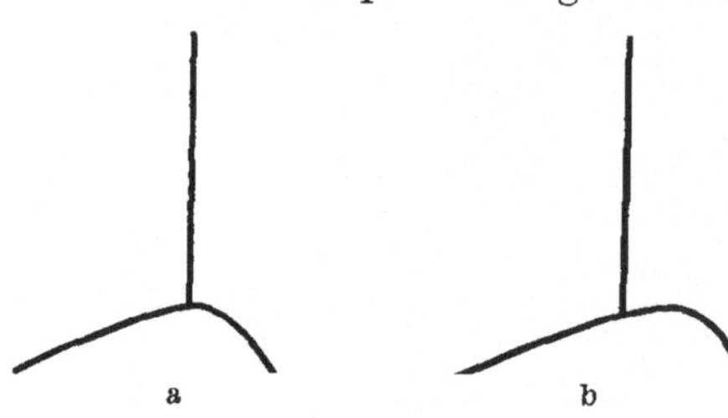

Abb. 464a u. b. *Luxationsarthrodese des Fußgelenkes,* schematisch dargestellt.

Nägel sichern die gegebene Zusammenstellung von Unterschenkel und Fuß. Die freien Nagelenden werden in den übergelegten Gipsverband eingearbeitet. Das Röntgenbild (Abb. 462) zeigt die durch die Operation entstehende Situation, Abb. 463 das Aussehen eines so operierten Fußes.

Man erreicht folgendes: Es entsteht eine Veränderung im Verhältnis der Längen der beiden Hebelarme des Fußes. Der vordere Hebelarm wird verkürzt, der hintere verlängert. Dadurch wird die Arbeit, welche die Wadenmuskulatur für die Betätigung des zweiarmigen Hebels, den der Fuß bildet, zu leisten hat, vermindert. Für diese Arbeitserleichterung bedankt sich die Wadenmuskulatur dadurch, daß Reste, die vorher, weil sie doch nutzbringende Arbeit nicht verrichten konnten, schliefen, wieder aufwachen. Es ist überraschend, wie häufig man die Wadenmuskulatur, die vollständig tot schien, sich erholen sieht bis zu einer Leistungsfähigkeit, welche zur Erfüllung der verminderten Aufgabe völlig genügt.

Durch die Rücklagerung der Ferse erhält man eine Verkürzung des Schrittertrages. Die Gründe sind oben ausgeführt. Dieser Verminderung arbeitet man dadurch entgegen, daß man den Fuß in Spitzfußstellung stellt. Die Erhöhung der Beinlänge, welche man dadurch erreicht, gleicht die Verkürzung des Schrittertrages wieder aus.

Diese Luxationsarthrodese bewährt sich ganz besonders auch in den Fällen, wo die Achillotomie bei Little-Kranken zum Umschlagen der Contractur und zur Entwicklung eines Pes calcaneus geführt hat. Das ist um so erfreulicher, weil alle anderen Versuche, vor allen Dingen die Raffung der Achillessehne in solchen Fällen zum Mißerfolg führen.

Schienen zur Behandlung des Pes calcaneus sind vielfach angegeben worden. Sie arbeiten alle mit Gummizügen, die vom Unterschenkelteil zum hinteren Ende der Fußsohle geführt werden. Manche verlängern die Sohle durch einen Sporn.

Alle diese Schienen leisten Ungenügendes, weil kein Gummizug imstande ist, die große Kraft, die zur Betätigung des Fußhebels im Gang notwendig ist, zu ersetzen.

w) Hohlfuß.

Infolge von Lähmungen entwickelt sich zuweilen eine Deformität, welche zwischen Hakenfuß und Klumpfuß steht, bei der eine *gleichmäßige Erhöhung* der Fußwölbung über ihr normales Maß das Auffälligste ist. Man sieht solche Bilder häufig bei jenen eigentümlichen Fällen von ganz langsam fortschreitender progressiver Muskelatrophie. Neuerdings sind als *Klauenhohlfüße* Deformitäten beschrieben worden, die sich besonders bei Spina bifida occulta finden.

Diese Deformitäten gewinnen Bedeutung, wenn die Köpfchen der Mittelfußknochen unter dem gesteigerten Druck, den sie bei der Arbeit des Fußes am Boden erleiden, schmerzhaft werden, und die in Krallenstellung gedrückten Zehen (Klauenzehen) sich am Stiefel reiben.

In diesen Fällen ist es angezeigt, eine Keilexcision an der Fußwurzel vom Dorsum her auszuführen. Operationen an den Sehnen führen nicht zum Erfolg. Auch unblutiges Niederdrücken des Fußgewölbes gibt keine befriedigenden Resultate, da die geschrumpften Sehnen die Klauenstellung der Zehen erhalten.

Will man nur die Klauenstellung der Zehen beseitigen, so erreicht man durch eine *Resektion der Grundphalanx* funktionell und kosmetisch das beste Resultat.

x) Schlotterfuß.

Die schwerste Lähmungsdeformität des Fußes ist der *Schlotterfuß*. Sie entsteht, wenn die ganze Unterschenkel-Fußmuskulatur ausfällt, oder wenn so geringe Reste übrig bleiben, daß sie das lockere Schlenkern des Fußes nicht verhindern können. Wird der Fuß noch zum Auftreten auf den Boden benutzt, so legt er sich unter dem Druck der Körperlast irgendwie um. Er kommt in eine Klumpfuß- oder Plattfußstellung oder auch in die Stellung des Pes calcaneus. Diese Stellung kann sich auch teilweise fixieren. Ob die Fixation und ob sie in dieser oder jener Form stattfindet, hat wenig funktionelle Bedeutung.

Meist ist die Lähmung nicht auf den Fuß beschränkt, sondern sie geht weit im Bein herauf, und es bestehen an Knie und Hüfte auch Lähmungsdeformitäten. Im Gesamtbild spielt der Schlotterfuß aber eine wichtige Rolle. Für ein an Knie und Hüfte geschädigtes Bein bedeutet nicht nur der Ausfall der Mitarbeit des Fußes hohen Verlust, sondern die Unsicherheit des Trittes, welche durch den Schlotterfuß bedingt wird, bedeutet auch eine Steigerung der beim Gehen zu leistenden Arbeit. Hier liegt der Punkt, welcher die Möglichkeit nutzbringender therapeutischer Arbeit bietet.

Behandlung. Durch *Versteifungen des Fußgelenkes* können wir zwar den Fuß nicht zur direkten Mitarbeit beim Gehen bringen, weil die Lähmung bestehen bleibt, aber wir können *Standfestigkeit* erzielen, und damit das zweite Störungsmoment ausschalten.

Zur operativen Versteifung des Fußgelenkes hat man allerlei Versuche gemacht. Man hat von der Sohle her Nägel durch den Calcaneus in die Tibia eingetrieben, man hat Bolzen aus Elfenbein oder einen Knochenspan benutzt. Das ist alles ohne Erfolg geblieben. Das genagelte Gelenk wurde nach Entfernung der Nägel wieder beweglich, die Bolzen und Späne brachen im Gelenkspalt durch.

Es gibt nur eine Operation, die zur Versteifung des Fußgelenkes führt, die aber auch ihres Erfolgs sicher ist, das ist die regelrechte *Arthrodese.*

Man schafft sich durch Längsschnitte, welche beiderseits vor den Knöcheln geführt werden, Zugang zum Gelenk, schält den Knorpelüberzug ab und nagelt die knorpelentblößten Knochen durch Nägel, welche von den Knöcheln her schräg eingetrieben werden, zusammen. Das gibt eine dauerhafte Versteifung.

Zur Arthrodese des Fußgelenkes ist stets auch noch eine *Arthrodese des Talonaviculargelenkes* zu fügen. Um den Erfolg in diesem Gelenk zu sichern, lege ich regelmäßig eine Naht mit kräftigem Silberdraht, welche die knorpelentblößten Gelenkflächen zusammendrückt.

In welche Stellung man das arthrodesierte Fußgelenk einstellt, ergibt sich aus Nebenbefunden. Meist genügt eine mäßige Spitzfußstellung, die schon bei normaler Länge des Beines gewählt werden muß, damit nicht durch den Absatz des Stiefels die Fußspitze des versteiften Fußes vom Boden abgehoben wird.

Vielfach ist es vorteilhaft, auch beim Schlotterfuß die Arthrodese wie beim Hakenfuß als *Luxationsarthrodese* auszuführen. Die Verkürzung des vorderen Hebelarmes macht sich als Gangerleichterung geltend, auch wenn keine Wadenmuskulatur wieder zur Tätigkeit erweckt werden kann. Ganz besonders macht sich der Unterschied dadurch geltend, daß der Patient mit der Luxationsarthrodese den Fuß nicht auswärts dreht.

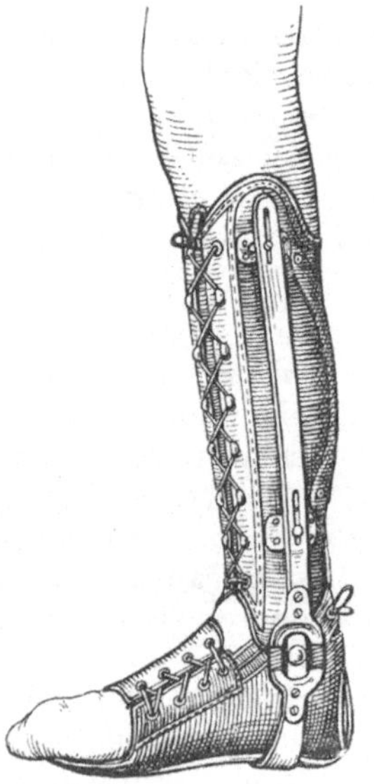

Kann eine operative Behandlung nicht ausgeführt werden, so muß man dem Fuß durch einen *portativen Apparat* Halt geben. Bringt man dabei am Fußscharnier eine Verfederung an, wie es Abb. 465 zeigt, so funktioniert der Apparat besser, als wenn man das Scharnier feststellt oder ihm mäßige freie Beweglichkeit gibt. Normale Bewegungsfreiheit widerspricht

Abb. 465. Schienenhülsenapparat mit verfedertem Fußgelenk.

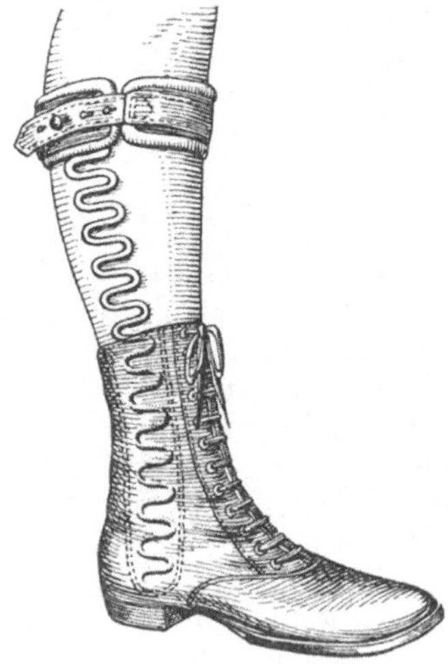

Abb. 466. Federnde Schiene zur Stützung des Fußschlottergelenkes.

dem Sinn des Apparates. Zuweilen kommt man auch mit einem Stiefel aus, dem innen und außen Drahtserpentinen angesetzt sind, wie Abb. 466 zeigt.

Zur Nachbehandlung der Arthrodese gibt man wie zur Nachbehandlung aller Lähmungsoperationen am Fuß einen Schienenhülsenapparat, der allmählich entzogen wird.

Eine Stützhülse braucht man nach der Arthrodese dauernd. Auch bei allen anderen Lähmungsoperationen kommt man nach Ablegung der Schiene zu einer solchen, und sie wird selten ganz entbehrlich. Man läßt sie arbeiten, wie in Abb. 401b dargestellt ist.

y) Zehen.

Die wichtigsten Deformitäten und Funktionsstörungen der Zehen sind nicht selbständige Erkrankungen, sondern Teilerscheinungen von Erkrankungen des ganzen Fußes. Wir haben sie deshalb bei den Erkrankungen des Fußes mit besprochen.

Ich möchte hier nur ausdrücklich um besondere *Schonung für die Zehen vor dem Amputationsmesser* bitten.

Es ist so einfach, eine falsch stehende Zehe wegzuschneiden, und der Patient gibt dazu in der Regel nicht nur ohne weiteres die Einwilligung, sondern er macht uns meist sogar den Vorschlag. Von dem Erfolg der Operation ist er dann später aber gewöhnlich weniger erfreut.

Schneidet man aus der Reihe der Zehen eine, die nach oben oder unten heraussteht, weg, so schieben sich die übriggebliebenen zusammen. Der gewöhnlich dabei bestehende Hallux valgus verschlimmert sich, und es wird die nächste der Zehen aus der Reihe gedrückt.

Man soll deshalb bei den Zehendeformitäten nach der Ursache der Deformität suchen und diese beseitigen. Muß man eine Zehe wegnehmen, so exartikuliere man sie nicht, wenn es nicht unbedingt nötig ist, sondern lasse die Basis der Grundphalanx stehen. Oftmals kommt man auch mit der Resektion des distalen Endes der Grundphalanx oder mit der Resektion der Mittelphalanx zum Ziel. Man vermeidet dann die Erzeugung des leeren Raumes, der sich durch Zusammenrücken der Zehen wieder ausfüllen muß.

Nur die Kleinzehe macht eine Ausnahme. Wenn sie sich auf oder unter die vierte gelegt hat, ist ihre Basis aus der Anlage an die Basis der Nachbarin so gekommen, daß sie die Zehenreihe schon verlassen hat und nicht mehr in dieselbe zu bringen ist. Sie kann ohne Schaden völlig entfernt werden.

C. Amputationen, Stümpfe, Prothesen.

Ich setze den Ausführungen, die ich über Amputationen, Stümpfe und Prothesen zu machen habe, einige allgemeine Mitteilungen voran, welche Erfahrungen wiedergeben, die ich im Krieg und in der Nachkriegszeit gemacht habe.

Amputationen waren vor dem Krieg durch die Asepsis und Dank der Fortschritte der konservativen Chirurgie selten geworden. Es bestand direkt eine Amputations*scheu.*

Diese Amputationsscheu nahmen wir mit ins Feld, und unter der damals geltenden Lehre, daß die Schußverletzung als aseptische Wunde zu behandeln sei, wurde zu Anfang des Krieges die Amputation nur vorgenommen, wenn *jede* Möglichkeit der Erhaltung des verletzten Gliedes ausgeschlossen erschien. Es war eine bittere Enttäuschung, als wir erfuhren, daß Verwundete, welche wir in die Heimat geschickt hatten, dort nicht nur amputiert werden mußten, sondern daß gar nicht wenige gestorben waren, weil die Amputation nicht sofort ausgeführt worden war.

Extremitätenverletzungen unter den Verhältnissen eines Krieges sind anders zu beurteilen als gleichwertige Verletzungen in der Friedenspraxis. Kann der Verletzte sofort in ein gut eingerichtetes Krankenhaus gebracht werden, so ist die Prognose ganz anders, als wenn er erschöpft und verschmutzt vom Schlachtfeld gebracht wird. Da mögen dieselben Ärzte und Pfleger vorhanden sein wie in dem heimatlichen Krankenhaus, und man mag mitgebracht haben an Operationseinrichtungen, was man will, das Feldlazarett bleibt eine Improvisation und kann niemals dasselbe leisten wie eine reguläre chirurgische Klinik. Diese Erkenntnis drang im Krieg auch bald durch und führte dazu, daß Amputationen wesentlich häufiger ausgeführt wurden. Man bekannte sich allgemein zu der Indikation, daß bei einer Extremitätenverletzung, von welcher ernste Lebensbedrohung ausgeht, und daß ein Glied, welches vielleicht in der Friedenspraxis gerade noch erhalten werden kann, *primär* zu amputieren ist. Man hätte diese Indikation noch dahin erweitern können, daß auch Glieder primär zu amputieren sind, welche zwar erhalten werden können, deren Besitz aber dem Verletzten später keinen Gewinn, sondern Belästigung bedeutet. Solche Fälle kamen in den orthopädischen Lazaretten späterhin im Krieg genug zur Beobachtung. Zur sekundären Amputation war der Entschluß für Patient und Arzt schwerer als er direkt nach der Verwundung gewesen wäre.

Mit besonderem Nachdruck möchte ich einer Erfahrung Ausdruck geben, die ich an dem großen Amputiertenmaterial, das in orthopädischen Heimatlazaretten zusammenkam, gemacht habe und die sich mit den Erfahrungen aller an solchen Lazaretten tätig gewesenen Orthopäden deckt.

Von den im Feld ausgeführten Amputationen kam nur ein verschwindend kleiner Prozentsatz zur primären Heilung. Nur bei ganz wenigen war es möglich, die Amputationswunde per secundam so zum Schluß zu bringen, daß ein brauchbarer Stumpf entstand. *Bei der großen Mehrzahl mußten Nachoperationen am Stumpf vorgenommen werden.*

Bei diesen Nachoperationen zeigte sich, daß der Chirurg, welcher die erste Amputation nach den klassischen Regeln tadellos ausgeführt hatte, gerade dadurch, daß er so gearbeitet, für die Nachoperation *ungünstigere* Verhältnisse geschaffen hatte.

Wenn man bei einer Verletzung frisch amputiert und die in Aussicht genommene Stumpfform herstellt, so werden notwendigerweise Teile mit abgetrennt, die an sich noch erhaltungsfähig sind, die aber für die Bildung des gewählten Stumpfes nicht verwendungsfähig oder überflüssig sind. Die Weichteildecke wird so gebildet, daß sie zur Deckung des Knochenstumpfes gerade reicht. Man läßt einen Weichteil*überschuß* nicht stehen, weil dieser störend wirken würde.

Kommt solch ein Stumpf nicht zu primärer Heilung, so wird die Weichteildecke für den Stumpf zu kurz.

Die zu kurze Weichteildecke war das gemeinsame Kennzeichen so gut wie aller Amputationsstümpfe, die in die orthopädischen Lazarette zusammengebracht wurden. Immer wieder waren Deckungsoperationen notwendig. Hatte ein besonders kluger oder ein besonders ungeschickter Operateur nur eben weggeschnitten, was von der Extremität fort mußte, dann waren für die Stumpfdeckungen günstigere Bedingungen gegeben als wenn die Stumpfbildung lege artis ausgeführt worden war. Man konnte in diesem Fall überstehende Weichteillappen ausgezeichnet zur Deckung benutzen. Im anderen mußte Deckungsmaterial durch Kürzung des Knochenstumpfes oder durch schwierige plastische Operationen geschaffen werden.

Man soll daraus für zukünftige Fälle die Lehre bewahren: *Im Feld hat sich die Amputation nur die Abtrennung des lebensunfähig oder lebensgefährdend gewordenen Gliedabschnittes zum Ziele zu setzen. Die Stumpfformung hat im Heimatlazarett zu erfolgen.* Nur in der Friedenspraxis sind Absetzung und Stumpfformung in einem Akt zu erledigen und auch da nur, wenn aseptische Heilung der Amputationswunde gesichert ist.

Von den Erfahrungen, welche ich bei der *Behandlung ungenügend gedeckter Stümpfe* gesammelt habe, möchte ich folgende berichten.

Die Versuche, durch *Extensionsverbände* die Weichteile über dem Knochenstumpf zusammenzuziehen, haben keine befriedigenden Resultate gegeben. Wohl hatten die Weichteile bei der primären Amputation zur Deckung ausgereicht. Sie waren aber durch die Infektion der Amputationswunde alteriert worden und waren so geschrumpft, daß sie sich nicht mehr vor dem Knochenstumpf so zusammenziehen ließen, wie für die Entstehung einer guten Narbendeckung notwendig ist. Man erhielt auf der Höhe des Stumpfes stets eine dünne, adhärente Narbe, die den Gebrauch des Stumpfes schwer beeinträchtigte.

Zum Schluß konnte man die Stumpfwunde häufig bringen, wenn man die Haut in großen Lappen loslöste und die stark geschrumpfte Fascie einschnitt oder entfernte. Auch die Entfernung von Muskelmassen, die ihre Arbeitsmöglichkeit verloren hatten und deshalb entbehrlich waren, gab oft die Möglichkeit, genügend Haut auf die Spitze des Stumpfes zu bringen.

In manchen Fällen ließ sich die Haut über dem Stumpf zusammenbringen, wenn man sie oberhalb der Amputationswunde ringförmig durchschnitt. Auch Lappen mit breitem, seitlichen Stiel konnten durch Drehung vielfach zur Deckung auf die Höhe des Stumpfes gebracht werden. Sonst brachten Lappenplastiken nicht die Resultate, die man in der Friedenspraxis gewohnt ist. Die allgemeine Erschöpfung der Verwundeten und die ungenügende Asepsis in den mit eiternden Wunden vollgestopften Lazaretten erklären das.

Alles zusammen haben die Stumpfdeckungsoperationen nur dann befriedigende Resultate ergeben, wenn *ganz einfache* Methoden verwendet wurden, und nur dann, wenn es gelang, den Knochenstumpf mit einer nicht gespannten Decke gesunder und mit Fett gut gepolsterter Haut zu überziehen.

War dies nicht anders möglich, so mußte zur Kürzung des Knochenstumpfes geschritten werden.

Wie ist der Stumpf nach Schluß der Amputationswunde zu behandeln?

Ich richtete mich im Krieg nach den Regeln, welche für die Behandlung des Amputationsstumpfes die alten Chirurgen aufgestellt hatten, und kam in den Ruf, nicht auf der Höhe der Zeit zu stehen. Es kam im Krieg die Lehre auf, daß man die im Stumpf gebliebenen Muskelreste durch Massage und Gymnastik pflegen müsse, und es fanden sich reichlich Ärzte und — teilweise auch recht hübsche — Helferinnen, welche dem Vaterland dadurch dienten, daß sie Amputationsstümpfe massierten und mit den armen Amputierten Stumpfgymnastik trieben. Sogar Schau- und Wetturnen wurden veranstaltet. Diese Bemühungen waren nicht ohne Erfolg. Sie hielten die Stümpfe in der Erreichung der definitiven Form nicht unwesentlich zurück, und manche Ärzte und Helferinnen erhielten für diese Tätigkeit schöne Orden.

Das Ziel der *Stumpfbehandlung* ist, ihn gebrauchsfertig zu machen, und wenn man sehen will, was da zu tun ist, so vergleiche man frische und alte Stümpfe.

Der *frische* Stumpf ist mit straffgespannter Haut überzogen, die Narbe ist leicht verletzlich. Der Umfang des Stumpfes ist gleich oder größer als normal. Von den Muskeln sind auch die, welche ihre Gebrauchsmöglichkeit verloren haben, noch erregbar. Der Amputierte kann sie auch willkürlich kontrahieren. Die Kraft der Stumpfmuskulatur, sowohl derer, die die Arbeitsfähigkeit verloren hat, wie derer, welche zur Bewegung des Stumpfes noch Verwendung findet, ist herabgesetzt.

Wenn wir *alte* Stümpfe zum Vergleich betrachten, so finden wir bei diesen einen Unterschied, je nachdem ob ständig auf denselben eine Prothese getragen worden ist oder ob der Stumpf ohne Prothese gebraucht worden ist.

Der *Prothesenstumpf*, dessen bestes Beispiel eine tiefe Oberschenkelamputation gibt, zeigt eine bedeutende Volumenverminderung. Die Haut ist schlaff und faltig. Die Narbe fest. Von den Muskeln sind alle die verschwunden, welche bei der Amputation die Möglichkeit ihrer Betätigung verloren haben. Die Muskeln, welche zur Bewegung des Stumpfes dienen, sind nicht atrophiert, sondern sie zeigen eher eine Arbeitshypertrophie.

Die Verhältnisse des *ohne Prothese benutzten Stumpfes* zeigt am deutlichsten ein langer Unterarmstumpf. An solchem Stumpf ist die Haut nicht welk und schlaff, sondern gut durchblutet und fest. Häufig lassen sich deutliche Arbeitsspuren erkennen. Die Tastfähigkeit an der Spitze des Stumpfes ist höher als sie in der betreffenden Hautpartie vorher war. Von der Muskulatur ist ebenfalls verschwunden, was durch die Amputation seine Betätigungsmöglichkeit eingebüßt hat. Die Muskeln, welche zur Bewegung des Stumpfes Verwendung finden, sind wohl erhalten.

Man sieht also, in jedem Stumpf gehen die Teile zugrunde, welche die Gelegenheit zu funktioneller Betätigung verloren haben. Was zur Arbeit mit oder ohne Prothese Verwendung findet, bleibt erhalten und hypertrophiert in gewissen Grenzen. Und das geschieht in und an jedem Stumpf. Man kann dieses Geschehen verzögern, aber nicht verhindern. Man arbeitet im Interesse des Patienten, wenn man die Umformung des Stumpfes *befördert*. *Diese Förderung muß das Ziel jeder Stumpfbehandlung sein.* Je nachdem, ob man einen Stumpf zur Benutzung einer Prothese reif machen will oder ob man die Aufgabe hat, den Stumpf ohne Prothese gebrauchsfähig zu machen, ist verschieden zu handeln.

Die alten Chirurgen *wickelten* den Stumpf, den sie prothesenreif machen wollten, mit *Binden* fest ein, und erzeugten dadurch rasche Abschwellung und Atrophierung der zum Verschwinden verurteilten Muskelmassen. Das war eine in langer Erfahrung erprobte Behandlung, die durchaus zweckmäßig ist.

Für die Gewinnung der endgültigen Form ist es dazu von außerordentlicher Wichtigkeit, daß man den Stumpf zu *der* Arbeit bringt, die er leisten soll. Dadurch wird dem Organismus die Aufgabe gezeigt, die er erfüllen soll. Die Umänderungen erfolgen in beschleunigtem Tempo.

Das kann man besonders gut an Beinstümpfen beobachten. Bringt man auf diese eine Prothese, so geht die Stumpfumbildung viel rascher voran, als wenn man es nicht tut. In ganz kurzer Frist paßt die Hülse einer solchen Prothese nicht mehr, sie muß abgeändert werden, in kurzer Folge sind solche Abänderungen meist noch mehrfach notwendig. Dann erst erhält man den Dauerzustand.

Ebenso formen sich Armstümpfe, wenn man den Patienten dazu bringt, den Stumpf zur Arbeit zu benützen, sei es, daß er diese Arbeit ohne oder mit Prothese verrichtet. Es muß aber wirkliche Arbeit sein.

Der Behandlungsgang, der sich mir vor dem Krieg, im Krieg und nach dem Krieg bewährt hat, wenn es galt, einen Beinamputierten für Benutzung der Prothese reif zu machen, ist dieser: Schon während der Wundheilung wird der Stumpf fest gewickelt. Sobald die Wundheilung es gestattet, erhält der Patient eine *Gipsstelze*.

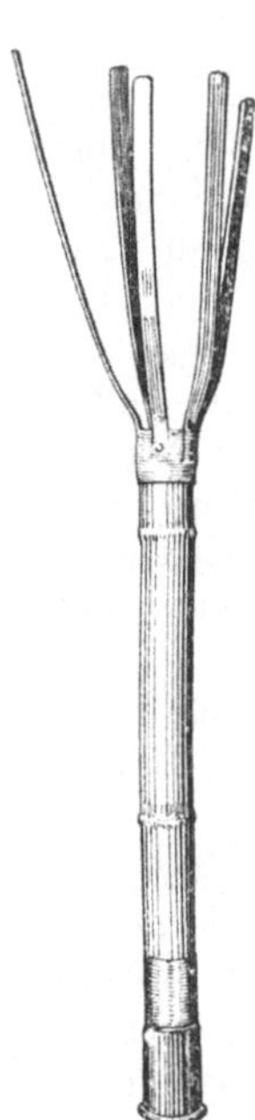

Abb. 467. Gerüst der Gipsstelze.

Die Gipsstelze besteht aus einem derben Holzstock, der unten mit einer Zwinge und einem Gummipuffer versehen wird. Oben sind an demselben vier oder fünf Bandeisenstreifen befestigt. Diese sind so lang, so gerichtet und gebogen, daß sie den Stumpf wie ein Becher aufnehmen. Um den Stumpf wird ein Gipsverband gelegt, der unter dem Sitzknorren — es kommen nur Oberschenkelamputationen in Frage — so angelegt wird, wie bei einem Modellverband zur Erlangung des Sitzringes. Der Stumpf wird dabei in seine Arbeitsstellung gestellt, und während er diese einhält, wird über den Gipsverband der Becher der Stelze geschoben. Die Bandeisenstreifen werden genau angebogen und durch übergewickelte Gipsbinden mit dem Gipsverband fest verbunden. Die Stelze wird abgenommen, getrocknet, mit einem Traggurt versehen, und ist gebrauchsfertig. Abb. 467 zeigt einen Stelzenschaft mit den Bandeisenstreifen, Abb. 468a und b einen Patienten in der Stelze. 30 Tage nach der Amputation war dieser Patient imstande, mit seiner Stelze unter Benutzung eines Stockes frei herumzugehen.

Unter dem Gebrauch einer solchen Stelze formt sich, wie gesagt, der Stumpf sehr rasch. Durch Änderung des Gipsbechers kann man der Umformung leicht folgen.

Nun ist es aber nicht zweckmäßig, von der Stelze direkt auf das Kunstbein überzugehen, das dauernd getragen werden soll. Es ist eine alte Erfahrungstatsache, daß kein Amputierter das erste Kunstbein lange benutzt. Regelmäßig stellen sich Notwendigkeiten oder Wünsche heraus,

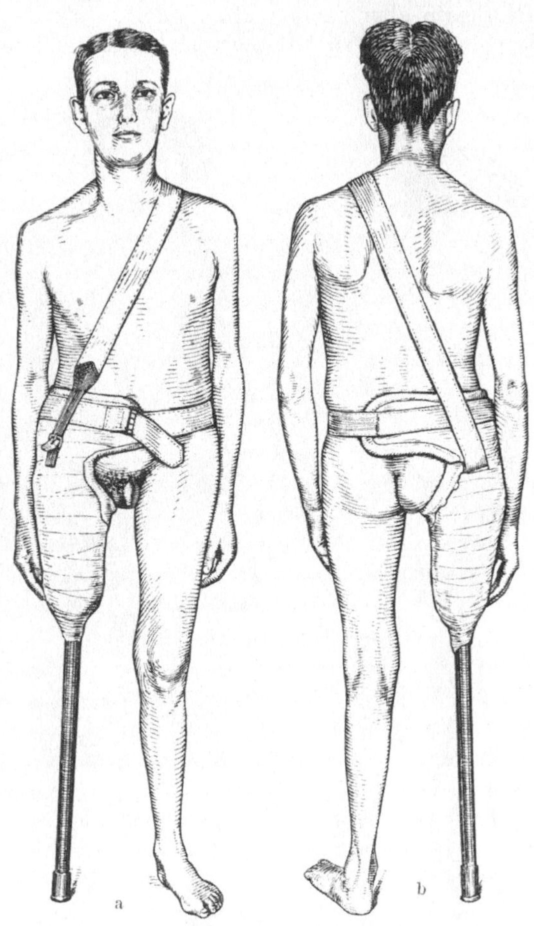

Abb. 468a u. b. Oberschenkelamputierter mit *Gipsstelze.*

welche eine große, kostspielige Änderung oder einen vollen Wechsel erfordern. Man tut gut, wenn man das erste Kunstbein recht einfach und billig herstellt. Änderungen sind dann leicht ausführbar und kosten nicht viel.

Im Krieg wurden zu diesem Zweck die sogenannten *Behelfsprothesen* geschaffen. Als Muster dienten die außerordentlich einfachen und praktischen Prothesen, die HOEFTMAN schon lange für seine Amputierten baute. Sie bestanden aus nicht gepolsterten Hartleder- oder Filzhülsen, geschwärzten Stahlschienen und einfachen vorn leicht aufgebogenen Blechplatten als Fuß. Die Kniescharniere waren zurückgelegt, Fußscharniere waren nicht angebracht. Abb. 469a und b zeigen eine Patientin mit der Behelfsprothese, wie ich sie herstellen lasse.

Diese Behelfsprothesen, welche nichts anderes sein sollen als eben Behelfe, haben sich durchaus bewährt. Natürlich nicht als dauernd zu benutzende Kunstbeine, sondern zur Vorbereitung des Stumpfes auf den Gebrauch des Kunstbeines.

Da ich gerade HOEFTMAN genannt habe, sei angefügt, wie HOEFTMAN verfuhr, um doppelseitig Oberschenkelamputierte zum Gehen mit Prothesen zu bringen. Er stattete sie mit seinen einfachen Konstruktionen aus, machte die Prothesen aber zuerst ganz niedrig. Der Patient lernte, sich zunächst auf den kurzen Beinen zu balancieren. Allmählich wurde die Höhe der Prothesen gesteigert, bis *ungefähr* die normale Länge der Beine erreicht wurde. Zur Sicherung des Ganges ist es zweckmäßig, nicht ganz zu normaler Länge zu gehen. Abb. 470a und b bringen das HOEFTMANsche Verfahren, das ich nach eigener Erfahrung angelegentlich empfehlen kann, deutlich zum Ausdruck.

Welch ein Künstler HOEFTMAN auf diesem Gebiet gewesen ist, zeigt eine Patientin, die er trotz Fehlens beider Beine zum Gehen mit Prothesen gebracht hat. (Abb. 471a und b.) Interessant an der Konstruktion dieser Beine ist, daß die Verlagerung des Hüftscharniers nach vorn ebenso automatisch die Verbindung zwischen Beckenring und Oberschenkelteil der Prothese sichert, wie die Rückverlagerung des Kniescharniers das Kniegelenk. —

Nun die Behandlung des Stumpfes, welcher nicht zur Betätigung von Prothesen dienen soll.

Auch hier kann uns die *Geschichte* als Lehrmeisterin dienen. Bei *Armamputierten* — Beinamputierte kommen hier nicht in Frage — war die Arbeit des Arztes von jeher mit der Wundheilung abgeschlossen. Der Patient wurde allenfalls an einen Bandagisten gewiesen

Abb. 469a u. b. Patientin mit Behelfsprothese.

und der stellte dem Amputierten einen Kunstarm her derart, wie er heute — nicht gerade schön — als *Schönheitsarm* bezeichnet wird. Wenn der Herr Doktor bei der Herstellung dieses Armes mitwirkte, so bestand dies darin, daß er zu der Arbeit des Bandagisten „Ja" sagte.

Dieser Kunstarm war lediglich eine *kosmetische* Prothese, die den körperlichen Defekt dem Auge des lieben Nächsten mehr oder meist weniger vollkommen verdeckte. Die Hand an einem solchen Arm war gewöhnlich abnehmbar, an ihre Stelle konnte ein Ring oder ein Haken eingefügt werden, der zum Heben und Tragen von Gegenständen benutzt werden sollte.

Den Kunstarm legte der Amputierte gewöhnlich sehr bald wieder weg. Er nützte ihm nichts, sondern er störte ihn sogar bei der Arbeit und bei den Verrichtungen des täglichen Lebens. Der Amputierte zog den Kunstarm nur an, wenn er besonderen Wert darauf legte, seinen Defekt dem Auge des Anderen zu entziehen: — Sonntags. Im übrigen lernte er unter dem Zwang der Notwendigkeiten des Lebens, sich weitgehend ohne den verlorenen Gliedteil zu behelfen und den Stumpf zu allerlei Hantierungen zu benutzen.

Wenn man sich die Zeit nahm, solche Leute zu beobachten und zu untersuchen, so fand man, daß sie vielerlei verrichteten, wozu uns die verlorenen Teile unbedingt notwendig erscheinen. Sie brauchten nur *eine* Hand, wo wir *beide* benutzen. Der Rechtshändige, der den rechten Arm verloren hatte, war zum Linkser geworden. Der Armstumpf war Zubringer für die verbliebene, arbeitende

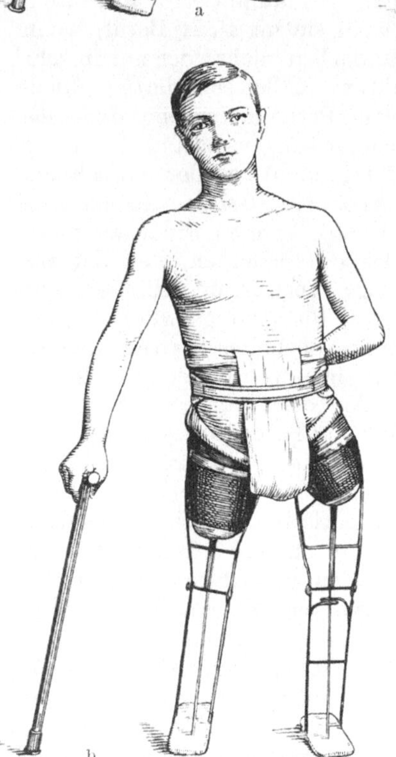

Abb. 470. Doppelseitig Oberschenkelamputierten gab HOEFTMAN zuerst ganz niedrige Prothesen, und er erhöhte diese allmählich bis zu annähernd normaler Länge.

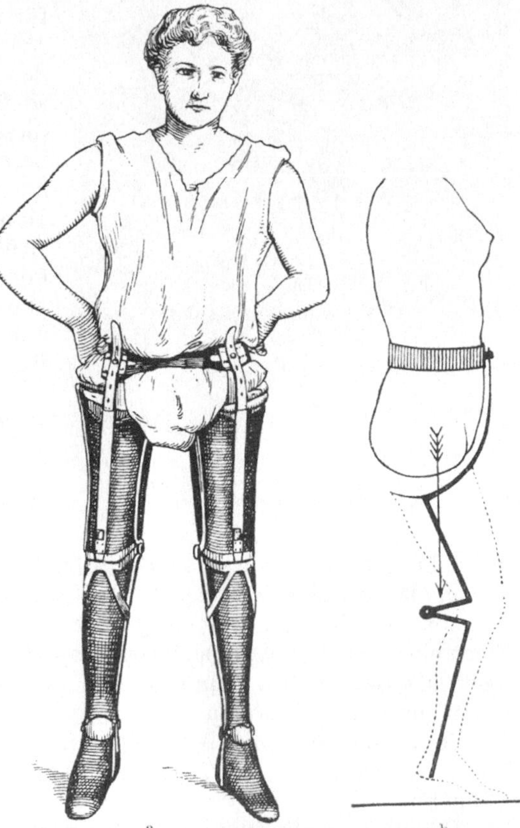

Abb. 471 a u. b. HOEFTMANs Prothese für angeborenen Defekt beider Beine. a Ausführrnng. b Konstruktionsskizze.

Hand. Mit dem Ellbogen wurde gefaßt, was wir mit der Hand ergreifen, sogar ein kurzer Oberarmstumpf wurde zum Greiforgan dadurch, daß er gegen die Brust angeklemmt wurde. Ja man sah doppelseitig Armamputierte, die mit den gegeneinander gepreßten Armstümpfen allerlei zu greifen und zu halten verstanden.

Gelegentlich traf man auch Amputierte, die sich ganz eigentümliche Arbeitshilfen geschaffen hatten. Diese Vorrichtungen, für welche man in der Kriegszeit die Bezeichnung *Arbeitsprothesen* eingeführt hat, waren einfache Riemen oder Schlingen, die irgendwie am Arm oder sonst am Körper befestigt waren, und mit denen Arbeitsgeräte gehalten und geführt wurden. Oder es waren Vorrichtungen, die wie eine Hand am Stumpf befestigt wurden, nicht aber die Formen der Hand nachahmten, sondern nur irgendeine für den betreffenden Amputierten besonders wichtige Leistung der Hand ermöglichten.

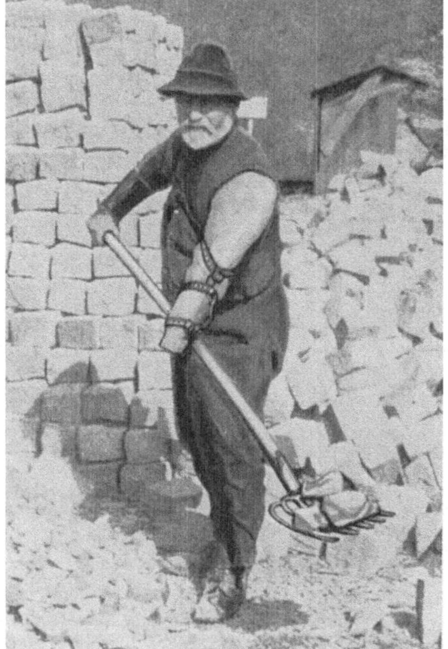

Abb. 472. Primitive Arbeitsprothese, von dem Amputierten selber konstruiert.

Eine äußerst instruktive Sammlung solcher Vorrichtungen findet man in dem von Bergrat FLEMMING in der Kriegszeit herausgegebenen Buch: „Wie können Unfallverletzte ihr Los verbessern." FLEMMING hat besonders das Material der Knappschaftsberufsgenossenschaft für seine Sammlung benutzt.

Fragte man nach der Berufstätigkeit, welche Armamputierte ausfüllten, so fand man sie im alten Beruf, wenn dieser Handarbeit nicht oder nur in sehr beschränktem Maße erforderte. Angehörige von Berufen, welche *dauernde* Handarbeit verlangen, hatten ihre alten Arbeitsplätze nicht wieder einnehmen können. Auch eine Arbeit, die nur *eine* Hand verlangt, können Einarmer nicht auf die Dauer verrichten, weil der zur Ruhe nötige Wechsel der Hände nicht möglich ist. Sie sind gezwungen, entweder als Handarbeiter für verminderte Leistungen einen verminderten Lohn zu nehmen oder den Beruf zu wechseln. Man sah vor dem Kriege dementsprechend Armamputierte als Aufwärter, als Aufsichtführende, man sah sie in Büros am Schreibtisch. Man sah sie in der Landwirtschaft als halbe Kräfte. Es gab auch Armamputierte, die Überraschendes leisteten. Graf ZICHY war ein großer Klaviervirtuose mit *einer* Hand. Es gab Einarmige, die als Bastler sich sogar ein Häuschen allein gebaut hatten. Manche zogen als Händler im Lande herum, manche stellten sich als Fußkünstler zur Schau, und endlich waren auch armamputierte Bettler zu sehen.

So hatten sich die Armamputierten vor dem Kriege zurecht gefunden. Da ihre Zahl gering war, wurde ihnen besondere Aufmerksamkeit nicht gewidmet.

Plötzlich brachte der Krieg Armamputierte in nie gesehenen Mengen. Was sollte mit ihnen werden?

Man tat, was am leichtesten zu tun war: man *versprach*. Das war billig, aber nicht gut, denn man hat die gegebenen Versprechungen nicht einlösen können. Die Amputierten erlitten zu dem Schmerz des Gliedverlustes den Schmerz der enttäuschten Hoffnung.

Das zweite, womit man den Armamputierten zu helfen suchte, waren Verbesserungen an Stümpfen und Prothesen. Was dabei erreicht wurde, wollen wir später im Zusammenhang darstellen.

Drittens gründete man *Einarmigenschulen* und an diese schlossen sich *Zentralen für Stellenvermittlung* an.

Endlich kam das *Gesetz*, welches für Armamputierte als Schwerverletzte Arbeitsplätze reserviert, die von ihnen ausgefüllt werden können.

Die Einarmigenschulen setzten sich zur Aufgabe, ihre Schüler zu lehren, wie man Verrichtungen, zu denen sonst *zwei* Hände benutzt werden, mit *einer* ausführen kann. Rechtshänder, die die rechte verloren hatten, wurden zu Linkshändern erzogen. Weiter wurden die Amputierten für Berufstätigkeit geschult. Denen, die im alten Beruf bleiben konnten, wurde gezeigt, wie sie den eingetretenen Handverlust ausgleichen konnten; die, welche neue Berufe suchen mußten, erhielten Berufsunterricht.

Die Erfolge, die von den Einarmigenschulen erreicht wurden, waren sehr beachtlich und erfreulich. Man durfte nur nicht mehr verlangen, als geleistet werden konnte. Der als Erwachsener Amputierte erreicht natürlich nie die Anpassung an den Verlust wie der als Kind Amputierte oder gar wie der mit dem Amputationsverlust Geborene. Der mit der Hand wenig Geschickte kommt niemals zu der Fertigkeit, die der geborene Bastler auch dann noch entwickelt, wenn er die Hand verloren hat. Und ein Künstler wie Graf ZICHY wird mit *einer* Hand nur, wer neben allem anderen die große Künstlernatur in sich birgt.

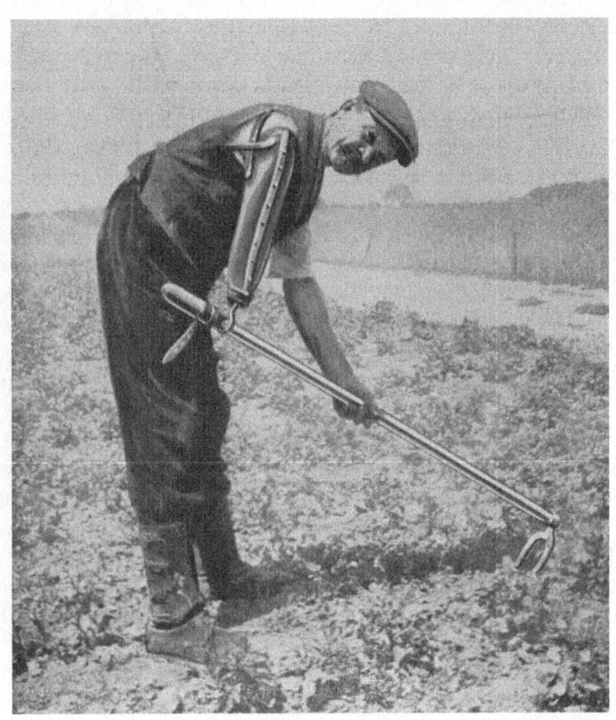

Abb. 473. Primitive Arbeitsprothese, von dem Amputierten selber konstruiert.

Das Beste haben die *Arbeitsvermittlungsstellen* geleistet und das *Gesetz*, welches den Zwang schaffte, Stellen, die von Einarmigen ausgefüllt werden können, solchen freizuhalten. Diesem Gesetz ist es zu verdanken, daß heute die Armamputierten selbst in der Zeit großer Arbeitslosigkeit nicht als Bettler auf der Straße herumstehen. Untergebracht sind sie genau dort, wo sie auch vor dem Krieg aus eigenem Antrieb Unterkommen suchten und fanden. —

Wenn nun berichtet werden soll, was versucht worden ist, um *Stümpfe zu verbessern*, und was davon wertvoll war, so müssen wir uns zuerst ein Bild davon machen, was den Wert des einzelnen Stumpfes bedingt.

Die Wertigkeit der Amputationsstümpfe.

Es läßt sich zunächst der allgemeine Satz aufstellen: *Der Wert eines Amputationsstumpfes ist um so größer, je länger der Stumpf ist.* Von diesem Satz gibt es nur wenig Ausnahmen.

Beginnen wir die Einzelbesprechung am distalen Ende der unteren Extremität, so haben wir zuerst den *Zehenverlust* zu erwähnen.

Ist eine *einzelne Zehe* nicht vollständig entfernt, so steht der Stumpf häufig aus der Zehenreihe in die Höhe und reibt sich am Stiefel. Bei Exartikulation schieben sich die anderen in die entstehende Lücke und es entstehen Zehendeformitäten, die lästige Grade erreichen, wenn mehr als zwei Zehen entfernt wurden. Man ziehe daraus die Lehre, Zehen so abzusetzen, daß der basale Teil der Grundphalanx zurückbleibt, und die Lehre, daß, wenn mehr als zwei Zehen entfernt werden müssen, besser die ganze Zehenreihe entfernt wird.

Der Verlust der *Großzehe* allein bedeutet einen wesentlichen Ausfall für die Arbeitsfähigkeit des Fußes. Sie ist möglichst zu schonen. Unzweckmäßig ist es aber, sie allein oder mit nur einer anderen Zehe stehen zu lassen, wegen des sich sicher entwickelnden schweren Hallux valgus.

Greift der Amputationsverlust in den Fuß hinein, so geben die allerungünstigsten funktionellen Resultate größere *Verluste an der Außen- oder Innenseite des Fußes*. Diese verschmälerten, aber lang gebliebenen Füße tragen ganz schlecht.

Schlechte Stümpfe entstehen auch durch *Absetzungen quer durch die Mittelfußknochen*. Die Querwölbung des Fußes verliert ihre Abbindung. Die vorderen Enden der Mittelfußknochen spießen in die Weichteildeckung ein. Die Gebrauchsfähigkeit der Stümpfe leidet darunter außerordentlich.

Funktionell günstigere Stümpfe ergibt die Exarticulatio tarso-metatarsea (LISFRANC). Es bleibt ein Rest des Fußgewölbes, welcher vorn einen festen Abschluß besitzt. Ist die Narbe so gelegt, daß sie nicht unter Druck leiden kann, und sind die Fußstrecksehnen angeheftet, so läßt sich ein solcher Stumpf recht gut gebrauchen.

Rückt die Amputationslinie weiter an das Fußgelenk heran (CHOPART), dann sinkt der Wert des Fußrestes schnell ab. Die schon beim Lisfranc zu beobachtende Neigung, sich in Spitzklumpfußstellung zu begeben, tritt sehr viel mehr hervor und macht den Fußstumpf meist völlig wertlos.

Schwerste funktionelle Schädigungen des Fußes bedeuten größere *Verluste am hinteren Fußpunkt* seiner Feder. Geht das *Fersenbein* verloren, so verliert die Achillessehne ihre Angriffsstelle. Man erhält eine Situation, die noch ungünstiger ist als die, welche eine volle Lähmung der Wadenmuskulatur ergibt, weil der hintere Hebelarm, der zum zweiarmigen Hebel des Fußes gehört, auch für passive Bewegung weggefallen ist. Trotz des erhaltenen großen Fußrestes sind Patienten mit solchem Verlust schlechter gestellt, als wenn sie den ganzen Fuß verloren hätten.

Unter den Amputationsstümpfen des ganzen Fußes erfreute sich immer der PIROGOFF besonderen Ansehens. Er hat über den Krieg von diesem Ansehen viel eingebüßt. Erstens führte unter den erschwerten Bedingungen des Krieges nur ausnahmsweise eine Pirogoff-Operation zum erstrebten Resultat. Meist kam es zu Dislokationen des Fersenbeinstumpfes. Aber auch der gute Pirogoff-Stumpf hat große Nachteile. Gewiß ist er tragfähig, aber er bietet große Schwierigkeit für die Ausstattung mit einer Prothese. Es fehlt, da der Stumpf die normale

Länge des Beines besitzt, unter dem Stumpf der Raum, der für Unterbringung der Prothese notwendig ist.

Besser sind deshalb Stümpfe, welche durch Absetzung im Fußgelenk mit Abtragung der Knöchel gewonnen werden. Auch sie sind voll tragfähig. Der Nachteil, welchen die Verkürzung für den Gebrauch des Stumpfes *ohne* Prothese ergibt, wird ausgeglichen dadurch, daß der Raum unter dem Stumpf, welcher von der Prothese gebraucht wird, nicht wie beim Pirogoff fehlt. Außerdem bieten die seitlichen Ausladungen · am unteren Ende des Stumpfes gute Anlagerungspunkte für die Prothese.

Auch etwas *oberhalb des Fußgelenkes ausgeführte Amputationen* ergeben gut tragfähige und gut mit Prothese zu versorgende Stümpfe.

Rückt die Amputationslinie in die Teile des Unterschenkels, wo die Tibia nicht mehr mit Spongiosa ausgefüllt ist, so geht die Tragfähigkeit des Stumpfes verloren. Der Stumpf kann nur noch für Bewegung der Prothese benutzt werden. Je länger er ist, um so Besseres kann er dabei leisten. Man soll also bei Amputationen im Schaft des Unterschenkels auf einen möglichst langen Stumpf halten.

Der *kurze Unterschenkelstumpf* läßt sich nicht so wie der lange in einer Prothesenhülse fassen. Außerdem steht er meist in Beugung. Früher, als man den Unterschenkelamputierten mit einer Knielaufstelze ausstattete, war die Beugestellung zweckmäßig und erwünscht. Heute bereitet sie für die Versorgung mit einem Kunstbein große Schwierigkeiten.

Die *Exartikulation im Knie* gibt, wenn man die Femurkondylen soweit abträgt, daß eine glatte Fläche entsteht, einen Stumpf, der voll tragfähig ist. Man kann den Stumpf mit einem *Stelz*bein sehr gut benutzen lassen. Für die Benutzung mit einem *Kunstbein* ist ein solcher Stumpf aber nicht geeignet. Die Dicke des unteren Stumpfendes zwingt, die Kniescharniere soweit auseinanderzulegen, daß ein unförmiges, plumpes Knie entsteht.

Die Amputation nach GRITTI mit reichlicher Verkürzung des Femur gibt für die Prothesenversorgung einen wesentlich besseren Stumpf. Die Gritti-Stümpfe im Kriegsmaterial entsprachen aber dem, was man davon im Frieden zu sehen bekommt, nur in einem geringen Prozentsatz. Ebenso wie die Amputationen nach PIROGOFF hatten die nach GRITTI durch den nicht aseptischen Wundverlauf gelitten. Man mußte die Kniescheibe entfernen und den Stumpf in eine tiefe Oberschenkelamputation umwandeln.

Die Amputation im Gebiet der unteren Spongiosafüllung des Femur gibt noch gut belastungsfähige Stümpfe. Nimmt das Femur ausgesprochenen Röhrencharakter an, so hört die Belastungsfähigkeit des Stumpfes auf.

Wie ein Unterschenkelstumpf kann dann der *Oberschenkelstumpf* nur zur Befestigung und zur Bewegung der Prothese benutzt werden.

Wird der Oberschenkelstumpf so kurz, daß er sich bei Bewegung aus dem Prothesentrichter herauszieht, so wird er auch dazu unbrauchbar. Man muß solchem Amputierten eine Prothese verschaffen, die ihm das Gehen wie mit einer Hüftankylose gestattet. Also sehr gut ausgearbeiteter Beckenteil und eine Gelenkverbindung mit dem Oberschenkel, die für Gehen und Stehen festgestellt, für Sitzen aber freigegeben werden kann.

Bleiben nur ganz kurze Reste des Femur im Stumpf, so behindern diese die Anbringung eines guten Beckenkorbes mehr, als sie noch kosmetischen Wert besitzen. Man tut besser, in solchem Fall gleich zu exartikulieren.

Ist bei der Beurteilung des Wertes von Stümpfen der unteren Extremität nur deren Eignung für Gehen und Stehen zu berücksichtigen, so haben wir bei der *Bewertung von Stümpfen der oberen Extremität* deren Eignung zu Tasten, Fassen und Halten abzuschätzen. Eine viel geringere Rolle spielt an der oberen

Extremität die Eignung des Stumpfes zur Betätigung einer Prothese. Tasten, Fassen und Greifen kann der Amputierte mit seinem Armstumpf *ohne* Prothese meist viel besser als *mit* einer solchen. Gehen und Stehen ohne Prothese ist nicht möglich. Dafür leisten allerdings auch Armprothesen zum Ersatz der spezifischen Arbeit des Armes sehr viel weniger als Beinprothesen in der Hilfe, welche sie für Wiedergewinnung von Geh- und Stehfähigkeit bieten.

Eine größere Rolle als an der unteren Extremität spielen wieder an der oberen *kosmetische Rücksichten*. Der verstümmelte Arm ist den Blicken der Umwelt viel mehr ausgesetzt als ein verstümmeltes Bein.

Sprechen wir wieder die einzelnen Stümpfe an der oberen Extremität in distal-proximaler Reihenfolge durch, so haben wir mit den *Fingeramputationen* zu beginnen.

Der Verlust einzelner Finger und noch mehr der Verlust einzelner Fingerteile stört die Gebrauchsfähigkeit einer Hand nur sehr wenig. Es ist erstaunlich, mit wie geringen Fingerresten mancher alle seine Berufsarbeit erledigt, trotzdem dieselbe Fingerfertigkeit und Ausdauer der Hand erfordert.

Eine Sonderstellung nimmt der *Daumen* ein, weil mit seinem Verlust die Möglichkeit des Zangengriffes verloren geht.

Unvergleichlich mehr als der Fuß durch den Verlust aller Zehen wird die Hand geschädigt durch den Verlust aller Finger. Trotz des sehr häßlichen Aussehens eines solchen Handstumpfes muß man sich aber überlegen, ob man im gegebenen Fall statt aller Finger die ganze Hand absetzen soll. Der Mittelhandstumpf kann mit einer Griffplatte zum Greifen benutzt werden. Er kann auch operativ so geändert werden, daß er Wert erhält.

Große seitliche Verluste geben an der Hand kosmetisch ebenfalls sehr unschöne Reste. Meist ist auch die Beweglichkeit der Reste stark vermindert. Bleibt auch nur soviel, daß mit Daumen und Fingerspitzen etwas gefaßt werden kann, so sind auch solche Reste von großem Wert und deshalb zu erhalten.

Bei *Absetzung der Hand* ist es von ausschlaggebender Bedeutung, ob der Stumpf mit Prothese ausgestattet werden soll oder nicht. Die Anbringung einer Prothese erfordert Platz, der nur durch eine Kürzung des Stumpfes bis in die unteren Teile des Unterarmes zu gewinnen ist. Für den Stumpf, der ohne Prothese benutzt werden soll, ist nicht nur jeder Zentimeter, sondern jeder Millimeter, der erhalten wird, Gewinn.

Am *Unterarm* mindert sich der Wert des Stumpfes rasch mit seinem Kürzerwerden. Der lange Unterarmstumpf läßt sich vor allem durch Umformungen viel besser zur Werterhöhung bringen als der kurze. Er leistet auch mehr für die Betätigung einer Prothese.

Wert behält auch der kürzeste Unterarmstumpf, selbst wenn er nicht mehr zum Fassen von Gegenständen in der Ellbogenbeuge benutzt werden kann. Das Olecranon ist der natürliche und wertvolle Punkt für das Aufstützen des Armes auf die Tischplatte.

Wird im *Ellbogen exartikuliert*, so müssen die Höcker des Knochenstumpfes soweit abgetragen werden, daß sie beim Armaufstützen nicht stören. Jede Kürzung ist zu vermeiden, weil sie das Aufstützen schädigt. Will man allerdings den Stumpf für eine Prothese zurichten, dann muß man die Absetzung herauflegen bis an die Grenze des mittleren Drittels des Oberarmes, weil man sonst nicht den Raum für den Einbau des Ellbogengelenkes in die Prothese gewinnt.

Der *Oberarmstumpf* verliert wieder mit dem Kürzerwerden rasch an Wert. Wertvoll ist aber auch der kürzeste Rest, selbst wenn er nicht mehr zum Einklemmen von Gegenständen in die Achselhöhle benutzt werden kann.

Bei einer *Exartikulation in der Schulter* wird die Schulterbreite stark vermindert. Das wirkt störend für das Tragen der Kleidung. Die Behinderung, welche der Schulterkopf für die Anbringung aktiver Armprothesen bereitet, ist gering zu schätzen, denn diese Prothesen sind alle zusammen nicht viel wert.

Dieser Übersicht über den Wert der verschiedenen Stümpfe ist hinzuzufügen, daß der einzelne Stumpf immer in seiner besten Qualität eingesetzt worden ist. Diese Qualität besitzt aber der Stumpf durchaus nicht immer, sondern sogar verhältnismäßig selten. Als

Fehler der Amputationsstümpfe

kommen vor allem in Betracht *falsche Stellungen des Stumpfes* und *falsche Weichteilverwachsungen*.

Falsche Stellungen sieht man sehr häufig und meist in typischer Form.

Der *Oberschenkelstumpf* steht in *Abduction* und *Flexion*, der *kurze Unterschenkelstumpf* steht in *Flexion*, der *Oberarmstumpf in Abduction*, *Fingerstümpfe* stehen aus der zur Faust geschlossenen Hand in sehr störender Weise gestreckt heraus.

Wenn man sich diese Reihe bildet, so fällt auf, daß diese *störenden* Stellungen der Stümpfe gerade in die Richtung zeigen, in der das Glied bei der Absetzung gewöhnlich gehalten wird. Bei der Oberschenkelamputation wird das Bein mit flektierter und abduzierter Hüfte dem Messer geboten. Zur hohen Unterschenkelamputation hält uns der Assistent das Bein in Hüfte und Knie gebeugt. Der Oberarm wird in Abduction gehalten, und der Finger war, wenn ein aus der Faust herausstehender Stumpf entstanden ist, bei der Absetzung in voller Streckung gehalten worden.

Es liegt nahe, daraus den Schluß zu ziehen, daß der Stumpf sich in die Richtung einstellt, die der Stellung der Extremität bei der Bildung des Stumpfes entspricht. Die Schlußfolgerung ist, daß man das *abzusetzende Glied in der Stellung halten soll, in welcher man den Stumpf haben will*.

Diese Schlußfolgerung habe ich gezogen. Sie hat sich mir bisher bei der Oberschenkelamputation und bei der Amputation des Oberarms als richtig erwiesen, an anderer Stelle habe ich die Probe noch nicht machen können. Sie wird aber wohl die Richtigkeit meines Schlusses auch da ergeben.

Abb. 474a und b zeigen einen Patienten, den ich zur Oberschenkelabsetzung in Bauchlage gebracht habe, und dabei die Hüfte in leichter Adductionsstellung halten ließ. Der Stumpf steht in der Stellung, die wir einnehmen, wenn wir die Körperlast auf einem Bein tragen und das andere ausruhen lassen: in leichter Beugung, Abduction und Außenrotation. Strafft der Patient die Stumpfmuskeln an, so stellt sich der Stumpf in die Streckstellung, welche der Oberschenkel des Tragbeines annimmt.

In einer Mehrzahl von Fällen habe ich bei Stumpfoperationen, die aus anderen Gründen notwendig waren, Oberschenkelstümpfe nach diesen Grundsätzen umgeformt. Die Patienten waren mit dem Erfolg sehr zufrieden. Sie gewannen eine wesentliche Hebung der Gehfähigkeit bei Benutzung der Prothese.

Auch die fehlerhafte Stellung von Unterschenkelstümpfen, an denen Nachoperationen auszuführen waren, wurde dadurch korrigiert, daß bei diesen Nachoperationen der Stumpf in voller Streckung gehalten wurde.

Was über schlecht gedeckte Stümpfe zu sagen ist, habe ich oben gesagt.

Zu den *fehlerhaften Verwachsungen von Weichteilen im Stumpf* ist erwähnenswert, daß Bewegungsbehinderungen durch Sehnenverwachsungen u. dgl. an einem Stumpf noch mehr stören, als an der vollständigen Extremität.

Ein Kapitel, welches noch sehr der Aufklärung bedürftig ist, sind die *Stumpf-neuralgien.* Man erblickt allgemein die Ursache für ihre Entwicklung in fehler-haften Heilungsvorgängen an den durchschnittenen Nervensträngen. Das ist für einen Prozentsatz unzweifelhaft richtig. Besonders für die Fälle, wo man eine Verwachsung des Neuroms mit Muskeln oder Knochen oder sonst welchen Teilen findet. In diesen Fällen erhält man durchschlagende Erfolge durch Exstirpation des Neuroms und Kürzung des Nervenstammes.

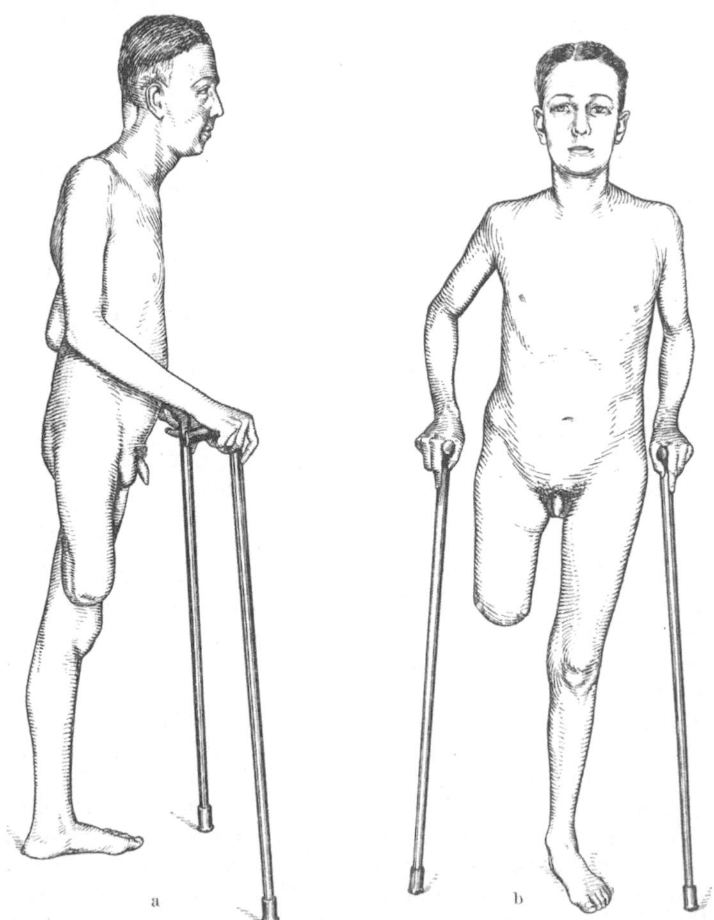

Abb. 474a u. b. Amputiert man den Oberschenkel bei gestreckter und leicht adducierter Hüfte (am besten in Bauchlage), so erhält man nicht einen in Abduction und Flexion stehenden Stumpf. Der Stumpf stellt sich in die Stellung, welche der Oberschenkel annimmt, wenn wir nur den anderen Fuß belasten.

Nun gibt es aber auch genug Fälle von Stumpfneuralgien, wo man keine Verwachsung des Neuroms und auch sonst keine Störung des Heilungsverlaufes der Nervenwunde nachweisen kann, und die Fälle verhalten sich gewöhnlich auch gegen die Neuromexstirpation refraktär. Bei diesen Fällen muß die Ursache für die Stumpfneuralgie irgendwo anders sitzen.

Handelt es sich um einen Beinstumpf, dann steckt hinter der Stumpf-neuralgie häufig eine Insufficientia vertebrae, welche durch das Tragen der Prothese auf den Schultern ausgelöst worden ist. Auf diese Fälle komme ich bei Besprechung der Befestigung der Beinprothesen am Körper.

Bei den Neuralgien in Armstümpfen kann diese Ätiologie nicht wohl gegeben sein. Mir ist es aufgefallen, daß diese Fälle große Ähnlichkeit mit den neuralgischen Schmerzen besitzen, welche durch Druck der Clavicula ausgelöst werden können. Entsprechende Fälle sind auf S. 108 ff. beschrieben. Ich fragte mich, ob etwa die Atrophie der Schultermuskeln, die bei Oberarmamputationen stets eintritt — die Stümpfe, die an Neuralgie leiden, sind immer Oberarmstümpfe —, die Ursache der Neuralgie sein könnte, durch die Erzeugung einer Disharmonie im Verhältnis von Muskulatur und Skelett. Ich habe von diesen Gedanken ausgehend an der Clavicula eine Operation ausgeführt, welche diese etwas verkürzt und so winkelt, daß sie vom Plexus abgehoben wird. Abb. 475 zeigt schematisch dargestellt die Operation. Abb. 476 zeigt einen Patienten, an dem die Operation ausgeführt ist.

Die Erfolge sind in einem Teil der Fälle prompte Beseitigung der Neuralgie gewesen. Daneben stehen aber auch Versager. Ich weiß noch nicht, worauf diese Differenz beruht. Nun die Frage:

Wie läßt sich der Wert eines Stumpfes heben, abgesehen von der Beseitigung von Stumpffehlern?

Für Beinstümpfe ist von Stumpfumformungen und damit erzielten Erfolgen nicht sehr viel zu berichten.

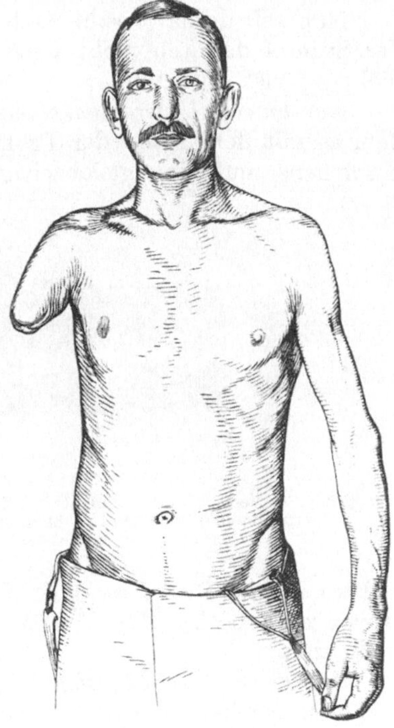

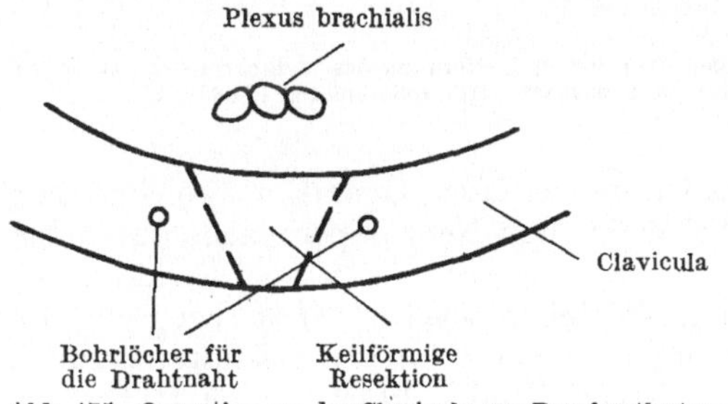

Abb. 475. Operation an der Clavicula zur Druckentlastung des Plexus brachialis. Schematisch dargestellt.

Abb. 476. Durch Kürzung und Winkelung der Clavicula wurde die Stumpfneuralgie beseitigt.

Bei Lisfranc- und Chopart-Stümpfen kann man der Neigung, sich in Spitzklumpfußstellung zu begeben, mit Erfolg entgegenarbeiten und man kann die schon eingetretene Falschstellung korrigieren, wenn man ebenso verfährt wie bei einem paralytischen Klumpfuß. Durch die Luxation der *Peronaeen* (Abb. 458), die ich dort beschrieben habe, gewinnt man für die Dorsalflexion und Abduction einen wertvollen Kraftzuwachs. War die Achillessehne zu kurz geworden, so ist sie entsprechend zu verlängern. Diese so einfache Operation kann ich angelegentlich empfehlen.

Die Wertigkeit von *Unterschenkelstümpfen* hat vor allem Bier zu steigern versucht dadurch, daß er sich die Aufgabe setzte, *nichttragfähige* Stümpfe *tragfähig* zu machen. Das Wesentliche seiner Vorschläge und der Modifikationen, welche dieselben gefunden haben, ist, daß die bei der Absetzung durchschnittene Knochenröhre abgedeckt wird. Sie soll nicht mit ihrem schmalen scharfen Rand gegen die deckenden Weichteile drücken, sondern es soll eine Verbreiterung der Druckfläche geschaffen werden. Mit solchen Operationen kann man die Belastungsfähigkeit von Unterschenkeldiaphysenstümpfen wesentlich heben, besonders wenn man den Deckel, den man auf die Tibia legt, auch gleich benutzt, um eine feste Verbindung des unteren Endes der Fibula mit der Tibia herzustellen.

Aber längere Beobachtung lehrt leider, daß *wirklich* tragfähige Stümpfe dabei doch nicht gewonnen werden. Die Amputierten gehen alle mit der Zeit zu Prothesen über, bei denen die Lastübertragung nicht auf der Höhe des Stumpfes stattfindet. Man hat gesagt, das geschehe deshalb, weil die Prothesenbauer die Amputierten dazu veranlaßten. Das ist nicht der Fall. Der Prothesenbauer würde sehr gern bei der Prothese mit direkter Lastübertragung bleiben, aber der Amputierte hält die direkte Übertragung auf die Dauer nicht aus.

Man soll deshalb wohl nach den Vorschriften von BIER amputieren, wenn der Stumpf dadurch nicht wesentlich an seiner Länge verliert, aber man soll nicht zu viel erwarten.

Am *kurzen Unterschenkelstumpf* stört nicht selten das *Fibulaköpfchen*, indem es mit dem Rand der Prothese in Konflikt kommt. Die Entfernung des Köpfchens und eine gleichzeitig auszuführende Verkleinerung des Weichteil-

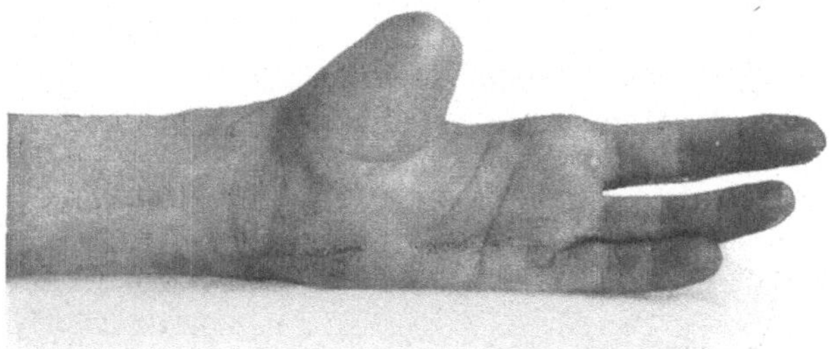

Abb. 477. Bei Verlust von Daumen und Zeigefinger kann durch Entfernung des Metacarpus II der Metacarpus I mobilisiert und die Möglichkeit des Zangengriffes hergestellt werden (PERTHES).

wulstes auf der Rückseite des Stumpfes ist eine einfache Operation, welche diese Störungen beseitigt. Man vergesse dabei nicht, den Nervus peronaeus ausgiebig zu kürzen.

Bei *Oberschenkelstümpfen* kann man, wie schon oben erwähnt, bei Gelegenheit von Nachamputationen, die aus irgendeinem Grund notwendig werden, durch Ausführung der Operation bei Streckung und Adduction der Hüfte die Abductions- und Flexionsstellung beseitigen.

Die Versuche, am Oberschenkel Muskelstümpfe zur Bewegung von Prothesen zu verwenden, welche BLENKE ausgeführt hat, haben keine Dauerresultate ergeben.

Ein wesentlich größeres Feld als an der unteren Extremität ist für Stumpfverbesserungen an der oberen gegeben. Da wieder sind es besonders Verluste an der *Hand*, und ganz besonders Verluste am *Daumen*, welche reizvolle und dankbare Aufgaben bieten.

Ist der Metacarpus I und dazu womöglich noch ein Teil der Phalanx I erhalten, so kann man durch eine *Vertiefung der Daumenfalte* schon eine ganz wesentliche Funktionsbesserung erzielen. PERTHES, der sich mit dem plastischen Daumenersatz besonders beschäftigt hat, und auf dessen Arbeit im Archiv für orthopädische Chirurgie, Bd. XIX, ich besonders verweise, hat zur Vertiefung der Daumenfalte auch den Metacarpus II weggenommen (Abb. 477).

In einem anderen Fall, bei dem auch der Metacarpus des Daumens verloren war, hat PERTHES einen Kurzdaumen hergestellt dadurch, daß er den Metacarpus II auf den kleinen Stumpf des Metacarpus I setzte. Abb. 478 a zeigt im Röntgenbild die ausgeführte Änderung und Abb. 478 b die gewonnene Gebrauchsfähigkeit der Hand.

Ähnlich war der Gedankengang, den Nöske mit gutem Resultat bei einem Fall verfolgt hat, wo bei Daumenverlust eine Streckversteifung der Finger bestand. Er hat die Falte zwischen Finger II und III vertieft, den Metacarpus II osteotomiert und so gedreht, daß sich der Zeigefinger in Opposition zu den übrigen stellte. Abb. 479 a zeigt im Röntgenbild die geschaffene Situation Abb. 479 b die erzielte Gebrauchsfähigkeit der Hand.

Sehr schöne Resultate sind auch erzielt worden durch *Neubildung des Daumens auf dem Weg der Transplantation.* Nicoladoni war der erste, der in dieser Richtung erfolgreich gearbeitet hat. Er hat zuerst den Daumen gebildet aus einem walzenförmig zusammengerollten gestielten Hautlappen, den er dem Rumpf entnahm, auf den Daumenstumpf setzte und durch einen Knochenspan versteifte. Nach dieser Methode erzielte Resultate hat in der Kriegszeit besonders Spitzy demonstriert, der zur Versteifung die letzte Rippe nahm, die sich für diese Verwendung besonders eignet.

Von Nicoladoni stammt auch die Verwendung der *Großzehe* als Daumenersatz. Diese Operationen ergeben vor allem kosmetisch sehr gute Resultate. Nur ist das lange Krummliegen, welches die Operation erfordert, für ältere Patienten unerträglich.

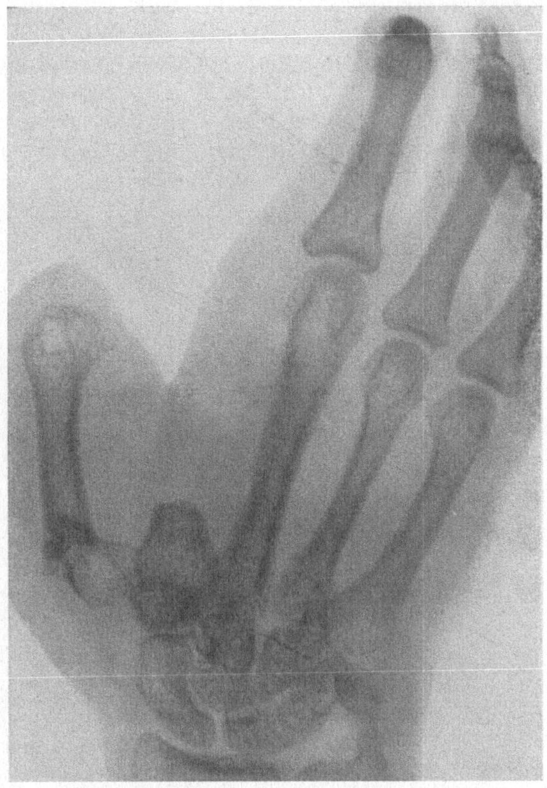

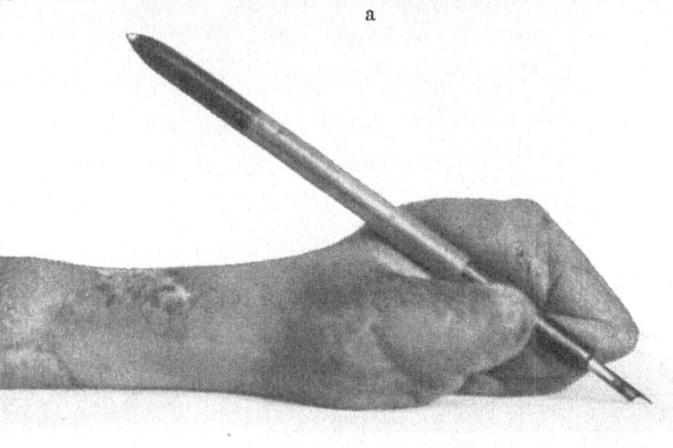

Abb. 478 a u. b. Bei Verlust des Daumens einschließlich seines Metacarpus kann durch Versetzung des Metacarpus II auf den Stumpf des Metacarpus I ein Greiforgan gewonnen werden (Perthes).

Selbst einer Hand, welche alle Finger verloren hat, kann man eine gewisse Greiffähigkeit verschaffen. Zunächst erweist sich die Vertiefung der Fingerfalten schon von Vorteil, wenn noch kleine Fingerstümpfe vorhanden sind. Sind die Finger ganz verloren, so kann man, wie wieder Perthes gezeigt hat, eine *Spalthand* bilden. Aus einer Hand, welche alle Finger verloren hatte, entfernte er Metacarpus II und III. Metacarpus IV und V wurden nahe ihrer Basis osteotomiert und so gedreht, daß eine Greifzange entstand, mit der Bleistifte und ähnliches gehalten werden konnten.

Der erste Versuch, bei Verlust der ganzen Hand ein Greiforgan herzustellen, stammt von WALCHER.

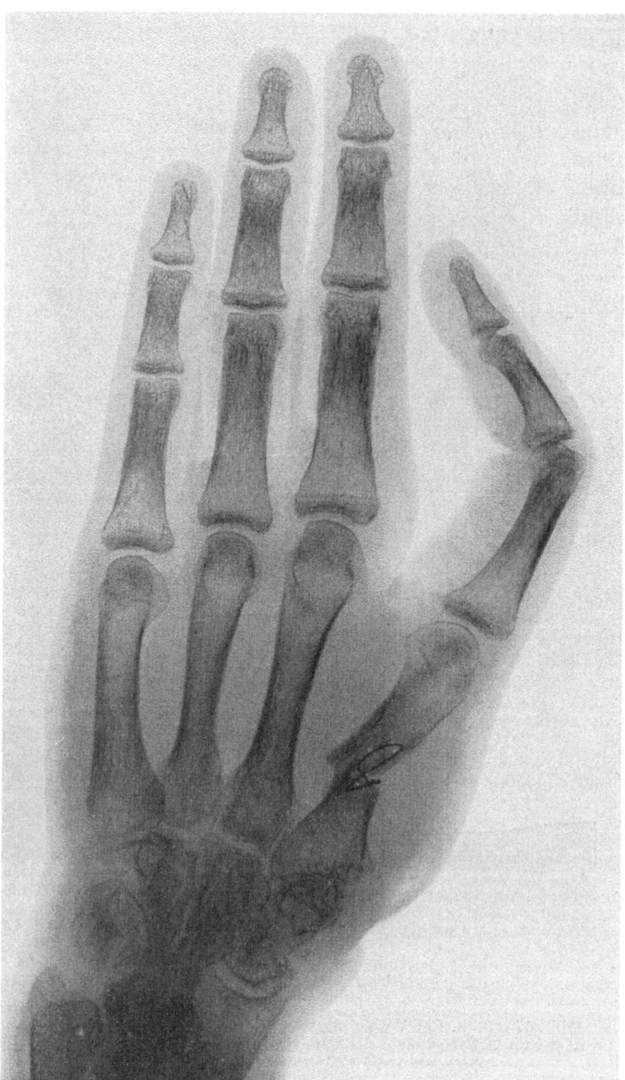

Abb. 479 b

Abb. 479 a u. b. Ersatz des Daumens durch Mobilisation des Zeigefingers und Drehosteotomie des Metacarpus II (NÖSKE).

Er resezierte ein etwa 6 cm langes Stück vom distalen Ende der Ulna und legte in der Höhe der Resektionsgrenze im Radius eine Pseudarthrose an. Beuge- und Strecksehnen werden mit dem beweglich gemachten Endstück des Radius verbunden. Die dadurch gewonnene aktive Beweglichkeit gibt mit einer Griffplatte eine aktiv zu benutzende Zange. Die Griffplatte wird an einer Unterarmhülse befestigt.

Wesentlich Vollkommeneres erreichte OEHLECKER dadurch, daß er den Radius kürzte und

Abb. 479 a.

auf denselben eine Großzehe aufsetzte, die gegen den überstehenden Ulnastumpf arbeiten kann. Die von ihm auf dem Chirurgenkongreß gezeigten Resultate waren überraschend. Abb. 480 a und b zeigen einen „OEHLECKER-Daumen".

Eine großzügige Idee war es, als KRUKENBERG es unternahm, den Radius von der Ulna weit herauf zu trennen und ihm so viel freie Beweglichkeit zu geben,
daß aus dem Unterarmstumpf ein scherenförmiges Greiforgan entsteht. Stümpfe, welche derartig behandelt sind, sehen erschreckend häßlich aus, aber sie leisten sehr Gutes. Die KRUKENBERGsche Operation verdient, erhalten zu bleiben.

Die anatomische Situation, die KRUKENBERG herstellt, zeigt besser als irgendeine Beschreibung beistehendes Bild (Abb. 481). Wie das fertige Greiforgan aussieht und wie es funktioniert, zeigt die nächste (Abb. 482). Der Anblick ist, wie gesagt, von einer erschreckenden Häßlichkeit. Aber die Gebrauchsfähigkeit ist so gut, daß man mindestens bei doppelseitigem Handverlust *einen* Stumpf derartig einrichten sollte.

KRUKENBERG hat auch eine Handprothese konstruiert, welche auf den Greifstumpf aufgesteckt und mit ihm bewegt werden kann. Mir scheint, daß das wider den Geist seiner Operation geht.

Größtes Aufsehen erregte es im Krieg, als SAUERBRUCH mit dem Gedanken hervortrat, die *Stümpfe der Muskeln*, welche im Amputationsstumpf dazu verurteilt sind, zugrunde zu gehen, weil ihnen die Arbeitsmöglichkeit genommen worden ist, zu *verwenden zur Bewegung von Ersatzstücken für den verlorenen Gliedabschnitt.*

Der Gedanke war schon vorher ausgesprochen und ausgeführt worden von dem Italiener VANGHETTI. Die Mitteilung VANGHETTIS hatte aber keine größere Beachtung gefunden. Der Name SAUERBRUCH, die Not der Zeit und

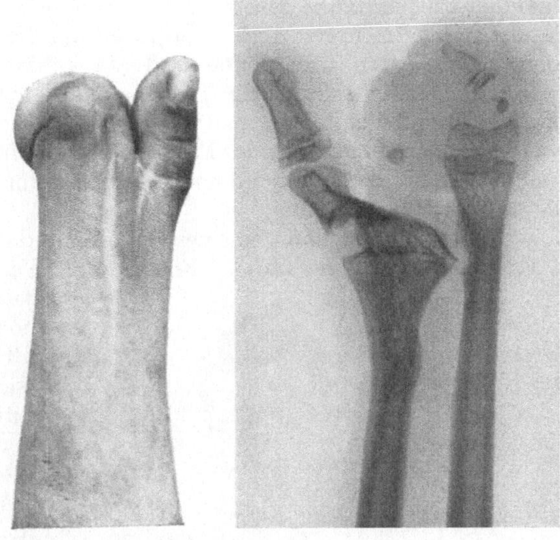

a   b

Abb. 480a u. b. OEHLECKERS *Operation.* Durch Transplantation einer Großzehe ist nach Verlust der ganzen Hand ein Greiforgan gebildet.

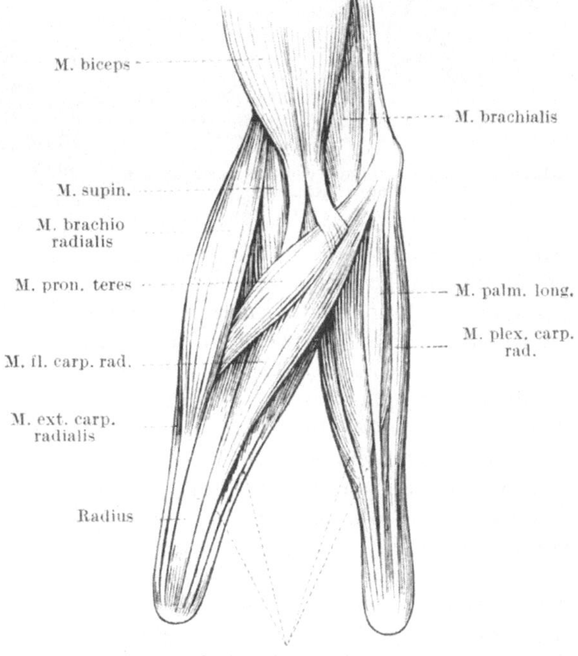

Abb. 481. KRUKENBERGS Operation zur Gewinnung eines Greiforgans aus einem Unterarmstumpf.

die Einfachheit der Idee bewirkten, daß dieselbe als Rettung in höchster Not mit
Begeisterung aufgenommen wurde. Es wurde in *Singen* ein Lazarett eingerichtet,
in welchem SAUERBRUCH die neue Operation selber ausführte und zu ihm kom-
mandierte Operateure unterrichtete. Es begann in ganz Deutschland ein Wett-
laufen unter Chirurgen und Orthopäden um den Preis, das neue Verfahren unter
den schwierigsten Umständen und am vollkommensten ausgeführt zu haben.

Gleichzeitig setzten die Techniker an, um die notwendigen *Prothesen* zu
konstruieren. Was bisher an Prothesen vorhanden war, konnte nicht verwendet
werden. Als die neugebauten Prothesen auch nicht ergaben, was erwartet worden
war, gab man die Schuld den noch unvollkommenen Konstruktionen und forderte
deren Vervollkommnung.

Heute ist genügende Zeit vergangen, um das Resümee zu ziehen. Das Resultat ist nicht ein vollständiger Fehlschlag. Was sich erfüllt hat, ist sogar recht
wertvoll, und SAUERBRUCHS Verdienst ist hoch anzuschreiben. Aber eine volle
Erfüllung der erweckten Hoffnungen hat sich nicht ergeben. Sie waren eben
weit übertrieben, und man hatte in der ganzen Rechnung einen wichtigen
Punkt übersehen.

Wenn ein Gliedabschnitt mit der Kraft, welche zu einer Arbeitsleistung
gehört, bewegt werden soll, so kommt es nicht nur darauf an, daß der Muskel
auf das zu bewegende Gelenk einwirkt, sondern daß auch die Muskelkraft voll
auf das zu bewegende Gelenk über-tragen wird. Ich will das an einem
Beispiel zu erläutern suchen.

Schließen wir die Finger einer Hand kräftig zur Faust, so werden auch die
Flächen des Handgelenkes gegeneinander gepreßt. Es wird dabei, da die Flächen des Handgelenkes fest aneinander liegen, aber nur ein geringer Teil der

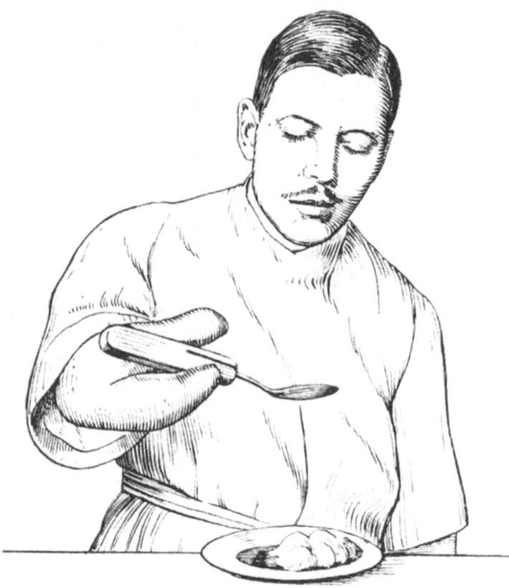

Abb. 482.   Unterarmstumpf von KRUKENBERG zum
Greiforgan gemacht.

Muskelkraft im Nebeneffekt verloren. Anders wenn etwa durch eine Tuberkulose
die Handwurzelknochen verlorengegangen sind und ein Schlottergelenk des Handgelenkes entstanden ist. Auch jetzt können die Finger der Hand noch zur Faust
geschlossen werden, aber es fehlt dem Faustschluß die Kraft, die zu einer Arbeitsleistung notwendig ist. Die Fingerbeugemuskeln sind nicht atrophisch, sie können
sogar hypertrophisch sein. Der mangelhafte Nutzeffekt ihrer Arbeit ergibt sich
daraus, daß sie bei ihrer Kontraktion erst das Schlottergelenk zu festem Stand
bringen müssen, ehe eine *kräftige* Ballung der Finger zur Faust möglich ist. In
der Wirkung auf das Handgelenk geht der größte Teil der Kraft der Handmuskulatur verloren. Was übrig bleibt, genügt nicht, die Finger so zu bewegen, wie zum
Arbeitsgebrauch der Hand notwendig ist.

Ganz genau dieselben Verhältnisse liegen bei einem mit einer Prothese
versorgten Sauerbruch-Stumpf vor. Der Zug der Muskelstümpfe, die mit der
Prothese verbunden sind, zieht zunächst die ganze Prothese an den Stumpf
heran, und erst nachdem die Prothese auf dem Stumpf einen festen Widerhalt
gefunden hat, kann eine *kraftvolle* Bewegung der Prothesenteile gegeneinander
stattfinden. Ist die Kraft der Muskelstümpfe in der Fixationswirkung verbraucht,

ist ihre Kontraktionsbreite erschöpft, so bleibt für die Erfüllung der eigentlichen Arbeit nichts übrig.

Daraus ergibt sich, unter welchen Bedingungen man mit der SAUERBRUCH-schen Operation Erfolge erzielen kann, und erklärt sich, warum solche Erfolge unter anderen Bedingungen nicht erzielt werden können.

Bedingung für den Erfolg mit SAUERBRUCH ist, daß man die Prothese so fest auf den Knochenstumpf aufsetzen kann, daß eine Verschiebung nur in den engsten Grenzen möglich ist. Bedingung ist weiter, daß die Muskelstümpfe lange Bewegungsbahnen haben.

Die Muskelstümpfe für die Verwendung mit der Prothese herzurichten, ist eine verhältnismäßig einfache Aufgabe, und Prothesen, die alles leisten, was man verlangen kann, gibt es jetzt genug.

Die günstigsten Bedingungen bieten tiefe Unterarmamputationen. Durch die Ablösung der Muskelstümpfe vom Knochen kann dieser so frei werden, daß man die Prothese mit einem Becher fest auf die Stumpfspitze stecken kann, und die vom Knochen weit abzulösenden Muskelstümpfe erhalten langen Bewegungsausschlag. *Große* Kraftleistungen darf man natürlich auch in solchen Fällen nicht erwarten. Zur *Arbeit* wird die Hand auch im besten Fall nicht verwendet werden können. Aber für die Verrichtungen des täglichen Lebens kann sie ausreichen. Für Menschen, welche *beide* Hände verloren haben, ist der Gewinn, der ihnen so geschaffen werden kann, gar nicht zu überschätzen. Sie werden SAUERBRUCHS Namen in aller Zukunft segnen. Im übrigen erreicht man bei der Ausstattung Armamputierter mit aktiven Prothesen nach SAUERBRUCH nicht mehr als ein *kosmetisches* Resultat, dessen Wert jeder Amputierte für sich abschätzen muß.

Wir kommen zur Besprechung der

Prothesen

und wollen nach kurzen allgemeinen Bemerkungen in der Reihenfolge, wie wir die Stümpfe behandelt haben, besprechen, welche Forderungen der Stumpf an die Prothese stellt, wieweit diese Forderungen erfüllt werden können und welche Prothesenausführungen die vollkommensten Resultate ergeben.

Allgemein muß zunächst gesagt werden, daß Ersatzglieder auch in höchster Vollendung nichts anderes sind als eben *Ersatz*, das Wort „Ersatz" gebraucht ganz mit der üblen Nebenbedeutung, die dieses Wort in der Notzeit des Krieges erhalten hat. Nie und nimmer kann eine Prothese für den verlorenen Körperteil auch nur annähernd gleichwertiges bieten, immer fehlt das Wichtigste — das Leben. Darin liegt es letzten Endes begründet, daß Prothesenträger und Prothesenbauer über ein und dieselbe Prothese sooft verschiedener Meinung sind. Der Prothesenträger ist unzufrieden, daß ihm für seinen *lebenden* Körperteil ein unvollkommenes *totes* Ding geboten wird, und der Prothesenbauer ist stolz, daß er den Amputierten instand gesetzt hat, das und jenes wieder zu tun, was er infolge der Amputation nicht mehr tun konnte.

Noch eine zweite allgemeine Bemerkung über das *Konstruieren* und *Bauen* von Prothesen.

Von jeher haben da Ärzte und Techniker zusammengearbeitet. Der Arzt bezeichnete dem Techniker die Leistungen, deren Wiedergewinnung durch die Prothese erreicht werden sollte, er erklärte ihm, wie der lebende Körper arbeitet, um diese Leistungen zu vollbringen, er machte ihn auf Schwierigkeiten und auf Vorteile aufmerksam, die der einzelne Stumpf bot, auf Rücksichten, welche Beruf, Lebensalter und allgemeine Lebensbedingungen des Amputierten fordern. Die Herstellung der nötigen Stumpfmodelle haben nur wenig Ärzte selber über-

nommen, ebenso haben nur wenig die Ausführung der Prothese und die Proben
überwacht. Es fehlte dazu den meisten die technische Bildung.

Wer als Orthopäd die Versorgung Amputierter mit Prothesen übernehmen
will, muß sich unbedingt soviel technische Bildung aneignen, daß er die Qualität
der Arbeit des Technikers beurteilen kann. Er muß dem Techniker auch das
Stumpfmodell geben, das er *selber* gemacht hat. Die für Herstellung dieses
Modells nötigen Kenntnisse ergeben sich nur aus einer medizinischen Bildung,
die der Nichtarzt nicht haben kann. Der Arzt muß auch die Proben und die
Abnahme der Prothese beaufsichtigen. Die eigentliche Herstellung der Prothese
ist technische Arbeit, für welche der Arzt von Berufswegen nicht die nötigen
Fähigkeiten besitzt. Bei Improvisationen, die sich an die dem Arzt geläufige Ver-
bandtechnik anschließen, wie bei der Herstellung der oben beschriebenen Gipsstelze, tritt die Arbeit der eigenen Hände des Arztes wieder in den Vordergrund.

Kommen wir nun zu den Prothesen für die verschiedenen Stümpfe, und
beginnen wir wieder mit

der Zehenamputation. Für Zehenverluste sind Prothesen unnötig. Es genügt,
wenn wir dem Stiefel eine recht kräftige, vorn etwas aufgehobene Sohle geben
und die Stiefelspitze leicht mit Watte ausstopfen. Die Sohle deckt teilweise
den Verlust, welchen der Fuß durch den Ausfall der Zehenarbeit beim Abrollen
erlitten hat. Eine gut federnde Plattfußeinlage hilft den Verlust an der Feder-
kraft des Fußes weiter ausgleichen.

Bei Amputation durch die *Mittelfußknochen* ist es wichtig, daß das vordere
Ende des Stumpfes von den Seiten her gut zusammengehalten wird. Die bei der
Abrollung vom Fuß geleistete Arbeit soll, soweit sie verloren ist, ersetzt werden.
Man muß den Fuß in eine feste Lederkapsel stecken, die gut anliegt. Die Sohle
ist kräftig zu halten und durch Einlegen einer federnden Stahlschiene zu verstärken. Sie ist nach vorn zu etwas aufzuwölben und trägt auf ihrer Oberfläche
eine tote Spitze von Hartfilz, welche die Stiefelspitze ausfüllt, aber etwas kürzer
gehalten wird als der verlorene Fußteil. Zwischen dieser Filzspitze und der
Stumpfspitze muß soviel Raum sein, daß beim Abrollen des Fußes kein Druck
entsteht. Gegen Entstehung dieses Druckes schützt besonders eine Hartleder-
zunge, welche auf der Filzspitze befestigt wird und sich bis zum Schaftteil des
Schnürstiefels herauf auf den Fußrücken und an die Vorder-
fläche des Unterschenkels legt.

Schwierig mit Prothesen auszustatten sind *Lisfranc-* und
Chopart-Stümpfe. Die eben beschriebene Konstruktion erweist
sich auf die Dauer als nicht genügend, auch wenn der Stumpf
die oben beschriebene Falschstellung nicht einnimmt, oder
wenn dieselbe durch Peronaeusluxation beseitigt worden ist.
Man muß eine Unterschenkelhülse geben und mit derselben
den Ersatzteil des Fußes verbinden. Nach allerlei Versuchen
bin ich darauf gekommen, auf den Einbau eines Fußscharniers
zu verzichten und den Fußteil in zwei Teile zu zerlegen. Der
mit dem Unterschenkelteil verbundene Teil des Fußes wird

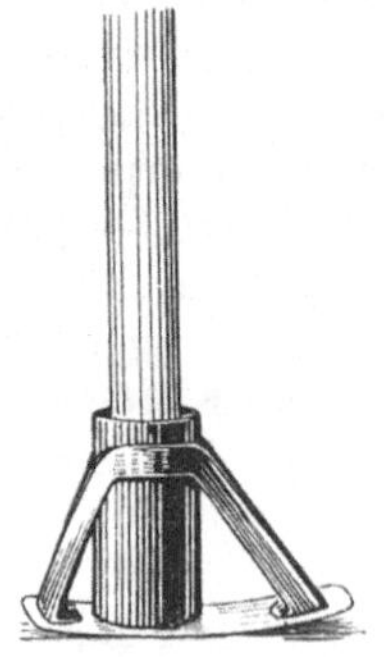

Abb. 483. HOEFTMANNs
Fußplatte für den
Stelzfuß.

kürzer gestaltet als gewöhnlich beim Kunstfuß. Der bewegliche vordere Teil so, daß er eine ziemlich ausgiebige Dorsalflexion machen kann.

Eine solche Prothese arbeitet dann so, wie die einfache Fußplatte, die
HOEFTMAN verwendete, und welche für einen Stelzfuß eingerichtet Abb. 483
wiedergibt. Das Aussehen der Prothese zeigen Abb. 484a und b.

Große Schwierigkeiten bereitet die Prothesenausrüstung bei Stümpfen, die
mehr oder weniger dem PIROGOFF ähnlich sind. Die besten Resultate erzielt man,

wenn man auf die Anbringung eines Fußscharniers ganz verzichtet und die Fußbewegung in den Fuß selber verlegt und wenn man auch wieder den Fuß so konstruiert, wie für die Lisfranc- und Chopart-Stümpfe.

Wenn der Pirogoff-Stumpf nicht voll tragfähig ist, kann man den Oberrand der Unterschenkelhülse so ausarbeiten, daß die Ausladungen der Tibia einen Teil der Lastübertragung übernehmen. In solchem Fall arbeitet man den Unterschenkelteil am besten aus Holz.

Auch für *lange Unterschenkelstümpfe* eignen sich diese Prothesen, man muß sie aber am Oberschenkel durch eine Manschette anhängen, damit sie nicht abrutschen.

Wird der Unterschenkelstumpf kürzer, dann muß man mit dem Oberschenkelteil rasch hinaufgehen, am besten gleich bis zur Lastübertragung durch den

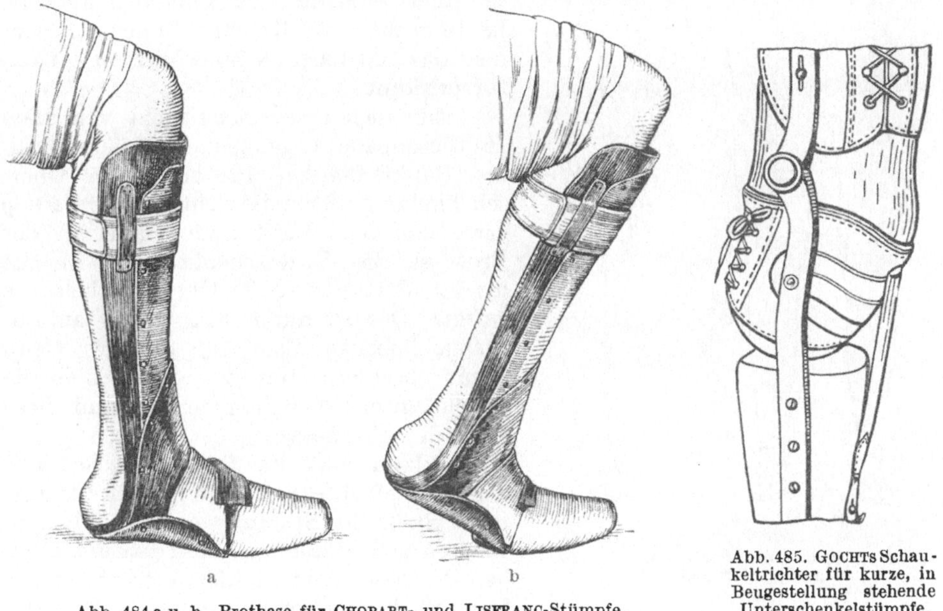

Abb. 484 a u. b   Prothese für CHOPART- und LISFRANC-Stümpfe.

Abb. 485. GOCHTs Schaukeltrichter für kurze, in Beugestellung stehende Unterschenkelstümpfe.

Sitzknorren. Bei belastungsfähigen Stümpfen gibt man ein weiches Polster in den Stumpftrichter. Wenn auch die Stützwirkung, die dadurch erreicht wird, nicht groß ist, so ist doch die direkte Bodenfühlung für den Amputierten von großem Vorteil.

Kurze Unterschenkelstümpfe bieten die Schwierigkeit, den Stumpf zu fassen. Sie wird etwas umgangen, wenn man den Trichter des Derflinger-Beins benutzt. Das ist ein Hartledertrichter, der am Stumpf liegt und mit dem der Stumpf in der Hülse steckt. Zwischen Oberrand der Hülse und Unterrand des Trichters sind Gummibänder gespannt, die das Gleiten des Trichters in der Hülse regulieren.

Für kurze Unterschenkelstümpfe, die in Beugung stehen, hat GOCHT eine recht zweckmäßige Konstruktion geschaffen in dem sogenannten Schaukeltrichter. Die Konstruktion ist auf der Abb. 485 gut ersichtlich.

Die Knielaufstelze, welche früher die Normalprothese für Unterschenkelamputierte gewesen ist und derentwegen die *hohe* Unterschenkelamputation die Operation der Wahl war, ist mit Recht verlassen.

Kniestümpfe sind mit Stelzfuß sehr gut zu versorgen. Für Kunstbeine geben sich, wie oben schon gesagt, Schwierigkeiten, die für die Bewegung notwendigen Konstruktionsteile unterzubringen. Faßt man den Stumpf in eine knapp anliegende Hartlederkappe, so kommt man noch am ehesten zu einem annehmbaren Resultat. Zur Sicherung des Vorschwingens des Unterschenkels muß ein Gummizug vorn über das Knie gelegt werden.

Sobald bei *Oberschenkelstümpfen* der kürzer werdende Stumpf den Platz dafür bietet, baut man zur Betätigung der Kniebewegung Federmechanismen in das Innere der Prothese ein. Dafür gibt es jetzt verschiedene sehr brauchbare und jedem Bandagisten gut bekannte Konstruktionen.

Um bei Oberschenkelprothesen das Einknicken des Knies nach vorn zu verhüten, legt man das Kniescharnier etwas hinter die Schwerlinie. Mit dem für das Vorbringen des Unterschenkels eingebauten Federmechanismus zusammen erreicht man damit genügende Standfestigkeit. Auf *Bremsvorrichtungen* wird meistens verzichtet. Es gibt aber auch da heute recht gute Konstruktionen. Besonders das HABERMANN-SCHEDE-Bein sei dafür erwähnt.

Ein auch heute noch nicht von allen Prothesenbauern genügend berücksichtigter Punkt ist bei Prothesen für Oberschenkelamputierte die richtige *Orientierung der Beinachse*. Meist findet man an der Prothese die Unterschenkelachse in die direkte Fortsetzung der Oberschenkelachse gelegt. Das ist nur richtig, wenn am zurückgebliebenen Bein ein mäßiges Genu varum besteht. Hat das andere Bein die physiologische X-Beinigkeit, so muß diese auch der Prothese gegeben werden.

Sodann muß die Prothesenachse mit der Stumpfachse richtig abgestimmt werden. Steht der Stumpf wie gewöhnlich in Flexion und Abduction, dann darf die Achse der Prothese nicht in die Fortsetzung der Stumpfachse gebracht werden. Es muß vielmehr eine Abbiegung des Oberschenkeltrichters unterhalb der Stumpfspitze erfolgen, welche die ganze durch Stumpf und Prothese gelegte Achse zur richtigen Orientierung bringt. Dadurch wird der Nachteil, welchen die falsche Stellung des Stumpfes bedeutet, nicht völlig beseitigt, aber doch wesentlich gemildert.

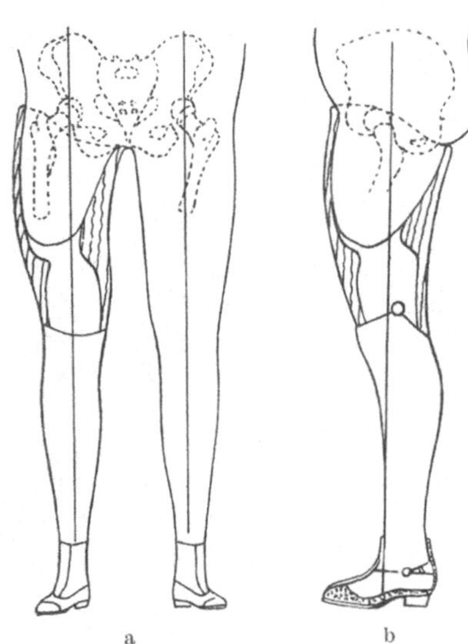

Abb. 486 a u. b. Die Orientierung der Prothesenachse nach GERLACH.

Auf letzten Punkt hat besonders GERLACH hingewiesen. Die von ihm stammenden Skizzen Abb. 486a und b bringen sehr gut zur Darstellung, wie die Achse der Prothese bei einem falsch stehenden Oberschenkelstumpf abgebogen werden muß.

An jeder Beinprothese ist ein sehr wichtiger Teil

die Bandage,

d. h. der Teil, welcher dazu dient, das Ersatzstück am Körper zu halten. Beim Anheben des in der Prothese steckenden Stumpfes zieht das Gewicht der Prothese dieselbe am Stumpf herunter. Diesem Zug soll die Bandage entgegenwirken. Sie wird außerdem bei hochliegenden Amputationen, bei denen der Stumpf zu solcher Betätigung nicht mehr ausreicht, benutzt, um die Prothese im Gehen zu bewegen.

Die einfachste Bandage ist die Manschette um den Oberschenkel, die wir bei den Prothesen für lange Unterschenkelstümpfe schon kennengelernt haben.

Bei *kurzen Unterschenkelstümpfen* versucht man vielfach durch gutes Anlegen der Oberschenkelhülse an den Kniekondylen genügenden Halt gegen das Gleiten der Prothese am Stumpf zu gewinnen. Besser tut man, wenn man außerdem doch noch die Prothese am Rumpf aufhängt. Bei Knie- und Oberschenkelstumpf ist dies unbedingt notwendig.

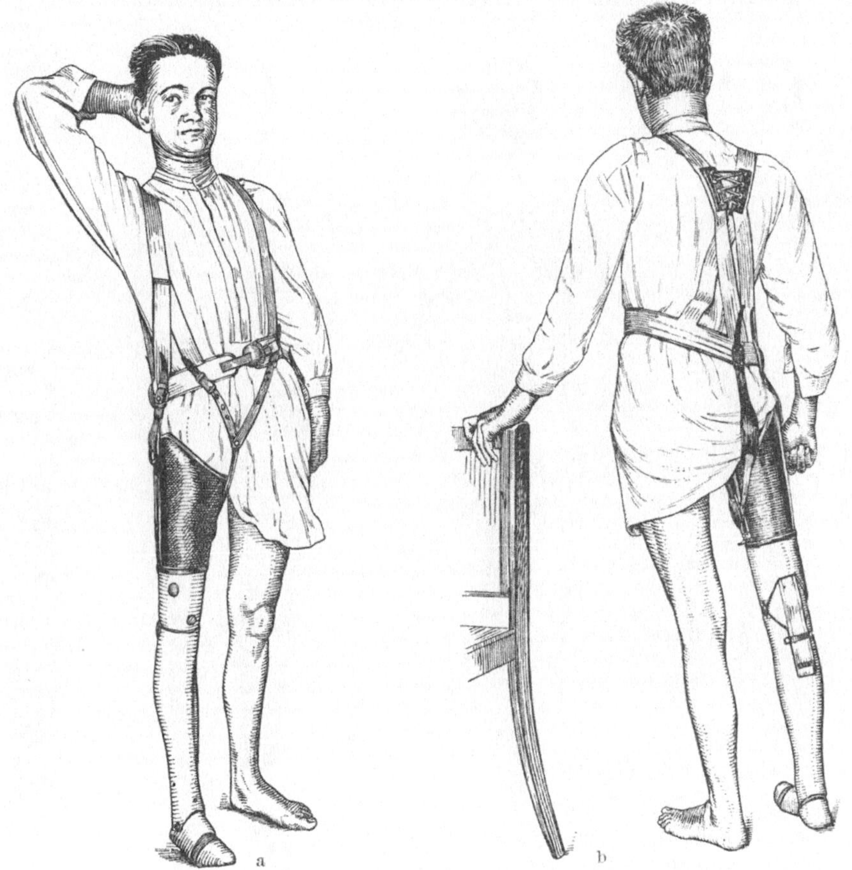

Abb. 487a u. b. Oberschenkelprothese mit einfacher Bandage über die Schultern gehängt.

Im allgemeinen benutzt man zu dieser Aufhängung Bänder, die über die Schultern geführt werden (Abb. 487a und b). Diese Bänder geben den Vorteil, daß Rumpfbewegungen auf die Prothese übertragen werden können. Es kann dadurch dem Stumpf in der für die Bewegung der Prothese zu leistenden Arbeit große Unterstützung gebracht werden. Außerdem sind die aus Schulterbändern bestehenden Bandagen sehr leicht anzufertigen und sehr leicht abzuändern. Eine Bandage, die mit Recht besonders geschätzt wird, ist die *Fittwellbandage* (Abb. 488a und b).

Es haftet jedoch allen den Bandagen, welche über die Schulter geführt werden, ein großer Nachteil an. Das Gewicht der Prothese und die Spannung, mit der die Tragbänder über die Schultern gezogen werden müssen, bedingen *für die Wirbelsäule* eine *dauernde schwere Tragarbeit,* und mit zunehmender

Häufigkeit tauchen jetzt in der Praxis Träger von Prothesen mit schweren *Insuffizienzerkrankungen der Wirbelsäule* auf. Die Patienten leiden nicht nur an den typischen Beschwerden der Insufficientia vertebrae, sondern man findet schon zuweilen starke Veränderungen an den Knochen der Wirbelsäule. Sehr häufig klagen diese Patienten über neuralgische Schmerzen im Stumpf. Nach dem, was oben über den Zusammenhang von Ischias und Insufficientia vertebrae gesagt ist, kein Wunder. Diese Fälle haben mich die Vermutung aussprechen lassen, daß Stumpfneuralgien oftmals zentralen Ursprungs sind.

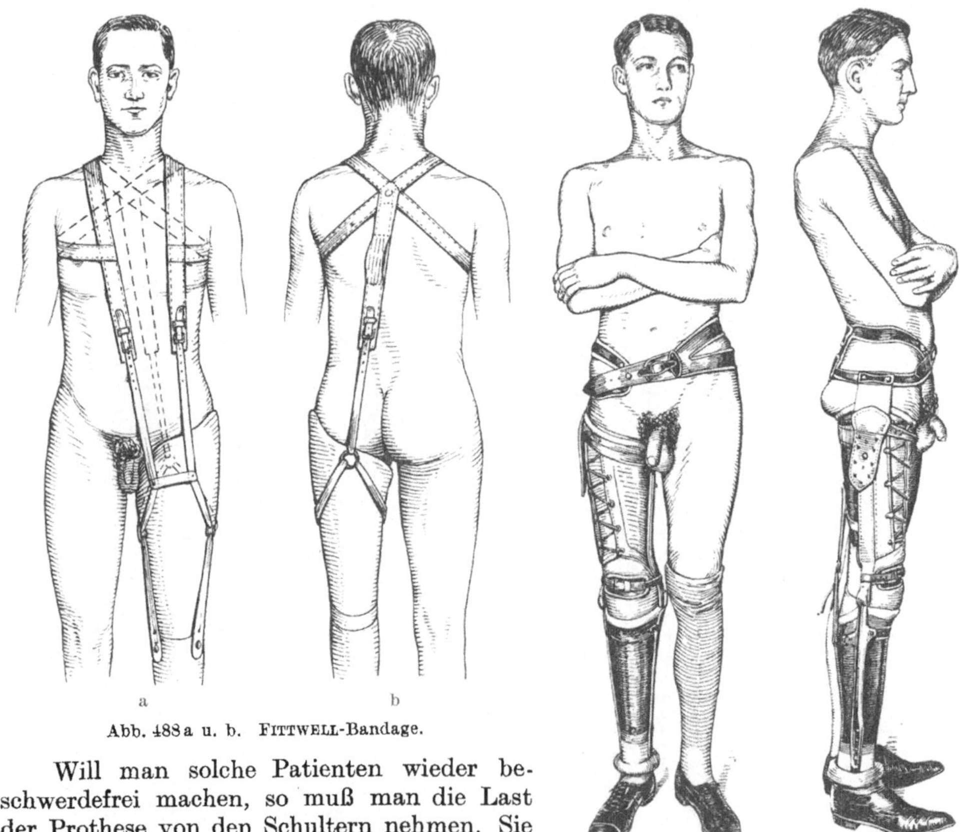

a　　　　　　　　　b

Abb. 488a u. b.　FITTWELL-Bandage.

Will man solche Patienten wieder beschwerdefrei machen, so muß man die Last
der Prothese von den Schultern nehmen. Sie
empfinden diese Entlastung sogleich sehr angenehm, aber sie brauchen in der Regel ziemlich lange Zeit, bis sie ihre Beschwerden wieder ganz los werden.

a　　　　　　　　　b

Abb. 489 a u. b. Prothese für kurzen Unterschenkelstumpf mit Beckenaufhängung ausgestattet.

Wenn die Schultern nicht mehr als Aufhängepunkt in Frage kommen, muß man die Prothese am *Becken* tragen lassen. Die dazu notwendigen Konstruktionen sind schwieriger auszuführen als die auf die Schultern gelegten Bandagen, und daran liegt es wohl, daß sie so wenig benutzt werden. Ich habe sie, abgesehen von dem einfachen Beckenring, nur an Oberschenkelprothesen, welche FRIEDRICH HESSING gebaut hatte, gesehen. Ich habe nach dessen Vorbild ebenso wie HOFFA das getan hat, bis in die Kriegszeit gearbeitet. Dann bin ich dem allgemeinen Gebrauch folgend zu der einfachen Schulteraufhängung übergegangen, bin aber nun aus der eben geschilderten Erfahrung reumütig wieder zur Befestigung am Becken zurückgekehrt.

Schon für kurze Unterschenkelstümpfe gebe ich einen Beckenteil, welcher aus einem halben Beckenkorb und zwei Riemen zu dessen Anlegung besteht. Prothese und Aufhängeteil werden durch ein Lederstück verbunden, in welches ein Gummistreifen eingefügt ist, und welches durch zahlreiche Knopflöcher feine Verstellung zuläßt (Abb. 489a u. b).

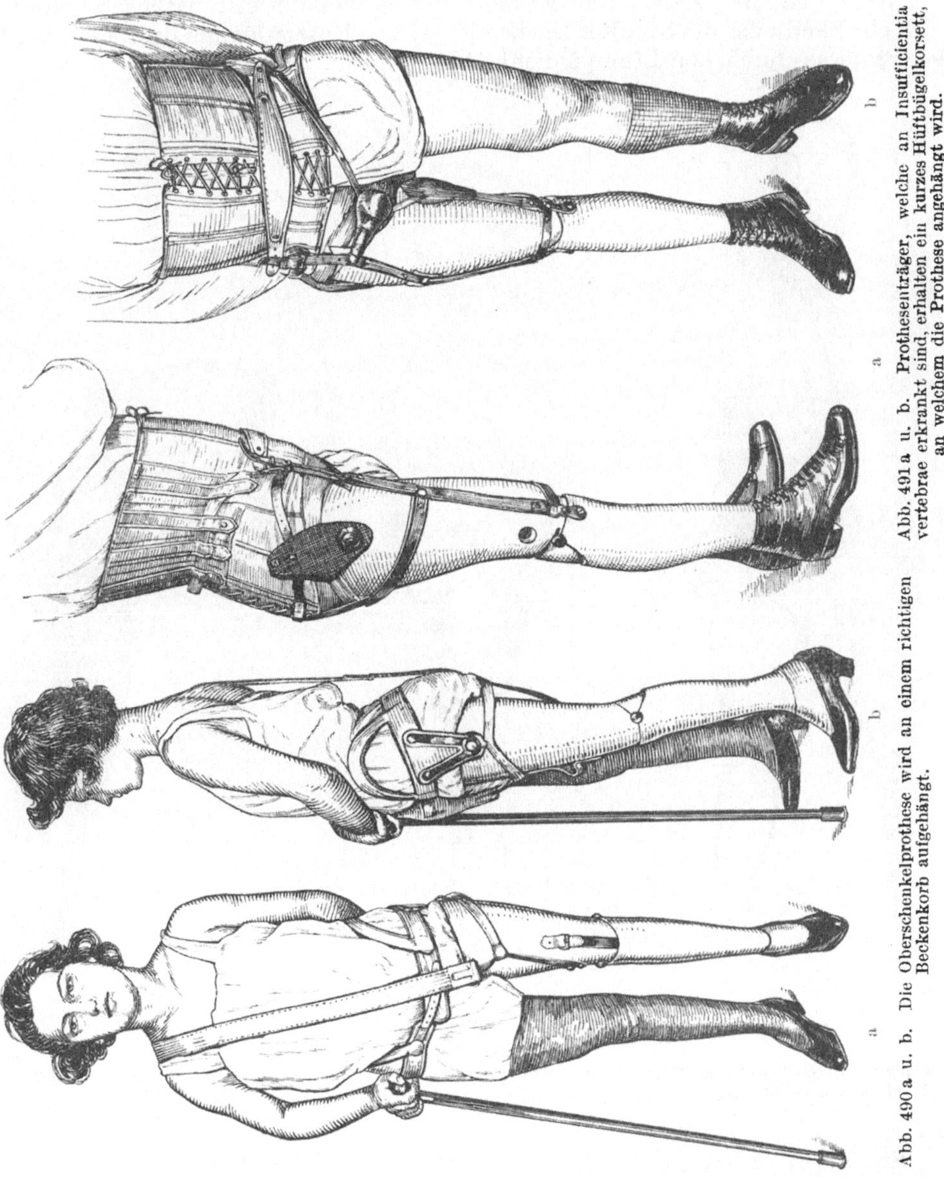

Abb. 491a u. b. Prothesenträger, welche an Insufficientia vertebrae erkrankt sind, erhalten ein kurzes Hüftbügelkorsett, an welchem die Prothese angehängt wird.

Abb. 490a u. b. Die Oberschenkelprothese wird an einem richtigen Beckenkorb aufgehängt.

Bei Oberschenkelstümpfen, besonders bei kurzen, gebe ich einen vollständigen Beckenkorb. Das Verbindungsstück lasse ich aus einem Stück Sohlenleder schneiden und lasse die Bewegung zwischen diesem Stück und der Oberschenkelhülse unter einer großen Metallplatte erfolgen (Abb. 490a u. b). Diese Konstruktion des Verbindungsstückes gibt so viel Spiel, daß die Prothese, trotzdem ihre Bewegungen nicht vollständig mit den Hüftbewegungen zusammenfallen, doch gut sitzt.

Bei Patienten, welche schon an starken Insuffizienzbeschwerden der Wirbelsäule leiden, gebe ich ein kurzes Hüftbügelkorsett und hänge die Prothese an dieses (Abb. 491 a u. b).

Wenn man die Prothese am Becken befestigt, so kann man natürlich immer noch ein Band über die Schulter legen, welches zur Unterstützung der Bewegung der Prothese durch den Stumpf dient (Abb. 490 a u. b).

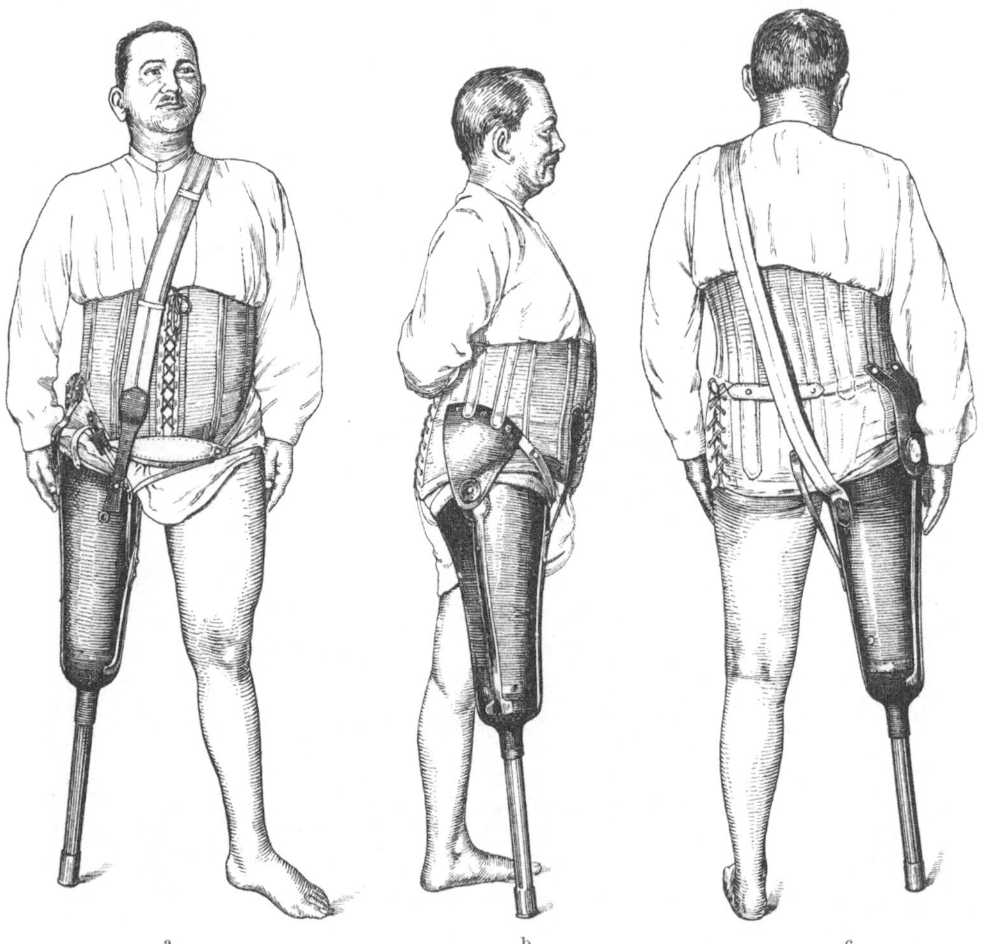

Abb. 492 a—c. Bei besonders schweren Insufizienzerkrankungen der Wirbelsäule muß anstatt des Kunstbeines ein Stelzfuß gegeben und auch dieser an einem kurzen Hüftbügelkorsett gehängt werden.

Ein anders Mittel, die Wirbelsäule durch die Prothese weniger zu belasten, ist die Verwendung des *Stelzfußes* an Stelle des Kunstbeines (Abb. 492 a—c).

Der *Stelzfuß* wurde vor dem Krieg von Oberschenkelamputierten regelmäßig getragen, meist im Wechsel mit einem Kunstbein. Im Krieg wurde gelehrt, der Stelzfuß sei eine zu primitive Vorrichtung und sein Gebrauch hindere den Amputierten, den Gang mit einem Kunstbein ordentlich zu erlernen. Es war sogar der Gipsstelzfuß, den ich oben beschrieben habe, als prinzipiell zu vermeiden bezeichnet worden. Hier bin ich heute wie damals anderer Meinung. Der Stelzfuß stört den Amputierten durchaus nicht in der Erlernung des Ganges mit dem Kunstbein. Er bietet im wechselnden Gebrauch mit dem Kunstbein der Wirbelsäule die Möglichkeit, sich von der Überanstrengung durch das Kunstbein immer wieder zu erholen. Außerdem bietet der Stelzfuß auf unebnem Boden sehr viel größere Sicherheit als das Kunstbein. Deshalb wird er auch von der *ländlichen* Bevölkerung immer vorgezogen.

Was zu den Prothesen für *ganz kurze Oberschenkelstümpfe* und für *Hüftexartikulation* zu sagen ist, ist oben schon ausgeführt worden. Es sei nur darauf hingewiesen, daß man einen sehr gut sitzenden, festen Beckenkorb und ein sehr festes Verbindungsstück mit der Prothese herstellen muß.

Was über doppelseitig Oberschenkelamputierte zu sagen ist, ist oben gebracht.

Es fehlen noch einige Bemerkungen über den *Fuß*.

Über die Frage, welches ist der beste Fuß für Kunstbeine, ist viel verhandelt worden. Der *Holzfuß*, welcher gewöhnlich benutzt wird, ist wenig zweckmäßig. Man verfedert das Unterschenkelfußgelenk, um eine Beweglichkeit des starren Fußes gegen den Unterschenkel herzustellen. Sind die Gummipuffer, welche dazu benutzt werden, straff und hart, so genügt diese Beweglichkeit nicht. Sind sie weich, so wird der Fuß zu einem unnützen Anhängsel, weil er für das Vorwärtsschieben des Körpers im Gang leistungsunfähig wird.

Ich habe versucht, durch einen *Rollfuß* die Schwierigkeit zu beseitigen, indem ich dem fest mit dem Unterschenkel verbundenen Fuß eine Sohle gab, die einen Ausschnitt aus der Zylinderfläche darstellt, über welche normalerweise die Abrollung des Fußes erfolgt (s. S. 456). Auf ebenem Boden gingen die so Ausgestatteten sehr gut. Aber der Rollfuß paßte sich unebnem Gelände nicht an. Bei Stelzfüßen wird eine ähnlich geformte, aber kürzere Auftrittsfläche oftmals mit Vorteil benutzt.

Man ist vielfach und zum Vorteil der Amputierten dazu übergegangen, die Bewegung des Fußes im Fuß selber stattfinden zu lassen, dadurch daß man *Gummi-* oder *Hartfilzfüße* an die Prothesen ansetzt. Bei Gummifüßen läßt man die Verbindung mit dem Unterschenkelteil ganz starr. Bei Filzfüßen gibt man dem Unterschenkelfußscharnier eine harte Verfederung.

Noch etwas über das *Material*, aus dem Beinprothesen hergestellt werden.

Man kann allerlei benutzen: Leder, Bleche, Holz.

Die Erfahrung hat gelehrt, daß die *Holzprothesen* sich besonders bewähren. Es ist das eine Bestätigung von Erfahrungen, die schon vor dem Krieg gemacht worden waren. Holzprothesen sind schwieriger herzustellen als andere. Sie sind deshalb auch teurer. Aber auch hier hat sich bestätigt, daß man am billigsten kauft, wenn man kauft, was gut und teuer ist. Im übrigen hat sich der Preis der Holzprothesen bedeutend gesenkt, seitdem fabrikmäßig Halbfabrikate hergestellt werden. Die *ganze* Prothese kann fabrikmäßig nicht so hergestellt werden, daß sie paßt, wie sie soll und muß. Die Fertigstellung unter Benutzung der Halbfabrikate muß unbedingt direkt nach dem Körper und auf den Körper des Amputierten erfolgen.

Faßt man alles zusammen, so kann man wohl sagen, daß heute Beinprothesen gebaut werden, welche alles leisten, was gerechterweise von ihnen verlangt werden kann.

Ersatzglieder für Verluste an den oberen Extremitäten

sind in viel größerer Mannigfaltigkeit geschaffen worden wie für Verluste an den unteren. Sie unterscheiden sich nicht nur nach der Höhe, in der die Amputation vorgenommen worden ist, nach Material und Qualität der Ausführung, sondern in erster Linie nach dem Ziel, welches sie zu erreichen suchen. Die Verschiedenheit dieser Ziele ergibt so grundsätzlich verschiedene Ersatzmittel für den gleichen Stumpf, daß durch eine Besprechung in der Reihenfolge, welche wir bei der Besprechung der Prothesen für die untere Extremität eingehalten haben, keine Übersicht zu erlangen ist. Dazu kommt, daß so typische Formen, wie sie für die untere Extremität vorhanden sind, an den Prothesen für die obere Extremität noch nicht zur Entwicklung gekommen sind. Es ist noch alles viel flüssiger und wird wohl auch viel flüssiger bleiben. Wir müssen uns beschränken, in großen Zügen eine Übersicht zu geben, und wir teilen dabei ein in Prothesen, welche nur den Zweck haben, den *Gliedverlust zu verdecken*, in Prothesen, welche dem Stumpf eine *Arbeitshilfe* bieten sollen, und in Prothesen, die nicht nur Hand und Arm in ihrer Form, sondern auch in ihrer *Funktion* ersetzen sollen.

Prothesen, welche nur den Zweck haben, den Verlust zu verdecken, nennt man heute allgemein *Schmuckarme*. Prothese und Schmuck sind mir zu weit auseinanderstehende Begriffe. Ich gebrauche in Anlehnung an Luthers „*Schaubrote*" den Ausdruck *Schauarm*. Wie die Schaubrote nur *angeschaut* werden sollten, so ist der Schauarm nur ein Schaustück.

Mit dem Schauarm wurde der Armamputierte von jeher nach der Amputation ausgestattet. Daß und wie der Amputierte diesen Arm verwendete, ist oben berichtet.

Den Typ solcher Arme zeigt Abb. 493. Es ist nur die Form eines Armes nachgeahmt. Der Stumpf steckt in der Höhlung des Oberarmstückes. Ein Band, das vom Rand des Stumpftrichters ausgeht, ist über den Nacken und um den Hals gelegt und hält den Arm fest. Gewöhnlich ist das Halteband auch durch die Achsel der gesunden Seite gezogen. Sucht man besonders guten Halt, so legt man auf die Schulter ein schmales Kummet und führt von diesem die Haltebänder durch die Achselhöhle der gesunden Seite.

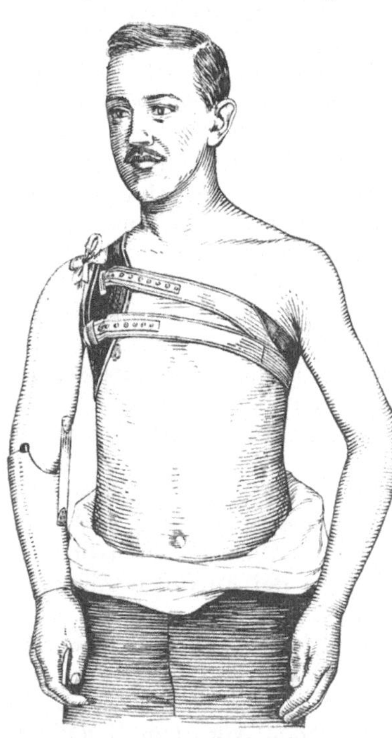

Abb. 493. In Holztechnik hergestellter Schauarm (Schmuckarm).

Das Ellbogengelenk der abgebildeten Prothese ist beweglich und kann durch eine einfache im Inneren des Gelenkes liegende Vorrichtung in gewünschter Beugestellung festgehalten werden. Die Hand ist ebenfalls beweglich an den Unterarm gesetzt. Die Beweglichkeit ist nach allen Richtungen frei. Das Gelenk ist aber so konstruiert, daß die Hand in der Stellung, welche ihr gegeben wird, stehen bleibt. An der Hand sind die Finger in leichter Beugung starr, und der Daumen ist im Carpo-Metacarpalgelenk so eingestellt, daß sich seine Spitze gegen die Fingerspitzen bewegt. Ein elastischer Zug drückt ihn gegen die Finger, die Abspreizung muß mit der anderen Hand ausgeführt werden.

Die hauptsächlichsten Variationen, welche man an solchen Schauarmen sieht, finden sich an der Hand. Einesteils versuchen die Variationen, der Hand eine gewisse Gebrauchsfähigkeit zu geben, anderenteils versuchen sie, die verlorengegangene Hand in ihren Formen besonders gut nachzuahmen.

Bei den Händen erster Art werden die Finger zu Haken gebogen, in die ein zu tragender Gegenstand eingehängt werden kann. Oder es wird ein Schlitz in der Hohlhand angebracht, in welchen Eßgeräte eingesteckt werden können, und Ähnliches. Vielfach sind die Arme so konstruiert, daß die Hand ganz abgenommen werden und an ihrer Stelle ein Arbeitshaken, Arbeitsring oder etwas Derartiges angebracht werden kann. Man hat dann die Kombination von Schauarm und Arbeitsarm.

Wird die kosmetische Wirkung besonders betont, so tritt an Stelle der Holzhand, die für gewöhnlich benutzt wird, eine Hand aus einem weichen Material. Am besten sind Hände aus Hartfilz geschnitzt, mit Kupferdrähten, die durch die Hand bis an die Enden der Finger geschoben werden. An solchen Händen nehmen die Finger jede gewünschte Stellung an und behalten sie. Die Hand legt sich weich auf den Tisch, sie klappt nicht wie die hölzerne.

Auf einen kleinen Technikerkniff sei hingewiesen: Man darf einem solchen Schauarm und vor allen Dingen seiner Hand nicht dieselbe Größe geben wie dem gesunden. Er muß wesentlich kleiner gehalten werden, sonst erscheint er viel zu groß.

Wie die Hand kann man an einem Schauarm auch den Schaft aus verschiedenen Materialien herstellen. Die saubersten, haltbarsten und leichtesten Produkte ergibt die Holztechnik.

Arbeitsprothesen.

Ersatzstücke, welche den Zweck haben, dem Stumpf eine Arbeitshilfe zu verschaffen, pflegt man als Arbeitsprothesen zu bezeichnen.

Erfinder solcher Arbeitsprothesen sind von jeher die Armamputierten selber gewesen. Es ist ja so natürlich, daß jeder, der einen Arm verloren hat, nach Mitteln sucht, die es ihm ermöglichen, verlorengegangene Leistungen wieder

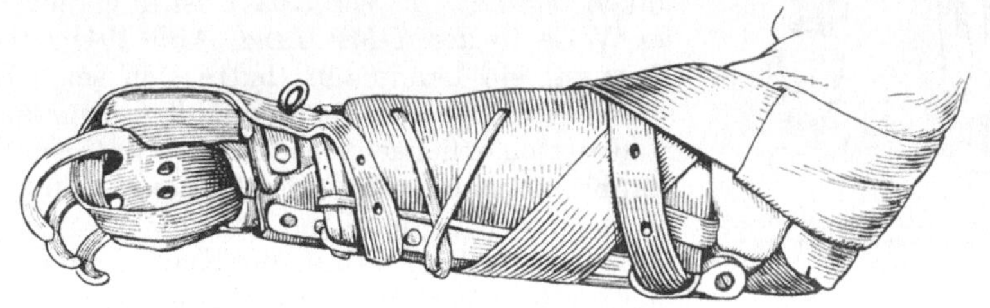

Abb. 494. KELLER-Hand.

zu gewinnen. Die Produkte, welche aus solchen Bestrebungen geboren werden, wechseln erstens je nach dem wechselnden Wert, welche die oder jene Leistung für verschiedene Amputierte besitzt und wechseln auch nach dem Erfindertalent des einzelnen. Die Folge davon ist, daß Arbeitsprothesen in großer Menge erfunden worden sind und daß sie untereinander außerordentlich verschieden sind. Meist sind es sehr primitive Vorrichtungen. Jede dieser Prothesen ergibt am Stumpf dessen, der sie sich gebaut hat, große, häufig sogar überraschend große Leistungen. Einem anderen Armamputierten gegeben, versagt sie aber gewöhnlich vollständig. Diese Arbeitsprothesen sind eben ganz individuelle Konstruktionen. Jede hat der Selbsterfinder für *seinen* Stumpf, für *seine* Arbeit und für *seine* persönliche Eigenart hergestellt. Hat ein zweiter auch genau denselben Stumpf, und hat er auch dieselbe Arbeit, so hat er doch eine andere persönliche Eigenart, und darum braucht er eine andere Prothese.

Eine im Ansatz falsche Rechnung war es, als man im Krieg versuchte, Arbeitsprothesen zu konstruieren, in denen sich *alle* die Leistungen vereinigen, welche einzeln in den verschiedenen vorhandenen Arbeitsprothesen zu finden sind. Auf die Versuche, eine *Universalarbeitsprothese* zu schaffen, oder wenigstens ein paar Typen, ist außerordentlich viel Scharfsinn bedeutender Ingenieure,

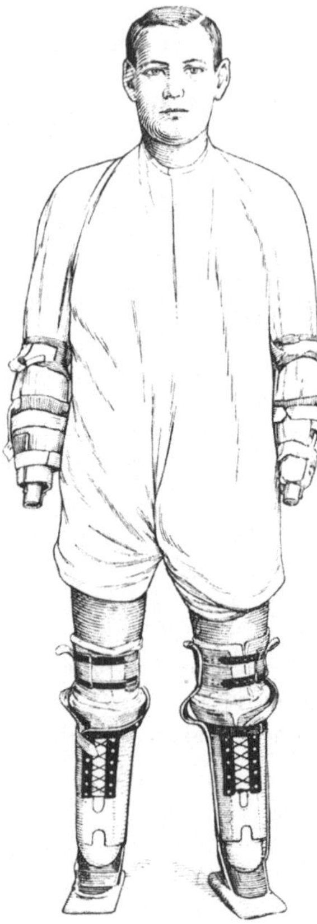

sehr viel Geld und auch seitens der Amputierten viel Geduld und Mitarbeit verwendet worden. Als Produkte der Technik waren die erfundenen Arbeitsarme auch hervorragende Leistungen. Sie sind samt und sonders von den Amputierten wieder weggelegt worden.

Für den, der eine Arbeitsprothese braucht und verwenden kann, haben nur *die* Leistungen der Prothese Zweck, die *er* und nur eben *er* braucht. Alles andere ist unnützer und schädlicher Ballast. Die Leistungen, welche die Arbeitsprothese erfüllen soll, sind entweder so einfach und primitiv, daß eine ganz primitive Vorrichtung nicht nur genügt, sondern, eben weil sie primitiv ist, das denkbar Beste leistet. Oder aber die Anforderungen, welche der Amputierte stellt, sind so individueller Natur, daß sie nur durch eine bis ins äußerste individuelle Konstruktion erfüllt werden können.

Beispiele von Arbeitsprothesen, welche sich Amputierte selber gebaut haben, sind oben gebracht (Abb. 472 und 473).

Es sei noch einiges besonders Beachtliche hinzugefügt:

Von vielen Armamputierten wird ein Arbeitshaken benutzt. Dieser Haken ist in geradezu genialer Weise in der *Keller-Hand* (Abb. 494) entwickelt. KELLER, ein Landmann, hatte sich seine Prothese selber geschaffen und war mit dieser imstande, alle landwirtschaftlichen Arbeiten wie ein Gesunder auszuführen. Als man ihn sah, glaubte man, die Arbeitshand für den in der Landwirtschaft tätigen Amputierten zu haben. Aber die Keller-Hand war und blieb die Arbeitsprothese des einen Herrn KELLER.

Abb. 495. Vierfach Amputierter von HOEFTMAN mit Prothesen ausgestattet.

Daß durch verständnisvolle Zusammenarbeit von Amputierten und Arzt besonders hohe Leistungen auch auf diesem Gebiet zu erreichen sind, bewies

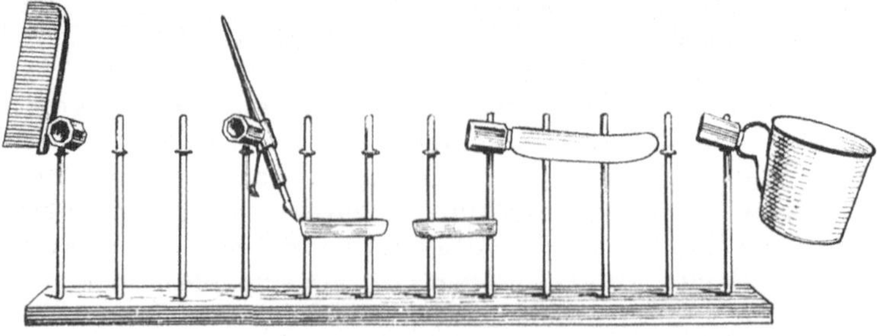

Abb. 496. Die auf einen Rechen aufgesteckten Ansatzstücke für die Armprothesen des vierfach Amputierten.

wieder der Altmeister HOEFTMAN. Er zeigte uns einen Mann, der beide Füße und beide Hände verloren hatte, und den er nicht nur instand gesetzt hatte, auf Prothesen zu gehen, sondern dem er auch Arbeitsprothesen versorgt hatte, mit deren Hilfe der Amputierte die Verrichtungen des täglichen Lebens erfüllen und in der HOEFTMANschen Klinik arbeiten und seinen Lebensunterhalt regelrecht verdienen konnte (Abb. 495). Er arbeitete in der Mechanikerwerkstatt. Die Prothesen bestanden aus einer ganz einfachen Unterarmhülse, die durch einen um den Oberarm oberhalb des Ellbogens gelegten Riemen gehalten wurde. In die Endplatte der Unterarmhülse wurden die Arbeitsansatzstücke eingeschoben. Solcher Arbeitsansatzstücke hatte der Mann eine ganze Anzahl. Sie waren auf Stifte aufgesteckt, die auf einem Brett nebeneinander standen (Abb. 496). Auf diesem Brett hatte der Mann alles zusammen, was er im Laufe des Tages brauchte.

So imponierend die Leistung war, die HOEFTMAN da vollbracht hatte, auch hier versagte der Versuch, sie zu verallgemeinern.

Als Beispiel einer Arbeitsprothese, in welcher die Erfüllung zahlreicher Leistungen zusammengefaßt worden ist, führe ich den im Krieg bekannt gewordenen Herrn NEUMANN mit seiner Prothese an (Abb. 497). Als junger Mann doppelseitig hoch am Unterarm amputiert, ging er als Handelsmann im Lande umher. Seine Prothesen benutzte er zum Essen und Trinken, Schreiben und Geldeinnehmen, seine Waren aus- und einzupacken, kurz er

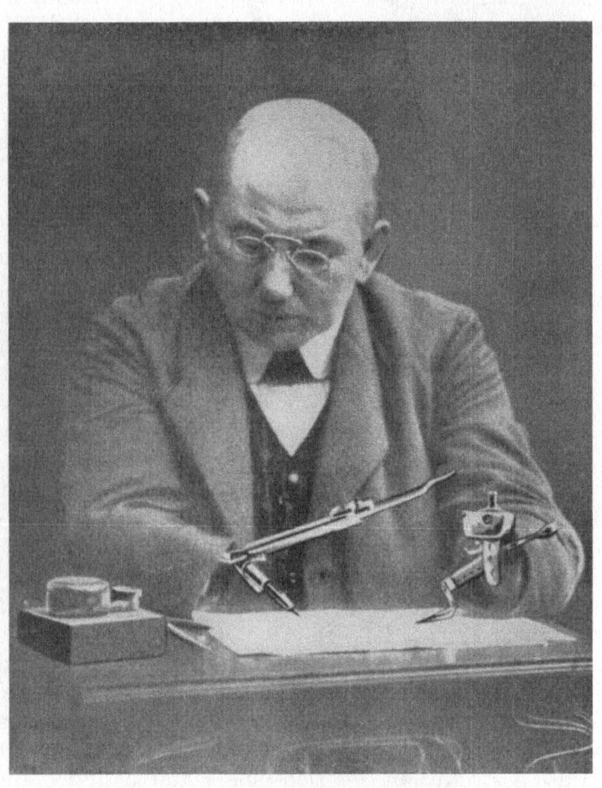

Abb. 497. Doppelseitig Unterarmamputierter mit von ihm selbst konstruierten Prothesen, welche die Verrichtungen des täglichen Lebens und die Ausübung des Berufs als Händler ermöglichen.

machte alles, und man mochte ihn um seine auskochbaren und vor Infektion und Röntgenverbrennung gesicherten Hände fast beneiden. So geschickt Herr NEUMANN mit seinen Prothesen hantierte, so ungeschickt stellten sich andere an, denen man Gleiches gab.

Um von den Ingenieurarmen aus der Kriegszeit wenigstens ein Beispiel anzuführen, sei der *Universal-Tannenberg-Arm* wiedergegeben (Abb. 498). Ich denke, daß auch dieser Schneider ihn heute weder zum Nähen noch zu etwas anderem benutzt.

Die höchsten Ziele setzen sich die

Prothesen, welche den Verlust am Arm nach Form und Leistung ersetzen wollen.

Was die Höhe der Ziele anlangt, ist für sie die Bezeichnung *Kunstarm* ganz im besonderen berechtigt, auch die auf die Erreichung des gesteckten Zieles verwendete Geistesarbeit rechtfertigt diesen Ausdruck.

Bestrebungen, eine Kunsthand zu schaffen, gehen natürlich weit zurück. Die *eiserne Hand des Götz von Berlichingen* ist ein Beweis dafür. Sie ist nicht nur im übertragenen Sinn sprichwörtlich geworden, sondern sie ist eine ganz hervorragende Leistung der alten Plattnerkunst. Götz hat mit der eisernen Hand nicht nur auf den Tisch geschlagen, wenn er seinen Feinden freundliche Einladungen aussprach, sondern er hat auch mit derselben Hand im ernsten Kampf das Schwert geführt. Der Schluß der Faust wurde mit der gesunden Hand hergestellt. Druck auf seitlich herausstehende Knöpfe ließ die Hand durch Federwirkung wieder aufspringen.

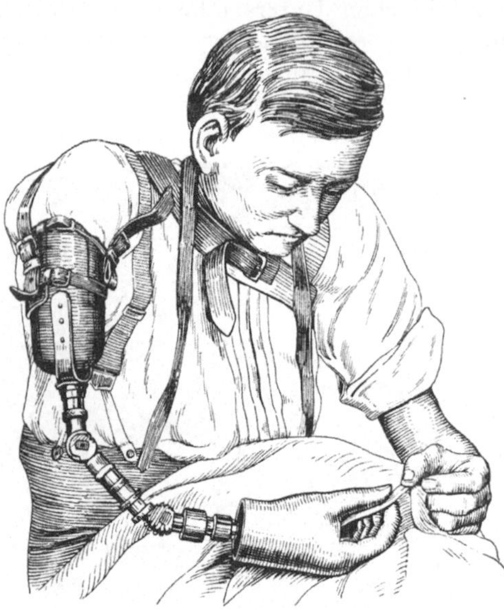

Abb. 498. Universal-Tannenberg-Arm.

Versuche, die Bewegungen der Kunsthand von der Mitwirkung der anderen Hand unabhängig zu machen, sind erst aus neuerer Zeit bekannt. Es lassen sich unter ihnen zwei Gruppen scheiden, erstens eine Gruppe, bei welcher die Kraft zur Betätigung der Prothese durch Bewegung von Körperteilen gewonnen wird, welche von Natur nicht zur Bewegung des verlorenen Armstückes bestimmt sind, und zweitens eine Gruppe, welche die bei der Amputation zurückgebliebenen Muskelreste im Stumpf als Kraftquelle benutzt. Man bezeichnet die Prothesen, welche zur ersten Gruppe gehören, als aktive Prothesen mit *indirekter*, die anderen als aktive mit *direkter* Kraftübertragung.

Von *aktiven Prothesen* mit *indirekter* Kraftübertragung wird in der Literatur im allgemeinen an erster Stelle der BALLIF-Arm angeführt (Abb. 499). BALLIF war Zahnarzt in Berlin. Die Beschreibung seines Armes ist 1818 in Berlin — merkwürdigerweise in französischer Sprache — erschienen. Auf den Stumpf ist eine Hülse gesteckt, an der sich eine Hand befindet, die in zahlreichen Scharnieren allenthalben beweglich ist. Um Oberarm und Rumpf ist eine Bandage gelegt, von der Züge nach der Hand laufen. Werden diese Züge durch Bewegung der Schultern und des Rumpfes angezogen, so überträgt sich ihre Wirkung auf die beweglichen Teile der Hand, und es entstehen Bewegungen, die nach Art und Ausmaß vom Willen des Amputierten beherrscht werden.

Nach BALLIF gab es eine Frau, CAROLINE EICHLER aus Dresden, welche durch Bau und Konstruktion ähnlicher Kunstarme sich großes Ansehen erwarb. Es haben sich weiter eine ganze Reihe anderer mit dem Problem beschäftigt und bald bessere, bald weniger gute Leistungen vollbracht. Zu einer größeren Bedeutung ist aber auch da wieder keine Konstruktion gekommen. Es zeigte sich immer wieder, daß die Verschiedenheit der individuellen Bedürfnisse der Amputierten es erlaubte, im Einzelfall vollständig Befriedigendes, ja Hervorragendes zu leisten, daß man aber stecken blieb, wenn man versuchte, die am einzelnen erprobten Konstruktionen zu verallgemeinern.

Im Krieg wurde ein Kunstarm gebracht, der diesen Mangel nicht zu besitzen schien. Es war der amerikanische *Carnesarm*. Es wurde berichtet von ganz außerordentlichen Leistungen, die dieser Arm in seiner amerikanischen Heimat vollbracht habe. Es kam ein doppelseitig Armamputierter nach Deutschland, der uns Erstaunliches mit seinen Carnesarmen vorführte. Auch von Deutschen, die mit dem Arm ausgestattet waren, z. B. von einem Arzt Dr. Cohn, wurden begeisterte Berichte veröffentlicht. Der Arm, welchen Abb. 500 an einem Oberarmamputierten im Gebrauch zeigt, bringt wieder das alte von Ballif schon benutzte Prinzip, steht jedoch durch Konstruktion und Ausführung auf einer früher nicht erreichten Höhe.

Auch vom Carnesarm ist es wieder recht ruhig geworden. Auch er hat die erweckten Hoffnungen nur teilweise erfüllt. Es hängt ihm eben auch der Nachteil an, den alle diese mit indirekter Kraftübertragung arbeitenden Armprothesen besitzen. Es ist dieser: Der Kunstarm ist durch die Bandage an Körperteile gebunden, die mit der Armbewegung nichts zu tun haben. Wie der Arm an diese Teile gebunden ist, so sind diese Teile auch wieder an den Kunstarm gebunden.

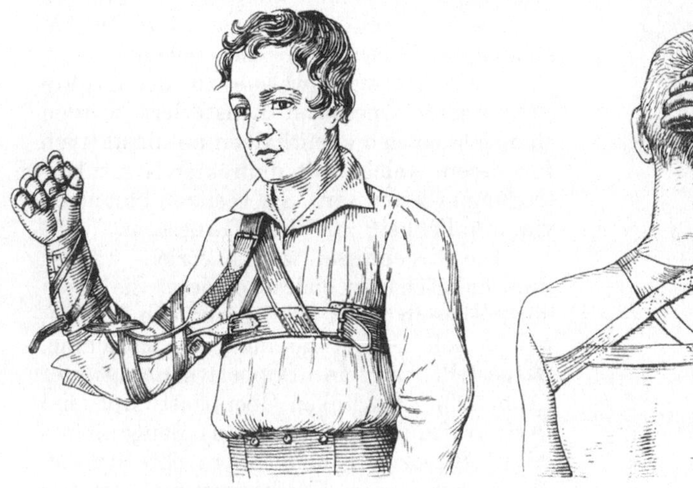

Abb. 499. Ballif-Arm.

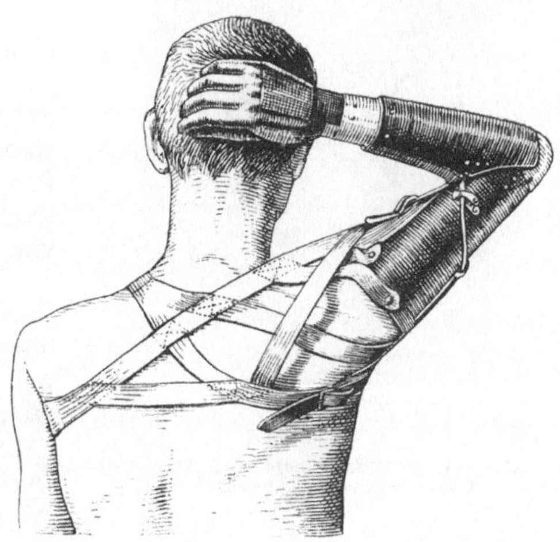

Abb. 500. Carnes-Arm.

Sie sind in ihrer freien Bewegung behindert und in ihrer eigenen Arbeitsleistung gestört. Daraus entstehen Konflikte, welche den Nutzwert der Prothese weit herabsetzen. Ob für den Amputierten dabei so viel übrig bleibt, daß sich der Gebrauch des Carnesarmes noch verlohnt, das ist eine Frage, die nur im Einzelfall entschieden werden kann, und für die schließlich nur die persönliche Erfahrung des Amputierten ausschlaggebend ist.

Im großen ganzen ist der Carnesarm für *Doppel*amputierte ein wertvoller Besitz.

Über die aktiven Armprothesen mit direkter Kraftübertragung haben wir schon oben einiges berichtet. Die ersten Versuche stammen also von Vanghetti. Bekannt geworden aber ist das Verfahren durch Sauerbruchs hervorragende Arbeit. Vanghetti löste das periphere Ende der zur Kraftübertragung benutzten Muskeln los, bildete in ihrem distalen Ende eine knotenförmige Verdickung und legte den zur Kraftübertragung benutzten Zug mit einer Schlinge an diesem Knoten fest.

Sauerbruch bildet aus den Muskeln *Kraftwülste*. Er macht auch den Muskelstumpf mit seinem peripheren Ende frei, legt aber durch den dabei entstehenden Wulst einen mit Haut ausgekleideten Kanal. In diesen Kanal steckt er einen Stift, und an dessen freien Enden werden die Zugvorrichtungen zur Kraftübertragung auf die Prothese angesetzt. Abb. 501 zeigt einen solchen Kraftwulst auf der Beugeseite eines Oberarmstumpfes, mit durch den Kanal gestecktem Elfenbeinstift und angehängter Zugleine.

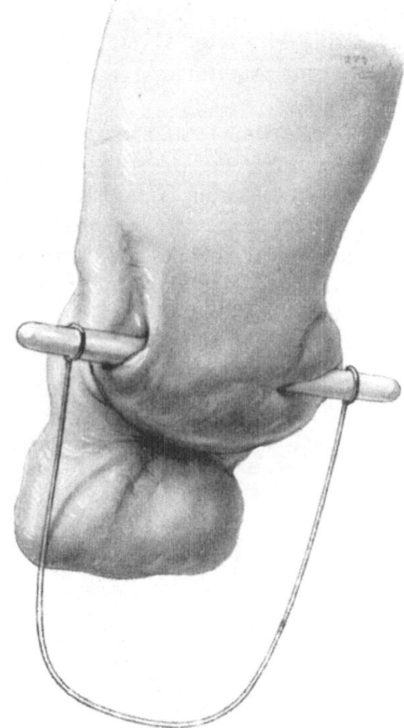

Abb. 501. Oberarmstumpf mit Kraftwulst auf der Beugeseite (SAUERBRUCH).

Die Erfordernisse der Operation sind sorgfältigste Auswahl und Isolierung der gewählten Muskelstümpfe, Anlegung eines Hautkanals in so großer Weite, daß eine Reinhaltung desselben möglich ist, Auskleidung des Kanals mit Haut, die Druckbelastung vertragen kann, Verwendung der Muskelstümpfe im Sinne der normalen Physiologie, d. h. Beugemuskeln für Beugung, Streckmuskeln für Streckung. Muß ein Muskel zu mehreren Leistungen verwendet werden, so muß der Wechsel der Funktion automatisch im Mechanismus der Prothese vor sich gehen.

Die *Prothesen*, welche zu der SAUERBRUCHschen Operation konstruiert worden sind, lehnen sich allenthalben an die aktiven Prothesen, welche mit indirekter Kraftübertragung arbeiten, an. Sie besitzen besonders viel Ähnlichkeit mit dem Carnesarm.

Die Ergebnisse, welche erzielt worden sind, habe ich oben charakterisiert. Sie sollen illustriert sein durch Wiedergabe von Bildern, welche ich SAUERBRUCHS Buch entnehme. Dargestellt ist ein Doppelarmamputierter (Abb. 502). Im linken Oberarmstumpf sind zwei Kraftquellen, je eine aus Beugern und Streckern gebildet. Der rechte Stumpf, ein kurzer Unterarmstumpf, ist mit einer aktiven Prothese versehen, die mit *indirekter* Kraftübertragung arbeitet. Die Abbildungen 503 und 504, welche die Beweglichkeit darstellen, bringen die Überlegenheit der mit direkter Kraftübertragung arbeitenden Prothese nicht zum Ausdruck. Daß sie besteht, ist zweifellos. Der Nutzen, der einem derartig verstümmelten Menschen geboten wird, ist gar nicht hoch genug einzuschätzen. Wenn man ausspricht, daß der Amputierte damit nicht *Handarbeiter*leistungen vollbringen kann, so ist das nur das Aussprechen einer Selbstverständlichkeit, es ist keine Herabsetzung der hohen Verdienste, die sich SAUERBRUCH erworben hat.

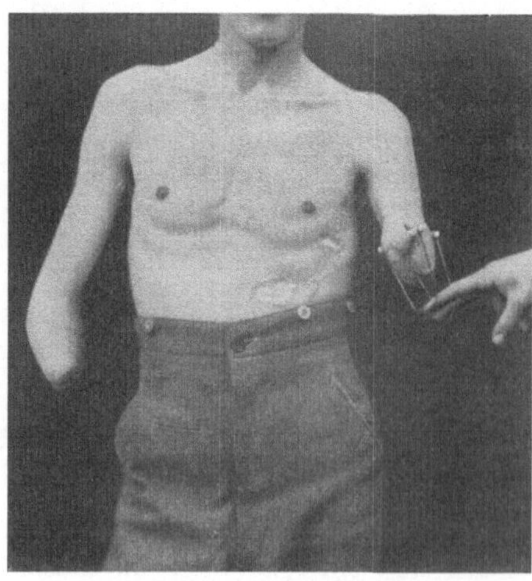

Abb. 502. Doppelarmamputierter. Linker Stumpf mit Kraftwülsten (SAUERBRUCH).

Überblicken wir das über Armprothesen Gesagte, so muß ausgesprochen werden, daß alle die Mühe und Arbeit, die bisher auf dieselben verwendet worden ist, noch keine Resultate erreichen ließ, die wirklich als befriedigend bezeichnet werden können. Das liegt aber nicht an der Qualität der geleisteten Arbeit, sondern an der Schwierigkeit des Objektes. Der Arm und die Hand des Menschen gehören zu den größten Kunstwerken, die der allmächtige Baumeister gemacht hat. Menschenwerk kann und wird nie auch nur annähernd Gleichwertiges erzeugen. Trotzdem muß weitergearbeitet werden.

Für die Versorgung der Armamputierten muß aber auch noch anderes getan werden. Es darf nicht wieder dabei bleiben, daß Amputierte, wenn ihre Wunde geheilt ist und wenn sie mit einer Prothese ausgerüstet sind, einfach auf sich selber gestellt werden. Gewiß, es wird der Zwang der Lebensnotwendigkeit immer wieder der beste Lehrmeister auch für diese sein. Aber das, was die *Einarmigenschulen* im Krieg geleistet haben, war doch eine bedeutende Hilfe.

Daß die *Einarmigenschulen* wieder verschwunden sind, ist ein bedauerlicher Verlust für die Armamputierten. Sie in dem *Maße, wie sie die verminderten Bedürfnisse des Friedens bedingen, wieder aufleben zu lassen, ist eine Aufgabe der sozialen Fürsorge.*

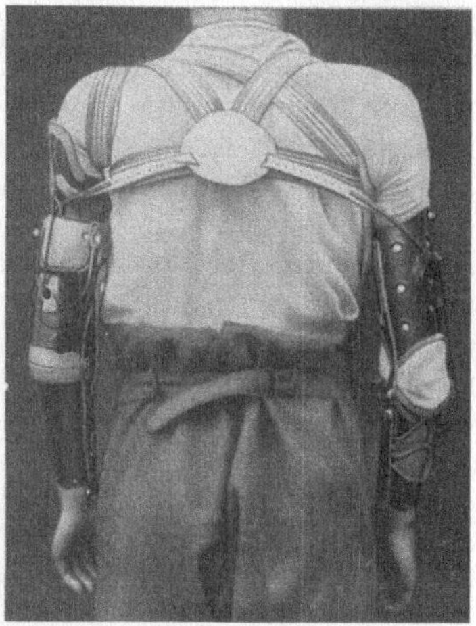

Abb. 503. Der Patient Abb. 502 ausgestattet mit Prothesen. Links indirekte, rechts direkte Kraftübertragung (SAUERBRUCH).

Das Gesetz, welches zur Wiedereinfügung der Kriegsverletzten in das Wirtschaftsleben erlassen worden ist, zeigt ganz besonders an den Armamputierten seine wohltätige Wirkung. Die Armamputierten aus dem Krieg sind untergebracht, trotz ihrer hohen Zahl, und sie belasten nicht die Betriebe, weil sich

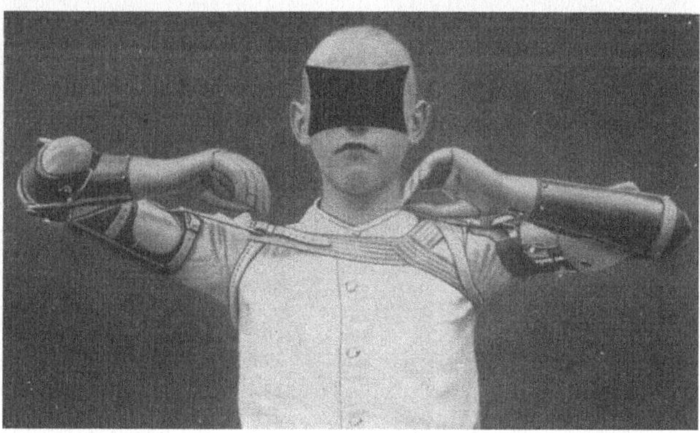

Abb. 504 illustriert die willkürliche Beweglichkeit der Prothesen der Abb. 503 (SAUERBRUCH).

überall Plätze gefunden haben, auf welchen sie eine volle Arbeitsleistung liefern können. Dieses Gesetz gehört zu dem Besten, was auf dem Gebiet sozialer Gesetzgebung jemals geleistet worden ist. Es hat nur einen Fehler, und dieser besteht darin, daß es einen Unterschied zwischen Kriegskrüppeln und Friedenskrüppeln macht. Während die Wohltaten des Gesetzes den Kriegskrüppeln gewährt werden *müssen*, bestimmt das Gesetz, daß sie dem Friedenskrüppel gewährt werden *können*.

Aus dieser Kann-Vorschrift muß eine Muß-Vorschrift gemacht werden. Damit wird der Fortbestand dieses ausgezeichneten Gesetzes über das Absterben der Kriegsverletzten hinaus gesichert, und wir erhalten für unsere Krüppel die gesetzliche Fürsorge, welche dieselben haben wollen und brauchen.

Das führt mich dazu, als Schluß meines Buches noch einen zweiten Wunsch an unsere Gesetzgeber auszusprechen:

Außerordentlich häufig stoßen wir Orthopäden auf Schwierigkeiten, wenn wir für Patienten, die in den Kreis der gesetzlichen Krankenfürsorge gehören, orthopädische Apparate brauchen. Diese Apparate gehören nicht zu den „kleineren" Heilmitteln, welche nach dem Gesetz die Krankenkasse ihren Versicherten gewähren muß. Die Krankenkasse gibt zu den Kosten des Apparates gewöhnlich einen gewissen Betrag. Da der Kranke selber nicht den Restbetrag aufbringen kann, muß er sich an Landesversicherungsanstalt und Wohlfahrtsamt wenden. Wenn man kennenlernen will, wie gering oftmals das Verständnis für Orthopädie und wie groß die Macht des Bürokratismus, dann muß man sich seiner Patienten annehmen, wenn sie diese Bettelgänge gehen.

Daß hier eine Änderung wird, ist höchste Zeit. Vorschläge, wie's geändert werden kann, sind von mir und von mir ausgehend durch die Deutsche Orthopädische Gesellschaft gemacht. Sie haben nur an den ausschlaggebenden Stellen keine Beachtung gefunden.

Sachverzeichnis.